TRAITÉ

THÉORIQUE ET PRATIQUE

DE L'ART DES ACCOUCHEMENTS

COULOMMIERS. — IMPRIMERIE PAUL BRODARD.

TRAITÉ THÉORIQUE ET PRATIQUE

DE L'ART

DES ACCOUCHEMENTS

PAR

W.-S. PLAYFAIR

Professeur d'Obstétrique et de Gynécologie à King's College,
Président de la Société obstétricale de Londres, etc.

TRADUIT SUR LA DEUXIÈME ÉDITION ANGLAISE

(PARUE EN DÉCEMBRE 1878)

PAR LE

Docteur VERMEIL

Avec **180 figures dans le texte.**

PARIS

OCTAVE DOIN, ÉDITEUR

8, PLACE DE L'ODÉON

1879

PRÉFACE DE L'AUTEUR

Je ne saurais refuser au Dr Vermeil une préface de quelques lignes à son excellente et fidèle traduction de mon ouvrage. La science de l'obstétrique a fait, dans ces dernières années, des progrès si rapides, que tous nos traités anglais d'accouchements, je ne fais exception que pour celui du professeur Leishman, de Glascow, sont devenus plus ou moins insuffisants. L'enseignement public, fondé sur des règles traditionnelles, ne répondait plus depuis longtemps ni aux idées de nos maîtres les plus savants, ni à la pratique de nos accoucheurs les plus distingués, et ce fait m'avait frappé. Mais il faut un certain courage pour s'ériger en défenseur de méthodes qui autrefois eussent été considérées comme absolument inacceptables ; aussi, en recommandant le premier, je crois, dans un ouvrage dogmatique d'accouchement, de se servir du forceps beaucoup plus souvent qu'on avait l'habitude de le faire, en proclamant que l'intérêt de la femme et de l'enfant exige que le second stade du travail ne se prolonge pas pendant un temps indéfini, je me sentais exposé aux critiques et accusé de préconiser une intervention téméraire et déplacée. Cette crainte est exprimée dans les phrases suivantes, extraites de la préface de ma première édition : « L'auteur, dis-je, avoue qu'au sujet de certains points importants il formule des règles pratiques considérées comme éminemment hétérodoxes il y a peu de temps encore, et qui, même aujourd'hui, n'auront pas l'approbation générale ; mais il ne l'a fait qu'après mûre réflexion, profondément convaincu que ce sont là de véritables progrès, capables de résister à l'épreuve de l'expérience. » Je craignais que ces idées ne fussent trop avancées pour l'époque ; mais, à ma grande satisfaction, l'opinion générale les a ratifiées, et elles ont certainement contribué au succès de mon œuvre. Je serai vivement flatté si elles reçoivent aussi l'approbation de mes confrères de France, auxquels il ne sera pas tout à fait inutile, j'en suis persuadé, de pouvoir étudier dans leur langue maternelle les principes et les procédés adoptés par les accoucheurs anglais.

W.-S. Playfair.

Londres, juillet 1879.

PRÉFACE DU TRADUCTEUR

J'ajouterai quelques lignes seulement à la préface que m'a si obligeamment adressée le professeur Playfair pour accompagner la traduction de son ouvrage *The Science and Practice of Midwifery*. Il ne m'appartient pas de faire l'éloge de cet éminent accoucheur, récemment appelé par ses confrères à la présidence de la Société obstétricale de Londres ; il est déjà connu de nous, et l'importance de ce livre n'échappera à aucun de ses lecteurs. Nous n'avons aujourd'hui, en France, aucun traité de l'art des accouchements dans lequel les étudiants et les médecins puissent, comme dans le sien, trouver à la fois un résumé de tous les travaux scientifiques les plus modernes, et des règles pratiques de haute valeur sur tous les points qui touchent à notre sujet. Le professeur Playfair a puisé à toutes les sources ; il a mis à contribution les auteurs anglais, américains, allemands, français, avec une rare impartialité, et, au milieu de ceux dont il reproduit et discute les idées ou les méthodes, nous ne sommes pas peu fiers de rencontrer nos plus illustres maîtres.

Le texte anglais a été scrupuleusement suivi, et, pour n'altérer en rien la pensée de l'auteur, chaque phrase a été traduite, pour ainsi dire, mot à mot. On ne trouvera aucun commentaire de notre part, mais seulement quelques courtes notes bibliographiques pour attirer l'attention sur les travaux français les plus récents.

La traduction d'un livre de cette importance doit offrir certaines garanties à ses lecteurs ; aussi je m'empresse d'ajouter que toutes les épreuves ont été revues par le professeur Playfair et par notre confrère Budin, chef de clinique à la Faculté de Paris, l'un des noms les plus sympathiques à la jeunesse de l'Ecole : qu'il me permette de le remercier publiquement de m'avoir offert le secours de ses vastes connaissances en langue anglaise et en obstétrique.

Notre éditeur, M. Doin, a tenu à ce que cet ouvrage fût aussi bien imprimé et aussi facile à lire que possible, et il n'a reculé pour cela devant aucun sacrifice ; le lecteur lui en sera, nous n'en doutons pas, aussi reconnaissant que nous-même.

Neuilly-sur-Marne, juillet 1879.

TRAITÉ

THÉORIQUE ET PRATIQUE

DE L'ART DES ACCOUCHEMENTS

PREMIÈRE PARTIE

ANATOMIE ET PHYSIOLOGIE DES ORGANES QUI CONCOURENT A LA GÉNÉRATION

CHAPITRE PREMIER

ANATOMIE DU BASSIN

Le bassin est la cavité osseuse située entre le tronc et les membres inférieurs. Son étude a une importance de premier ordre pour l'accoucheur, car non seulement il contient, en dehors de l'état de grossesse, tous les organes intéressés à la fonction de reproduction, mais il forme le canal que doit suivre le fœtus pendant l'accouchement. Nous sommes donc fondé à dire que la connaissance exacte de sa configuration anatomique est l'alphabet de l'obstétrique ; sans elle, nul ne saurait pratiquer l'art des accouchements, ni avec satisfaction pour sa conscience, ni avec garantie pour ses malades.

Toutefois, l'anatomie descriptive pure du bassin ne doit pas être traitée avec tous ses détails dans un ouvrage d'accouchement. Nous supposons cette connaissance acquise, et il nous paraît nécessaire d'insister surtout sur les points de cette étude qui touchent à l'obstétrique.

Le bassin se compose de quatre os. De chaque côté, les *os innominés*, réunis en arrière par le *sacrum* ; et le *coccyx*, situé à l'extrémité inférieure de ce dernier, dont il est, en fait, le prolongement.

L'os innominé est un os de forme irrégulière, constitué à son origine par trois portions distinctes, *l'ilium*, *l'ischion* et le *pubis*, qui restent séparées l'une de l'autre jusqu'à l'âge de la puberté et même au-delà. Elles se réunissent à la cavité cotyloïde par une partie cartilagineuse en forme d'Y, qui n'est ossifiée, en général, que vers la vingtième année. Il en résulte que le bassin, pendant sa période de développe-

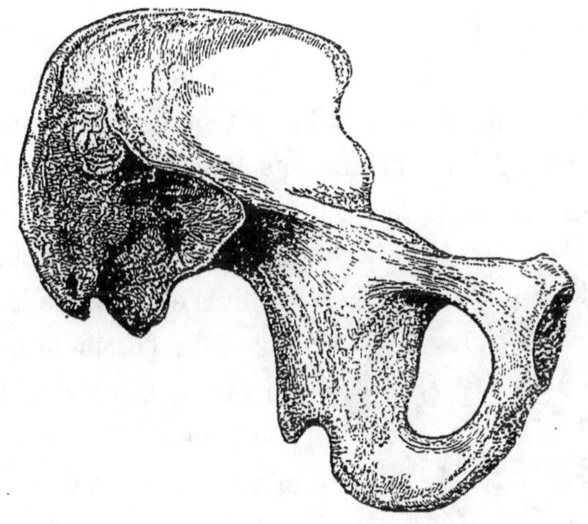

Fig. 1. — Os innominé.

ment, est soumis à l'action d'influences mécaniques diverses qui agissent sur lui dans une mesure beaucoup plus grande que pendant l'âge adulte ; et c'est là, comme nous le verrons dans la suite, qu'il faut chercher une des causes principales de la forme des os. La surface externe et les bords de l'os innominé sont intéressants à connaître, parce qu'ils fournissent des points d'attache à des muscles presque tous fort importants pendant l'accouchement, les uns, par exemple, formant la paroi abdominale, et insérés à la crête, les autres, fermant l'ouverture du bassin et constituant le périnée, attachés à la tubérosité de l'ischion. A l'extrémité antérieure et à l'extrémité postérieure de la crête iliaque, nous trouvons deux éminences, les épines iliaques antérieure et postérieure, qui servent souvent de points de repaire pour des mensurations. La partie supérieure de la face interne de l'os innominé a la forme d'un éventail et donne insertion au muscle iliaque ; elle contribue aussi à supporter les organes abdominaux. Dans toute sa longueur avec le même os du côté opposé, elle constitue le *grand bassin*. Le grand bassin est séparé du *petit bassin* par la ligne iléo-pectinée, qui, avec le bord supérieur du sacrum, forme le détroit supérieur du bassin. Ce détroit a une importance capitale en obstétrique. C'est l'entrée du canal que doit franchir l'enfant, et il peut être le siège d'un grand nombre de difformités osseuses. Sur la ligne iléo-pectinée, au point de jonction de l'ilium et du pubis, est située une apophyse, connue sous le nom d'éminence iléo-pectinée.

Distinction petit et le gra sin.

La portion de la face interne de l'os innominé qui est au-dessous de la ligne iléo-pectinée est lisse et constitue la plus grande partie du bassin proprement dit. En avant, avec la portion correspondante de l'os du côté opposé, elle forme l'arcade du pubis, sous laquelle passe la tête de l'enfant pendant l'accouchement.

Surface int

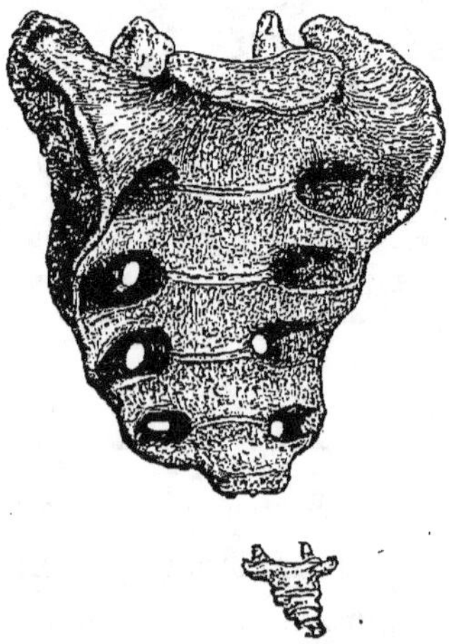

Fig. 2.— Sacrum et coccyx.

En arrière se trouve le trou ovale obturateur, et au-dessous de lui la tubérosité et l'épine de l'ischion, cette dernière séparant la grande et la petite échancrures sciatiques, et fournissant des points d'attache à des ligaments importants. La face postérieure est rugueuse et s'articule avec le sacrum ; elle présente, en haut, une apophyse où s'insèrent les puissants ligaments qui unissent le sacrum à l'os innominé.

Surface articulair

Le *sacrum* est un os triangulaire et un peu spongieux ; il forme le prolongement de la colonne vertébrale et relie entre

Du sacru

eux les os innominés. Il est constitué, à son origine, par cinq pièces distinctes, analogues aux vertèbres, qui s'ossifient et se soudent vers l'âge de la puberté, laissant à la face interne du sacrum quatre saillies, traces de leurs points de jonction. La saillie supérieure est quelquefois si marquée qu'elle a pu être prise, au toucher vaginal, pour le promontoire du sacrum lui-même.

La base du sacrum a une longueur d'environ 11 centimètres 1/2, et ses bords vont en se rapprochant jusqu'à se rencontrer presque au sommet, de telle sorte que l'os est triangulaire ou en forme de coin. Il en est de même pour la face antérieure et la face postérieure : elles se rapprochent l'une de l'autre en descendant, et l'os se trouve ainsi beaucoup plus épais à sa base qu'à son sommet. Le sacrum, le corps étant debout, est dirigé de haut en bas et d'avant en arrière. Son extrémité supérieure est unie à la cinquième vertèbre lombaire par l'intermédiaire du cartilage lombo-sacré. La ligne de jonction, appelée le promontoire du sacrum, a une grande importance, puisque de l'irrégularité de son inclinaison dépendent un grand nombre de vices de conformation du détroit supérieur du bassin. La face antérieure de l'os est incurvée et constitue la concavité du sacrum, plus marquée dans certains cas que dans d'autres. Les bords sont aussi plus ou moins incurvés. Sur cette face, nous trouvons quatre ouvertures de chaque côté ; ce sont les trous inter-vertébraux, donnant issue à des nerfs. La face postérieure est convexe, rugueuse et irrégulière pour l'insertion de ligaments et de muscles ; elle présente une série d'éminences verticales, correspondant aux apophyses épineuses des vertèbres.

On considère généralement le sacrum comme la clef de voûte de l'arcade constituée par les os du bassin ; en raison de sa forme en coin, il transmettrait le poids du corps en arrière et en bas, dans une direction tendant à séparer les os innominés. Le Dr Duncan [1] a démontré, à la suite de sérieuses considérations

1. *Researches in obstetrics*, p. 67.

sur ses relations mécaniques, qu'on devait plutôt le regarder
comme un arc transversal puissant, à face antérieure concave,
et aux extrémités fixées aux surfaces articulaires correspondantes des os iliaques. Le poids du corps se trouve ainsi transmis aux extrémités des os innominés, et, par leur intermédiaire,
aux cavités cotyloïdes et aux fémurs (fig. 3). Là, s'opère la pression en sens inverse, et il en résulte, comme nous le verrons
plus tard, une importante modification dans le développement
et la forme du bassin.

Le *coccyx* est composé de quatre petits os distincts, qui
se soudent en un seul à une époque peu avancée de la vie.
Le plus élevé s'articule avec le sommet du sacrum. A sa face
postérieure se trouvent deux petites cornes en rapport avec
des cornes correspondantes situées à l'extrémité du sacrum.
Les os du coccyx vont en diminuant jusqu'en pointe. Ils donnent insertion à des muscles divers qui lui communiquent une
grande mobilité. Aussi, pendant le travail, le coccyx cède à
la pression mécanique de la partie qui se présente, et il augmente de 2 ou 3 centimètres le diamètre antéro-postérieur du
détroit inférieur du bassin.

Si, comme cela arrive quelquefois, à la suite de maladie ou
d'accident, les différentes pièces du coccyx s'ossifient prématurément, l'agrandissement de l'ouverture pelvienne se trouve
empêché pendant le travail, et il peut en résulter de graves difficultés. On observe surtout ce phénomène chez les primipares
âgées ou chez les femmes à occupations sédentaires. Il n'est
même pas rare, dans ces cas-là, d'avoir une fracture de l'os
par suite de la pression à laquelle il est soumis par la partie
qui s'engage.

Les os du bassin sont solidement reliés entre eux par des
articulations et des ligaments. Ces derniers sont disposés de
façon à compléter le canal à travers lequel passe le fœtus et
qui est, en grande partie, formé par les os. A la face interne,
où il est important de ne pas rencontrer d'obstacles, les ligaments sont lisses ; extérieurement au contraire, où il faut une

Du coc[cyx]

Sa mob[ilité]

Ossificati[on] coccy[x]

Articulat[ions] pelvien[nes]

grande force, ils sont ramassés en masses épaisses pour unir solidement les os. Les articulations du bassin sont généralement considérées comme des symphyses ou amphiarthroses, et on appelle ainsi la réunion de deux surfaces articulaires au moyen d'un tissu fibreux qui empêche tout mouvement de glissement. Il est certain cependant que ce n'est pas là le cas des articulations du bassin chez la femme, pendant la grossesse et l'accouchement. Lenoir a trouvé que chez 22 femmes, de dix-huit à trente-cinq ans, il y avait un mouvement de glissement très-appréciable; à proprement parler, les articulations pelviennes doivent être considérées comme des exemples de la classe des arthrodies.

Articulation acro-lombaire.

La dernière vertèbre lombaire est unie au sacrum de la même manière que les autres vertèbres entre elles. Le fibro-cartilage interarticulaire a la forme d'un disque plus épais en avant qu'en arrière, et, comme la face correspondante de la cinquième vertèbre lombaire présente la même particularité, la position oblique du sacrum en est augmentée, et par suite l'angle sacro-vertébral plus saillant. Ce disque constitue la partie la plus avancée du promontoire, et c'est là que vient généralement se heurter le doigt pendant l'exploration vaginale. Le ligament vertébral commun antérieur recouvre l'articulation, où l'on trouve aussi les ligaments jaunes et les ligaments interépineux, comme pour les autres vertèbres. Les éminences articulaires sont reliées par une capsule fibreuse et un ligament propre, le ligament lombo-sacré, qui va de l'apophyse transverse de la vertèbre aux bords du sacrum et à la symphyse sacro-iliaque.

Ligaments du coccyx.

Le sacrum est articulé avec le coccyx, et, dans quelques cas au moins, les différentes pièces du coccyx sont reliées entre elles par de tout petits disques cartilagineux analogues à celui qui sépare le sacrum de la dernière vertèbre lombaire. L'union est complétée par des ligaments communs antérieurs et postérieurs, ceux-ci beaucoup plus épais et plus solides que les premiers. Chez la femme adulte, on rencontre une membrane synoviale entre le sacrum et le coccyx, organisée, probablement sous l'influence des mouvements des deux os l'un sur l'autre.

Les surfaces articulaires du sacrum et de l'ilion en rapport l'une avec l'autre sont recouvertes de cartilages dont le plus épais appartient au sacrum. Ces os sont solidement unis; mais chez la femme, selon M. Wood [1], ils sont toujours plus ou moins séparés l'un de l'autre par une membrane synoviale intermédiaire. En arrière de ces surfaces cartilagineuses convexes se trouvent de forts ligaments interosseux, passant directement d'un os à l'autre, comblant leurs interstices et les reliant solidement. Nous mentionnerons de petits ligaments accessoires, d'importance secondaire, par exemple un sacro-iliaque supérieur et un antérieur. Mais les ligaments sacro-iliaques postérieurs ont une grande importance obstétricale. Ce sont les liens les plus solides entre les surfaces rugueuses des tubérosités iliaques postérieures, et les faces postérieure et latérales du sacrum. Ils descendent obliquement des tubérosités iliaques et retiennent, pour ainsi dire, le sacrum, suspendu à eux. Selon Duncan, le sacrum n'aurait pas d'autre soutien que ces ligaments pour l'empêcher d'être abaissé par le poids du corps; et c'est surtout par leur intermédiaire que ce poids serait transmis aux arcs sacro-cotyloïdiens et aux têtes des fémurs.

Les ligaments sacro-sciatiques servent à compléter le canal pelvien. Le grand ligament sacro-sciatique s'insère, par une large base, à l'épine iliaque postérieure et à la face postérieure du sacrum et du coccyx. Ses fibres se réunissent en un faisceau épais, s'entrecroisant en forme d'X, pour se séparer de nouveau, à leur insertion à la tubérosité ischiatique. Le petit ligament sacro-sciatique s'insère également, avec l'autre, à la partie postérieure du sacrum et du coccyx; de là, ses fibres vont en se ramassant jusqu'à l'épine de l'ischion, où elles s'attachent,

---

1. *Todd's Cyclopædia of Anatomy and Physiology*, article Pelvis, p. 123.

après avoir converti l'échancrure sacro-sciatique en un véritable trou.

Membrane obturatrice. La *membrane obturatrice* est cette aponévrose fibreuse qui ferme le vaste trou obturateur. Joulin[1] suppose que, prêtant sous l'effort de la tête fœtale, en même temps que les ligaments sacro-sciatiques, cette membrane peut prévenir les contusions

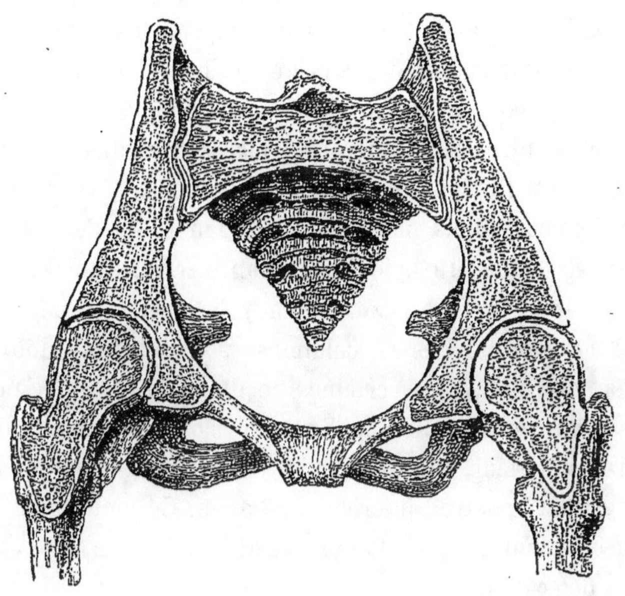

Fig. 3. — Coupe du bassin et des têtes des fémurs montrant que les ligaments sacro-iliaques sont suspenseurs (d'après Wood).

auxquelles seraient exposées les parties molles comprimées entre deux surfaces complètement osseuses.

ymphyse pubienne. L'union des pubis en avant s'effectue au moyen de deux lames ovales de fibro-cartilage, soudées à chacune des surfaces articulaires par des saillies mamelonnées qui s'ajustent avec les dépressions correspondantes des os. Il existe entre les os un plus grand écartement en avant qu'en arrière, où s'entrecroisent une grande quantité de fibres des lames cartilagineuses, reliant solidement les os entre eux. A la partie

1. *Traité d'accouchement,* p. 11.

supérieure et postérieure de l'articulation, on trouve entre les cartilages un interstice qui est comblé par une membrane délicate. Pendant la grossesse, cet espace augmente souvent de volume, même jusqu'à s'étendre à la partie antérieure de l'article. L'articulation est beaucoup renforcée par quatre ligaments, l'antérieur, le postérieur, le supérieur et le sous-pubien. Entre tous, ce dernier est le plus volumineux, reliant ensemble les pubis et formant la limite de l'arcade pubienne.

Cette juxtaposition exacte des os du bassin devrait nous porter à supposer, non sans raison, qu'il n'y a pas de mouvements possibles entre leurs différentes pièces constituantes ; et c'est là, en effet, l'opinion de bien des anatomistes. Pourtant il est parfaitement admis que, même en dehors de l'état de grossesse, ces articulations jouissent d'une certaine mobilité. Zaglas a démontré [1] que, chez l'homme, il existe un mouvement antéro-postérieur des articulations sacro-iliaques, mouvement qui a pour effet, dans certaines positions du corps, de projeter le sacrum en avant, d'une ligne environ, diminuant ainsi le détroit supérieur, faisant basculer en arrière la pointe de l'os, et élargissant le détroit inférieur du bassin. Ce mouvement paraît s'effectuer surtout sous l'influence des efforts que produit l'acte de la défécation.

Pendant la grossesse, chez quelques espèces inférieures, il y a un mouvement parfaitement marqué dans les articulations du bassin, et la marche de l'accouchement en est positivement facilitée. Le Dr Duncan a surtout observé ces mouvements chez le cochon d'Inde et la vache. Chez le cobaye, pendant le travail, les os du bassin s'éloignent les uns des autres d'un pouce et même davantage. Chez la vache, les mouvements sont différents, car la symphyse pubienne est soudée par une ankylose osseuse et immobilisée ; mais, pendant la gestation, les articulations sacro-iliaques se gonflent, permettant ainsi quelques mouvements antéro-postérieurs qui élargissent sensiblement le canal pelvien au moment du travail.

1. *Monthly Journal of med. science*, sept. 1851.

Mouvements
des articulatio[ns]

Observations c[hez]
les espèces
inférieures.

Mode selon lequel les mouvements s'effectuent.

Il est extrêmement probable que des mouvements analogues se produisent chez la femme, à la fois dans la symphyse pubienne et dans les articulations sacro-iliaques, mais ils sont moins étendus. Duncan les a particulièrement bien décrits [1]. Ils paraissent consister dans une élévation et un abaissement de la région pubienne, soit par un mouvement des os iliaques sur le sacrum, soit que le sacrum lui-même subisse un mouvement en avant sur un axe imaginaire qui le traverserait transversalement. Le détroit supérieur du bassin se trouve ainsi diminué d'une et même de deux lignes, tandis qu'en même temps il y a une augmentation du diamètre du détroit inférieur, le sommet du sacrum basculant en haut. Ces mouvements ne sont qu'une exagération de ceux que Zaglas a décrits comme se produisant normalement pendant la défécation. Les positions que prend instinctivement la femme en douleurs, se trouvent expliquées par ces faits. Pendant la première partie du travail, lorsque la tête passe à travers le détroit supérieur, elle s'assoit, se tient debout ou se promène, et, dans ces situations droites, la symphyse pubienne est abaissée et le détroit supérieur aussi élargi que possible. A mesure que la tête descend dans la cavité pelvienne, la femme ne conserve plus sa position droite : elle se couche, et fait saillir son corps en avant, pour provoquer un mouvement de bascule du sacrum, qui porte son sommet en arrière et agrandit ainsi le détroit inférieur.

Modifications dans les articulations du bassin pendant la grossesse.

Ces mouvements, qui se produisent pendant l'accouchement, sont facilités par les modifications que la grossesse apporte dans les articulations du bassin. Les ligaments et les cartilages se gonflent et se ramollissent; les membranes synoviales, interposées entre les surfaces articulaires, s'épaississent et se laissent distendre par du liquide. Ces modifications ont pour effet d'écarter les os les uns des autres, comme le ferait une éponge placée entre eux, puis imbibée d'eau. La réalité de ces altérations se trouve cliniquement

---

1. *Sur le mécanisme de l'accouchement normal et pathologique,* par Matthews Duncan, traduit par Budin, page 152.

confirmée par les cas, assez fréquents, dans lesquels la distension a été si considérable que, longtemps encore après la
délivrance, les os conservent une extrême mobilité.

Si on considère le bassin dans son ensemble, on est immé- Bassin en généra
diatement frappé de sa division en petit et grand bassin. Celui-
ci, comprenant toute la portion située au-dessus du détroit
supérieur, n'a qu'une importance obstétricale secondaire ; il
fournit des insertions aux muscles accessoires de l'accouchement, et nous n'en parlerons pas davantage. Le détroit
supérieur a une ouverture en forme de cœur de carte à
jouer, limitée en arrière par le sacrum, par la ligne iléo-
pectinée de chaque côté, et la symphyse du pubis en avant.

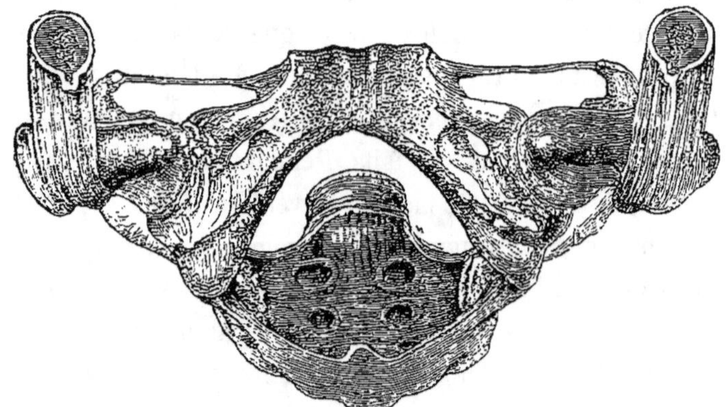

Fig. 4. — Détroit inférieur du bassin.

Tout ce qui est au-dessous de lui constitue l'excavation du
bassin, limitée en arrière par la concavité du sacrum, de
chaque côté et en avant par les faces internes des os innominés et la face postérieure de la symphyse du pubis. C'est
dans cette partie du bassin que la tête fœtale subit tous les
changements de direction auxquels elle est soumise pendant le
travail. La circonférence de ce canal, appelée détroit inférieur
du bassin, a la forme d'un losange, limité de chaque côté par
les tubérosités ischiatiques, le sommet du coccyx en arrière, la
partie inférieure de la symphyse pubienne en avant. En arrière
des tubérosités de l'ischion, les limites du détroit sont com-
plétées par les ligaments sacro-sciatiques.

Il y a une différence très marquée entre le bassin de l'homme et celui de la femme, ce dernier offrant quelques particularités tout à fait favorables à la marche de l'accouchement. Chez la femme, les os du bassin ont une structure plus délicate, et les points d'attache qu'ils offrent aux muscles sont beaucoup moins développés. Les os iliaques sont plus évasés, d'où cette saillie des hanches et ce mouvement particulier de va-et-vient qu'on observe dans le bassin de la femme pendant la marche. Les tubérosités de l'ischion sont moins fortes et plus écartées l'une

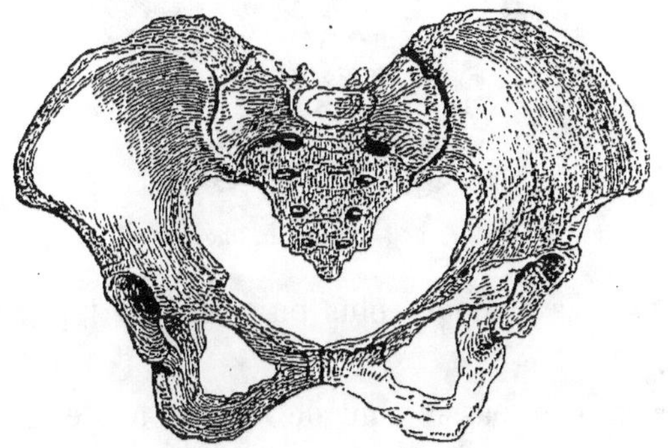

Fig. 5. — Bassin de la femme.

de l'autre; les branches du pubis forment, en convergeant, un angle beaucoup moins aigu. La plus grande largeur de l'arcade pubienne chez la femme rend très-facile à constater le contraste entre le bassin des deux sexes. En effet, tandis que l'arcade du pubis forme un angle de 90 à 100° chez la femme, chez l'homme elle ne mesure que 70 à 75°. Les trous obturateurs ont chez la femme une forme plus triangulaire.

L'excavation du bassin chez la femme est plus large et moins cylindrique que chez l'homme, la symphyse du pubis moins haute, le promontoire du sacrum moins saillant, le détroit supérieur plutôt ovale qu'en forme de cœur de carte à jouer.

Ces différences dans les bassins suivant le sexe, sont probablement dues à la présence des organes génitaux de la femme dans l'excavation pelvienne, ces organes augmentant par leurs dimensions le développement en largeur du petit bassin.

Schroeder, pour démontrer ce fait, a établi que chez les femmes
nées avec absence de leurs organes génitaux internes, ou chez
celles dont les deux ovaires ont été extraits dans le premier

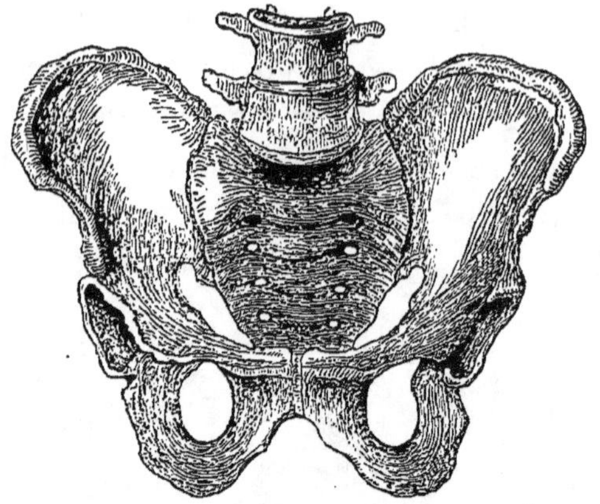

Fig. 6. — Bassin de l'homme.

âge, le bassin a toujours plus ou moins le type de celui de
l'homme.

Les mesures du bassin sont de la plus haute importance au
point de vue obstétrical; on les prend de différents points

Mensurations du
bassin.

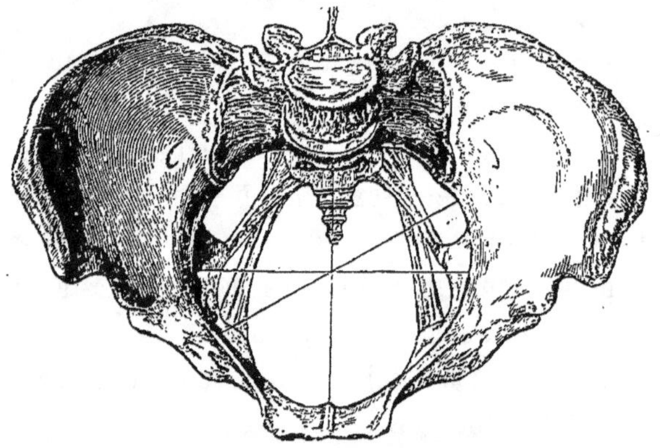

Fig. 7. — Détroit supérieur du bassin avec les diamètres antéro-postérieur,
oblique et conjugué.

directement opposés les uns aux autres, et on les désigne sous
le nom de *diamètres* du bassin. Les diamètres du petit bassin
doivent, entre tous, être fixés dans notre mémoire; et l'habitude est d'en signaler trois dans les ouvrages d'accouchement,

l'antéro-postérieur ou conjugué, l'oblique et le transverse, bien qu'à la rigueur, on puisse prendre les mesures de n'importe quels points directement opposés sur la circonférence des os. Le diamètre *antéro-postérieur* (sacro-pubien), du détroit supérieur, s'étend de la partie la plus élevée sur la face postérieure de la symphyse pubienne, au centre du promontoire sacré ; dans l'excavation, du centre de la symphyse pubienne, à un point correspondant pris sur le corps de la troisième pièce du sacrum ; et au détroit inférieur (coccy-pubien), de l'extrémité inférieure de la symphyse à la pointe du coccyx. Le diamètre *oblique*, au détroit supérieur, est pris de l'articulation sacro-iliaque d'un côté à un point directement opposé de l'éminence iléo-pectinée (le diamètre qui part de l'articulation sacro-iliaque droite est appelé oblique droit ; celui qui part de la gauche est appelé oblique gauche) [1] ; dans l'excavation, il est mesuré des points pris sur le même plan que ceux du diamètre conjugué ; et, au détroit inférieur, on ne tient pas ordinairement compte de ses dimensions. Le diamètre *transverse*, au détroit supérieur, part d'un point situé à égale distance de l'articulation sacro-iliaque et de l'éminence iléo-pectinée ; dans l'excavation, de points correspondants situés sur le même plan que les diamètres conjugué et oblique ; et au détroit inférieur, du centre du bord interne de l'une des tubérosités ischiatiques jusqu'à l'autre.

Les mesures exactes données par les auteurs diffèrent considérablement et varient, dans une certaine mesure, suivant les bassins.

En prenant la moyenne d'un grand nombre de bassins, on peut s'arrêter aux chiffres suivants chez la femme :

	Ant.-postér.	Oblique.	Trans.
Détroit supérieur...	10°,8	12°,2	13°,2
Excavation.........	12	13 2	12
Détroit inférieur....	12,5	«	10 ,8.

1. En France, au contraire, le diamètre oblique droit est celui qui part de l'éminence iléo-pectinée du côté droit ; et, pour éviter tout malentendu, je me servirai, dans le cours de la traduction, de la désignation française. (Trad.)

On observera que ces diamètres varient beaucoup dans leur longueur selon les points d'où on les mesure; ainsi, tandis que le transverse est le plus long au détroit supérieur, dans l'excavation c'est l'oblique, et l'antéro-postérieur au détroit inférieur. On verra, par la suite, que ce fait a une grande importance pratique, en étudiant le mécanisme de l'accouchement : la tête, dans son parcours à travers le bassin, change de position, de manière à toujours adapter ses plus grandes dimensions au plus grand diamètre pelvien. Dans l'excavation, elle se place dans le sens du diamètre oblique, et tourne sur elle-même pour franchir le détroit inférieur suivant son diamètre antéro-postérieur.

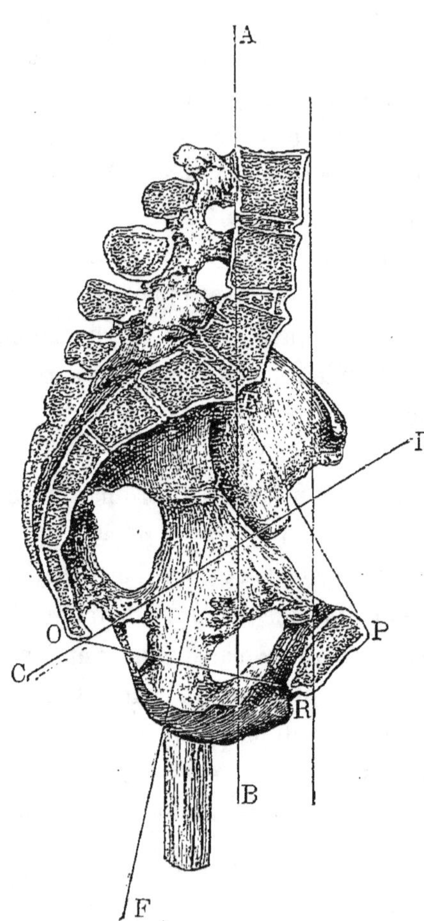

Fig. 8. — Coupe transversale du bassin. AB, axe du corps; CD, axe du détroit supérieur; EF, axe du détroit inférieur; EP, diamètre promonto-pubien; OR, diamètre coccy-pubien.

Nous ne devons pas oublier que les dimensions de ces diamètres ont été prises sur les os secs, et que pendant la vie elles sont considérablement modifiées par les parties molles, surtout au détroit supérieur, où la saillie des muscles psoas et iliaque diminue le diamètre transverse d'environ 12 millimètres. Le diamètre antéro-postérieur à ce même détroit, et tous les diamètres dans l'excavation, sont diminués de 6 ou 7 millimètres. Le diamètre

Les diamètres son modifiés par les par ties molles.

oblique gauche du détroit supérieur passe même sur les os secs, pour être un peu plus long que le droit, probablement à cause du plus grand développement de ce côté par l'usage beaucoup plus fréquent de la jambe droite. Il faut ajouter aussi que le diamètre oblique droit est raccourci dans une certaine mesure par la présence du rectum. Ainsi se trouve expliqué l'avantage qu'il y a, pour la tête, à traverser presque toujours le bassin dans le sens du diamètre oblique gauche.

Autres mensurations. On donne quelquefois la longueur d'un ou deux autres diamètres du petit bassin, mais ils ont une importance secondaire. L'un deux est compris entre le promontoire et un point situé immédiatement au-dessus de la cavité cotyloïde, c'est le diamètre sacro-cotyloïdien, mesurant en moyenne de 8°,6 à 8°,8. L'autre, qui va du centre du bord inférieur de la symphyse pubienne au promontoire sacré, a été appelé par Wood diamètre conjugué inférieur ou incliné, et mesure en moyenne 12 millimètres de plus que l'antéro-postérieur du détroit supérieur.

Ces mesures acquièrent surtout de l'importance en raison de certains vices de conformation du bassin.

Dimensions externes. Les dimensions externes du bassin n'ont pas de conséquences réelles dans les accouchements normaux, mais elles peuvent nous aider, dans certains cas, à constater et mesurer les vices de conformation.

On compte généralement : entre les épines iliaques antéro-supérieures, 25 centimètres ; entre les centres des crêtes iliaques, 26 centimètres 1/2 ; entre l'apophyse épineuse de la dernière vertèbre lombaire et la partie supérieure de la symphyse pubienne (diamètre conjugé externe), 17 centimètres 1/2.

Plans du bassin. Nous entendons par plan du bassin une coupe imaginaire à une portion quelconque de sa circonférence. Si nous découpions un morceau de carton, de façon à l'adapter à l'excavation pelvienne, et que nous le placions soit au détroit supérieur, soit en un autre point, il représenterait le plan du bassin en ce point particulier, et il est évident que nous

pouvons concevoir autant de plans que nous le désirons.
L'angle que les plans du bassin en un point quelconque forment avec l'horizon, montre la grande obliquité du bassin par
rapport à la colonne vertébrale. Ainsi, l'angle ABI (fig. 9) représente l'inclinaison sur l'horizon du plan du détroit supérieur BI, et est estimé à environ 60°; tandis que l'angle que

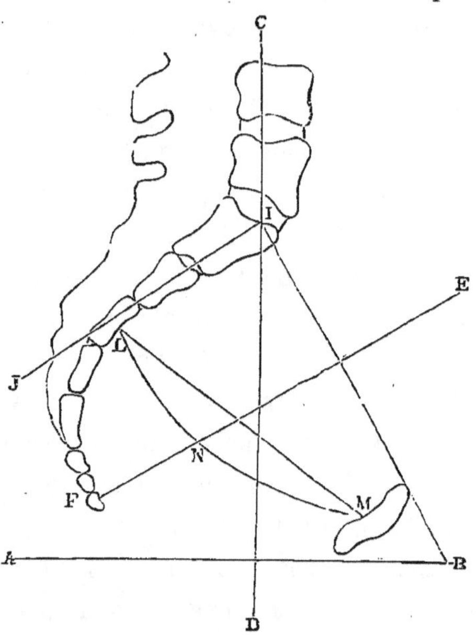

Fig. 9. — Plans du bassin avec l'horizon.
AB, horizon. CD, verticale. ABI, angle d'inclinaison du bassin sur l'horizon, 60°.
BIC, angle d'inclinaison du bassin sur la colonne vertébrale, 150°. CIJ, angle
d'inclinaison du sacrum sur la colonne vertébrale, 130°. EF, axe du détroit sup.
LM, plan coupant le milieu de cet axe. N, point de ce plan le plus rapproché de
l'épine d'ischion.

forme le même plan avec la colonne vertébrale elle-même, est
d'environ 150°. Le plan du détroit inférieur, le coccyx en position ordinaire, forme avec l'horizon un angle d'environ 11°,
mais qui varie beaucoup, suivant les mouvements de la pointe
du coccyx, et le degré de son refoulement en arrière pendant
l'accouchement. Ce sont là des mesures qui nous donnent
seulement une idée approximative de l'inclinaison du bassin
sur la colonne vertébrale, et il faut nous rappeler que ce degré
d'inclinaison varie considérablement chez la même femme d'un
moment à un autre, selon la position de son corps. Pendant

la grossesse surtout, l'obliquité du détroit supérieur est amoindrie, parce que la femme se rejette peu à peu en arrière, afin
de supporter plus facilement le poids de l'utérus gravide. La
hauteur du promontoire au-dessus du bord supérieur de la
symphyse du pubis est en moyenne d'environ 9 centim. 1/2,
et une ligne partant horizontalement en arrière de ce dernier
point, tomberait à la jonction des deuxième et troisième pièces
coccygiennes.

 On appelle axe du bassin une ligne imaginaire indiquant la
direction suivie par le fœtus pendant son expulsion. L'axe du
détroit supérieur (fig. 10) est représenté par la ligne tirée per-

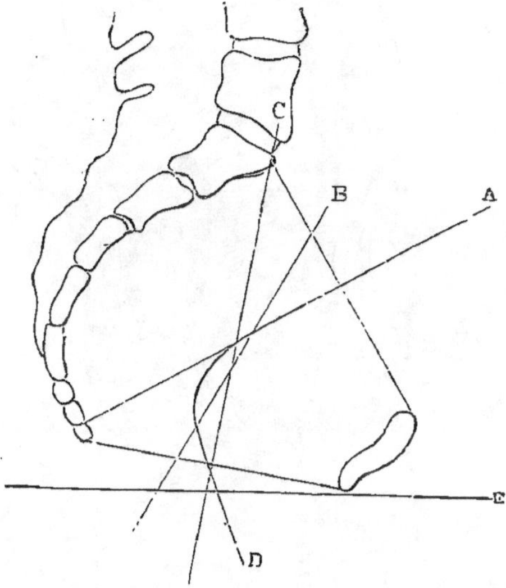

Fig. 10. — Axes du bassin.
A, axe du plan supérieur. B, axe du plan moyen. C, axe du plan inférieur.
D, axe du canal. E, horizon.

pendiculairement à son plan; cette ligne irait à peu près de
l'ombilic au sommet du coccyx. L'axe du détroit inférieur
coupe le premier, et va du centre du promontoire à un point
situé à égale distance entre les tubérosités ischiatiques. L'axe
du canal pelvien tout entier est représenté par la somme des
axes d'un nombre infini de plans pris à des niveaux différents
de l'excavation; de la réunion de tous ces axes résulte une ligne
figurant une parabole irrégulière, la ligne AD (de la fig. 10).

Mais ce n'est pas l'axe du bassin osseux seul qui a une importance obstétricale. Il faut toujours se rappeler, dans cette
étude, que l'axe général du canal pelvien comprend aussi celui
de la cavité utérine, située au-dessus, et celui des parties
molles au-dessous. Ceux-ci ont une direction qui varie selon
les circonstances ; le seul qui soit fixe, est l'axe de cette portion
du canal comprise entre le plan du détroit supérieur et un plan

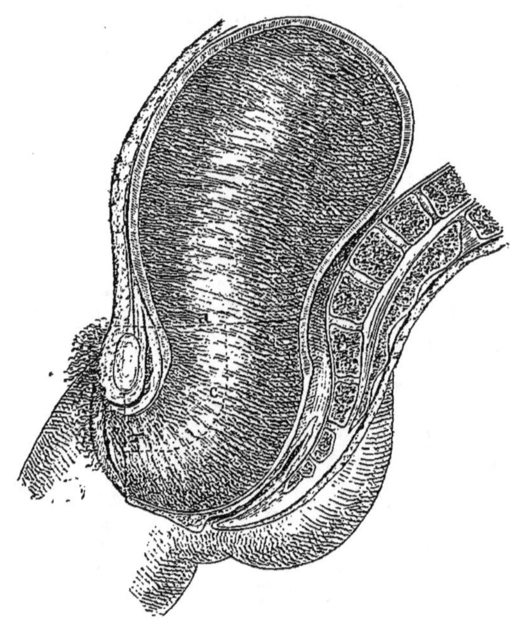

Fig. 11. — Axe général du canal pelvi-génital, comprenant l'utérus
et les parties molles.

allant du bord inférieur de la symphyse pubienne à la base du
coccyx. L'axe de la partie inférieure du canal pelvien varie suivant la plus ou moins grande distension subie par le périnée
pendant le travail. Lorsqu'il est complètement distendu, c'est-
à-dire juste au moment où la tête va être expulsée, l'axe du
plan compris entre le bord du périnée et la partie inférieure
de la symphyse regarderait à peu près directement en avant.
L'axe de l'utérus correspond généralement à celui du détroit
supérieur, mais cependant sa direction peut être modifiée par

une position anormale de l'organe, telle qu'une antéversion consécutive au relâchement des parois abdominales. Dans ces circonstances, le fœtus ne se présenterait pas au détroit supérieur dans le sens de son axe, et il pourrait en résulter quelques difficultés pendant le travail. La connaissance de la direction générale du canal pelvien a une grande importance dans la pratique des accouchements ; elle nous sert de guide pour l'introduction de la main ou des instruments pendant une opération, et nous montre comment il faut remédier aux difficultés amenées par ces déviations utérines accidentelles, auxquelles nous venons de faire allusion.

Excavation pelvienne. La disposition des os à l'intérieur du canal pelvien nous sert à expliquer théoriquement le mécanisme de l'accouchement. Une ligne allant de l'épine sciatique à l'éminence iléo-pectinée partage la face interne de l'ischion en deux parties planes et lisses qui ont reçu le nom de plans de l'ischion. Deux autres plans sont constitués par les faces internes du pubis en avant, et en arrière par la portion supérieure du sacrum ; tous les deux regardent en bas et en arrière. En étudiant le méca-

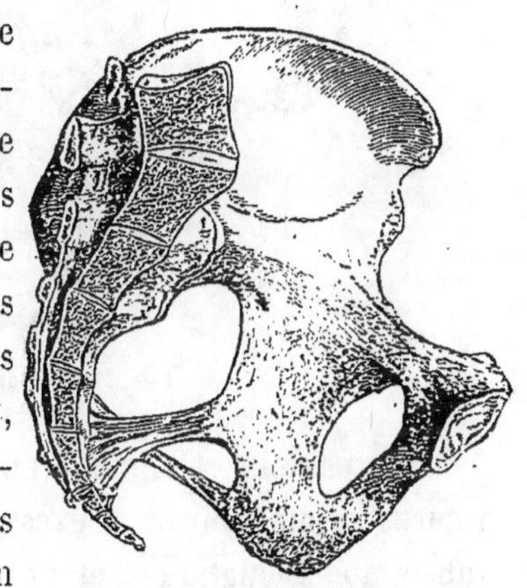

Fig. 12. — Vue de profil du bassin.

nisme de l'accouchement, nous verrons que bon nombre d'accoucheurs attribuent à ces plans, en conjonction avec l'épine sciatique, une très-grande importance pendant la rotation de la tête fœtale du diamètre oblique au diamètre antéro-postérieur du bassin.

Développement du bassin. Il est intéressant de connaître certaines particularités du bassin pendant l'enfance et la jeunesse, parce qu'elles nous aident à comprendre comment il acquiert sa forme de l'âge adulte. Le sacrum, dans le bassin de l'enfant, est moins développé transversalement et beaucoup plus droit, au lieu d'être profondément

Particularités du bassin de l'enfant.

incurvé comme chez l'adulte. Le pubis est aussi beaucoup plus
étroit, et l'arcade pubienne forme un angle aigu. Il résulte de ce
rétrécissement du pubis et du sacrum, que le diamètre transverse
du détroit supérieur se trouve être plus court que le diamètre
antéro-postérieur, au lieu d'être plus long. Les côtés du bassin
ont une tendance au parallélisme aussi bien que les parois antérieures et postérieures, et c'est là, selon Wood, un des traits caractéristiques du bassin infantile. Les os iliaques ne sont pas évasés
comme chez l'adulte, à tel point que les centres des crêtes iliaques

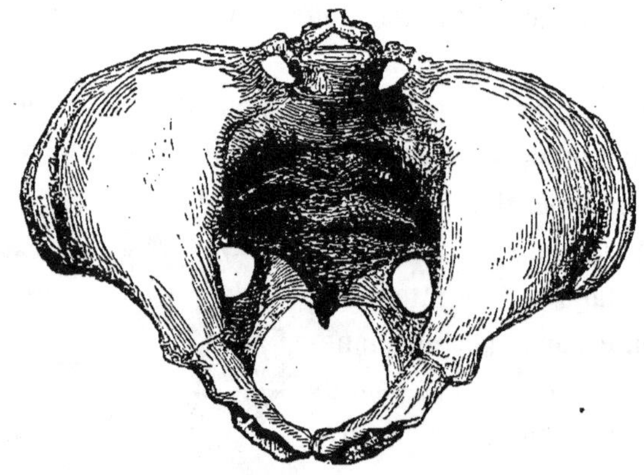

Fig. 13. — Bassin de l'enfant.

ne sont pas plus éloignés l'un de l'autre que les épines antérieures et supérieures. L'excavation pelvienne est petite, et les
tubérosités ischiatiques, étant proportionnellement plus rapprochées l'une de l'autre qu'elles ne le sont par la suite, les viscères pelviens se trouvent par conséquent entassés dans la cavité
abdominale, qui, pour cette raison, est beaucoup plus développée chez l'enfant que chez l'adulte. Les os sont mous et
demi-cartilagineux jusqu'à l'époque de la puberté ; ils cèdent
facilement aux influences mécaniques auxquelles ils sont soumis, et les trois pièces de l'os innominé restent séparées jusque
vers la vingtième année.

Peu à peu, à mesure que le développement transversal du
sacrum augmente, le bassin prend de plus en plus la forme
qu'il a chez l'adulte.

Mais le développement anatomique des os ne saurait seul rendre compte du changement dans la forme du bassin; et Duncan a parfaitement démontré qu'il est surtout produit par la pression supportée par les os pendant les premiers temps de la vie.

Les os iliaques sont soumis à deux forces principales et opposées. L'une d'elles est le poids du corps en haut, agissant sur l'extrémité sacrée de l'arc iliaque, à travers les gros ligaments postérieurs sacro-sciatiques, et cette pression verticale tend à rejeter en dehors les extrémités inférieures ou cotyloïdiennes des arcs sacro-cotyloïdes. Toutefois, ce déplacement en dehors trouve une résistance partielle dans l'union des deux extrémités cotyloïdiennes par l'arc antérieur du bassin, et surtout dans la force contraire, c'est-à-dire la pression exercée d'en bas par les membres inférieurs, à travers les fémurs.

Le résultat de ces deux forces opposées, est de faire plier les os encore mous, près de leur articulation avec le sacrum, et ainsi se trouve constituée chez l'adulte la plus grande longueur du diamètre transverse au détroit supérieur. On verra dans l'étude des vices de conformation du bassin, que cette même force, appliquée à des os malades et ramollis, explique parfaitement les particularités qu'ils affectent dans leur forme.

Les recherches qui ont été faites sur les différences du bassin suivant les races, démontrent qu'elles ne sont pas aussi considérables qu'on pourrait le croire. Joulin a observé que, dans l'espèce humaine, le diamètre transverse est toujours plus long que l'antéro-postérieur, tandis que le contraire a lieu chez les animaux inférieurs, même chez les plus grands singes. Cette observation a été récemment confirmée par von Franque [1], qui a pris des mesures très-soigneuses du bassin chez les différentes races. Dans le bassin du gorille, la forme ovalaire du détroit supérieur, résultant de l'augmentation du diamètre conjugué, était très-marquée. Chez certaines races, il y a une tendance si prononcée

Bassin chez les différentes races.

1. *Scanzoni's Beiträge*, 1867.

au type animal, que la différence entre les diamètres transverse
et conjugué est beaucoup moins grande que chez les Européennes ; toutefois, ces modifications ne sont pas assez marquées pour nous permettre, un bassin étant donné, de le rapporter à une race particulière. Von Franque fait l'observation
générale que le bassin s'agrandit du sud au nord, mais que le
diamètre conjugué augmente en proportion du transverse chez
les races méridionales.

En terminant la description du bassin, l'attention doit être Parties molles e
rapport avec le bass
attirée sur les muscles et les autres organes en rapport avec lui.
J'ai déjà fait observer que la longueur des diamètres pelviens
est considérablement diminuée par les parties molles ; elles ont
également une grande influence sur plusieurs phases de l'accouchement. Aux crêtes iliaques s'insèrent des muscles énergiques,
qui non-seulement soutiennent l'utérus, élargi pendant la grossesse, mais qui sont de puissants renforts pendant le travail.
Dans la cavité pelvienne, nous trouvons les muscles obturateurs
et pyriformes, qui en doublent les parois de chaque côté, au
milieu du tissu cellulaire et des fascias, le rectum et la vessie,
des vaisseaux et des nerfs ; ces derniers sont soumis à une
compression qui provoque souvent des douleurs et des crampes
pendant la grossesse et l'accouchement. En bas, le détroit inférieur du bassin est clos, et sa direction modifiée d'arrière en
avant par les muscles nombreux qui forment le plancher du
bassin et le périnée.

CHAPITRE II

LES ORGANES DE LA GÉNÉRATION CHEZ LA FEMME

Division.

Les organes de la reproduction chez la femme sont habituellement divisés, eu égard à leurs fonctions, en :

1° *Organes externes* ou *de copulation*, qui prennent part surtout à l'acte de la fécondation et n'ont qu'une importance secondaire dans l'accouchement. Ils comprennent tous les organes externes qui, ensemble, constituent la vulve ; et le vagin, qui, situé intérieurement, fait communiquer la vulve avec l'utérus.

2° *Organes internes* ou *de génération*, comprenant les ovaires, les plus importants de tous, ceux dans lesquels se forme l'œuf ; les trompes de Fallope, qui conduisent l'œuf dans l'utérus, et l'utérus lui-même, où l'œuf fécondé se loge et se développe.

Organes externes.
Mont de Vénus.

Les organes externes sont : le *mont de Vénus*, coussin de tissu adipeux et fibreux qui forme une saillie arrondie à la partie supérieure de la vulve, en rapport en haut avec la partie inférieure de l'hypogastre, dont il est souvent séparé par un sillon, et continu en bas avec les grandes lèvres de chaque côté. Il est situé au-dessus de la symphyse et des branches horizontales du pubis. A l'époque de la puberté, il se couvre de poils. Dans ses téguments, on trouve l'ouverture de nombreuses glandes sudoripares et sébacées.

Grandes lèvres.

Les *grandes lèvres* forment deux rebords symétriques à l'ouverture longitudinale de la vulve Elles présentent une surface externe tégumentaire, couverte de poils, et une interne, muqueuse, juxtaposée à la portion correspondante de la lèvre du côté opposé, et séparée de la face externe par un bord convexe libre. Leur épaisseur est plus considérable en avant, où elles sont en rapport avec le mont de Vénus, qu'en arrière, où elles sont unies, à la partie antérieure du périnée, par un mince repli membraneux, appelé la *fourchette*, presque invariablement déchiré pendant le premier accouchement. Chez les vierges, les grandes lèvres sont juxtaposées hermétiquement et cachent le reste des organes de la génération. Après une grossesse, elles s'écartent plus ou moins l'une de l'autre, et à un âge avancé, elles sont assez déprimées pour que les nymphes fassent saillie entre elles. La face cutanée et la face muqueuse des grandes lèvres renferment un grand nombre de glandes sébacées, s'ouvrant directement soit sur les faces, soit dans les follicules pileux. Elles sont constituées par du tissu connectif, chargé d'une plus ou moins grande quantité de graisse, et on y rencontre, parallèlement à leur face externe, des plexus de tissu élastique, entremêlés de fibres musculaires lisses symétriquement disposées. Broca les a décrits comme formant un sac membraneux analogue au dartos du scrotum, celui-ci correspondant aux grandes lèvres. Ce sac, par son extrémité supérieure, qui est la plus étroite, est en rapport avec l'anneau inguinal externe, et reçoit quelques fibres de terminaison du ligament rond ; son analogie avec le scrotum ressort surtout de la hernie accidentelle de l'ovaire dans la grande lèvre, correspondant avec la descente normale du testicule chez l'homme.

Les *petites lèvres* ou *nymphes* sont deux replis de membrane muqueuse, commençant en bas à peu près vers la partie moyenne de la face interne des grandes lèvres, de chaque côté, et convergeant jusqu'à leur arrivée en haut, où ils bifurquent, aussitôt qu'ils se sont rapprochés l'un de l'autre. La branche inférieure de bifurcation est attachée au clitoris, tandis que la supérieure, plus longue, s'unit à celle du côté opposé, pour former autour du clitoris ce repli connu sous le nom de *prépuce*. Les nymphes sont ordinairement tout à fait recouvertes par les grandes lèvres ; mais après une grossesse, et dans la vieillesse, elles proéminent par-dessus ces dernières ; alors, elles ont perdu leur délicate couleur rose foncé et leur douce texture, pour devenir brunes, sèches et d'un aspect semblable à celui de la peau. C'est surtout là le cas de quelques races nègres, chez lesquelles elles retombent en longs replis appelés le *tablier*.

Les faces des petites lèvres sont recouvertes d'un épithélium pavimenteux, et tapissées d'un grand nombre de papilles vasculaires, un peu élargies à leurs extrémités ; elles contiennent aussi de nombreuses glandes sébacées, plus développées à la face interne. Celles-ci sécrètent une matière caséeuse, odorante, qui lubréfie la surface de la vulve et prévient les adhérences des replis entre eux. Les petites lèvres sont constituées par des trabécules de tissu connectif entremêlé de fibres musculaires.

Clitoris.

Le *clitoris* est un petit tubercule, situé à douze millimètres, à peu près, de la commissure antérieure des grandes lèvres. C'est l'analogue du pénis chez l'homme ; il lui ressemble comme structure, possédant un corps caverneux, séparé en deux parties par un septum fibreux. Il est recouvert par les muscles ischio-caverneux, qui jouent le même rôle que chez l'homme. Il a aussi un ligament suspenseur. Les corps caverneux sont constitués par des plexus vasculaires, traversés par de nombreuses fibres musculaires. Les artères naissent de la périnéale et fournissent une branche, la caverneuse, à chaque moitié de l'organe ; il existe aussi une artère dorsale distribuée au prépuce. Selon Gussenbaer, les artères caverneuses versent directement leur sang dans de larges veines, tandis qu'un réseau veineux, plus fin, tout près de sa surface, reçoit du sang à travers de petites branches artérielles. L'érection de l'organe pendant le rapprochement sexuel se trouve favorisé par cette disposition. Les nerfs du clitoris sont nombreux ; ils viennent du nerf honteux interne qui fournit des branches aux corps caverneux, et se distribue dans les glandes et le prépuce, où on

rencontre les corpuscules de Paccini et les bulbes de terminaison. C'est pour cette raison qu'un certain nombre d'auteurs
placent dans le clitoris le siège de la sensation voluptueuse
chez la femme.

Le *vestibule* est un espace triangulaire, limité à son sommet
par le clitoris, et de chaque côté par les replis des petites
lèvres. Il est lisse, et, contrairement au reste de la vulve, privé
de glandes sébacées, quoiqu'il y ait quelques groupes de glandes
mucipares s'ouvrant à sa surface. Sur le milieu de la base du
triangle formé par le bord supérieur de l'ouverture du vagin,
se trouve une éminence éloignée environ de 2 centimètres 1/2
du clitoris, sur laquelle est situé l'orifice de l'urèthre. Il
est facile de rencontrer cette éminence avec le doigt, et au-
dessous d'elle, la dépression conduisant à l'urèthre. C'est là un
point très-important qui nous sert de guide dans le cathétérisme de la femme. On peut, en effet, pratiquer cette petite
opération sans découvrir la malade, et cela par différents
moyens. Le plus facile est de placer l'extrémité de l'index de la
main gauche (la femme étant sur le dos) au sommet du vestibule, et de descendre doucement, jusqu'à ce qu'on rencontre
le bulbe de l'urèthre et la fossette qui lui sert d'orifice; on y
arrive presque toujours. Si l'on éprouvait quelques difficultés à
rencontrer le méat urinaire, on devrait se rappeler qu'il est
situé immédiatement au-dessous du bord tranchant de l'extrémité inférieure de la symphyse pubienne, qui nous servirait de
guide. La sonde en gomme élastique dont on se sert pour
l'homme est la meilleure, surtout pendant le travail, lorsque
l'urèthre est allongé. On la passe par-dessous la cuisse de la
femme, et on la dirige vers le méat urinaire, en suivant le
doigt de la main gauche déjà placé en ce point. On doit
prendre garde de bien introduire l'instrument dans le canal de
l'urèthre, et non dans le vagin. Il est bon d'avoir un tube élastique assez long, attaché à l'extrémité de la sonde, pour faire
couler l'urine dans un bassin sous le lit, sans découvrir la
femme. Si la femme est couchée sur le côté, c'est-à-dire dans

la position où elle accouche ordinairement [1], le cathétérisme sera plus facile à pratiquer, en plaçant l'extrémité du doigt dans le vagin, et en le suivant jusqu'à son bord supérieur. L'orifice de l'urèthre est immédiatement au-dessus, et la sonde, en glissant sur la face palmaire du doigt, arrivera généralement sans beaucoup de peine jusque dans l'urèthre. Si cependant, ainsi qu'il arrive souvent pendant le travail, les parties étaient très-gonflées, il pourrait être difficile de trouver le méat urinaire; dans ce cas, il est préférable de chercher l'ouverture avec l'œil, plutôt que d'impatienter la femme par des tâtonnements de trop longue durée.

L'*urèthre* est un canal de 4 centimètres de longueur, intimement relié à la paroi antérieure du vagin, à travers laquelle on peut le sentir. Il est constitué par du tissu musculaire et du tissu érectile, et remarquable par son excessive dilatabilité. C'est là une particularité dont on profite dans la pratique, pour quelques opérations de pierre dans la vessie de la femme.

L'orifice du vagin est situé immédiatement au-dessous du bulbe de l'urèthre. Chez les vierges, c'est une ouverture circulaire, tandis que chez les femmes qui ont eu des enfants, ou qui ont pratiqué le coït, c'est une fente verticale. L'entrée du vagin chez les vierges est, en général, plus ou moins barrée par un repli de membrane muqueuse, contenant quelques fibres de tissu cellulaire et musculaire, avec des nerfs et des vaisseaux; on l'appelle l'*hymen*.

Cette membrane a le plus souvent la forme d'un croissant, la concavité regardant en haut. Quelquefois cependant, elle est percée d'une ouverture centrale, circulaire ou crébriforme; quelquefois même, elle peut être tout à fait imperforée, état qui donne lieu à la rétention des règles. Ces variétés de formes dépendent du mode particulier de développement de la membrane muqueuse qui obstrue l'orifice du vagin chez le fœtus, et

1. En Angleterre la femme accouche sur le côté, et non pas sur le dos, comme en France. (Trad.)

par laquelle est constitué l'hymen. L'épaisseur de cette membrane varie aussi selon les individus. Ordinairement elle est très-mince, et les premiers rapprochements sexuels suffisent pour la briser ; quelquefois même, elle est rompue accidentellement, par exemple pendant l'écartement des membres inférieurs. On ne doit donc pas considérer son absence comme une preuve évidente de la perte de la virginité. C'est au point de vue médico-légal que la connaissance de ce fait acquiert de l'importance. Quelquefois elle est assez résistante pour empêcher complètement le rapprochement sexuel, et on peut être obligé de la sectionner avec un bistouri ou des ciseaux ; dans d'autres cas, elle se déroule au lieu de se rompre pendant le coït, de sorte qu'elle peut exister, malgré une grossesse ; on l'a même rencontrée intacte chez des femmes de mauvaise vie.

Les *caroncules myrtiformes* sont de petits tubercules charnus, au nombre de deux à cinq, situés autour de l'ouverture du vagin, et qu'on suppose être les restes de la membrane hymen rompue.

Près de la partie postérieure de l'orifice du vagin, et au-dessous du fascia périnéal superficiel se trouvent deux glandes en grappes, analogues aux glandes de Cowper chez l'homme. Elles ont chacune la forme et la grosseur d'une amande, et sont renfermées dans une enveloppe fibreuse cellulaire. Intérieurement, elles ont un aspect blanc-jaunâtre, et sont constituées par une quantité de lobules, séparés les uns des autres par des prolongements de l'enveloppe externe. Ces lobules sont le point de départ de petits conduits distincts qui se réunissent en un canal commun, d'environ 12 millimètres de longueur ; il s'ouvre en avant du bord inférieur de l'hymen chez les vierges, et chez la femme mariée à la base de l'un des caroncules myrtiformes. D'après Huguier, la grosseur de ces glandes varie beaucoup d'une femme à l'autre, et elles semblent avoir quelque relation avec l'ovaire, car il a toujours rencontré la glande la plus volumineuse du même côté que l'ovaire le plus développé. Elles sécrètent un fluide glaireux et collant, qui s'écoule en jets pendant l'orgasme vénérien, probablement sous l'influence de l'action spasmodique des muscles du périnée. A tout autre moment, le fluide sert à lubréfier la vulve, et préserve ainsi la sensibilité de la membrane muqueuse.

Fosse naviculaire. Chez les vierges, on rencontre, immédiatement en arrière de l'hymen, entre lui et le périnée, une petite dépression appelée la *fosse naviculaire ;* elle disparaît après un accouchement.

Périnée. Le *périnée* sépare l'orifice du vagin de celui du rectum. Il a environ 4 centimètres de largeur, et présente un grand intérêt obstétrical, non-seulement comme soutien inférieur des organes internes, mais à cause de son rôle pendant le travail. Il est très-largement écarté et distendu par la partie de l'enfant qui se présente ; mais si, contre l'ordinaire, il est dur et résistant, l'accouchement se trouve retardé, et il peut s'y produire une déchirure plus ou moins étendue, cause de troubles consécutifs divers.

Réseau vasculaire de la vulve. Tous les organes que je viens de décrire constituent ensemble la *vulve,* et ils sont tous remarquables par la richesse de leur système vasculaire et nerveux. Les vaisseaux forment un tissu érectile semblable à celui que nous avons déjà vu dans le clitoris, très-prononcé surtout vers le bulbe du vestibule (fig. 14). De ce point, s'étendant sur chaque paroi du vagin, part un riche plexus de veines en spirales, qui, à l'état de distension, a été comparé par le Dr Arthur Farre à une sangsue gorgée. L'érection de ce tissu ainsi formé, est aussi évidente que celle du clitoris ; elle se produit comme chez l'homme, à la suite d'une excitation par la compression des veines efférentes, sous l'influence de la contraction des muscles ischio-caverneux et de cette mince couche musculaire qui entoure l'orifice du vagin, décrite sous le nom de *constricteur* du vagin.

Du vagin. Le *vagin* est le canal de communication entre les organes externes et internes de la génération ; c'est là que passe le sperme pour atteindre l'utérus, par là que coulent les menstrues et que le fœtus est chassé. Il est situé à peu près dans l'axe du bassin, mais son entrée est en avant de l'axe du détroit inférieur, de telle sorte que la portion la plus basse est incurvée en avant. Il est étroit en bas, large en haut, où il englobe le col de l'utérus, ce qui lui donne, plus ou moins une forme conique. En général cependant, ses parois antérieure et postérieure sont en contact l'une avec l'autre, mais elles se prêtent à une distension considérable, par exemple pour le passage du fœtus.

La paroi antérieure du vagin est plus courte que la paroi postérieure ; elle mesure en moyenne 7 centimètres, l'autre 8,

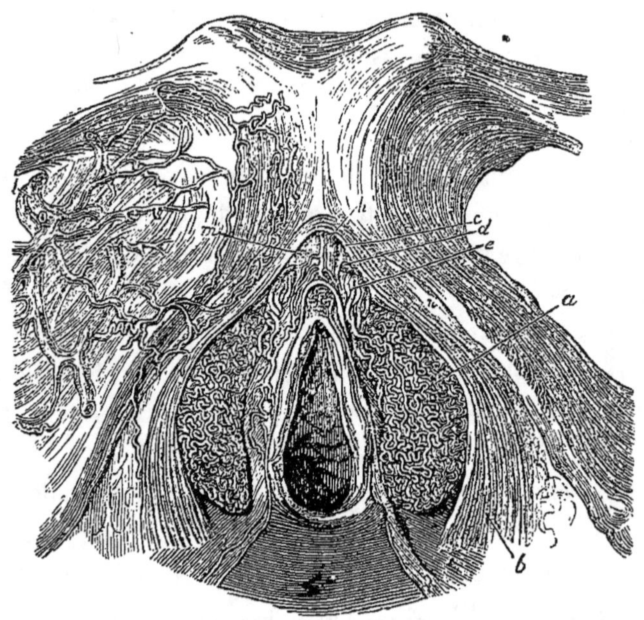

Fig. 14. — Réseau vasculaire de la vulve (d'après Kobelt).
a, Bulbe du vestibule. *b*, tissu musculaire du vagin. *c, d, e, f*, le clitoris et ses muscles. *g, h, i, k, l, m, n*, veines des nymphes et du clitoris communiquant avec les veines épigastriques et obturatrices.

mais ces dimensions varient extrêmement suivant les sujets et les circonstances. En avant, le vagin est en rapport immédiat avec la face postérieure de la vessie, de telle sorte qu'en cas de prolapsus, ce qui arrive assez souvent, il entraîne la vessie avec lui (fig. 15) ; en arrière, il est en rapport avec le rectum, mais moins intimement ; de chaque côté, avec les ligaments larges et le fascia pelvien ; en haut, avec la portion inférieure de l'utérus et les replis du péritoine devant et derrière. Le vagin possède une couche muqueuse, une couche musculaire et une couche

Couches muqueu
musculaire
et celluleuse.

celluleuse. La muqueuse est parsemée de nombreux replis qui
partent des sillons longitudinaux existant sur les deux parois
vaginales, mais surtout sur la paroi antérieure. Ils sont très-
nombreux chez la jeune fille et la jeune femme, et augmentent
considérablement le pouvoir sensitif du vagin.

Après une grossesse, et chez les femmes avancées en âge, ils
s'atrophient, mais ne disparaissent jamais complètement ; on en

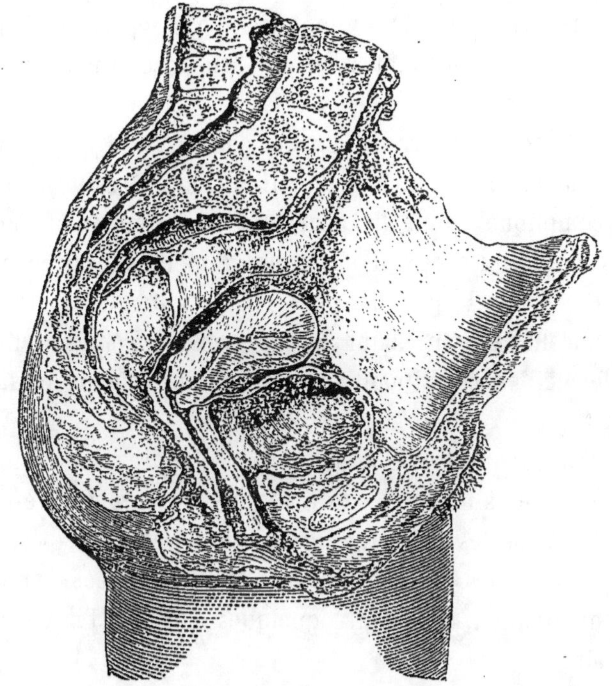

Fig. 15. — Coupe longitudinale du corps montrant les rapports des organes
de la génération.

rencontre toujours vers l'entrée du vagin, où ils sont le plus
abondants.

La membrane muqueuse tout entière est tapissée par un
épithélium pavimenteux, et recouverte d'un grand nombre de
papilles, soit coniques soit bifurquées, manifestement vasculaires, et faisant saillie sur la couche épithéliale. Contrairement
à la membrane muqueuse de la vulve, celle du vagin semble
privée de glandes. Sous la couche épithéliale se trouve un
tissu sous-muqueux contenant un grand nombre de fibres élas-

tiques et quelques fibres musculaires, dérivées des parois musculaires du vagin. Elles sont fortes et très-développées, surtout vers l'orifice vaginal. Elles comprennent deux plans, l'un interne longitudinal, l'autre externe circulaire, reliés entre eux par des fibres obliques. Ces fibres musculaires s'attachent en bas aux branches ischio-pubiennes, et en haut se perdent dans la couche musculaire de l'utérus.

Le tissu musculaire du vagin devient plus épais pendant la grossesse, mais cependant à un degré beaucoup moindre que celui de l'utérus.

Son système vasculaire est disposé comme celui de la vulve, de façon à constituer un tissu érectile. Les artères forment un réseau compliqué autour du canal, et se terminent en un plexus capillaire sous-muqueux, d'où partent de petites branches pour se distribuer dans les papilles ; ces branches donnent naissance à des radicelles veineuses qui se réunissent et s'entrelacent en forme de mailles, constituant ainsi un plexus veineux parfaitement marqué.

Les organes internes de la génération comprennent l'utérus, les trompes de Fallope et les ovaires ; mais nous devons étudier en même temps les différents ligaments et replis du péritoine qui sont en rapport avec ces organes et servent à les maintenir dans leur situation, et en outre quelques organes d'importance secondaire.

Physiologiquement, les plus importants de tous ces organes de la génération sont les ovaires, dans lesquels est formé l'œuf, et qui dominent toute la vie reproductrice de la femme. Les trompes de Fallope, qui conduisent l'œuf dans l'utérus, et l'utérus lui-même, dont la principale fonction est de recevoir, nourrir, puis d'expulser le produit fécondé de l'ovaire, ne sont, en fait, que les accessoires de cet organe.

Pratiquement, cependant, comme accoucheurs, c'est l'utérus surtout qui nous intéresse et nous commencerons par sa description.

L'*utérus* est un organe exactement pyriforme, aplati d'avant en arrière, comprenant un corps au fond arrondi, et un col qui fait saillie à la partie supérieure du vagin. Chez la femme adulte, il est profondément situé dans le bassin, entre la vessie en avant et le rectum en arrière, son fond un peu plus bas que le plan du détroit supérieur. Il n'occupe cette situation, toutefois, que vers l'époque de la puberté ; chez le fœtus, il est beaucoup plus haut, on le trouve tout à fait dans l'intérieur de la cavité abdominale. Il est maintenu dans cette position, en partie par les liga-

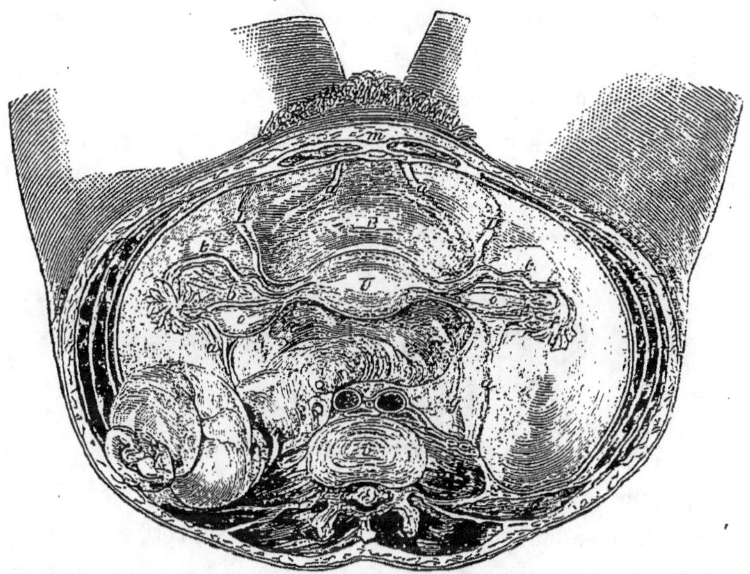

Fig. 16. — Coupe transversale du corps montrant les rapports du fond de l'utérus. *m*, pubis. *a, a* (en avant), reste des artères hypogastriques. *a, a* (en arrière), vaisseaux et nerfs spermatiques. *B*, vessie. *L, L*, ligaments. *U*, fond de l'utérus. *t, t*, trompes. *o, o*, ovaires. *r*, rectum. *c*, ligaments utéro-sacrés. *v*, dernière vertèbre lombaire.

ments auxquels il est attaché et que nous étudierons plus tard, en partie par le tissu cellulaire du bassin sur lequel il repose en bas et par la colonne charnue du vagin. Il en résulte que l'utérus, chez la femme en bonne santé, est un corps parfaitement mobile, changeant de situation pour s'accommoder aux viscères voisins, surtout à la vessie et au rectum, qui sont soumis à des différences de volume selon leur état de plénitude ou de vacuité.

Organe parfaitement mobile. Lorsque, pour une cause quelconque (par exemple une inflammation péri-utérine ayant produit des adhérences avec les tissus environnants), la mobilité de l'organe est entravée, il peut en résulter des troubles, suivis de conséquences plus ou moins graves s'il survient une grossesse. On peut dire, en général, que l'utérus est situé sur une ligne passant par l'axe du détroit supérieur, son fond incliné en avant, et le col dirigé de telle sorte que, prolongé en bas, il arriverait à l'articulation sacro-coccygienne. Selon quelques auteurs, l'utérus, dans les premiers temps de la vie, est plus incurvé en avant, ce qui le place dans un état ordinaire d'antéflexion. Sappey soutient que cela n'arrive pas toujours, mais que la concavité antérieure dépend de l'état de vacuité ou de plénitude de la vessie, sur laquelle l'utérus se moule en dehors de la grossesse. On croit aussi que l'utérus est généralement un peu tordu sur lui-même obliquement, de telle

Situé dans l'axe détroit supérieu

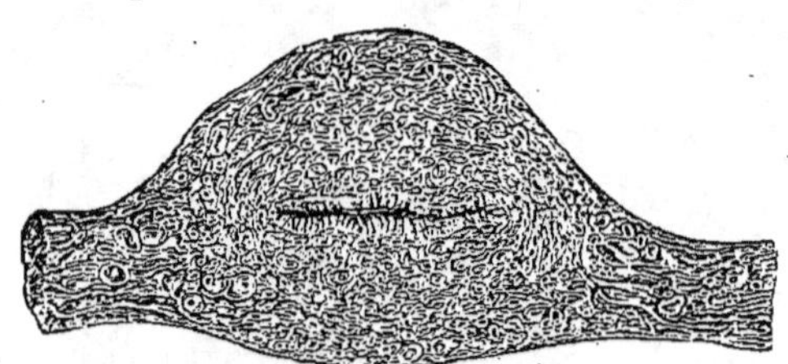

Fig. 17. — Coupe transversale de l'utérus.

Faces.

sorte que la face antérieure regarde un peu à droite : fait dû probablement à la présence du rectum à gauche et à sa fréquente distension. La face antérieure de l'utérus est convexe et recouverte dans les trois quarts de son étendue par le péritoine, qui y adhère intimement. Au-dessous de la réflexion de cette membrane, il est lâchement uni à la vessie par du tissu cellulaire, de manière que le moindre déplacement en bas de l'utérus entraîne avec lui la vessie. La face postérieure est également convexe, mais moins manifestement que l'antérieure, ainsi qu'on peut s'en assurer en examinant une coupe transversale de l'organe (fig. 17). Elle est aussi recouverte par le péritoine, dont la réflexion sur le rectum forme la cavité connue sous le nom de poche de Douglas. Le fond constitue l'extrémité supérieure de l'utérus, un peu plus haut que le point d'arrivée des trompes de Fallope. Il n'est que légèrement arrondi chez les vierges, mais il le devient davantage et d'une façon permanente chez la femme qui a eu des enfants.

Jusqu'à la puberté, l'utérus reste petit et peu développé. Après cette époque, il acquiert son volume normal, qu'il conserve jusqu'à la cessation des menstrues, et alors il s'atrophie. Cependant, chez la femme qui a eu des enfants, il reste toujours plus gros que chez les nullipares. Chez les vierges adultes, il mesure 7 centimètres de l'orifice au fond, un peu plus de la moitié de cette longueur devant être attribuée au col. Sa plus grande largeur est aux points d'attache des trompes de Fallope; sa plus grande épaisseur, de 22 à 25 millimètres, au centre du corps; son poids moyen est de 35 à 45 grammes environ. En dehors de la grossesse, l'utérus est sujet à de grandes variations dans son volume; vers la période menstruelle, il devient quelquefois très-développé, par suite de la congestion sanguine à laquelle il est alors soumis. On pourrait conclure de ce fait qu'il est facile de prendre pour le début d'une grossesse ce gonflement périodique.

Pour décrire convenablement l'utérus, on le divise en *fond*, partie supérieure arrondie, comprise entre les insertions des trompes de Fallope; en *corps*, limité en haut par les trompes de Fallope, et en bas par l'extrémité supérieure du col : c'est la portion qui reçoit l'œuf et dans laquelle il grossit; enfin en *col*, qui fait saillie dans le vagin et se dilate pendant le travail pour livrer passage à l'enfant. Le col a une forme conique ; il mesure à sa base de 23 à 25 millimètres transversalement, et 10 d'avant en arrière ; à son sommet, il a 10 millimètres transversalement et 6 d'avant en arrière. Il fait une saillie d'environ 8 millimètres dans le vagin, le reste du col étant situé au-dessus de la réflexion de la muqueuse vaginale. Sa forme est toute différente chez les vierges et les nullipares, de celle qu'il a chez les femmes qui ont eu des enfants, et ces différences ont une grande importance dans le diagnostic de la grossesse et des affections utérines. Chez les vierges, il ressemble à une pyramide régulière à l'extrémité de laquelle est l'orifice, sous la forme d'une fissure transversale, quelquefois difficile à sentir, et généralement décrite comme donnant au doigt la même sensation que la fossette située à l'extrémité du cartilage du nez. Il est limité par deux lèvres, l'antérieure paraissant plus forte, à cause de la position de l'utérus. La surface du col et les bords de l'orifice sont lisses et réguliers.

Chez les femmes qui ont eu des enfants, ces parties subissent des altérations importantes. Le col n'a plus sa forme conique allongée ; il devient plus court et d'un aspect irrégulier. Les

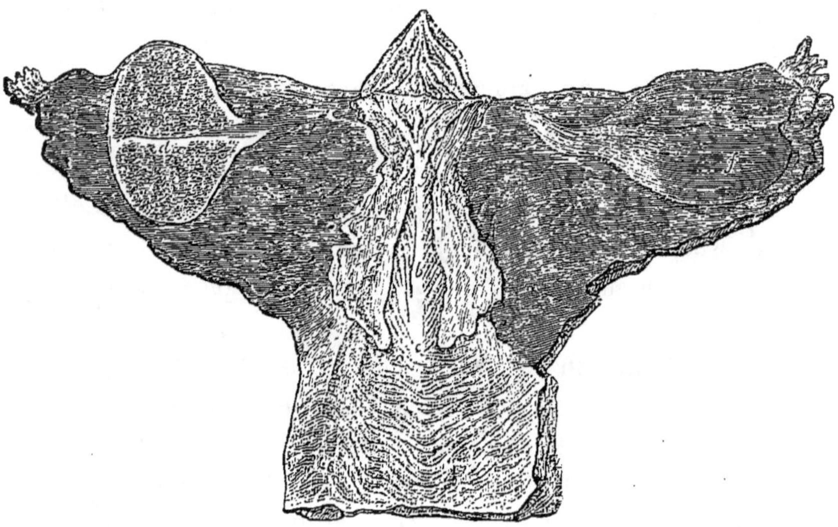

Fig. 18. — Utérus et annexes chez l'enfant (d'après Farre).

lèvres de l'orifice sont fendillées et lobulées, à cause des lacérations partielles qui se sont produites pendant le travail. L'orifice lui-même est plus large et plus irrégulier dans ses contours, quelquefois assez ouvert pour admettre l'extrémité du doigt. Dans la vieillesse, le col s'atrophie, et il n'est pas rare, à l'âge de retour, qu'il disparaisse complètement, de telle sorte que l'orifice se trouve au niveau de l'extrémité du vagin.

La surface interne de l'utérus comprend la cavité du corps et celle du col, la première un peu moins longue que l'autre chez les vierges, mais à peu près égale chez les femmes qui ont eu des enfants ; elles sont séparées l'une de l'autre par un étrangle-

Cavité du corps. ment qui forme la limite supérieure du canal cervical. La cavité du corps de la matrice a une forme triangulaire, la base du triangle étant représentée par la ligne de jonction des orifices des trompes de Fallope, son sommet par l'orifice supérieur du col, ou orifice interne, comme il est quelquefois appelé. Chez les vierges, les bords sont un peu convexes, à convexité interne. Après une grossesse, ils deviennent droits ou légèrement concaves. Les faces opposées de la cavité sont toujours en contact à l'état normal, ou au moins ne sont séparées que par une légère couche de mucus.

Cavité du col. La cavité du col est fusiforme, plus étroite en haut et en bas, à l'orifice interne et à l'orifice externe, et quelque peu dilatée entre ces deux points. Elle est aplatie d'avant en arrière, et ses faces opposées sont en contact, mais pas aussi intimement que celles de la cavité du corps. Sur la muqueuse des faces antérieure et postérieure proémine un raphé longitudinal, entre deux autres plus petits, d'où partent des sillons transverses sous des angles plus ou moins aigus. Cette disposition est connue sous le nom d'arbre de vie. Selon Guyon, les sillons longitudinaux ne sont pas situés en face l'un de l'autre : ils s'imbriquent et n'en remplissent que plus complètement la cavité du col, surtout vers l'orifice interne. L'arbre de vie est plus marqué chez les vierges ; il s'atrophie considérablement après une grossesse.

L'extrémité supérieure du canal cervical forme un isthme étroit le séparant de la cavité du corps et mesurant environ un centimètre d'étendue. Comme l'orifice externe, cet isthme se resserre après la cessation des règles, et chez les femmes âgées il s'oblitère quelquefois complètement.

Structure de l'utérus. L'utérus est formé de trois couches principales, le péritoine, les muscles et la muqueuse. Le péritoine recouvre la plus grande partie de l'organe, s'étendant en bas jusqu'au niveau de l'orifice interne en avant, et en arrière jusqu'au haut du vagin ; il se réfléchit de ces points sur la vessie et le rectum. De chaque côté, le revêtement péritonéal n'est pas aussi complet, car, un peu au-dessous des trompes de Fallope, ses replis se séparent l'un de l'autre, formant les ligaments larges (décrits plus bas), et c'est par ce point que les vaisseaux et les nerfs de l'utérus arri-

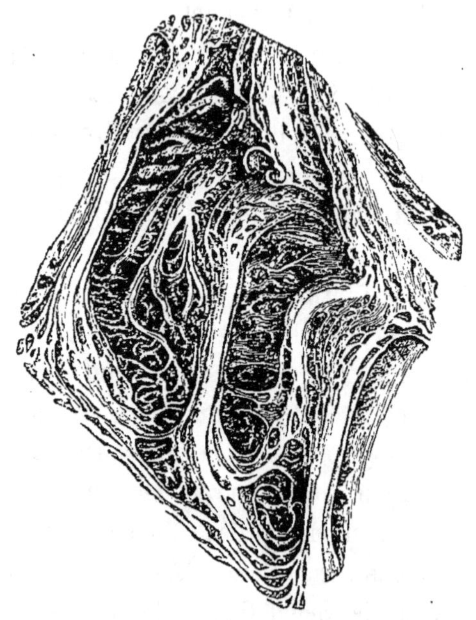

Fig. 19. — Portion de l'intérieur du col (grossissement de neuf diamètres) (d'après Tyler Smith et Hassal).

vent à l'organe. A la partie supérieure de l'utérus, le péritoine est si intimement uni au tissu propre de l'organe qu'il ne peut en être séparé ; plus bas, l'adhérence est moins serrée. La masse du tissu utérin, y compris le corps et le col, est constituée par des fibres musculaires lisses, solidement reliées entre elles par du tissu connectif nucléaire et des fibres élastiques. Les

Revêtement péritonéal.

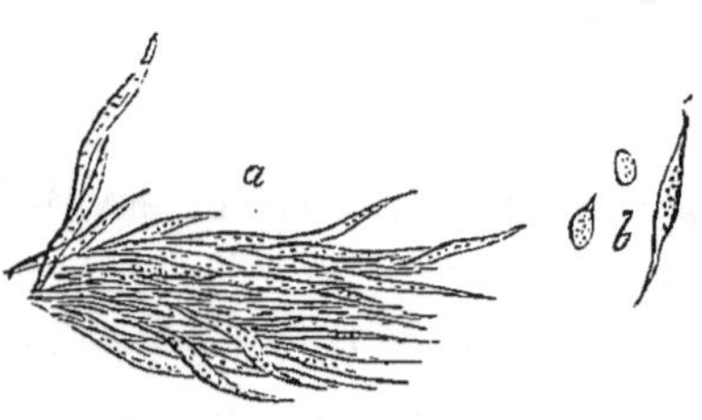

Fig. 20. — Fibres musculaires de l'utérus à l'état de vacuité (d'après Farre).
a, fibres unies par du tissu conjonctif. b, fibres isolées et corpuscules élémentaires.

fibres musculaires sont grandes et fusiformes, avec des extrémités effilées, contenant généralement à leur centre un noyau distinct. Ces fibres, aussi bien que leurs noyaux, acquièrent Fibres musculaires un accroissement considérable pendant la grossesse (fig. 21); mais, selon Stricker, les fibres musculaires qui prennent une part importante à l'expulsion du fœtus, participent seules à cette augmentation de volume, les fibres des couches interne et externe ne la partagent pas [1]. A ces fibres développées viennent s'ajouter, surtout près de la muqueuse, un certain nombre de corpuscules élémentaires que le Dr Farre [2] croit être des fibres musculaires au début de leur formation, et dont il a décrit les différentes phases de développement. Le Dr John Williams [3] pense qu'une grande partie du tissu musculaire utérin, plus des

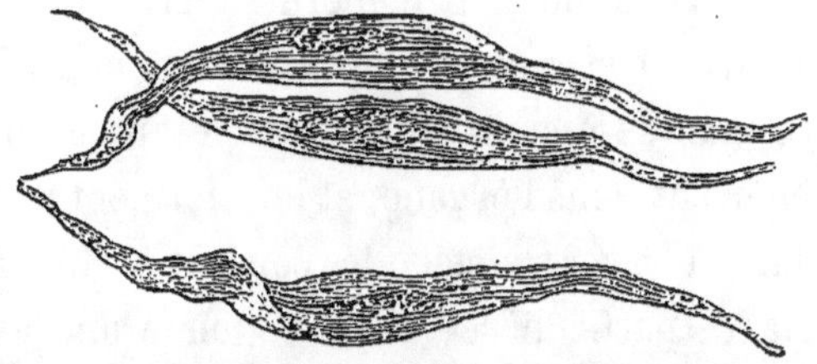

Fig. 21. — Fibres musculaires hypertrophiées de l'utérus gravide (d'après Wagner).

trois quarts de son épaisseur, fait partie intégrante de la muqueuse, absolument comme les muqueuses musculaires du canal digestif. Il décrit cette portion comme séparée du reste du tissu musculaire par une couche plus lâche de tissu connectif, contenant de nombreux vaisseaux. Au début de la vie fœtale, et dans l'utérus de quelques espèces inférieures, cette disposition est très-marquée; dans l'utérus de la femme adulte, au contraire, il est difficile de la saisir.

Disposition des fibres musculaires.

L'examen du tissu de l'utérus, en dehors de l'état de grossesse, ne nous permet de constater aucune disposition définie de ses fibres musculaires; elles semblent toutes brouillées dans une confusion inextricable. En observant leurs rapports pendant le développement que leur donne la grossesse, Hélie [4] a montré qu'elles peuvent être divisées en trois couches : une externe,

1. *Comparative histology*, vol. III, *Syd. Soc. Trans.*, p. 477.
2. *The uterus and its Appendages*, p. 632.
3. *On the structure of the mucous membrane of the uterus* (*Obstet. Journ.*, 1875).
4. *Recherches sur la disposition des fibres musc. de l'utérus.* Paris, 1869.

une moyenne, à peu près longitudinale, et une interne, en grande
partie circulaire. Il ne nous paraît pas nécessaire d'entrer tout
au long dans les détails de leur distribution. Nous dirons brièvement qu'il décrit une couche externe partant en arrière de la
jonction du corps avec le col, et s'élevant jusqu'au fond et même
au-delà. De cette couche naissent des fibres musculaires trouvées dans les ligaments larges et les ligaments ronds, et décrites
plus particulièrement par Rouget. Le plan moyen est formé de
gros faisceaux qui se dirigent en haut, mais se bifurquent et se
réunissent les uns avec les autres d'une manière remarquable,
de telle sorte que ceux qui sont d'abord superficiels deviennent
les plus profonds, et *vice versa*. Les faisceaux musculaires qui
constituent ce plan se recourbent en cercle autour des larges
veines qui pénètrent dans l'organe, et leur forment une sorte de
canal musculaire à travers lequel elles courent. Cette disposition
a une importance particulière, car elle donne une explication
assez bonne du mécanisme par lequel est arrêtée l'hémorrhagie
consécutive à la délivrance. La couche interne est surtout composée de fibres musculaires en forme de cercle, commençant
autour des ouvertures des trompes et formant des circonférences
de plus en plus larges qui arrivent à se toucher et à s'entrelacer
les unes avec les autres. Une partie de ces fibres entoure l'orifice
interne et lui constitue une sorte de sphincter. Il existe, en
outre, sur la face interne de l'utérus, en avant et en arrière, un
plan triangulaire de fibres longitudinales parfaitement marquées, la base de ce triangle étant située en haut, le sommet en
bas; il en part des faisceaux musculaires qui vont dans la muqueuse.

L'anatomie de la membrane muqueuse de l'utérus a donné   Muqueuse
lieu à de grandes discussions. Son existence a été mise en doute
par beaucoup d'auteurs, et plus récemment par Snow Beck [1],
qui ne la considère nullement comme une membrane muqueuse,
mais seulement comme une portion amincie du tissu utérin
lui-même. Cependant elle est admise comme muqueuse à peu

1. *Obst. Trans.*, vol. XIII, p. 294.

près généralement par les écrivains les plus autorisés, et elle ne différerait, selon eux, des autres membranes muqueuses que par une adhérence plus intime avec les tissus sous-jacents, conséquence du manque de tissu défini dans sa structure propre.

C'est une membrane d'un rose pâle, considérablement épaisse, plus marquée au centre du corps utérin, où elle forme du 1/8 au 1/4 de l'épaisseur totale des parois utérines. A l'orifice in-

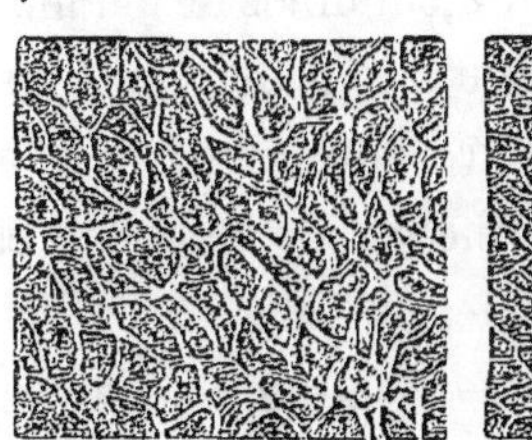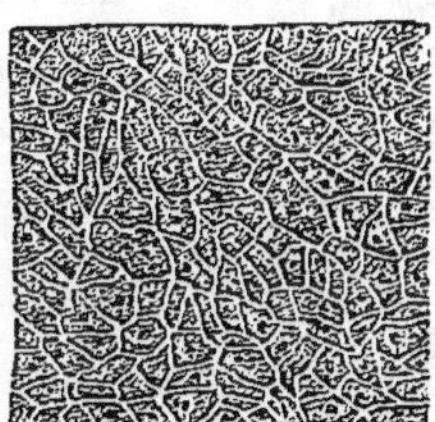

Fig. 22. — Orifices des glandes (d'après Farre).
a, du corps. *b*, de l'orifice de la trompe.

terne du col, elle se termine par un bord distinct qui la sépare de la membrane muqueuse tapissant la cavité cervicale.

landes utriculaires.   A la surface de la muqueuse, on peut observer une quantité de petites ouvertures larges d'environ $\frac{1}{60}$ de millimètre, orifices des glandes utriculaires, qu'on trouve en grand nombre dans toute la cavité utérine et qui sont très-intimement agglomérées. Ce sont de petits culs-de-sac plus étroits à leur embouchure que dans le reste de leur étendue, et dont les extrémités closes sont situées dans les tissus sous-jacents. Le Docteur John Williams les décrit comme ayant un trajet oblique par rapport à la muqueuse au tiers inférieur de la cavité, perpendiculaire vers le milieu, tandis que vers le fond elles sont d'abord perpendiculaires, puis deviennent obliques à un certain point de leur parcours (fig. 23). D'autres auteurs les décrivent comme étant souvent tordues ou en forme de tire-bouchon. Il y en a un ou plus pour le même orifice, et ces orifices s'ouvrent, quelquefois plusieurs ensemble, dans de petites dépressions sur la surface de la membrane muqueuse. Leur structure est assez imparfaitement définie : c'est une membrane avec un épithélium dont le caractère est douteux. Pour quelques auteurs, il est cylindrique, pour d'autres pavimenteux, pour d'autres enfin ciliaire. L'opinion la plus accréditée est qu'il est cylindrique, mais non ciliaire, différant en cela de l'épithélium qui recouvre la muqueuse, lequel est manifestement ciliaire et dont les cils sont dirigés de dedans en dehors. Williams toutefois a observé des cils en mouvement dans l'épithélium à colonnes des glandes, et il établit qu'à leur extrémité profonde, qui pénètre entre les fibres musculaires, l'épithélium à colonnes est remplacé par des cellules arrondies. Les capillaires de la muqueuse rampent entre les tubes, formant un lacis à leur surface et autour de leur orifice. Aucune papille n'existe réellement à la surface de la muqueuse utérine. La membrane muqueuse de l'utérus est remarquable en ce sens qu'elle est toujours dans un état de renouvellement et de modification ; à chaque époque menstruelle, elle est entraînée par débris à la suite d'une dégénérescence graisseuse de son tissu, puis elle se reforme à nouveau par la prolifération des cellules des tissus musculaire et connectif, probablement de bas en haut, la nouvelle membrane commençant à l'orifice interne. Son aspect et sa structure

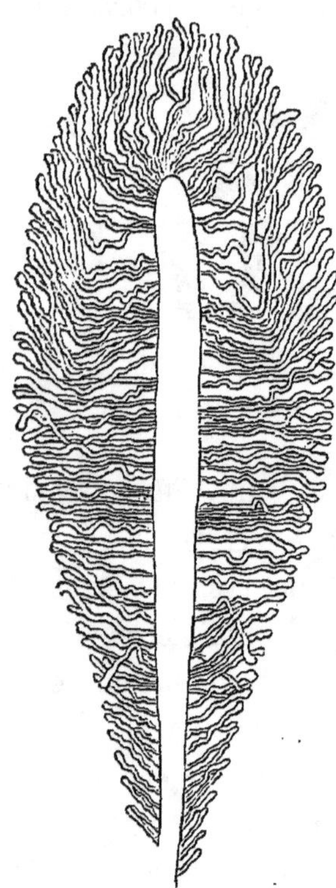

Fig. 23. — Trajet des glandes dans la muqueuse utérine hypertrophiée, au début de la période menstruelle (d'après Williams).

varient par conséquent considérablement, selon le moment auquel on l'examine. Mais ce sujet trouvera plutôt sa place au chapitre de la menstruation.

La muqueuse du col est beaucoup plus épaisse et plus transparente que celle de la cavité de l'utérus, dont elle diffère aussi par certaines particularités de structure. La disposition générale de ses replis et de sa surface a déjà été étudiée. La moitié inférieure de la membrane qui tapisse la cavité du col, et toute celle qui recouvre sa portion externe ou vaginale est complètement revêtue de petites papilles filiformes ou en massue (fig. 24). Leur structure est semblable à celle de la muqueuse elle-même, dont elles semblent être de simples

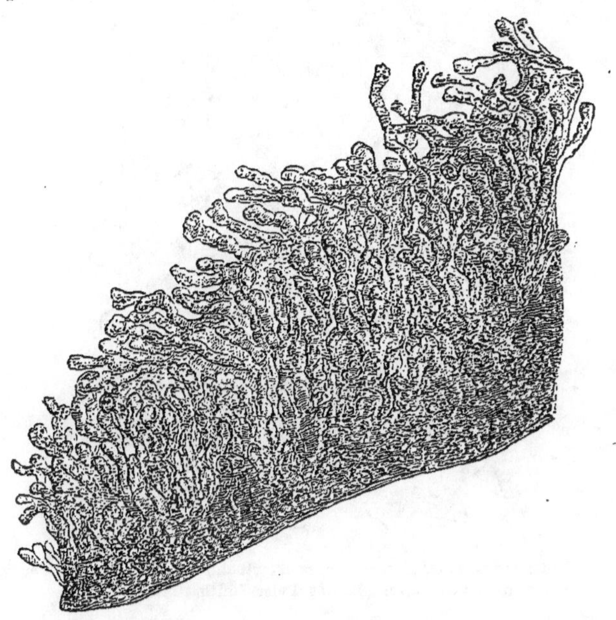

Fig. 24. Villosités du col utérin privées d'épithélium (d'après Tyler Smith et Hassal).

saillies. Elles contiennent chacune une anse vasculaire (fig. 25), et Kilian et Farre les considèrent comme constituant essentiellement la partie sensorielle de cette région des organes générateurs. Sur tous les points intérieurs du col, sur les sillons de la muqueuse et entre leurs replis, on observe un très grand nombre de follicules muqueux, dont la structure comporte une membrane peu définie, doublée d'épithélium cylindrique et intimement unie au tissu connectif. Ils cessent à l'orifice externe du col et sécrètent un mucus épais, gluant et alcalin, dont la cavité cervicale est ordinairement remplie. On trouve aussi, quelquefois en grand nombre, dans cette même cavité, d'autres follicules transparents, plus petits, connus sous le nom d'*œufs de Naboth* ; ce sont probablement des follicules muqueux dont les orifices ont été obstrués et les tubes distendus par la sécrétion muqueuse. Le tiers inférieur du canal cervical et la portion externe du col sont recouverts d'épithélium pavimenteux, tandis que la portion supérieure contient

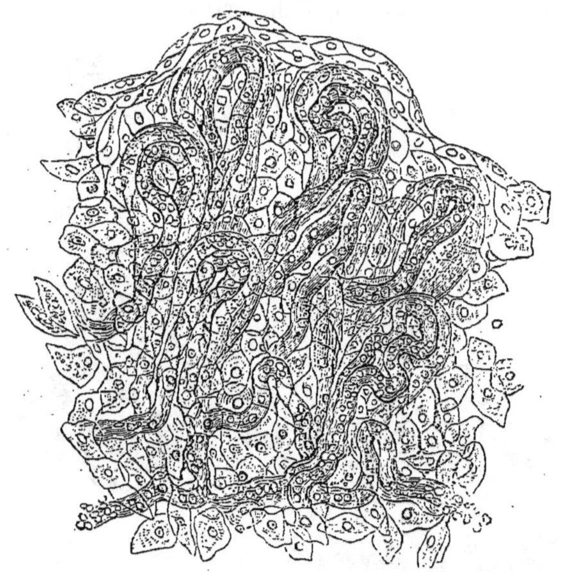

Fig. 25. — Villosités de l'utérus recouvertes d'épithélium pavimenteux et pourvues d'anses vasculaires (d'après Tyler Smith et Hassal).

de l'épithélium à colonnes et à cils semblable à celui de la cavité utérine.

Les artères de l'utérus viennent des branches utérines de l'iliaque interne et des ovariennes. Elles pénètrent dans l'utérus entre les replis des ligaments larges, et pendant leur trajet dans la couche musculaire s'anastomosent librement entre elles, et avec les artères correspondantes du côté opposé. Leurs parois sont épaisses et très-développées, et leur trajet remarquablement tortueux ; elles sont recourbées en spirales, surtout à la partie supérieure de l'utérus. Elles se terminent en capillaires ténus, formant des mailles transparentes autour des glandes utérines et dans le col, interrompant les brides qui pénètrent dans les papilles. Sous la muqueuse utérine, ces capillaires forment un plexus vasculaire qui se termine dans des veines sans valvules; ces veines s'unissent entre elles pour en former de plus grosses qui traversent le tissu utérin et connues sous le nom de sinus utérins; les parois en sont tout à fait adhérentes au tissu de l'organe. Après s'être anastomosés largement entre eux, ces sinus sortent par les replis des ligaments larges, où, réunis aux veines ovariennes et vaginales, ils constituent un réseau veineux très-considérable, appelé *plexus pampiniforme*.

Lymphatiques. Les lymphatiques de l'utérus sont larges et bien développés; dans ces derniers temps, on les a considérés, avec beaucoup de probabilité, comme prenant une part importante au développement de certaines affections puerpérales. Une connaissance plus exacte de leur trajet et de leur distribution que celle que nous avons aujourd'hui jettera sans doute de la lumière sur leur influence à cet égard. D'après les récentes recherches de Léopold[1], qui a étudié avec soin leur histologie, ils naissent dans les espaces lymphatiques entre les minces bandes de tissu connectif formant la base de la muqueuse utérine. Là, ils sont en contact immédiat avec les glandes utriculaires et les dernières ramifications des vaisseaux sanguins de l'utérus. A leur passage dans le tissu musculaire, ils se rétrécissent peu à peu en vaisseaux et espaces lymphatiques qui ont une disposition tout à fait irrégulière et s'anastomosent ordinairement entre eux dans la couche musculaire externe, surtout sur les côtés de l'utérus, pour former de larges canaux possédant probablement des valvules. Immédiatement au-dessous de la couche péritonéale, ces vaisseaux lymphatiques forment un plexus large et caractéristique qui recouvre les faces antérieure et postérieure de l'utérus, et présentent, en différents points de leur trajet, de larges dilatations. Ils se portent alors sur les trompes de Fallope. Les lymphatiques du corps de l'utérus se jettent dans les ganglions lombaires, ceux du col dans les ganglions pelviens.

1. *Arch. f. Gynak.*, Bd. VI, Heft. 1.

La distribution et la disposition des nerfs de l'utérus ont été soumises à bien des controverses. Ils naissent principalement des plexus ovariens et hypogastriques, s'anastomosant largement entre eux, au milieu des replis des ligaments larges; ils pénètrent de là dans le tissu musculaire utérin, suivant ordinairement, mais non pas toujours, le trajet des artères. Ils viennent surtout du grand sympathique; toutefois, comme le plexus hypogastrique est en rapport avec les nerfs sacrés, il est probable que quelques filets du système cérébro-spinal sont distribués au col. Il est maintenant généralement admis que quelques filets nerveux se distribuent au col, même jusqu'à l'orifice externe, bien que Jobert et d'autres auteurs aient contesté leur existence en ce point. La distribution ultime des nerfs n'est pas encore bien définie. Polle [1] décrit un filament nerveux entrant dans les papilles de la muqueuse cervicale avec les capillaires, et Frankenhauser [2] dit que les fibres nerveuses entourent les muscles de l'utérus sous forme de plexus, et se terminent ordinairement dans les nucléoles des cellules musculaires.

Il est nécessaire de mentionner quelques variétés anormales qu'on rencontre dans l'utérus et le vagin, parce qu'elles peuvent avoir une importance pratique pendant l'accouchement. La plus fréquente de ces anomalies est l'existence d'un utérus double, ou partiellement double, semblable à ceux qui existent à l'état normal chez quelques espèces inférieures. Cette anomalie s'explique par le développement de l'utérus pendant la vie fœtale. Il est constitué par des organes existant seulement au début de la vie fœtale, connus sous le nom de corps de Wolf, et qui consistent dans un certain nombre de tubes situés de chaque côté de la colonne vertébrale et s'ouvrant à l'intérieur d'un conduit excréteur. Le long de leur bord externe se trouve creusé un canal, appelé canal de Müller, qui, de même que les conduits excréteurs, se jette dans

----

1. *Die Nerven-Verbreitung in den Weiblichen Genitalien*, 1865.
2. *Nerven der Gebärmutter*, 1867.

un cloaque commun aux organes digestifs et urinaires. Le canal
de Müller se réunit à celui du côté opposé pour former l'utérus
et les trompes de Fallope chez la femme, puis la paroi de jonction entre les deux disparaît. Si cependant le développement
en est entravé, cette paroi peut persister. Alors se trouve produit ou un utérus complètement double, ou un utérus bifide
(bifide à sa partie supérieure seulement), ou deux vagins conduisant chacun à un utérus distinct. S'il survient une grossesse
dans un cas semblable d'anomalie, — et on en relate plusieurs
observations, — elle peut se compliquer de troubles sérieux.

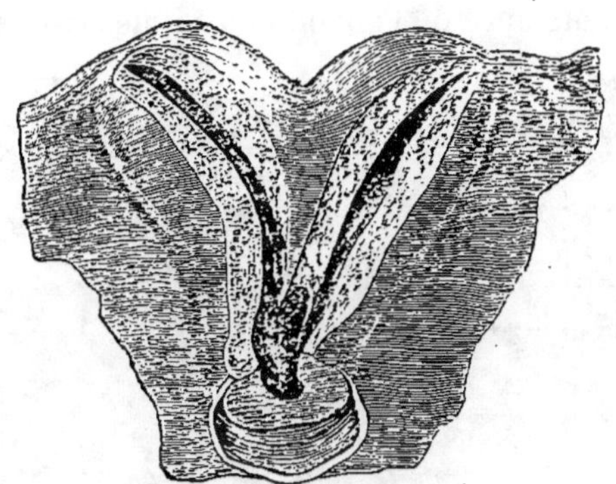

Fig. 26. — Utérus bifide.

Grossesse dans un
utérus bifide.

Il peut arriver que l'une des cornes d'un utérus double ne
soit pas suffisamment grande pour contenir jusqu'à terme le
fruit d'une grossesse; alors il y a à craindre une rupture. On
suppose que quelques observations prises pour des grossesses
tubaires se rapportaient réellement à l'hypothèse dont il s'agit.
La fécondation peut aussi avoir lieu dans les deux cornes à
époques différentes et constituer la superfétation. On a noté
toutefois qu'une grossesse survenue dans l'une ou l'autre corne
d'un utérus bifide a pu être menée à bonne fin sans complication aucune. Un cas remarquable de ce genre a été dernièrement rapporté par le Dr Ross, de Brighton [1]. Une femme avorta
de deux jumeaux le 16 juillet 1870, puis quinze semaines plus tard,
le 31 octobre, accoucha d'un enfant bien portant. Un examen

1. *Lancet*, August 1871.

soigneux démontra l'existence d'un utérus complètement double, chaque portion ayant été imprégnée. Chose curieuse, cette femme avait déjà donné naissance à six enfants vivants bien à terme, sans anomalie dans aucune de ses couches. Toutefois, on ne doit pas s'attendre à un résultat toujours aussi favorable en de telles circonstances, et il peut se faire qu'on rencontre plus ou moins de difficultés dans le travail, et qu'il y ait du danger pour la femme. Quelquefois le vagin seulement est double, l'utérus étant simple. Le Dr Matthews Duncan [1] a cité quelques cas de cette variété dans laquelle le septum vaginal formait un obstacle à la naissance de l'enfant et avait nécessité une section.

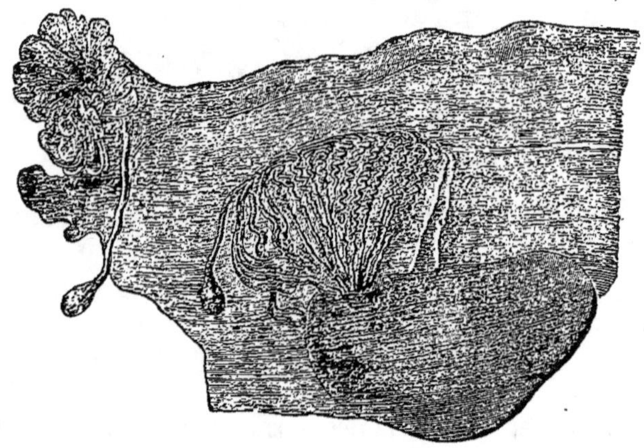

Fig. 27. — Parovarium, ovaire et trompe de Fallope chez l'adulte (d'après Kobelt).

Les différents replis du péritoine qui revêtent l'utérus servent à le maintenir dans sa situation et sont décrits comme ses ligaments. Ce sont les ligaments larges de chaque côté, les ligaments vésico-utérins, les sacro-utérins, et les ligaments ronds qui ne sont pas des replis péritonéaux comme les autres. Les ligaments larges s'étendent de chaque côté de l'utérus, où leurs lames se séparent l'une de l'autre, traversant transversalement le bassin et divisant de la sorte sa cavité en deux parties, l'une en avant, où se loge la vessie, l'autre en arrière, où est situé le rectum. Leur bord supérieur est divisé en trois replis secondaires, dont l'antérieur contient le ligament

rond, le moyen la trompe de Fallope, et le postérieur l'ovaire.
Cette disposition a reçu le nom d'*ala vespertilionis*, à cause
de sa ressemblance avec l'aile de la chauve-souris. Entre les
replis des ligaments larges, on trouve les vaisseaux et les nerfs
utérins, ainsi qu'une certaine quantité de tissu cellulaire lâche

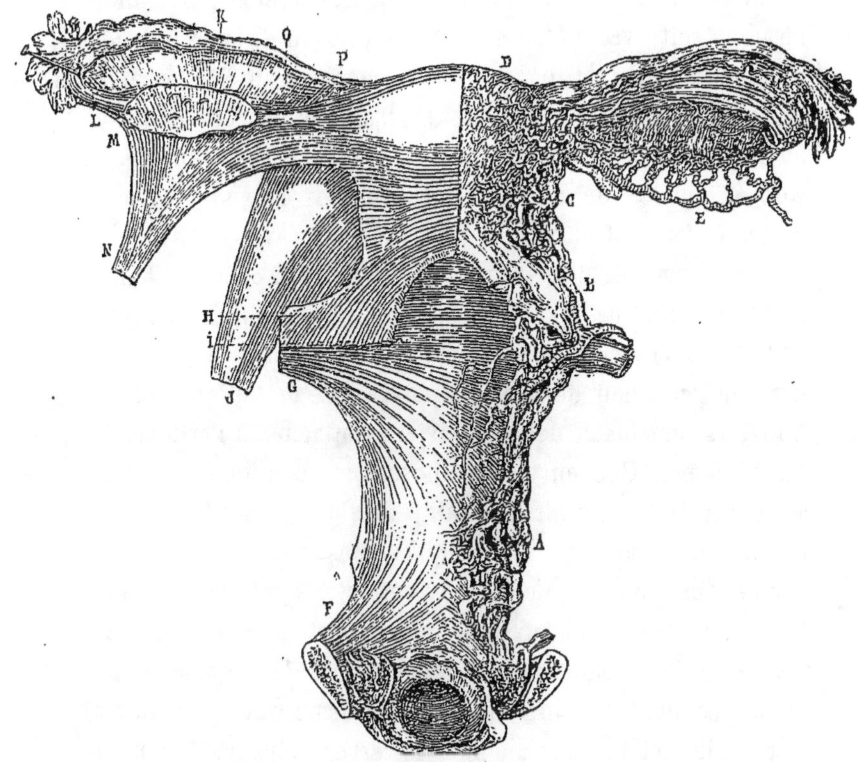

Fig. 28. — Disposition des muscles et des vaisseaux vus par la région postérieure
(d'après Rouget).

Vaisseaux: A, B, C, plexus vaginal, cervical et utérin. D, artères du corps de l'utérus.
E, artères de l'ovaire. — *Faisceaux musculaires:* F, G, fibres insérées au vagin, à la
symphyse pubienne et à l'articulation sacro-iliaque. H, faisceaux musculaires venant
de l'utérus et des ligaments larges. I, J, P, N, faisceaux insérés à l'ovaire et aux
trompes de Fallope.

en rapport avec les fascias du bassin. Là aussi est situé cet
organe particulier connu sous le nom d'organe de Rosenmüller
ou de parovarium, reste du corps de Wolf et correspondant à
l'épididyme chez l'homme. On le voit surtout chez les jeunes
sujets, en soulevant les ligaments larges et les faisant traverser
par la lumière; cependant il existe à tous les âges.

Il est constitué par quelques tubes (huit ou dix selon Farre, dix-huit ou vingt d'après Bankes)[1] dont le trajet est tortueux ; il représente une pyramide à base située du côté de la trompe de Fallope et dont le sommet se perd sur la surface de l'ovaire. Les tubes sont formés de tissu fibreux doublé d'un épithélium pavimenteux, et ne possèdent aucun conduit excréteur, ni communication soit avec l'utérus, soit avec l'ovaire. Leur fonction, s'ils en ont une, est inconnue. On rencontre aussi en ce point un certain nombre de fibres musculaires placées entre les mailles du tissu connectif. Elles ont été surtout étudiées par Rouget, qui les décrit comme entrelacées les unes avec les autres et formant un réseau ouvert, continu avec le tissu musculaire utérin. Ces fibres sont situées sur deux couches ; l'antérieure est continue aux fibres musculaires de la face antérieure de l'utérus, et concourt à former une partie du ligament rond ; la postérieure naît de la paroi postérieure de l'utérus, s'étend transversalement en dehors et vient s'attacher à l'articulation sacro-iliaque. Une enveloppe musculaire continue se trouve ainsi formée, entourant la totalité de l'utérus, les trompes de Fallope et l'ovaire ; sa fonction n'est pas encore parfaitement définie. On suppose qu'elle sert à rétracter après la délivrance les ligaments péritonéaux qui ont été distendus, et surtout à mettre de l'harmonie dans l'action de tous les organes générateurs pendant la menstruation et l'orgasme vénérien ; ainsi se trouverait expliqué, comme nous le verrons plus tard, le mécanisme par lequel l'extrémité frangée de la trompe de Fallope s'applique sur l'ovaire avant la rupture de la vésicule de de Graaf.

Fibres musculaires entre les replis.

Les *ligaments ronds* ont une structure essentiellement musculaire. Ils s'étendent du bord supérieur de l'utérus, continuation des fibres musculaires, se dirigent transversalement, puis obliquement en bas, jusqu'à leur arrivée à l'anneau inguinal, où ils se confondent avec le tissu cellulaire. Dans la première portion de leur trajet, les fibres musculaires sont lisses, mais bientôt

Ligaments ronds.

1. Bankes, *On the Wolfian Bodies.*

elles reçoivent du muscle transverse et des piliers de l'anneau inguinal, des fibres striées qui entourent et couvrent le tissu musculaire lisse. En outre, les ligaments ronds contiennent du tissu élastique et connectif, des artères, des veines et des filets nerveux. Les artères viennent de l'iliaque ou de l'artère du cremaster, les nerfs du génito-crural. Selon M. Rainey, la fonction principale de ces ligaments est d'attirer l'utérus vers la symphyse pubienne pendant le rapprochement sexuel et de favoriser ainsi l'ascension du sperme.

Ligaments vésico-utérins et utéro-sacrés. Les *ligaments vésico-utérins* sont deux replis du péritoine allant de la portion inférieure du corps de l'utérus en avant au fond de la vessie.

Les ligaments *utéro-sacrés* sont également deux replis du péritoine en forme de croissant, leur concavité regardant en dedans; ils partent de la portion inférieure de la face postérieure de l'utérus et se recourbent en arrière pour s'insérer à la troisième et à la quatrième vertèbre sacrée. On trouve dans leurs replis des faisceaux de fibres musculaires, continues avec celles de l'utérus, ainsi que du tissu connectif, des vaisseaux et des nerfs. Les expériences de Savage et celles d'autres anatomistes démontrent que ces ligaments ont une influence considérable pour prévenir le déplacement en bas de la matrice.

Altérations pendant la grossesse. Pendant la grossesse, tous ces tissus se relâchent et se déplissent, s'élevant au-dessus de la cavité pelvienne et s'accommodant aux dimensions de l'utérus gravide, puis revenant de nouveau à leur grosseur première, grâce à la disposition des fibres musculaires qu'ils contiennent, dès que la délivrance est opérée.

Trompes de Fallope. Les *trompes de Fallope*, analogues aux canaux déférents chez l'homme, sont des organes du plus haut intérêt physiologique. Elles remplissent une double fonction, celle de conduire le sperme sur l'ovaire, et celle de transporter l'œuf dans l'utérus. On peut, en raison de ce dernier fait, les considérer comme les canaux excréteurs des ovaires, mais différents des canaux excréteurs ordinaires par leur mobilité, qui leur permet de s'appliquer sur la partie de l'ovaire d'où doit naître l'œuf; et cette mobilité est si considérable qu'il est permis de croire que la trompe de Fallope peut même s'adapter à l'ovaire du côté opposé.

Les trompes naissent de l'angle supérieur de l'utérus, dirigées d'abord transversalement en dehors, puis en bas, en arrière et en dedans, de façon à arriver au voisinage de l'ovaire. Dans la première partie de son trajet, la trompe est droite, puis elle devient flexueuse et tordue sur elle-même. Elle est située dans

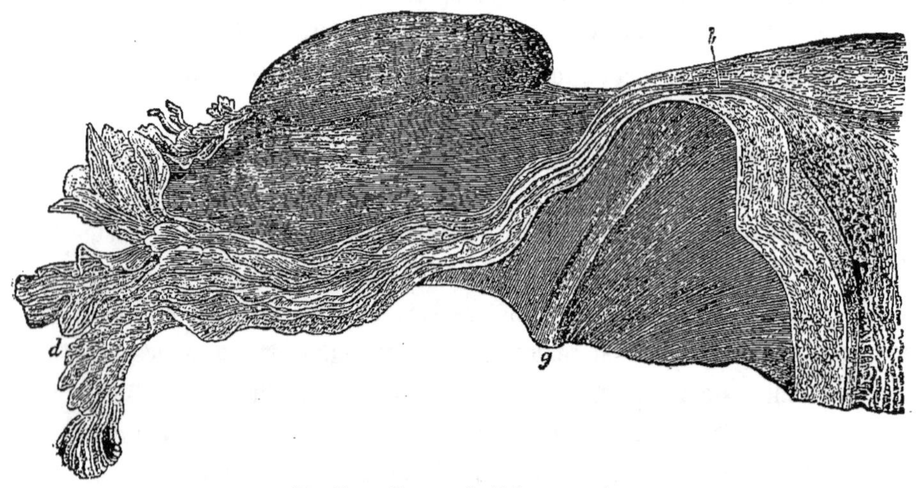

Fig. 29. — Trompe de Fallope ouverte.
a, b, portion utérine de la trompe. c, d, replis de membrane muqueuse. e, ligaments tubo-ovariens et franges. f, ovaire. g, ligament rond.

la portion supérieure du ligament large, où on peut la sentir comme un cordon dur. Elle commence à l'utérus par une ouverture étroite, admettant à peine le passage d'une soie, et connue sous le nom d'*embouchure utérine*. En passant à travers les parois musculaires de l'utérus, la trompe se recourbe un peu, et elle arrive dans la cavité par une ouverture dilatée. A partir de son attache utérine, la trompe s'élargit graduellement jusqu'à sa terminaison par une extrémité en forme de pavillon. Cependant, un peu avant son extrémité dilatée, elle se resserre de nouveau légèrement. L'extrémité ovarienne de la trompe est constituée par un certain nombre de replis tout à fait en forme de frange. Ils consistent en fibres membraneuses longitudinales, entourant l'orifice de la trompe, comme les tentacules d'un polype, variant considérablement en nombre et en grosseur, et dont les bords sont aussi découpés et frangés. On trouve à leur face interne des replis muqueux transverses et longitudinaux, continus à ceux de la muqueuse de la trompe elle-même. Une de ces franges est toujours plus grande et plus développée que les autres, et indirectement unie à la surface de l'ovaire par un repli du péritoine naissant de sa surface externe. La face inférieure est creusée en forme de gouttière, ouverte en bas. Cette disposition en franges permet à la trompe de saisir facilement l'ovaire pendant l'époque menstruelle, et la frange qui est liée à l'organe semblerait guider les tentacules sur l'ovaire qu'elles doivent saisir. Quelquefois il existe une ou plusieurs séries supplémentaires de franges ayant une ouverture de communication avec le canal de la trompe, au delà de son extrémité ovarienne.

Leur structure.   Les trompes possèdent une couche péritonéale, une couche musculaire et une couche muqueuse. Le péritoine entoure la trompe dans les trois quarts de son étendue et arrive au contact de la muqueuse à son extrémité frangée, seul exemple d'une telle jonction dans toute l'économie. La couche musculaire est principalement composée de fibres circulaires entremêlées de quelques fibres longitudinales. Son caractère musculaire a été mis en doute par Robin et Richard, mais Farre n'a eu aucune difficulté à démontrer l'existence des fibres musculaires, tout à la fois chez la femme et chez quelques espèces inférieures. D'après Robin, le tissu musculaire des trompes de Fallope est entièrement distinct de celui de l'utérus, et il les décrit comme étant séparés l'un de l'autre par un septum cellulaire bien marqué.

La membrane muqueuse est entrecoupée par un nombre considérable de replis longitudinaux contenant un septum fibreux dense et vasculaire, avec des petites fibres musculaires, et recouvert par un épithélium cylindrique à cils vibratiles. La juxtaposition de ces cils a pour effet de produire des séries de tubes

capillaires fins, le long desquels chemine l'œuf, et les cils diri-
geant leur action du côté de l'utérus en favorisent la marche.

Les ovaires sont les organes où se forme l'œuf et d'où il est **Des ovaires.**
chassé. Les modifications qu'ils éprouvent, aux différentes époques de l'ovulation, pendant toute la période qui s'écoule entre
l'établissement de la puberté et la cessation des règles, ont
une influence capitale sur l'économie de la femme. Normalement, les ovaires sont au nombre de deux ; mais, exceptionnellement, on peut en rencontrer un supplémentaire ; ils peuvent même être totalement absents. Ils sont situés dans le repli

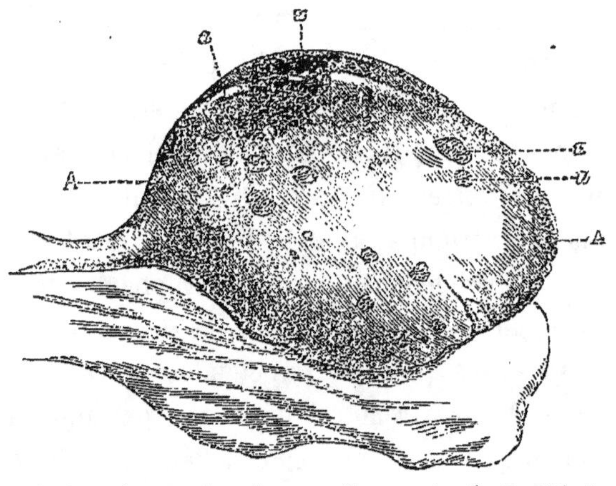

Fig. 30. — A, A, ovaire grossi par la congestion menstruelle. B, follicule rompu
saillant à sa surface. *a, a, a,* cicatrices de follicules anciens.

postérieur du ligament large, ordinairement au-dessous du
détroit supérieur, derrière les trompes de Fallope, l'ovaire **Leur situation.**
gauche en avant du rectum, le droit en avant de quelques anses
de l'intestin grêle. Toutefois leur situation est excessivement
variable, selon diverses circonstances, et c'est à peine si l'on
peut leur assigner une position normale. Pendant la grossesse,
ils s'élèvent dans la cavité abdominale à mesure que l'utérus
augmente de volume ; en certains cas, ils peuvent être refoulés
en bas dans l'espace de Douglas et perçus à travers le vagin
sous forme de corps arrondis et très-sensibles.

Les replis du ligament large entre lesquels sont placés les **Connexions.**
ovaires leur forment une sorte de mésentère lâche. Chacun

d'eux est également uni à l'angle supérieur de l'utérus par des
moyens d'attache spéciaux , appelés ligaments utéro-ovariens.
Ce ligament est constitué par une bande de fibres musculaires
organiques, continue avec les fibres musculaires superficielles
de la paroi postérieure de l'utérus, d'environ un pouce de longueur, et attachée à l'extrémité interne de l'ovaire. Il est entouré
par le péritoine, et c'est dans son intérieur (comme nous le
verrons) que les fibres musculaires constituant une partie inté-
grale importante des ovaires sont amenées à ces organes.
L'ovaire est aussi relié à l'extrémité frangée de la trompe par
des moyens que nous avons déjà décrits.

L'ovaire a une forme irrégulièrement ovale, le bord supérieur étant convexe, l'inférieur droit ; c'est par ce dernier qu'entrent dans l'organe les vaisseaux et les nerfs. La face antérieure de l'ovaire, de même que celle de l'utérus, est moins
convexe que la face postérieure. L'extrémité externe est plus
arrondie, est plus bulbeuse que l'interne, celle-ci étant plus
ou moins effilée et presque perdue dans son propre ligament.

Grâce à ces particularités, il est possible de distinguer l'ovaire
du côté gauche de celui du côté droit, après leur extraction du
corps. Leur grosseur varie beaucoup, selon les circonstances.
En moyenne, chez une femme adulte, l'ovaire mesure de deux
centimètres et demi à cinq en longueur, deux centimètres en
largeur, et environ deux centimètres et demi en épaisseur. Son
volume toutefois est beaucoup plus considérable pendant la
période menstruelle ; le fait a été démontré par certains cas de
hernie de l'ovaire, alors qu'il était possible de voir grossir l'organe descendu dès que commençait le flux. On dit aussi que,
pendant la grossesse, il a un volume double. Après l'âge critique,
il s'atrophie et devient rugueux et ridé à sa surface. Avant la
puberté, cette surface est douce et polie, et de couleur blanchâtre. Dès que s'établit la menstruation , elle présente des
cicatrices consécutives à la rupture des follicules de de Graaf ;
chaque follicule en effet laisse une petite cicatrice linéaire ou

striée, de couleur brune, et plus la femme est âgée, plus est grand le nombre de ces cicatrices.

La structure de l'ovaire a fait le sujet de beaucoup d'obser- vations importantes. Il possède une enveloppe externe d'épi- thélium continue à l'origine avec le péritoine, appelée par quelques auteurs épithélium-germe, parce qu'elle donne nais- sance aux ovules au début de la vie fœtale. Chez l'adulte, elle est séparée du péritoine à la base de l'organe par une ligne blanche circulaire, et elle est constituée par de l'épithélium cylindrique, différant seulement de l'épithélium des trompes, avec lequel il est quelquefois continu à travers la frange fixe unissant la trompe à l'ovaire, par l'absence de cils.

Immédiatement au-dessous de cette enveloppe se trouve

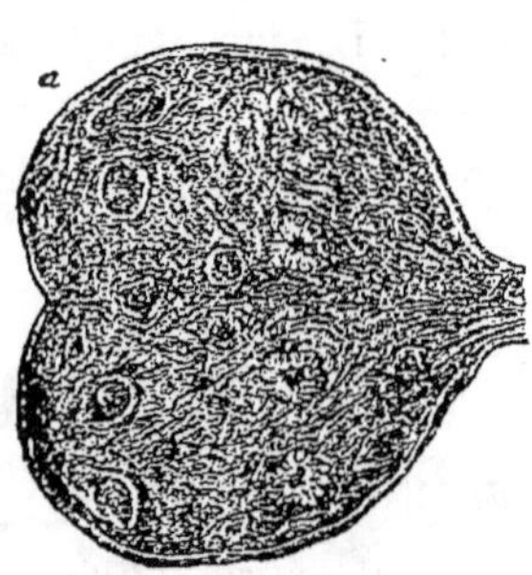

Fig. 31.—Coupe longitudinale d'un ovaire adulte (d'après Farre).

l'épaisse membrane connue sous le nom de tunique albuginée, à cause de sa couleur blanchâtre. Ce sont des fibres de tissu connectif courtes, dis- posées en lames, au milieu desquelles sont espacées quelques fibres muscu- laires fusiformes. Au point où les vais- seaux et les nerfs entrent dans l'ovaire, cette membrane se soulève pour for- mer une saillie qui est continue avec les ligaments utéro-ovariens. La tunique albuginée est intime- ment confondue avec le stroma de l'ovaire, à tel point que la dissection ne saurait les séparer, et, d'après les observations les plus récentes, elle n'existerait pas comme feuillet distinct, mais serait seulement la portion externe du tissu propre de l'ovaire, avec du tissu connectif plus dense et plus développé que dans les autres portions.

Sur une coupe longitudinale de l'ovaire (fig. 31), il est facile de voir qu'il est composé de deux parties, l'une interne, rou- geâtre par la grande quantité de vaisseaux qu'elle renferme, appelée zone médullaire ou vasculaire, l'autre externe, d'une teinte blanchâtre, connue sous le nom de substance corticale ou parenchymateuse. La première est constituée par du tissu connectif lâche, interrompu par des fibres élastiques et un nombre considérable de fibres musculaires. Selon Rouget[1] et His[2], le tissu musculaire forme la plus grande partie du stroma ovarien. His décrit ce stroma comme essentiellement composé de fibres musculaires entrelacées, qu'il appelle le tissu fusiforme et qu'il croit continu avec les couches musculaires des vaisseaux de l'ovaire. Rouget croit que les faisceaux muscu-

substance médullaire.

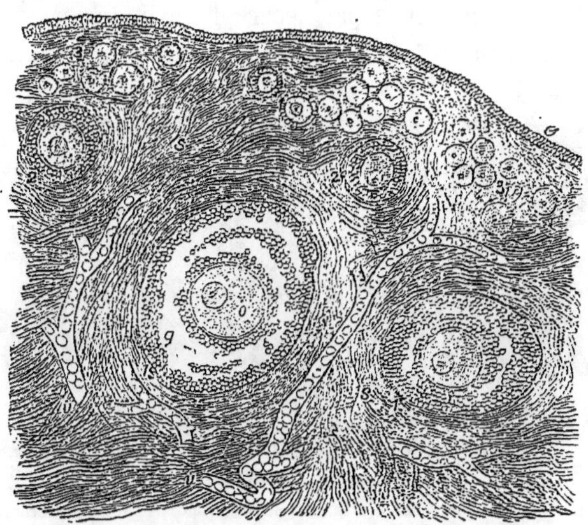

Fig. 32. — Coupe de la substance corticale de l'ovaire.

e, épithélium. S, S, stroma ovarien. 1, 1, follicules très-développés. 2, 2, follicules moins développés. 3, 3, follicules plus petits. O, ovule dans le follicule. V, V, vaisseaux du stroma. *g*, cellules de la membrane granuleuse (d'après Turner).

laires accompagnent les vaisseaux sous forme de gaînes, comme dans les tissus érectiles. L'un et l'autre attribuent au système musculaire de l'ovaire une grande importance dans l'expulsion de l'œuf et la rupture des follicules de de Graaf. Waldeyer et d'autres écrivains ne considèrent pas toutefois le tissu musculaire de l'ovaire comme aussi développé que le croient Rouget et His. La couche corticale est beaucoup plus importante; c'est celle dans laquelle sont formés les follicules de de Graaf et les œufs. Elle est constituée par des fibres de tissu connectif entre-

1. *Journ. de physiol.*, I, p. 737.
2. *Schultze's Arch. f. mikroscop. Anat.*, 1865.

lacées contenant un grand nombre de nucléoles. Les fibres musculaires de la substance médullaire ne paraissent pas pénétrer
dans la couche corticale chez la femme. Dans la substance corticale, on trouve les follicules de de Graaf en quantité considérable dès les premiers temps de la vie, et à toutes les périodes
de leur développement.

D'après les recherches de Pflüger, Waldeyer et autres écrivains allemands, les follicules de de Graaf seraient formés dès
le début de la vie fœtale par des replis cylindriques de l'épithélium qui couvre l'ovaire, et qui s'enfoncent dans la sub-

Follicules de de Graaf.

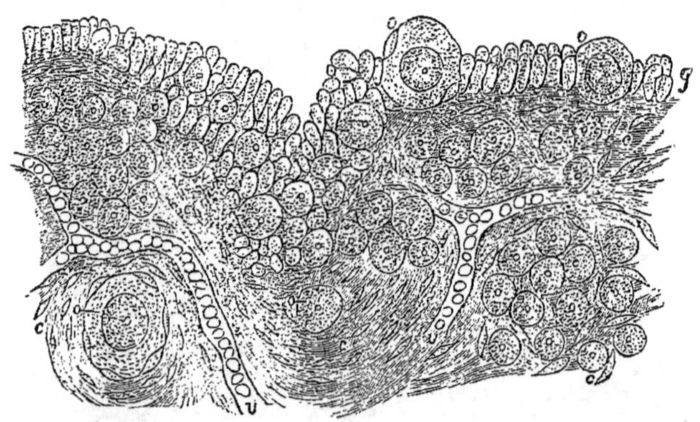

Fig. 33. — Coupe verticale de l'ovaire d'un fœtus humain.

g, g, épithélium-germe avec des ovules en voie de développement. *s, s,* stroma ovarien
contenant des corpuscules fusiformes de tissu connectif. *v, v;* capillaires sanguins. Au
centre de la figure, on voit l'évolution de l'épithélium-germe, et à la partie inférieure
gauche un ovule primordial entouré des corpuscules du tissu connectif (d'après
Foulis).

stance de la glande. Ces filaments tubulaires s'anastomosent
entre eux, et c'est dans leur intérieur que sont formés les œufs,
d'abord cellules épithéliales tapissant les tubes. Quelques parties s'isolent du reste des filaments et forment les follicules de
de Graaf. Les œufs, d'après cette manière de voir, ne seraient
que des cellules épithéliales très-développées, dérivées originairement de la surface de l'ovaire et non pas formées dans
son stroma. Ces filaments tubulaires disparaissent peu de temps
après la naissance ; cependant Slawyanski [1] les a découverts
récemment sur les ovaires d'une femme de trente ans.

Formations des ovules et des follicules de de Graaf.

1. *Annales de gynéc.*, fev. 1876.

Ces observations ont été modifiées par le docteur Foulis dans une thèse récente communiquée à la Société royale d'Edimbourg[1]. Il admet que les œufs naissent de l'épithélium-germe qui recouvre la surface de l'ovaire, naissant lui-même du corps de Wolf. Il croit que tous les œufs sont formés par ces corpuscules d'épithélium-germe, qui peu à peu deviennent englobés dans le stroma de l'ovaire par suite de l'accroissement en dehors du tissu connectif vasculaire, des corpuscules frais d'épithélium-germe, étant constamment produits à la surface de l'ovaire, jusque vers l'âge de deux ans et demi, pour prendre la place de ceux qui sont déjà englobés dans le stroma. Il regarde les follicules de de Graaf comme formés par le développement de petits processus de tissu connectif entre les œufs et autour d'eux, mais non par des inflexions tubulaires de l'épithélium qui recouvre la glande, comme le décrit Waldeyer.

Le plus grand nombre des œufs n'est visible qu'avec un grossissement très-élevé du microscope; mais ceux qui sont développés et très-près de leur maturité peuvent être vus distinctement à l'œil nu. La quantité de follicules est immense. Foulis estime qu'à l'époque de la naissance, chaque ovaire n'en contient pas moins de 30,000. Il ne paraît toutefois se former aucun follicule nouveau après la naissance, le nombre même en diminue beaucoup, par suite du développement de quelques-uns et la compression des autres. Parmi ceux qui grossissent, quelques-uns seulement arrivent jusqu'à la maturité et se répandent à travers le tissu de l'ovaire, les uns se développant dans le stroma, d'autres sur la surface de l'organe, où ils éclatent à un moment donné, ainsi que nous le verrons en traitant de l'ovulation et de la menstruation, et sont déposés dans la trompe de Fallope.

ructure du follicule.   Un follicule de de Graaf mûr a une membrane externe enveloppante, généralement décrite comme constituée par deux feuillets distincts, l'un externe, ou *tunique fibreuse*, large-

1. *Proceedings of the Royal Soc. of Edm.*, avril 1875.

ment vasculaire et formé de tissu connectif ; l'autre interne, ou *tunique propre*, constitué par du tissu connectif jeune, contenant un grand nombre de cellules fusiformes ou étoilées et de globules huileux. Mais ces deux feuillets paraissent essentiellement formés par le stroma ovarien condensé. En dedans de cette capsule, on trouve une couche épithéliale appelée *membrane granuleuse* et constituée par des cellules épithéliales à colonnes stratifiées, qui, selon Foulis, sont originairement formées des noyaux du tissu fibro-nucléaire du stroma ovarien.

En un point de la circonférence de l'ovaire est situé l'œuf lui-

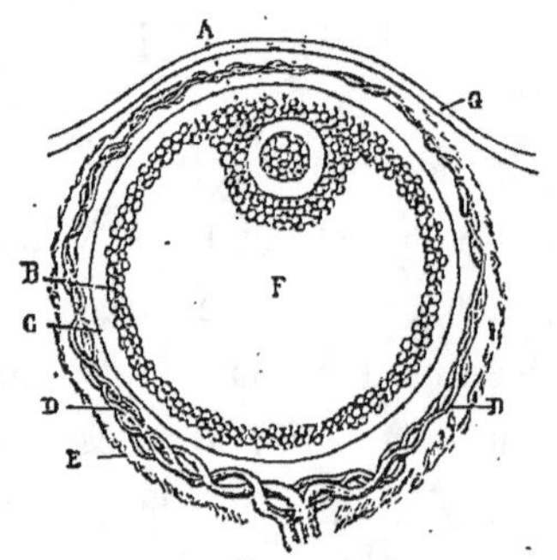

Fig. 34. — Coupe d'un follicule de de Graaf.

A, œuf. B, membrane granuleuse. C, enveloppe externe du follicule. D, ses vaisseaux. E, stroma ovarien. F, cavité du follicule. G, enveloppe externe de l'ovaire.

même, enveloppé d'une grande quantité de cellules épithéliales, dont la masse est connue sous le nom de *disque proligère*. Le reste de la cavité du follicule est rempli d'une petite quantité de fluide transparent, *liqueur du follicule*, traversé par trois ou quatre brides fines, les retinacula de Barry, qui sont attachées aux parois opposées de la cavité folliculaire et servent probablement à suspendre l'œuf et à le maintenir dans une situation convenable. Toutefois, dans un certain nombre de follicules jeunes, cette cavité n'existe pas tout d'abord, et le follicule est complètement rempli par l'œuf lui-même. Selon Waldeyer, la liqueur du follicule est formée par la désagrégation des cellules épithéliales, le fluide qui en résulte se collectant et distendant l'intérieur du follicule.

De l'œuf.

L'œuf est attaché à un point quelconque de la face interne du follicule. C'est une vésicule arrondie d'environ $\frac{2}{10}$ de millimètre de diamètre, entourée d'une couche de cellules à colonnes, distinctes de celles du disque proligère, dans lequel l'œuf est plongé. Il est revêtu d'une membrane transparente élastique, la *zone pellucide*, ou membrane vitelline. Chez beaucoup d'espèces inférieures, la zone pellucide est perforée d'un grand nombre de trous, visibles seulement avec un grossissement considérable; chez d'autres, il n'existe qu'une seule ouverture plus large, le micropyle, servant de passage au spermatozoaire pour gagner l'intérieur de l'œuf.

Il est possible que des dispositions semblables existent dans l'œuf humain, mais on ne les a pas encore démontrées. En dedans de la zone pellucide, il y aurait, selon quelques auteurs, une seconde membrane mince, mais son existence a été niée par Bischoff. La cavité de l'œuf est remplie par un fluide visqueux jaunâtre, le *jaune*, contenant de nombreuses granulations. La cavité en est complètement pleine, mais il n'est pas adhérent à ses parois.

A la partie centrale du jaune, dans les œufs jeunes, et en un point quelconque de la périphérie dans les œufs mûrs, est située la vésicule germinative, petite vésicule ronde, claire, réfractant largement la lumière et d'un diamètre d'environ $\frac{1}{30}$ de millimètre. Elle contient quelques granulations et un nucléole ou tache germinative qui est quelquefois double. De dedans en dehors, on trouve donc :

1° La *tache germinative*, autour d'elle

2° La *vésicule germinative*, contenue dans

3° Le *jaune*, qui est entouré par la

4° *Zone pellucide*, avec ses couches de cellules épithéliales cylindriques. Telle est la constitution de l'œuf.

L'œuf lui-même est renfermé dans le *follicule de de Graaf* et dans cette portion de substance épithéliale appelée le *disque proligère*, le reste du follicule étant occupé par la *liqueur du follicule*. Tout autour, nous avons la couche épithéliale ou *mem-*

brane granuleuse, et le revêtement externe constitué par la
tunique propre et la *tunique fibreuse*.

La disposition vasculaire de l'ovaire est complexe. Les artères
entrent par le hile, d'où elles pénètrent dans le stroma, recourbées en spirale, et leurs dernières ramifications sont dis-
tribuées aux follicules sous forme de riches plexus capillaires.
Les larges veines qui en ramènent le sang s'anastomosent
librement entre elles pour constituer un plexus vasculaire érectile continu avec celui qui environne l'utérus et appelé bulbe
de l'ovaire (fig. 35). Il y existe aussi des lymphatiques et des
nerfs, mais leur mode de terminaison est inconnu.

Vaisseaux et nerfs
de l'ovaire.

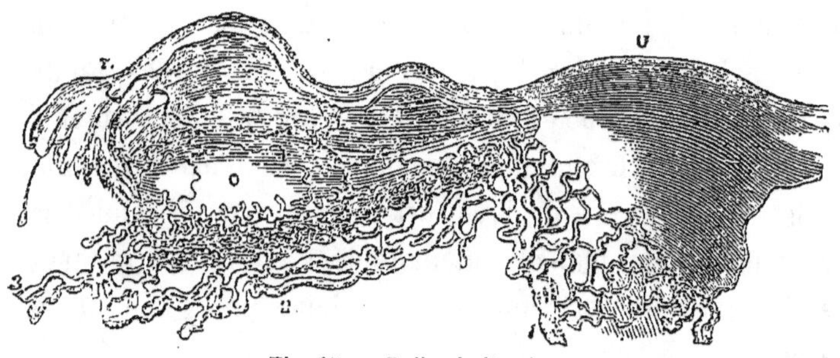

Fig. 35. — Bulbe de l'ovaire.

u, utérus. *o*, ovaire et ligament utéro-ovarien. *r*, trompe de Fallope. 1, veine utéro-
ovarienne. 2, plexus pampiniforme. 3, origine de la veine spermatique.

Pour compléter l'étude des organes de la génération chez
la femme, il nous reste à nous occuper des *glandes mammaires*,
qui sécrètent le fluide destiné à nourrir l'enfant. Chez la femme,
elles sont au nombre de deux, et au lieu d'être situées sur l'abdomen, comme chez la plupart des animaux, elles se trouvent
de chaque côté du sternum, sur les muscles grands pectoraux,
et s'étendent de la troisième à la sixième côte. Grâce à cette
situation des mamelles, la femme peut allaiter en restant dans
la position droite. Ces glandes sont convexes en avant, aplaties
en arrière, où elles s'appuient sur les muscles. Leur dimension
varie selon les sujets, surtout en proportion de la quantité du
tissu adipeux qu'elles contiennent. Chez l'homme et les jeunes
filles avant l'époque de la puberté, elles sont à l'état rudimentaire, tandis que chez la femme grosse elles augmentent consi-

Des glandes
mammaires.

dérablement de volume, par suite de l'hypertrophie des portions glandulaires sécrétantes. On y observe des anomalies de forme et de situation. Des mamelles supplémentaires, une ou deux, peuvent être rencontrées un peu au-dessus des mamelles normales avec une structure identique, ou bien, plus communément, on observe un mamelon double sur le sein le plus volumineux. Chez quelques races, notamment en Afrique, les mamelles sont énormément développées, de telle façon que la mère peut allaiter son enfant par-dessus l'épaule.

Structure.

La peau qui recouvre la glande est douce et souple ; pendant la grossesse, elle est souvent rayée par de petites lignes blanches et sillonnée de larges veines bleues. Au-dessous, on trouve une quantité de tissu connectif contenant beaucoup de graisse, qui s'infiltre entre les parties glandulaires. La glande est composée de quinze à vingt lobes constitués chacun par un certain nombre de lobules. Ces lobules résultent eux-mêmes de l'agglomération des acini terminaux qui forment le véritable tissu sécréteur dans lequel est élaboré le lait.

Les acini sont de petits culs-de-sac qui s'ouvrent dans des canaux étroits ; ces canaux se réunissent les uns aux autres et forment un canal plus large, chaque lobule en ayant un. Ceux de chaque lobule s'unissent entre eux pour former ensemble les conduits beaucoup plus larges de chacun des quinze ou vingt lobes qui constituent la glande et qui viennent s'ouvrir à la surface du mamelon.

Ces conduits terminaux sont connus sous le nom de canaux galactophores. Ils s'élargissent à mesure qu'ils se rapprochent du mamelon, de façon à former des réservoirs où s'accumule le lait jusqu'à la tétée. Mais, aussitôt entrés dans le mamelon, ils se contractent de nouveau. Ils fournissent quelquefois des branches collatérales ; mais, selon Sappey, ils ne s'anastomosent jamais entre eux, ainsi que l'ont décrit certains anatomistes. Ces canaux excréteurs sont formés de tissu connectif, avec de nombreuses fibres élastiques à leur surface externe. Sappey et Robin leur reconnaissent aussi une couche musculaire, développée surtout près de leurs extrémités terminales. Ils sont tapissés par un épithélium, continu avec celui des acini, et ce sont leurs cellules distendues par une matière graisseuse, puis rompues, qui forment le lait.

Le *mamelon* est la saillie conique située au sommet de la mamelle ; son volume varie selon les femmes. Il n'est pas rare que la pression continuelle à laquelle il est soumis de la part du vêtement, l'enfonce dans l'intérieur de la peau, de façon à empêcher même l'allaitement. Il est en général plus volumineux chez les femmes mariées que chez les autres, et il augmente

Le mamelon.

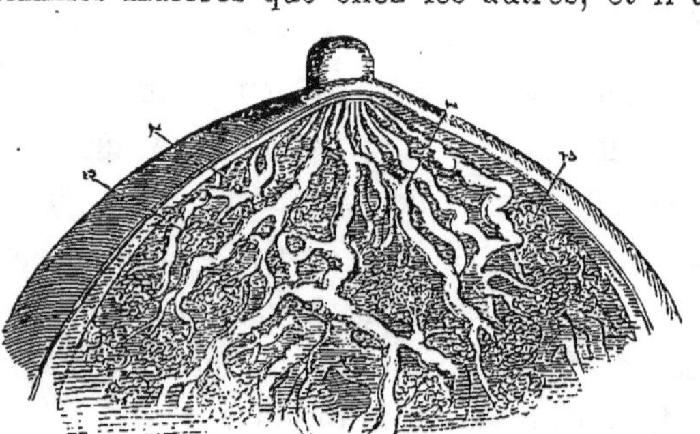

Fig. 36. — 1, conduits galactophores. 2, lobules de la glande mammaire.

pendant la grossesse. Sa surface est recouverte de papilles nombreuses qui lui donnent un aspect rugueux, à la base desquelles s'ouvrent les orifices des conduits lactifères. On y voit aussi les ouvertures d'un grand nombre de follicules sébacés, qui sécrètent une matière onctueuse, destinée, dit-on, à protéger et adoucir les téguments pendant la lactation. Au-dessous de la peau, on trouve des fibres musculaires au milieu de tissu élastique et connectif, avec des vaisseaux, des nerfs et des lymphatiques. Lorsque le mamelon est irrité, il durcit et se contracte, phénomène qui a conduit quelques auteurs à lui accorder des propriétés érectiles. Son système vasculaire cependant n'est pas très-largement développé, et il ne contient pas de véritable tissu érectile, cette dureté étant due surtout à la contraction musculaire. Autour du mamelon se trouve l'aréole, de couleur rosée chez les vierges, brunie par le développement des cellules pigmentaires pendant la grossesse, et conservant toujours un peu

L'aréole.

cette dernière coloration après l'accouchement. A sa surface, il
y a de quinze à vingt tubercules proéminents, très-développés
pendant la grossesse. Quelques auteurs admettent qu'ils sécrètent du lait et qu'ils s'ouvrent dans les conduits lactifères ; mais
il est plus probable qu'ils ne sont constitués que par des glandes
sébacées. Au-dessous de l'aréole est une bande circulaire de
fibres musculaires, dont le rôle est de comprimer les conduits
lactifères qui la traversent, et de favoriser de la sorte l'expulsion de leur contenu. Les mamelles reçoivent leur sang de
l'artère mammaire interne et des intercostales, et elles sont
richement pourvues de vaisseaux lymphatiques qui se jettent
dans les ganglions axillaires. Les nerfs viennent des branches
intercostales et thoraciques du plexus brachial.

La sécrétion du lait chez les femmes qui nourrissent est accompagnée d'une sensation particulière, comme si le lait se
précipitait dans la poitrine ; on l'appelle « la montée » ; elle est
augmentée par les efforts de l'enfant pour aspirer et par diverses
autres causes. Les relations sympathiques entre les mamelles et
l'utérus sont très-marquées ; en dehors de l'état de grossesse,
il est très-fréquent de voir des douleurs dans les seins chez les
femmes qui ont une affection de la matrice, et on sait qu'après
la délivrance la succion provoque des contractions réflexes de
l'utérus, et même de vives coliques.

CHAPITRE III

OVULATION ET MENSTRUATION

La principale fonction de l'ovaire est de fournir l'élément Fonctions de l'ovaire. femelle de la génération, et non-seulement de le former, mais de l'expulser, dès qu'il est propre à être fécondé, à travers les trompes de Fallope, et de là dans l'utérus.

Cet acte s'accomplit spontanément chez tous les vivipares, et sans l'assistance du mâle. Dans les espèces inférieures, cette explosion périodique reçoit le nom de « rut »; c'est pendant cette période seulement que la femelle peut être fécondée; elle ne supporte d'ailleurs qu'à ce moment les approches du mâle.

Chez la femme, l'expulsion périodique de l'œuf correspond, selon toutes les probabilités, au moment des règles; on peut, par conséquent, l'envisager comme le rut des animaux. Entre chaque époque menstruelle, d'autres follicules de de Graaf subissent les transformations qui préparent leur rupture et l'expulsion de l'œuf qu'ils contiennent; puis il survient de nouveaux phénomènes au siège de la rupture afin de cicatriser la plaie qu'a produite sur le tissu de l'ovaire le départ de l'œuf, et combler la cavité dans laquelle il était contenu. Il en résulte la formation d'un corps particulier sur l'ovaire : on l'appelle corps jaune. Il est essentiellement modifié s'il survient une grossesse, et son étude offre un grand intérêt. De la puberté à l'âge critique, la maturation périodique et la rupture des follicules de de Graaf sont continues. S'il ne survient pas de grossesse, les œufs naissent et se perdent; s'il en survient une, l'ovulation est suspendue, en règle générale, pendant toute sa durée et même pendant la lactation, la femme n'est pas alors propre à être fécondée. Ceci, en quelques mots, n'est qu'un aperçu sommaire de la théorie moderne de la menstruation émise pour la première fois en 1821 par le Dr Power, puis répandue par Négrier, Bischoff, Raciborski et d'autres auteurs. Bien que la marche des phénomènes que nous venons d'indiquer doive être considérée comme la règle, on ne doit pas oublier cependant qu'il y a des exceptions; il est hors de doute, en effet, que l'ovulation peut se produire sans donner lieu à sa manifestation extérieure, c'est-à-dire à la menstruation : par exemple, dans les cas de conception avec absence de règles, soit qu'elles n'aient jamais été établies, comme on en rapporte bien des observations, soit que la grossesse survienne durant l'allaitement.

Ces exceptions ont conduit quelques auteurs modernes à nier la théorie ovulaire de la menstruation, et leurs vues donneront lieu à quelques considérations ultérieures.

Pour bien saisir ces phénomènes, il est nécessaire d'en étudier la marche en détail.

Les modifications du follicule de de Graaf associées à l'ovulation sont les suivantes :

Lorsque la période de la puberté approche, un certain nombre de follicules de de Graaf, de quinze à vingt, augmentent de volume et avancent vers la périphérie de l'ovaire. L'un deux surtout devient très-développé, prêt à se rompre, et c'est sur lui que toute la vitalité de l'ovaire semble se concentrer. A chaque époque menstruelle, et pendant toute la durée du temps où la femme peut devenir grosse, il se passe un semblable phénomène dans une, ou quelquefois plus d'une vésicule; l'examen de l'ovaire nous montre qu'il y existe plusieurs follicules aux différentes phases de leur développement. Le follicule mûr devient peu à peu plus volumineux, jusqu'à ce qu'il forme à la surface de l'ovaire une saillie de 10 à 15 millimètres de diamètre, quelquefois même il est aussi considérable

qu'une noix (fig. 30). Cet accroissement est dû à la distension
du follicule par son contenu liquide. En grossissant, il presse
sur les enveloppes de l'ovaire, finit par les amincir, les écarter,
jusqu'à les déchirer complètement. Le follicule est alors très-
congestionné; les capillaires dont il est pourvu augmentent de
volume et sont gorgés de sang, et leur présence, lorsqu'ils sont
vus à travers le tissu ovarien aminci, donne au follicule mûr
une coloration rouge. A ce moment, quelques capillaires, distendus à la face interne de l'enveloppe du follicule, se déchirent
et laissent échapper une certaine quantité de sang dans la
cavité. Cette petite hémorrhagie a lieu avant la rupture et paraît
avoir pour effet d'augmenter la tension du follicule dont elle a
été appelée la menstruation. Pouchet pensait que le sang, se collectant en arrière de l'œuf, le repoussait jusqu'à la surface du
follicule. De cette façon, le follicule se trouve de plus en plus
distendu, jusqu'à ce qu'il se rompe, soit spontanément, soit sous
l'influence du rapprochement sexuel.

On ne sait pas encore positivement si la déchirure a lieu
pendant, avant, ou après le moment du flux menstruel, bien
que les deux phénomènes soient intimement liés l'un à l'autre.
Williams croit que les ovules sont expulsés avant que le flux ne
commence[1]. Pour que l'œuf puisse devenir libre, la déchirure
doit certainement se produire non-seulement dans les follicules de de Graaf, mais aussi dans le tissu de l'ovaire qui
lui est superposé. La déchirure paraît être facilitée par le développement de la couche interne du follicule, dont l'épaisseur
augmente avant la rupture, et qui prend une couleur jaune
caractéristique, due aux granulations huileuses de son intérieur.
Elle est également aidée, si toutefois elle n'est pas alors produite, par la turgescence du réseau vasculaire considérable qui
est en rapport avec l'ovaire à chaque période menstruelle, et
par la contraction des fibres musculaires qu'on trouve dans le
stroma ovarien. Aussitôt que la déchirure a eu lieu, l'œuf se
trouve libre, entouré seulement de quelques cellules de la mem-

2° Echappement de
l'œuf.

1. *Proceedings of the Royal Society*, 1875.

brane granuleuse; et il est reçu dans l'extrémité évasée de la trompe qui s'applique sur l'ovaire au-dessus du point déchiré. Il est dirigé dans la trompe par les cils vibratiles de l'épithélium qui la tapisse, et en parcourt toute la longueur, poussé en partie par l'action des cils, en partie par la contraction musculaire des parois du canal.

Oblitération du follicule. Après la chute de l'œuf, il se passe dans le follicule vide certains phénomènes caractéristiques qui ont trait à sa cicatrisation et à son oblitération. Si la fécondation a lieu, ces phénomènes sont tout différents, et si remarquables, qu'on les a considérés comme des signes certains de grossesse. Ce sont toutefois des différences de degré plutôt que de forme. Il nous paraît utile de les étudier en détail.

Modifications du follicule quand la grossesse n'a pas lieu. Aussitôt que l'œuf est tombé, les bords de la déchirure à travers laquelle il est sorti s'agglutinent par une exsudation plastique, et le follicule lui-même se resserre, selon l'opinion générale, par suite de l'élasticité inhérente à la tunique interne, mais, d'après Robin, qui nie l'existence de cette tunique, par la compression des fibres musculaires du stroma ovarien.

A mesure que la contraction se produit, la couche granuleuse interne du follicule, dont les cellules sont hypertrophiées et remplies de granulations graisseuses avant la rupture, forme de nombreux replis frangés. Plus la contraction est énergique, plus ces replis sont anfractueux, donnant à une section du follicule l'apparence des circonvolutions cérébrales. Chez les femmes, ils ont généralement une coloration jaune claire, bien que chez quelques mammifères ils soient rouge foncé. Raciborski, autrefois, supposait que cette teinte était produite par l'absorption de la matière colorante des caillots sanguins contenus dans le follicule; mais il a ensuite abandonné cette théorie pour se ranger à l'opinion de Coste, soutenant que cette teinte est due à la coloration particulière des cellules de la membrane qui tapisse le follicule. Cette coloration, peu marquée sur une cellule seule, ressort bien davantage quand on les regarde en masse. L'existence de caillots sanguins est également niée par Coste, excepté cependant comme phénomène pathologique non ordinaire; il décrit la cavité comme contenant un fluide gélatineux et plastique, qui est résorbé à mesure que la contraction se produit. Les circonvolutions qu'affecte la membrane continuent à se développer, par la prolifération de ses cellules, jusqu'à ce qu'elles se rencontrent, qu'elles adhèrent les unes aux autres, et finalement remplissent tout à fait la cavité du follicule. Pendant le temps que met à se développer un autre follicule de de Graaf et à arriver à maturation, le follicule rompu précédemment est comblé en partie, et l'ovisac vide revenu à des dimensions minimes. La cavité est alors presque oblitérée; la coloration jaune des circonvolutions a pris une teinte blanche, et la section du corps jaune a l'aspect d'une cicatrice étoilée blanchâtre, qui disparaît généralement moins de quarante jours après l'époque de la déchirure. Le tissu de l'ovaire, au point lacéré, se resserre également, et ce phénomène, combiné avec la contraction du follicule, donne lieu à la formation d'une de ces dépressions ou enfoncements permanents qui marquent la surface de l'ovaire adulte. Slawyanski a démontré récemment qu'un très-petit nombre de l'immense quantité des follicules contenus dans l'ovaire subit ces altérations. L'immense majorité ne se débarrasse jamais complètement de ses œufs; après avoir un peu grossi, ils éprouvent les phénomènes naturels de régression, mais à un degré beaucoup moindre que ceux qui produisent le corps jaune. Leur place est marquée dans la suite par une légère strie sur la surface de l'ovaire.

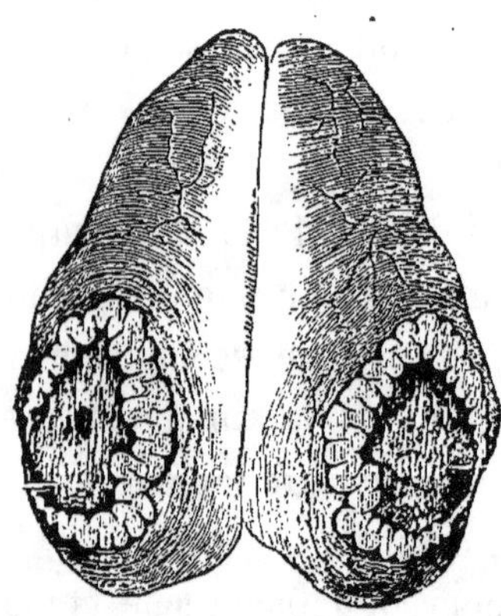

Fig. 37. — Coupe de l'ovaire montrant le corps jaune trois semaines après la menstruation (d'après Dalton).

S'il survient une grossesse, tous les phénomènes décrits plus haut se produisent également; mais comme l'ovaire est soumis

Modifications du follicule dans les cas de grossesse.

au même stimulus que tous les organes de la génération, ils sont beaucoup plus marqués et plus apparents. Au lieu de se contracter et de disparaître en quelques semaines, le corps jaune continue à grossir jusqu'au troisième ou quatrième mois de la grossesse, les circonvolutions de la paroi interne de l'ovisac devenant larges et charnues, sillonnées de capillaires nombreux, puis si solidement unies que leurs bords s'amincissent et disparaissent, ne formant plus qu'une masse jaune et charnue d'environ deux et demi à quatre centimètres de diamètre, percée à son centre d'une cavité, organisée souvent en tissu blanchâtre fibrillé, restes probables d'un caillot central. Montgomery supposait à tort que ce caillot était la membrane interne du follicule lui-même, et la substance jaune une formation nouvelle entre lui et la membrane externe. Robert Lee, au contraire, pensait qu'il était situé en dehors des membranes externe et interne.

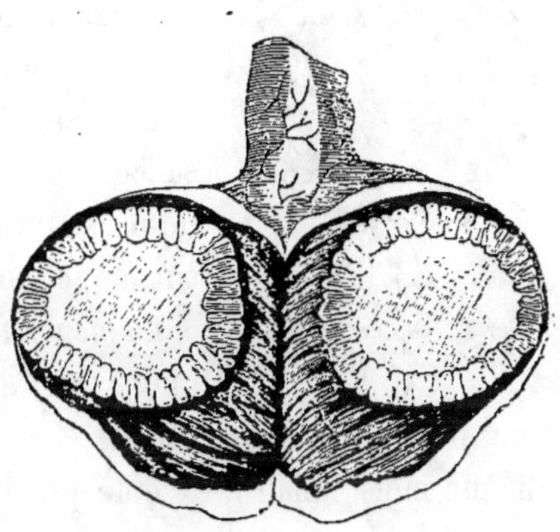

Fig. 38. — Corps jaune au quatrième mois de la grossesse (d'après Dalton).

Entre le troisième et le quatrième mois de la grossesse, lorsque le corps jaune a atteint son maximum de développement, il constitue une saillie dure sur la surface de l'ovaire, d'environ deux centimètres et demi de longueur et de quinze millimètres de largeur. Après cette époque, il commence à s'atrophier, les cellules graisseuses hypertrophiées se résorbent, et les capillaires disparaissent. Toutefois la cicatrisation complète ne s'opère pas avant le premier ou le deuxième mois après l'accouchement.

 Cette saillie si marquée du corps jaune l'avait autrefois fait considérer comme un signe certain de grossesse, et on le distinguait de celui qui se produit chez les femmes non fécondées en l'appelant « vrai » corps jaune, tandis que l'autre était connu sous le nom de « faux » corps jaune. D'après ce que nous avons vu, il est évident que cette distinction est un peu exagérée, et que la différence consiste surtout dans le degré.

Les accoucheurs ne sont plus disposés à lui accorder autant d'importance qu'autrefois au point de vue du diagnostic de la grossesse ; en effet, même lorsqu'il est très-marqué, nous avons des signes plus exacts d'une délivrance récente, par exemple le développement de l'utérus, qu'on retrouve toujours, surtout à l'époque où le corps jaune a atteint son maximum de croissance. Après l'accouchement à terme, il ne présente plus de signe caractéristique sur lequel on puisse compter.

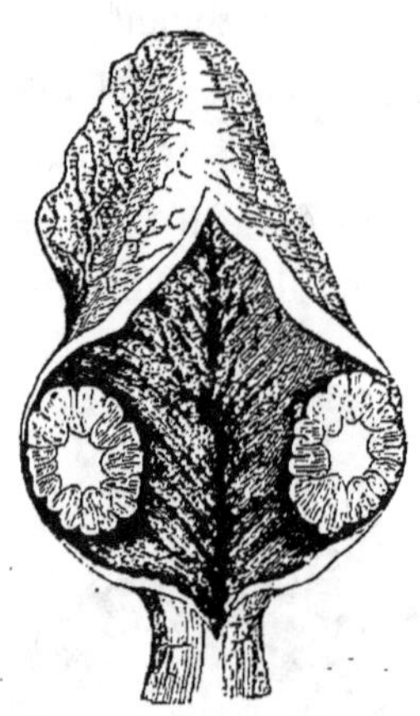

Fig. 39. — Corps jaune au terme de la grossesse.

La *menstruation* (flux cataménial, époques, etc.) est une perte périodique de sang par l'utérus, survenant, chez la femme en bonne santé, chaque mois lunaire, excepté pendant la grossesse et la lactation, où elle est passagèrement suspendue.

La première menstruation coïncide avec l'établissement de la puberté, et les changements physiques qui l'accompagnent signifient que la femme est capable de concevoir et d'enfanter. Toutefois on rapporte quelques cas exceptionnels de grossesse avant que la menstruation ait paru.

Dans les climats tempérés, elle s'établit généralement entre quatorze et seize ans ; d'après des statistiques[1] qui portent sur un nombre considérable de cas, l'âge le plus fréquent a été quinze ans. Cette règle est soumise à une foule d'exceptions, et il n'est pas rare de voir les menstrues survenir dès l'âge de dix ou onze ans, ou n'apparaître qu'à dix-huit ou vingt. En dehors de ces limites physiologiques, on peut rencontrer encore quel-

---

1. Joulin, *Traité d'accouchement*, p. 112.

ques cas très-rares dans lesquels la menstruation s'est établie dès la première enfance, ou seulement à une époque reculée de la vie.

L'établissement de la menstruation varie beaucoup sous l'influence de différentes circonstances accidentelles. Règle générale, il est plus rapide dans les régions tropicales et plus lent dans les climats froids que dans la zone tempérée. Mais on avait autrefois beaucoup exagéré l'influence du climat. On avait l'habitude de dire que dans les régions polaires les femmes n'étaient pas réglées avant l'âge mûr, et que sous les tropiques elles l'étaient toujours à dix ou douze ans. Les recherches du Dr Robertson [1], de Manchester, ont démontré pour la première fois que l'opinion généralement reçue était erronée, et des statistiques portant sur un grand nombre de cas sont venues corroborer ses recherches.

Il est toutefois hors de doute que sous les climats chauds les jeunes filles sont réglées de bonne heure. Joulin, sur un relevé de 1,635 cas pris sous les tropiques, a trouvé que les jeunes filles, en grande majorité, avaient été réglées entre douze et treize ans ; c'est, en moyenne, une différence de plus de deux ans entre les tropiques et les régions tempérées. Hains a établi [2] que chez les Indiennes, une ou deux fois sur cent, les règles s'établissent à neuf ans ; trois ou quatre fois sur cent, à dix ans ; huit fois sur cent, à onze ans ; vingt-cinq fois sur cent, à douze ans. A Londres ou à Paris, au contraire, il n'y a probablement pas plus d'une jeune fille sur mille ou douze cents qui soit réglée à neuf ans. L'inverse est considéré comme vrai pour les climats froids, bien que nous n'ayons pas de statistique suffisante pour admettre des conclusions sérieuses sur ce point. Sur 4,715 cas pris en Danemark, en Norwège, en Suède, en Russie, au Labrador, on a trouvé l'établissement de la menstruation à peu près d'un an en retard sur les climats tempérés. Il est probable que l'influence de la température est considé-

1. *Edin. Med. and surg. Journ.*, 1832.
2. *Amer. Journ. of. obst.*, 1871.

rable dans la production de ces différences, mais il y a aussi d'autres faits dont on doit tenir compte. Raciborski attribue une grande influence à la race; le Dr Webb, de Calcutta, a noté que les jeunes filles anglaises dans l'Inde, quoique soumises au même climat que les Indiennes, n'étaient pas, en général, réglées plus tôt qu'en Angleterre. En Autriche, les jeunes filles de race magyare sont réglées beaucoup plus tard que celles de race germanique[1]. Le genre de vie des jeunes filles, leur éducation, leur entourage, ont probablement aussi une influence très-marquée sur l'avance ou le retard de leur première menstruation. Ainsi les règles surviendront plus tôt chez les enfants riches, qui ont généralement le système nerveux plus développé, qui sont habituées à une vie luxueuse, et dont les facultés sont excitées prématurément par des lectures de romans, par la société, etc. Chez les pauvres qui travaillent beaucoup, ou chez les filles de la campagne, il est probable, au contraire, que les règles viendront plus tard. Il paraît que le rapprochement sexuel prématuré hâte également l'établissement de la menstruation; et le Dr Clay[2] a signalé cette influence parmi les jeunes filles qui travaillent dans les fabriques de Manchester et sont exposées en effet à toutes sortes de tentations par suite de la promiscuité des sexes.

Le début de la menstruation est accompagné, chez la femme, de quelques phénomènes caractéristiques : quand les règles apparaissent, nous disons que la jeune fille a atteint l'âge de la puberté. Le pubis se recouvre de poils, les seins se développent, le bassin s'élargit comme celui de la femme faite, et les formes du corps se dessinent. Le moral change également; la jeune fille est triste et sombre, et tout son être indique les modifications qu'il éprouve. Le flux menstruel ne s'établit pas régulièrement en une seule fois. Le premier et le deuxième mois, il n'y a que des symptômes prémonitoires, une sensation vague de malaise, des douleurs dans les seins, un sentiment de

Changements amené par la puberté.

1. *Op. cit.*, p. 227.
2. *Brit. Record of obst. med.,* vol. I.

pesanteur et de chaleur dans le dos et les reins. Il peut alors survenir un écoulement de mucus teinté de sang ou de sang pur, revenant seulement au bout de quelques mois. Ce sont là de petites irrégularités dans l'établissement de la menstruation, et il est inutile de s'en effrayer.

En général, le flux menstruel revient tous les vingt-huit jours, et, chez quelques femmes, avec une telle régularité qu'elles peuvent l'annoncer une heure à l'avance. Il y a toutefois des exceptions nombreuses. Très-souvent, et chez des femmes tout à fait bien portantes, l'écoulement se produit tous les vingt jours, et même plus souvent. Quelquefois, au contraire, il ne revient que toutes les six semaines. La durée de la période qui s'écoule entre deux flux peut aussi varier chez la même femme. Je connais des femmes qui sont réglées quelquefois tous les vingt-huit jours, et à d'autres moments tous les quarante-huit, sans que leur santé en souffre le moins du monde. Joulin parle d'une dame qui n'était réglée que deux ou trois fois par an et dont la sœur présentait le même phénomène.

La durée de chaque flux varie également selon les femmes, et même, chez chaque femme, aux différentes périodes. En Angleterre, il dure en moyenne de quatre à cinq jours, tandis que Dubois et Brierre de Boismont lui assignent une durée ordinaire de huit jours en France. Certaines femmes sont souffrantes seulement pendant quelques heures; d'autres, au contraire, peuvent être incommodées plusieurs jours au-dessus de la moyenne, sans que cela soit considéré comme anormal.

La quantité de sang perdu est très-variable selon les femmes. Hippocrate l'estime à 550 grammes, mais c'est une estimation beaucoup trop élevée; Arthur Farre pense que 60 à 90 grammes sont tout ce que perd une femme, en bonne santé; une quantité plus considérable amènerait certainement des accidents constitutionnels. Un régime substantiel, une existence luxueuse, et tout ce qui surexcite le corps et l'esprit produiront de fâcheux effets en augmentant le flux, qui est toujours moindre chez les travailleuses de la campagne que chez les femmes des classes élevées et celles qui habitent les villes.

Il est plus abondant dans les climats chauds, et nos compatriotes, qui sont surabondamment réglées dans l'Inde, éprouvent une diminution du flux cataménial à leur retour en Angleterre. Quelques femmes paraissent perdre davantage en été qu'en hiver. Je connais une dame qui passe ses hivers à Saint-Pétersbourg, où ses règles durent huit ou dix jours, tandis que l'été, en Angleterre, elles n'en dépassent jamais quatre ou cinq. La différence est probablement due à l'effet des appartements surchauffés qu'elle habite en Russie. La quantité de sang perdue chaque jour n'est pas la même aux différentes phases de la même époque. En général, le sang commence à couler doucement, puis un peu plus fort, en augmentant jusqu'au deuxième ou troisième jour, à partir duquel il va en diminuant. Vers les derniers jours, il disparaît quelquefois pendant quelques heures, puis reparaît; la moindre excitation, la moindre émotion, peuvent le rappeler.

A mesure que le sang s'écoule de l'utérus, il est pur, et, si l'on en recueille avec un spéculum, il se coagule de la façon ordinaire. Le sang des règles ne se coagule pas habituellement, à moins qu'il ne soit en grande quantité. On a donné de ce fait des explications diverses. On supposait autrefois qu'il ne contenait pas de fibrine, ou seulement une quantité excessivement minime.

Qualité du sang
menstruel.

Retzius attribue sa non-coagulation à la présence d'acides lactique et phosphorique libres. La véritable explication a été donnée pour la première fois par Mandl; cet auteur a prouvé que la présence de quantités minimes de pus ou de mucus dans le sang suffit pour tenir la fibrine en dissolution, et il y a toujours plus ou moins de mucus dans les sécrétions du col et du vagin, qui se mêle au sang pendant son passage à travers les organes génitaux. Si la quantité de sang est considérable, il peut se faire qu'il n'y ait pas assez de mucus pour produire cet effet, et alors il se forme des caillots.

A l'examen microscopique, on y trouve des globules sanguins, des globules muqueux, et une quantité considérable de plaques épithéliales, débris de l'épithélium qui tapisse la cavité utérine. Selon Virchow, la forme de ces débris prouve qu'ils viennent de l'intérieur des glandes utriculaires.

La couleur du sang est d'abord foncée, et, à mesure que le flux augmente, il prend une teinte plus claire. Chez la femme dont la santé est mauvaise, il est souvent très-pâle. Ces différences dépendent sans doute de la quantité de mucus avec lequel il est mélangé. Le sang des règles a toujours une odeur caractéristique fade et forte, analogue à celle qu'on observe si distinctement chez les espèces animales pendant le rut. Raciborski parle d'une dame qui était si sensible à cette odeur qu'il lui était possible de dire à coup sûr qu'une femme avait ses règles. On l'attribue à la décomposition du mucus mélangé au sang ; il peut, en effet, partiellement absorbé, causer cette odeur particulière de l'haleine qu'on observe souvent chez les femmes qui ont leurs règles. C'est de là qu'est né probablement ce vieux préjugé tenace qui accorde au sang menstruel des propriétés délétères ; je n'ai pas besoin de dire qu'il est tout à fait dénué de fondement.

Source du sang. Il est maintenant universellement admis que le sang menstruel vient de la muqueuse qui tapisse la surface interne de l'utérus ; on peut, en effet, avec le spéculum, ou dans les cas de chute de la matrice, voir suinter le sang du col de l'utérus ; dans les cas d'inversion utérine, il est facile de le voir s'échapper de la muqueuse exposée à l'œil. Pendant le flux menstruel, la muqueuse utérine tout entière se congestionne à un tel point, qu'à l'examen cadavérique des femmes mortes pendant la menstruation on la trouve plus épaisse, plus développée et formant des replis qui comblent tout à fait la cavité utérine. La circulation capillaire est à ce moment très-marquée ; la membrane muqueuse prend une teinte rouge foncée, et le réseau des capillaires environnant les orifices des glandes utriculaires est surtout très-distinct. Ces faits ont une connexion certaine avec la production du flux, mais la manière précise dont le sang s'échappe des vaisseaux n'est pas encore déterminée. Coste croit que le sang transsude à travers les parois des capillaires sans que leur tissu soit déchiré. Farre incline à penser que les capillaires utérins sont terminés par des orifices béants, à travers lesquels sort le sang; entre deux époques menstruelles, la contraction des parois utérines s'y opposerait. Pouchet croyait qu'à chaque époque menstruelle la membrane muqueuse tout entière était déchirée et rejetée sous forme de minces débris, une muqueuse nouvelle se développant dans l'intervalle de deux époques. Dans ce cas, le réseau capillaire serait sans doute laissé découvert et rompu, favorisant ainsi largement l'hémorrhagie.

Tyler Smith, qui a adopté cette opinion, dit avoir vu fréquemment, chez des femmes mortes pendant la menstruation, la muqueuse utérine en état de dissolution avec des déchirures capillaires. Les phénomènes qui accompagnent la dysménorrhée membraneuse (dont Simpson et Oldham ont précisé la nature), dans laquelle la muqueuse est rejetée en lambeaux, où il y a pour ainsi dire un dégorgement de la cavité utérine, semblent corroborer cette théorie.

Cette opinion est étayée de recherches récentes d'Engelman, Williams et autres auteurs. Williams décrit la muqueuse utérine comme subissant avant chaque époque une dégénérescence graisseuse, qui commence près de l'orifice interne et s'étend sur la membrane tout entière, jusqu'aux parois musculaires. Ce phénomène paraît déterminer une certaine contraction des muscles qui chassent le sang dans les capillaires de la muqueuse, et ceux-ci, étant dégénérés, se rompent facilement et permettent l'hémorrhagie. La membrane muqueuse se désagrège alors rapidement et est expulsée par débris avec le flux menstruel, au milieu duquel on retrouve toujours des masses de cellules épithéliales. Aussitôt que les règles sont terminées, une nouvelle muqueuse commence à se reformer, par prolifération des éléments de la tunique musculaire, et, au bout de huit jours, la cavité tout entière possède une membrane muqueuse mince.

Celle-ci se développe jusqu'à la menstruation suivante, et alors la même dégénérescence se reproduit, à moins que la femme ne soit fécondée, et dans ce cas la muqueuse s'hypertrophie pour constituer la caduque.

La relation intime qui existe entre l'ovulation et la menstruation est maintenant admise par la plupart des physiologistes, et on croit que la cause déterminante du flux est la maturation périodique des vésicules de de Graaf. La preuve capitale de cette corrélation, c'est que nous savons parfaitement qu'à l'âge critique, les vésicules cessant de se développer, la menstruation est arrêtée, et lorsque les ovaires ont été enlevés par une opération, dont on a maintenant beaucoup d'exemples, ou si leur absence est congénitale, la menstruation n'existe pas. Toutefois on a observé quelques cas dans lesquels la menstruation a continué après une ovariotomie double, et c'est là un argument dont se sont servis les physiologistes qui n'admettent pas la théorie ovulaire de la menstruation. Slawyanski en particulier a insisté sur ces faits, dont on peut probablement trouver l'explication. Il est possible, en effet, que l'habitude de la menstruation persiste pendant quelque temps après l'enlèvement des ovaires, et on n'a pas démontré qu'elle ait été durable après une ovariotomie double, quoique incontestablement elle se soit produite plusieurs fois dans des cas exceptionnels. Il est possible aussi qu'on ait laissé, pendant l'ablation des ovaires, une petite portion de leur tissu, suffisante pour entretenir l'ovulation. Roberts, un voyageur cité par Depaul et Guéniot dans leur article sur la menstruation, dans le *Dictionnaire des sciences médicales*, rapporte que dans certaines parties de l'Asie centrale on a pour habitude d'enlever les deux ovaires aux jeunes filles chargées de la garde des harems. Ces femmes, connues sous le nom de Hedjeras, prennent bientôt le type masculin et ne sont jamais réglées. Il y a corrélation chez les animaux entre l'ovulation et le rut; on peut en déduire, par analogie, le rapport entre la ponte de l'œuf et la menstruation. La principale différence entre l'ovulation chez la femme et chez les animaux, c'est que, chez ces derniers, elle ne s'accompagne pas généralement d'un écoulement sanguin. Il y a cependant des exceptions à ce fait; ainsi, chez les singes, on trouve le flux menstruel apparaissant à intervalles. Un autre point distinctif, c'est que chez les animaux il n'y a de rapprochement qu'au moment de la ponte, et c'est à ce moment seulement que la femelle est apte à la reproduction; chez la femme, au contraire, la conception n'a lieu qu'entre deux périodes menstruelles. C'est là un autre argument soulevé contre la théorie ovulaire, parce que, dit-on, si la menstruation dépend de la rupture du follicule de de Graaf et de la chute de l'œuf, l'imprégnation ne devrait se produire que pendant le flux menstruel ou aussitôt après. Coste explique ce fait en supposant que c'est la *maturation* et non pas la rupture de la vésicule de de Graaf qui amène la menstruation, et que le follicule peut demeurer un certain temps sans être rompu après qu'il est mûr, la chute de l'œuf étant ensuite déterminée par quelques causes accidentelles, le rapprochement sexuel par exemple. Quoi qu'il en soit, il y a de bonnes raisons pour croire que la susceptibilité à la conception est plus forte au moment de l'époque menstruelle. Raciborski suppose que dans la grande majorité des cas l'imprégnation a lieu dans la première moitié de l'intervalle menstruel, ou dans les quelques jours qui précèdent immédiatement le moment du flux. Il y a à cette règle de très-nombreuses exceptions; car les juives, qui, presque toutes invariablement, vivent loin de leur mari pendant les huit jours qui suivent la cessation des règles, doivent être fécondées à un autre moment de l'intervalle menstruel; et il est hors de doute qu'elles n'ont pas moins d'enfants que les autres femmes. Cette règle est chez elles strictement suivie, comme on le verra dans la lettre suivante [1], qui m'a été adressée, avec permission de la publier,

Susceptibilité à la
conception.

10, Bernard Street, Russell Square, 28 juillet 1873.

Mon cher monsieur,

1° Je crois positivement que la loi qui interdit aux Juives tout rapprochement sexuel pendant sept jours pleins après la cessation des règles

I. — 6

par un médecin de mes amis, membre bien connu de la communauté israélite. Ce fait suffit à lui seul pour infirmer la théorie du Dr Avrard [1], à savoir que l'imprégnation est impossible dans la dernière moitié de l'intervalle menstruel. Joint aux autres objections que nous avons rapportées, il jette sans doute quelque obscurité sur la théorie ovulaire, mais ne suffit pas pour justifier les conclusions de Slawyanski, disant que la menstruation est un phénomène physiologique indépendant du développement et de la maturation des vésicules de de Graaf. Tout ce qu'on doit raisonnablement en déduire, c'est que la chute de l'œuf peut se produire en dehors de la menstruation. Mais les faits com-

est presque universellement observée; les exceptions ne sont pas assez nombreuses pour vicier les statistiques. La loi a peut-être un peu plus d'exceptions sur le continent, surtout en Russie et en Pologne, où la population juive est très-grande, qu'en Angleterre. Même dans ces pays, les femmes qui ont complètement rompu avec toutes les cérémonies religieuses, observent cette loi et la suivent scrupuleusement. On ne peut pas nier qu'il y ait des exceptions, surtout en Angleterre, parmi les classes élevées, qui n'observent la loi que trois jours pleins après la cessation des règles.

2° Ainsi que vous le dites, la loi exige que, le flux ne durât-il qu'une heure, ou ne fît-il que tacher seulement le linge, les cinq jours pendant lesquels *il pourrait* durer doivent être observés; période à laquelle on ajoute sept jours pleins, en tout douze jours par mois où le coït est interdit. Si l'écoulement a lieu pendant la période intermenstruelle, les sept jours sont observés, mais non les cinq premiers, pour ce flux *irrégulier*.

3° Le *bain de purification*, qui doit contenir *au moins* quatre-vingts gallons, est pris dans la dernière nuit des sept jours. Ce bain n'est pris qu'après un premier bain de propreté : et c'est à partir de la nuit du *bain de purification* que les juives calculent le commencement de la grossesse. Il n'est pas extraordinaire que vous n'ayez pas entendu parler de tout cela : toute allusion à ce sujet est considérée comme une grave indiscrétion.

4° Les femmes juives comptent pour leur grossesse neuf mois du calendrier, ou dix mois lunaires, deux cent soixante-dix à deux cent quatre-vingts jours. Il n'y a aucune donnée spéciale qui permette de fournir une moyenne, et je ne connais pas d'ouvrage sur ce sujet, excepté quelques autorités talmudiques que je pourrai consulter pour vous si vous le désirez. Ne vous gênez pas, je vous prie, pour m'écrire : tous les renseignements que je possède sont à votre service.

A vous sincèrement, cher monsieur.

A. ASHER.

P. S. — Le texte biblique concernant la loi des sept jours pleins, est dans le *Lévitique*, XV, verset 19, jusqu'à la fin du chapitre, spécialement verset 28.

1. *Rev. de thérap. méd.-chir.*, 1867.

battent fortement en faveur de la théorie généralement admise. La cause de cette périodicité mensuelle est tout à fait inconnue, elle le sera probablement toujours, et le but d'une perte si considérable de sang est quelque peu obscur. Elle doit être jusqu'à un certain point considérée comme un accident ou une complication de l'ovulation, produite par la turgescence vasculaire qui l'accompagne. Elle n'est pas indispensable pour que la fécondation se produise, puisque des femmes conçoivent souvent pendant la lactation, alors que la menstruation est suspendue, ou avant qu'elle ne soit établie. Il se peut qu'elle remplisse le but négatif de soulager de leur congestion les capillaires utérins, périodiquement remplis d'une quantité de sang nécessaire au grand développement qui se produit s'il y a conception. Ainsi, immédiatement avant chaque période, l'utérus peut être considéré comme placé par le flux sanguin en état de préparation à la fonction qu'il peut être soudainement appelé à remplir. La preuve que le flux sanguin soulage cet état de tension vasculaire qui accompagne l'ovulation, c'est le singulier phénomène des règles supplémentaires, qu'on rencontre quelquefois, quoique rarement. Il arrive en effet, sans qu'on puisse en expliquer la cause, que l'écoulement n'a pas lieu par la muqueuse utérine. Dans de telles circonstances, un flux de sang plus ou moins régulier peut s'établir sur un autre point, généralement sur une muqueuse ou sur la peau. Le plus communément, c'est sur la muqueuse de l'estomac, de la cavité nasale ou des poumons; le sang peut venir aussi de la peau, surtout des mamelles, à cause de leurs rapports sympathiques avec les organes de la génération, ou bien de la surface d'un ulcère, ou encore des hémorrhoïdes.

Il est un fait digne de remarque : c'est que, dans tous ces cas, le flux supplémentaire s'établit sur une surface d'où le sang peut s'échapper librement à l'extérieur. Cette étrange déviation des règles est un signe de mauvaise santé, et on la rencontre surtout chez les jeunes femmes délicates ou d'une constitution éminemment nerveuse. Elle peut toutefois com-

Règles supplémentaires.

mencer dès la puberté et persister pendant toute la vie menstruelle. Les périodes en sont régulières, et toujours en relation
avec le flux cataménial, quoique la quantité de sang perdu
soit beaucoup moins considérable que celle des règles normales.

Cessation de la menstruation. Après une certaine période, les ovaires et l'utérus subissent
des modifications qui indiquent l'inaptitude de la femme à la
reproduction; les règles disparaissent, les follicules de de Graaf
n'arrivent plus à maturité, l'ovaire devient ridé et froncé à sa
surface. Des altérations analogues frappent l'utérus et ses annexes. Les trompes de Fallope s'atrophient et se sont souvent
oblitérées. Le volume de l'utérus diminue; le col subit de remarquables modifications, appréciables à l'examen vaginal. La
saillie du col dans le vagin disparaît, et son orifice chez les
vieilles femmes se trouve situé tout à fait au fond de ce canal.
Dans un grand nombre de cas, après la cessation des règles,
les deux orifices, interne et externe, sont oblitérés; toutefois
le canal qui existe entre eux reste perméable et souvent distendu par une sécrétion muqueuse.

Période de cessation. L'âge auquel sont suspendues les règles varie beaucoup chez
les femmes. Dans certains cas, elles peuvent disparaître de
très-bonne heure, à 30 ou 40 ans par exemple, ou persister plus
longtemps que ne le comporte la moyenne, jusqu'à 60 ans;
exceptionnellement on rapporte, mais il ne faut pas y ajouter
une trop grande confiance, qu'elles ont duré jusqu'à 80 ou
90 ans. Ce sont, en tout cas, d'étranges anomalies, qui, semblables à ces cas de menstruation excessivement précoce, doivent être considérées comme tout à fait en dehors de la règle
générale. La plupart de ces menstruations prolongées ne sont
que des hémorrhagies morbides, chez des femmes atteintes
d'affections malignes ou de tumeurs organiques; et, dans de
telles circonstances, on doit toujours soupçonner ces maladies.
Dans notre pays, la menstruation cesse habituellement entre
40 et 50 ans. Raciborski dit que c'est à 46 ans chez le plus
grand nombre des femmes. Il est généralement admis que les

femmes qui sont réglées très-jeunes cessent de l'être très-jeunes aussi, de sorte que la durée moyenne de la fonction serait à peu près la même chez toutes. Cazeaux et Raciborski, dont l'opinion est étayée de 1500 observations de Guy [1], pensent au contraire que plus la menstruation débute de bonne heure, plus elle dure, des règles précoces dénotant une énergie vitale excessive qui persiste pendant toute la vie procréatrice. Le climat et les autres causes accidentelles ne semblent pas avoir le même effet sur la suspension que sur l'établissement des règles. Elles ne cessent pas plus tôt sous les climats chauds que sous les climats tempérés. L'âge critique est ordinairement annoncé par des irrégularités dans le retour des époques. Elles cessent rarement tout à coup, mais elles peuvent faire défaut une fois ou deux, puis reparaître irrégulièrement, ou encore elles deviennent trop abondantes ou misérables, jusqu'à leur arrêt complet. Les idées populaires qui font de la ménopause une époque extrêmement dangereuse sont probablement fort exagérées ; il est certain toutefois que les femmes sont alors sujettes à contracter diverses affections nerveuses. Loin d'être préjudiciable à la santé, il n'est pas rare qu'à ce moment on voie une femme hystérique, dont l'existence a été martyrisée par des affections de l'utérus ou d'autres organes, revivre d'une vie nouvelle dès que les règles ont cessé ; et les statistiques prouvent surabondamment que la mortalité chez les femmes n'est pas plus considérable à l'âge critique qu'à toute autre époque de la vie.

1. *Med. Times and Gaz.*, 1845.

DEUXIÈME PARTIE

DE LA GROSSESSE

CHAPITRE PREMIER

CONCEPTION ET GÉNÉRATION

La *génération* chez la femme, de même que chez tous les mammifères, réclame le concours des deux sexes, afin que le sperme, ou élément mâle de la génération, soit mis en contact avec l'œuf, élément femelle. Nous avons déjà décrit ce dernier.

Le sperme, sécrété par le testicule d'un homme adulte, est un fluide visqueux, opalin, formant une émulsion lorsqu'il est mélangé avec de l'eau, et doué d'une odeur fade, qui est attribuée aux sécrétions dont il est chargé, tels que le liquide prostatique et celui des glandes de Cowper. L'analyse nous montre que c'est un liquide albumineux tenant en dissolution différents sels, principalement des phosphates et des chlorures, en même temps qu'une substance animale, la spermatine, analogue à la fibrine. Examiné avec un grossissement de 4 à 500 diamètres, c'est un fluide transparent et homogène dans lequel flottent un certain nombre de granulations et de cellules épithéliales, résultant des sécrétions mélangées au liquide, avec les cellules spermatiques caractéristiques et les spermatozoïdes, partie constituante essentielle. Les cellules spermatiques sont des vésicules sphériques assez larges, contenant chacune de deux à huit cellules plus petites, dans lesquelles se développent les spermatozoïdes ; et, comme ceux-ci s'échappent vite pour devenir libres, on ne rencontre guère les cellules spermatiques que dans les testicules eux-mêmes, tandis qu'elles sont rarement visibles dans le sperme éjaculé. Les grandes cellules mères, appelées par Robin l'ovule mâle, renferment en elles-mêmes quelques cellules secondaires, par suite de la segmentation de leur contenu granuleux. A l'intérieur de ces cellules secondaires, ou vésicules d'évolution, comme on les désigne, et que Kœlliker croit venir des nucléoles de la cellule mère, sont formés les spermatozoïdes, qu'on peut, avant l'éjaculation, voir roulés en spirale. L'enveloppe externe disparaît alors, et on observe quelquefois, dans l'intérieur de la

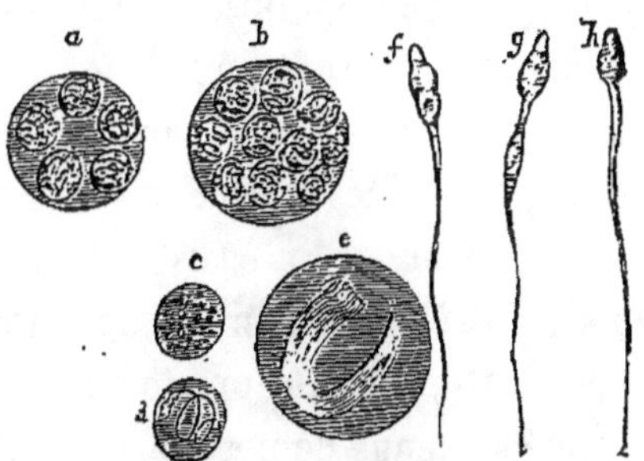

Fig. 40. — *a*, *b*, cellules spermatiques contenant des noyaux avec un spermatozoaire dans chacun. *c*, noyau. *d*, noyau avec un spermatozoaire. *e*, cellule avec des filaments spermatiques. *f*, *g*, *h*, spermatozoaires.

cellule mère elle-même, un certain nombre de spermatozoïdes, chaque cellule secondaire en faisant naître un. Il arrive aussi que la cellule mère est détruite et que tous les spermatozoïdes qu'elle contient s'échappent et deviennent libres dans le fluide séminal. A l'examen microscopique, on voit que le sperme de bonne qualité contient une quantité énorme de spermatozoïdes, qui se présentent sous forme de minces corpuscules assez semblables à des têtards. La tête est ovale et plate, mesurant environ 1/2000 de centimètre de largeur, et reliée à un mince prolongement filamenteux ou queue, qui se termine en pointe si fine que son extrémité ne peut être vue, même avec le grossissement microscopique le plus élevé. Les spermatozoïdes tout

entiers mesurent environ de 1/100 à 1/150 de centimètre de longueur. Ils sont constamment animés de mouvements plus ou moins rapides, et on suppose que c'est de cette façon qu'ils cheminent à travers les organes génitaux de la femme. Ils conservent leur vitalité et leur pouvoir moteur pendant un temps

considérable après l'éjaculation, pourvu que le sperme soit
maintenu à une température égale à celle du corps. Dans ce cas,
on les a vus encore en mouvement pendant quarante-huit et
soixante-douze heures après l'éjaculation, et on les a retrouvés
vivants dans le testicule vingt-quatre heures après la mort.
Selon toute probabilité, ils conservent leur activité beaucoup
plus longtemps à l'intérieur des organes de la génération, et les
physiologistes en ont observé chez des chiennes et des lapines,
en pleine vitalité, sept ou huit jours après la copulation. Leurs
mouvements sont détruits par une leucorrhée abondante et des
sécrétions vaginales âcres : ce sont même là des causes de stéri-
lité pour la femme. Eu égard à leurs mouvements, les spermatozoïdes ont été considérés longtemps comme des animalcules
indépendants, et cette opinion n'est aucunement discréditée ;
elle a été soutenue de nos jours par Pouchet, Joulin et d'autres
écrivains, tandis que Coste, Robin, Kœlliker considèrent ces
mouvements comme ceux d'épithéliums à cils vibratils. Il n'est
pas douteux que le pouvoir fécondant du sperme soit dû à la
présence des spermatozoïdes, bien que les physiologistes anciens l'aient attribué au liquide spermatique lui-même. L'exactitude de l'opinion nouvelle a été démontrée par les expériences
de Prévost et Dumas, qui, en privant, par un filtrage soigneux,
le sperme de ses spermatozoïdes, lui ont fait perdre son pouvoir
fécondant.

On n'est pas d'accord sur le point des organes génitaux où
le spermatozoïde et l'œuf sont mis en contact, et où se fait la
fécondation. Les spermatozoïdes ont été vus dans toutes les parties des organes génitaux de la femelle, chez les animaux, très-
peu de temps après le coït, surtout dans les trompes de Fallope
et à la surface de l'ovaire lui-même. Le phénomène de la grossesse ovarienne, et ce fait que la fécondation peut se produire
chez certains animaux à l'intérieur même de l'ovaire, tendent à nous faire admettre que chez la femme elle peut aussi
avoir lieu avant la rupture du follicule de de Graaf. Pour qu'il
en soit ainsi cependant, il est indispensable que le sperma-

tozoïde pénètre le tissu propre de la vésicule et l'enveloppe externe épithéliale de l'ovaire, fait que personne n'a encore observé. Il est plus probable que le contact entre le spermatozoïde et l'œuf s'établit très-peu de temps après la rupture de la vésicule, et dans la partie externe de la trompe. Coste dit que l'œuf, s'il n'est pas fécondé, dégénère très-rapidement après sa sortie de l'ovaire, en partie à cause des modifications inhérentes à sa constitution, en partie parce qu'il est bientôt recouvert d'une couche albumineuse, imperméable au spermatozoïde. Il pense que l'imprégnation ne peut s'établir que sur la surface même de l'ovaire, ou dans l'extrémité frangée de la trompe.

Mode d'ascension du sperme. — Le sperme chemine probablement grâce aux mouvements propres des spermatozoïdes. Quelques auteurs pensent qu'il existe des causes adjuvantes, parmi lesquelles l'action péristaltique de l'utérus et des trompes de Fallope : il y a une sorte d'attraction capillaire se produisant lorsque les parois de l'utérus sont en contact immédiat, elle est analogue à celle qui détermine la montée d'un liquide dans des tubes excessivement fins ; il y a en second lieu l'action vibratile des cils de l'épithélium de la muqueuse utérine. L'action de ces causes est fort douteuse en tant que favorisant l'ascension des spermatozoïdes, puisqu'elles sont considérées comme facilitant la descente de l'œuf ; or elles ne peuvent agir dans deux directions complètement opposées. Les mouvements des cils ont lieu de dedans en dehors ; ils s'opposeraient par conséquent à la marche des spermatozoïdes, au lieu de la favoriser. On doit donc admet- tre qu'ils cheminent surtout grâce à leur pouvoir propre de locomotion. Et ce pouvoir est excessivement développé, puisqu'on rapporte des cas assez nombreux de fécondation sans qu'il y ait eu pénétration du membre viril dans le vagin, la membrane hymen étant parfaitement intacte, et le sperme ayant été seulement déposé à l'extérieur de la vulve ; dans ces cas, d'ailleurs pas rares, il faut que les spermatozoïdes aient franchi eux-mêmes toute la longueur du vagin. Il est probable que l'introduction du liquide spermatique dans l'utérus est facilitée par les modifications qui surviennent dans le col pendant le rapprochement sexuel, s'il est vrai que l'orifice utérin se dilate et se rétracte avec un certain rhythme [1].

Le mode exact selon lequel les spermatozoïdes effectuent la fécondation a été longtemps douteux. Il est maintenant démontré qu'ils pénètrent l'œuf et arrivent jusque dans son intérieur; cela est certain, d'après les observations de Barry, Meismer et quelques autres, qui ont vu les spermatozoïdes en dedans de la membrane interne de l'œuf chez des lapines (fig. 41). Chez quelques invertébrés, il existe un canal ou une ouverture dans la zone pellucide, à travers laquelle passent les spermatozoïdes. On n'a pas encore découvert d'ouverture semblable chez les mammifères, mais son existence est loin d'être impossible. Selon les observations de Newport, quelques spermatozoïdes pénètrent dans l'œuf, et plus il y en a, plus la fécondation devient assurée. Après que les spermatozoïdes sont entrés dans la zone pellucide, ils s'enfoncent dans le jaune, se confondent avec lui et lui communiquent par ce fait un pouvoir de vitalité, qui le métamorphose en un être nouveau.

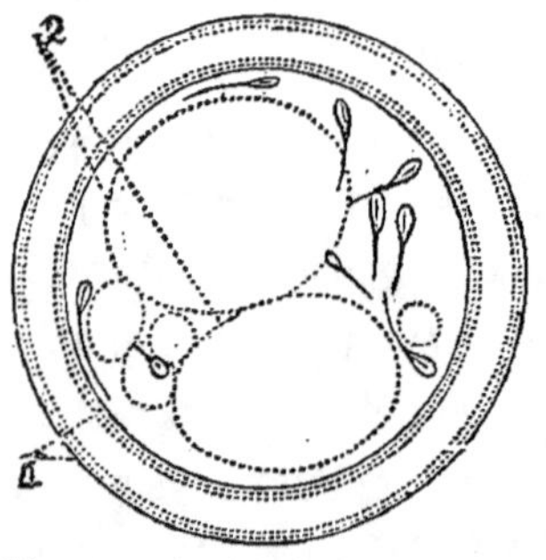

Fig. 41. — Œuf de lapine contenant des spermatozoaires.

1, zone pellucide. 2, les germes, consistant en deux grosses cellules, quelques cellules plus petites et des spermatozoaires.

Le temps qui s'écoule entre la fécondation de l'œuf et son arrivée dans la cavité utérine n'a pas encore été parfaitement mesuré, et il est probable qu'il varie selon les circonstances. On sait que, chez la chienne, l'œuf peut rester huit ou dix jours dans les trompes de Fallope, trois ou quatre chez le cochon d'Inde. Chez la femme, on n'a jamais découvert l'œuf dans la cavité utérine, que dix ou douze jours après la fécondation.

Les modifications que subit l'œuf humain immédiatement avant et après sa fécondation, et pendant sa marche à travers les trompes de Fallope, ne nous sont connues que par analogie, car il est impossible de les étudier d'après nature. Toutefois

1. *How do the Spermatozoa enter the Uterus?* by J. Beck, M. D.

nous avons des observations très-exactes faites sur les espèces animales inférieures, et on peut avec raison en déduire ce qui se passe chez la femme. Immédiatement après que l'œuf a passé dans la trompe de Fallope, on le trouve entouré d'une couche de cellules granuleuses, venant de la membrane interne de la vésicule de de-Graaf, et déjà décrite sous le nom de disque proligère. A mesure que l'œuf chemine dans la trompe, ces cellules disparaissent, en partie, dit-on, par suite de leur frottement contre les parois de la trompe, en partie parce qu'elles sont absorbées pour la nutrition de l'œuf à ce moment de son évolution; quelques physiologistes en effet assignent cette fonction aux cellules. Quoi qu'il en soit, on ne les observe plus au bout de très-peu de temps, et la zone pellucide forme seule l'enveloppe externe de l'œuf. Quand l'œuf arrive un peu plus loin dans la trompe, il s'enveloppe d'une matière albumineuse, déposée autour de lui par couches successives, dont l'épaisseur varie chez les différents animaux.

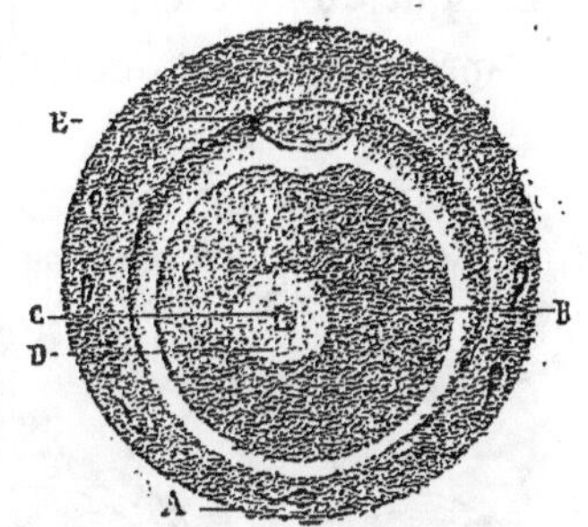

Fig. 42. — Formation du globule polaire.

A, zone pellucide, contenant les spermatozoaires. B, le jaune. C et D, vésicule germinative. E, le globule polaire.

Elle est très-abondante chez les oiseaux, où elle forme ce qu'on appelle habituellement le blanc d'œuf. On ne l'a pas rencontrée chez tous les animaux; par conséquent, sa présence n'est pas démontrée dans l'œuf humain. Quand elle existe, il n'est pas douteux qu'elle contribue à la nutrition de l'œuf. A mesure que ces phénomènes se produisent, la vésicule germinative disparaît.

En même temps, le jaune se contracte et devient plus solide; il ne se trouve plus en contact immédiat avec la zone pellucide et provoque ainsi la formation d'une sorte de cavité appelée par Newport la *chambre respiratoire*, remplie chez quelques animaux par un liquide transparent. Puis survient le phénomène caractéristique, connu sous le nom de segmentation du jaune, d'où résulte la formation de la membrane au sein de laquelle se développe le fœtus. Mais auparavant a lieu le développement, en un point de la surface du jaune, d'un petit globule transparent, de couleur bleuâtre, naissant quelquefois de trois ou quatre globules plus petits qui se réunissent pour n'en former qu'un. Il a reçu le nom de *globule polaire*, paraît être formé aux dépens de la substance hyaline du jaune, dont il se sépare ensuite entièrement, et reste attaché à la face interne de la zone pellucide. Il indique le point où commence la segmentation du jaune et où sera placée dans la suite l'extrémité céphalique du fœtus.

D'après Robin, ces modifications se produisent dans tous les œufs, fécondés ou non; mais si l'œuf n'est pas fécondé, elles s'arrêtent là. Si, au contraire, la fécondation a lieu, il apparaît au centre du jaune une petite vésicule claire, appelée le noyau vitellin, semblable en apparence à une goutte d'huile. La segmentation du jaune commence au point où se trouve le globule polaire;

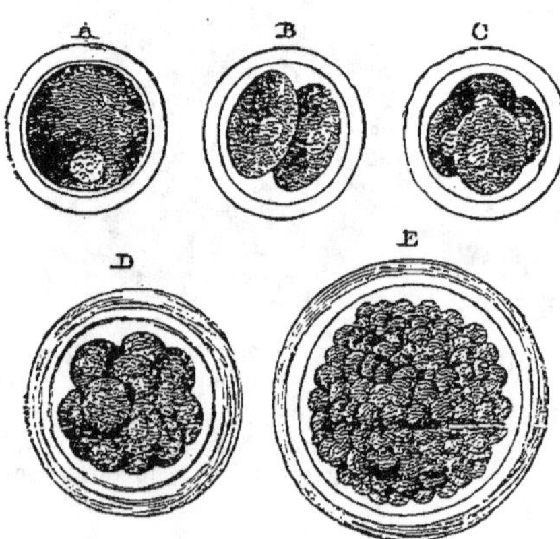

Fig. 43. — Segmentation du jaune.
A, œuf avec la première cellule de l'embryon. B, division de la cellule et segmentation du jaune qui l'entoure. C, D, E, segmentations plus avancées.

il se divise d'abord en deux parties égales, et en même temps le noyau vitellin s'échancre à sa partie médiane et se divise en deux moitiés, dont chacune forme le centre des parties entre lesquelles a été segmenté le jaune. Ces deux parties se fractionnent immédiatement chacune en deux, de même que les noyaux vitellins qu'elles contiennent, et ainsi de suite jusqu'à ce que le jaune tout entier se trouve divisé en un grand nombre de sphères contenant chacune sa portion du noyau vitellin.

Après ces divisions successives, le jaune se trouve constituer une masse granuleuse ressemblant à une mûre et qui, à cause

Formation de la membrane blastodermique.

de cette ressemblance, a reçu le nom de *corps mûriforme*. Lorsque la segmentation du jaune est complète, ses différentes fractions se convertissent chacune en cellules, constituées par une membrane mince avec un contenu granuleux. Ces cellules sont unies par leurs bords, de façon à former une membrane continue que le corps mûriforme, distendu par son contenu liquide, élargit jusqu'à ce qu'elle double intimement la zone pellucide. Elle devient la *membrane blastodermique* d'où se développe le fœtus. En même temps qu'il passait par ces diffé-

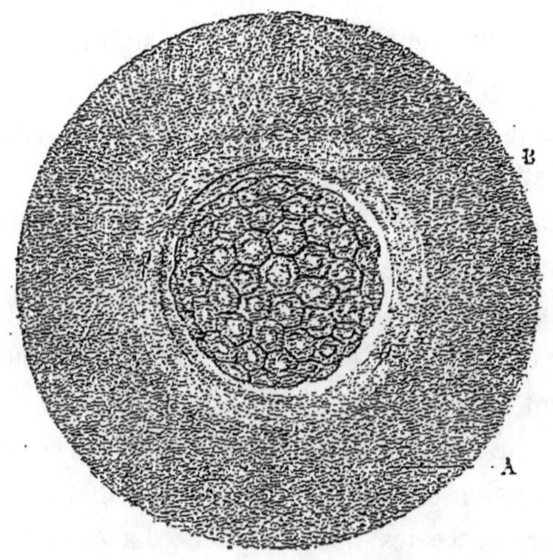

Fig. 44. — Formation de la membrane blastodermique.
A, couche d'albumine enveloppant. B, la zone pellucide.

rentes phases, l'œuf atteignait l'utérus; mais, avant de le suivre dans ses nouvelles transformations, il nous paraît utile d'étudier les changements que le stimulus de la fécondation a apportés dans la muqueuse utérine, afin de la préparer à recevoir l'être qui doit s'y développer.

Modifications dans la muqueuse utérine.

Avant même l'arrivée de l'œuf dans l'utérus, la membrane interne de cet organe est devenue plus épaisse et plus vasculaire, de telle sorte que ses faces opposées remplissent complètement la cavité. Ces modifications peuvent être considérées comme les mêmes, mais plus marquées et plus étendues que celles dont on admet l'existence dans la membrane muqueuse utérine à chaque époque menstruelle. Il en résulte la formation d'une membrane distincte qui offre à l'œuf refuge et protection, jusqu'à ce qu'il ait contracté avec l'utérus des connexions plus intimes. Après l'accouchement, cette membrane, qui est alors tout à fait altérée, est, au moins partiellement, entraînée au dehors avec l'œuf; on l'appelle à cause de cela *décidua* ou caduque. La caduque est formée de deux parties distinctes, qui, au début de la grossesse, sont séparées l'une de l'autre par un espace considérable. L'une d'elles, appelée la *caduque vraie*, tapisse toute la cavité utérine, et n'est sans doute que la membrane muqueuse primitive de l'utérus, extrêmement hypertrophiée. La seconde, ou *caduque réfléchie*, est intimement appliquée autour de l'œuf lui-même, et nous verrons bientôt qu'elle est probablement formée par le bourgeonnement de la caduque vraie autour de l'œuf, au point sur lequel celui-ci repose, de telle sorte qu'elle l'enveloppe complètement. A mesure que l'œuf grossit, la portion nouvellement formée de la muqueuse est nécessairement distendue, de sorte qu'elle vient se mettre partout en contact avec la caduque vraie, à laquelle elle s'unit solidement. Après le troisième mois de la grossesse, l'union entre les deux est intime, et il n'existe plus aucun espace entre les deux feuillets. La *caduque serotina*, qu'on a décrite comme une troisième portion, est simplement la partie de la caduque vraie sur laquelle l'œuf repose et où le placenta est éventuellement développé.

Il n'est pas nécessaire d'énumérer les différentes opinions qui ont été émises par les anatomistes sur la structure et la formation de la caduque. Celle que soutenait John Hunter fut longtemps considérée comme exacte, et accréditée presque jusqu'à nos jours parmi la plupart des physiologistes. Il pensait que la caduque était une exsudation inflammatoire due au stimulus de la grossesse, et se produisant sur la surface tout entière de l'utérus, de façon à la tapisser rapidement d'une membrane nouvelle. Lorsque l'œuf fécondé arrivait à l'orifice utérin de la trompe, il le trouvait obstrué par cette nouvelle

Caduque.

Opinions de William et de John Hunter.

membrane, qu'il repoussait naturellement devant lui. La portion écartée formait une enveloppe à l'œuf et devenait la caduque réfléchie, tandis qu'une exsudation nouvelle se produisait sur le point de la paroi utérine qui avait été découvert, et cette exsudation devenait la caduque vraie. William Hunter émit sur la caduque une opinion bien plus correcte ; on la contesta beaucoup d'abord, mais depuis on l'a reconnue exacte, et maintenant elle est à peu près universellement adoptée. Il décrit la

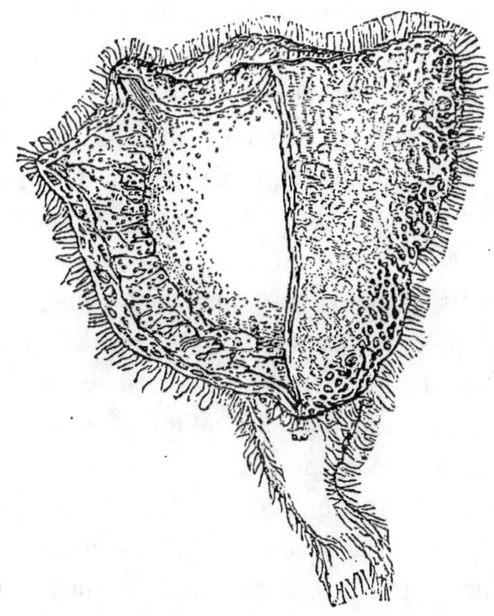

Fig. 45. — OEuf avorté (environ au quarantième jour), montrant la forme triangulaire de la caduque (qui est ouverte) et les orifices des trompes (d'après Coste).

caduque dans ses premiers ouvrages comme une hypertrophie de la muqueuse utérine elle-même, et cette opinion est maintenant soutenue par la plupart des physiologistes.

Structure de la caduque.

La caduque, dès sa formation, constitue un sac complètement triangulaire tapissant la cavité utérine (fig. 45) et présentant trois orifices, ceux des trompes de Fallope à ses angles supérieurs, et un en bas, correspondant à l'orifice interne du col utérin. Si cependant, et en général cela est ainsi, la membrane est épaisse et molle, ces orifices sont fermés et ne restent pas longtemps visibles. Au début de la grossesse, elle est forte et bien marquée, et continue à grossir jusqu'au troisième mois de la gestation. A partir de ce moment, elle commence à s'atrophier ; ses adhérences avec les parois utérines sont moins solides ; elle s'amincit, devient transparente, et est en état d'être expulsée lorsque l'accouchement s'opère. Quand elle est bien développée, un examen attentif de la caduque nous permet de reconnaître dans ses éléments tous ceux de la muqueuse utérine très-hypertrophiés. Elle est constituée surtout par de larges cellules à noyaux ronds ou ovales et des fibres allongées, mêlées avec les conduits tubulaires des glandes utérines très étendus, et remplis de cellules épithéliales cylindriques et d'une petite quantité de fluide laiteux. Selon Friedlander, la caduque est séparable en deux couches, l'interne formée par prolifération des corpuscules du tissu connectif sous-épithélial de la muqueuse, l'autre en contact avec les parois utérines, constituée par des conduits glandulaires, aplatis ou comprimés. Après un avortement précoce, on peut voir sur une coupe les extrémités de ces conduits à la surface externe ou utérine de la caduque, occupant le sommet de petites saillies séparées les unes des autres par des dépressions. Si ces saillies sont sectionnées en deux, on voit qu'elles contiennent de petites cavités remplies d'un fluide lactescent. C'est Montgomery, de Dublin, qui les a décrites le premier, et elles sont connues sous le nom de « coupes de Montgomery ». Ce sont, en somme, les petits canalicules dilatés des glandes tubulaires utérines. Sur la face interne de cette caduque récente, on découvre un certain nombre de petites dépressions qui sont les orifices entr'ouverts de ces mêmes canaux.

Lorsque l'œuf fécondé arrive dans la cavité utérine, il est bientôt enseveli dans les replis de la muqueuse hypertrophiée, qui remplissent presque complètement la cavité. Généralement, il est fixé en un point voisin de l'ouverture de la trompe, la turgescence des replis muqueux l'empêchant de descendre à l'extrémité inférieure de l'utérus ; cependant, dans des circonstances exceptionnelles, par exemple chez les femmes qui ont eu beau-

Formation de la caduque réfléchie.

coup d'enfants et qui ont la cavité utérine dilatée, l'œuf peut se fixer en un point plus rapproché de l'orifice interne du col. D'après l'opinion de Coste, généralement reçue, la membrane

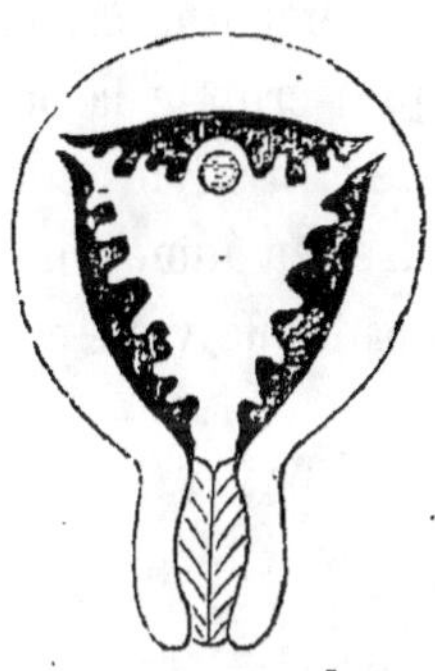

Fig. 46. — Formation de la caduque. La caduque est colorée en noir; l'œuf est enfoncé dans les replis saillants de la membrane (Dalton).

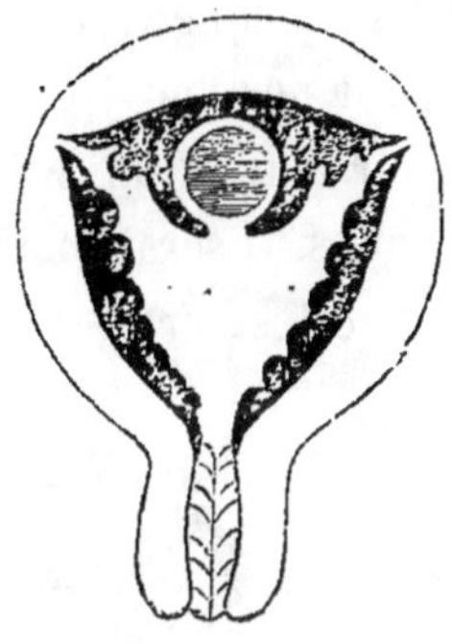

Fig. 47. — Replis de la muqueuse enveloppant l'œuf (Dalton).

muqueuse située à la base de l'œuf commence à bourgeonner et à s'étendre graduellement, jusqu'à ce qu'elle ait complètement recouvert l'œuf et formé la caduque réfléchie (fig. 46-48). Coste décrit sous le nom d'ombilic une petite dépression située à la partie la plus proéminente de l'œuf, et il la considère comme la marque du point où s'est opérée la jonction complète des prolongements muqueux qui ont formé la caduque réfléchie. On pourrait faire quelques objections à cette théorie, car personne n'a vu la caduque réfléchie incomplète et en voie de formation; et l'examen microscopique de sa surface externe, c'est-à-dire de la plus éloignée

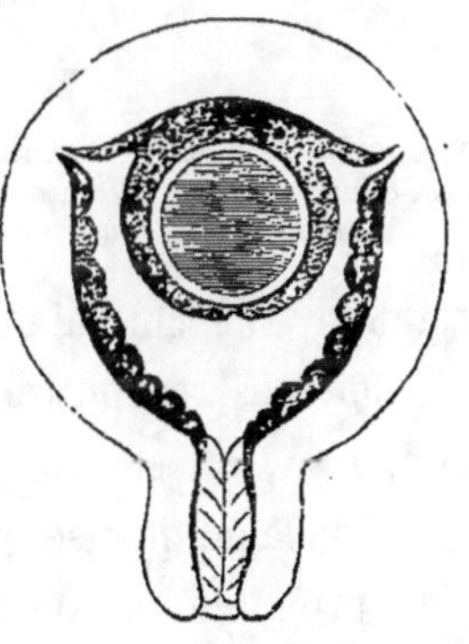

Fig. 48. — OEuf complètement enveloppé par la caduque ovulaire.

de l'œuf, démontre qu'elle est identique à la surface interne de la caduque vraie. En présence de ces difficultés, Weber et Goodsir, dont les opinions ont été adoptées par Priestley, soutiennent que la caduque réfléchie est le premier feuillet de la muqueuse qui, lors de l'entrée de l'œuf dans l'utérus,

se sépare, dans les deux tiers de son étendue, des couches
sous-jacentes, pour adhérer à l'œuf; le troisième tiers
reste attaché et forme un centre de nutrition. D'après cette
opinion, la caduque vraie serait un développement ultérieur au-
dessus de la portion séparée, et la caduque sérotine la portion
du premier feuillet qui est restée en contact avec les couches
sous-jacentes. Il serait facile de comprendre, en admettant cette
théorie, que les surfaces opposées de la caduque vraie et de la

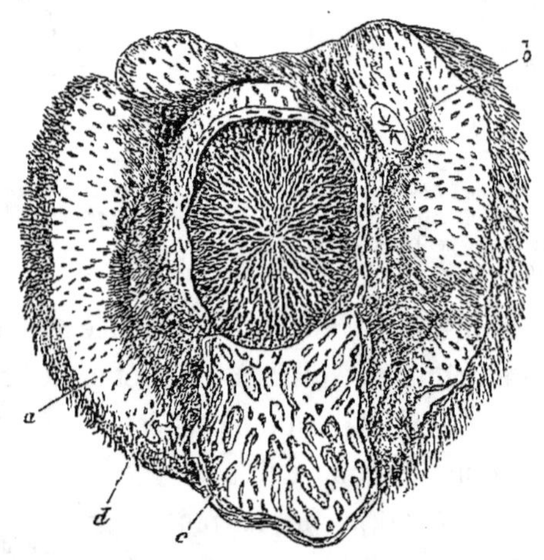

Fig. 49. — Œuf extrait de l'utérus, et portion de la caduque utérine enlevée (Coste).
a, caduque utérine avec les glandes s'ouvrant à sa face interne. *b*, extrémité interne
de la trompe. *c*, caduque ovulaire. *d*, œuf.

caduque réfléchie aient une structure identique. Cette théorie
ne doit pas rencontrer autant d'objections qu'on pourrait le
supposer; en effet, si c'est la surface épithéliale ou interne
seule de la muqueuse qui se développe par-dessus l'œuf, comme
c'est probable, et non ses feuillets profonds, il y aurait concor-
dance entre ces faits et l'opinion de Coste.

Jusqu'au troisième mois de la grossesse, la caduque réfléchie
et la caduque vraie ne sont pas en contact immédiat; il peut
même exister entre elles un espace assez considérable, rempli
quelquefois par une légère quantité de fluide muqueux, et
appelé par quelques anatomistes *hydropérione*. Cette circonstance sert à interpréter les faits curieux dont on rapporte
plusieurs exemples, dans lesquels une sonde utérine a pu être

Jusqu'au 3e mois, la
caduque vraie et la
caduque réfléchie ne
sont pas en contact.

introduite dans un utérus gravide sans produire l'avortement, et
à expliquer aussi l'apparition des règles après la conception.
Plus tard, par suite du développement de l'œuf, la caduque
réfléchie se trouve en contact immédiat avec la caduque vraie,
de telle sorte qu'elles sont intimement unies et inséparables.

A mesure que la grossesse avance, la caduque s'altère et
devient fibreuse et mince. Dans les derniers mois de la gestation,
son tissu commence à subir une dégénérescence graisseuse, ses
vaisseaux et ses glandes s'oblitèrent, son adhérence aux parois
utérines est moins intime, pour en préparer la séparation.
Ainsi que nous le verrons plus tard, Simpson a considéré cette
dégénérescence graisseuse comme la cause déterminante de
l'accouchement à terme.

Opinions de Robin. On a cru pendant longtemps que la caduque tout entière
était expulsée avec les membranes après le travail, laissant à
nu et découverte la couche musculaire de l'utérus, et que pendant la convalescence il se formait une nouvelle muqueuse sur
cette couche. D'après Robin [1], dont les vues ont été admises par
Priestley, une semblable dénudation du tissu musculaire utérin
ne se produit jamais, une portion de la caduque restant toujours adhérente à l'intérieur de l'utérus après la délivrance. On
croit qu'après le quatrième mois de la grossesse il se forme une
nouvelle muqueuse sous la caduque, qu'elle reste dans des conditions de structure quelque peu imparfaites jusqu'à la délivrance, et qu'à partir de ce moment elle se développe rapidement et remplit les fonctions de muqueuse utérine. Robin pense
aussi que la portion de caduque qui recouvre le siège du placenta, c'est-à-dire la caduque sérotine, n'est pas rejetée avec
les membranes, comme les caduques vraie et réfléchie, mais
qu'elle reste attachée intégralement aux parois utérines, le placenta n'en entraînant qu'une couche mince, ainsi qu'on peut
s'en assurer sur lui. Duncan [2] rejette absolument cette opinion
et n'admet pas la formation d'une nouvelle membrane mu-

1. *Mémoires de l'Acad. de méd.*, 1861.
2. *Researches in obstetrics*, p. 186.

queuse pendant les derniers mois de la gestation. Il pense que
la plus grande partie de la caduque est expulsée, mais qu'il en
reste toujours une portion, et que c'est de cette portion que se
développe la nouvelle muqueuse. Cette opinion concorde avec
celle de Spiegelberg, qui croit que la portion de caduque expulsée n'est que la couche la plus superficielle des deux qui ont
été décrites par Friedlander, composée surtout d'éléments épithéliaux, tandis que le feuillet profond ou glandulaire resterait
adhérent aux parois utérines. De l'épithélium des glandes elles-
mêmes naîtrait rapidement une nouvelle couche épithéliale

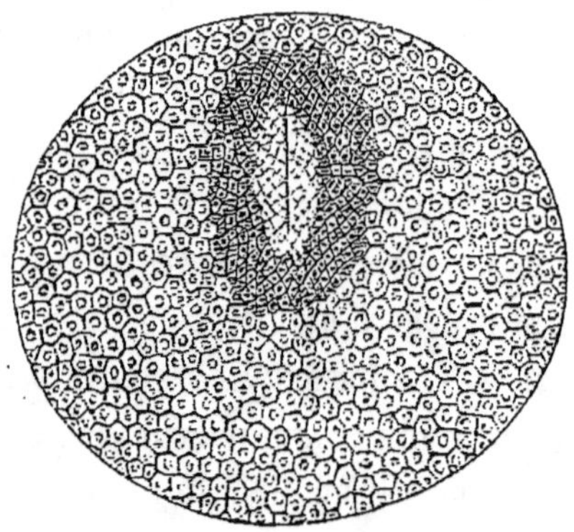

Fig. 50. — Aire germinative, trace primitive et aire pellucide.

après l'accouchement, pour remplacer celle qui a été expulsée
avec les membranes. Cette théorie repose sur l'analogie bien
connue qui existe entre l'utérus après la délivrance et le moignon d'un membre amputé. Vieille comparaison, basée sur
l'opinion erronée qui consiste à croire que la couche musculaire utérine tout entière est laissée à nu. Nous avons vu
l'inexactitude de ce fait; mais l'analogie vient de ce que la muqueuse étant privée de son revêtement épithélial en même temps
qu'il existe de nombreuses veines, largement ouvertes à l'intérieur de l'utérus, il en résulte une extrême susceptibilité à
l'absorption septique qui constitue le caractère particulier de
l'état puerpéral.

Avant de commencer l'étude de la caduque, nous avons conduit l'œuf fécondé jusque dans la cavité utérine, et décrit la

Modifications dans
l'œuf.

formation de la membrane blastodermique par la réunion des cellules du corps mûriforme. Nous devons maintenant faire connaître les changements ultérieurs qui surviennent dans le développement du fœtus et les membranes qui l'enveloppent. Il serait inutile, dans cet ouvrage, d'étudier à fond toute l'embryologie; nous entrerons seulement dans les détails qui nous intéressent au point de vue pratique.

La membrane blastodermique qui forme une enveloppe sphérique complète à l'œuf, entre le jaune et la zone pellucide, se divise bientôt en deux couches, l'une externe, appelée feuillet *séreux* (*epiblaste*), l'autre externe, ou feuillet *muqueux* (*hypoblaste*); puis il se développe entre elles deux un troisième feuillet, le feuillet *vasculaire* (*mesoblaste*). Le fœtus tout entier naît de ces trois enveloppes sphériques, le feuillet séreux fournissant les os, les muscles, les téguments, le système nerveux les membranes séreuses et l'amnios, le feuillet muqueux formant les membranes muqueuses et le canal alimentaire, le feuillet vasculaire fournissant le système circulatoire.

L'aire germinative. Presque aussitôt après la division de la membrane blastodermique en feuillets, une de ses portions devient plus épaisse par l'agrégation des cellules et prend le nom d'*aire germinative*. C'est d'abord un corps rond, puis ovale, dont le centre contient la première trace du fœtus sous forme d'une ligne droite, étroite, la *trace primitive*. Autour d'elle sont quelques cellules plus transparentes que celles du reste de l'aire germinative et qui sont appelées l'*aire pellucide* (fig. 50). De chaque côté de la trace primitive s'élèvent bientôt deux bords, les *lames dorsales*, qui se réunissent graduellement en arrière pour former une cavité dans laquelle sera plus tard développée la colonne cérébro-spinale.

Antérieurement, ils se réunissent aussi pour former les cavités thoracique et abdominale, renfermant des portions du feuillet séreux, d'où se développent les membranes séreuses du corps. Le petit embryon ainsi formé se recourbe bientôt sur lui-même, sa convexité regardant en dehors, et ses deux extrémités présentant un renflement distinct, dont l'un devient plus tard l'extrémité céphalique du fœtus, l'autre, moins marqué, constituant l'extrémité caudale.

A chacun de ces points, très-peu de temps après la for-

Formation de
l'amnios.

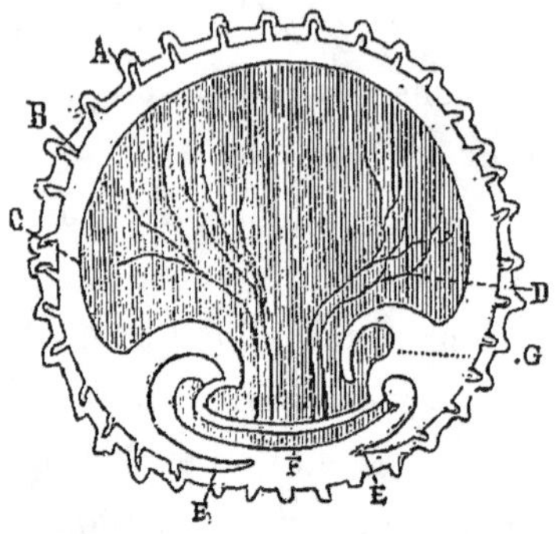

Fig. 51. — Développement de l'amnios.
A, membrane vitelline. B, feuillet externe de la membrane blastodermique. C, feuillets internes formant la vésicule ombilicale. D, vaisseaux ombilicaux. E, saillies formant l'amnios. F, embryon. G, allantoïde.

mation de l'embryon, on peut voir le feuillet séreux s'avancer sous forme de prolongements recourbés qui s'incurvent graduellement par-dessus la surface dorsale du fœtus, jusqu'à

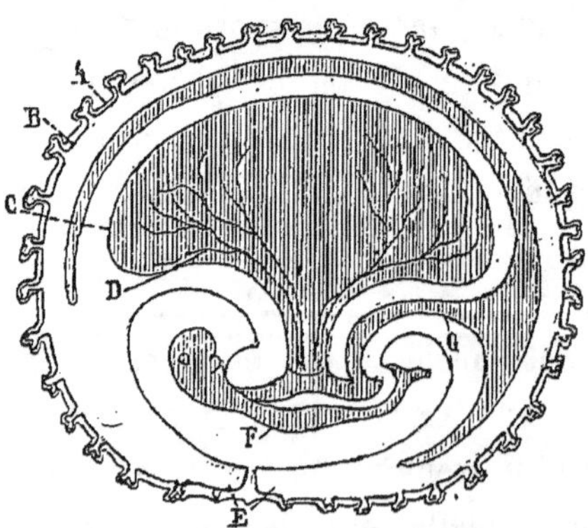

Fig. 52. — A, exochorion. B, feuillet externe du blastoderme. C, vésicule ombilicale. D, ses vaisseaux. E, amnios. F, embryon. G, allantoïde augmentant de volume.

ce qu'ils se rencontrent et lui constituent une enveloppe séreuse complète. A la surface ventrale, ces prolongements sont séparés l'un de l'autre par toute la longueur de l'embryon; mais ils se rapprochent graduellement et finissent par entourer ce qui sera plus tard le cordon ombilical, se confondant avec le tégument du fœtus au point de son insertion. C'est ainsi que se trouve constitué l'*amnios*, composé de deux feuillets : l'interne, dérivé de l'épiblaste, est formé de cellules épithéliales pavimenteuses ; l'externe, d'origine mésoblastique, est formé de cellules semblables à celles du tissu connectif jeune. Avant que les replis de l'amnios ne se réunissent, le bord libre de chacun d'eux se recourbe en dehors et s'étend autour de l'œuf, immédiatement en dedans de la zone pellucide, lui constituant une enveloppe que Turner appelle la *membrane subzonale* et qui est liée au développement du chorion. L'amnios est la plus interne des membranes enveloppantes du fœtus ; nous l'étudierons plus en détail. Il est bientôt distendu par un liquide, le *liquide amniotique*, qui s'accroît de plus en plus et qui écarte peu à peu l'amnios du fœtus qu'il entoure.

Vaisseaux ombilicaux et vésicule ombilicale. Pendant ce temps, le feuillet interne de la membrane blastodermique ou hypoblaste envoie aussi deux prolongements à chaque extrémité du fœtus, et ces prolongements se rapprochent peu à peu l'un de l'autre antérieurement. Comme l'hypoblaste est en contact avec le jaune, lorsque ces prolongements se rencontrent, ils ont pour effet de couper le jaune en deux portions. L'une d'elles, la plus petite des deux, forme dans la suite le canal intestinal du fœtus ; l'autre, beaucoup plus considérable, contient presque tout le jaune, et forme le corps éphémère connu sous le nom de *vésicule ombilicale* et dont le fœtus tire la plus grande partie de sa nourriture pendant les premiers temps de son existence. Sa communication avec la cavité abdominale du fœtus a lieu à travers la portion étranglée au point de division, et porte le nom de *conduit vitellin* (fig. 52). Une artère et une veine, les vaisseaux *omphalo-mésentériques*, se ramifient sur la vésicule et son canal.

A mesure que l'amnios se développe, il repousse la vésicule ombilicale vers la membrane externe de l'œuf, la vésicule étant alors placée entre eux deux. Puis, après le développement de l'allantoïde, dont nous n'avons pas encore parlé, la vésicule n'a plus aucune utilité, elle se ride rapidement et disparaît. Chez la plupart des mammifères on n'en trouve plus aucune trace après le quatrième mois de la gestation. La cavité de la vésicule ombilicale est remplie d'un liquide jaunâtre, contenant des globules huileux et de la graisse, semblable au jaune d'œuf qu'il représente.

A peu près vers le vingtième jour de la conception, il se développe une petite vésicule vers l'extrémité caudale du fœtus, c'est l'*allantoïde*. Elle est bien marquée et persistante chez quelques espèces animales, mais chez la femme c'est un organe temporaire qui disparaît après avoir rempli ses fonctions. Son étude dans la race humaine a présenté quelques difficultés, et il n'y a pas longtemps qu'on possède des détails vraisemblables sur sa constitution. Il y a eu, et il existe encore des divergences d'opinions relativement à son mode d'origine. On admet, en général, que la vésicule commence par un diverticulum de la partie inférieure du canal intestinal. Ce diverticulum, d'abord sphérique, se développe rapidement et devient piriforme, puis s'étrangle de la même façon que le vitellus pour former la vésicule ombilicale, et se divise en deux portions communiquant l'une avec l'autre, la plus petite des deux devenant la vessie.

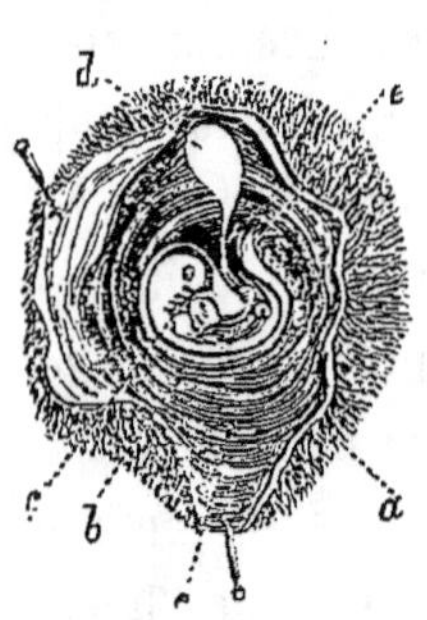

Fig. 53. — Embryon de vingt-cinq jours environ (Coste).

a, chorion. *b*, amnios. *c*, cavité du chorion. *d*, vésicule ombilicale. *e*, pédicule de l'allantoïde. *f*, embryon.

La plus grande portion, abandonnant la cavité abdominale le long du conduit vitellin, croît rapidement jusqu'à ce qu'elle arrive en contact avec l'enveloppe externe de l'œuf, le chorion, sur la surface interne duquel elle se déploie. Les vaisseaux y apparaissent bientôt : notamment, les deux artères ombilicales, dérivées de l'aorte abdominale, et les deux veines ombilicales, l'une d'elles devant disparaître dans la suite. Ces vaisseaux, en s'accolant au conduit vitellin et au pédicule de l'allantoïde, vont constituer le cordon ombilical.

Le rôle principal et très-important de l'allantoïde est de conduire les vaisseaux fœtaux sur la surface interne de la membrane subzonale. Outre cette fonction, l'allantoïde, tout à fait au début, peut recevoir les excrétions du fœtus, et servir d'organe excrémentitiel. Selon Cazeaux, c'est à peine si l'on peut rencontrer la moindre trace de l'allantoïde quelques jours après sa formation. Sa petite portion ou pédicule peut cependant rester longtemps distincte, elle entre dans la composition du cordon ombilical, et on en retrouve des traces même chez l'adulte; c'est l'ouraque, qui en est réellement le pédicule atrophié, et constitue l'un des ligaments de la vessie.

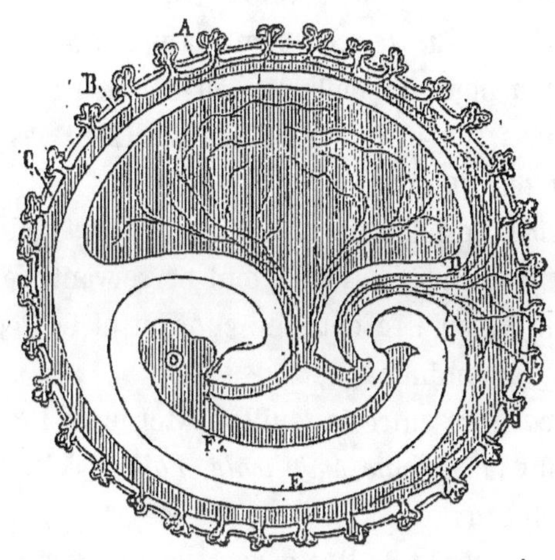

Fig. 54. — A, exochorion. B, feuillet externe du blastoderme. C, allantoïde. D, vésicule ombilicale. E, amnios. F, embryon. G, pédicule de l'allantoïde.

Corps réticulé. Entre le chorion et l'amnios on trouve souvent un liquide gélatineux, avec de petits filaments qui le traversent. Velpeau l'a appelé *corps réticulé*. Il ne se voit pas avant que l'allantoïde ne soit en contact avec le chorion, et il paraît émaner du tissu de cette vésicule. Il est l'analogue de ce qu'on appelle la gelée de de Wharton dans le cordon ombilical. D'abord largement vasculaire, ses vaisseaux disparaissent complètement dès que le placenta est constitué et que le reste des villosités choriales s'atrophie. Quelquefois il existe en quantité considérable, et à la rupture du chorion à la fin de la grossesse, il peut, en s'échappant, être une cause d'erreur et faire supposer que le liquide amniotique est écoulé.

Avant d'approfondir l'étude des enveloppes fœtales, il me paraît utile de récapituler celle que nous avons faite des parties constituantes de l'œuf dans les premiers temps de son existence. Nous y trouvons :

1. L'*embryon* lui-même ;

2. Un liquide, le *liquide amniotique*, dans lequel flotte l'embryon ;

3. L'*amnios*, membrane purement fœtale enveloppant l'embryon et contenant le liquide amniotique ;

4. La *vésicule ombilicale*, contenant la plus grande partie du jaune, servant à nourrir l'embryon au début, par le canal vitellin : c'est dans son intérieur que se ramifient les vaisseaux *omphalo-mésentériques ;*

5. L'*allantoïde*, vésicule née de l'extrémité caudale de l'embryon, s'étalant à l'intérieur de l'œuf et servant de canal de communication vasculaire entre le chorion et le fœtus, à travers les vaisseaux ombilicaux ;

6. Un espace libre entre le feuillet externe de l'œuf et l'amnios, contenant la *vésicule ombilicale*, l'*allantoïde*, et le *corps réticulé* de Velpeau ;

7. Le feuillet externe de l'œuf, avec la membrane subzonale formant le *chorion* et le *placenta*.

L'*amnios* est la plus interne des deux membranes qui enveloppent le fœtus ; son origine, à la première période de la vie fœtale, a déjà été décrite. C'est une membrane parfaitement lisse et transparente, mais solide, continue avec le tégument du fœtus, à l'insertion du cordon ombilical, auquel elle forme une gaîne.

Peu de temps après sa formation elle est distendue par le *liquide amniotique*, dans lequel le fœtus est suspendu et flotte.

La quantité de ce liquide augmente peu à peu, distendant l'amnios autant qu'il est possible jusqu'à ce qu'il l'ait amené en contact avec la surface interne du chorion, dont il était d'abord séparé par un espace considérable.

La surface interne de l'amnios est lisse et brillante, et l'examen microscopique démontre qu'elle est constituée par une
couche de cellules aplaties, contenant chacune un large noyau.
Ces cellules reposent sur une couche de tissu fibreux qui donne
à la membrane sa solidité, et qui la relie à la surface interne du
chorion. Elle est entièrement dépourvue de vaisseaux, de nerfs
et de lymphatiques. La quantité de liquide amniotique varie
beaucoup aux différentes époques de la grossesse. Dans les
premiers mois, elle occupe un volume plus considérable que le
fœtus, mais celui-ci l'emporte comme poids. A mesure que la
grossesse avance, le poids du fœtus devient quatre ou cinq fois
plus grand que le poids du liquide amniotique, bien que celui-
ci augmente pendant toute la durée de la gestation. La quantité
de liquide n'est pas la même dans toutes les grossesses. Quelquefois elle est minine, quelquefois au contraire elle est très-
considérable, s'élevant à plusieurs litres, et distendant fortement l'utérus ; elle peut alors provoquer certaines difficultés
pendant l'accouchement.

Au début, le liquide est clair et limpide. A mesure que la
grossesse avance, il devient plus trouble et plus dense, par
l'adjonction de débris épithéliaux venus de la surface cutanée
du fœtus. Dans certains cas, sans cause pathologique, il peut
être vert foncé, épais et d'une consistance visqueuse ; il a une
odeur particulière, fade ; chimiquement, il est constitué par de
l'eau, contenant de l'albumine, avec différents sels, surtout des
phosphates et des chlorures.

La source du liquide amniotique a été très-controversée ;
quelques auteurs soutiennent qu'il vient surtout du fœtus, mais
cette opinion est suffisamment contredite par ce fait que la
quantité de liquide amniotique continue à augmenter après la
mort ou l'atrophie du fœtus. Burdach croit qu'il est sécrété
par la surface interne de l'utérus, et qu'il arrive dans la cavité
de l'amnios par transsudation à travers cette membrane.
Priestley pense, et c'est là l'opinion la plus acceptable, qu'il est
sécrété par les cellules épithéliales qui tapissent la membrane,

lesquelles sont distendues par le liquide, crèvent et laissent
échapper leur contenu dans la cavité de l'amnios. L'usage évident du liquide amniotique est de maintenir le fœtus flottant
dans son intérieur, de façon à ce qu'il soit protégé contre les
chocs et les secousses auxquels il serait exposé sans lui, et de
le garantir contre la pression des parois utérines. En distendant l'utérus, il met ses parois à l'abri des violences que les
mouvements fœtaux pourraient leur faire subir, et donne ainsi
au fœtus la liberté de modifier ses positions. La facilité avec
laquelle peut se faire la version par les manipulations externès,
dépend absolument de la mobilité du fœtus dans l'eau qui l'environne. Quelques auteurs ont aussi supposé que, dans les premiers temps de la grossesse, le liquide empêchait le fœtus de
contracter des adhérences avec l'amnios. Pendant le travail il
rend de grands services en lubréfiant le canal pelvi-génital,
mais surtout en formant, avec les membranes, un coin liquide
qui dilate et ouvre l'anneau du col utérin.

Le *chorion* est la plus externe des membranes du fœtus; en
dehors de lui, se trouve encore la caduque, mais elle appartient à la mère par son origine. Du chorion.

Le chorion est un sac parfaitement clos, dont la surface
externe, en contact avec la caduque, est dure et raboteuse par
le développement des villosités, et dont la surface interne est
lisse et luisante. A mesure que l'œuf traverse la trompe de
Fallope, nous avons vu qu'il s'entoure d'une couche d'albumine
qui, avec la zone pellucide, lui constitue un revêtement temporaire, le *chorion primitif*. A sa surface externe apparaissent
bientôt des villosités saillantes dont la structure est encore mal
définie, et qui semblent nourrir l'œuf pendant les premiers
temps, par absorption endosmotique des liquides de la muqueuse utérine. Environ douze jours après la conception, quand
le blastoderme est formé, apparaît le vrai chorion. Il est constitué par le feuillet externe ou séreux de la membrane blastodermique qui tapisse de tous côtés la zone pellucide ou chorion primitif, et, par pression, détermine l'absorption de ce

chorion primitif et sa disparition. Sur la surface du vrai chorion ainsi formé, et qui se trouve être alors l'enveloppe externe de l'œuf, apparaissent bientôt les villosités.

Ces villosités sont des saillies creuses comme des doigts de gant qui s'élèvent de la surface du chorion (les parties creuses regardant l'intérieur de la cavité du chorion) ; elles couvrent la totalité de la surface externe de l'œuf, de façon à lui donner l'aspect chevelu qu'on observe dans les avortements précoces. Elles s'implantent dans le tissu de la caduque, avec laquelle elles deviennent bientôt si solidement unies, qu'on ne peut les en séparer sans déchirure. D'abord elles sont dépourvues de vaisseaux, mais bientôt l'allantoïde, que nous avons déjà décrite, arrive sur la face interne du chorion, et s'étale sur toute son étendue. Chaque villosité reçoit alors une artère et une veine distinctes, qui fournissent une branche à chacune des subdivisions qu'elle comprend. Ces vaisseaux sont entourés d'une fine gaîne de l'allantoïde qui pénètre dans la villosité avec eux, et tapisse cette dernière en prenant le nom d'*endo-chorion* que lui ont donné quelques auteurs ; la membrane externe de la villosité, dérivée du feuillet séreux du blastoderme, prend celui d'*exo-chorion*. L'artère et la veine sont juxtaposées dans le centre de la villosité, et s'anastomosent à son extrémité ; chaque villosité possède ainsi une circulation distincte.

Aussitôt que l'union de l'allantoïde avec le chorion a été opérée, les villosités grossissent rapidement, fournissent des branches qui, à leur tour, se subdivisent en branches secondaires et finissent par constituer des prolongements semblables à des racines très-compliquées. Dans les premiers mois de la gestation on en trouve sur la surface entière de l'œuf. A mesure que la grossesse avance, celles qui sont en contact avec la caduque réfléchie se rident et disparaissent, ne participant plus à la nutrition de l'œuf. Le chorion et la caduque se trouvent ainsi en contact immédiat, unis l'un à l'autre par des fragments éreux, qui, à l'examen microscopique, sont reconnus, même jusqu'à la fin de la grossesse, comme des villosités atrophiées. Un certain nombre de villosités, c'est-à-dire celles qui sont en contact avec la caduque sérotine, au lieu de s'atrophier, prennent un développement considérable et constituent l'organe chargé de nourrir le fœtus, le *placenta*.

Cet organe important sert à alimenter le fœtus et à oxygéner son sang ; de son intégrité dépend la vie du fœtus. On le rencontre chez tous les mammifères, mais avec des différences de forme et de constitution selon les espèces. Ainsi, chez la truie, la jument et les cétacés, il est étalé dans la cavité utérine tout entière. Chez les ruminants, il est divisé en petites masses distinctes, répandues çà et là sur les parois utérines ; chez les carnivores et l'éléphant, il forme une zone ou ceinture autour de la cavité de l'utérus. Dans l'espèce humaine, c'est une masse circulaire, greffée généralement sur un point de l'utérus près de l'orifice des trompes, mais qui peut être placée en n'importe quel point de la cavité, même sur l'orifice interne du col. Après son expulsion avec les membranes qui sont attachées à lui, comme l'ouverture de ces dernières correspond à l'orifice du col, nous pouvons déterminer à peu près exactement quelle était la situation du placenta dans l'utérus. La surface maternelle du placenta est quelque peu convexe, la surface fœtale est concave ; son volume varie beaucoup dans les différents cas, et il est ordinairement, mais pas toujours, proportionné à la grosseur de l'enfant. Son diamètre moyen est de 15 à 20 centimètres, son poids de 5 à 600 grammes ; dans des cas exceptionnels il a pu peser plusieurs livres. Les formes anormales ne sont pas très-rares. Ainsi, on a vu le placenta divisé en deux parties distinctes, et cette forme est habituelle chez certaines espèces de singes, au dire du professeur Turner. Il peut aussi exister autour de la masse centrale de petits placentas supplémentaires (placentæ succentariæ). Ces variétés dans la forme n'ont d'importance qu'au point de vue des risques qui peuvent en résulter, si une portion du placenta se détache, et restant dans l'utérus après la délivrance, provoque la septicé-

Du placenta.

Forme du placenta
chez les animaux.

Forme du placenta
humain.

mie ou une hémorrhagie secondaire. Les membranes fœtales recouvrent la surface fœtale toute entière du placenta, elles se réfléchissent sur ses bords de façon à tapisser la cavité utérine, et sont expulsées avec lui après l'accouchement. Elles le quittent aussi à l'insertion du cordon, auquel elles forment une gaîne. Le cordon est généralement inséré près du centre du placenta, et on peut voir les vaisseaux ombilicaux se divisant et s'irradiant de son insertion sur toute la surface placentaire fœtale.

Face maternelle. La face maternelle est rugueuse et parsemée de nombreux sillons qui sont plus facilement vus, en rendant à cette surface la convexité qu'elle a lorsqu'elle est appliquée sur l'utérus. Un examen attentif démontre qu'une membrane délicate recouvre la surface maternelle toute entière, relie entre eux les sillons, et s'enfonce dans leurs intervalles. C'est le feuillet celluleux de la caduque sérotine qui est arraché et expulsé avec le placenta, tandis que le feuillet profond reste attaché à l'utérus. On voit à sa surface nombre de petites ouvertures qui sont les orifices des veines de l'utérus, qui ont été rompues, et aussi quelques orifices d'artères qui après des sinuosités s'ouvrent tout d'un coup dans le tissu de l'organe.

Structure. L'examen minutieux du tissu placentaire démontre qu'il est constitué par deux parties distinctes, l'une *fœtale* consistant en villosités du chorion largement hypertrophiées, avec leurs vaisseaux, qui charrient le sang du fœtus et le mettent en contact avec le sang maternel, pour lui communiquer les principes nécessaires à la nutrition du fœtus ; l'autre, *maternelle*, constituée par la caduque sérotine et les vaisseaux sanguins de la mère. Ces deux portions sont intimement unies chez la femme, de façon à ne former qu'un seul organe qui est expulsé après l'accouchement.

Ces faits primordiaux sont admis par tous, mais il existe encore bien des opinions diverses parmi les anatomistes, sur la disposition précise de ces parties. Dans les pages suivantes de cet ouvrage, je parlerai des théories les plus répandues, signalant brièvement les points controversés par les différents auteurs.

La portion fœtale du placenta est constituée essentiellement par les dernières ramifications des villosités choriales, que l'examen microscopique nous montre sous forme de digitations, semblables à des trèfles, naissant d'un tronc commun, sous des angles divers, absolument comme les rameaux d'une tige. On distingue, en dedans des parois transparentes des villosités, les tubes capillaires des vaisseaux qui y sont contenus, gorgés de sang, assez semblables à des anses de l'intestin grêle. Ces ca-

Portion fœtale du placenta.

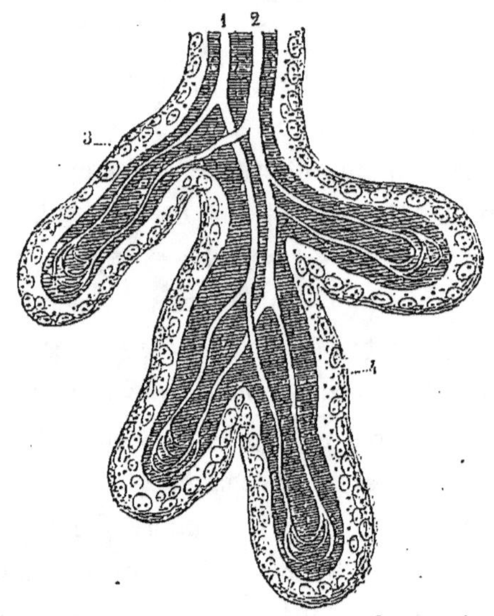

Fig. 55. — Villosité placentaire (vue avec un fort grossissement).
1, 2, vaisseaux placentaires formant des anses terminales. 3, chorion formant les parois externes de la villosité. 4, tissu enveloppant les vaisseaux.

pillaires sont les ramifications terminales des artères et des veines ombilicales, qui, après avoir gagné le placenta, se divisent et se subdivisent, jusqu'à ce qu'elles forment enfin un nombre considérable de petits vaisseaux capillaires, à convexité regardant du côté de la portion maternelle du placenta, chaque anse terminale étant contenue dans une des digitations des villosités choriales. Chaque branche artérielle est accompagnée par une veine correspondante qui s'unit avec elle pour former l'arcade terminale de l'anse (fig. 55). Le sang fœtal est charrié à travers ces branches artérielles jusque dans les villosités, où il se trouve en contact intime avec le sang de la mère, résultat des dispositions anatomiques que nous allons décrire. Mais les deux sangs ne se mélangent pas directement, comme le croyaient les anciens physiologistes. Il ne s'échappe en effet aucune goutte du sang maternel quand on coupe le cordon ombilical, et l'injection la plus fine, faite à travers les vaisseaux fœtaux, ne pénètre pas dans le système vasculaire maternel, et *vice versa*. Outre les anses terminales des vaisseaux ombilicaux, Farre et Schrœder Van der Kolk ont décrit un autre ordre de vaisseaux capillaires en rapport avec chaque villosité (fig. 56). Il consiste en un très-fin réseau couvrant chaque

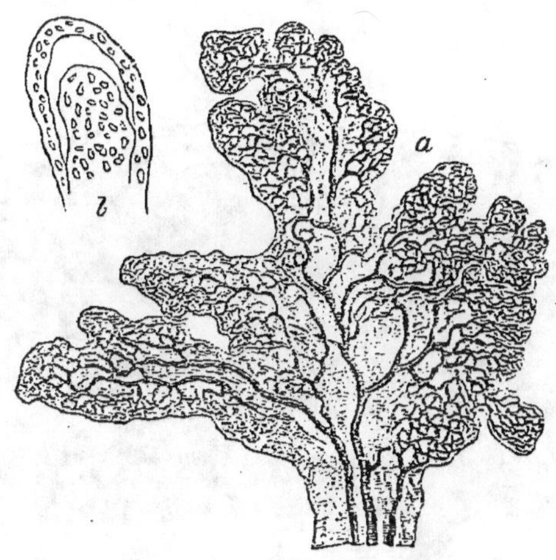

Fig. 56. — *a*, villosité terminale d'une houpe fœtale finement injectée. *b*, sa gaîne nucléaire non vasculaire (d'après Farre).

villosité, et tout différent en apparence des vaisseaux enroulés situés dans l'intérieur, les seuls qu'on ait généralement décrits. Le Dr Farre croit que ces vaisseaux n'existent que dans les premiers mois de la grossesse et qu'ils disparaissent à mesure qu'elle avance. Priestley [1] suppose que ce ne sont pas des vaisseaux, mais des lymphatiques, qui absorbent probablement la matière nutritive du sang maternel et la versent dans le système vasculaire fœtal. Toutefois l'existence de lymphatiques ou de nerfs dans le placenta n'a jamais été démontrée, et on croit qu'il n'en existe pas.

1. *The gravid uterus*, p. 52.

Ainsi qu'on la décrit généralement, la portion maternelle du placenta est constituée par de larges cavités, ou par une seule cavité très-ample qui contient le sang maternel et dans laquelle plongent les villosités du chorion (fig. 57). Les artères spiroïdes de l'utérus versent leur sang dans cette cavité par l'intermédiaire des sinus utérins. Les villosités du chorion se trouvent ainsi suspendues dans une poche remplie de sang maternel, qui pénètre librement entre elles et arrive à être mise en contact intime avec chaque villosité. Le Dr John Reid croyait

Portion maternelle du placenta. Théorie de Reid.

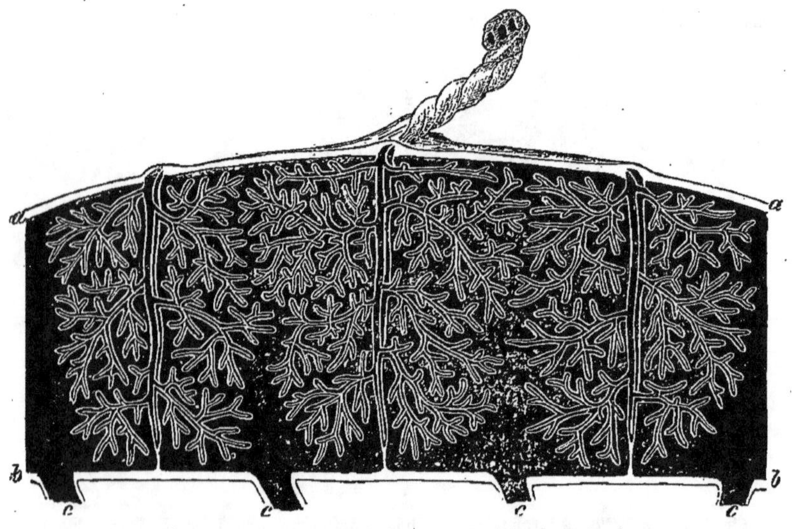

Fig. 57. — Coupe verticale du placenta (d'après Dalton).
a, a, chorion. *b, b,* caduque. *c, c, c, c,* orifices des sinus utérins.

que la paroi interne seulement des vaisseaux maternels s'enfonçait dans le tissu placentaire pour former la poche dont nous parlons. Les villosités y feraient saillie en poussant devant elles la membrane qui forme la paroi limitante des sinus placentaires, chacune d'elles en recevrait ainsi une enveloppe, tout à fait comme les doigts de la main sont recouverts par un gant (fig. 58).

Schrœder Van der Kolk et Goodsir supposèrent que non seulement les vaisseaux sanguins maternels s'enfoncent dans le tissu du placenta, mais aussi la caduque elle-même qui accompagnerait les vaisseaux; en se prolongeant par-dessus

Théorie de Goodsir.

chaque villosité, la caduque la sépare de la membrane limitant les sinus maternels. Chaque villosité serait ainsi recouverte de deux feuillets de tissu léger : l'un, la paroi interne des vaisseaux sanguins maternels; l'autre, les cellules épithéliales de la caduque.

Théorie de Turner.

Turner, dont les remarquables recherches sur l'anatomie comparée du placenta, ont jeté une vive lumière sur sa structure, dit que les placentas de tous les animaux se rapprochent du même type fondamental [1], la *portion fœtale* consistant en une membrane vasculaire, lisse, aplanie, recouverte d'épithélium pavimenteux qui est en contact avec la *portion maternelle*, constituée par une membrane vasculaire lisse, aplanie, recouverte d'épithélium cylindrique.

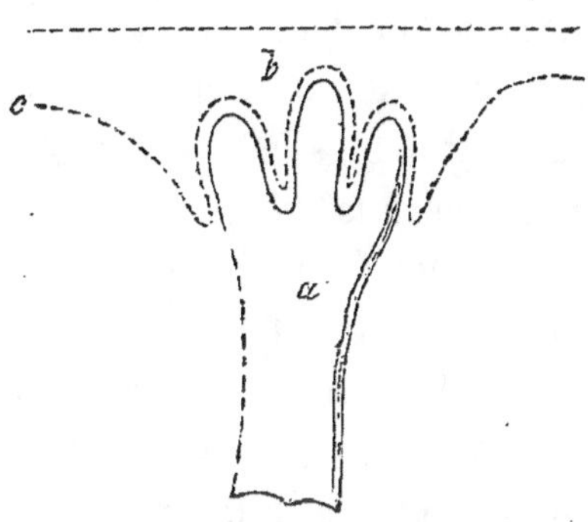

Fig. 58. — Diagramme représentant le mode selon lequel la villosité placentaire est enveloppée par le système vasculaire de la mère (d'après Priestley).

a, villosité avec trois digitations terminales faisant saillie dans *b*, la cavité du vaisseau maternel.

Les capillaires fœtaux ne sont séparés des capillaires maternels que par deux couches juxtaposées d'épithélium. Chez certaines espèces, les placentas s'écartent plus ou moins de la forme générale. Dans le placenta humain, les vaisseaux maternels ont perdu leur forme cylindrique normale et se sont dilatés en sinus placentaires communiquant librement entre eux, sinus qui, en réalité, sont les capillaires maternels énormément développés, et dont les parois ont été assez distendues et amincies pour ne plus ressembler à une enveloppe distincte des vaisseaux. Chaque villosité choriale du fœtus qui plonge dans ces sinus est

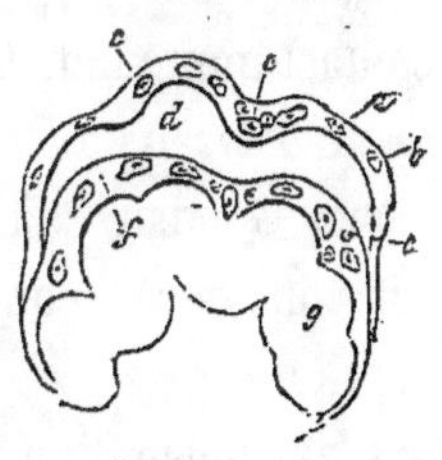

Fig. 59. — Extrémité d'une villosité placentaire (d'après Goodsir).

a, enveloppe externe de la villosité. *b*, cellules externes de la villosité dérivées de la caduque. *c, c*, nucléoles. *d*, espace entre les portions maternelle et fœtale de la villosité. *e*, son feuillet interne. *f*, ses cellules internes. *g*, une anse des vaisseaux ombilicaux.

1. *Introduction to human Anatomy*, part. II.

recouverte d'une couche de cellules, distinctes de celles qui constituent le feuillet épithélial de la villosité et aisément séparables. Elles sont d'origine maternelle et ont pris naissance dans la caduque, qui envoie des prolongements de son tissu dans le placenta. Turner pense que ces cellules constituent un épithélium sécrétant qui sépare du sang maternel les matériaux nutritifs du fœtus, absorbés par les villosités choriales.

Une théorie qui ne s'écarte pas trop de celle de Turner a été émise récemment par le professeur Ercolani, de Bologne. Il soutient que la portion maternelle du placenta est une nouvelle formation, mais de nature strictement glandulaire, sans aucun vaisseau. Elle est formée, dit-il, par le tissu connectif sous-muqueux de la caduque sérotine, s'enfonce dans le placenta et constitue une gaîne à chaque villosité choriale, qu'elle sépare du sang maternel. Il décrit ce nouveau tissu glandulaire comme sécrétant un liquide qu'il appelle « lait utérin » et qui est absorbé par les villosités choriales, absolument comme le lait de la mère est absorbé par les villosités de l'intestin. C'est avec ce liquide seul que les villosités choriales sont en contact immédiat. La gaîne ainsi formée autour de chaque villosité est sans aucun doute analogue au feuillet cellulaire que décrit Goodsir comme enveloppant chaque villosité ; mais elle est considérée comme un tissu nouveau formé après la conception.

L'existence d'un système de sinus maternels dans le placenta n'est pas admise par certains anatomistes éminents dont les vues sont dignes d'attention. Nous citerons en première ligne le Dr Braxton Hicks [1], qui a écrit dans ces derniers temps un excellent mémoire sur ce sujet. Il n'est pas prouvé pour lui que le sang maternel soit versé dans une cavité où flottent les villosités choriales ; il croit au contraire que les artères spiroïdes, au lieu de pénétrer dans cette partie du placenta qu'on appelle maternelle, se terminent dans la caduque sérotine. Les villosités choriales hypertrophiées du placenta sont solidement

1. *Obst. Trans.*, vol. 14.

attachées à la surface de la caduque, où sont greffées leurs extrémités. La ligne de jonction entre la caduque réfléchie et la caduque sérotine constitue un bord circulaire très marqué et limite le placenta. La disposition de la portion fœtale du placenta, d'après cette théorie, est à peu près semblable à celle qu'on décrit généralement, mais les villosités ne sont plus enveloppées de sang maternel, et il n'y a rien entre ces parties, si ce n'est une petite quantité de liquide séreux. L'échange du sang fœtal se fait par endosmose, et Hicks admet que les follicules de la caduque peuvent sécréter un liquide qui est versé dans les interstices des villosités et que celles-ci absorbent.

Fonctions du placenta.

On voit que les anatomistes les plus recommandables ne sont pas tout à fait d'accord sur ces points capitaux de l'histologie placentaire ; de nouvelles recherches nous éclaireront sans doute davantage. Cependant les principales attributions de l'organe sont parfaitement définies. Pendant toute son existence, il remplit les fonctions importantes d'estomac et de poumons pour le fœtus. Quelle que soit l'opinion qu'on adopte sur la disposition des vaisseaux sanguins maternels, il est certain que le sang du fœtus est projeté, par les pulsations du cœur fœtal, dans les nombreuses villosités du chorion, où il est mis en relation intime avec le sang de la mère ; il se débarrasse de son acide carbonique, absorbe de l'oxygène et revient au fœtus, à travers les veines ombilicales, dans un état satisfaisant pour la circulation. Le mode de respiration est analogue chez le fœtus et chez les poissons, les villosités choriales représentant les branchies, le sang de la mère, l'eau dans laquelle elles flottent. La nutrition se fait aussi dans le placenta ; l'élément nutritif du fœtus est emprunté par absorption à travers les villosités choriales. Il sert probablement aussi d'émonctoire aux produits excrémentitiels du fœtus. Picard a trouvé dans le sang du placenta une plus grande quantité d'urée que dans les autres parties du corps, cette urée venait sans doute du fœtus. Claude Bernard lui attribue aussi la fonction glycogène, supposant qu'il prend la place du foie, jusqu'à ce que cet organe soit suffisamment développé.

Enfin le caractère temporaire du placenta est démontré par certaines modifications de dégénérescence, qui surviennent en vue de son expulsion. Ce sont surtout des dépôts calcaires sur la surface utérine, une dégénérescence graisseuse des villosités, et du feuillet de la caduque situé entre le placenta et l'utérus. Si cette dégénérescence est excessive, comme on le voit assez fréquemment, le fœtus peut mourir, privé d'une quantité suffisante de villosités saines à travers lesquelles sa respiration et sa nutrition puissent s'opérer.

Le *cordon ombilical* est le canal de communication entre le fœtus et le placenta ; du côté du fœtus il est attaché à l'ombilic ; d'autre part, il s'insère généralement près du centre du placenta, mais quelquefois à l'un des bords, comme dans les placentas en raquette. Sa longueur varie beaucoup : il mesure en moyenne de 45 à 60 centimètres ; dans des cas exceptionnels, il avait 1 m. 25 et même 1 m. 60, tandis que dans d'autres il n'avait que 12 à 15 centimètres.

Lorsqu'il est tout à fait formé, il consiste en une paroi externe membraneuse, venant de l'amnios, deux artères ombilicales, une veine ombilicale, et une quantité considérable de matière gélatineuse transparente, enveloppant les vaisseaux, appelée « gélatine de Wharton » ; elle est contenue dans un mince réseau de fibres et formée par le tissu de l'allantoïde. Au début de la grossesse, outre ces éléments, le cordon contient le pédicule de la vésicule ombilicale avec les vaisseaux omphalo-mésentériques qui s'y ramifient, et deux veines ombilicales dont l'une s'atrophie bientôt et disparaît. Quelques auteurs lui ont décrit des nerfs et des lymphatiques, mais leur existence n'est pas démontrée d'une façon satisfaisante. Les vaisseaux du cordon sont droits au début de leur trajet ; mais bientôt ils se tordent sur eux-mêmes, les artères étant extérieures à la veine, et neuf fois sur dix la torsion étant de gauche à droite. On a donné bien des explications de cette particularité, mais aucune n'est tout à fait convaincante. Tyler Smith l'attribue aux mouvements du fœtus qui tordent le cordon, son attache au placenta étant fixe. Mais ceci n'expliquerait pas la direction de la torsion. John Simpson l'attribue à une plus grande pression du sang à travers l'artère hypogastrique droite, ce vaisseau ayant un rapport plus direct avec l'aorte que celui du côté gauche. Les artères ombilicales ne fournissent aucune branche dans le cordon; la veine ne contient pas de valvules [1], et on ne peut découvrir de vasa vasorum dans leurs parois, après qu'elles ont laissé l'ombilic. Les artères ombilicales deviennent plus volumineuses après être sorties du cordon pour se diviser à la surface du placenta.

C'est le seul exemple dans l'économie tout entière où l'on voie des artères plus larges près de leur point de terminaison qu'à leur origine, et le but de cette disposition est probablement de ralentir le courant sanguin dans le placenta. Le trajet tortueux de la veine compense probablement l'absence des valvules et ralentit la marche du sang dans son intérieur. On observe assez fréquemment dans le cordon des nœuds parfaitement distincts. Mais il est rare qu'ils apportent quelque trouble à la circulation du sang. Ils se forment sans aucun doute lorsque le fœtus est très-petit. Ils peuvent aussi quelquefois se produire pendant le travail si l'enfant est poussé à travers une anse du cordon placée circulairement autour de l'orifice du col. Ceux auxquels on a donné le nom de « faux nœuds » sont surtout des nodosités accidentelles dues à un élargissement local des vaisseaux.

1. Voir, *Archives de Physiologie* (septembre 1872), un article de M. Berger qui a étudié ce point, et admet, après Hyrtl, l'existence de valvules. (*Trad.*)

CHAPITRE II

ANATOMIE ET PHYSIOLOGIE DU FŒTUS

Il est évidemment impossible d'entreprendre une étude approfondie du développement des différents organes fœtaux pendant la vie intra-utérine. Ce serait dépasser le but de cet ouvrage, et entrer dans des détails qui ne trouvent leur place que dans un traité d'embryologie. Il est indispensable, toutefois, que le praticien puisse déterminer approximativement l'âge d'un fœtus à la suite d'un avortement ou d'un travail prématuré ; et, dans ce but, je décrirai brièvement la physionomie du fœtus aux différentes époques de son développement.

Premier mois. — Le fœtus, pendant le premier mois de la grossesse, est une petite masse gélatineuse et demi-transparente, non organisée, et où l'on ne voit ni tête ni extrémités. On le retrouve rarement dans les avortements, parce qu'il est perdu au milieu des caillots sanguins qui l'enveloppent. Dans quelques cas où on l'a examiné avec attention, il ne paraissait pas mesurer plus de 2 millimètres de longueur. Il est cependant déjà enveloppé par l'amnios, et le pédicule de la vésicule ombilicale peut être découvert dans la cavité abdominale entr'ouverte.

Deuxième mois. — L'embryon devient plus apparent ; il est recourbé sur lui-même, pèse environ 3 grammes, et mesure de 12 à 16 millimètres de longueur. La tête et les extrémités sont parfaitement visibles, celles-ci semblables à des projections rudimentaires du corps. Les yeux ressemblent à de petites taches noires de chaque côté de la tête.

La colonne vertébrale est divisée en vertèbres distinctes. Le fœtus a son système circulatoire indépendant qui commence à se former, le cœur constitué seulement par un ventricule et une oreillette, l'aorte et les artères pulmonaires naissant toutes du premier. De chaque côté de la colonne vertébrale, allant du cœur au bassin, sont situés deux organes glandulaires, les *corps de Wolf;* constitués par une série de tubes enroulés, ils s'ouvrent dans un canal excréteur commun, qui court le long de leur bord externe et s'unit en bas au cloaque des organes génito-urinaires et digestifs. Ils paraissent fonctionner comme des glandes sécrétoires et remplissent le rôle des reins avant que ceux-ci soient formés. Vers la fin du second mois, ils s'atrophient et disparaissent, et on en retrouve la trace chez le fœtus à terme dans le parovarium, situé entre les replis des ligaments larges. A cette époque de son développement, on rencontre dans l'embryon humain, comme dans celui de tous les mammifères, quatre fissures transversales, s'ouvrant dans le pharynx; elles sont analogues aux branchies permanentes des poissons. Leur réseau vasculaire est également semblable, car l'aorte à cette époque fournit quatre branches de chaque côté, chacune de ces branches constituant une arcade branchiale; elles se réunissent ensuite toutes ensemble pour former l'aorte descendante. A la fin de la sixième semaine, les arcades disparaissent, comme les fissures auxquelles elles se distribuent. A la fin du second mois, les reins et les capsules surrénales sont formés, et le ventricule unique est divisé en deux, par le développement d'une membrane interventriculaire. Le cordon ombilical est tout à fait droit, et inséré à la partie inférieure de l'abdomen. Des centres d'ossification apparaissent au maxillaire inférieur et à la clavicule.

Troisième mois. — L'embryon pèse de 3 gr. 50 à 15 grammes et mesure de 6 centimètres à 7 centimètres 1/2 de longueur.

L'avant-bras est bien formé, et on distingue les traces des doigts. La main est grande relativement au reste du corps, et les yeux sont saillants. La vésicule ombilicale et l'allantoïde ont disparu; la plus grande partie des villosités choriales est atrophiée, et le placenta distinctement constitué.

Quatrième mois. — Le poids du fœtus est de 100 à 150 grammes et sa longueur d'environ 15 centimètres. Les circonvolutions cérébrales commencent à se développer. Les muscles sont suffisamment formés pour produire des mouvements distincts dans les membres. L'ossification s'étend, elle est appréciable à l'occiput, au frontal et aux apophyses mastoïdes. Les organes sexuels peuvent être différenciés.

Cinquième mois. — Le poids est d'environ 300 grammes, la longueur de 22 à 25 centimètres. On voit des cheveux recouvrir la tête, qui constitue environ le tiers de la longueur du fœtus tout entier. Les ongles commencent à se former; l'ossification a débuté dans l'ischion.

Sixième mois. — Poids d'environ 450 grammes. Longueur de 27 à 30 centimètres. Les cheveux sont plus foncés. Les paupières sont closes; la membrane pupillaire existe. Les cils sont visibles. Il y a un peu de graisse sous la peau. Les testicules sont dans la cavité abdominale. Le clitoris est proéminent. Les os du bassin commencent à s'ossifier.

Septième mois. — Poids de 1400 à 1900 grammes; longueur de 32 à 36 centimètres. La peau est recouverte d'une matière onctueuse, sébacée, et il y a une plus grande quantité de graisse sous les téguments. Les paupières sont ouvertes. Les testicules sont descendus dans le scrotum.

Huitième mois. — Poids de 1800 à 2300 grammes. Longueur de 40 à 45 centimètres; le fœtus paraît alors augmenter plutôt en grosseur qu'en longueur. Les ongles sont tout à fait développés. La membrane pupillaire a disparu.

Au terme de la grossesse, le fœtus pèse en moyenne 3 kil. et mesure environ 50 centimètres de longueur. Ces moyennes sont toutefois sujettes à des variations considérables. Les au-

Fœtus à terme.

teurs rapportent des faits extraordinaires qui ont probablement été beaucoup exagérés, en ce qui concerne le fœtus.
Sur 3000 enfants que Cazeaux a vus naître dans différents hôpitaux, un seul pesait 9 livres. Certainement on peut croire qu'il
est né des fœtus pesant davantage, mais ce sont des faits beaucoup plus exceptionnels qu'on ne le suppose. Le Dr Ramsbotham parle d'un fœtus pesant 16 livres, et Cazeaux dit qu'il
employa la version pour en extraire un de 18 livres, mesurant
64 centimètres. De tels enfants sont presque invariablement
mort-nés. D'un autre côté, des enfants sont nés à terme et ont
vécu sans peser plus de 5 livres. La grosseur moyenne des
garçons au moment de la naissance, de même que pendant
toute la vie, est plus forte que celle des filles. Ainsi, Simpson [1]
a trouvé sur 100 observations que les garçons pesaient en
moyenne 250 grammes de plus que les filles, et mesuraient un
centimètre de plus de longueur. Un enfant nouveau-né, à terme,
est généralement couvert d'une couche plus ou moins étendue
de matière grasse, onctueuse, le *vernix caseosa*, formée par des
écailles épithéliales et la sécrétion des glandes sébacées ; elle
paraît favoriser le travail, en lubrifiant les surfaces fœtales. La
tête est généralement couverte de cheveux foncés qui tombent
presque toujours ou changent de couleur peu de temps après
la naissance. Le Dr Wiltshire [2] a attiré l'attention sur une observation d'autrefois : c'est que les yeux des nouveau-nés ont tous
une couleur foncée gris d'acier, et qu'ils n'acquièrent leur teinte
permanente que quelque temps après la naissance. Le cordon
ombilical est inséré un peu plus bas que le centre du corps.

De la tête fœtale. Au point de vue obstétrical, la partie fœtale la plus importante, c'est la tête ; elle réclame une étude distincte, parce que
c'est elle qui se présente généralement la première, et que la
facilité du travail dépend de son accommodation aux parties de
la mère.

La particularité anatomique qui nous intéresse au plus haut

1. *Selected obst. Works*, p. 327.
2. *Lancet*, february 11, 1871.

point dans la tête d'un fœtus à terme, c'est que les os du crâne, et surtout du vertex, — qui dans l'immense majorité des cas se présente le premier pour franchir le bassin, — ne sont pas solidement ossifiés comme chez l'adulte, mais sont reliés lâchement entre eux par une membrane ou un cartilage. Il en résulte que le crâne est susceptible d'être façonné et altéré dans sa forme selon la plus ou moins grande pression à laquelle il est soumis; et son passage à travers le bassin s'en trouve. facilité. Toutefois ceci concerne surtout les os du crâne proprement dit, car ceux de la face et de la base du crâne sont soli· dement articulés. Heureusement, car la structure délicate de la base du cerveau se trouve ainsi à l'abri des pressions, et les changements de forme que subit le crâne pendant le travail n'intéressent que sa portion supérieure, contenant les parties cérébrales les moins sensibles aux accidents. Les espaces entre les os du crâne ont une grande importance obstétricale, parce qu'ils nous servent à diagnostiquer la position de la tête pendant le travail; aussi l'accoucheur doit-il en avoir une connaissance exacte.

Nous les appelons *sutures* et *fontanelles* : les premières sont les lignes de jonction entre les différents os, elles leur permettent de chevaucher plus ou moins les uns sur les autres pendant le travail; les secondes sont les espaces membraneux qui se trouvent aux divers points de jonction des sutures.

Les principales sutures sont : 1° la suture *sagittale*, qui sépare les deux os pariétaux et s'étend longitudinalement en arrière le long du *vertex* de la tête; 2° la suture *frontale*, qui continue la *sagittale*, séparant les deux moitiés de l'os frontal, qui à cette époque sont encore distinctes; 3° la suture *coronale*, qui sépare le frontal des pariétaux, allant de la portion écailleuse du temporal jusqu'à un point correspondant du côté opposé; 4° la suture *lambdoïde*, ainsi nommée de sa ressemblance à la lettre grecque Λ, qui sépare l'os occipital des pariétaux de chaque côté. Les fontanelles sont les espaces membraneux où se réunissent ces sutures. *L'antérieure*, la plus large des deux, a la forme d'un losange, et est constituée par la réunion des sutures frontale, sagittale et coronale. Il est bon de noter qu'elle est formée par quatre lignes et quatre angles, dont l'antérieur, qui se continue avec la suture frontale, est le plus allongé et très-bien marqué.

La fontanelle *postérieure* est formée par l'union de la suture sagittale avec les deux branches de la suture lambdoïde. Elle est triangulaire avec trois lignes et trois angles, beaucoup plus petite que la fontanelle antérieure, et en forme de dépression dans laquelle peut entrer l'extrémité du doigt; tandis que l'autre est une cavité aussi large qu'une pièce de un franc et même davantage. Comme la fontanelle

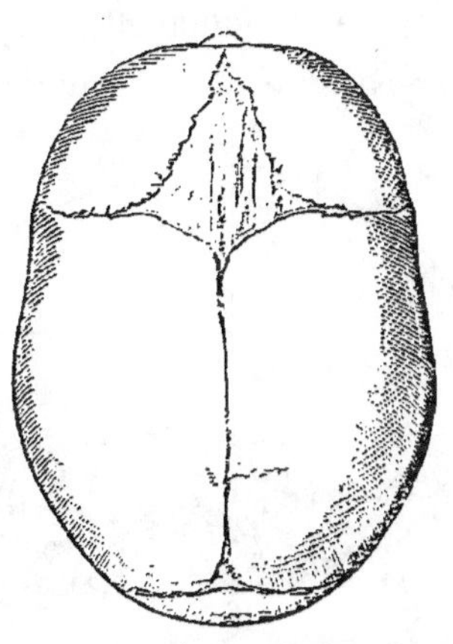

Fig. 60. — Fontanelles antérieure et postérieure.

postérieure est ordinairement la plus basse et la plus accessible pendant le travail, il est important de se familiariser avec elle, et on ne doit perdre aucune occasion de rechercher la sensation qu'elle produit sous le doigt, en étudiant la tête d'un enfant nouveau-né.

Diamètres. Si l'on veut bien comprendre le mécanisme du travail, on doit connaître les dimensions de la tête fœtale, comparées à celles de la cavité par laquelle elle doit passer. On prend ces mesures de points correspondants opposés les uns aux autres, et on les appelle les

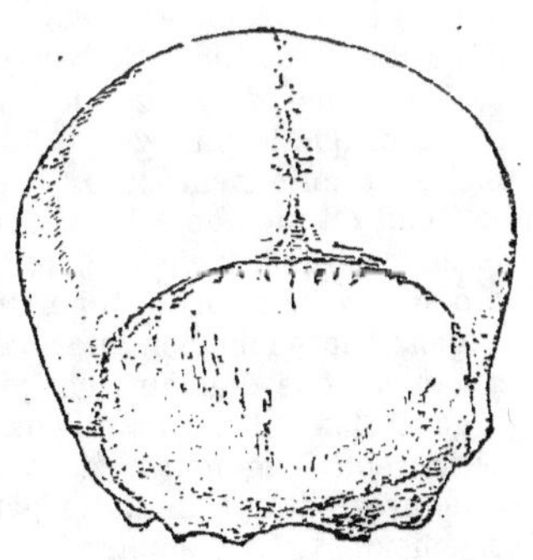

Fig. 61. — Diamètre bi-pariétal, sutures sagittale et lambdoïde avec la fontanelle postérieure.

diamètres du crâne. Les plus importants sont : 1° le diamètre *occipito-mentonnier*, allant de la protubérance occipitale à l'extrémité du menton, 13 c. à 13 c. 1/2; 2° l'*occipito-frontal*, de l'occiput à la partie moyenne du front, 11 c. 1/2 à 12 c. 1/2;

3o le *sous-occipito-bregmatique*, d'un point moyen entre la protubérance occipitale et le bord du grand trou occipital au centre de la fontanelle antérieure, 8 c. 1/2 ; 4° le *cervico-bregmatique*, du bord antérieur du grand trou occipital au centre de la fontanelle antérieure, 9 cent. ; 5° le *transverse* ou *bi-pariétal*, d'une protubérance pariétale à l'autre, 9 cent.

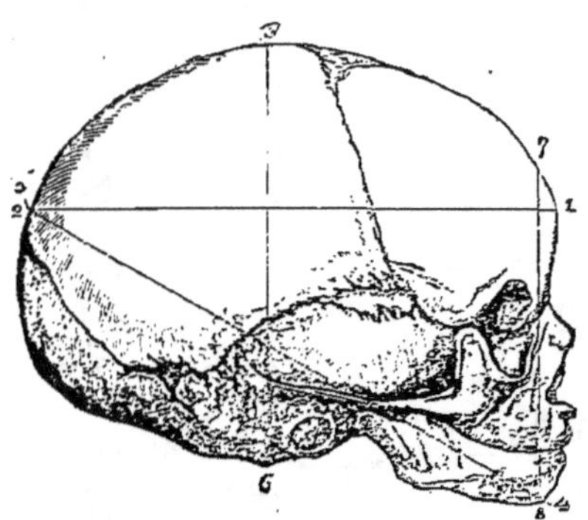

Fig. 62. — 1 et 2, diamètre occipito-frontal. 3 et 4, diamètre occipito-mentonnier. 5 et 6, diamètre cervico-bregmatique. 7 et 8, diamètre fronto-mentonnier.

à 10 cent. ; 6° le *bi-temporal*, d'une oreille à l'autre, 8 c. 1/2 ; 7° le *fronto-mentonnier*, du sommet du front au menton, 8 c. [1].

La longueur de ces différents diamètres diffère considérablement selon les auteurs, et cela s'explique parce qu'on ne les a pas toujours mesurés au même moment : les uns, immédiatement après la naissance lorsque la tête était encore déformée par les pressions qu'elle avait subies ; les autres, ayant négligé ces déformations qu'elle avait subies ; les autres, ayant négligé ces défor-

1. Les diamètres de la tête fœtale ont été étudiés par Budin dans sa thèse (*De la tête du fœtus au point de vue de l'obstétrique*, Paris, 1876). Il a montré que le plus grand diamètre antéro-postérieur n'était pas le diamètre occipito-mentonnier, mais un diamètre sus-occipito-mentonnier qui s'étend du menton à la suture sagittale et se termine en un lieu qui varie entre la pointe de l'occiput et la fontanelle antérieure ; il a donné à ce diamètre le nom de diamètre *maximum*. Budin a en outre prouvé que, dans l'accouchement normal par le sommet, le diamètre occipito-mentonnier et le diamètre occipito-frontal, contrairement à ce que l'on croit généralement, au lieu d'augmenter, diminuent. Le diamètre antéro-postérieur qui augmente est le diamètre maximum. Le diamètre sous-occipito-bregmatique diminue parfois d'une façon considérable pendant l'accouchement. Le diamètre bi-temporal diminue aussi pendant l'expulsion du fœtus. Enfin, le diamètre bi-pariétal n'est pas, comme on le dit, le diamètre qui se réduit le plus ; c'est le diamètre qui se réduit le moins. Ces faits, ce mécanisme passif subi par la tête du fœtus s'expliquent par l'existence des fontanelles, par la situation des diverses sutures, par la disposition et la structure des os qui concourent à former la voûte du crâne, en particulier : 1° par l'existence d'une *charnière fibro-cartilagineuse*, qui, au moment de la naissance, réunit la portion écailleuse de l'occipital à la portion basilaire ; 2° par la grande dépressibilité de l'extrémité libre du frontal ; 3° par la souplesse et parfois l'ossification incomplète du bord interne et sagittal des deux pariétaux. (*Trad.*)

mations, ou ne les ayant mesurées qu'après que la tête avait
repris sa forme normale. Les dimensions que nous donnons
ci-dessus peuvent être prises comme les moyennes d'une tête
bien conformée, et on doit observer que les deux premières
sont très-modifiées pendant le travail. Le degré de compression et d'amoindrissement que peut supporter la tête, sans
que l'enfant en souffre, n'est pas connu d'une façon certaine,
mais il est sans aucun doute considérable. Le docteur Barnes [1]
rapporte quelques exemples curieux des déformations énormes
que peut subir la tête du fœtus pendant un travail prolongé; il
a démontré par des tracés de la forme de la tête, pris immédiatement après l'accouchement, que les diamètres occipito-mentonnier et occipito-frontal peuvent, pendant un travail laborieux, s'allonger de plus d'un pouce, tandis qu'une compression
latérale peut ramener le diamètre bi-pariétal à la même longueur que l'inter-auriculaire. La tête fœtale est mobile sur la
colonne vertébrale dans une étendue d'un quart de cercle, et il
est probable que la souplesse des ligaments lui permet des mouvements circulaires beaucoup plus étendus que chez l'adulte.

En prenant la moyenne d'un grand nombre de mensurations,
on trouve que la tête des garçons est plus forte et plus solidement ossifiée que celle des filles ; chez les premiers, elle
mesure environ 12 millimètres de plus de circonférence. Sir
James Simpson attache une grande importance à ce fait, et il
croit qu'il suffit pour expliquer la plus grande proportion d'enfants mort-nés chez les garçons que chez les filles, aussi bien
que la plus grande difficulté du travail et l'augmentation de
la mortalité de la mère dans les naissances d'enfants mâles.
Il a publié sur ce sujet un mémoire connu qui a donné lieu à
beaucoup de controverses et qui est plein de détails intéressants. L'influence qu'il attache au fœtus est telle que, d'après
ses calculs, de 1834 à 1837, il est mort dans la Grande-Bretagne, par suite des plus grandes dimensions de la tête fœtale

---

1. *Obst. Trans.*, vol. VII.

chez les garçons que chez les filles, environ 50,000 individus, dont 46 ou 47,000 enfants et 3 ou 4,000 femmes en couche [1]. Il est probable que la race et d'autres conditions, telles que la civilisation et la culture intellectuelle, ont une influence considérable sur la grosseur du crâne du fœtus; mais nous n'avons aucune donnée positive pour émettre une opinion précise sur ce point.

Dans la très-grande majorité des cas, le fœtus est placé dans l'utérus la tête en bas, et de telle façon qu'il s'adapte le mieux possible à la cavité qui le contient. La cavité utérine est plus vaste au fond et plus étroite au col; or, la partie la plus volumineuse du fœtus étant le siège, c'est elle qui se trouve ordinairement dans l'endroit de la cavité le mieux préparé pour la recevoir. Les différentes parties fœtales sont ensuite placées de façon à tenir le moins de place possible. Le corps est ployé de telle sorte que l'épine dorsale présente une courbure à convexité externe, qui existe à partir de la première période de son développement; le menton est fléchi sur le sternum et les bras appliqués ensemble sur le devant de la poitrine; les jambes sont fléchies sur les cuisses, et celles-ci relevées sur l'abdomen, les pieds fléchis sur la jambe, le talon plus bas que les orteils; le cordon ombilical est généralement placé à l'abri de toute compression dans l'espace situé entre les bras et les cuisses. Mais cette attitude peut varier encore assez souvent, sans provoquer aucune complication. Bien que les présentations du sommet soient de beaucoup les plus fréquentes (96 fois sur 100 en moyenne), les autres ne sont pas extrêmement rares; c'est le siège qui se présente le plus souvent après le crâne, et là encore le plus long diamètre de l'enfant est dans le sens du plus long diamètre de la cavité utérine; puis quelques variétés transversales, dans lesquelles le grand diamètre du fœtus est un peu oblique sur l'utérus et ne correspond pas à son axe longitudinal.

Position du fœtus dans l'utérus.

1. *Selected obst. Works*, p. 363.

Changements de position du fœtus pendant la grossesse.

On a cru pendant longtemps que la présentation de la tête n'était acquise que vers la fin de la grossesse, et on pensait qu'elle se produisait sous l'influence d'un mouvement subit du fœtus, connu sous le nom de *culbute*. On sait maintenant que, dans la grande majorité des cas, la tête est en bas pendant toute la dernière période de la grossesse, bien que les changements de position soient plus communs qu'on ne le pense généralement ; en outre, les présentations d'une partie autre que la tête sont plus fréquentes dans les accouchements prématurés qu'à terme. En ce qui concerne ce fait, Churchill dit que dans un accouchement à 7 mois la tête se présente seulement 83 fois sur 100 lorsque l'enfant est vivant ; et que, s'il est mort-né, 53 fois sur 100 au moins, la présentation est anormale. La fréquence avec laquelle le fœtus change de position avant l'accouchement a été l'objet de recherches nombreuses de la part des accoucheurs allemands ; et il est facile de s'assurer du fait par l'examen. Valenta [1] a trouvé que, chez 1,000 femmes soigneusement et souvent examinées, 58 fois sur 100 la présentation n'a pas changé dans les derniers mois de la grossesse ; mais 42 fois sur 100 il a pu trouver un changement. Ces changements parurent plus fréquents chez les multipares, et avec tendance à remplacer une mauvaise présentation par une bonne. Ainsi, les présentations transversales se changèrent souvent en longitudinales, mais les présentations du siège rarement en présentations de la tête. La facilité avec laquelle s'opèrent ces changements tient sans aucun doute presque toujours au relâchement des parois utérines et à la grande quantité de liquide amniotique ; ce sont là les deux causes qui permettent au fœtus de se mouvoir librement dans la matrice.

Recherche de la position du fœtus par le palper abdominal.

Les ouvrages d'obstétrique parlent peu, en général, de la facilité avec laquelle on peut déterminer la position du fœtus dans l'utérus par la palpation abdominale ; cependant, avec un peu de pratique, il est aisé d'y parvenir. Nous pouvons, par ce

1. *Mon. f. Geburt*, 1866.

moyen, obtenir des informations importantes, et, dans quelques
circonstances favorables, modifier une présentation vicieuse
avant que le travail n'ait commencé. Pour procéder à cet
examen, la femme doit être couchée près du bord de son lit,
les épaules un peu élevées et l'abdomen découvert. On cherche
d'abord si l'axe longitudinal de la tumeur utérine correspond
à celui du ventre de la mère; s'il en est ainsi; la présentation
doit être ou de la tête ou du siège. En appuyant les mains sur
l'utérus (fig. 63), on éprouve, dans la plupart des cas, plus de
résistance d'un côté que de l'autre : c'est sur celui auquel cor-

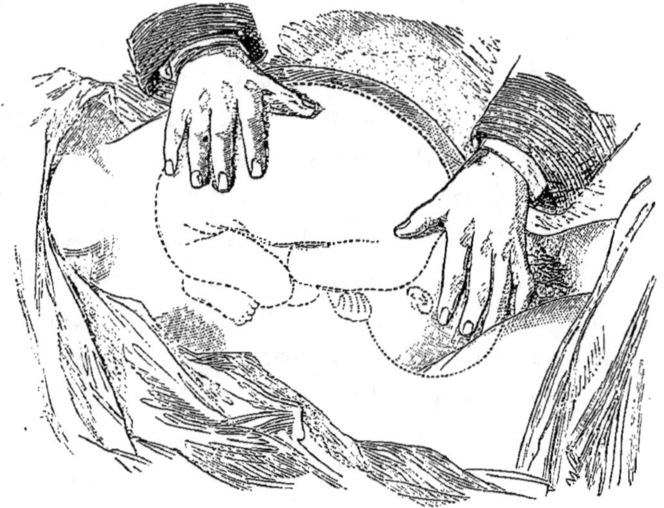

Fig. 63. — Manière de déterminer la position du fœtus par le palper.

respond le dos de l'enfant. Avec de petits coups secs sur le fond
de l'utérus, l'extrémité des doigts trouve généralement le siège
ou la tête, ce qui est encore plus facile quand le siège est en bas.
Si les parois utérines sont plus relâchées qu'à l'état normal,
il est possible de sentir les membres de l'enfant. Ces observations sont généralement contrôlées par l'auscultation; en effet,
dans les présentations de la tête, le cœur du fœtus bat au-dessous de l'ombilic, et au-dessus dans les présentations du siège.
La palpation nous renseigne encore davantage sur les présentations transversales. Ici, le grand axe du globe utérin ne

correspond plus au grand axe de l'abdomen de la mère; il le croise au contraire obliquement. La palpation fait sentir une tumeur arrondie, qui est la tête, dans une des fosses iliaques de la mère, et dans l'autre le siège, tandis que le maximum d'intensité des bruits du cœur est perçu du côté où se trouve la tête.

On a souvent discuté les causes de la présentation si fréquente de la tête. D'après la théorie la plus ancienne, si la tête repose sur le col de l'utérus, c'est une question de pesanteur. Dubois et Simpson, parmi d'autres autorités, ont contesté l'influence de cette cause; mais quelques accoucheurs la considèrent comme primordiale, entre autres le Dr Duncan, qui s'est fait l'avocat convaincu de cette opinion. Les objections élevées contre la théorie de la gravitation ont été tirées à la fois des résultats de l'expérience et de la fréquence des présentations anormales dans les accouchements prématurés, alors que l'action de la pesanteur ne pouvait être suspendue. Dubois a entrepris des expériences qui ont démontré que, en suspendant un fœtus dans l'eau, la pesanteur entraînait en bas non pas la tête, mais les épaules; et il a émis l'hypothèse que la position du fœtus est due à des mouvements instinctifs qui le poussent à se placer dans le sens qui l'adapte le mieux à la cavité. On doit observer toutefois qu'il est fort peu probable que le fœtus possède un semblable pouvoir. Simpson a proposé une théorie beaucoup plus acceptable. Il disait que la position du fœtus était due aux mouvements réflexes provoqués par les irritations physiques que reçoit sa surface cutanée, sous l'influence des changements de position de la mère, des contractions utérines et autres causes semblables. L'absence de ces mouvements dans les cas de mort du fœtus expliquerait suffisamment la fréquence des présentations anormales qu'on observe dans de semblables circonstances. L'objection sérieuse qu'on peut faire à cette théorie, acceptable d'ailleurs, c'est l'absence de la moindre preuve en faveur de ces mouvements réflexes étendus dans la cavité utérine. Le Dr Duncan a réfuté complètement les objections qu'on avait élevées contre l'influence de la pesanteur, et, quand il existe une explication si simple, il paraît tout à fait inutile d'aller en chercher d'autres ailleurs. Il a démontré que les expériences de Dubois ne donnent pas exactement l'état du fœtus dans la matrice, et que pendant la plus grande partie du jour, lorsque la femme est debout ou étendue sur le dos, le fœtus est oblique sur l'horizon sous un angle d'environ 30°. L'enfant, dans le premier cas, repose sur un plan incliné formé par la paroi antérieure de l'utérus et les parois abdominales; dans le second cas, par la

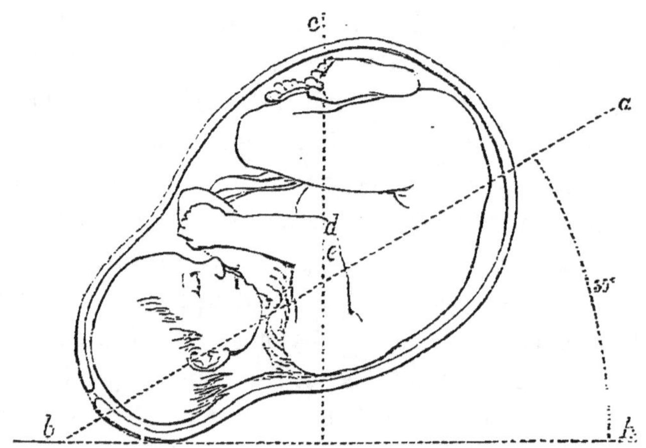

Fig. 64. — Diagramme montrant l'influence de la pesanteur sur le fœtus (Duncan). *a b*, ligne parallèle à l'axe de l'utérus gravide et du détroit supérieur. *c d e*, ligne perpendiculaire. *e*, centre de gravité du fœtus. *d*, centre de flottaison.

paroi postérieure de l'utérus et la colonne vertébrale. La pesanteur force le fœtus à glisser en bas sur ce plan incliné, et c'est seulement lorsque la femme repose sur le côté que le fœtus est placé horizontalement; dans ce cas, il n'est plus soumis au même degré à l'action de la pesanteur (fig. 64). La fréquence des présentations anormales dans le travail prématuré est expliquée par le Dr Duncan en partie par ce fait que la mort de l'enfant (elle précède en effet fréquemment le travail) déplace son centre de gravité, et en partie par la plus grande mobilité du fœtus et une quantité relativement plus considérable de liquide amniotique (fig. 65). L'influence de la pesan-

teur est sans doute fortement augmentée par les contractions
utérines qui se font sentir pendant une grande partie de la
gestation. Leur puissance a été signalée par le Dr Tyler Smith,
qui a parfaitement démontré que les contractions utérines
précédant l'accouchement contribuent à adapter le fœtus à sa
cavité et à prévenir les présentations vicieuses. Le Dr Hicks[1] a
prouvé que les contractions utérines sont constantes dès les
premières périodes de la grossesse, et il n'y a pas de doute

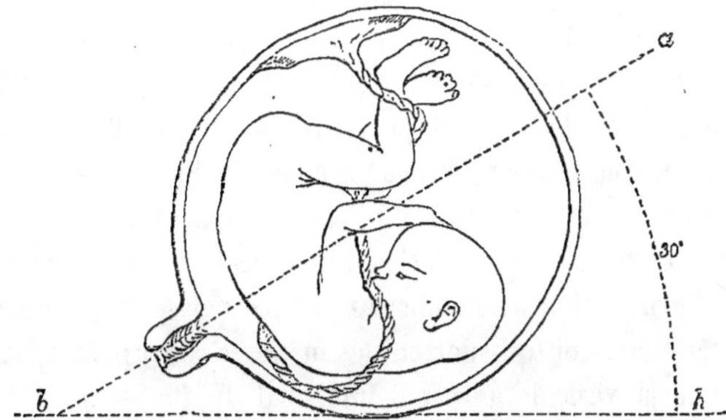

Fig. 65. — Grande mobilité du fœtus et quantité excessive de liquide amniotique dans
les premiers temps de la grossesse (d'après Duncan).

a b, axe de l'utérus gravide. *b h*, horizon.

qu'elles doivent avoir une influence considérable sur le corps
contenu dans l'utérus[2].

Fonctions du fœtus.
Les fonctions du fœtus sont absolument les mêmes que celles
d'un être distinct, en tenant compte toutefois des différences
qui dépendent de sa situation. Il respire, il se nourrit, il sé-
crète, et son système nerveux agit. Mais la manière dont il

1. *Obst. Trans.*, vol. XIII, p. 216.

2. Le Dr Pinard, professeur agrégé à la Faculté de médecine de Paris,
dans son excellent *Traité du palper abdominal*, publié en 1878, nous a
fait faire un grand pas vers la solution de cette question. Après avoir
examiné toutes les théories émises à ce sujet, depuis la *culbute* des
anciens, dont Smellie, de La Motte et Baudelocque ont fait justice, jusqu'aux *déterminations instinctives ou volontaires*, empruntées par Paul
Dubois à Ambroise Paré, Pinard n'accepte pas l'influence de la pesanteur, défendue par Schrœder, Duncan et Veit. Selon lui, le fœtus, en
présentant son sommet à l'extrémité inférieure de la cavité utérine,
n'obéit qu'à la grande loi d'accommodation formulée par le professeur
Pajot. — Voir PAJOT, article ACCOUCHEMENT, *Dict. encyclopédique des sciences
médicales;* — PINARD, *Traité du palper abdominal.* (Trad.)

remplit ces différentes fonctions dans la vie intra-utérine demande des explications.

Pendant les premiers temps de la grossesse, avant la formation de la vésicule ombilicale et de l'allantoïde, il est certain que les matériaux nutritifs doivent être fournis à l'œuf par endosmose à travers son enveloppe externe. On ne connaît pas toutefois la source exacte d'où ils sortent. Quelques auteurs croient qu'ils viennent des granulations du disque proligère qui enveloppe l'œuf lorsqu'il s'échappe de la vésicule de de Graaf, puis de cette couche de matière albumineuse qui entoure l'œuf avant qu'il ne soit entré dans l'utérus ; d'autres pensent qu'ils peuvent peut-être sortir d'un liquide spécial, sécrété par l'intérieur des trompes de Fallope à mesure que l'œuf les traverse. Dès que l'œuf a atteint l'utérus, il y a tout lieu de croire que la vésicule ombilicale est la principale source de nutrition de l'embryon par les vaisseaux omphalo-mésentériques, qui transportent les matières absorbées de l'intérieur de la vésicule au canal intestinal du fœtus. A ce moment, l'œuf est recouvert d'une quantité de petites villosités du chorion primitif, greffées sur la muqueuse utérine, et on pense qu'elles doivent absorber des matériaux du système maternel. Ces matériaux sont absorbés directement par l'embryon, ou bien ils peuvent remplacer la matière nutritive qui a été enlevée de la vésicule ombilicale par les vaisseaux omphalo-mésentériques. C'est là un point certainement impossible à élucider ; Joulin pense que ces villosités n'ont probablement aucune influence directe sur la nutrition du fœtus, qui s'opère à cette époque uniquement par la vésicule ombilicale, mais qu'elles absorbent du système maternel un fluide qui passe à travers l'amnios et constitue le liquide amniotique. Aussitôt que l'allantoïde est développée, il s'établit une communication vasculaire entre le fœtus et les organes maternels, et la fonction temporaire de la vésicule ombilicale cesse d'exister. Cet organe s'atrophie rapidement et disparaît, et alors la nutrition du fœtus s'opère au moyen des villosités choriales, tapissées par un endochorion vasculaire, surtout au moyen de celles qui doivent former le tissu du placenta.

Cette théorie est en contradiction avec les opinions de quelques physiologistes qui croient qu'une certaine quantité de matériaux nutritifs est transmise au fœtus par l'intermédiaire du liquide amniotique, dérivé lui-même du système maternel, et que ces matériaux sont absorbés par la surface cutanée du fœtus, ou transportés dans son canal intestinal par déglutition. Les raisons qu'on a pour accorder au liquide amniotique une fonction nutritive sont si peu probantes, qu'il est difficile de croire à cette action. Elles sont basées sur quelques observations douteuses, telles que celles de Weydlich, qui conserva un veau vivant pendant quinze jours en ne le nourrissant qu'avec du liquide amniotique, et les expériences de Burdach, qui trouva chez un fœtus sortant de la cavité de l'amnios les lymphatiques de la peau engorgés, tandis que ceux de l'intestin étaient vides. On a cru aussi que le fœtus absorbait par déglutition du liquide amniotique servant à sa nutrition, parce qu'on en a rencontré quelquefois dans son estomac ; mais on peut expliquer sa présence par les efforts spasmodiques de respiration que fait sans aucun doute le fœtus avant de naître, surtout lorsque la circulation placentaire est un peu gênée ; et, dans ces mouvements, une certaine quantité de liquide doit être nécessairement avalée. D'ailleurs, la quantité de matériaux nutritifs que contient le liquide amniotique est si petite (6 à 9 pour 100 d'albumine), qu'il est impossible de concevoir qu'il ait la moindre influence nutritive, quand même on en prouverait l'absorption, soit par la peau, soit par l'estomac.

La preuve que la nutrition du fœtus s'opère à travers le placenta, c'est qu'on observe généralement, chaque fois que la circulation placentaire est arrêtée par une maladie de son tissu par exemple, que le fœtus s'atrophie et meurt. Toutefois, on est encore dans le doute pour déterminer d'une façon précise comment sont retirés du sang de la mère les matériaux nutritifs, et il en sera de même jusqu'à ce qu'on ait élucidé les points controversés de l'histologie placentaire. Les différentes théories émises à ce sujet par les défenseurs de la doctrine huntérienne, et celles qui contestent l'existence d'un système de sinus dans le placenta, ont déjà été étudiées au chapitre de l'anatomie du placenta, et nous y renvoyons le lecteur (p. 110 et seq.).

Une des principales fonctions du placenta, outre celle qui se rapporte à la nutrition, est de fournir au fœtus du sang oxygéné. Qu'il soit indispensable à la vie du fœtus, qu'il soit le siège de l'oxygénation, c'est incontestable, et la preuve, c'est que si le placenta est décollé, ou si l'accès du sang est entravé par compression du cordon, la respiration est sérieusement compromise; et, si l'on ne peut pas donner de l'air au fœtus, il naît asphyxié. De même que les autres fonctions du fœtus pendant la vie intra-utérine, la respiration a été le sujet de nombreuses hypothèses plus ou moins ingénieuses. Ainsi, quelques auteurs ont cru que le fœtus retirait du liquide amniotique une matière gazeuse qui servait à oxygéner son sang, Saint-Hilaire pensant que cette action s'opérait par de petites ouvertures de la peau du fœtus, Béclard et d'autres à travers les bronches, auxquelles, d'après eux, arrivait le liquide amniotique. Il n'existe aucune preuve de cette absorption de gaz par ces canaux, et, en outre, la théorie se trouve renversée par ce fait que le liquide amniotique ne contient pas d'air capable d'entretenir la respiration. Serres attribuait cette fonction à quelques villosités choriales qu'il supposait pénétrer dans les glandes utriculaires de la caduque réfléchie, et absorber du gaz de l'hydropérione ou du liquide situé entre lui et la caduque vraie; le sang fœtal était oxygéné de cette façon jusqu'au cinquième mois, époque où le placenta est tout à fait formé. Cette hypothèse reste à démontrer, car il est certain que les villosités choriales ne pénètrent pas ainsi dans les glandes utriculaires, et, quand même elles le feraient, il resterait à expliquer comment l'oxygène qu'elles absorbent arrive au fœtus, qui est séparé de ces villosités par l'amnios et son contenu.

Respiration.

Ainsi, on ne connaît pas encore le mode d'oxygénation du sang fœtal avant la formation du placenta. Après le développement de cet organe, il est plus facile à comprendre, car le sang fœtal est partout mis en contact intime avec le sang de la mère, au moyen des nombreuses ramifications des vaisseaux ombilicaux, et là peut être fait l'échange des gaz. La respiration est sans aucun doute beaucoup moins active que pendant la vie ordinaire, car la dépense du fœtus est incomparablement moindre; il est en effet suspendu dans un liquide à la même température que lui, et il n'a à faire aucun mouvement digestif ou respiratoire. La quantité d'acide carbonique exhalée doit être beaucoup moindre qu'après la naissance, et il en résulte que l'oxygénation du sang veineux est plus facile.

Circulation. — Les fonctions des poumons n'existant pas, il faut que tout le sang du fœtus soit charrié dans le placenta pour y recevoir l'oxygène et les matériaux nutritifs. Pour bien comprendre de quelle façon la respiration s'effectue, il est indispensable de faire entrer dans l'esprit certaines particularités du système circulatoire qui disparaissent après la naissance.

Particularités anatomiques de la circulation fœtale. — 1º Les deux cœurs du fœtus ne sont pas séparés, comme chez l'adulte. Le ventricule droit, chez l'adulte, envoie le sang veineux dans les poumons, à travers les artères pulmonaires, pour y être mis en contact avec l'air. Chez le fœtus, il ne passe dans les artères pulmonaires que la quantité de sang nécessaire pour qu'elles restent perméables et prêtes à transporter le sang dans les poumons aussitôt après la naissance.

Il existe une communication entre les deux oreillettes, le *trou ovale*, disposé de façon à permettre au sang qui arrive dans l'oreillette droite de passer librement dans la gauche, mais non *vice versa*. Il en résulte qu'une grande quantité de sang arrivant au cœur par les veines caves, au lieu de passer comme chez l'adulte, dans le ventricule droit, est dirigée dans l'oreillette gauche.

2º Même avec cette disposition, il passerait dans les artères pulmonaires une plus grande quantité de sang que celle qui doit être envoyée aux poumons, sans une précaution prise pour s'y opposer au moyen d'un vaisseau fœtal, le *canal arté-riel* (fig. 66), qui naît du point de bifurcation des artères pulmonaires et s'ouvre dans la crosse de l'aorte. Grâce à cette disposition, il ne parvient aux poumons qu'une toute petite quantité de sang.

3° Les artères hypogastriques du fœtus se terminent par deux gros troncs artériels qui, passant dans le cordon, constituent les *artères ombilicales* et transportent au placenta le sang vicié du fœtus.

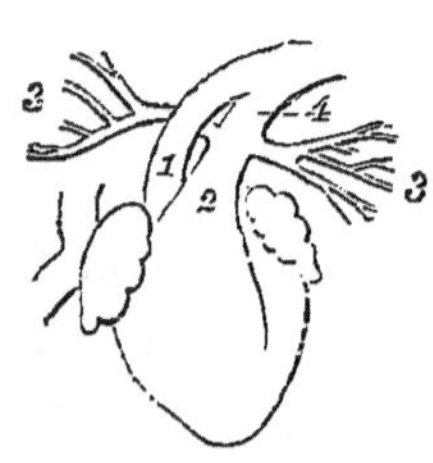

Fig. 66. — Cœur du fœtus (d'après Dalton).
1, aorte. 2, artère pulmonaire. 3, 3, branches pulmonaires. 4, canal artériel.

4° Le sang purifié est conduit dans la seule *veine ombilicale*, qui le transporte à la face inférieure du foie; là, il est repris par un autre vaisseau fœtal, le *canal veineux*, qui le conduit dans la veine cave ascendante et l'oreillette droite.

Pour bien saisir le trajet du sang fœtal, il nous paraît plus simple de le prendre au moment où il arrive à la face inférieure du foie à travers la veine ombilicale. Une portion est distribuée au foie lui-même, mais la plus grande quantité est transportée directement dans la veine cave par le canal veineux. La veine cave reçoit également le sang des veines des extrémités fœtales inférieures et cette portion du sang de la veine ombilicale qui a passé à travers le foie. Ce sang mélangé est transporté à l'oreillette droite, d'où il est en grande partie immédiatement dirigé dans l'oreillette gauche à travers le trou ovale. De là, il passe dans le ventricule gauche, qui l'envoie en grande partie dans la tête et les extrémités supérieures par l'aorte, une quantité relativement minime étant dirigée sur les extrémités inférieures. Le sang qui a été ainsi envoyé dans les parties supérieurs du corps est réuni dans la veine cave supérieure et ramené par elle dans l'oreillette droite. Alors la masse est probablement dirigée dans le ventricule droit, qui la chasse dans les artères pulmonaires et de là, à travers le canal artériel, dans l'aorte descendante. On voit que par cette disposition l'aorte descendante transporte dans les extrémités inférieures du corps le sang relativement impur qui a déjà circulé à travers la tête, le cou et les extrémités supérieures. De l'aorte descendante, une petite quantité de sang est conduite dans les extrémités inférieures, et la plus grande partie est entraînée dans le placenta par les artères ombilicales pour s'y purifier.

Aussitôt que l'enfant est né, il crie en général assez fort en dilatant ses poumons ; les artères pulmonaires sont par conséquent également dilatées, et la plus grande partie du sang du ventricule droit est envoyée dans les poumons, d'où, après s'être artérialisé, il retourne à l'oreillette gauche par les veines pulmonaires. L'oreillette gauche reçoit ainsi plus de sang qu'avant, et la droite moins ; la circulation placentaire est suspendue, et il ne passe plus rien par la veine ombilicale. En conséquence, la pression du sang dans les deux oreillettes est équilibrée ; la masse du sang de la droite ne passe plus dans la gauche (la valvule du trou ovale étant immobilisée par une pression égale de chaque côté), mais directement dans le ventricule droit et de là dans les artères pulmonaires ; le canal artériel s'affaisse et devient bientôt imperméable. La masse du sang de l'aorte descendante ne s'engage plus dans les artères hypogastriques, mais passe dans les extrémités inférieures, et la circulation de l'adulte est établie.

Changements dans la circulation fœtale après la naissance. Les modifications qui surviennent dans le système vasculaire temporaire du fœtus, avant de disparaître complètement, présentent quelque intérêt pratique. Le canal artériel s'affaisse, ainsi que nous l'avons dit, surtout parce que la masse du sang est entraînée dans les poumons, et peut-être aussi un peu grâce à une contractilité propre. Ses parois s'épaississent ; son trajet se ferme, d'abord au centre, puis aux extrémités, l'extrémité aortique restant plus longtemps perméable sous l'influence de la plus grande pression du sang du cœur gauche (fig. 67). Il est complètement obstrué peu de jours après la naissance, bien que Flourens établisse qu'il ne le soit que vers dix-huit mois ou deux ans [1]. Selon Schrœder, ses parois se réunissent sans former de thrombus. Le trou ovale est bientôt fermé par sa valvule, qui contracte des adhérences avec les bords de l'ouverture, suffisantes pour l'occlusion. Quelquefois cependant, un petit canal de communication entre les deux oreillettes peut rester perméable pendant quelques mois, et même une année ou davantage, sans qu'il y ait pour cela mélange du sang. Mais une communication plus large et persistante constitue l'affection connue sous le nom de cyanose.

Les artères et les veines ombilicales et le canal veineux deviennent bientôt imperméables, par suite d'une hypertrophie concentrique de leur tissu et un affaissement de leurs parois. L'occlusion des premières est facilitée par la formation de caillots dans leur intérieur. Selon Robin, il s'écoule plus de temps qu'on ne le croit généralement avant que cette occlusion ne soit complète, la veine restant perméable jusqu'au 20e ou au 30e jour après l'accouchement, les artères un

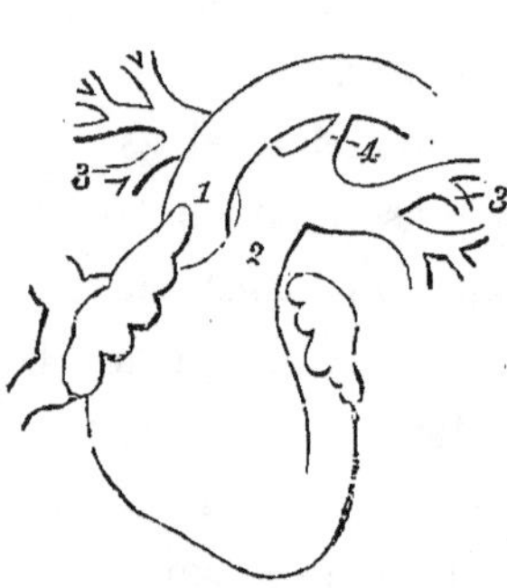

Fig. 67. — Cœur de l'enfant (Dalton).

1, aorte. 2, artère pulmonaire. 3, 3, branches pulmonaires. 4, canal artériel qui s'oblitère.

mois ou six semaines. Il a également décrit [2] une contraction remarquable des vaisseaux ombilicaux à l'intérieur de leurs gaînes, au point où ils abandonnent les parois abdominales ; cette contraction se produirait trois ou quatre jours après la naissance, et paraît destinée à prévenir les hémorrhagies qui pourraient résulter de la chute du cordon.

Le foie, eu égard à son volume considérable, joue sans aucun doute un grand rôle dans l'économie du fœtus. C'est à peu près vers le cinquième mois de la grossesse qu'il possède sa structure caractéristique et forme la bile ; avant ce temps,

Fonctions du foie.

1. *Acad. des sciences*, 1854.
2. *Acad. des sciences*, 1860.

son tissu est mou et non organisé. D'après Claude Bernard, aussitôt cette période, une de ses fonctions les plus importantes est la fabrication du sucre, qu'on trouve en plus grande quantité chez le fœtus qu'après la naissance. Toutefois on rencontre du sucre dans les organes du fœtus longtemps avant le développement du foie, surtout dans les tissus muqueux et cutanés, et il paraît probable que ces derniers, aussi bien que le placenta, remplissent la fonction glycogène, continuée ensuite principalement par le foie. La bile est sécrétée après le 5ᵉ mois de la grossesse ; elle passe dans le canal intestinal et est ensuite collectée dans la vésicule biliaire. Quelques physiologistes ont supposé que le foie, pendant la vie intra-utérine, était le siège principal d'élimination de l'acide carbonique contenu dans le sang veineux du fœtus. On croit plus généralement qu'elle se fait seulement dans le placenta. La bile, mélangée à la sécrétion muqueuse du canal intestinal, forme le *méconium*, qui est contenu dans les intestins du fœtus et qui s'y collecte pendant toute la vie intra-utérine. C'est une substance épaisse, gluante, verdâtre, qui est rejetée en quantité considérable aussitôt après la naissance.

Urine. — L'*urine* est certainement formée pendant la vie intra-utérine, car tous les accoucheurs savent parfaitement que la vessie se vide presque toujours aussitôt après la naissance. On suppose que le fœtus rejette son urine dans la cavité de l'amnios, et cette opinion paraît corroborée par l'existence de traces d'urée dans le liquide amniotique, par quelques cas d'imperforations uréthrales dans lesquels la vessie a été trouvée énormément distendue, et quelques hydronéphroses congénitales coïncidant avec des urèthres imperforés. La question a été très-sérieusement étudiée par Joulin, et il a rassemblé un très-grand nombre d'observations dans lesquelles il y avait une imperforation de l'urèthre sans distension sensible de la vessie. Il affirme également que la quantité d'urée trouvée dans le liquide amniotique est beaucoup trop petite pour qu'on puisse en conclure que l'urine du fœtus y soit versée, bien qu'une petite quantité puisse s'y échapper de temps en temps ; il croit par conséquent que l'urine du fœtus n'est sécrétée régulièrement et abondamment qu'après la naissance, et que pendant la vie intra-utérine sa rétention ne donne probablement lieu à aucun trouble fonctionnel [1].

Il n'y a aucun doute sur le fonctionnement considérable du système nerveux pendant la vie intra-utérine ; quelques auteurs ont même avancé que le fœtus était doué du pouvoir de faire des mouvements instinctifs ou volontaires pour s'adapter à la forme de la cavité utérine. On ne saurait nier cependant que les mouvements du fœtus soient purement réflexes et automatiques. Les expériences de Tyler Smith ont démontré qu'il est sensible aux stimulants appliqués sur les nerfs cutanés ; en effet, après avoir mis à nu l'amnios chez des lapines grosses, il trouva que le fœtus remuait ses membres lorsqu'ils étaient irrités à travers la membrane. Des pressions sur le ventre de la mère, l'application du froid et d'autres stimulants produisent généralement d'énergiques mouvements du fœtus. Toutefois la substance grise du cerveau chez les nouveau-nés est tout à fait à l'état rudimentaire, et il n'existe aucune preuve d'une action intelligente du système nerveux jusqu'à un certain temps après la naissance et *à fortiori* pendant la grossesse.

Fonctions du système
nerveux.

1. *Op. cit.,* p. 308.

CHAPITRE III

DE LA GROSSESSE

Aussitôt qu'il y a eu conception, il survient dans l'utérus une série de modifications remarquables, qui persistent jusqu'à la fin de la grossesse et sont dignes d'être soigneusement étudiées. Elles produisent des transformations merveilleuses, telles qu'il n'en existe pas de comparables dans l'économie tout entière, en faisant de l'utérus, si petit en dehors de l'état de grossesse, un organe énorme pendant la gestation.

Il est indispensable d'avoir une connaissance exacte de ces changements, pour bien saisir les phénomènes du travail, et pour faire le diagnostic de la grossesse, car le praticien est souvent consulté à ce sujet. Excluant les variétés de grossesses anormales, qui seront étudiées ailleurs, nous limiterons nos considérations aux changements subis par l'organisme maternel dans le cours d'une grossesse simple et naturelle.

L'utérus vide mesure 6 centimètres de longueur et pèse environ 32 grammes, tandis qu'au terme de la grossesse il est hypertrophié au point de peser 700 grammes et de mesurer 30 centimètres. Cette hypertrophie commence dès que l'œuf est entré dans la cavité utérine, et continue sans interruption jusqu'à l'accouchement. Dans les premiers mois, l'utérus est entièrement contenu dans la cavité pelvienne, et l'augmentation de son volume n'est sensible qu'à l'examen vaginal et encore avec quelque difficulté. A ce moment, le grossissement de l'organe se fait surtout dans le sens latéral, de telle sorte que le corps de l'utérus acquiert une forme plus sphérique que dans l'état de vacuité, et cette forme persiste pendant les trois premiers mois, c'est-à-dire pendant le temps où l'utérus est contenu dans le petit bassin. Si on a l'occasion d'examiner un utérus gravide après la mort on trouvera, à cette période, qu'il a tout à fait la forme d'une sphère un peu aplatie postérieurement et bombée en avant.

Après que l'organe s'est élevé dans l'abdomen, il se développe davantage dans le sens vertical, de telle sorte qu'à terme il a la forme d'un ovoïde, à grosse extrémité en haut et dont la pointe est au col. Son axe longitudinal correspond au grand diamètre de l'abdomen de la mère, si toutefois la tête ou le siège se présentent. La face antérieure est alors plus distinctement saillante, fait qui s'explique par les rapports de la face postérieure avec la colonne vertébrale, qui est résistante, tandis que l'antérieure est recouverte seulement par les parois abdominales, qui cèdent facilement sous la pression et permettent ainsi à la paroi antérieure de l'organe de saillir davantage.

Avant que l'utérus gravide se soit élevé au-dessus de l'excavation, le ventre ne grossit pas sensiblement. Au contraire, c'est une vieille observation que dans les premiers temps de la grossesse le ventre est plus plat que dans l'état normal, par suite du mouvement de descente que fait éprouver à l'utérus son augmentation de poids. A mesure que l'organe se développe, il devient vite trop volumineux pour être contenu plus longtemps dans le petit bassin, et, vers le milieu du troisième mois ou le commencement du quatrième, le fond de l'utérus s'élève au-dessus du détroit supérieur (non pas tout d'un coup, comme on l'a pensé souvent à tort, mais doucement et peu à peu), où l'on peut le sentir sous la forme d'une tumeur lisse et arrondie. C'est à peu près à cette époque que les mouvements du fœtus deviennent appréciables pour la mère, et on dit alors que la

Changements de situation.

Volume de l'utérus aux différentes périodes de la grossesse.

femme sent remuer. Vers la fin du quatrième mois, l'utérus est à peu près à trois travers de doigt au-dessus de la symphyse du pubis. Vers la fin du cinquième, il remplit la région hypogastrique, où il fait une saillie marquée parfaitement visible à l'œil. Au sixième, il est à l'ombilic ou un peu au-dessus ; au septième, environ à cinq centimètres au-dessus de l'ombilic qui

est en saillie au lieu d'être déprimé, comme en dehors de l'état de grossesse. Pendant le huitième et le neuvième mois, il continue à grossir, jusqu'à ce qu'il remplisse complètement la cavité abdominale, le fond étant immédiatement au-dessous du cartilage ensiforme (fig. 68). Il est très-important, au point de vue pratique, d'avoir une connaissance exacte du volume de l'utérus aux différentes périodes de la grossesse, parce que c'est le seul guide qui puisse nous indiquer le moment pro-

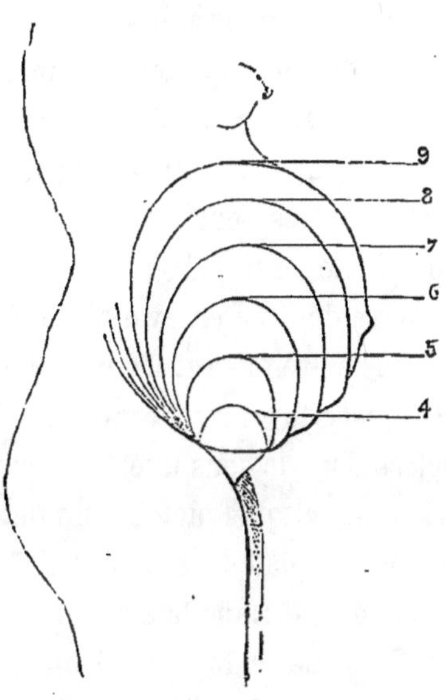

Fig. 68. — Volume de l'utérus aux différentes périodes de la grossesse.

bable de l'accouchement dans certains cas où nous manquons des données habituelles pour notre calcul, par exemple lorsque la femme a conçu pendant l'allaitement.

L'utérus s'abaisse avant l'accouchement. Une semaine ou un peu plus avant l'accouchement, l'utérus s'abaisse quelque peu dans le bassin, par suite du relâchement des parties molles qui précède l'accouchement, et la femme se sent alors plus légère et moins grosse qu'auparavant. Ce changement est connu de toutes les femmes qui ont eu des enfants ; elles disent alors que « le ventre tombe ».

Direction de l'utérus. Tant que l'utérus reste dans l'excavation, la direction de son axe longitudinal subit à peu près les mêmes modifications qu'en dehors de l'état de grossesse ; quelquefois elle est plus ou moins verticale, quelquefois l'organe est en antéversion ou en rétroversion modérée. Ces variations sont probablement dues à l'influence de la distension ou de la vacuité de la vessie, qui doit nécessairement agir sur l'organe mobile situé derrière elle. Après que l'utérus s'est élevé dans l'abdomen, il a une tendance à se projeter en avant dans la direction de la paroi abdominale, qui forme son principal support antérieur ; dans la position verticale, le plus grand axe de la tumeur utérine est situé dans l'axe du détroit supérieur, formant un angle d'environ 30° avec l'horizon. Dans la position demi-couchée, comme l'a fait observer Duncan [1], sa direction se rapproche beaucoup plus de la verticale. Chez les femmes qui ont eu plusieurs enfants, la paroi abdominale ne lui offre plus un soutien aussi ferme, et l'utérus se trouve déplacé en avant, son fond pouvant même dans quelques cas extrêmes regarder en bas.

Outre cette obliquité antérieure, l'utérus est ordinairement déplacé dans le sens latéral, à cause de la saillie de la colonne vertébrale, et quelquefois à un degré très-marqué, de manière à remplir complètement l'un des flancs au lieu d'être au centre de l'abdomen. Dans la grande majorité des cas, cette déviation latérale s'opère du côté droit : pour expliquer ce fait, on a avancé un grand nombre d'hypothèses, mais il n'y en a pas une seule qui nous satisfasse complètement. Ainsi, on a supposé que l'obliquité dépendait de la grande fréquence avec laquelle les femmes se couchent sur le côté droit pendant le sommeil, du plus grand usage de la jambe droite pendant la marche, de la moins grande longueur du ligament rond du côté droit, qui tire la matrice du même côté, ou de la fréquente distension du rectum du côté gauche, qui empêche l'utérus de se placer du même côté. De toutes ces hypothèses, la dernière est celle qui paraît la plus vraisemblable et qui agit sans doute le plus.

Le col doit également prendre part au changement de situation de l'utérus. Dans les premiers mois de la grossesse, tant que la matrice repose à la partie inférieure du bassin, le col

Obliquité latérale de l'utérus.

Changements de direction du col.

___

1. *Researches in obstetrics*, p. 10.

paraît plus accessible au toucher. Dès que l'utérus a un peu monté, il s'élève avec lui, et il n'est pas rare de ne pouvoir l'atteindre qu'avec difficulté. Lorsque l'utérus est fortement en antéversion, comme cela arrive souvent, le col est déplacé en arrière, et l'extrémité du doigt ne peut pas parvenir jusqu'à lui.

Rapports de l'utérus. Vers la fin de la grossesse, la face antérieure tout entière de l'utérus est en contact avec la paroi abdominale, sa portion inférieure reposant sur la face postérieure de la symphyse pubienne. La surface postérieure repose sur la colonne vertébrale, tandis que l'intestin grêle est repoussé de chaque côté et que le gros intestin enveloppe l'utérus comme une arcade.

Modifications dans les parois utérines. La grande distension de l'utérus pendant la grossesse était autrefois attribuée surtout à la pression mécanique de l'œuf situé à l'intérieur. S'il en était ainsi, les parois utérines seraient nécessairement beaucoup plus minces que lorsque l'utérus est vide. Et on sait parfaitement que ce n'est pas ce qui arrive ; le développement considérable de la cavité utérine se produit sous l'influence de l'hypertrophie de ses parois. Au moment du terme de la grossesse, l'épaisseur des parois utérines est à peu près la même que lorsque l'utérus est vide, un peu plus considérable au niveau du placenta, et un peu moins au voisinage du col. Leur épaisseur toutefois varie selon certaines conditions, et chez quelques femmes elles sont si minces qu'on reconnaît parfaitement par la palpation les membres du fœtus. Leur résistance est, par exemple, beaucoup diminuée, et, au lieu d'être dures et dépourvues d'élasticité, elles deviennent molles et souples. Ces modifications coïncident avec le début de la grossesse, dont elles sont un des premiers symptômes. A une période un peu plus avancée, on admet généralement que les parois utérines cèdent sous l'action des mouvements fœtaux, ce qui diminue les risques de lésion des tissus maternels.

Modifications du col. La plupart de nos livres classiques d'accouchement ont longtemps soutenu des opinions erronées sur les modifications que subit le col utérin pendant la grossesse. On avait admis que,

à mesure que la grossesse avance, la longueur de la cavité
cervicale diminuait, parce qu'elle se confondait graduellement
avec la cavité générale de l'utérus, au point de ne plus exister
du tout dans les derniers mois. Dans presque tous les ouvrages
d'accouchement sont représentées des figures de ce raccourcissement progressif du col (fig. 69 à 72), et on dit généralement

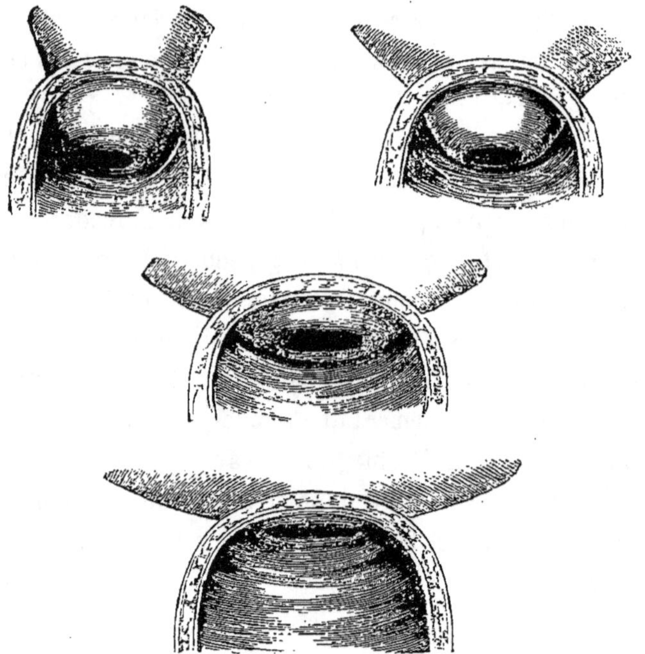

Fig. 69, 70, 71, 72. — Raccourcissement supposé du col au 3ᵉ, 6ᵉ, 7ᵉ et 9ᵉ mois
de la grossesse, ainsi que le représentent les ouvrages d'accouchement.

qu'il a perdu la moitié de sa longueur au sixième mois, les deux
tiers au septième, et qu'il a complètement disparu au huitième
et au neuvième. L'exactitude de ces opinions fut pour la première fois mise en question par Stoltz en 1826, quoique Duncan[1], dans un mémoire sur l'historique de ce sujet, ait montré
qu'il avait été devancé par Weitbrech en 1750 et, à un degré
moindre, par Rœderer et d'autres auteurs. L'opinion de Stoltz
est maintenant à peu près généralement considérée comme

____

1. *Researches in obstet.*

exacte et soutenue par Cazeaux, Arthur Farre, Duncan et les accoucheurs modernes. De nombreuses autopsies faites sur des femmes mortes à une époque avancée de la grossesse ont démontré que le col conserve en réalité sa longueur normale de 2 centimètres 1/2, et le doigt peut même le mesurer souvent pendant la vie, sa cavité étant entr'ouverte. Pendant les quinze jours qui précèdent l'accouchement, il existe réellement un raccourcissement ou une disparition de la cavité cervicale; mais ce phénomène, comme l'a démontré Duncan, paraît dû aux contractions utérines qui se font déjà sentir, préparant le col pour l'accouchement.

Il y a toujours, sans aucun doute, un raccourcissement apparent du col pendant la grossesse; mais c'est une sensation trompeuse due à la mollesse excessive du tissu du col, signe caractéristique de la grossesse, et des plus importants pour le diagnostic sous un doigt exercé.

Ramollissement. En dehors de l'état de grossesse, le tissu du col est dur, ferme et inextensible. Après la conception, il devient mou, à partir de l'orifice externe ; puis le ramollissement s'étend graduellement peu à peu jusqu'en haut, de façon à l'intéresser dans toute son étendue. A la fin du quatrième mois, les deux lèvres de l'orifice sont minces, ramollies, veloutées au toucher et offrant, d'après Cazeaux, la même impression que lorsqu'on applique le doigt sur une table à travers une couverture épaisse et souple. Au sixième mois, la moitié au moins du col est ainsi modifiée, et au huitième la totalité, à ce point qu'un doigt qui n'a pas l'habitude du toucher a les plus grandes difficultés à distinguer le col des parois vaginales. C'est cette mollesse qui fait croire au raccourcissement du col généralement décrit; elle est constante dans toutes les grossesses, sauf quelques exceptions rares où il existe une induration morbide antérieure, ou un allongement hypertrophique du col. Aussi, lorsqu'en examinant une femme supposée enceinte et avancée, on trouve le col dur et saillant dans le vagin, on doit en conclure que la grossesse n'existe certainement pas. Mais nous devons rappeler

Valeur du ramollissement comme signe de grossesse.

que la mollesse du col ne suffit pas à elle seule à justifier la
conclusion inverse, car elle peut exister, et être très-prononcée,
dans plusieurs affections de l'utérus.

En même temps que le tissu du col est ramolli, sa cavité
s'élargit, et l'orifice externe devient perméable. Ces changements varient beaucoup chez les primipares et les multipares.
Chez les premières, l'orifice externe reste souvent fermé jusqu'à
la fin de la grossesse ; cependant, même chez elles, il devient

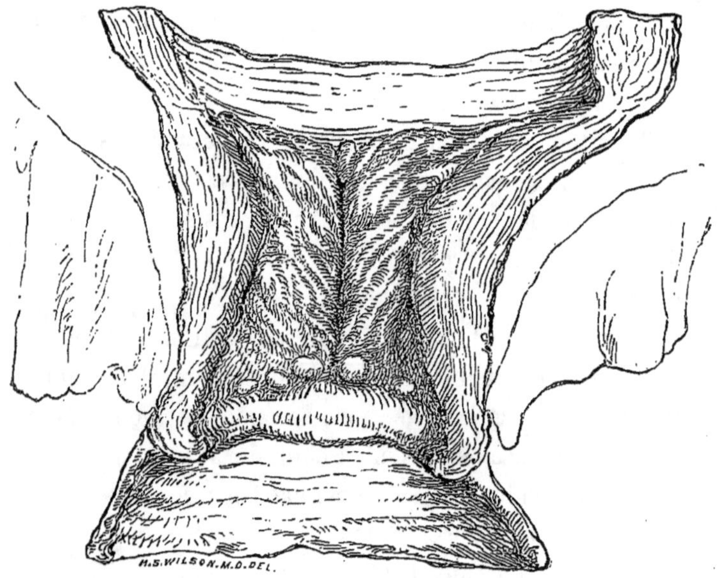

Fig. 73. — Col d'une femme morte au 8e mois de la grossesse (Duncan).

plus ou moins perméable après le septième mois et permet l'introduction de l'extrémité du doigt. Chez les femmes qui ont eu
des enfants, ces modifications sont beaucoup plus marquées.
L'orifice externe a généralement la forme d'une fissure irrégulière résultant des déchirures légères de son tissu pendant les
accouchements précédents. Il est suffisamment ouvert pour
admettre l'extrémité du doigt, de telle sorte que dans les derniers mois de la grossesse il est souvent possible d'atteindre les
membranes et de sentir à travers elles la partie fœtale qui se
présente.

Le remarquable développement de l'utérus pendant la gros-

L'orifice est en gé-
néral perméable.

Modifications dans le
tissu utérin.

sesse est dû, ainsi que nous l'avons vu, à l'hypertrophie et à l'épaississement de ses tissus, qui sont tous modifiés pendant la gestation. L'enveloppe péritonéale subit une extension considérable, par suite du développement de ses parties constituantes, et elle recouvre complètement l'utérus, même lorsqu'il a atteint ses plus grandes dimensions. W. Hunter supposait que cette extension s'effectuait plutôt par le déplissement des feuillets du ligament large que par l'hypertrophie du tissu péritonéal. Que les feuillets du ligament large se déplissent pendant la gestation, surtout dans les derniers mois, c'est probable ; mais cela ne suffirait pas pour lui permettre d'envelopper complètement l'utérus, et il est certain que le péritoine se développe *pari passu*, en même temps que l'utérus. En outre, il y a une nouvelle formation de tissu fibreux entre lui et la couche musculaire, qui paraît ajouter de la force et diminuer les risques de déchirure pendant le travail.

L'hypertrophie du tissu musculaire utérin est la plus remarquable des modifications produites par la grossesse. Non-seulement les fibres-cellules rudimentaires préexistantes deviennent extrêmement volumineuses, au point de mesurer, selon Kœlliker, de sept à onze fois leur longueur primitive et de deux à sept fois leur première largeur, mais il se développe un grand nombre de fibres lisses de nouvelle formation, particulièrement dans les feuillets musculaires internes. On trouve surtout ces nouvelles fibres dans les premiers mois de la grossesse, et leur développement semble être complet vers le sixième mois. Le tissu connectif, placé entre elles, est également très-développé. Le poids de la masse musculaire de l'utérus gravide est très-élevé, et Heschl a estimé qu'elles pesaient quelquefois de 500 à 750 grammes, ce qui est environ seize fois plus que dans l'utérus non gravide. On peut se rendre compte de ce développement considérable du tissu musculaire par une dissection qui serait impossible en dehors de la grossesse, et les récentes recherches d'Hélie (p. 40) nous permettent de comprendre beaucoup mieux qu'autrefois comment agissent pendant l'expulsion de l'enfant les muscles qui constituent les parois de l'utérus gravide.

Les modifications dans la muqueuse utérine, ayant pour objet la formation de la caduque, ont déjà été longuement décrites ailleurs (p. 96).   *Couche muqueuse.*

L'appareil circulatoire de l'utérus pendant la grossesse a été décrit lorsque nous avons traité l'anatomie du placenta.   *Appareil circulatoire.*

Les lymphatiques sont également beaucoup plus développés et les théories récentes sur la production de certaines affections puerpérales leur attribuent une action beaucoup plus importante que celle qu'on leur avait assignée.   *Lymphatiques.*

La question du grossissement des nerfs a été chaudement discutée. Robert Lee tient le premier rang parmi ceux qui pensent que les nerfs participent au développement général de toutes les parties constituant l'utérus. Le Dr Snow Beck, au contraire, croit qu'ils conservent le même volume que dans l'utérus non gravide, et cette opinion est celle d'Hirschfeld, Robin et autres auteurs modernes. Robin pense que ce n'est qu'un grossissement apparent des tubes nerveux, dû en réalité au développement du névrilème. Kilian leur attribue un accroissement en longueur, mais non en épaisseur, et Schrœder établit qu'ils participent, de même que les lymphatiques, au développement général. Quoi qu'il en soit de l'exactitude de toutes ces opinions, il est certain que l'analogie nous porte à admettre un développement des nerfs, aussi bien que du réseau vasculaire.   *Nerfs.*

Ce n'est pas dans l'utérus seul que la grossesse produit des modifications importantes. Il y a peu de fonctions de l'économie qui ne soient plus ou moins affectées, et il est nécessaire d'attirer brièvement l'attention sur quelques-unes d'entre elles, d'autant plus que ces modifications, poussées à l'excès, peuvent compliquer la gestation d'une façon fâcheuse et provoquer des désordres graves, dangereux même, chez les malades. Celles d'entre elles qui sont très-saisissables et peuvent nous aider à établir le diagnostic de la grossesse seront étudiées au chapitre qui traite de ses symptômes et de ses signes ; ici, nous parlerons   *Modifications générales.*

seulement de celles qui n'entrent pas, à proprement parler, dans cette catégorie.

Les plus constantes et les plus importantes sont les altérations dans la composition du sang. Les opinions émises sur ce sujet ont, dans ces derniers temps, beaucoup varié. Autrefois, on croyait que la grossesse provoquait presque toujours la pléthore, et on expliquait de cette façon tous les phénomènes caractéristiques auxquels elle donne lieu, tels que la migraine, les palpitations, les bourdonnements d'oreilles, les oppressions et le reste. En conséquence, il était d'usage, et ce système n'a pas encore été complètement abandonné, de traiter les femmes enceintes par les antiphlogistiques, de les mettre à la diète, de leur donner des médicaments débilitants, et même de les saigner d'une façon souvent excessive. Aussi il n'était pas rare qu'une femme fût saignée six ou huit fois pendant les derniers mois, même sans la moindre indication ; les auteurs anciens rapportent des observations où la saignée fut pratiquée chaque quinzaine par routine, et, lorsque les symptômes étaient très-marqués, on saignait de cinquante à quatre-vingt-dix fois dans le cours d'une seule grossesse.

De nombreuses analyses, faites avec soin, ont démontré d'une façon concluante que la composition du sang pendant la grossesse est très-généralement — peut-être ne serait-ce pas trop de dire toujours — profondément altérée. Il est plus aqueux, c'est-à-dire que son sérum manque d'albumine et surtout que la quantité des globules rouges est notablement diminuée, étant en moyenne, d'après les analyses de Becquerel et Rodier, de 111,8 pour 1000 au lieu de 127,2, comme dans l'état de non-gravidité. En même temps, la quantité de fibrine et de matières extractives est considérablement augmentée. Ce dernier fait a une grande importance : il peut aider à expliquer la fréquence de certaines thromboses observées pendant la grossesse et pendant l'accouchement. L'hypérinose du sang est aussi considérablement augmentée après le travail par la quantité de matériaux inutiles entraînés dans le système de la mère, à ce moment, pour être rejetés par les émonctoires. La vérité est que le sang de la femme enceinte se trouve généralement dans des conditions qui le rapprochent plutôt de l'anémie que de la pléthore, et il est certain que la plupart des phénomènes attribués à la pléthore peuvent être expliqués aussi facilement et même mieux par l'anémie. Ces modifications sont beaucoup plus marquées vers la fin de la grossesse qu'au commencement, et il est intéressant d'observer que c'est alors qu'on rencontre surtout les phénomènes auxquels elles donnent lieu. Cazeaux, à qui l'on doit surtout d'avoir fait pénétrer ces opinions dans la pratique, considère l'état de grossesse comme analogue à la chlorose et dit qu'on doit la traiter de la même façon. Il a été tout naturellement objecté à cette opinion qu'elle impliquait l'association d'une fonction normale et salutaire à un état morbide, et on a suggéré que cette altération du sang peut être une sage précaution de la nature pour atteindre un but que nous ne pouvons pas encore saisir. On peut certainement admettre que la grossesse, chez une femme tout à fait en bonne santé, ne doit être associée à aucun phénomène morbide; mais il ne faut pas oublier que nos femmes sont rarement, nous pourrions dire jamais, dans un état physiologique tout à fait satisfaisant. Nous devons tenir compte de l'influence de la civilisation, du climat, des occupations, de la manière de vivre et de mille autres causes de troubles, agissant à un degré plus ou moins marqué, mais se manifestant toujours chez elles. Je concèderai volontiers que sans doute la grossesse doit être une condition favorable à la santé; mais je pense que, dans la grande majorité des cas que nous avons à observer, il n'en est pas tout à fait ainsi; et les observations faites par Cazeaux, d'après un grand nombre d'analyses du sang de femmes enceintes, semblent démontrer parfaitement que le sang est dans un état de pauvreté et d'anémie, et qu'il y a contre-indication formelle à une médication débilitante et antiphlogistique.

L'hypertrophie physiologique du cœur, qui existe à n'en pas douter pendant la grossesse, est intimement liée à cet état d'altération du sang. C'est Larcher qui le premier a signalé ce fait en 1828, et depuis il a été vérifié par de nombreux observateurs. Elle paraît être constante et considérable, mais purement physiologique et en rapport avec les plus grandes exigences de la circulation que produisent les dispositions vasculaires complexes de l'utérus gravide.

L'hypertrophie est limitée au ventricule gauche, le ventricule droit et les oreillettes demeurant intacts. Blot estime que le poids du cœur augmente d'un cinquième pendant la grossesse ; mais les recherches récentes de Lœhlein [1] font supposer que cette hypertrophie est bien moindre. Selon Duroziez [2], le cœur reste volumineux pendant la lactation ; mais il diminue immédiatement après l'accouchement chez les femmes qui ne nourrissent pas ; chez les femmes qui ont eu plusieurs enfants, il reste toujours un peu plus gros que chez les nullipares. Quelques auteurs ont également signalé de semblables hypertrophies d'autres organes, par exemple des lymphatiques, de la rate, du foie. Tarnier établit que, chez les femmes mortes à la suite de couches, les organes présentent toujours des signes de dégérescence graisseuse. Selon Gassner, le corps tout entier augmente de poids pendant les derniers mois de la grossesse, et cette augmentation va un peu au delà de celle que pourrait expliquer le développement de la matrice avec ce qu'elle renferme.

Formation d'ostéophytes. On a rencontré fréquemment chez des femmes mortes pendant la grossesse des dépôts osseux irréguliers entre le crâne et la dure-mère, et dans quelques cas, tellement développés qu'ils s'étendaient sur le crâne tout entier. Quelques auteurs les ont pris pour des productions normales de la grossesse. Ducrest a trouvé ces ostéophytes chez plus du tiers des femmes mortes grosses dont il a fait l'autopsie. Rokitansky, qui a contrôlé cette observation, croit que ces dépôts de substance osseuse sont une condition physiologique, et non pathologique de la grossesse. Mais on n'est pas arrivé encore à déterminer d'une ma-

1. *Zeitschrift für Geburtshülfe*, 1876.
2. *Gaz. des hôpit.*, 1868.

nière satisfaisante ni leur nature, ni leur mode de production.

On observe généralement pendant la grossesse des modifica- Modifications dans le système nerveux. tions plus ou moins marquées du système nerveux, quelquefois très-étendues. Lorsqu'elles sont portées à l'excès, elles produisent quelques-uns de ces désordres graves qui compliquent la gestation, tels que les altérations des fonctions intellectuelles, les bizarreries du caractère, les envies, les vertiges, les névralgies, la syncope, etc. Elles ont un caractère purement fonctionnel et disparaissent rapidement après la délivrance; nous les décrirons plus longuement quand nous traiterons des troubles de la grossesse.

La respiration est souvent gênée, à cause des résultats mécaniques de la compression produite par l'utérus développé.

Les dimensions longitudinales du thorax sont amoindries par le déplacement en haut du diaphragme : de là nécessairement une gêne de la respiration; il y a compensation en ce sens que la base de la cavité thoracique est beaucoup plus élargie.

On rencontre à peu près constamment, dans l'urine des femmes Modifications de l'urine. enceintes, certaines modifications qui ont beaucoup attiré l'attention et que plusieurs auteurs ont considérées comme pathognomoniques de la grossesse. Elles consistent dans la présence d'un dépôt particulier qui se forme lorsqu'on laisse reposer l'urine pendant quelque temps, et qui a reçu le nom de *kyestéine*. Ce phénomène était connu des anciens; il a été surtout mentionné par Savonarole au xve siècle, mais il a été étudié plus spécialement dans ces trente dernières années par Eguisier, Golding Bird et autres. Si l'urine d'une femme enceinte est laissée en repos dans un vase cylindrique, exposé à la lumière et à l'air, mais à l'abri de la poussière, pendant une période variant de deux à sept jours, un dépôt particulier floconneux, semblable à de l'ouate fine, apparaît au centre du liquide, et bientôt après s'élève à la surface et constitue une pellicule qui a été comparée à la graisse sur du bouillon de mouton froid. Au bout de quelques jours, cette écume se brise et tombe au fond du vase. L'examen microscopique démontre qu'elle

est composée de parcelles de graisse avec des cristaux de phosphate ammoniaco-magnésien, de phosphate de chaux et une
grande quantité de vibrions. Ce produit est généralement
découvert après le second mois de la grossesse et persiste jusqu'au septième ou huitième mois; plus tard, on le rencontre
rarement. Regnault explique son absence pendant les derniers
mois de la grossesse par l'apparition dans l'urine, à ce moment,
d'acide lactique libre, résultant en général de la présence dans
l'urine de certains éléments du lait; l'acidité de l'urine en est
augmentée, et elle prévient la décomposition de l'urée en carbonate d'ammoniaque. Il croit que la kyestéine est produite
par l'action du carbonate d'ammoniaque libre sur le phosphate
de chaux contenu dans l'urine, et que cette réaction est empêchée par l'excès d'acide.

Golding Bird pensait que la kyestéine, analogue à la caséine,
était due à la présence de cette dernière, et il dit l'avoir rencontrée dans vingt-sept cas sur trente. Braxton Hicks soutient
fortement cette opinion; selon lui, le dépôt de kyestéine peut
être produit beaucoup plus abondamment, si l'on ajoute à l'urine
une ou deux cuillerées à thé de présure, cette substance ayant
la propriété de faire coaguler la caséine. D'ailleurs on attache
maintenant beaucoup moins d'importance qu'autrefois à la
kyestéine, depuis qu'on a trouvé quelquefois une substance à
peu près semblable dans l'urine des femmes non gravides, surtout des femmes anémiques, et même dans l'urine des hommes.
Parkes établit qu'elle n'a pas toujours une composition uniforme, mais qu'elle est produite par la décomposition de
l'urée, et consiste en phosphates libres, mucus vésical, infusoires et produits vaginaux. Neugebauer et Vogel lui donnent
la même composition et ne lui considèrent aucune valeur au
point de vue du diagnostic. Elle présente un certain intérêt, en
ce sens qu'elle indique les modifications qui surviennent pendant la grossesse; mais comme sa présence n'est pas constante,
et qu'elle peut même exister en dehors de l'état de grossesse,
on ne doit plus lui accorder l'importance qu'elle avait autrefois.

CHAPITRE IV

SIGNES ET DIAGNOSTIC DE LA GROSSESSE

En essayant d'affirmer la présence ou l'absence de la gros- Importance du sujet. sesse, le praticien se trouve en face d'un problème entouré souvent de grandes difficultés, et de la solution exacte duquel peuvent dépendre sa réputation professionnelle et l'honorabilité de la femme. Ceux qui sont intéressés au résultat de l'examen peuvent difficilement se figurer qu'il ne soit pas toujours aisé de se prononcer d'une façon positive sur ce point ; néanmoins il est toujours bon d'y apporter les plus grandes précautions et de ne pas formuler une opinion absolue, excepté lorsque les signes sont certains. C'est excessivement important, parce que notre avis nous est demandé surtout dans les cas où les détails donnés par la femme ont le moins de valeur, comme lorsqu'elle est disposée à céler l'existence de la grossesse ; si elle désire un diagnostic affirmatif, elle colore inconsciemment les détails de telle sorte qu'elle peut fausser le jugement du praticien.

On a essayé de classer les signes de la grossesse ; ainsi quelques auteurs les divisent en signes *naturels* et signes *sensibles*, d'autres en signes *présomptifs*, *probables* et *certains*. Cette dernière division, qui est adoptée par Montgomery dans son ouvrage classique sur « les symptômes et signes de la grossesse », est sans aucun doute la meilleure des deux, si l'on adopte une classification quelconque. Le moyen le plus simple est celui qui, adopté maintenant à peu près par tous, étudie les symptômes de la grossesse dans l'ordre où ils se présentent, en attachant à chacun la valeur diagnostique qu'il mérite.

Signes de conception. Depuis les temps les plus reculés, les auteurs pensaient qu'on pouvait certifier qu'il y avait eu conception d'après certains symptômes vagues, tels qu'un aspect particulier des yeux, le gonflement du cou, et des sensations inaccoutumées pendant le coït fécondant. On peut dire hardiment que tous ces signes sont trop incertains pour avoir la moindre valeur. Le dernier, cependant, est un signe auquel bien des femmes mariées prétendent ne pas se tromper, et Cazeaux incline à lui attacher quelque importance.

Cessation des règles. Le premier signe appréciable de la grossesse sur lequel on puisse réellement compter, c'est la cessation des règles, et il a une grande importance, parce qu'il constitue le seul guide à l'aide duquel nous puissions calculer l'époque probable de l'accouchement. Chez les femmes qui étaient parfaitement réglées, et en dehors de toute cause morbide capable de produire la suppression, elle peut être considérée comme un signe de forte présomption en faveur de l'existence de la grossesse ; mais elle n'indique pas davantage, à moins qu'elle ne soit accompagnée et corroborée par d'autres symptômes. Il y a en effet une foule de circonstances, outre la grossesse, dans lesquelles on observe la suppression des règles. Elle peut être produite par une impression de froid, une émotion morale, une constitution débilitée, coïncider surtout avec le début de la phthisie. Les impressions morales sont particulièrement sujettes à induire en erreur. Il est loin d'être rare de rencontrer de nouvelles mariées chez lesquelles les règles se suspendent une fois ou deux, soit à cause du trouble apporté dans leur économie par le mariage, soit par leur vif désir d'être enceintes. Les femmes non mariées, qui se sont exposées à devenir enceintes, éprouvent aussi des émotions morales et des craintes qui produisent souvent le même résultat.

La menstruation est souvent suspendue en dehors de la grossesse.

Une autre source d'incertitude, c'est que dans certains cas la menstruation peut continuer pendant une ou deux époques après la conception, et même pendant toute la grossesse. Cette dernière circonstance est certainement un fait extrêmement rare; mais un ou deux exemples en sont rapportés par Perfect, Churchill et d'autres écrivains de mérite; aussi doit-on en admettre la possibilité. Le premier cas est beaucoup moins rare, et la plupart des praticiens en ont probablement rencontré des exemples. L'explication en est maintenant bien connue.

Pendant les premiers mois de la gestation, lorsque l'œuf n'est pas encore suffisamment développé pour remplir toute la cavité utérine, il existe un espace considérable entre la caduque réfléchie, qui l'enveloppe, et la caduque vraie, qui tapisse la cavité utérine. C'est de cet espace que vient le flux menstruel, et là il existe non seulement une étendue assez considérable pour fournir ce flux, mais un canal libre, pour lui permettre de franchir l'orifice utérin. Après le troisième mois, la caduque réfléchie et la caduque vraie s'adossent l'une à l'autre, et il n'existe plus d'espace entre elles. A partir de cette époque, la menstruation est beaucoup plus difficile à expliquer. Il est probable que dans les observations qu'on a citées, des hémorrhagies accidentelles venant d'autres sources, d'un placenta prævia, d'une déchirure du col utérin ou d'un petit polype, ont été prises pour une menstruation véritable. S'il survient réellement un flux menstruel après le troisième mois, il ne peut naître que du canal du col. Mais c'est un fait si rare, que, si une femme qui se croit enceinte de plus de quatre mois est réglée normalement et régulièrement, nous sommes autorisés *ipso facto* à nier sa grossesse. Chez une femme non mariée, tous les détails relatifs à la régularité de sa menstruation sont absolument sans valeur, car dans ces circonstances rien n'est plus commun que de voir une femme nous donner des détails faux dans un but de supercherie.

La grossesse peut survenir sans aucun doute lorsque la menstruation fait normalement défaut. Cela arrive assez fréquemment chez les femmes qui conçoivent pendant l'allaitement et dont les règles sont supprimées ; elles n'ont alors aucune donnée positive pour calculer l'époque exacte de leur accouchement. On rapporte aussi des cas authentiques dans lesquels des jeunes filles ont conçu avant que la menstruation fût établie, et d'autres dans lesquels une grossesse est survenue après l'âge critique. Prenant tous ces faits en considération, nous ne pouvons regarder la suppression des règles que comme un signe très-présomptif de grossesse chez les femmes qui n'ont pas d'autre raison évidente de subir cette suppression ; mais elle a sans aucun doute une grande valeur au point de vue du diagnostic.

Troubles sympathiques. Peu de temps après la conception il survient dans l'économie différents troubles, qu'il est très-exceptionnel de ne pas rencontrer. Ils sont généralement plus développés chez les femmes à tempérament nerveux, et chez les femmes des classes élevées de la société, particulièrement douées de cette constitution.

Vomissements. Parmi les plus fréquents de ces troubles sont des désordres variés du canal gastro-intestinal. Il y a en général des nausées ou des vomissements ; et, comme ils apparaissent surtout au moment où la femme se lève de son lit, ils sont connus vulgairement sous le nom de « vomissement du matin ». Il débute quelquefois presque immédiatement après la conception, mais plus fréquemment vers le second mois, et il dépasse rarement le quatrième. Ordinairement, ce sont des nausées, plutôt qu'un véritable vomissement. La femme se sent mal à l'aise et incapable de déjeuner, et elle rejette souvent quelques glaires liquides. Mais parfois elle vomit réellement, et les vomissements peuvent être assez forts pour résister à tout traitement, affecter sérieusement la santé de la femme et même mettre sa vie en péril. Ces formes graves de l'affection seront traitées dans un chapitre particulier. On a émis des opinions très-diverses sur la cause de ce « malaise du matin ».

Causes des vomissements. Le Dr Henry Bennet croit, lorsqu'il est grave, qu'il est toujours associé à une congestion et une inflammation du col utérin. Le Dr Graily Hewitt soutient qu'il dépend absolument de la flexion de l'utérus, qui produit une irritation des nerfs utérins au siège de la flexion, avec des vomissements sympathiques. Cette théorie, lorsqu'on la présenta à la Société obstétricale, fut accueillie avec peu de faveur, et elle me semble absolument infirmée par ce fait, certain selon moi, que la nausée, à un degré plus ou moins fort, est un phénomène normal et à peu près constant dans la grossesse; et il est difficile de croire que presque toutes les femmes enceintes aient une flexion utérine. L'explication généralement reçue, et probablement exacte, c'est que la nausée, aussi bien que les autres troubles sympathiques, dépendent de la tension des fibres utérines par suite du développement de l'œuf, et conséquemment de l'irritation des nerfs utérins. Mais ce n'est là qu'un seul des nombreux phénomènes réflexes accompagnant naturellement la grossesse. Il est de vieille observation que, lorsque les maux d'estomac font tout à fait défaut, il existe d'autres troubles sympathiques encore plus désagréables, par exemple une tendance à la syncope. Le Dr Bedford [1] a attaché une grande importance à ce point, et il croit que les femmes sont alors particulièrement prédisposées à avorter.

Il n'est pas rare de rencontrer d'autres dérangements des fonctions digestives dépendant de la même cause, par exemple un appétit excessif ou dépravé, la femme manifestant une envie démesurée pour des choses étranges et même dégoûtantes. Ces désirs peuvent être irrésistibles; ils sont connus vulgairement sous le nom d'*envies*. Les troubles intestinaux qu'on rencontre souvent et qui provoquent la constipation, la diarrhée et des flatulences, sont de même nature.

Autres troubles du côté de l'appareil digestif.

Certaines sympathies glandulaires peuvent également se développer; une des plus communes est la sécrétion excessive des glandes salivaires. La tendance à la syncope est fréquente, mais elle arrive rarement jusqu'à l'évanouissement complet : c'est plutôt une sorte de syncope partielle, qui ne va pas jusqu'à la perte de connaissance absolue, et que les auteurs anciens

Salivation, lipothymies, etc.

1. *Diseases of Women and Children*, p. 551.

appelaient « lypothimie ». Elle se voit souvent chez des femmes qui n'y sont pas sujettes à d'autres moments, et, lorsqu'elle atteint certaines proportions, elle constitue un symptôme fâcheux de la grossesse. Le mal aux dents est commun et s'accompagne souvent de carie dentaire. Lorsque ces phénomènes sont portés à l'excès, il est plus que probable qu'il existe quelque état morbide de l'utérus qui augmente l'irritation locale qui les produit.

Troubles de l'intelligence. — Les bizarreries de l'esprit sont fréquentes. Il n'est pas rare de rencontrer des femmes qui sont très-abattues et dont la volonté est annihilée, ou bien dont le caractère, gai et facile auparavant, est devenu irritable et maussade. Parfois, mais c'est moins commun, on est heureux de voir un mauvais caractère devenir meilleur.

Tous ces phénomènes de grande susceptibilité nerveuse n'ont toutefois que peu de valeur au point de vue du diagnostic. Ils peuvent corroborer certains symptômes, mais rien de plus; ils sont surtout intéressants à cause des désordres sérieux qu'ils peuvent produire, s'ils sont portés à l'excès.

Modifications dans les mamelles. — Il survient de bonne heure dans les seins certaines modifications, dépendant sans aucun doute des relations sympathiques qui existent en tout temps entre eux et les organes utérins, mais qui ont surtout pour but de les préparer à l'importante fonction de la lactation, qu'ils ont à remplir à la fin de la grossesse.

Ces modifications débutent généralement vers le second mois de la grossesse, les seins deviennent alors plus volumineux et sensibles. A mesure que la grossesse avance, leur volume et leur dureté augmentent, et ils sont sillonnés de veines bleues. Mais les changements les plus caractéristiques portent sur le mamelon et l'aréole, et les auteurs y ont attaché une grande importance. Aréoles. — Les mamelons deviennent turgides et sont fréquemment couverts d'écailles furfuracées, formées par la dessiccation du fluide séro-lactescent qui suinte de leur intérieur. Les aréoles qui les entourent deviennent beaucoup plus larges et brunissent sous un dépôt de pigment (fig. 74). L'étendue de cette nouvelle coloration varie beaucoup chez les différentes femmes. Chez les blondes, elle est si légère, qu'elle est à peine appréciable; chez les brunes, au contraire, elle est extrêmement caractéristique, formant quelquefois un cercle presque noir qui s'étend sur une grande partie du sein. L'aréole devient humide en même temps que foncée, et elle présente une sorte

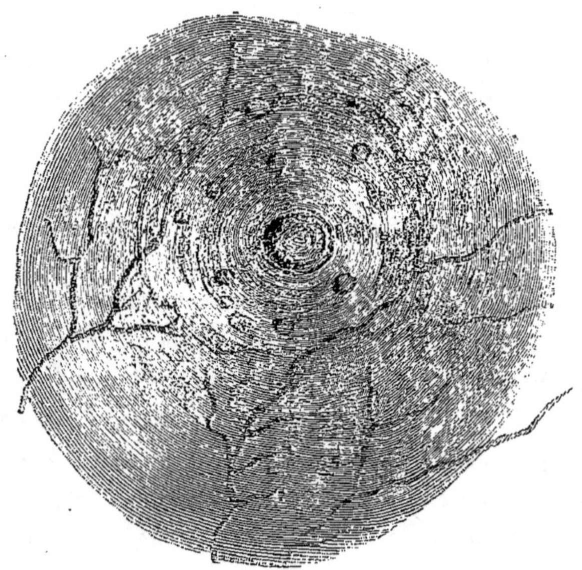

Fig. 74. — Aspect de l'aréole pendant la grossesse.

de gonflement; il s'y développe un certain nombre de petits tubercules formant un cercle de saillies autour du mamelon. Ces tubercules ont été décrits par Montgomery comme étant en rapport intime avec les conduits lactifères, quelques-uns de ces derniers pouvant parfois être suivis jusqu'au sommet de ces tubercules, où on les voit s'ouvrir. A mesure que la grossesse avance, leur volume et leur nombre augmentent. Pendant les derniers mois, la portion qui a été appelée l'aréole secondaire devient très-développée, et, lorsqu'elle est bien marquée, elle a un aspect tout à fait caractéristique. Elle consiste en un certain nombre de petites taches décolorées, disposées tout autour de l'aréole, et dans lesquelles la pigmentation est plus

faible. On les compare en général à des taches dont la couleur
a été enlevée par une averse de gouttes d'eau. Cette modification, ainsi que la couleur sombre de l'aréole primitive, est
plus marquée chez les brunes. A cette période, surtout chez
les femmes dont la peau est fine, on voit souvent sur les seins
des raies argentées. Elles sont produites par la tension de la
peau et sont permanentes.

On peut, par une pression sur les seins, faire sortir du mamelon une petite goutte d'un liquide séreux, souvent dès le
troisième mois, et l'examen microscopique montre qu'il contient
des globules de lait et de colostrum.

La valeur diagnostique de ces changements dans les mamelles a été diversement appréciée. Lorsqu'ils sont très-marqués, Montgomery les considérait comme des signes certains
de grossesse. On doit cependant faire quelques réserves importantes à ce sujet. Chez les femmes qui n'ont jamais eu d'enfants, il en est sans doute ainsi ; certainement, quelques affections utérines ou ovariennes produisent une coloration foncée
de l'aréole, mais les modifications ne sont jamais aussi marquées que celles dont je viens de parler. Chez les multipares,
les aréoles restent souvent brunes d'une façon permanente, et
chez elles ces symptômes ont beaucoup moins de valeur. La
présence du lait dans les seins chez les primipares peut être considérée comme un signe presque certain, et j'ai rarement
manqué de le découvrir, même à une période peu avancée. Il
est vrai qu'il existe des exemples authentiques de femmes non
enceintes ayant une abondante sécrétion de lait, établie à la
suite d'une irritation des mamelles. Ainsi Baudelocque présenta
à l'Académie de chirurgie de Paris une jeune fille de huit ans,
qui avait nourri son petit frère pendant plus d'un mois. Le
Dr Tanner établit (je ne sais sur quelle autorité) qu'il n'est pas
rare, dans l'Afrique occidentale, de voir des jeunes filles qui
n'ont jamais été grosses faire un service régulier de nourrice
pour les enfants des autres, leurs mamelles ayant été excitées
à fonctionner par l'application du suc d'une euphorbiacée. La

sécrétion lactée a même été vue dans les seins de l'homme ; mais ce sont des exceptions si rares à la règle générale, qu'elles ne doivent être mentionnées qu'à titre de curiosité ; et je n'ai encore jamais été déçu dans le diagnostic d'une première grossesse en trouvant seulement quelques petites gouttelettes de lait dans les seins, même lorsque tous les autres signes manquaient. Chez les multipares, la présence du lait est loin d'avoir la même valeur, car il arrive souvent qu'il reste du lait dans les seins longtemps après la cessation de l'allaitement, même pendant plusieurs années. Le Dr Tyler Smith dit avec justesse que la suppression du lait chez les femmes qui nourrissent et se sont exposées à l'imprégnation est un symptôme plus sûr de grossesse que la condition inverse. C'est une observation que j'ai fréquemment faite moi-même.

Ainsi, dans le diagnostic de la grossesse, les symptômes mammaires ont une grande importance chez les primipares ; lorsqu'ils sont bien marqués, ils trompent rarement. Ils ont surtout de la valeur lorsque nous suspectons une grossesse chez une femme non mariée, parce que nous pouvons trouver un motif pour voir ses seins sans le lui expliquer, et un simple coup d'œil, surtout si la femme est brune, peut justifier notre opinion aussi bien qu'un examen tout à fait complet. Chez les multipares mariées, ces signes sont moins nets, et leurs conséquences sont beaucoup moindres.

Je mentionnerai en outre différents dépôts irréguliers de pigment, qu'on observe fréquemment pendant la grossesse. Le plus commun est une ligne brun foncé ou jaunâtre partant du pubis et remontant jusqu'au centre de l'abdomen ; quelquefois elle s'arrête à l'ombilic, parfois se bifurquant de façon à former un anneau irrégulier autour de l'ombilic et à gagner l'épigastre. La présence de cette ligne n'est pas constante ; très-marquée chez certaines femmes, elle manque complètement chez d'autres. On observe souvent, à la face, des régions de peau noirâtres, surtout sur le front, et cette coloration bronzée de la peau présente quelquefois un aspect tout à fait particulier.

Joulin dit qu'elle survient seulement sur les parties de la face frappées par le soleil, et qu'on l'observe plus fréquemment chez les femmes de basse classe qui sont exposées librement aux influences atmosphériques. Ces modifications pigmentaires ont une faible valeur diagnostique, et elles peuvent persister longtemps après l'accouchement.

Développement de l'abdomen. L'élargissement progressif de l'abdomen et le développement de l'utérus gravide aux différentes périodes de la grossesse, ainsi que les moyens d'examen par la palpation, ont déjà été décrits (p. 116 et 131).

Mouvements actifs du fœtus. Je parlerai ici de ces phénomènes bien connus produits par les mouvements fœtaux dans l'utérus, et qui sont si familiers à toutes les femmes enceintes. Ces mouvements, sans aucun doute, se manifestent dès le moment de la vie fœtale, où le tissu musculaire du fœtus est suffisamment développé pour se contracter; mais ils ne sont perçus par la mère qu'environ seize semaines après la conception, l'époque précise variant considérablement dans les différents cas. On connaît bien les erreurs de la loi anglaise à ce sujet, qui suppose que l'enfant n'est vivant ou « animé » que lorsque la mère en sent les mouvements, et ces erreurs ont souvent donné lieu à des protestations de la part des médecins. Quelques femmes sentent remuer soudainement, on croit qu'il faut que la tumeur utérine soit assez élevée pour permettre à l'impulsion du fœtus d'être transmise aux parois abdominales de la mère, les mouvements devenant appréciables à travers leurs nerfs sensoriels. La sensation est généralement décrite comme une faible ondulation qui, perçue pour la première fois, cause fréquemment une impression nerveuse désagréable. A mesure que l'utérus se développe, les mouvements deviennent de plus en plus distincts, consistant presque toujours en une série de petits chocs ou coups, quelquefois appréciables à l'œil, et provoquant une saillie distincte des parois abdominales. Leur force et leur intensité varient beaucoup pendant la grossesse, selon les circonstances; parfois ils sont très-fréquents et pénibles; parfois le fœtus semble comparativement tranquille, et ses mouvements peuvent ne pas être perçus pendant plusieurs jours de suite, au point de faire craindre sa mort.

L'état de santé de la mère a une influence incontestable sur leur production. On dit que leur force est plus grande après une abstinence de nourriture prolongée, ou dans certaines positions du corps. Il est certain que les causes qui entravent la vitalité du fœtus produisent souvent des mouvements très-irréguliers et tumultueux. Ils peuvent être très-facilement sentis par l'accoucheur par le palper abdominal, et quelquefois, dans les derniers mois, assez distinctement pour ne laisser aucun doute sur l'existence de la grossesse. En général, on les perçoit en plaçant une main de chaque côté de l'abdomen, et appuyant doucement en dedans avec l'une d'elles. La pression exercée sur le fœtus le renvoie sur l'autre main, qui en sent les mouvements.

Au point de vue du diagnostic, l'existence des mouvements fœtaux a toujours tenu une grande place, mais on doit prendre quelques précautions en les observant. Il est certain que les femmes elles-mêmes sont très-souvent dans l'erreur et croient sentir les mouvements d'un fœtus qui n'existe pas, trompées sans doute par des contractions abdominales irrégulières ou des flatulences de l'intestin. Il peut même se produire des mouvements intra-abdominaux capables de tromper le praticien. En somme, dans une grossesse avancée, lorsque les mouvements fœtaux sont assez marqués pour être vus et sentis, une méprise est difficilement possible, et ils constituent un signe certain. Mais, dans ces cas-là, il y a abondance de signes et peu de place au doute. Dans les cas douteux, et au début de la grossesse, l'absence des mouvements ne doit pas être considérée comme une preuve de non-existence de la grossesse, car ils peuvent être assez faibles pour n'être pas perceptibles, ou n'apparaître que dans une période avancée.

Le Dr Braxton Hicks a récemment appelé l'attention, au point de vue du diagnostic, sur la valeur des contractions in-

Valeur diagnostique des mouvements fœtaux.

Contractions intermittentes de l'utérus.

termittentes de l'utérus pendant la grossesse. Il a fait observer que, aussitôt que l'utérus est assez développé pour être senti par la palpation, si la main est appliquée sur lui pendant quelque temps sans friction ni pression aucune, on observe distinctement qu'il durcit d'une façon tout à fait caractéristique. Cette contraction intermittente se fait toutes les cinq ou dix minutes, quelquefois plus souvent, rarement à de plus longs intervalles. Elle a été d'abord décrite plus spécialement par le Dr Tyler Smith, qui l'attribuait à l'action péristaltique. Mais il est certain que personne, avant le Dr Hicks, n'avait fait remarquer que ces contractions sont constantes et accompagnent normalement la grossesse, continuent pendant toute la période de la gestation, et constituent un moyen facile et exact de distinguer le globe utérin des tumeurs abdominales.

Valeur de ce signe. Depuis que j'ai lu le mémoire du Dr Hicks, j'ai prêté une grande attention à ce signe, qui ne m'a jamais trompé, même dans les rétroversions, alors que l'utérus est complètement plongé dans la cavité pelvienne, et je suis disposé à lui accorder la plus grande valeur diagnostique. Si la main est placée exactement sur l'utérus, elle peut apprécier le plus facilement du monde sa contraction et son relâchement alternatifs. L'avantage que ce signe a sur les mouvements fœtaux, c'est qu'il est constant, qu'il ne peut pas être pris pour autre chose, et qu'il est indépendant de la vie de l'enfant, étant également appréciable lorsque l'utérus contient un œuf dégénéré ou un fœtus mort. Le seul cas qui puisse donner lieu à une erreur, c'est le développement de l'utérus par des corps étrangers, autres que le fruit de la conception, par exemple une rétention des règles ou un polype. L'histoire de ces accidents, qui sont d'une rareté extrême, nous mettra facilement à l'abri de toute erreur. Comme signe présomptif de grossesse, j'assigne à ces contractions intermittentes une haute valeur.

Signes vaginaux. Les signes vaginaux de grossesse ont une importance considérable pour le diagnostic. Ce sont surtout les modifications qui surviennent dans le col, et le *ballottement*, qui dépend de la mobilité du fœtus dans le liquide amniotique.

Les modifications dans la consistance et la longueur apparente du col ont déjà été décrites (p. 149). Lorsque la grossesse a dépassé le cinquième mois, la mollesse veloutée du col est très-caractéristique et constitue un signe précieux, mais qui, par lui-même, ne serait pas tout à fait sûr, parce que la même modification peut être produite par différentes causes. Toutefois, quand on suppose que la grossesse a dépassé le cinquième mois, si le col est trouvé allongé, dur et saillant dans le vagin, la non-existence de la grossesse peut être affirmée ; ainsi, la valeur négative de ce signe est plus importante que sa valeur positive.

Ramollissement
du col.

Le ballottement, lorsqu'il est distinctement perçu, est un signe certain de grossesse. Sous la pression du doigt, le fœtus est déplacé : il s'élève dans le liquide amniotique et retombe sur le bout du doigt avec un petit choc tout à fait caractéristique.

Ballottement.

Pour bien pratiquer le ballottement, la femme est placée sur un lit dans la position demi assise, demi étendue, situation dans laquelle le diamètre vertical de la cavité utérine devient correspondant à celui du bassin. Deux doigts de la main droite sont enfoncés dans le vagin en avant du col. Alors l'utérus étant maintenu par la main gauche, les doigts qui sont dans le vagin repoussent en haut par un coup sec la paroi utérine : s'il y a une grossesse, le fœtus est déplacé, mais il retombe aussitôt, en transmettant aux doigts une secousse distincte. Lorsque le ballottement est très-appréciable, il peut être considéré comme un signe certain, bien que le fond de l'utérus dans une antéflexion, ou un calcul dans la vessie, puisse donner lieu à une sensation à peu près analogue ; mais alors l'absence des autres signes de la grossesse mettrait en garde contre l'erreur. Le ballottement est appréciable entre le quatrième et le septième mois. Avant cette époque, le fœtus est trop petit, tandis qu'après le septième mois il est relativement trop gros et ne peut être soulevé dans le liquide amniotique qui l'environne.

L'absence du ballottement ne doit pas être considérée comme une preuve de l'absence de la grossesse, car il peut être inappréciable dans différents cas, dans les présentations anormales par exemple, ou bien lorsque le placenta est inséré sur le col.

Pouls vaginal. Il existe encore quelques signes vaginaux de grossesse, mais d'importance secondaire, entre autres, le pouls vaginal, signalé par Osiander, et qui dépend de l'élargissement des artères vaginales. On peut parfois percevoir cette pulsation à une période précoce ; souvent elle est très-distincte, quelquefois tout à fait inappréciable, et elle n'a pas une grande valeur, parce qu'une pulsation semblable peut être rencontrée dans différentes affections utérines.

Fluctuation utérine. Le Dr Rasch a récemment appelé l'attention sur un symptôme qui n'avait pas encore été décrit et auquel il attache une grande importance dans le diagnostic de la grossesse au début[1]. Il consiste dans la découverte d'une fluctuation à travers la paroi utérine antérieure, dépendant de la présence du liquide amniotique. Pour l'apprécier, on doit se servir de deux doigts de la main droite, comme dans le ballottement, tandis que l'utérus est fixé à travers l'abdomen. Le Dr Rasch prétend que par ce moyen l'utérus développé par une gossessse peut facilement être distingué de celui qui est développé sous l'influence d'une autre cause, et cette fluctuation peut toujours être sentie vers le second mois. Si elle est associée à la suppression des règles et à une aréole brunie, il en fait un signe certain. Toutefois, pour la saisir, il faut une expérience considérable dans l'art du toucher vaginal, et elle n'est pas en somme d'une recherche facile.

Changement dans la couleur du vagin. Une couleur particulière, violet foncé, de la muqueuse vaginale, a été signalée par Jacquemin et Klüge comme un signe de

1. *Brit. med. Jour.*, vol. II, 1873.

grossesse facile à observer. Dans la plupart des cas, elle est très-marquée ; 99 fois sur 100, le changement de couleur est manifeste et dépend évidemment de la congestion produite par la compression de l'utérus gravide. Mais toute compression semblable, sous l'influence de larges tumeurs fibreuses de l'utérus, amène le même résultat ; c'est donc un signe dont la valeur diagnostique est médiocre.

Les signes dont l'importance est beaucoup plus grande sont ceux que fournit l'auscultation abdominale, et l'un d'eux — l'audition des bruits du cœur du fœtus — constitue le symptôme qui seul, *per se*, en l'absence de tous les autres, soit pathognomonique.

Auscultation.

Le fait que les bruits du cœur du fœtus peuvent être entendus à une époque avancée de la grossesse fut signalé pour la première fois par Mayor, de Genève, en 1818, et les principales observations d'auscultation fœtale datent ensuite de Kergaradec, Naegelé, Evory Kennedy et d'autres auteurs. Généralement les premières pulsations sont entendues dans le courant du cinquième mois, ou du quatrième au cinquième. Dans des circonstances exceptionnelles, des praticiens habitués les ont entendues plus tôt. Depaul croit qu'on peut les entendre dès la onzième semaine, et Routh les a aussi entendues à une époque plus précoce par l'auscultation vaginale, qui toutefois, pour bien des raisons, ne peut pas être ordinairement employée. Naegelé ne les a jamais entendues avant la dix-huitième semaine, plus généralement à la fin de la vingtième, et, au point de vue pratique, il faut que la grossesse soit arrivée au cinquième mois pour que nous puissions les entendre. A partir de cette période, jusqu'au terme de la grossesse, il est presque toujours facile de les percevoir, sinon au premier examen, du moins à un suivant avec certitude, si l'on a l'occasion d'en faire plusieurs. Des circonstances accidentelles, par exemple la présence d'une quantité inusitée de gaz intestinaux, peuvent masquer les bruits pendant un moment, mais non d'une façon permanente. Ils n'ont échappé à Depaul que huit fois sur 906 examens pendant les 3 derniers mois de

Période à laquelle on entend les battements du cœur fœtal.

la grossesse ; et sur 180 femmes que le D{^r} Anderson de Glasgow a examinées avec soin, douze fois seulement les bruits du cœur n'ont pu être saisis, et dans chacun de ces cas l'enfant était mort-né. Ils constituent donc non-seulement le signe le plus certain de la grossesse, mais aussi de la vie de l'enfant:

Description du bruit.

Le bruit a toujours été comparé au double tic-tac d'une montre entendu à travers un coussin ; et, en effet, la comparaison est exacte. Il consiste en deux battements distincts, séparés par un court intervalle, le premier étant le plus fort et le plus net, le second n'étant pas toujours perceptible. La rapidité des pulsations fœtales constitue un excellent moyen de les distinguer des pulsations maternelles, avec lesquelles elles pourraient être confondues. Slater, qui a fait de nombreuses observations à ce sujet, fixe leur nombre moyen à 132 par minute ; mais parfois il peut s'élever à 140 ou descendre à 120. On voit que les pulsations du cœur du fœtus sont toujours beaucoup plus rapides que celles du cœur de la mère, à moins toutefois que chez celle-ci il existe une accélération produite par quelque émotion ou une maladie. Pour éviter les erreurs, il convient de compter soigneusement le nombre des pulsations du cœur du fœtus et de les comparer avec celles de la mère ; si les deux chiffres sont différents, nous sommes certains qu'il n'y a pas d'erreur. La rapidité des pulsations fœtales reste, en général, la même pendant toute la durée de la grossesse ; mais leur force augmente graduellement. Elles peuvent toutefois être passagèrement accélérées ou retardées par des causes perturbantes, telles que la pression du stéthoscope, qui, excitant des mouvements tumultueux du fœtus, peut augmenter la fréquence des battements de

Irrégularités dans les bruits du cœur.

son cœur. Ainsi, pendant le travail, après la rupture des membranes, lorsque les contractions de l'utérus ont une influence très-marquée sur le fœtus, elles peuvent être considérablement modifiées. Une accélération ou une irrégularité des pulsations, observée pendant un travail prolongé, aura une grande importance pratique, en indiquant la nécessité d'une prompte déli-

Leur valeur diagnostique.

vrance. De semblables altérations, associées à des mouvements fœtaux inaccoutumés perçus par la mère vers la fin de la grossesse, indiquent que la vie de l'enfant est en danger pendant les derniers mois, et peuvent même justifier la provocation de l'accouchement prématuré. Ce fait se présente surtout chez les femmes qui antérieurement ont donné naissance à une succession d'enfants morts par suite d'une maladie du placenta ; chez elles, des auscultations soigneuses et souvent répétées peuvent nous prévenir de l'imminence du danger.

Quelques auteurs ont admis que la rapidité des bruits du cœur du fœtus pouvait nous servir à déterminer le sexe de l'enfant avant sa naissance. Frankenhauser, qui le premier a attiré l'attention sur ce point, croit que la moyenne des pulsations est beaucoup moins considérable chez les garçons que chez les filles ; il en compte 124 par minute chez les premiers et 144 chez les secondes. Steinbach ne fait pas, entre la moyenne des battements dans les deux sexes, une différence aussi grande ; il donne 131 pour les garçons et 138 pour les filles. A l'aide de ce signe, il a prédit exactement le sexe 45 fois sur 57, tandis que Frankenhauser ne s'est pas trompé une seule fois sur 50 observations faites à ce point de vue. Le Dr Hutton, de New-York, réussit également dans sept cas. Devilliers trouve les mêmes moyennes que Steinbach, mais il attribue la différence à la grosseur et au poids plutôt qu'au sexe de l'enfant, et croit que les pulsations sont moins fréquentes chez les enfants gros et bien développés. Comme les garçons sont en général plus gros que les filles, ainsi s'explique la moindre fréquence des pulsations de leur cœur. C'est toutefois un point plus curieux que pratique, et la fréquence des pulsations ne saurait justifier aucune prédiction positive à ce sujet. Les circonstances qui ont une influence sur la circulation maternelle semblent ne pas en avoir sur celle du fœtus.

Les bruits du cœur du fœtus sont généralement mieux transmis par le dos de l'enfant et plus facilement perçus lorsque le dos est en contact avec la paroi antérieure de l'utérus, comme cela arrive dans la grande majorité des grossesses. Lorsque l'enfant est en position dorso-postérieure, les bruits ont à traverser une quantité plus considérable de liquide amniotique et sont plus modifiés par l'interposition des membres fœtaux.

On les entend par conséquent moins dans ces cas-là, mais on peut toutefois les saisir presque toujours. Comme le fœtus est le plus souvent placé l'occiput au-dessus du détroit supérieur, et le dos vers le côté gauche de la mère, les bruits du cœur ont en général leur maximum en un point moyen, entre l'ombilic et l'épine iliaque antéro-supérieure gauche. Dans la position la plus commune ensuite, lorsque le dos de l'enfant est du côté de la région lombaire droite de la femme, les bruits sont entendus en un point correspondant du côté droit ; mais, dans ce cas, ils sont surtout mieux perçus dans le flanc droit, étant alors transmis à travers le thorax de l'enfant, qui est en contact avec la paroi de l'utérus. Dans les présentations de siège, les bruits du cœur ont en général leur maximum *au-dessus* de l'ombilic, soit du côté droit, soit du côté gauche, selon celui vers lequel est placé le dos de l'enfant. On voit que le point où l'on entend les bruits du cœur varie avec la position du fœtus lui-même, et ce signe, combiné avec la palpation, peut nous servir à diagnostiquer la présentation avant le travail. Les bruits sont entendus seulement dans une région assez limitée, un cercle d'environ six à huit centimètres de diamètre ; mais, lorsqu'on ne les découvre pas en un point déterminé, il faut les chercher sur toute la surface du globe utérin avant de pouvoir dire qu'ils ne sont pas perceptibles [1].

Sources d'erreur. La seule erreur que nous puissions faire, c'est de prendre pour les bruits du cœur du fœtus les pulsations maternelles, transmises à travers le globe utérin. Un peu d'attention nous mettra en garde contre cette cause d'erreur, et nous devons toujours compter les pulsations de la mère, avant de chercher celles du fœtus. Si l'on trouve les pulsations fœtales au nombre

1. Voyez, à ce sujet, la remarquable thèse du Dr A. Ribemont : *Recherches sur l'anatomie topographique du fœtus. Applications à l'obstétrique.* Paris, 1878. (*Trad.*)

de 120 ou davantage, celles de la mère étant de 70 à 80, il n'y a pas d'erreur possible. Si les pulsations de la mère sont anormalement exagérées, on doit apporter encore plus de soin ; mais, dans ce cas, elles seront encore moins nombreuses que celles de son enfant. Le Dr Hicks [1] a observé que, pendant un travail fatigant, lorsque la puissance musculaire de la mère est épuisée, le bruit musculaire peut produire un son ressemblant tout à fait aux pulsations fœtales ; mais une erreur semblable n'est guère à craindre.

Quand on cherche les bruits du cœur du fœtus, la femme est placée sur le dos, les épaules élevées et les genoux fléchis. L'abdomen étant à découvert, on se servira d'un stéthoscope ordinaire, dont l'extrémité doit être appliquée solidement sur l'utérus, de façon à déprimer les parois abdominales.

Le silence le plus absolu est indispensable, car il n'est pas toujours facile de percevoir les bruits ; quelquefois, n'ayant pas réussi avec le stéthoscope ordinaire, je les ai saisis avec le biauriculaire, qui les renforce considérablement. Dès qu'on les entend, ils sont facilement comptés pendant un espace de cinq secondes ; mais, à cause de leur fréquence, il n'est pas toujours possible de les suivre plus longtemps. Lorsque les bruits du cœur ont été entendus distinctement, la grossesse est absolument et sûrement diagnostiquée ; mais, si on n'a pu les entendre, on ne doit pas nier l'existence de la grossesse, parce que le fœtus peut être mort, ou les bruits temporairement masqués.

On entend aussi quelques autres bruits par l'auscultation ; mais ils ont une valeur secondaire au point de vue du diagnostic. L'un d'eux est celui qu'on appelle le *souffle ombilical ou du cordon*, qui a été signalé pour la première fois par Evory Kennedy. Il consiste en un simple murmure soufflant, synchrone avec les bruits du cœur fœtal, et plus distinctement entendu dans le voisinage immédiat du point où ceux-ci ont leur maximum. La plupart des auteurs croient qu'il est produit par

Manière de pratiquer l'auscultation.

Valeur diagnostique de ce signe.

Souffle ombilical.

1. *Obst. trans.*, vol. XV.

une compression du cordon, lorsqu'il est placé entre une partie
dure du fœtus et les parois utérines, ou lorsqu'il est enroulé
autour du cou de l'enfant. Schrœder et Hecker l'ont découvert
quatorze ou quinze fois sur cent, et Hecker croit qu'il est
causé par une flexion de la première portion du cordon près de
l'ombilic. Au point de vue pratique, ce bruit est tout à fait sans
valeur, et on doit seulement le mentionner comme un phénomène qu'une oreille exercée peut quelquefois rencontrer.

Souffle utérin. — Le souffle utérin est un bruit de souffle simple qui est presque
toujours entendu à l'auscultation. Il varie remarquablement
comme caractère et comme siège. Quelquefois c'est un souffle
doux ou même musical; d'autre fois il est rude, fort et râpeux,
parfois continu, parfois intermittent. Il peut être entendu dans
n'importe quel point de l'utérus ; mais il est plus fréquent en
bas, ou sur l'un des côtés, et rare au-dessus de l'ombilic, ou
près du fond ; il change souvent de place, de façon à être entendu, à certains moments, dans un point où il n'existait pas à
l'auscultation précédente. Il est perçu dans un espace de trois
à cinq centimètres seulement, ou quelquefois sur la surface
utérine tout entière ; il peut encore être découvert à la fois sur
deux points de l'utérus complètement séparés l'un de l'autre.
En général, on l'entend plus tôt que les bruits du cœur, souvent
dès que l'utérus s'élève au-dessus du détroit supérieur, et il est
presque toujours reconnu au commencement du quatrième mois.

Le son en est curieusement modifié par les contractions utérines pendant le travail; il devient plus rude et plus intense
avant la douleur, disparaît pendant qu'elle est à son apogée, et
est entendu de nouveau qnand elle a cessé. Hicks attribue à
une cause semblable, c'est-à-dire aux petites contractions utérines qui se manifestent dans le cours de la grossesse, les
variations fréquentes qui caractérisent ce bruit [1]. Le souffle
utérin peut également être entendu après la mort du fœtus,
et quelques auteurs croient qu'il est modifié et qu'il devient

1. *Op. cit.*, p. 223.

.rude d'une façon persistante lorsque cet accident s'est produit.

On a donné de nombreuses explications de ce bruit. Pendant longtemps, on a supposé qu'il prenait naissance dans les vaisseaux du placenta, d'où son nom de *souffle placentaire*, sous lequel il est encore connu ; ou bien, sinon dans le placenta, du moins dans les vaisseaux utérins du voisinage immédiat du placenta. L'origine extra-placentaire de ce bruit est suffisamment démontrée par le fait qu'il peut être entendu longtemps après l'expulsion de cet organe. Quelques auteurs ont supposé qu'il ne vient pas de l'utérus, mais des vaisseaux maternels, et surtout de l'aorte et des artères iliaques, et qu'il est dû à la pression qu'elles ont à supporter de l'utérus gravide. L'extrême irrégularité du bruit, sa disparition temporaire, et les variétés de son siège sur les différents points de l'utérus, semblent combattre cette opinion. La théorie qui rapporte le bruit aux vaisseaux utérins eux-mêmes est celle qui a le plus de défenseurs et qui rend le mieux compte des faits ; mais il n'est pas encore facile d'indiquer le mode exact selon lequel il se produit. Chacune des explications qui ont été données est sujette à quelques objections. Il est loin d'être improbable que les contractions intermittentes des fibres utérines, qu'on sait se produire pendant tout le cours de la grossesse, puissent avoir quelque rapport avec lui, en modifiant, par intervalles, la rapidité de la circulation dans les vaisseaux.

Sa production peut aussi être favorisée par un état chlorotique du sang, auquel Cazeaux et Scanzoni inclinent à attribuer une grande importance, le comparant au souffle anémique, si fréquemment entendu dans les vaisseaux des femmes débilitées.

Au point de vue du diagnostic, le souffle utérin a une importance tout à fait secondaire, parce que le même bruit est généralement entendu dans les cas de grosses tumeurs fibreuses de l'utérus, et même dans quelques tumeurs de l'ovaire ; il a donc peu ou point de valeur dans le diagnostic du caractère du développement abdominal. Quand on suppose qu'il est sous la dépendance de la circulation placentaire, on lui attribue une situation en rapport avec celle du placenta. Cependant il est le plus souvent entendu à la partie inférieure de l'utérus, tandis que le placenta est généralement inséré près du fond ; son siège ne saurait donc en aucune manière être pris pour guide dans la détermination de la situation du placenta.

Bruits causés par les mouvements du fœtus.

Quelquefois, en pratiquant l'auscultation, on peut entendre des bruits irréguliers de peu de durée, qui ne sont pas susceptibles d'une description précise et qui, sans doute, dépendent des mouvements brusques du fœtus dans le liquide amniotique, ou du choc de ses membres contre les parois utérines. Lorsqu'on les entend distinctement, ils sont un signe caractéristique de la grossesse et fournissent une preuve convaincante à l'appui de son existence, d'autant plus qu'on les a entendus quelquefois sans pouvoir découvrir les autres bruits. Ils sont toutefois si irréguliers, et si souvent tout à fait absents, qu'on ne peut les considérer que comme un phénomène accidentel qu'on rencontre à l'occasion.

Bruits rapportés à la décomposition du liquide amniotique et au décollement du placenta.

Je mentionnerai, à titre de curiosité, deux autres bruits qu'on a quelquefois découverts, mais qui n'ont aucune valeur diagnostique. L'un est un bruit de frôlement, que Stoltz dit être entendu dans les cas où le fœtus est mort, et qu'il rapporte à la décomposition gazeuse du liquide amniotique, mais dont l'existence est fort douteuse. L'autre est un bruit qu'on entend après la naissance de l'enfant, et rapporté, par Caillaut, à la déchirure des adhérences placentaires. Il le décrit comme une série de petits craquements rapides, semblables à ceux qui seraient produits en grattant avec les ongles l'étoffe d'un sofa. Simpson[1] admet l'existence du bruit, mais il croit qu'il a son origine dans le resserrement physique du placenta, et il l'a imité hors du corps en faisant passer le placenta à travers une ouverture de la largeur de l'orifice utérin.

Valeur relative des signes de la grossesse.

On voit donc que, malgré la quantité des signes de la grossesse, un grand nombre d'entre eux ne sont pas, par eux-

---

1. *Selected obst. Works*, p. 151.

mêmes, des signes de certitude et peuvent nous égarer. Ceux sur lesquels on peut tout à fait compter sont : les pulsations du cœur fœtal, qui cependant font défaut lorsque les enfants sont morts ; les mouvements fœtaux, lorsqu'ils sont distinctement perçus par l'accoucheur ; le ballottement et les contractions intermittentes de l'utérus. A tous ces signes, nous pouvons ajouter la sécrétion lactée des seins, si nous sommes en présence d'une première grossesse.

Les autres symptômes sont importants, parce qu'ils nous font soupçonner la grossesse, qu'ils corroborent et confirment les premiers ; mais ils ne peuvent par eux-mêmes nous faire établir un diagnostic positif.

CHAPITRE V

DIAGNOSTIC DIFFÉRENTIEL DE LA GROSSESSE. — FAUSSE
GROSSESSE. — DURÉE DE LA GROSSESSE. — SIGNES D'UN
ACCOUCHEMENT RÉCENT.

Importance du sujet. Le diagnostic différentiel de la grossesse a pris dans ces dernières années une grande importance, à cause des progrès de la chirurgie abdominale. Il est arrivé très-fréquemment que les praticiens, même les plus expérimentés, ont été induits en erreur, et que l'abdomen a été ouvert, parce que la grossesse avait été méconnue. Les conséquences peuvent donc devenir fort graves, mais heureusement plutôt au point de vue gynécologique qu'obstétrical; en effet, l'erreur inverse, c'est-à-dire un état pathologique quelconque pris pour une grossesse, sera toujours rectifiée par le temps. Mais une opinion émise trop légèrement peut porter une atteinte sérieuse au caractère, sinon à la santé de la femme; et je vais rappeler en peu de mots quelles sont les affections qui peuvent simuler une grossesse, et la manière de les en distinguer.

Développement graisseux de l'abdomen. Lorsque le tissu adipeux de l'abdomen est considérable, le diagnostic peut être obscurci, parce qu'on ne découvre pas l'utérus; et si, comme cela n'est pas rare chez les femmes obèses, la menstruation est irrégulière, le développement abdominal pourrait nous faire supposer à tort une grossesse. L'absence des signes principaux, tels que les phénomènes d'auscultation et les modifications mammaires, et en même temps la dureté persistante du col utérin, nous feront éviter l'erreur assez facilement.

La distension de l'utérus par rétention des règles, ou une sé-crétion aqueuse, arrive si rarement qu'il est extrêmement peu probable qu'elle soit une cause d'erreur. Cependant l'utérus peut devenir assez volumineux par ce fait, pour s'élever même jusqu'au niveau de l'ombilic, et le caractère physique de la tumeur utérine n'est pas différent de celui de l'utérus gravide. La meilleure sauvegarde contre ces erreurs sera l'histoire antérieure de l'affection, elle est autre que celle d'une grossesse ordinaire. La rétention des règles naît presque toujours d'une obstruction physique à l'écoulement du liquide, par exemple de l'imperforation de l'hymen, qui empêche l'écoulement du flux. Chez les femmes qui ont déjà vu leurs règles, on peut ordinairement en retrouver la cause, souvent dans une inflammation consécutive à un accouchement antérieur qui a provoqué l'obstruction de quelques orifices des organes génitaux. Chez une fille qui n'a jamais été réglée, nous soupçonnerons l'existence d'une tumeur utérine, parce que la grossesse, dans de telles circonstances, est d'une extrême rareté. On trouvera aussi que les symptômes généraux ont existé pendant une période plus considérable que celle d'une grossesse supposée, à en juger par le volume de la tumeur. Les plus caractéristiques de ces symptômes sont des crises périodiques de douleurs dues, à chaque époque menstruelle, à la nouvelle quantité de sang retenue. Quoi qu'il en soit, dès qu'on a soupçonné le véritable caractère de l'affection, un examen soigneux par le vagin lèvera tous nos doutes. Dans la plupart des cas, l'obstruction siègera dans le vagin et sera facile à reconnaître ; on pourra sentir ce canal, à travers le rectum, extrêmement distendu par le liquide au-dessus de l'obstacle ; nous trouverons aussi l'hymen bombé et imperforé, faisant saillie à travers la vulve. L'absence de modifications mammaires et de ballottement nous aidera beaucoup dans le diagnostic.

L'utérus engorgé et développé, qu'on rencontre souvent chez les femmes qui ont souffert d'affections utérines, pourrait faire croire à une grossesse au début, s'il y avait en même temps de l'aménorrhée. Mais, au bout de quelques jours, on serait tiré d'embarras, parce que l'utérus ne continuerait pas à se développer comme dans la grossesse. L'erreur ne pourrait donc être commise qu'au début, alors qu'un diagnostic positif n'est jamais possible. Les symptômes concomitants, douleur, difficulté dans la marche, sensibilité de l'utérus à la pression, nous feraient bientôt éviter l'erreur.

Ascite.

L'ascite par elle-même est difficilement prise pour une grossesse, car la distension uniforme et la fluctuation, l'absence d'une tumeur circonscrite, la résonnance de la percussion à la partie la plus élevée de l'abdomen et sa modification dans les changements de position du corps, l'intégrité du col de l'utérus, sont des signes suffisants pour enlever toute espèce de doute. Mais la grossesse peut exister en même temps qu'une ascite ; alors elle est difficile à découvrir, et on peut la prendre pour une affection de l'ovaire, compliquée d'ascite. Les modifications mammaires, le ramollissement du col, le ballottement et l'auscultation, pouvu que les bruits ne soient pas masqués par le liquide environnant, nous fourniront les meilleurs moyens de diagnostic dans ce cas.

Tumeurs utérines et ovariennes.

Une des causes les plus fréquentes de difficulté est le diagnostic différentiel avec les grosses tumeurs de l'abdomen, soit fibreuses, soit ovariennes, ou avec certains développements dus à une affection maligne du péritoine ou des viscères abdominaux. Les praticiens les plus expérimentés ont pu se tromper dans ces cas. En règle générale, la présence de la menstruation préviendra l'erreur, parce qu'elle persiste ordinairement dans une affection de l'ovaire, et que dans les tumeurs fibreuses elle est souvent excessive. Le caractère de la tumeur, la fluctuation dans l'affection de l'ovaire, les masses nodulaires dures dans les tumeurs fibreuses, et l'histoire de la maladie, surtout l'existence prolongée de la tumeur, faciliteront le diagnostic, tandis que l'absence de mollesse du col et des phénomènes d'auscultation nous permettra d'arrriver à une conclusion exacte. Les cas où le diagnostic est le plus difficile sont ceux où la grossesse est compliquée d'une affection de l'ovaire ou d'une tumeur fibreuse. La présence de la tumeur peut alors obscurcir plus ou moins complètement les signes physiques de la grossesse. La forme habituelle du ventre est généralement très-altérée, et nous pouvons distinguer l'utérus gravide, séparé de la tumeur ovarienne par un sillon distinct ou des masses fibreuses qui font saillie à sa surface. Nous devons alors recourir particulièrement aux modifications du col et à la recherche des signes d'auscultation de la grossesse.

Le phénomène particulier, si intéressant, connu sous le nom de fausse grossesse, est celui qui induit le plus souvent en erreur. Il simule ordinairement d'une manière si remarquable les principaux signes de la grossesse, que le diagnostic est loin d'être toujours facile. La plupart des symptômes de la grossesse peuvent être observés dans les cas de ce genre. On trouve le ventre développé, les aréoles modifiées, les règles suspendues, et l'apparence des mouvements fœtaux ; à moins d'avoir déjà des doutes et de pratiquer un examen physique très-soigneux, la femme et le médecin sont trompés tous les deux.

La fausse grossesse peut être rencontrée à toutes les époques de la vie où la femme est sujette à concevoir ; mais on la trouve surtout chez les femmes un peu âgées, vers l'âge critique, alors qu'il n'est pas rare de voir une irritation des ovaires associée au changement de vie ; ou bien chez les plus jeunes femmes qui sont très-désireuses de devenir enceintes, ou encore chez celles qui, n'étant pas mariées, se sont exposées à la grossesse. Dans toutes ces conditions, l'imagination joue un grand rôle, et on observe alors une hystérie très-marquée, ou des dispositions d'esprit voisines de l'aliénation. La fausse grossesse n'existe pas seulement chez les femmes. Il est bien avéré qu'on l'a rencontrée chez quelques espèces animales. Harvey l'a relatée chez les chiennes, soit après un coït infructueux, soit pendant le rut, même sans qu'il y ait eu rapprochement sexuel. Le ventre enfle, le lait apparaît dans les mamelles. Les mêmes phénomènes se rencontrent aussi chez les vaches. Dans ces circonstances, de même que chez la femme, il y a probablement quelque irritation morbide du système ovarien.

Symptômes.

Les phénomènes physiques sont souvent très-marqués. Le développement du ventre est parfois considérable et paraît être produit par une saillie des organes abdominaux due à l'abaissement du diaphragme ; il y a aussi de la rigidité des muscles abdominaux, et au palper on peut croire à la sensation d'une tumeur utérine. Après l'âge critique, cet état est souvent associé, ainsi que l'a fait remarquer Gooch, à un dépôt inusité de graisse dans les parois abdominales et l'épiploon, de telle sorte qu'il peut y avoir même une certaine matité à la percussion, au lieu de la résonnance intestinale, et c'est là encore une cause d'erreur. Les mouvements fœtaux sont exactement et curieusement simulés, soit par des contractions involontaires des parois abdominales, soit par des gaz de l'intestin. La femme croit généralement ressentir les symptômes ordinaires de la grossesse, et tout ce qu'elle éprouve tend à nous tromper.

Elle est parfois suivie d'un faux travail.

Non seulement cette grossesse supposée peut continuer, mais, lorsqu'elle a parcouru la période d'une véritable grossesse, tous les phénomènes du travail peuvent survenir. On rapporte plusieurs cas authentiques dans lesquels apparurent des douleurs régulières, qui augmentèrent en force et en fréquence, jusqu'à ce que le diagnostic exact fût porté. Mais de telles méprises ne doivent arriver vraisemblablement que lorsque les détails donnés par la femme ont été acceptés sans examen. Dès que l'examen a été fait sérieusement, il n'y a plus eu d'erreur possible.

Diagnostic.

Nous observerons généralement alors que quelques-uns des signes de la grossesse font défaut. Il est possible que la menstruation plus ou moins irrégulière ait continué, mais l'examen par le vagin nous indiquera que l'utérus n'est pas développé et que le col est intact.

Il n'est pas toujours facile de convaincre la femme ou ses amies que les symptômes qu'elle éprouve sont trompeurs ; les inhalations de chloroforme sont alors d'un grand secours. Dès que la conscience est abolie, la saillie demi-volontaire des muscles abdominaux est effacée, toute apparence de tumeur s'évanouit, et les assistants sont parfaitement convaincus qu'il n'y a rien. Dès que la femme revient à elle, la tumeur reparaît.

La durée de la grossesse chez la femme a toujours été un sujet fertile en discussion pour les accoucheurs. Les causes qui rendent ce point difficile à résoudre sont nombreuses. Dans la grande majorité des cas, chez les femmes mariées, où le coït se pratique fréquemment, il nous est difficile de préciser le moment de la conception. La seule date que nous ayons pour calculer l'époque de la délivrance est celle de la suspension des règles. Il est cependant tout à fait possible, et même probable, que la conception, dans un nombre considérable de cas, s'opère, non pas immédiatement après la dernière menstruation, mais immédiatement avant l'époque de la menstruation qui devrait paraître. Comme l'intervalle entre la fin d'une menstruation et le commencement de l'autre est en moyenne de vingt-cinq jours, on peut toujours se tromper d'autant. Une autre source d'erreur, dont on ne tient généralement pas compte, c'est que le coït ne fixe pas la date de la conception, mais seulement celle de l'insémination. Il est parfaitement avéré que dans beaucoup d'espèces inférieures la fertilisation de l'ovule ne s'opère que plusieurs jours après la copulation, les spermatozoaires demeurant pendant l'intervalle en état de vitalité active à l'intérieur des parties génitales. Marion Sims a montré qu'on trouve des spermatozoaires vivants dans le canal cervical de la femme plusieurs jours après le coït. Il est très-probable donc que chez la femme, comme dans les espèces inférieures, un intervalle considérable, mais inconnu, peut exister entre l'insémination et l'imprégnation, intervalle qui empêche de préciser le terme exact de la grossesse.

Il existe beaucoup de statistiques relatives à la durée de la grossesse, et elles ont été faites d'après de très-nombreuses et très-diverses observations. Il ne nous servirait de rien, au point de vue pratique, de reproduire les tables volumineuses qui ont été dressées à ce sujet dans les ouvrages d'accouchements. Elles sont basées sur deux méthodes principales de calcul. La première nous donne l'intervalle qui sépare la cessation des règles de la délivrance. Cet intervalle varie considérablement; mais la plus grande partie des accouchements se fait du 274e au 280e jour après la dernière apparition des règles, la moyenne étant 278 jours. Toutefois, dans quelques cas, il existe des différences beaucoup plus considérables, soit en plus, soit en moins. La seconde méthode consiste à prendre, à des sources diverses, les cas où un seul coït a été pratiqué. Il y a toujours place au doute; mais, en général, on peut les accepter comme offrant assez de garanties pour le calcul. Ici, comme dans l'autre méthode, il y a de nombreux écarts; la durée moyenne a été de 275 jours après un seul rapprochement. Nous n'avons donc aucune donnée fixe pour calculer la durée exacte de la grossesse, et par conséquent aucune méthode sûre pour assigner une date à l'accouchement. Cependant la prédiction de l'époque à laquelle l'accouchement aura lieu a une importance pratique considérable, et les médecins sont toujours consultés à ce sujet. Il y a différents procédés pour faire le calcul.

On a l'habitude en Angleterre, sur la recommandation de Montgomery, de fixer à dix mois lunaires ou 280 jours la période probable de la gestation. Comme la conception est supposée arriver peu de temps après la cessation des règles, on ajoute 280 jours à un jour quelconque de la première semaine après la dernière période menstruelle; on obtient ainsi la date probable de l'accouchement. Toutefois, comme la durée moyenne de la gestation est de 278 jours après la cessation des règles la méthode de Montgomery, faisant varier le terme de la grossesse de 281 à 287 jours, peut évidemment fixer une date trop éloignée. La méthode de Nægelé consiste à compter 7 jours à partir du début de la dernière période menstruelle, puis d'ajouter une année moins trois mois. Par exemple, si une femme a commencé à voir ses dernières règles le 10 août, on part du 17 août, et on trouve le 17 mai comme date probable de l'accouchement.

Le Dr Matthews Duncan a attaché plus d'attention que tout autre à la prédiction du jour de l'accouchement. Sa méthode est basée sur ce fait qu'il s'écoule 278 jours entre la cessation des règles et l'accouchement ; et il prétend qu'avec sa manière de compter il a obenu un plus grand nombre de succès que de toute autre façon. « Prenez, dit-il, le jour où la femme a cessé d'être réglée, ou le premier jour où elle se dit « bien ». Neuf mois après il y aura 275 jours, à moins que février n'y soit compris, il n'y en aura alors que 273. Ajoutez à ce nombre trois jours, dans le premier cas, ou cinq si février s'y trouve, vous aurez 278. Ce 278e jour sera adopté comme le milieu de la semaine ou, pour plus de sûreté, de la quinzaine où doit vraisemblablement se faire l'accouchement. On tient compte, de cette façon, de l'avance ou du retard qui peut se produire.

On a dressé des tables nombreuses pour faciliter ce calcul. Celle du Dr Tyler Smith [1] est très-utile dans le cabinet de consultation, car d'un coup d'œil on y trouve une foule d'informations, la période probable du moment où l'enfant a été senti remuer, les dates pour provoquer l'accouchement prématuré, etc. La table de la page suivante, préparée par le Dr Protheroe Smith, est également facile à consulter et rend de grands services :

1. Chez John Smith, 52, Long Acre.

TABLE POUR CALCULER LA DURÉE DE LA GROSSESSE [1].

NEUF MOIS DU CALENDRIER			DIX MOIS LUNAIRES	
DU	AU	JOURS	AU	JOURS
Janvier 1	Sept. 30	273	Octob. 7	280
Février 1	Octob. 31	273	Novem. 7	280
Mars 1	Novem. 30	275	Décem. 5	280
Avril 1	Décem. 31	275	Janvier 5	280
Mai 1	Janvier 31	276	Février 4	280
Juin 1	Fevrier 28	273	Mars 7	280
Juillet 1	Mars 31	274	Avril 6	280
Août 1	Avril 30	273	Mai 7	280
Sept 1	Mai 31	273	Juin 7	280
Octob. 1	Juin 30	273	Juillet 7	280
Novem. 1	Juillet 31	273	Août 7	280
Décem. 1	Août 31	274	Sept. 6	280

La date à laquelle la femme a senti remuer entre sérieusement en compte pour bien des praticiens, et encore plus pour
les femmes, au point de vue de la date probable de l'accouchement, car on suppose qu'elle occupe en général le milieu
de la grossesse; mais c'est un guide peu sûr, à cause des
grandes variations de l'époque à laquelle se produit pour la
première fois ce phénomène, et la difficulté qu'on rencontre
souvent à affirmer exactement sa présence. Ce signe a une
valeur réelle, lorsque la grossesse est survenue pendant l'allaitement (alors que les règles sont normalement suspendues),
ou lorsque la menstruation est si irrégulière et si incertaine
que l'époque de sa dernière apparition est difficile à préciser.
C'est le plus souvent dans le courant du quatrième mois que
la femme sent remuer, et plutôt dans la première que dans la
deuxième quinzaine; nous ne pouvons pas en conclure autre
chose; et c'est là le seul guide, encore très-incertain, qui nous
indique la date de l'accouchement.

1. Le barême obstétrical ci-dessus comprend deux colonnes, l'une du
calendrier, l'autre des mois lunaires, et peut être lu ainsi : Une femme
a cessé d'être réglée le 1er juillet : son accouchement doit être attendu
au plus tôt vers le 31 mars (*la fin des neuf mois du calendrier*), ou au
plus tard le 6 avril (*la fin des dix mois lunaires*). Une autre a cessé
d'être réglée le 20 janvier : son accouchement doit être attendu le
30 septembre, plus vingt jours (*la fin des neuf mois du calendrier*), ou
le 7 octobre, plus vingt jours (*la fin des dix mois lunaires*), au plus tard.

Au point de vue médico-légal, la question d'une prolongation possible de la grossesse au delà du terme ordinaire, et les limites dans lesquelles cette prolongation peut être admise, ont une très-grande importance. La loi varie énormément à ce sujet dans les différents pays. Ainsi, en France, on ne peut contester la légitimité d'un enfant qui naît 300 jours après la mort du père, ou après le dernier jour pendant lequel un rapprochement sexuel a pu avoir lieu. Cette limite est également adoptée en Autriche, tandis qu'en Prusse elle est fixée à 302 jours. En Angleterre et en Amérique, il n'y a pas de date fixe : on admet 280 jours comme « legitimum tempus pariendi », chaque cas où la légitimité est en question étant jugé selon la moralité de la femme. Au commencement du siècle, la question fut très-discutée par les plus célèbres accoucheurs à propos du cas bien connu de Gardner, et il y eut entre eux de grandes divergences d'opinions. Depuis cette époque, on a rapporté des observations paraissant exactes, dans lesquelles la durée de la gestation fut beaucoup plus longue que la moyenne, toutes les causes d'erreur ayant été écartées.

Pour ne pas encombrer le sujet d'une foule de détails, il suffira de rapporter, comme exemples de prolongation, les quatre faits bien connus mentionnés par Simpson [1] et dans lesquels la grossesse dura 336, 332, 319 et 324 jours après la fin de la dernière menstruation. Ici, comme dans tous les cas de grossesse prolongée, l'erreur peut provenir de ce que l'imprégnation a eu lieu juste avant l'arrivée des règles suivantes. Faisant abstraction de 23 jours dans chacun de ces cas, il nous reste encore un nombre de jours dépassant de beaucoup la moyenne, c'est-à-dire 313, 309, 296 et 301. On trouve çà et là dans les ouvrages d'obstétrique des observations aussi curieuses. La plupart des accoucheurs en rencontreront probablement de semblables car ces faits sont plus communs qu'on ne le pense généralement, mais ils n'attirent l'attention que lorsque le mari a été séparé de sa femme pendant un temps plus long

1. *Obstet. Memoirs,* p. 84.

que la gestation moyenne, et lorsque la femme accouche bien au delà du terme où elle attendait sa délivrance.

La prolongation possible de la gestation est fortement étayée par ce qui se passe chez les espèces animales inférieures. Chez quelques-unes d'entre elles, par exemple la vache et la jument, l'époque précise de l'insémination est connue avec certitude, puisqu'elles ne subissent qu'une seule saillie. On a construit diverses tables, et on a reconnu qu'il existe des écarts considérables. Parfois on a trouvé chez la vache que l'accouchement ne s'était opéré que 45 jours et chez la jument 43, après la date calculée. L'analogie nous permettrait donc de conclure que ce qui se passe chez ces animaux peut aussi se produire chez la femme. Ce fait est d'ailleurs généralement admis de nos jours; mais il nous est encore impossible de fixer avec précision la limite extrême que peut atteindre la prolongation de la grossesse. Quelques praticiens ont cité des exemples, dont ils se croient tout à fait sûrs, de grossesse extrêmement prolongée; ainsi Meigs et Adler parlent de femmes chez lesquelles la grossesse aurait dépassé une fois une année, une seconde fois 14 mois. Mais ce sont là des faits trop problématiques pour que nous y attachions une grande importance. En somme, nous ne pourrions que difficilement admettre la prolongation d'une grossesse plus de trois ou quatre semaines au delà du terme moyen. Et cette conclusion est justifiée par les observations connues, dans lesquelles la grossesse suivit un seul coït : sa plus longue durée fut de 295 jours.

Le Dr Duncan [1] incline à refuser toute espèce de créance aux cas de grossesses prolongées, à moins que la grosseur et le poids de l'enfant ne dépassent aussi la moyenne; il admet que, dans une grossesse prolongée, l'enfant doit nécessairement être plus volumineux. Ce point réclame de nouvelles recherches, et il n'est pas absolument prouvé que le fœtus doive être nécessairement plus gros, parce qu'il est resté plus longtemps dans l'utérus; ou, même en l'admettant, il peut se faire qu'il

1. *Fecundity and fertility*, p. 348.

ait été petit à l'origine, et qu'à la fin d'une grossesse prolongée il ait moins que le poids moyen. Mais il existe des observations de grossesses prolongées avec naissance de fœtus anormalement développés. Le Dr Duncan lui-même en cite quelques-unes, et Leishman en rapporte une fort intéressante, dans laquelle l'accouchement ne se fit que 295 jours après un seul coït, l'enfant pesant 5 kilogr. 600.

Il semble possible que, dans certains cas de grossesse prolongée, le travail ait commencé à s'effectuer à l'époque ordinaire ; mais, par suite d'une position vicieuse de l'utérus ou de tout autre obstacle, les douleurs sont demeurées sans effet, puis ont disparu, restant assez longtemps sans revenir. Joulin relate quelques faits de ce genre. Dans l'un d'eux, le travail était attendu du 20 au 25 octobre. Il fut appelé le 23 et trouva les douleurs régulières et actives, mais sans effet ; après avoir duré le 24 et le 25, elles disparurent, et l'accouchement ne se fit que le 25 novembre, après un intervalle d'un mois. Dans ce cas, la cause apparente de la difficulté était une extrême obliquité antérieure de l'utérus. J'ai observé un fait absolument semblable. La femme avait cessé d'être réglée le 16 mars 1870. Le 12 décembre, c'est-à-dire le deux cent soixante-treizième jour, survinrent de fortes douleurs ; l'orifice du col se dilata de la largeur d'une pièce de deux francs et les membranes devenaient tendues et saillantes à chaque douleur. Après avoir duré toute la nuit, elles s'éteignirent graduellement et ne reparurent que le 12 janvier, 304 jours après la cessation des règles. Ici, il n'y avait aucun obstacle appréciable, et le travail, lorsqu'il reprit, fut naturel et facile. Ce qu'il y a de curieux dans ces deux cas, comme dans tous ceux qu'on rapporte, c'est que le travail reprit exactement un mois après l'époque où il s'était déjà produit, et c'est là, si petit qu'il soit, un argument en faveur de l'opinion de certains auteurs qui attendent l'accouchement à une date correspondant à une époque menstruelle.

Au point de vue médico-légal, il est souvent important de pouvoir donner son avis sur un accouchement qui a eu lieu, et je dirai quelques mots des signes d'une délivrance récente. On ne nous demande notre avis que dans le cas où le fait d'un accouchement est nié, et nous ne devons compter absolument que sur les résultats d'un examen physique. Si c'est dans la première quinzaine qui suit l'accouchement, nous pouvons facilement arriver à une conclusion positive. A ce moment, les parois abdominales seront encore lâches et flasques, et portant des marques évidentes d'une extrême distension dans les vergetures et dans les fissures de la peau. Celles-ci demeurent permanentes pour le reste de la vie, et peuvent, en toute confiance, être considérées comme des signes de grossesse antérieure, si toutefois nous sommes certains qu'il n'ait jamais existé d'autre cause d'une distension extrême des parois abdominales, par exemple une ascite ou une tumeur de l'ovaire.

Pendant les premiers jours qui suivent l'accouchement, on peut facilement sentir par le palper abdominal la tumeur dure et arrondie formée par l'utérus contracté et vide, et surtout en combinant l'examen interne et externe. Toutefois l'utérus revient à sa grosseur normale par une marche si rapide, qu'après la première semaine on ne le trouve plus au-dessus du détroit supérieur du bassin. Dans les cas où un diagnostic précis est utile, on peut apprécier l'augmentation de longueur de la matrice avec la sonde utérine, et sa cavité mesurera encore, au moins un mois après la délivrance, plus que les 5 centimètres normaux. On n'oubliera pas que les parois utérines ont alors subi une dégénérescence graisseuse, qu'elles sont plus molles et plus friables qu'à l'état normal, et que la sonde doit être maniée avec les plus grandes précautions, et seulement dans les cas où il est essentiel d'arriver à un diagnostic positif. L'état du col et du vagin peut nous donner des renseignements utiles. Immédiatement après la délivrance, le col est mou et perméable dans le vagin, mais il se rétracte rapidement, et l'orifice interne est en général complètement fermé le huitième ou le dixième jour. Le reste du col met plus longtemps à reprendre sa forme et sa consistance normales. Il demeure altéré d'une façon permanente après l'accouchement, l'orifice externe présentant une fissure transversale irrégulière, au lieu d'être arrondi, avec des bords lisses, comme chez les vierges. Le vagin est d'abord lâche, gonflé et dilaté ; mais ces signes disparaissent rapidement et ne peuvent être trouvés que dans les premiers jours. L'absence de la fourchette peut être vérifiée : c'est un signe persistant.

L'existence des lochies est un bon signe d'un accouchement récent. Pendant les premiers jours, elles sont sanguinolentes et contiennent de nombreux corpuscules sanguins, des plaques épithéliales, et les débris de la caduque. Après le cinquième jour, leur couleur se modifie : elles deviennent pâles et verdâtres, et, du huitième ou neuvième jour jusqu'à un mois environ après l'accouchement, elles ressemblent à du mucus blanchâtre épais. Elles ont le plus souvent une odeur particulièrement désagréable, écœurante, qui peut les faire distinguer soit du flux menstruel, soit de la leucorrhée.

L'aspect des seins facilitera aussi le diagnostic, car il est impossible à la femme de cacher le gonflement énorme des mamelles, avec leurs aréoles noirâtres et, par-dessus tout, la présence du lait. Si, à l'examen microscopique, on trouve dans le lait des globules de colostrum, l'accouchement est certainement récent. Chez les femmes qui ne nourrissent pas, on se rappellera que la sécrétion lactée se tarit rapidement, de telle sorte que son absence ne peut être considérée comme un signe négatif d'accouchement. En somme, il ne saurait y avoir de difficulté à reconnaître qu'une femme a accouché, car quelques signes persistent pendant toute la vie ; mais il n'est pas si facile, à moins d'être appelé dans les huit ou dix premiers jours, de dire depuis combien de temps elle est accouchée.

CHAPITRE VI

GROSSESSE ANORMALE, COMPRENANT LA GROSSESSE MULTIPLE,
LA SUPERFÉTATION, LA GROSSESSE EXTRA-UTÉRINE ET LE
FAUX TRAVAIL.

Naissances multiples. La présence de plusieurs enfants dans l'utérus est loin d'être rare ; mais elle s'accompagne de circonstances d'où l'on doit conclure à juste titre que les naissances multiples ne peuvent pas être considérées comme des formes normales de la grossesse. Les raisons de ce fait ont été bien rassemblées par le Dr Arthur Mitchell [1], qui a démontré que non-seulement les risques sont augmentés pour la mère et les enfants, mais aussi que certains états pathologiques, l'idiotie, l'imbécillité, et des vices de conformation s'observent bien plus fréquemment chez les jumeaux que chez les enfants nés isolément.

Il conclut que l'histoire entière des naissances gémellaires est exceptionnelle, qu'elle indique un développement imparfait et une faible organisation du produit, et nous conduit à regarder les jumeaux dans l'espèce humaine comme une dérogation à la règle physiologique, et par conséquent une anomalie fâcheuse.

Fréquence. La fréquence des naissances multiples varie considérablement, d'après certaines circonstances. Prenant la moyenne d'un grand nombre d'observations rassemblées par les auteurs dans différents pays, nous trouvons que les grossesses gémellaires se pro-

1. *Med. Times and Gaz.*, nov. 1862.

duisent environ une fois sur 87 accouchements, triples une fois sur 7679. On rapporte un certain nombre de grossesses quadruples, et quelques cas d'avortements avec cinq fœtus, de sorte qu'il ne peut y avoir de doute sur la possibilité de semblables faits; mais ils sont d'une telle rareté qu'on peut les considérer comme des exceptions extrêmes, et il est difficile d'en déterminer la fréquence relative. La fréquence des grossesses multiples varie beaucoup chez les différentes races et dans les différents pays. Le tableau suivant[1] nous le montre d'un coup d'œil :

FRÉQUENCE RELATIVE DES GROSSESSES MULTIPLES EN EUROPE

CONTRÉES	PROPORTION des jumeaux doubles aux enfants uniques	PROPORTION des jumeaux triples	PROPORTION des quadruples
Angleterre.	1 : 116	1 : 6,720	»
Autriche.	1 : 94	»	»
Grand-duché de Bade. . .	1 : 89	1 : 6,575	»
Écosse.	1 : 95	»	»
France.	1 : 99	1 : 8,256	1 : 2,074,306
Irlande	1 : 64	1 : 4,995	1 : 167,296
Mecklembourg-Schwerin. .	1 : 68,9	1 : 6,436	1 : 183,236
Norwège.	1 : 81,62	1 : 5,442	»
Prusse.	1 : 89	1 : 7,820	1 : 394,690
Russie.	1 : 50,05	1 : 4,054	»
Saxe.	1 : 79	1 : 1,000	1 : 400,000
Suisse.	1 : 102	»	»
Wurtemberg.	1 : 862	1 : 6,464	1 : 110,991

On voit que la plus grande proportion des naissances multiples se trouve en Russie, et que la proportion relative des naissances triples est plus grande où les grossesses gémellaires sont les plus fréquentes. Puech conclut que le nombre des grossesses multiples est en proportion directe de la fécondité générale des habitants.

Le Dr Duncan a déduit quelques lois intéressantes, relatives à la production des jumeaux, d'un grand nombre de statistiques[2]. Selon lui, la tendance à la production de jumeaux augmente à mesure que l'âge de la femme est plus avancé, et elle est plus

1. Puech, *Des naissances multiples.*
2. *On fecundity, fertility and sterility,* p. 99.

grande pour chaque grossesse successive, excepté pour la première, où la tendance aux naissances multiples est plus forte que dans aucune autre. Les nouvelles mariées paraissent d'autant plus sujettes à avoir des jumeaux qu'elles sont plus âgées. Il ne peut y avoir aucun doute que l'hérédité joue un grand rôle dans cette tendance à procréer des jumeaux. M. Curgenven [1] rapporte un exemple remarquable de ce fait : une dame eut quatre grossesses gémellaires, sa mère et sa tante chacune une, sa grand'mère deux. Simpson mentionne un cas de grossesse quadruple, dont trois garçons et une fille, qui vécurent tous, et la fille eut dans la suite une grossesse triple [2].

Sexe des enfants.
Dans le plus grand nombre des grossesses gémellaires, les enfants sont de sexe différent, puis, par ordre de fréquence, ce sont deux filles, et enfin plus rarement deux garçons. Ainsi, d'après 59,178 accouchements, Simpson calcule qu'il y eut un garçon et une fille une fois sur 199, deux filles une fois sur 226, et deux garçons une fois sur 258. La proportion relative des naissances mâles aux naissances femelles est notablement moindre dans les grossesses gémellaires que dans les grossesses simples.

Poids des enfants.
Les jumeaux, et *à fortiori* quand il y en a trois, sont presque toujours plus petits et moins développés que s'il y a un enfant unique. Ainsi les chances de vivre sont moindres chez ces enfants, et Clarke calcule que la mortalité chez les jumeaux est de un sur treize. Quand il y a trois enfants, il est excessivement rare qu'ils vivent tous, tandis que, lorsqu'il y en a quatre, l'avortement et la mort des fœtus sont presque certains. Il est d'observation que les jumeaux sont souvent inégalement développés à la naissance. Quelques auteurs attribuent cette différence à ce que les deux fœtus ne sont pas du même âge. Il est probable que dans la plupart de ces cas le développement complet de l'un des fœtus a été entravé par la compression de la part de l'autre. Cette compression peut aller jusqu'à détruire l'un des fœtus, qui est expulsé à terme, momifié et aplati entre l'enfant

1. *Obst. Trans.*, vol. XI.
2. *Obst. Works*, p. 830.

vivant et les parois utérines. Dans d'autres cas, lorsque l'un des fœtus meurt, il peut être expulsé avant la fin de la grossesse, l'autre restant dans l'utérus et naissant à terme. Ceux qui nient la superfétation rangent dans cette catégorie les observations où elle est censée exister.

Les grossesses multiples dépendent de causes diverses. La plus commune est probablement la maturation et la rupture simultanées ou presque simultanées de deux follicules de de Graaf, les ovules étant fécondés à peu près en même temps. Il ne s'ensuit pas nécessairement que les deux ovules soient imprégnés chaque fois qu'il y a rupture de plus d'un follicule. Ceci est prouvé par l'existence de faits dans lesquels on a rencontré deux corps jaunes avec un seul fœtus. Des observations nombreuses prouvent que des ovules, expulsés à peu d'intervalle les uns des autres, peuvent être fécondés séparément. Ainsi des femmes nègres ont donné naissance à des jumeaux dont l'un était tout à fait nègre et l'autre de race mélangée [1].

Il peut arriver aussi qu'un seul follicule de de Graaf contienne plus d'un ovule, ainsi qu'on l'a observé avant la rupture de la vésicule ; ou bien, comme cela se voit assez souvent dans l'œuf des oiseaux, le même ovule contient un double germe, chacun d'eux pouvant donner naissance à un fœtus distinct.

Les différentes façons dont les jumeaux peuvent se produire expliquent parfaitement les différences qu'on rencontre dans les dispositions des membranes fœtales et dans la forme et les rapports du placenta.

Le plus souvent, les membranes constituent deux poches distinctes, la cloison qui les sépare étant composée de quatre feuillets, à savoir le chorion et l'amnios de chaque œuf. Les placentas sont aussi entièrement distincts l'un de l'autre. Dans ce cas, il est évident que les jumeaux sont nés de deux œufs,

Causes.

Disposition des membranes et des placentas.

---

1. « Cependant je dois vous mettre en garde contre ces histoires de femmes accouchant à la fois de deux enfants, l'un provenant d'un père de race caucasique, l'autre présentant les signes de la race éthiopienne. Les observations qui ont été citées à l'appui de naissances semblables ne sont pas sérieuses. » (DEPAUL, *Leçons de clinique obstétricale*, page 207.)

chacun avec son chorion et son amnios propres. A leur arrivée dans l'utérus, il est probable que chaque œuf s'est fixé séparément sur la muqueuse et a été enveloppé par sa caduque réfléchie particulière. Mais, à mesure qu'ils se développent, en général la caduque réfléchie s'atrophie par compression, et il est rare qu'on trouve plus de quatre feuillets de membrane dans la cloison qui sépare les œufs. Dans d'autres cas, on ne rencontre qu'un seul chorion, dans lequel sont deux amnios distincts, la cloison n'étant formée alors que de deux feuillets. Les placentas sont alors presque toujours juxtaposés et ne forment qu'une seule masse ; les cordons, isolément insérés à chaque fœtus, se réunissent quelquefois avant d'arriver à la masse placentaire, leurs vaisseaux s'anastomosant librement. Dans quelques cas plus rares, les deux fœtus sont contenus dans une poche amniotique commune ; mais, comme l'amnios est une membrane purement fœtale, il est probable, lorsque cette disposition s'observe, que la cloison existant à l'origine entre les poches amniotiques a été accidentellement détruite. Dans ces deux derniers cas, les jumeaux peuvent être nés d'un seul ovule contenant un double germe, et Schrœder établit qu'ils sont alors toujours du même sexe. Le Dr Brunton [1] admet une théorie diamétralement opposée, et il a essayé de prouver que des jumeaux du même sexe sont contenus dans des sacs distincts, tandis que des jumeaux de sexes différents ont une poche commune. Il dit que, sur 25 faits soumis à son observation, quinze fois les enfants contenus dans des poches distinctes étaient du même sexe, et que dans les 10 autres, où il n'existait qu'un seul sac, les enfants étaient de sexes différents. Il est difficile de croire qu'il n'y ait pas d'erreur dans ces observations, parce que des jumeaux contenus dans une seule poche amniotique ne se rencontrent pas dix fois sur vingt-cinq, et qu'on n'a établi aucune distinction entre un chorion commun avec deux amnios et un seul chorion avec un seul amnios. Les exemples de monstres doubles renversent aussi cette théorie, parce qu'ils

1. *Obs. Trans.*, vol. X.

doivent naître nécessairement d'un seul ovule à double germe ;
et on n'en a jamais rencontré de sexes différents.

Quand il y a trois enfants, les membranes et les placentas
peuvent être complètement distincts, ou, comme cela se voit
communément, il y a un sac complet de membranes, et un
second ayant un chorion commun avec un double amnios. Il est
probable que trois enfants naissent de deux ovules, dont l'un
contient un double germe.

Il est rare que la grossesse gémellaire puisse être diagnostiquée avant la naissance du premier enfant ; lors même qu'on a
des soupçons, les signes en sont trompeurs. Il existe, en général, un développement anormal de la tumeur utérine, une irrégularité dans sa forme, parfois même une dépression marquée
ou un sillon entre les deux corps. Lorsque ce sillon existe, il
est possible de distinguer chaque fœtus par la palpation sur les
deux côtés de l'utérus. Le seul signe toutefois dans lequel on
puisse avoir toute confiance est la découverte des deux cœurs
fœtaux. Si l'on entend deux battements distincts dans différents
points de l'utérus ; si, en portant le stéthoscope d'un point à un
autre, on trouve un espace où les pulsations ne soient pas entendues, ou soient très-faibles, et augmentent en intensité à
mesure qu'on se rapproche du second point ; et, par-dessus
tout, si l'on parvient à établir une différence entre la fréquence
de chacune d'elles, le diagnostic n'est pas douteux. Mais il faut
se rappeler que les bruits du même cœur peuvent être entendus dans un espace plus grand qu'à l'ordinaire, et c'est là une
source d'erreur. D'ailleurs, la grossesse gémellaire peut réellement exister sans que la plus soigneuse auscultation nous permette de découvrir un double pouls, surtout si l'un des enfants
est en position dorso-postérieure, et que le corps de l'autre interrompe la transmission du son. Le souffle placentaire est trop
souvent diffus et irrégulier pour nous aider dans le diagnostic,
même lorsqu'il est distinctement entendu sur des points différents de l'utérus.

La superfécondation et la superfétation sont deux phénomènes connexes de la grossesse multiple sur lesquels on a beaucoup discuté et émis des opinions très-diverses.

On entend par *superfécondation* la fécondation, en même temps ou à peu près, de deux ovules distincts, avant que la caduque tapissant l'utérus ait été formée, quelques auteurs considérant la caduque comme un obstacle insurmontable à une imprégnation ultérieure. Il est difficile de mettre en doute la possibilité de ce phénomène; il a été incontestablement prouvé par les faits dont nous avons déjà parlé, c'est-à-dire une femme donnant naissance à des enfants qui portaient des traces évidentes de paternités de différentes races.

Par *superfétation*, on entend l'imprégnation d'un second ovule, lorsque l'utérus contient déjà un œuf arrivé à un degré considérable de développement. Il existe un assez grand nombre d'observations considérées comme des preuves de ce fait : ce sont ces cas dans lesquels une femme accouche simultanément de fœtus de différents âges, l'un avec tous les attributs d'un fœtus à terme, l'autre semblant né prématurément; ou encore les cas dans lesquels une femme accouche d'un enfant paraissant à terme et, après quelques mois, d'un autre également à terme.

Explication des cas supposés de superfétation.Des accoucheurs éminents ont nié ces exemples supposés de superfétation, et ils interprètent la plupart d'entre eux d'une manière satisfaisante. Dans les premiers, on suppose, avec beaucoup de vraisemblance, que c'était une grossesse gémellaire ordinaire, le développement de l'un des enfants ayant été entravé par la présence de l'autre dans l'utérus. Il est certain que cela est fréquent, et nous avons déjà signalé le fait en traitant de la grossesse gémellaire. Quant aux autres, il est possible qu'il y ait eu quelquefois imprégnation distincte dans un utérus bilobé, le contenu d'un lobe étant expulsé longtemps avant celui de l'autre. On rapporte plusieurs exemples authentiques de ce fait; mais le plus remarquable de tous est celui qu'a relaté le Dr Ross, de Brighton, dont nous avons déjà parlé (p. 48). Dans ce cas, la femme avait déjà antérieurement donné naissance à plusieurs enfants, sans qu'on pût soupçonner la moindre conformation anormale, et, si le Dr Ross ne l'eût découverte, on aurait pu croire à une superfétation.

Mais, après avoir retranché tous les faits ainsi interprétés, il en reste un grand nombre qu'il est difficile d'expliquer, à moins d'admettre que le second enfant ait été conçu très-longtemps après le premier. Ceux que ce sujet intéresse en trouveront beaucoup d'exemples rassemblés dans un intéressant mémoire du Dr Bonnar, de Cupar [1]. Il a eu l'ingénieuse idée de consulter les archives de la pairie de la Grande-Bretagne, où se trouvent enregistrées les dates exactes de la naissance des enfants successifs des pairs, sans aucune erreur probable, et il a rencontré une quantité de naissances succédant rapidement l'une à l'autre, sans pouvoir les expliquer autrement que par la superfétation. Dans l'un des exemples qu'il cite, un enfant naquit le 12 septembre 1849, et sa mère en eut un autre le 24 janvier 1850, après un intervalle de 127 jours seulement. Soustrayant 14 jours, que le Dr Bonnar considère comme la période la plus courte au bout de laquelle puisse se produire la fécondation après l'accouchement, nous trouvons une gestation de 113 jours, c'est-à-dire moins de quatre mois du calendrier. Comme les deux enfants vivent, le second enfant ne pourrait pas être le produit d'une nouvelle imprégnation après la naissance du premier ; et le premier enfant ne peut avoir été un jumeau prématurément délivré, car, dans ce dernier cas, il n'aurait pu naître qu'à cinq mois, âge auquel il n'eût pas vécu.

Outre les nombreux exemples de ce genre rapportés dans plusieurs ouvrages d'obstétrique, il existe un ou deux cas d'avortement dans les premiers mois, dans lesquels, en même temps qu'un fœtus de quatre ou cinq mois, il a été expulsé un œuf parfaitement frais, dont le développement n'était que d'un mois au plus. Un fait semblable a été présenté à la Société obstétricale en 1862, rapporté par les Drs Harley et Tanner, et, d'après l'avis de ces messieurs, c'était un exemple de superfétation. Tyler Smith en cite un encore plus concluant. Une

1. *Edin. med. Jour.*, 1864-65.

jeune mariée, enceinte pour la première fois, avorta à la fin du cinquième mois et, quelques heures après, perdit un petit caillot renfermant un œuf parfaitement en bon état, d'environ un mois. Il n'existait chez cette femme aucun signe d'utérus double. Elle avait été menstruée régulièrement pendant tout le temps de sa grossesse [1]. Cette observation présente un intérêt spécial, en ce que la femme a été réglée pendant sa grossesse, circonstance explicable seulement par les mêmes faits anatomiques que ceux qui rendent la superfétation possible. Autant que je puis me rappeler, c'est le seul exemple dans lequel on ait noté une coïncidence de la superfétation et de la menstruation pendant les premiers temps de la grossesse.

Les objections à la possibilité de la superfétation sont basées sur la théorie que la caduque remplit si intimement la cavité utérine, que le passage des spermatozoaires est impossible; en outre, que leur entrée dans l'utérus est empêchée par le bouchon muqueux qui ferme le col pendant la grossesse ; et enfin que, lorsque la fécondation s'est produite, l'ovulation est suspendue. Il est certain que toutes ces objections sont parfaitement réfutables. La première est fondée sur une théorie vieille et erronée, qui considérait la caduque comme une exsudation tapissant la cavité utérine tout entière, et fermant les orifices des trompes de Fallope et l'ouverture interne du col. Mais il est positif que la caduque réfléchie ne s'applique contre la caduque vraie que vers la huitième semaine de la grossesse; donc, jusqu'à ce moment, il existe entre les deux membranes un espace libre où il est facile aux spermatozoaires de passer pour atteindre l'orifice ouvert de la trompe de Fallope, dans lequel un ovule nouvellement imprégné peut venir se loger. En se reportant à la figure suivante, qui représente une grossesse au troisième mois, et empruntée à l'ouvrage de Coste, nous verrons que, du côté de la caduque, il n'existe aucun obstacle mécanique à la descente et au logement d'un autre ovule imprégné (fig. 75). En ce qui concerne le bouchon de mucus, il est à peu près

___

1. *Manual of obstetrics*, p. 112.

certain que les conditions sont les mêmes pendant la grossesse
et à l'état de vacuité, c'est-à-dire qu'il n'offre aucun obstacle à
l'entrée des spermatozoaires. Enfin, la cessation de l'ovulation
pendant la grossesse est sans doute la règle, et elle explique
d'une manière satisfaisante la rareté de la superfétation.

Mais il existe bien assez d'exemples authentiques de menstruation pendant la grossesse pour prouver que l'ovulation n'est

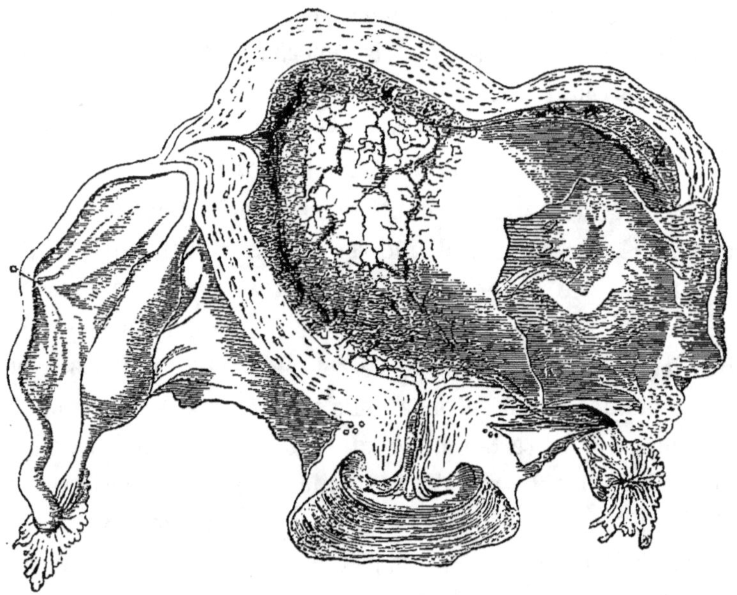

Fig. 75. — Espace qui existe entre la caduque utérine et la caduque ovulaire pendant les
premiers mois de la grossesse (d'après Coste).

pas toujours absolument suspendue ; et, lorsqu'elle a lieu, il
est incontestable qu'on ne trouve aucun obstacle mécanique
positif, au moins dans les premiers mois de la grossesse, à la
fécondation et au logement des ovules qui sont expulsés. La
conclusion raisonnable me semble donc être celle-ci : la plupart des faits supposés de superfétation peuvent être expliqués
d'une façon plus naturelle, mais on ne saurait admettre que ce
phénomène soit impossible, ni physiologiquement, ni mécaniquement.

La plus importante variété des grossesses anormales, si nous
considérons les résultats graves et souvent mortels qui en

Grossesse extra-
utérine.

découlent, est la *grossesse extra-utérine*. Elle consiste dans l'arrêt et le développement de l'œuf hors de la cavité de l'utérus. Dans ces dernières années, ce sujet a vivement, et à juste titre, attiré l'attention, et il est à souhaiter qu'on puisse établir quelques règles définies dans la conduite à tenir en face de ces cas si difficiles et si dangereux.

Siège et classification. — L'œuf peut s'arrêter et se développer dans différents points de sa route vers l'utérus ; le plus communément, c'est dans la trompe, quelquefois dans la cavité abdominale, ailleurs même, comme dans quelques cas rares où l'œuf fut trouvé dans un sac herniaire. La grossesse extra-utérine est divisée en quatre classes : la première, et la plus commune de toutes, *grossesse tubaire*, avec les variétés suivantes, bien que certains auteurs en fassent des classes distinctes : 1° *grossesse interstitielle*, 2° *grossesse tubo-ovarienne*. Dans la première de ces subdivisions, l'œuf est arrêté dans la partie de la trompe qui est située dans le tissu des parois utérines ; dans la seconde, il est arrêté à l'extrémité frangée de la trompe ou au voisinage de cette extrémité, de telle sorte que le kyste qui loge l'œuf est formé par le tissu de la trompe et l'ovaire. Dans la seconde classe, ou *grossesse abdominale*, l'œuf, au lieu de se loger dans la trompe, tombe, à la suite de quelque accident, dans la cavité du péritoine, où il s'insère et se développe ; on l'appelle grossesse abdominale *secondaire* lorsque la grossesse extra-utérine, d'abord tubaire, est devenue ventrale par la rupture du kyste et la chute de son contenu dans la cavité abdominale. La troisième classe est la *grossesse ovarienne* ; son existence est niée par bien des auteurs éminents, tels que Velpeau et Arthur Farre, tandis qu'elle est admise par d'autres également célèbres, tels que Kiwisch, Coste et Hecker. Il est certainement fort difficile de comprendre qu'une grossesse ovarienne, dans le sens strict du mot, puisse se produire, car elle implique que l'ovule a été fécondé avant la déchirure du follicule de de Graaf, à travers les enveloppes duquel les spermatozoaires doivent avoir pénétré. Coste croit qu'elle s'observe fréquemment ; mais, tandis qu'on a découvert des spermatozoaires à la surface de l'ovaire, leur pénétration dans la vésicule de de Graaf n'a jamais été démontrée. Farre a prouvé clairement que, dans bien des cas supposés de grossesse ovarienne, les tissus environnants étaient si altérés qu'il était impossible d'indiquer son origine exacte et de dire avec certitude que la grossesse extra-utérine s'était réellement développée dans l'intérieur du tissu ovarien. Kiwisch donne une explication raisonnable de ces faits, en supposant que parfois le follicule de de Graaf peut être rompu sans que l'ovule en soit expulsé, et qu'il peut demeurer dans son intérieur. A travers la déchirure des parois du follicule, les spermatozoaires atteindraient et féconderaient l'ovule, dont le développement aurait lieu *in situ*. Il est impossible, en présence des faits nombreux rapportés par des hommes éminents, de nier l'existence de la grossesse ovarienne; mais on doit la considérer comme une variété très-rare et exceptionnelle, qui ne diffère en rien de la grossesse tubaire en tant que traitement et résultat.

Dans la quatrième classe, il existe deux variétés rares ; l'œuf est développé soit dans une corne supplémentaire d'un utérus bilobé, soit dans un sac herniaire.

Pour plus de clarté, je résume ci-dessous les variétés diverses de grossesse extra-utérine :

1o *Tubaire : a.* interstitielle ; *b.* tubo-ovarienne ;

2° *Abdominale : a.* primitive ; *b.* secondaire ;

3° *Ovarienne ;*

4° Dans un *utérus bilobé, herniaire*, etc.

L'étiologie de la grossesse extra-utérine, dans chaque cas particulier, est nécessairement presque toujours obscure. En général, on peut dire que la grossesse extra-utérine est due à toute cause qui empêche ou rend difficile le passage de l'ovule dans l'utérus sans entraver l'accès du sperme à l'ovule. Ainsi un épaississement inflammatoire des parois des trompes de Fallope, en diminuant leur calibre, mais pas assez pour faire obstacle au passage des spermatozoaires, peut gêner les mou-

Causes.

vements de la trompe qui font cheminer l'œuf, et en arrêter la descente. Le même fait sera produit par différents états morbides : des adhérences inflammatoires consécutives à une ancienne péritonite, comprimant la trompe ; un rétrécissement de son calibre par du mucus épaissi ou la présence d'un petit polype ; la pression d'une tumeur utérine ou autre, et ainsi de suite. Le fait que les grossesses extra-utérines se présentent le plus souvent chez les multipares, et sont comparativement rares chez les femmes au-dessous de 30 ans, tend à montrer que ces conditions, beaucoup plus développées chez ces femmes que chez les jeunes primipares, ont une influence considérable sur la production de l'accident. Quelques auteurs ont cité comme cause possible, un trouble produit par la frayeur, soit pendant le coït, soit quelques jours après. On en rapporte plusieurs exemples et, bien que l'influence d'une émotion dans la production de cet état ne soit pas susceptible de preuve, il n'est pas difficile de concevoir que des spasmes de la trompe de Fallope soient provoqués ainsi, et qu'ils puissent ou arrêter la marche de l'œuf, ou le lancer dans la cavité abdominale. La grossesse abdominale est probablement moins difficile à expliquer, car si nous admettons, avec Coste, que l'ovule est fécondé à la surface même de l'ovaire, comme il y a bien des causes qui entravent l'adaptation convenable de l'extrémité frangée de la trompe à la surface de l'ovaire, l'œuf, en tombant, doit nécessairement être entraîné dans la cavité de l'abdomen. Kiwisch [1] a signalé que cette grossesse survient particulièrement lorsque le follicule de de Graaf se développe à la surface postérieure de l'ovaire ; il est probable que cela doit se présenter communément, et que la rareté comparative de la grossesse abdominale est due à la difficulté avec laquelle l'œuf fécondé se greffe sur les viscères environnants. Il a été démontré que la fécondation peut se produire dans la cavité abdominale elle-même, et Keller en rapporte un exemple remarquable. Dans ce cas, Kœberlé avait enlevé le corps de l'utérus et une partie du col, laissant

Plus commune chez
les multipares.

---

1. *Klinische Vortraege*, II, 227.

les ovaires. Dans la portion du col qui restait, il existait un trajet fistuleux s'ouvrant dans la cavité abdominale ; le sperme passa par ce canal et produisit une grossesse abdominale. On rapporte aussi plusieurs cas curieux qui ont donné lieu à des discussions nombreuses, par exemple une grossesse tubaire existant d'un côté, tandis que le corps jaune était du côté opposé (fig. 76). L'explication la plus probable, c'est que l'extrémité frangée de la trompe, dans laquelle fut trouvé l'œuf, s'était déroulée en traversant la cavité abdominale et avait saisi l'ovaire opposé. Ce mécanisme avait sans doute amené une flexion que l'œuf n'avait

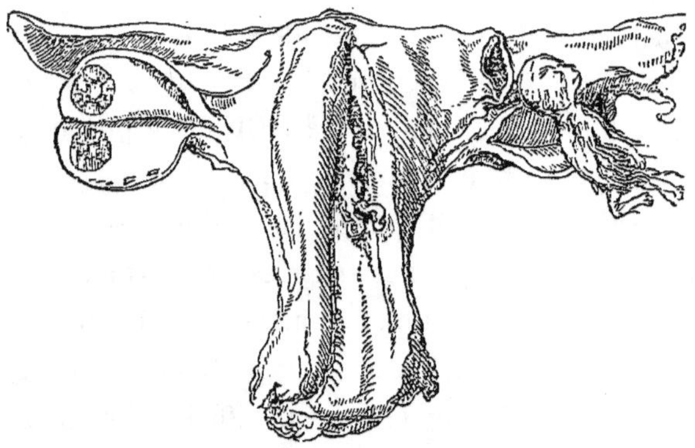

Fig. 76. — Grossesse tubaire avec le corps jaune dans l'ovaire du côté opposé.

pu franchir, et il était resté dans la trompe. Tyler Smith a supposé que de semblables faits peuvent être expliqués en admettant que l'œuf, après avoir gagné l'utérus, ne s'est pas greffé sur la muqueuse elle-même et a passé dans la trompe du côté opposé. Kussmaul [1] pense que ce passage de l'œuf à travers la cavité utérine peut être causé par la contraction musculaire de l'utérus, survenant peu de temps après la conception, et poussant l'œuf encore libre vers l'ouverture de la trompe opposée, ou même jusque dans la trompe elle-même.

L'histoire et la marche des grossesses extra-utérines sont Grossesses tubaires. toutes différentes, selon leur siège, et, au point de vue pratique, nous pouvons admettre deux grandes classes : la grossesse

1. *Mon. f. Geburt*, oct. 1862.

tubaire (avec ses variétés) et la grossesse abdominale, qu'on doit étudier séparément.

Lorsque l'œuf est arrêté dans une partie quelconque de la trompe, les villosités choriales commencent bientôt à se développer, comme dans une grossesse ordinaire ; elles se greffent sur la muqueuse de la trompe et fixent l'œuf dans sa nouvelle position. La membrane muqueuse s'hypertrophie, à peu près comme celle de l'utérus dans les mêmes circonstances, et elle se développe comme une sorte de pseudo-caduque. Toutefois, comme la tunique muqueuse des trompes ne possède pas de glandes tubulaires, on peut à peine dire qu'il existe une vraie caduque, ou qu'il y ait autour de l'œuf un développement de membrane analogue à la caduque réflexe. L'œuf est lâchement maintenu dans sa situation anormale, et il peut survenir facilement une hémorrhagie par déchirure des villosités choriales. Il est rare qu'on observe un développement des villosités choriales sous forme distincte de placenta, probablement parce que la déchirure et la mort surviennent presque toujours avant la période à laquelle le placenta est normalement constitué. Les parois musculaires de la trompe s'hypertrophient et s'épaississent bientôt, et, à mesure que l'œuf augmente de volume, les fibres s'écartent les unes des autres, de telle sorte que l'œuf fait saillie en certains points à travers elles, et là il est seulement recouvert par les tuniques muqueuse et péritonéale de la trompe, distendues et amincies. A ce moment, la grossesse tubaire est constituée par une tumeur ovale, lisse, qui, en général, n'a contracté aucune adhérence avec les tissus voisins (fig. 77).

La partie de la trompe inoccupée par l'œuf peut rester saine et perméable dans ses deux directions ; mais plus fréquemment elle devient si distendue et si altérée que son canal ne peut être découvert. Le plus souvent, c'est la partie de la trompe voisine de l'utérus qu'on ne retrouve pas.

L'état de l'utérus, dans cette forme de grossesse extra-utérine, comme dans toutes les autres, a été le sujet de grandes discussions. Il est aujourd'hui universellement admis que l'utérus

subit un certain travail d'engorgement sympathique : le col se
ramollit, comme dans la grossesse naturelle, et la muqueuse se
développe comme une vraie caduque. Dans bien des cas, on
trouve la caduque à l'examen cadavérique, mais pas toujours ;
de là les doutes que quelques auteurs ont émis sur son existence. L'explication la plus raisonnable de son absence est celle
qui est donnée par Duguet [1] ; il dit que souvent la caduque uté-

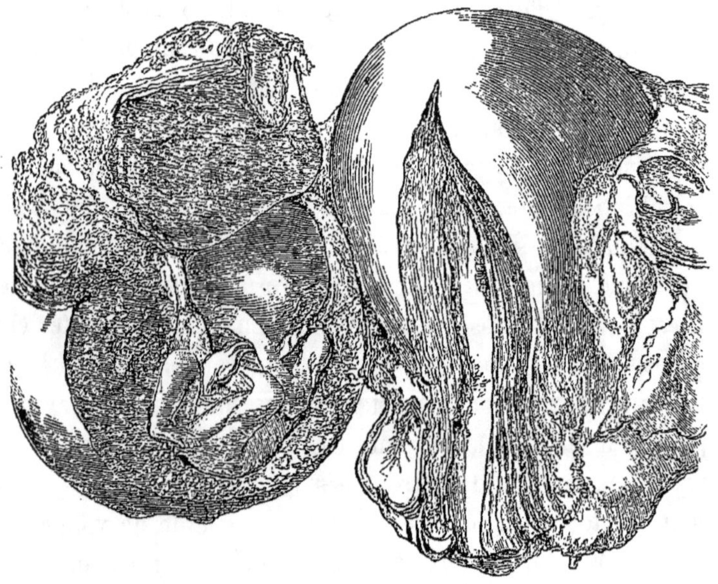

Fig. 77. — Grossesse tubaire (specimen du musée de King's College).

rine est entraînée *en masse* pendant l'hémorrhagie qui est si
commune avant l'issue fatale de la grossesse extra-utérine.

Lorsque l'œuf est arrêté dans cette portion de la trompe qui
traverse les parois utérines, c'est-à-dire dans la grossesse interstitielle, les fibres musculaires de l'utérus se distendent et
s'écartent et forment l'enveloppe externe de l'œuf. Lorsque,
d'un autre côté, l'œuf s'arrête dans l'extrémité frangée de la
trompe, le kyste qui le contient est formé en partie des franges
de la trompe, en partie du tissu de l'ovaire ; il est ici beaucoup
plus extensible, et la grossesse peut se développer sans déchi-

Grossesse intersti-
tielle.

1. *Annales de gynécologie,* mai 1874.

rure jusqu'à une période plus avancée ou même jusqu'à terme. Ce cas est à peu près semblable à celui d'une grossesse abdominale.

Période à laquelle se fait la rupture. La terminaison de la grossesse tubaire, dans l'immense majorité des cas, est la mort produite par déchirure, et consécutive soit à une hémorrhagie interne, soit à une péritonite intense généralisée.

La rupture survient généralement à une période peu avancée de la grossesse, le plus souvent de la deuxième à la quatrième semaine, rarement plus tard. Cependant on cite quelques observations dans lesquelles elle ne survint qu'au quatrième ou cinquième mois, et Saxtorph et Spiegelberg ont rapporté des cas, en apparence authentiques, dans lesquels la grossesse arriva à terme sans déchirure. Elle se produit en général par simple tiraillement et par distension de la trompe, au point le plus aminci, et parfois elle paraît hâtée ou déterminée par des circonstances accidentelles, un coup, une chute, ou l'excitation du rapprochement sexuel.

Symptômes de la rupture. Les symptômes de la rupture sont ceux d'un affaissement considérable, avec une forte douleur dans l'abdomen, produite par la déchirure du kyste. La femme est extrêmement pâle, son pouls est petit, faible et presque imperceptible, elle a quelquefois des vomissements, mais elle conserve toutes ses facultés. Si l'hémorrhagie est profuse, elle peut mourir sans la moindre réaction. Quelquefois cependant, et ceci arrive généralement dans les cas où la trompe se rompt, l'œuf restant intact, l'hémorrhagie peut cesser, l'œuf bouchant l'ouverture et agissant comme un tampon. La femme peut alors se relever imparfaitement, puis être reprise d'une seconde hémorrhagie qui est mortelle. Si la perte de sang n'est pas d'elle-même suffisante pour causer la mort du coup et par anémie, l'issue fatale n'est que retardée, car le sang répandu provoque une violente péritonite généralisée qui emporte la malade rapidement. Si la femme échappe à ce second danger, la grossesse tubaire est transformée en grossesse abdominale; le fœtus est enveloppé par une poche faite d'un exsudat inflammatoire, et le cas est alors soumis aux règles de traitement que nous indiquerons lorsque nous étudierons cette variété de grossesse extra-utérine.

La possibilité de diagnostiquer la grossesse tubaire avant la rupture est une question de haut intérêt, parce que, si son existence est prouvée, nous avons quelque espoir de parer à la mort qui attend la femme. Malheureusement, les symptômes de la grossesse tubaire sont toujours obscurs, et trop souvent la mort arrive sans que nous ayions pu concevoir le plus léger soupçon. En premier lieu, on doit observer que tous les troubles sympathiques ordinaires de la grossesse existent : les seins développés, l'aréole brunie et les vomissements du matin; la menstruation est aussi arrêtée; mais, après l'absence d'un ou de plusieurs flux, il se produit souvent une hémorrhagie irrégulière. C'est un symptôme important, dont les auteurs anglais et étrangers ont, dans ces dernières années, signalé la valeur au point de vue du diagnostic de la grossesse tubaire. Barnes l'attribue à un décollement partiel des villosités choriales, produit par un grossissement de l'œuf hors de proportion avec la trompe dans laquelle il est contenu. Que cette explication soit exacte ou non, il est certain qu'une hémorrhagie irrégulière précède la déchirure de quelques jours ou même davantage. Avec cette hémorrhagie, il y a presque toujours une douleur abdominale plus ou moins forte, produite par la distension des tissus dans lesquels l'œuf est placé, et cette douleur acquiert quelquefois le caractère de crampes excessivement intenses. Si donc nous nous trouvons en face des symptômes d'une grossesse au début, avec des pertes irrégulières, quelquefois l'expulsion de débris membraneux, une douleur abdominale, nous devons pratiquer un examen extrêmement soigneux, et il est possible que nous reconnaissions la nature véritable de la grossesse. Même dans une grossesse extra-utérine, nous trouverions l'utérus un peu développé et le col ramolli, comme au début de la gestation; mais, en général, ces modifications sont beaucoup moins marquées que dans la grossesse ordinaire. Toutefois, ce fait a de lui-même peu de valeur diagnostique, car la différence est toujours trop légère pour que nous en déduisions une conclusion positive. L'existence d'une tumeur péri-utérine, ronde ou ovale, produisant plus ou moins de déplacement de l'utérus dans une direction opposée à celle de la tumeur, peut nous mettre sur la voie de la grossesse tubaire. Par l'examen bi-manuel, une main appliquée sur la paroi abdominale, tandis que l'index de l'autre agit de concert avec la première, soit à travers le vagin, soit par le rectum, la grosseur et les rapports de la tumeur pourront être appréciés. Mais on peut observer dans bien des cas les mêmes signes physiques, par exemple lorsqu'il existe de petites tumeurs ovariennes ou fibreuses, ou un épanchement de sang autour de l'utérus; le diagnostic différentiel est toujours très-difficile et souvent impossible. Joulin rapporte un curieux exemple des difficultés du diagnostic. Huguier, et six ou sept des plus célèbres accoucheurs de Paris, admirent l'existence d'une grossesse extra-utérine et la nécessité de l'opération, lorsqu'il se déclara un avortement démontrant que la grossesse était naturelle. L'usage de la sonde utérine pourrait faciliter le diagnostic; mais il est contre-indiqué, à moins que l'absence de grossesse utérine ne soit positivement démontrée. Il résulte de tout ceci que le diagnostic positif est presque toujours très-difficile. Tout ce que nous pouvons dire, c'est que, lorsque nous avons, en même temps que les signes généraux d'une grossesse au début, les autres symptômes dont nous avons parlé, nous sommes suffisamment autorisés à admettre la grossesse tubaire et à agir, afin d'éviter à la femme les conséquences nécessairement fatales d'une rupture. Si le diagnostic était certain, l'ablation de toute la trompe et de son contenu par une section abdominale serait parfaitement justifiée et ne serait sans doute ni plus difficile ni plus dangereuse que l'ovariotomie, car, à cette période de la grossesse extra-utérine, il n'y a pas d'adhérences pour compliquer l'opération. Jusqu'à ce jour, l'incertitude du diagnostic a empêché l'adoption de l'opération.

Le Dr Thomas, de New-York[1], a rapporté récemment un cas
des plus instructifs, dans lequel il a sauvé la vie d'une femme
par une opération hardie et judicieuse. Le diagnostic était à
peu près évident; il existait tous les signes décrits plus haut;
Thomas ouvrit le kyste par le vagin avec un couteau de platine,

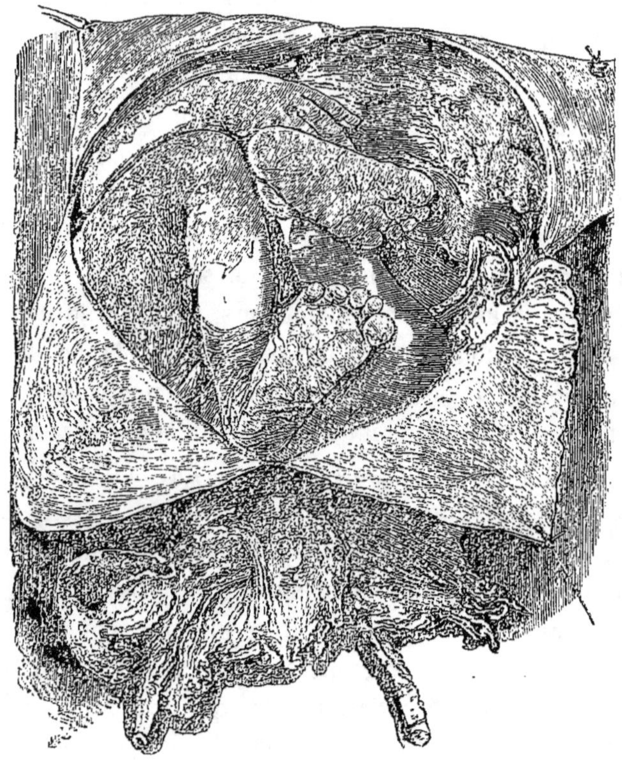

Fig. 78. — Grossesse extra-utérine à terme, variété tubo-ovarienne (d'après un cas du
docteur Sibley Campbell's).

rendu incandescent par une batterie galvano-caustique, espérant
ainsi prévenir l'hémorrhagie. A travers l'ouverture ainsi faite,
il enleva le fœtus; mais, au moment où il essayait d'extraire le
placenta, il survint une violente hémorrhagie qui ne put être
arrêtée qu'en injectant dans le kyste une solution de sulfate de
fer. Les restes du placenta sortirent ensuite en morceaux, après

1. *New-York Med. Jour.*, juin 1875.

une attaque de septicémie, qui fut enrayée par des lavages du kyste avec une lotion antiseptique, et la femme guérit. Si je pouvais me permettre de critiquer cette opération, suivie d'un si brillant succès, ce serait pour dire que, dans un autre cas du même genre, il vaudrait mieux avoir recours à la gastrotomie, dont les règles sont précises dans les grossesses abdominales, et laisser le placenta sans y toucher, se bornant à des injections antiseptiques et au drainage complet du kyste, pour éviter un accident.

Un autre mode de traitement, c'est de détruire le fœtus en arrêtant son développement, dans l'espoir qu'il pourra rester inerte et passif dans l'intérieur du sac. Des opérations diverses ont été recommandées et pratiquées dans ce but. On a introduit dans la tumeur des aiguilles, à travers lesquelles on faisait passer des courants électriques, soit des courants continus, soit, comme l'a suggéré Duchêne, une étincelle de l'électricité de Franklin. Dans une observation rapportée par le Dr Bachetti, on se servit d'un courant continu; le développement de l'œuf fut arrêté, et la malade guérit. Mais il est probable que la simple ponction du kyste eût été suivie du même résultat. Elle a été pratiquée avec plein succès dans plusieurs occasions, soit avec un petit trocart et une canule, soit avec une aiguille. Une grossesse tubaire de deux mois fut enrayée de cette façon dans deux cas très-intéressants, cités, l'un par Greenhalgh[1], et l'autre par Martin[2], de Berlin. Joulin a conseillé non seulement de ponctionner le kyste, mais d'y injecter une solution de morphine qui, par son effet toxique, assurerait la destruction du fœtus. On a proposé d'autres moyens pour atteindre le même but, la compression, ou l'administration par la bouche de remèdes toxiques, mais ils sont trop incertains pour être employés. Le moyen le plus simple et le plus avantageux serait d'introduire l'aiguille d'un aspirateur pour extraire le liquide amniotique et enrayer de cette façon le développement ulté-

1. *Lancet,* 1867.
2. *Monat. f. Geburt,* 1868.

rieur du fœtus. Parry [1] est opposé à cette pratique, et il a rassemblé quelques observations dans lesquelles la ponction du kyste fut suivie de résultats mortels, soit par hémorrhagie, soit par septicémie. Mais il est probable qu'on s'était servi du trocart et de la canule ordinaires, et qu'il y avait eu pénétration de l'air dans le sac, car il me paraît difficile d'admettre qu'une aiguille aspiratrice capillaire, trempée préalablement dans une solution antiseptique d'acide phénique, ait pu déterminer des accidents. C'est un procédé sans danger, même en supposant une erreur de diagnostic, c'est-à-dire une tumeur d'une autre nature, prise pour une grossesse tubaire.

Si l'aspirateur démontre que la grossesse extra-utérine existe, si le kyste est de grosseur considérable et la gestation avancée au delà du second mois, il nous sera facile alors d'avoir recours à une opération plus radicale, telle que celle qui a été pratiquée avec succès par Thomas.

Mais lorsque nous n'avons pas eu le bonheur d'arrêter le développement de la grossesse tubaire, et que nous ne reconnaissons pour la première fois son existence qu'après la production de la déchirure, alors que la femme est épuisée par l'hémorrhagie, quelle conduite devons-nous tenir? Jusqu'ici, on n'a essayé qu'une chose : relever la femme par des stimulants, et, si elle a été assez heureuse pour survivre aux effets immédiats de la déchirure, lutter contre la péritonite consécutive, dans l'espoir que le sang extravasé pourra être absorbé, comme dans l'hématocèle pelvienne. Ressource précaire en vérité, car, s'il se produit une rupture dans la grossesse tubaire, avancée de plus d'un mois, on ne peut attendre que la mort comme résultat. Bernutz suppose, et son opinion est partagée par Barnes, que la rupture non mortelle n'est probablement pas très-rare dans les premiers jours de la grossesse extra-utérine, et qu'elle est une cause assez fréquente de certaines formes d'hématocèle pelvienne. On a plus d'une fois suggéré qu'il serait parfaitement justifiable, lorsque la rupture a eu

Traitement lorsque
la rupture est faite.

Gastrotomie.

1. Parry, *On extra-uterine Pregnancy,* p. 204.

lieu, de pratiquer la gastrotomie, d'éponger le sang épanché, de placer une ligature autour de la trompe déchirée et de l'enlever avec son contenu. Ce serait sans doute un procédé hardi et héroïque, mais quiconque est au courant des triomphes de la chirurgie abdominale moderne dira qu'il n'est ni impossible ni sans espoir. Tous les jours, en pratiquant l'ovariotomie, on éponge le sang épanché dans la cavité abdominale, et il n'y a aucune espèce de difficulté à lier et enlever le kyste de la grossesse extra-utérine, car en général il n'a contracté aucune adhérence avec les parties voisines. La mort ne survient que quelques heures après la rupture, de telle sorte qu'on aurait le temps d'opérer presque toujours, la prostration pouvant être enrayée temporairement par la transfusion du sang. La compression de l'aorte abdominale serait faite dès qu'on arrive auprès de la malade ; elle modérerait suffisamment l'hémorrhagie jusqu'à ce que l'opération soit décidée. Nous nous rappellerons que la seule alternative est la mort ; par conséquent, toute opération qui offre la plus légère chance de salut est parfaitement justifiée. Je ne saurais donc être de l'avis de ceux qui disent que l'opération ne doit pas être essayée, parce que le succès en est très-douteux ; et je suis certain qu'il arrivera à quelques accoucheurs d'arracher ainsi une femme à la mort et d'augmenter les succès de la chirurgie abdominale.

Grossesse abdominale.

Dans la seconde des deux classes entre lesquelles j'ai divisé la grossesse extra-utérine, au point de vue pratique, l'œuf est développé dans la cavité abdominale elle-même. Il faut encore discuter ici si la grossesse est quelquefois primitivement addominale ou non. Barnes croit qu'elle n'est probablement jamais primitive, à cause de la difficulté qu'il y a à admettre qu'un corps aussi petit que l'œuf puisse se fixer sur la surface péritonéale lisse. Pour lui, toutes les grossesses abdominales sont primitivement ou tubaires ou ovariennes, le sac dans lequel elles étaient contenues ayant donné passage à l'œuf, qui a conservé sa vitalité en restant inséré partiellement au kyste originaire. Cette théorie est en désaccord avec celle de la majorité des auteurs, et, bien qu'elle puisse peut-être rendre le phénomène moins difficile à comprendre, elle est purement hypothétique. Il n'existe aucune preuve que, dans la plupart des cas, il y ait eu au début une déchirure du sac tubaire ou ovarien. Il est certain que les villosités choriales se greffent sur le péritoine voisin, fait que l'on observe dans toutes les grossesses abdominales. Et il n'est pas plus difficile d'imaginer qu'elles le fassent au début de leur développement qu'un peu plus tard ; car on doit admettre que, si une telle déchirure se produit, la plupart du temps ce ne peut être que lorsque la grossesse est très peu avancée. En somme, il ne paraît pas déraisonnable d'admettre, comme on le fait ordinairement, que l'ovule déjà fécondé s'est échappé du pavillon de la trompe et est tombé dans la cavité abdominale, où il s'est greffé et s'est développé.

Quelques auteurs croient qu'elle n'existe pas comme état primitif.

Quelques auteurs ont supposé que la grossesse abdominale pouvait se produire quand des spermatozoaires, entrant dans la cavité péritonéale, y ont rencontré et fécondé un ovule tombé d'un follicule de de Graaf. Un tel fait paraît presque impossible ; mais l'observation de Kœberlé déjà relatée prouve qu'il s'est présenté. Il n'est pas rare sans doute que des ovules fécondés tombent dans la cavité abdominale et qu'ils meurent presque tous sans causer aucun accident. Lorsqu'ils survivent, les villosités choriales poussent, s'attachent aux parties voisines et constituent un placenta. La façon dont les villosités choriales sont insérées, et la disposition des vaisseaux sanguins maternels, n'ont pas encore été décrites ; et ce serait là un sujet très-intéressant d'investigation. Le siège précis de l'insertion varie, et le placenta a été trouvé fixé à la plupart des viscères abdominaux, soit à ceux qui sont contenus dans le petit bassin, soit aux intestins ou aux fosses iliaques ; mais, le plus souvent, c'est dans le cul-de-sac rétro-utérin qu'on trouve l'œuf.

Les modifications ultérieures sont très-diverses. Dans la grande majorité des cas, l'œuf produit une irritation considérable, et il se fait une exsudation de matière plastique, qui

Formation d'un kyste autour de l'œuf.

l'enveloppe de façon à former un kyste ou une capsule secondaire dans laquelle les vaisseaux maternels sont largement développés, et qui s'étend, *pari passu*, avec le développement de l'œuf (fig. 79). L'épaisseur et la résistance de ce kyste varient dans les différents cas ; quelquefois il forme une enveloppe solide et complète à l'œuf; parfois il est très-mince et seulement partiellement développé, mais il est rare qu'il manque complètement. Comme il existe un vaste espace pour le développement de l'œuf, et comme le kyste secondaire se distend en

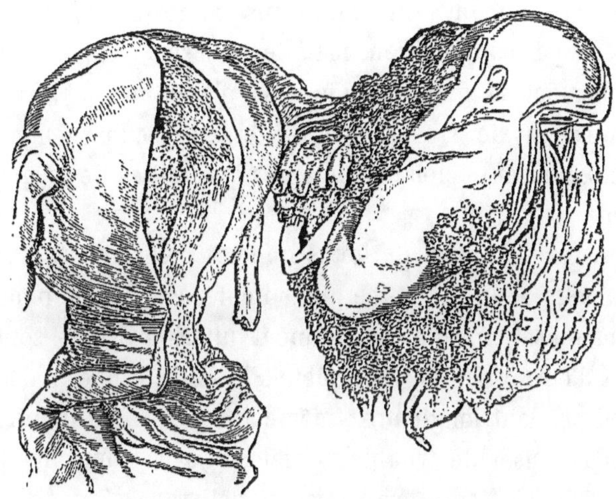

Fig. 79. — L'utérus et le fœtus dans un cas de grossesse abdominale.

général et se développe en même temps que lui, la plupart des grossesses abdominales progressent sans symptômes extraordinaires, excepté de fortes crises de douleurs, jusqu'au terme de la grossesse. Quelquefois cependant, le kyste se déchire, et il y a un épanchement de sang dans la cavité abdominale, accompagné de plus ou moins de prostration et de collapsus, pouvant devenir mortels, mais dont la femme se relève presque toujours. Le fœtus, maintenant mort, restera dans l'abdomen, subira les mêmes modifications et produira les mêmes résultats que dans les grossesses qui arrivent à terme et dont je vais parler.

Faux travail.   Dans la plupart des grossesses qui arrivent à terme, il se produit une étrange série de phénomènes : un pseudo-travail avec des contractions utérines plus ou moins fréquentes et plus ou moins fortes, un écoulement de sang par le vagin, la chute de la caduque utérine et même l'établissement de la lactation. Quelquefois les contractions des muscles abdominaux, provoquées par ce travail sans effet, ont été assez fortes pour déterminer la déchirure du kyste adventice enveloppant le fœtus, et un écoulement de sang et de liquide amniotique dans la cavité abdominale, suivi rapidement d'un résultat fatal. Plus fréquemment, la déchirure n'a pas lieu, le faux travail et les douleurs continuent à intervalles, jusqu'à ce que le fœtus meure, peut-être par compression, mais le plus souvent par suite d'un épanchement sanguin dans le tissu placentaire, et par conséquent d'asphyxie. Quelquefois le fœtus a vécu un temps considérable, plusieurs mois même après les limites de la grossesse à terme.

C'est après la mort du fœtus que commencent généralement les dangers de la grossesse abdominale, et ils sont nombreux. Les modifications qui surviennent ultérieurement sont bien dignes d'être étudiées. Quelquefois le fœtus est resté dans l'abdomen pendant longtemps, même jusqu'à la fin d'une longue vie, sans causer de troubles sérieux et sans empêcher la production de plusieurs grossesses et délivrances normales ultérieures; mais lorsque la grossesse extra-utérine paraît être tolérée et s'est prolongée sans aucun accident, il peut se développer soudainement des symptômes sérieux; aucune femme, dans de telles circonstances, ne doit donc être considérée comme en sûreté. La condition de ces fœtus ainsi emprisonnés varie beaucoup. Le plus communément, le liquide amniotique est résorbé, le fœtus se rétracte et meurt; toute sa substance molle est changée en une masse graisseuse, et ses os seuls demeurent intacts. Quelquefois ces modifications surviennent avec une grande rapidité. J'ai rapporté ailleurs[1] un cas de grossesse extra-utérine dans lequel, au terme de la grossesse, le fœtus était vivant; la femme mourut moins d'une année après. A

____
1. *Obst. Trans.*, vol. VII.

l'autopsie, le fœtus fut trouvé complètement transformé en une masse graisseuse d'adipocire attachée aux os fœtaux, et dans laquelle on ne put rencontrer la moindre trace des parties molles. D'un autre côté, le fœtus peut rester intact ; au musée du collège des Chirurgiens, il y en a un qui resta dans l'abdomen pendant 52 ans et qui fut trouvé aussi frais et aussi complet qu'un enfant nouveau-né. Dans d'autres cas, le sac et son contenu s'atrophient et se rétrécissent, et une matière calcaire s'y dépose, de telle sorte que le tout se convertit en une masse solide connue sous le nom de *lithopædion* (fig. 80). Mais il est tout à fait exceptionnel que la rétention du fœtus ne cause aucun accident. En général, il se putréfie et peut donner lieu immédiatement à une péritonite mortelle, ou à la septicémie, ou bien, comme cela arrive plus communément, à une inflammation secondaire et à la suppuration du sac. Sous l'influence de cette suppuration, le sac s'ouvre à l'extérieur, soit directement en un point quelconque des parois abdominales, soit indirectement à travers le vagin, les intestins ou même la vessie. A travers l'ouverture ou les ouvertures ainsi formées (car il y a souvent plusieurs trajets fistuleux), il s'écoule du pus, les os et d'autres parties du fœtus morcelé, et cela peut durer des mois et même des années, jusqu'à ce qu'enfin, si les forces de la femme le permettent, la totalité du contenu du kyste est expulsée, et la guérison se fait. Il ressort de diverses statistiques que les chances de guérison sont plus grandes lorsque le kyste s'ouvre à travers les parois abdominales, puis à travers le vagin et la vessie, et que le fœtus est expulsé avec beaucoup plus de difficultés et de dangers lorsque l'ouverture est dans l'intestin. Mais, dans

Dans la plupart des cas il est expulsé par morceaux.

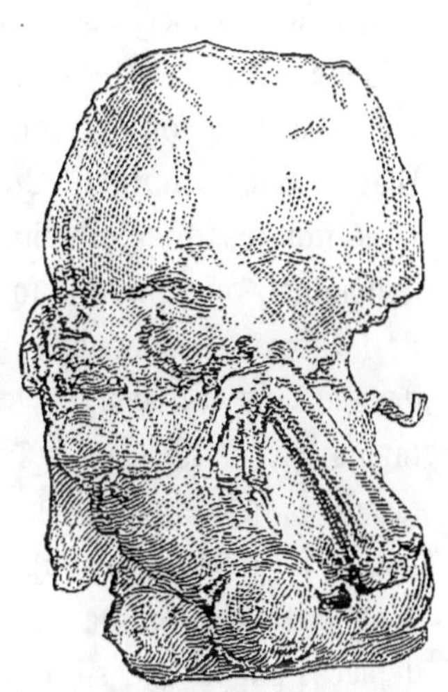

Fig. 80. — Lithopædion (au musée du collège des Chirurgiens).

les cas les plus favorables, la marche est longue, pénible et
pleine de dangers, et la malade succombe trop souvent pendant la durée de l'expulsion, par suite de l'irritation et de
l'épuisement que produit cette suppuration abondante et inta-
rissable.

Le diagnostic de la grossesse abdominale est loin d'être aussi
facile qu'on pourrait le croire, et les praticiens les plus con-
sommés ont commis des erreurs. Le symptôme le plus caractéristique, quoiqu'il ne soit pas si commun que dans la grossesse
tubaire, est la métrorrhagie unie aux signes généraux de la
grossesse. Les crises de douleurs abdominales très-vives et
fréquemment répétées manquent rarement et peuvent faire
naître le soupçon, surtout si elles sont associées à l'hémorrhagie. Elles semblent dépendre d'attaques intercurrentes de
la péritonite, qui contribue à former le kyste fœtal. Au palper
abdominal, on trouve la forme de l'abdomen différente de celle
de la grossesse normale ; il est généralement plus développé
dans le sens transversal, et il est impossible de reconnaître la
tumeur arrondie de l'utérus gravide. Lorsqu'on est près du
terme, la netteté avec laquelle on peut sentir les membres
fœtaux fera naître le soupçon. Par le vagin, on sent l'orifice et
le col ramollis comme dans la grossesse normale, mais souvent
déplacés par la pression du kyste, et quelquefois fixés par des
adhérences péri-utérines ; chacun de ces signes a une grande
valeur diagnostique.

A l'examen bi-manuel, il peut être possible de reconnaître
que l'utérus n'est pas très-développé et qu'il est distinctement
séparé de la masse de la tumeur ; ce fait, si on le retrouve,
démontre de lui-même qu'il n'y a pas de grossesse utérine. Le
diagnostic serait facilité dans quelques cas par la sonde utérine,
qui démontrerait la vacuité et le peu de développement de
l'utérus, tandis qu'on découvrirait les membres fœtaux et qu'on
percevrait les bruits du cœur. Mais nous ne devons pas trop
recourir à ce moyen, à moins que l'existence de la grossesse
utérine ait été positivement écartée. Lorsque le diagnostic n'est

plus douteux, on pourra toujours s'en servir pour déterminer le choix du procédé opératoire.

Traitement.

Le traitement de la grossesse abdominale devra toujours être discuté avec une sérieuse attention, et les chirurgiens diffèrent beaucoup d'opinion sur la conduite à tenir. Il est à peu près généralement admis qu'il est inutile de prendre aucune mesure active, jusqu'à l'entier développement de la grossesse. La ponction du kyste, en vue de détruire le fœtus et d'arrêter son développement, a été pratiquée; mais il y a de bonnes raisons pour la rejeter, car les risques de mort imminente par rupture du kyste ne sont plus aussi grands que dans la grossesse tubaire ; et, quand même la mort du fœtus serait obtenue, il resterait encore les dangers formidables de son élimination ultérieure ou d'une hémorrhagie interne.

Lorsque le terme est arrivé, l'enfant étant encore vivant, comme le prouve l'auscultation, nous avons à considérer s'il ne serait pas opportun de pratiquer la gastrotomie avant que le fœtus ne périsse et de sauver au moins la vie de l'enfant. Mais il y a des questions plus importantes et plus difficiles à résoudre. Velpeau, Kiwisch, Kœberlé, Schrœder et plusieurs autres auteurs, dont l'opinion a naturellement un grand poids, penchent plutôt en faveur de l'opération immédiate. Elle offre la presque certitude de sauver l'enfant, et les risques que court la mère, quoique toujours considérables, ne sont pas plus grands que ceux auxquels elle est exposée par la temporisation. Nous devons considérer que le kyste peut être rompu pendant les efforts inutiles du travail, et que la mort en découlera, ou bien, si elle ne survient pas, il est d'autres dangers qu'on ne peut prévoir et qui menacent toujours la malade. Elle peut être emportée par une péritonite, ou mourir d'épuisement consécutif aux efforts d'élimination qui se font tôt ou tard dans la grande majorité des cas, de telle sorte que Barnes dit avec raison : « La vie de la femme est toujours exposée à des accidents que nous sommes impuissants à éviter. » D'un autre côté, si nous temporisons, tandis que nous sacrifions tout espoir de sauver l'enfant, nous laissons au moins à la mère la chance de voir sa grossesse persister sans accident pendant un temps très-long, comme cela arrive fréquemment. Ainsi Campbell a rassemblé 62 observations de guérison définitive après une grossesse abdominale ; dans 24 cas, le fœtus avait été retenu sans provoquer de troubles pendant un certain nombre d'années. Mais alors surgit la question de la gastrotomie secondaire, qui consiste à opérer après la mort du fœtus lorsque des symptômes urgents se sont manifestés. C'est un procédé préconisé par Hutchinson. On espère que la temporisation permettra à l'inflammation de se développer autour du kyste, augmentant ainsi les chances de rencontrer entre lui et les parois abdominales des adhérences qui isoleront son contenu de la cavité du péritoine. Plus ces adhérences sont solidement établies, plus sont grandes les chances de guérison pour la femme. Lorsque le fœtus est mort depuis quelque temps, la vascularité du kyste est également diminuée, la circulation placentaire a cessé, et les dangers d'hémorrhagie sont beaucoup moins à craindre.

Arguments en faveur de la gastrotomie secondaire.

On voit donc qu'il y a des arguments en faveur des deux opinions. Les résultats de l'opération primitive sont beaucoup moins satisfaisants que je ne l'avais supposé *à priori*. Depuis la première édition de cet ouvrage, le Dr Parry a publié un travail extrêmement soigné sur la *Grossesse extra-utérine*, dans lequel il démontre que les grossesses abandonnées à elles-mêmes, jusqu'à ce que la nature ait tracé la voie d'élimination, sont bien moins souvent mortelles (17,35 pour 100 de différence) que celles qui ont été opérées primitivement. « Il en conclut que l'opération primitive ne saurait être trop condamnée. Elle ne fait qu'ajouter un autre danger à ceux qui menacent la vie de la mère, sans offrir à l'enfant autre chose que des chances très-incertaines. » Mais il est juste de se rappeler que de nos jours, où la chirurgie abdominale a fait de grands progrès, ainsi que l'a signalé Keller, nous pouvons espérer un meilleur résultat qu'à l'époque où la gastrotomie était pratiquée un peu au hasard, avant que nous ayions profité de l'expérience des ovariotomistes. Sans aucun doute les dangers seront bien diminués par un soin minutieux dans l'accomplissement de l'opération, et une attention soutenue dans les détails, en évitant, autant que possible, le passage du sang et du contenu du kyste dans la cavité du péritoine.

Méthode opératoire. L'opération devra donc être faite avec toutes les précautions dont on entoure l'ovariotomie. L'incision, pratiquée de préférence sur la ligne blanche, ne devra pas être plus grande qu'il ne faut pour l'extraction du fœtus; on l'agrandirait au besoin. S'il n'y a pas d'adhérences, les parois du kyste seront attirées jusqu'au bord de l'incision, de façon à l'isoler aussi complètement que possible de la cavité péritonéale. Le Dr Braxton Hicks a particulièrement insisté sur ce point, qui ne doit jamais être négligé. Une autre règle essentielle, aussi bien dans la gastrotomie primitive que dans la gastrotomie secondaire, c'est de ne pas faire de tentative d'extraction du placenta. Ses attaches sont en général si profondément scellées et si diffuses, que la moindre tentative pour les séparer expose à une hémorrhagie profuse et grave, ou à des lésions sérieuses dans les tissus sur lesquels il est inséré. On peut attribuer à la négligence de cette règle bien des accidents consécutifs à l'opération. Le meilleur parti à prendre ultérieurement, après avoir extrait le fœtus, et arrêté toute hémorrhagie, soit par la ligature, soit par le cautère actuel, est d'éponger le kyste avec le plus grand soin, puis d'amener la partie supérieure de la plaie en contact par des sutures, laissant la partie inférieure ouverte, avec le cordon pendant, pour assurer un passage au placenta après sa chute. Le traitement consécutif doit surtout être dirigé en vue de cette expulsion et des risques de la septicémie. On remplira ces indications par des injections de liquides antiseptiques, telles qu'une solution d'acide phénique ou de liquide dilué de Condy [1], et il serait peut-être utile de placer un tube à drainage dans l'angle inférieur de la plaie. On peut dire qu'il

Il est important de ne pas rompre les attaches du placenta.

---

1. Le liquide de Condy est une solution de permanganate de potasse.

n'y a pas d'opération dans laquelle l'application scrupuleuse de la méthode antiseptique des principes de Lister puisse être aussi utile.

Aussi longtemps que le placenta n'est pas sorti, le danger est toujours grand, et il peut se passer plusieurs jours, plusieurs semaines même avant son expulsion. Lorsqu'elle est produite, on doit attendre que le sac se contracte, et même se ferme complètement.

Si le fœtus est mort, ou si nous ne nous sommes pas décidés à pratiquer la gastrotomie primitive, il est bon d'attendre, en surveillant soigneusement la malade, qu'il se soit déclaré des symptômes généraux graves, ou que quelque indication positive du trajet à travers lequel la nature cherche à éliminer le fœtus nous montre que le moment d'agir est arrivé. S'il existe une saillie distincte du kyste dans le vagin ou dans le cul-de-sac recto-vaginal, et surtout s'il s'y est formé une ouverture, nous pouvons nous contenter de faciliter le passage du fœtus à travers le conduit ainsi indiqué, et d'enlever les parties qui se présentent en lambeaux à mesure qu'elles arrivent, agrandissant l'ouverture avec précaution si c'est nécessaire. Si le sac s'est ouvert dans l'intestin, l'expulsion du fœtus à travers ce canal est si pénible et si difficile, l'épuisement qui en résulte est si souvent fatal, et le danger de la décomposition du fœtus pendant son passage à travers les gaz intestinaux si grand, qu'il vaudrait probablement mieux essayer de l'extraire par la gastrotomie, surtout s'il n'est mort que depuis peu, et encore en grande partie dans la cavité abdominale.

S'il se forme une ouverture aux parois abdominales, ou si les symptômes nous déterminent à pratiquer la gastrotomie secondaire avant que cette ouverture ne soit faite, l'opération doit être entreprise de la même manière et avec les mêmes précautions que la gastrotomie primitive. Ici, comme avant, le succès de l'opération dépendra beaucoup de la quantité et de la solidité des adhérences; car, si le kyste n'est pas complètement isolé de la cavité péritonéale, les risques seront un peu moindres que ceux de la gastrotomie primitive. Notre décision et notre pronostic seraient certainement modifiés si nous pouvions déterminer ce point avant d'opérer. Malheureusement il est impossible, comme le prouve l'expérience des ovariotomistes, de déterminer l'existence d'adhérences avec quelque certitude. Si cependant nous trouvons que les parois abdominales ne remuent pas librement par-dessus le kyste, et si l'ombilic est déprimé et fixe, il y a de fortes présomptions en faveur de l'existence des adhérences. Si l'on n'en trouve pas, les parois du kyste seront appliquées aux bords de l'incision, de la manière déjà indiquée, avant d'enlever son contenu.

Si le fœtus est mort depuis longtemps, et ses organes très-altérés, il peut être difficile de l'extraire. Chez la femme que j'ai soignée et dont j'ai déjà parlé, les tissus du fœtus ne formaient qu'une masse visqueuse, de telle nature que je crois qu'il eût été impossible de vider le kyste, si l'on eût tenté cette opération. Ce serait là, dans une certaine mesure, un autre argument en faveur de l'opération primitive.

L'importance des adhérences a poussé quelques praticiens à recommander l'ouverture du kyste par la potasse ou quelque autre caustique, dans l'espoir qu'il se formerait une inflammation adhésive autour des ouvertures ainsi faites. On rapporte quelques opérations tentées avec succès par ce moyen, et il serait bon de l'employer si l'extrême mobilité du kyste nous permettait dé soupçonner qu'il n'existe pas d'adhérences. Si nous sommes en présence d'un cas dans lequel il y a des ouvertures fistuleuses déjà formées conduisant au kyste, il vaudra mieux les dilater que de faire une nouvelle incision; mais alors le chirurgien sera naturellement guidé par la nature, le caractère et la direction de ces trajets.

Il n'est guère nécessaire de parler du traitement général dans ces cas; l'administration des opiacés pour alléger les souffrances de la femme, et une nourriture convenable pour l'aider à remonter ses forces vitales mises sévèrement à contribution, en formeront la partie la plus importante.

Je dirai quelques mots de la gestation dans une corne rudimentaire d'un utérus bilobé; dans ces dernières années, l'attention a été considérablement dirigée sur cette forme de
grossesse par les écrits de Kussmaul et autres. Il paraît certain
que bien des cas supposés de grossesse tubaire doivent être
réellement rapportés à cette catégorie. Ces variétés offrent
quelque intérêt pathologique; mais elles exigent à peine quelque
discussion au point de vue pratique, d'autant que leur histoire
est à peu près identique à celle de la grossesse tubaire. La
corne rudimentaire est distendue par l'œuf qui se développe, et
après un certain temps, la distension étant arrivée à son maximum, la déchirure se produit. Les treize observations rassemblées par Kussmaul se sont terminées de cette façon, et à
l'examen cadavérique il est souvent extrêmement difficile de
les distinguer de la grossesse tubaire. Le meilleur moyen d'y
parvenir est d'observer les rapports des ligaments ronds avec
la tumeur; si c'est une grossesse tubaire, ils se trouveront
attachés du côté interne ou utérin du kyste; si au contraire la
grossesse a lieu dans une corne rudimentaire de l'utérus, ils
seront repoussés en dehors, à la partie externe du sac.

Dans ce dernier cas, le sac contiendra probablement une
caduque vraie, qui n'existe pas dans la grossesse tubaire. Le
seul point par lequel les grossesses diffèrent l'une de l'autre,
c'est que dans celle de la corne la rupture peut être retardée
plus longtemps que dans celle de la trompe, à cause de la plus
grande extensibilité de la corne supplémentaire.

La dénomination de *faux travail* est appliquée à certains cas
excessivement rares, dans lesquels, au terme de la grossesse,
le travail, ou bien ne se déclare pas, ou bien se suspend après
la production de quelques douleurs, le fœtus restant dans
l'utérus pendant un temps considérable.

Dans de telles circonstances, il arrive ordinairement que les
membranes se rompent, à terme ou à peu près, et que l'introduction de l'air dans l'utérus est suivie de la décomposition du
fœtus. Il se produit un écoulement putride et grave, et quel-

quefois des portions désagrégées du fœtus sont expulsées par le vagin. Cet écoulement peut persister jusqu'à l'expulsion complète et graduelle du fœtus; mais, plus fréquemment, la femme meurt de septicémie ou d'un autre effet secondaire de la présence de cette masse décomposée dans l'utérus.

Ainsi Mc Clintock relate [1] un cas dans lequel les symptômes du travail survinrent chez une femme de 45 ans, au moment où elle attendait sa délivrance, mais disparurent sans amener l'expulsion de l'enfant. Pendant une période de 67 semaines, il y eut un écoulement extrêmement fétide, entraînant quelques débris osseux, et elle mourut avec les symptômes de la pyoémie. Il cite également un autre cas dans lequel la femme mourut de la même façon après une rétention du fœtus pendant onze ans.

Quelquefois, lorsque le fœtus est resté pendant très-longtemps, il vient s'ajouter une autre source de danger, l'ulcération ou la destruction des parois utérines, consécutive probablement à des essais inefficaces d'élimination. Ce fut ce qui arriva dans le cas du Dr Oldham, la masse contenue dans l'utérus avait presque usé la paroi antérieure. De même dans l'observation rapportée par sir James Simpson [2], où la femme mourut trois mois après l'époque de son terme, le fœtus ayant subi une métamorphose graisseuse, et une ouverture de la grandeur d'une demi-couronne s'étant faite entre le côlon transverse et la cavité utérine. Il paraît que les parois utérines étaient aussi minces que du parchemin. Mais dans quelques cas rares, probablement lorsque l'entrée de l'air a été empêchée, le fœtus est resté pendant très-longtemps sans se décomposer et sans donner lieu à aucun symptôme grave. Le Dr Cheston [3] en rapporte un exemple et dit que le fœtus fut retenu pendant 52 ans dans la cavité utérine.

Les causes de cet étrange phénomène sont encore inconnues.

1. *Dublin Quart. Journ.*, feb. and may 1864.
2. *Edin. med. Journ.*, 1865.
3. *Med. chir. Trans.*, 1814.

En général, le fœtus paraît être mort quelque temps avant
l'époque du terme et peut avoir influencé le caractère des douleurs. Les femmes d'une constitution faible et molle y sont probablement plus sujettes, surtout lorsqu'il y a quelque obstacle
à la dilatation du col et que les douleurs sont impuissantes à
le surmonter. Barnes [1] croit que quelques cas présumés de

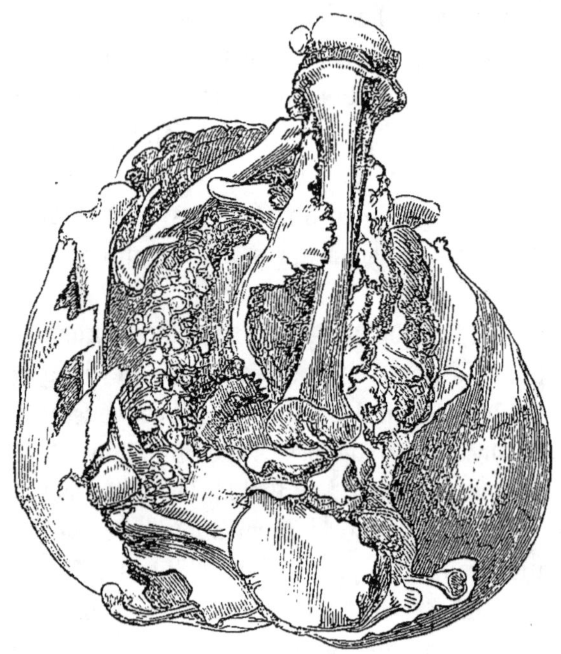

Fig. 81. — Contenu du kyste dans le cas de faux travail du docteur Oldham.

faux travail « étaient en réalité des grossesses interstitielles,
ou des grossesses dans une corne d'un utérus bilobé. » Dans
quelques cas cependant, les détails de l'examen cadavérique
furent trop minutieux pour admettre qu'on ait commis cette
erreur.

De tout cela, il résulte que cet état pathologique offre des
dangers considérables, et, lorsque le terme de la grossesse est
sûrement passé, il est urgent de vider l'utérus aussitôt que
possible, surtout s'il existe un écoulement fétide faisant soup-

Le pronostic est
grave.

1. *Diseases of Women*, p. 445.

çonner la décomposition du fœtus. Mais il ne faut pas décider trop vite que le terme est réellement passé, et il est indispensable de laisser écouler un temps suffisant pour avoir la certitude d'être en présence d'un cas de cette nature, à moins d'observer des signes non équivoques de la mort du fœtus, et des atteintes à la santé de la mère. Si nous avions à intervenir dans ce cas, avant la décomposition du fœtus, nous trouverions probablement peu de difficultés dans le traitement ; il y aurait lieu de dilater le col avec des dilatateurs de Barnes et d'extraire le fœtus par la version ; mais, avant d'agir ainsi, nous pourrions essayer d'exciter les contractions utérines par la compression et l'ergot, dans l'espoir de produire des douleurs. Toutefois, si nous n'observons pas la malade avant que la désagrégation du fœtus ait commencé, l'intervention sera plus difficile. Si le fœtus est morcelé au point d'être expulsé en lambeaux, le D[r] Mc Clintock dit que, « en fait de traitement, nos mesures seront surtout palliatives : elles se borneront aux bains de siège pour modérer l'irritation utérine, aux injections vaginales pour entretenir la propreté et prévenir les excoriations ; de temps en temps, à un examen avec le doigt, pour rechercher les fragments d'os qui peuvent se présenter à l'orifice du col, et faciliter leur extraction. Ce sont là des moyens tout à fait rationnels, et on ne pourrait peut-être pas en justifier d'autres ; néanmoins, en certaines circonstances, je n'hésiterais pas à dilater l'orifice du col pour essayer d'examiner l'intérieur de la matrice et extraire quelques fragments d'os facilement accessibles ; mais, à moins qu'ils ne soient aisément atteints et extraits, le procédé le plus sûr serait de temporiser [1]. »

En présence des suites redoutables de cet accident, je crois qu'on peut se demander s'il ne serait pas plus raisonnable de faire une tentative sérieuse, avec le chloroforme, pour enlever le plus possible du contenu putréfié de l'utérus, après en avoir largement dilaté l'orifice. Un semblable procédé serait moins

____
1. *Dublin Quart. Journ.*, vol. XXXVII, p. 314.

irritant que des tentatives fréquemment répétées pour extraire des portions détachées du fœtus, à mesure qu'elles se présentent à l'orifice du col. Lorsque l'orifice est dilaté, des injections intra-utérines antiseptiques, avec le liquide dilué de Condy, pourront être faites en toute sûreté et avec avantage. Incontestablement, il serait d'une meilleure pratique d'intervenir et de vider l'utérus aussitôt que nous sommes fixés sur la nature de l'accident, au lieu d'attendre que le fœtus ne soit désagrégé.

CHAPITRE VII

MALADIES DE LA GROSSESSE

Les maladies de la grossesse constituent un sujet si étendu qu'elles pourraient, à elles seules, fournir ample matière à un traité distinct. La femme enceinte est d'ailleurs soumise aux mêmes maladies que la femme qui ne l'est pas; mais nous ne parlerons nécessairement que de celles dont la marche et les effets sont essentiellement modifiés par la grossesse, ou qui ont une influence particulière sur la femme, eu égard à son état. Il existe en outre certaines affections uniquement liées à la grossesse. Quelques-unes d'entre elles sont les résultats directs des irritations sympathiques qui sont alors si communément observées, et elles peuvent être seulement l'exagération d'irritations considérées comme normales pendant la grossesse. Ces dérangements fonctionnels sont classés sous le titre de névroses, et ils sont quelquefois si légers, qu'ils causent à peine des troubles passagers, mais parfois ils sont assez graves pour mettre sérieusement en péril la vie de la femme. Quelques autres affections sont dues à des causes locales liées à la gravidité de l'utérus, et résultent mécaniquement d'une compression, d'un déplacement ou d'un état morbide de l'organe. D'autres, au contraire, ont une origine plus complexe et tiennent soit à une irritation sympathique, soit à la compression, soit à des modifications nutritives obscures produites par l'état de gestation.

Parmi les dérangements sympathiques, il n'en est pas qui soient plus communs, il n'en .est pas qui produisent plus fréquemment des troubles et même des dangers que ceux qui affectent le système digestif. Au chapitre des « Signes de la grossesse », la fréquence des nausées et des vomissements a déjà été étudiée, et ses causes probables discutées (p. 145). Un certain état nauséeux accompagne si fréquemment la grossesse, qu'on est pleinement justifié à le considérer comme un symptôme normal. Je ne parlerai ici que de ces cas dans lesquels les vomissements sont incessants, tout en faisant craindre des accidents sérieux par inanition et par le malaise constant qu'ils occasionnent. Heureusement, une femme enceinte peut supporter des nausées et des vomissements en quantité surprenante sans que sa constitution en soit altérée, à ce point qu'elle rejette presque tous ses aliments sans que la nutrition en soùffre. Quelquefois les vomissements ne sont observés que pendant la première partie du jour; alors toute la nourriture est expulsée, il y a un rejet fréquent de liquide glaireux transparent, mêlé à de la bile dans les cas plus prononcés, tandis que dans la seconde partie de la journée l'estomac conserve une quantité suffisante de nourriture, et les nausées disparaissent. Dans d'autres cas, les nausées et les vomissements sont presque incessants. La femme se sent constamment mal à l'aise, et la vue ou l'odeur seule des aliments provoque des vomissements excessifs et douloureux. La durée de ce symptôme désagréable de la grossesse est variable. Généralement, il commence vers le troisième mois et disparaît après que la femme a senti remuer. Quelquefois cependant, il débute en même temps que la conception et persiste sans diminuer jusqu'à la fin de la grossesse.

Dans les cas les plus fâcheux, lorsque tous les aliments sont rejetés, lorsque les vomissements sont continus et douloureux, il se développe des symptômes de haute gravité, qui peuvent même devenir mortels. La physionomie est altérée par la souffrance, la langue sèche et épaisse, l'épigastre sensible à la pression, et il s'établit un état d'extrême irritabilité nerveuse, lié au manque de repos et à la perte du sommeil. A un degré encore plus prononcé, il y a un état fébrile constant, avec un pouls rapide, petit, filiforme. L'émaciation est extrême, résultat du dépérissement par manque de nourriture. L'haleine est fétide, la langue sèche et noire. Les matières vomies sont quelquefois mélangées de sang. La femme est profondément épuisée; il se déclare du subdelirium, et la mort peut survenir si la rémission de ces symptômes n'est pas obtenue.

Pronostic. Des symptômes si graves sont heureusement d'une extrême rareté; mais ils s'observent de temps en temps et causent beaucoup d'inquiétude. Guéniot a rassemblé 118 observations de cette forme d'affection, sur lesquelles il y eut 46 morts et 72 guérisons; dans 42 cas, les symptômes ne disparurent qu'après l'avortement, soit spontané, soit produit artificiellement. Lorsque la grossesse est terminée, ces symptômes disparaissent avec une merveilleuse rapidité. Le pouvoir de conserver et d'assimiler la nourriture est vite regagné, et tous les symptômes menaçants s'effacent.

Traitement. Dans les formes légères de vomissement incoercible, une des premières indications sera de porter remède à tout état morbide des premières voies. On trouvera fréquemment l'intestin constipé opiniâtrement, la langue chargée, l'haleine désagréable ; on s'occupera donc de modifier l'état général des organes digestifs par de légers laxatifs, des médicaments antiacides, tels que le bismuth et la soude, la pepsine après les repas, et la tendance aux vomissements peut disparaître sans autre traitement.

Régime. La réglementation soigneuse de la nourriture sera une des premières indications. Il est souvent très-utile de recommander à la femme de ne pas quitter la position étendue qu'elle occupe le matin, jusqu'à ce qu'elle ait pris quelque chose. Une demitasse de lait et d'eau de citron, une tasse de café fort, un peu de rhum dans du lait, du coco et du lait, même un morceau de biscuit pris en se réveillant, diminuent souvent d'une manière remarquable la gravité de la nausée. Lorsque toute tentative pour prendre de la nourriture solide amène le vomissement, il est préférable de supprimer complètement les repas réguliers et de prescrire, à de courts intervalles, des aliments assez légers et en petite quantité pour qu'ils puissent être supportés. Du lait glacé avec de l'eau de citron ou un soda pris par gorgées fréquemment répétées, sera souvent gardé lorsque rien ne peut l'être. La gelée de bœuf froid, par cuillerées de temps en temps, pourra aussi être supportée. On a préconisé encore le koumis mousseux, et il mérite d'être essayé. Il est bon toutefois d'avoir présent à l'esprit, en réglementant l'alimentation, que l'estomac est fantasque et capricieux, et que la femme pourra garder des aliments étranges et en apparence peu convenables, et que, si elle exprime un désir pour quelque chose, on devra la laisser essayer ce qu'elle souhaite.

Les médicaments qui ont été recommandés contre les vomissements incoercibles de la grossesse sont innombrables, et le praticien les essayera souvent les uns après les autres sans le moindre succès ; quelquefois nous rencontrerons un médicament qui produira quelque effet dans un cas particulier et qui, dans un autre, sera tout à fait impuissant. Parmi les plus usités sont les potions effervescentes, contenant de trois à cinq gouttes d'acide hydrocyanique dilué ; la mixture créosotée de la Pharmacopée ; la teinture de noix vomique, à la dose de 5 à 10 gouttes ; un peu de vin d'ipéca, toutes les heures dans les cas graves, trois ou quatre fois par jour seulement si les symptômes sont moins marqués ; la salicine, à la dose de 3 à 5 grains trois fois par jour, recommandée par Tyler Smith ; l'oxalate de cérium, sous forme de pilules, à la dose de 3 à 5 grains trois fois par jour, remède énergiquement vanté par sir James Simpson, qui certainement est quelquefois d'une utilité incontestable, mais qui échoue souvent ; l'esprit pyroxylique composé de la Pharmacopée de Londres, à la dose de 5 gouttes toutes les 4 heures, avec un peu de teinture composée de cardamome, liqueur peu connue, mais qui rend quelquefois de grands services contre les vomissements.

L'opium, sous différentes formes, est parfois utile, parfois sans effet; il peut être administré soit par la bouche en pilules contenant de 2 centigrammes 1/2 à 5 centigrammes d'extrait, en solution de bi-méconate de morphine, en solution sédative de Battley [1], ou bien par la méthode sous-cutanée, mode d'administration qui est beaucoup plus souvent suivi de succès. S'il y a beaucoup de sensibilité à l'épigastre, une ou deux sangues pourront être appliquées avantageusement ; on pourra étendre aussi un ou deux centigrammes de morphine sur un petit vésicatoire, ou appliquer sur le creux de l'estomac des compresses imbibées de laudanum. Dans un ou deux cas, j'ai trouvé que le sac de glace spinal appliqué sur les vertèbres cervicales, ainsi que le recommande de Dr Chapman, a arrêté le vomissement alors que tous les médicaments avaient échoué. La glace peut être placée dans un des sacs spinaux de Chapman et appliquée 10 minutes ou un quart d'heure, deux ou trois fois par jour. Elle produit invariablement une sensation réconfortante de chaleur qui est toujours agréable à la femme. Elle peut aussi être donnée à sucer, *ad libitum*, et elle est très-utile ; si l'épuisement est considérable, de petites quantités de champagne glacé seront données de temps en temps.

Traitement local. Comme il est hors de doute que le vomissement a son origine dans l'utérus, il est tout naturel que les praticiens essayent de le réprimer par des moyens calculés pour diminuer l'irritabilité de cet organe. Ainsi, la morphine sur un tampon d'ouate dans le vagin, et la belladone appliquée sur le col ont été recommandées et ont souvent rendu de grands services, la première surtout. Un tampon contenant de un à trois centigrammes de morphine peut être introduit la nuit et le matin, sans nuire aux autres médicaments. Le Dr Henry Bennett a appelé spécialement l'attention sur l'état du col, qui, dit-il, est pres-

---

1. La solution de Battley est une spécialité dont la composition exacte n'est pas connue. Elle est fort employée en Angleterre, et doit ses propriétés sédatives à l'opium qu'elle renferme.

que toujours congestionné et enflammé, et couvert d'érosions
granuleuses. Il recommande de les traiter par des applications
de nitrate d'argent au moyen du spéculum. Le Dr Clay, de
Manchester, est du même avis, et conseille vivement, surtout
lorsque le vomissement persiste dans les derniers mois, d'appliquer une ou deux sangsues sur le col. On peut considérer
ces deux méthodes de traitement comme exceptionnelles, parce
qu'elles sont quelque peu hasardées, à moins que tous les
autres moyens n'aient été essayés sans succès. Je ne doute
pas toutefois que, dans bien des cas, la congestion utérine soit
un facteur important dans la production d'une irritation exagérée des fibres de l'utérus, et on devra toujours essayer de
modifier cet état en insistant sur le repos absolu dans la position horizontale. Il est impossible de nier l'importance de cette
précaution dans les cas tenaces. Le Dr Chapman, de Norwich,
recommande vivement la dilatation digitale du col; c'est un
moyen à l'aide duquel il a pu diminuer la violence des nausées,
mais dont il ne faudrait user qu'avec les plus grandes précautions, car la moindre brusquerie provoquerait l'avortement.
Nous avons déjà signalé les opinions du Dr Hewitt, qui fait
dépendre le vomissement de flexions utérines, et nous avons
donné les raisons qui nous font douter de l'exactitude générale
de cette théorie. Il est tout à fait vraisemblable cependant que
des déplacements très-marqués de l'utérus, soit en avant, soit en
arrière, peuvent augmenter l'irritabilité de cet organe. Cazeaux
parle d'un cas rebelle, immédiatement guéri en replaçant l'utérus
rétroversé. Un examen vaginal attentif devra être fait dans tous
ces cas tenaces, et, si l'on reconnaît un déplacement prononcé,
on essayera de replacer la matrice dans son axe normal. Si elle
est en rétroversion, on peut employer en toute sécurité le pessaire de Hodge; s'il y a antéversion, on introduira le petit
pessaire à boule d'air, que recommande Hewitt. Je crois toutefois que de tels déplacements sont l'exception plutôt que la règle
dans les cas de vomissement incoercible.

Nous ne devons pas oublier qu'il faut soutenir les forces par

tous les moyens que nous avons en notre pouvoir. L'épuisement
produit par le manque de nourriture développe rapidement un
état d'irritabilité du système nerveux, et, si l'estomac ne garde
rien, nous ne pouvons combattre cet épuisement que par des
lavements nutritifs de bouillon concentré avec des jaunes d'œufs
et des aliments analogues.

Provocation de
l'avortement.

Enfin, dans les cas les plus graves, lorsque tout traitement
a échoué, et lorsque la femme est arrivée à ce degré de prostration que nous avons décrit, nous pouvons être contraints de
provoquer l'avortement. Heureusement, les cas qui justifient cette
ressource extrême sont très-rares; mais néanmoins il est parfaitement évident que de temps en temps on voit mourir de
vomissements incoercibles des femmes dont la vie eût pu être
sauvée en mettant fin à la grossesse. La valeur de l'avortement
provoqué a été largement démontrée. Et réellement il est remarquable de voir avec quelle rapidité disparaissent les symptômes
sérieux dès que l'utérus est vidé et la tension des fibres utérines diminuée. Je n'ai eu heureusement qu'une seule fois l'occasion de pratiquer cette opération dans un cas de vomissements incoercibles. La femme était réduite à la plus extrême
prostration, son estomac n'ayant pu supporter aucune espèce de
nourriture depuis des semaines, et, lorsque je la vis pour la
première fois, elle était déjà délirante. Quelques heures après
l'avortement, tous les symptômes graves avaient disparu, le
vomissement avait complètement cessé, et le jour suivant elle
put prendre et conserver tout ce qu'on lui donna. Je crois
qu'on ne peut donc pas mettre en doute la valeur de cette opération. Lorsqu'elle n'a pas réussi, on avait probablement attendu
trop tard. Eu égard à la répugnance naturelle que nous éprouvons tous à employer un pareil moyen, on temporise généralement jusqu'à ce que la femme soit trop épuisée pour se remettre. Si donc on pratique l'opération, il faut le faire avant que la
prostration ne soit trop avancée pour la rendre inutile. Dans ces
circonstances, l'indication évidente est de diminuer tout d'abord
la tension de l'utérus; par conséquent, on ponctionnera les

membranes avec la sonde utérine, de façon à faire écouler le liquide amniotique, ce qui sera probablement suffisant pour obtenir l'effet désiré. Je n'ai pas besoin d'ajouter que personne ne voudrait en arriver à cet expédient sans avoir pris l'avis de plusieurs collègues.

D'autres désordres du tube digestif peuvent donner lieu à des malaises considérables; mais il n'en est pas un seul qui mette la vie aussi sérieusement en péril que les vomissements incoercibles. Je mentionnerai, entre autres, la perte de l'appétit, l'acidité, la sensation de brûlure épigastrique, la distension flatulente, et quelquefois un appétit capricieux qui pousse à désirer des aliments étranges et même dégoûtants. Avec ces dispositions, il existe en général un dérangement de tout l'appareil intestinal, indiqué par une langue chargée et un intestin paresseux ; on devra surtout y remédier par des médicaments qui remettront en bon état les organes digestifs, un régime léger, des acides minéraux, des amers du règne végétal, à l'occasion quelques apéritifs, du bismuth, de la soude, de la pepsine. Les indications du traitement ne sont pas différentes de celles qui accompagnent les mêmes symptômes chez les femmes non enceintes.

La diarrhée est un symptôme fréquent de la grossesse, dépendant souvent d'une erreur de régime. Lorsqu'elle est excessive et continue, elle a une tendance prononcée à provoquer des contractions utérines, et j'ai fréquemment observé un travail prématuré consécutif à une forte attaque de diarrhée. On ne devra donc pas la négliger ; si elle n'est pas excessive, elle sera combattue par les moyens ordinaires, une mixture de craie aromatisée, et de petites doses de laudanum ou de chlorodyne. Il existe parfois de la diarrhée apparente avec de la constipation; on devra se rappeler que la matière liquide peut se frayer un passage à travers des matières solides qui obstruent l'intestin.

La constipation est beaucoup plus commune, et elle accompagne généralement la grossesse, même chez les femmes qui n'en souffrent pas en temps ordinaire. Elle dépend en partie, sans doute, de la gêne mécanique que l'utérus gravide communique aux mouvements propres de l'intestin, en partie de son innervation défectueuse, résultat d'une altération du sang. La première indication sera de remédier à ce défaut par un régime approprié, des fruits crus, du pain bis, des potages à la farine d'avoine, etc. Quelques médicaments pourront aussi être nécessaires, et, dans le choix de ceux qu'on emploiera, on prendra bien garde qu'ils soient doux et sans action irritante, et qu'ils tendent à tonifier les couches musculaires de l'intestin. Une petite quantité d'eau minérale laxative en se levant, surtout l'eau de Hunyadi, de Frederickshalle ou de Pullna, répond souvent à cette indication, ou encore quelques doses d'un électuaire au soufre, ou une pilule contenant 15 ou 20 centigrammes d'extrait de coloquinte, avec un centigramme d'extrait de noix vomique et 5 centigrammes d'extrait de jusquiame en se couchant. La tendance à la constipation est aussi quelquefois combattue avantageusement par l'administration, deux fois par jour, d'une pilule contenant 10 centigrammes de fiel de bœuf épaissi avec un centigramme d'extrait de belladone, sans donner aucun laxatif direct. Les lavements d'eau et de savon sont souvent très-utiles et ont l'avantage de ne pas troubler la digestion. Dans les derniers mois de la grossesse, surtout dans les quelques semaines qui précèdent la délivrance, l'irritation produite par l'accumulation des fèces durcies dans l'intestin est une cause fréquente de la production des fausses douleurs qui fatiguent si souvent la femme. Pour les apaiser, il sera indispensable de vider l'intestin complètement par un laxatif, par exemple une bonne dose d'huile de ricin, à laquelle on ajoutera avec avantage quinze à vingt gouttes de laudanum. Si le rectum est rempli de scybales, on peut être obligé de les briser et de les enlever par des moyens mécaniques, en supposant que l'on ne puisse y arriver par de copieux lavements.

Hémorrhoïdes. Cet état de réplétion du rectum, si commun dans la grossesse, combiné avec l'effet mécanique de la compression de l'utérus gravide sur les veines hémorroïdales, produit souvent des hémorrhoïdes, avec des symptômes fatigants. Dans ces cas, une légère et régulière évacuation de l'intestin sera assurée chaque jour, de façon à diminuer autant que possible la congestion des veines. On pourra user de quelques-uns des laxatifs déjà mentionnés, surtout de l'électuaire de soufre. — Le Dr Fordyce Barker[1] assure que, contrairement à l'opinion générale, un des meilleurs remèdes dans ce but est une pilule contenant de 5 à 10 centigrammes de poudre d'aloès, avec un centigramme d'extrait de noix vomique, et que l'huile de ricin est très-préjudiciable, pouvant aggraver les symptômes. Je m'en suis certainement bien trouvé dans quelques cas. Lorsque les hémorrhoïdes sont sensibles et gonflées, elles seront largement recouvertes avec un onguent composé de 20 centigrammes de muriate de morphine et 30 grammes d'onguent simple, ou avec l'onguent Gallæ c. opio de la pharmacopée; si elles sont saillantes, on essayera de les repousser doucement au-dessus du sphincter, par lequel elles sont souvent comprimées outre mesure. On obtiendra aussi de bons résultats de fréquentes fomentations chaudes, et quelquefois, lorsque les hémorrhoïdes sont très-tuméfiées, on fera bien de les ponctionner, de façon à diminuer la congestion avant la réduction.

La grossesse s'accompagne quelquefois d'un écoulement profus et désagréable de salive. En général, il ne se produit que pendant les premiers mois et il est peu abondant. Mais parfois il persiste pendant toute la durée de la gestation et résiste à tout traitement, ne cessant qu'avec la délivrance. Dans ces circonstances, le flux salivaire est énorme, il atteint plusieurs litres par jour et fatigue extrêmement la femme. J'ai connu une dame dont la salive coulait de la bouche tout le long du jour, et pendant quelques mois elle ne s'asseyait qu'avec un vase à ses côtés, crachant constamment, et en proie à une anxiété réellement grave. La salivation profuse est sans aucun doute un désordre purement nerveux et échappe généralement à l'influence des médicaments. Des gargarismes astringents, conte-

Ptyalisme.

1. *The puerperal diseases*, p. 33.

nant du tannin et du chlorate de potasse, la glace, les pastilles
de tannin, les inhalations de térébenthine et de créosote, la
contre-irritation sur les glandes salivaires par des vésicatoires
ou de l'iode, de l'opium à l'intérieur, peuvent être essayés tour
à tour; mais il ne faut absolument compter sur aucun de ces
moyens.

Névralgies et caries dentaires.

De douloureuses névralgies dentaires accompagnent fréquemment la grossesse, surtout dans les premiers mois. Lorsque la
douleur est purement névralgique, la quinine à haute dose est
le meilleur remède dont nous puissions disposer, mais il n'est
pas rare qu'elle dépende d'une carie des dents, et on fera toujours attention à leur état lorsqu'il existe une névralgie faciale.
Il n'y a pas de doute que la grossesse prédispose aux caries, et
l'observation de ce fait a donné naissance au vieux proverbe :
« Pour chaque enfant une dent. » M. Oakley Coles, dans un
intéressant mémoire [1] sur l'état de la bouche et des dents pendant la grossesse, rapporte l'existence des caries à une dyspepsie acide, qui cause l'acidité des sécrétions buccales. Il existe
parmi les praticiens une crainte peu raisonnable au sujet de
l'extraction des dents pendant la grossesse, et quelques-uns
recommandent de repousser jusqu'après l'accouchement toute
opération, même le plombage. Il me paraît certain que la douleur d'un violent mal aux dents peut bien plutôt donner lieu à
une irritation grave que l'opération entreprise pour y remédier,
et j'ai souvent vu de mauvaises dents dont l'extraction pendant
la grossesse amena un bon résultat.

Affections des organes respiratoires.

Parmi les dérangements des organes respiratoires produits
par la grossesse, un des plus communs est la toux spasmodique, qui est souvent très-fatigante. Comme bien d'autres des
dérangements sympathiques qui accompagnent la grossesse,
elle a un caractère purement nerveux et n'est suivie ni d'élévation de la température, ni de rapidité du pouls, ni d'aucun
phénomène distinct d'auscultation. Son caractère est générale-

Toux.

ment spasmodique, analogue à celui de la coqueluche. Le trai-

1. *Trans. of the odontological Society.*

tement doit surtout s'adresser à la nature de la toux. Les expectorants ne paraissent guère être utiles, tandis qu'on peut obtenir un certain résultat de quelques médicaments antispasmodiques, la belladone, l'acide hydrocyanique, les opiacés ou le bromure de potassium. On peut essayer ces remèdes les uns après les autres, mais il arrive souvent qu'ils n'arrêtent pas la toux. La dyspnée peut aussi avoir un caractère nerveux, et quelquefois on voit survenir des symptômes assez semblables à ceux de l'asthme. Comme les autres désordres sympathiques, la dyspnée, et la toux nerveuse, s'observent le plus souvent pendant les premiers mois. Il existe cependant une autre forme de dyspnée, assez fréquente, qui est le résultat mécanique de la compression exercée par l'utérus gravide sur le diaphragme et les poumons. Dans ce cas, elle est plus fatigante dans les derniers mois, et persiste sans rémission jusqu'à l'accouchement, ou jusqu'à la descente de la tumeur utérine qui le précède immédiatement. En dehors des précautions qu'on doit prendre pour éviter la compression par un corset serré ou une disposition vicieuse des vêtements, il y a peu de chose à faire pour remédier à cette forme d'essoufflement.

Dyspnée.

Les palpitations, comme la dyspnée, peuvent être dues soit à des troubles sympathiques, soit à des effets mécaniques sur l'action propre du cœur. Lorsqu'elles se produisent chez des femmes débiles, elles peuvent être rapportées à des dérangements fonctionnels qui accompagnent l'état chlorotique du sang souvent lié à la grossesse ; le meilleur remède est alors un régime tonique et l'administration des préparations ferrugineuses. Parfois les antispasmodiques sont indiqués ; mais les palpitations sont rarement assez sérieuses pour exiger un traitement spécial.

Palpitations.

Les syncopes ne sont pas rares, surtout chez les femmes délicates ou à tempérament nerveux, et elles sont communes, surtout à l'époque ou à peu près vers l'époque où la femme sent remuer, bien que quelquefois elles persistent pendant toute la grossesse. Dans la plupart des cas, ces crises ne doi-

Syncope.

vent pas être considérées comme cardiaques ; elles ont plutôt un caractère nerveux, et sont rarement suivies de la perte complète de connaissance. Elles ressemblent à cet état décrit par les anciens auteurs sous le nom de *lypothimie*. La femme est à demi inconsciente, avec un pouls faible, les pupilles largement dilatées, et cet état persiste un temps variable, de quelques minutes à une demi-heure ou davantage. Dans un cas très-grave que j'ai observé, elles se répétaient souvent trois ou quatre fois par jour. J'ai remarqué qu'elles surviennent rarement lorsque les phénomènes sympathiques de la grossesse les plus communs existent, surtout le vomissement. Quelquefois elles se terminent par les symptômes ordinaires de l'hystérie, le sanglot par exemple. Le traitement consistera dans l'administration, pendant l'attaque, de stimulants diffusibles, l'éther, les sels, la valériane, la femme étant étendue, la tête basse. Si elles se répètent fréquemment, il n'est pas bon d'essayer de ranimer la femme par une trop large administration des stimulants ; on recourra plutôt à l'application journalière du sac spinal de glace qui peut être très-utile. Entre les crises, les toniques et les médicaments ferrugineux sont indiqués.

Anémie et chlorose.   Parmi les désordres du système circulatoire, on peut noter ceux qui dépendent de l'état du sang lui-même. L'altération du sang, qui a déjà été décrite comme un phénomène physiologique de la grossesse (p. 154), est quelquefois portée à un point qu'on peut qualifier de morbide, et, soit par défaut des globules sanguins, soit par excès des éléments aqueux, il peut se développer un état anémique très-prononcé, prenant parfois des proportions extrêmement sérieuses. Gusserow [1] rapporte cinq observations, toutes mortelles, dans lesquelles on ne put découvrir autre chose qu'une anémie excessive. Généralement, lorsque les symptômes de l'anémie sont portés à ce degré extrême, la femme était déjà chlorotique avant d'être enceinte.

Traitement.   Le traitement doit tendre à tonifier la nutrition générale et enrichir le sang appauvri ; on donnera une nourriture légère et

1. *Arch. f. Gyn.*, II, 2, 1871.

facilement assimilable, du lait, des œufs, du bouillon, et une nourriture animale si elle peut être supportée; on surveillera les fonctions intestinales (souvent défectueuses dans cet état), et les premières indications dans ces cas seront d'administrer des stimulants et une grande quantité d'air pur; on prescrira aussi les préparations ferrugineuses. Quelques praticiens objectent, sans apparence de raison, que l'administration de ces médicaments pendant la grossesse prédispose à l'avortement. Ce fait, qui n'est pas prouvé, est sans doute mis sur le compte des propriétés emménagogues des ferrugineux; mais, si l'état général de la femme réclame nécessairement cette médication, on peut les donner sans crainte. Les préparations de phosphore, phosphate de zinc ou phosphore libre en capsules, agissent également bien et méritent d'être essayées.

Quelques-uns des cas les plus graves sont dus à une suffusion séreuse considérable dans le tissu cellulaire, limitée en général aux extrémités inférieures, mais qui s'étend quelquefois aux bras, à la face et au cou, et produit même de l'ascite et des épanchements pleurétiques. Dans ces circonstances, cette complication est grave, et on dit qu'après l'accouchement la disparition de cette affection séreuse peut être accompagnée de métastases de mauvaise nature, affectant les poumons ou les centres nerveux. Cette forme d'œdème doit être distinguée du gonflement légèrement œdémateux des pieds et des jambes observé si communément comme un résultat mécanique de la compression de l'utérus gravide, et aussi de l'œdème lié à l'albuminurie. Le traitement sera dirigé contre la cause, et la disparition de l'épanchement peut être obtenue par l'administration de diurétiques, l'usage de purgatifs salins, le repos et la position horizontale.

L'existence d'albumine dans l'urine des femmes enceintes a depuis quelques années attiré l'attention des accoucheurs, et il est maintenant prouvé qu'elle est liée, dans des limites encore imparfaitement connues, à plusieurs affections puerpérales importantes. Sa présence dans la plupart des cas d'éclampsie puerpérale a été signalée il y a déjà longtemps par Lever en Angleterre et par Rayer en France, et sa connexité avec cette affection a donné lieu à la théorie qui fait dépendre de l'urémie les convulsions éclamptiques, théorie généralement admise. Il a été démontré dans ces dernières années, surtout par Braxton Hicks, que cette connexité est loin d'être aussi générale qu'on l'a supposé, ou plutôt, que, dans quelques cas, l'albuminurie suit et ne précède pas les convulsions; elle pourrait donc en être la conséquence et non la cause; de nouvelles recherches sur ces points particuliers sont encore nécessaires. Les travaux modernes ont démontré qu'il y a une connexion intime entre bien d'autres affections et l'albuminurie, ainsi par exemple certaines formes de paralysie, soit de nerfs spéciaux, comme l'amaurose puerpérale, soit du système spinal; d'autres phénomènes nerveux, comme la céphalalgie et le vertige, la manie puerpérale, et peut-être l'hémorrhagie. Il n'est donc pas douteux que l'albuminurie, chez la femme enceinte, puisse, dans une certaine mesure, accompagner une affection grave, bien que nos connaissances actuelles ne nous permettent pas de définir très-distinctement le mode précis de son action.

Causes de l'albuminurie puerpérale. — Comme la présence de l'albumine dans l'urine des femmes enceintes est loin d'être un phénomène rare, puisqu'on la rencontre, selon les recherches de Blot et de Litzman, 20 fois sur 100, et comme, dans la grande majorité des cas, elle disparaît rapidement après l'accouchement, il est évident que la plupart du temps elle doit dépendre de causes temporaires, et qu'elle n'a pas toujours une importance aussi sérieuse qu'en dehors de l'état de gestation. Il n'est pas douteux, en effet, que l'albumine disparaît rapidement aussitôt l'accouchement, après avoir été trouvée dans l'urine de femmes enceintes dont le travail s'est fait à terme, et sans qu'il soit survenu aucun accident.

Compression de l'utérus gravide. — La fréquence de l'albuminurie pendant la gestation peut être expliquée par le fait incontestable que les vaisseaux des reins sont exposés à une compression mécanique de la part de l'utérus gravide, compression qui amène nécessairement une congestion plus ou moins grande dans la circulation veineuse de ces organes. Cette opinion est en outre étayée par le fait que l'albumine apparaît rarement avant le cinquième mois, c'est-à-dire avant que l'utérus ait atteint un volume considérable ; on la rencontre aussi bien plus souvent chez les primipares, dont la résistance des parois abdominales, plus grande que chez les femmes qui ont déjà eu des enfants, détermine nécessairement une compression plus forte. Il est bien probable que la compression des reins et la congestion veineuse qui en résulte ont une influence importante sur la production de l'albuminurie, mais il doit entrer en jeu quelque autre facteur, parce qu'une compression analogue, plus forte même, est souvent produite par les tumeurs fibreuses et ovariennes sans amener ce résultat.

Ce facteur, c'est probablement l'état d'altération du sang, qui, appelé à pourvoir à une nutrition inaccoutumée pour le système fœtal, contient un excès de matériaux albuminoïdes. Nous avons donc deux facteurs toujours en jeu chez la femme enceinte, tous les deux prédisposant à l'excrétion de l'albumine, la turgescence du système veineux rénal, et la superalbuminose du sang. Mais dans la grande majorité des cas, bien que ces conditions existent, il n'y a pas d'albuminurie, et ces causes doivent être considérées seulement comme prédisposantes, une autre venant s'y joindre avant que l'albumine ne sorte des vaisseaux. Quelle est cette cause? En général, elle échappe à notre observation ; mais c'est sans doute une subite hyperémie des reins déterminant un état analogue au premier stade de la maladie de Bright (par exemple l'impression brusque du froid et une entrave à l'action de la peau), et suffisante pour communiquer l'étincelle au foyer déjà préparé par l'existence de la grossesse. En dehors de toutes ces causes temporaires, on ne doit pas oublier que la grossesse peut survenir chez une femme déjà atteinte de la maladie de Bright, et que probablement l'albumine se montrera dans son urine dès le commencement de la gestation.

Les affections diverses liées à la présence de l'albumine dans l'urine seront étudiées ailleurs. Quelques-unes d'entre elles, surtout l'éclampsie puerpérale, sont au nombre des plus dangereuses complications de la grossesse. D'autres, la paralysie, la céphalalgie, le vertige, peuvent aussi acquérir une gravité considérable. Lorsque nous parlerons des convulsions puerpérales, nous discuterons le mode précis de la production de tous ces accidents, soit qu'on puisse les attribuer, comme on le croit généralement, à la rétention des éléments de l'urine dans le sang, urée ou carbonate d'ammoniaque libre né de sa décomposition, soit que les deux phénomènes existent comme résultats communs de quelque cause indéterminée. Quelle que soit l'opinion que nous admettions sur ces points, il est évident que l'existence de l'albuminurie chez la femme enceinte doit être constamment une source de vive anxiété et nous faire concevoir des appréhensions sur la terminaison de la grossesse.

Pronostic. Nous possédons à peine quelques observations qui puissent nous autoriser à formuler une conclusion précise concernant les risques de l'albuminurie pendant la grossesse; mais ils sont certainement graves. L'état morbide des reins peut devenir permanent et laisser persister une maladie de Bright réelle après que la grossesse est terminée. Gourbeyre estime que, 49 fois sur 100, les primipares qui sont albuminuriques et qui échappent à l'éclampsie meurent d'affections imputables à l'albuminurie. Cette conclusion est probablement beaucoup exagérée; mais, quand même elle ne ferait que se rapprocher de la vérité, le danger est néanmoins très-grand.

Tendance à l'avortement. En dehors des risques sérieux qu'elle fait courir à la mère, l'albuminurie prédispose considérablement à l'avortement, sans doute à cause de la nutrition imparfaite du fœtus, par du sang dont les matériaux albuminoïdes s'échappent à travers les reins, et qui par conséquent est appauvri. Le fait a été observé par beaucoup d'auteurs, et Tanner[1] en a donné une bonne description; sur sept femmes souffrant d'une maladie de Bright

---

1. *Signs and Diseases of Pregnancy,* p. 428.

pendant leur grossesse et qu'il surveilla, quatre avortèrent, et l'une d'elles, trois fois de suite.

Les symptômes qui accompagnent l'albuminurie de la grossesse ne sont ni uniformes ni constants ; notre soupçon est le plus souvent éveillé par l'existence de l'anasarque ; il existe non-seulement du gonflement œdémateux des membres inférieurs, conséquence si commune de la compression de l'utérus gravide, mais aussi de la face et des extrémités supérieures. La bouffissure ou l'infiltration de la face à un degré quelconque, l'œdème des mains ou des bras, doivent toujours éveiller notre attention, et nous entraîner à un examen attentif de l'urine. Quelquefois l'anasarque existe à un degré tel, que le corps tout entier en est atteint. On observe souvent le développement plus ou moins marqué de symptômes nerveux anormaux, le mal à la tête, un vertige passager ou un obscurcissement de la vision, des taches devant les yeux, l'impossibilité de voir les objets distinctement, le mal au cœur chez les femmes qui ne souffrent pas en général des nausées sympathiques, l'assoupissement, l'irritabilité du caractère ; tous ces phénomènes devront nous mettre sur la voie. Et puisque nous savons que diverses affections peuvent être liées à l'albuminurie, nous devrons examiner soigneusement l'urine de toutes les femmes chez lesquelles nous trouvons des phénomènes morbides inaccoutumés pendant leur grossesse.

L'état de l'urine varie considérablement ; mais elle est en général peu copieuse et très-colorée. Outre l'albumine, surtout dans les cas où il existe de l'albuminurie depuis quelque temps, nous pouvons y trouver des cellules épithéliales, des débris de tubes, et quelquefois des globules sanguins.

Le traitement doit être basé sur les causes de l'albuminurie. Certainement, il est hors de notre pouvoir d'empêcher la compression de l'utérus gravide, excepté par le travail provoqué, mais nous pouvons au moins en amoindrir les effets par des médicaments qui tendent à augmenter la sécrétion urinaire et à diminuer ainsi la congestion des vaisseaux rénaux. L'admi-

Symptômes.
Anasarque.

État de l'urine.

Traitement.

nistration des diurétiques salins, tels que l'acétate ou le bitar-
trate de potasse, ce dernier donné sous la forme bien connue
de liqueur impériale, répondra surtout à cette indication. L'action de l'intestin peut être sollicitée par des purgatifs produisant un flux aqueux, par exemple quelques doses de poudre
de jalap composée. Des ventouses sèches sur les reins, fréquemment renouvelées, contribuent à diminuer l'hyperémie
rénale. L'action de la peau sera entretenue par l'usage de bains
de vapeurs; les bains turcs peuvent être employés avec avantage
et en toute sécurité. La seconde indication est d'améliorer l'état
du sang par des médicaments appropriés ; et un régime dont le
lait forme la base paraît donner de bons résultats. Tarnier[1] a
réussi dans plusieurs cas à faire disparaître l'albuminurie en prescrivant la diète lactée. Les blancs d'œufs et le poisson blanc
seront permis avec le lait. Le perchlorure de fer nous sera très-
utile, et nous pourrons le combiner avec de petites doses de
digitale, excellent diurétique. Enfin, dans les cas rebelles, nous
aurons à discuter l'opportunité du travail prématuré dans le but
de supprimer la cause du mal. L'emploi de ce moyen dans l'albuminurie de la grossesse a, dans ces dernières années, été
très-discuté, et je crois que, si l'on songe aux sérieux dangers
que fait courir cette complication, l'opération est incontestablement indiquée, et parfaitement justifiable dans tous les cas où il
existe des symptômes graves. Il n'est pas facile de formuler des
règles définies pour nous guider dans notre décision ; mais je
n'hésiterais pas à adopter cette ressource dans tous les cas où
la quantité d'albumine serait considérable et irait en augmentant, si le traitement n'avait pas réussi à la diminuer, et, par-
dessus tout, dans les cas où il existerait des symptômes menaçants, une violente migraine, du vertige, ou la perte de la
vue. Les dangers de l'opération sont légers comparés à ceux
que courrait la femme dans le cas où il surviendrait des convulsions puerpérales, ou s'il s'établissait une maladie de Bright

Provocation du travail.

1. *Annales de gynéc.*, janv. 1876.

chronique. Comme il est rare que l'opération soit parfaitement indiquée avant que l'enfant ait atteint l'âge de la viabilité, et comme l'albuminurie met la vie de l'enfant en danger, nous sommes tout à fait autorisés à ne nous occuper que de la santé de la mère en discutant le parti que nous avons à prendre.

CHAPITRE VIII

MALADIES DE LA GROSSESSE (suite).

Troubles du système nerveux.

On observe pendant le cours de la grossesse différents troubles du système nerveux. Parmi les plus communs, je signalerai une irritabilité morbide du caractère ou un état d'abattement moral et une terreur des résultats du travail, quelquefois absolument insensée, allant même jusqu'à la manie. Ce ne sont là que des exagérations d'un état de susceptibilité du système nerveux, lié en général à la gestation. L'insomnie n'est pas rare, et, si elle est portée à un haut degré, elle peut produire des troubles sérieux, par l'irritabilité et l'épuisement qui en résultent. Nous devons essayer de diminuer la surexcitation nerveuse consécutive à cette insomnie, en insistant sur la suppression des veilles, de la fréquentation exagérée du monde, des plaisirs excitants, et ainsi de suite ; il peut être indispensable de provoquer le sommeil par l'administration de sédatifs, et aucun médicament ne réussit aussi bien que l'hydrate de chloral combiné avec de fortes doses de bromure de potassium, qui augmente considérablement ses effets hypnotiques.

Les violentes migraines et les névralgies sont communes. Parmi ces dernières, les plus fréquentes sont les douleurs dans les seins, dues à l'intime connexion sympathique des mamelles avec l'utérus gravide, et la névralgie intercostale vive, qu'un observateur peu soigneux peut prendre pour une douleur due à

une pleurésie ou à une inflammation du poumon. Le thermomètre, en montrant qu'il n'existe aucune élévation de température, préviendrait cette erreur. Les affections névralgiques de
l'utérus lui-même, ou les douleurs violentes dans les aines et
les cuisses, ces dernières étant probablement le résultat mécanique de tiraillements sur les insertions des muscles abdominaux, sont loin d'être rares. Dans le traitement de ces affections névralgiques, il est indiqué de faire attention à l'état de
santé générale, et de donner de fortes doses de quinine et les
préparations ferrugineuses, chaque fois qu'il existe une grande
faiblesse ; on prescrit encore les applications sédatives locales,
les liniments belladonés ou chloroformés , les frictions avec
l'onguent d'aconit, lorsque la douleur est limitée à une région
peu étendue ; et dans les cas les plus graves, les injections
sous-cutanées de morphine. Ces douleurs, qui dépendent en
apparence de causes mécaniques, sont souvent soulagées par
la diminution de la traction sur les muscles, en faisant adopter
à la femme une ceinture élastique bien faite pour supporter
l'utérus.

Parmi les plus intéressantes des affections nerveuses je signalerai les différentes paralysies. Presque toutes les variétés ont
été observées, la paraplégie, l'hémiplégie (complète ou incomplète), la paralysie faciale et la paralysie des nerfs d'un sens
spécial, donnant lieu à l'amaurose, à la surdité ou à la perte
du goût. Churchill rapporte vingt-deux cas de paralysie pendant la grossesse, qu'il a recueillis de différentes sources. Imbert, Gourbeyre [1] en a aussi réuni un grand nombre dans un
intéressant mémoire sur ce sujet, et d'autres observations sont
rapportées par Fordyce Barker, Joulin, etc., de sorte qu'il ne
peut y avoir aucun doute sur la fréquence relative des paralysies pendant la grossesse. Dans la grande majorité des cas, les
paralysies coïncidèrent avec l'albuminurie et furent sans doute
d'origine urémique. Ainsi, l'albuminurie existait dans les dix-
neuf cas relatés par Gourbeyre. La paralysie dépend d'une

Paralysies.

1. *Mém. de l'Acad. de méd.*, 1801.

cause passagère ; aussi dans la grande majorité des cas, ne fut-elle pas permanente, mais disparut-elle rapidement · après le travail.

Dans chaque paralysie, quelle qu'en soit la nature, on devra examiner attentivement l'urine, et, si elle contient de l'albumine, le travail sera provoqué. C'est là certainement la meilleure conduite à tenir, et nous aurions grand tort de courir les dangers qui peuvent découler ultérieurement de la présence d'un si formidable symptôme. Lorsque la cause a été supprimée, l'effet disparaît rapidement ; le pronostic est donc, en somme, favorable. Si la paralysie persiste après la délivrance, le traitement devra être le même que celui auquel on a recours chez une femme non enceinte ; de petites doses de strychnine et la faradisation des membres affectés, tels sont les meilleurs moyens dont nous puissions disposer.

Il existe cependant quelques paralysies puerpérales qui n'ont pas une origine urémique et dont la nature est quelque peu obscure. L'hémiplégie peut être occasionnée par une hémorrhagie cérébrale absolument comme en dehors de la grossesse. On observe aussi d'autres causes organiques de paralysie, par exemple la congestion cérébrale ou l'embolie ; mais elles sont relativement rares pendant la grossesse. Quelques-unes ont une origine fonctionnelle. Tarnier relate un cas d'hémiplégie, qu'il ne put rapporter qu'à une extrême anémie. D'autres sont d'origine hystérique. La paraplégie paraît avoir moins de rapports avec l'albuminurie que les autres formes de paralysie ; et elle peut dépendre soit de la compression de l'utérus gravide sur les nerfs dans leur trajet à travers le bassin, soit d'une action réflexe, comme on l'observe parfois dans les affections utérines. Lorsque l'absence de l'albuminurie est démontrée par des examens fréquents de l'urine, il n'existe certainement pas le même danger pour la femme que dans les cas d'urémie, et par conséquent il est rationnel de laisser aller la grossesse à terme, et de s'en rapporter au traitement général ultérieur pour faire disparaître les symptômes de la paralysie. Comme la perte du mouvement dépend ici d'une cause passagère, un pronostic favorable est tout à fait justifié.

La chorée s'observe assez fréquemment et constitue une complication sérieuse. On la rencontre généralement chez les jeunes femmes de santé délicate, dans la première grossesse. Dans la grande majorité des cas, la femme a déjà souffert de cette affection avant le mariage, et sa grossesse la prédispose à la réapparition des mouvements choréiques. Ce fait peut être expliqué à la fois par l'état de susceptibilité du système nerveux, et par l'appauvrissement du sang.

La chorée est une complication dangereuse de la grossesse; en effet, sur cinquante-six cas rassemblés par le Dr Barnes [1], dans un excellent mémoire sur ce sujet, il n'y en eut pas moins de dix-sept, c'est-à-dire un sur trois, de mortels. Et ce n'est pas seulement le danger pour la vie qu'il y a à redouter; il paraît certain que la chorée peut faire naître des troubles intellectuels permanents, lorsqu'elle se développe pendant la grossesse plutôt qu'à toute autre époque. Elle a aussi une tendance incontestable à provoquer l'avortement ou le travail prématuré, et dans la plupart des cas la vie de l'enfant est sacrifiée.

Le traitement de la chorée pendant la grossesse ne diffère pas de celui qu'on lui applique en temps ordinaire; nous nous adresserons de préférence à la liqueur arsenicale, au bromure de potassium et aux différentes préparations de fer. Toutefois, dans la forme grave de la maladie, lorsque la femme est agitée de mouvements incessants, qu'elle dépérit, qu'elle perd le sommeil, sa vie étant sérieusement menacée, nous devrons prendre des mesures plus promptes et plus radicales. Si, en dépit de nos médicaments, la gravité des paroxysmes va en augmentant, et si les forces de la femme paraissent épuisées, notre seule ressource sera d'enlever la cause du mal en provoquant le travail. Généralement, les symptômes diminuent et disparaissent peu de temps après. On ne peut mettre en doute

1. *Obst. trans.*, vol. X.

que l'opération soit parfaitement justifiée et même imposée par de telles circonstances. Il faut se rappeler que la chorée reparaît souvent dans les grossesses ultérieures, on doit donc prendre les plus grands soins pour en prévenir le développement.

Troubles des organes urinaires. Rétention d'urine. Les désordres des organes urinaires sont communs. La rétention d'urine pouvant être observée, comme phénomène consécutif à la rétroversion de l'utérus gravide, nous nous efforcerons d'en supprimer la cause ; nous étudierons ce point en même temps que cette forme de déplacement (p. 264). Toutefois, je signale ici que, si la rétention d'urine persiste assez longtemps, elle peut non seulement amener une incommodité fâcheuse, mais une affection persistante des tuniques de la vessie. On a rapporté quelques cas dans lesquels une cystite, résultant d'une rétention d'urine pendant la grossesse, causa l'exfoliation de la muqueuse tout entière de la vessie [1], avec son expulsion parfois totale, parfois en lambeaux, et même la destruction d'une partie de la couche musculaire. La possibilité de ce formidable accident nous obligera à ne pas laisser persister une rétention d'urine trop prononcée et à nous servir de temps à autre du cathéter pour en atténuer les symptômes ; nous essayerons aussi d'en faire disparaître la cause.

Irritabilité de la vessie. L'irritabilité de la vessie est fréquente. Dans les premiers mois, elle paraît être la conséquence d'une irritation sympathique du col de la vessie, combinée avec la compression, tandis que, dans les derniers mois, elle est probablement produite seulement par des causes mécaniques. Lorsqu'elle est très-marquée, elle provoque de vives douleurs ; le repos de la femme est anéanti, troublé par d'incessants besoins d'uriner, et les souffrances qu'elle endure peuvent produire des troubles constitutionnels sérieux. J'ai indiqué ailleurs [2] que l'irritabilité de la vessie dans les derniers mois de la grossesse dépend souvent d'une position anormale du fœtus, qui est placé transversalement ou obliquement. Il en résulte, ou bien que la vessie sup-

1. *Obst. trans.*, vol. XI.
2. *Obst. trans.*, vol. XIII.

porte une compression anormale, ou bien qu'elle est entraînée hors de sa situation régulière. La position anormale du fœtus peut facilement être reconnue par le palper et modifiée par les manipulations externes. Dans quelques-uns de ces cas, j'ai remarqué que le changement de position du fœtus était immédiatement suivi d'amélioration, les symptômes reparaissant après un certain temps, dès qu'il avait repris une situation oblique. Si le fœtus se déplace fréquemment, on pourra essayer de le maintenir dans le sens de l'axe longitudinal de l'utérus par des bandages ou des coussins convenablement disposés. Dans les cas non imputables à cette cause, nous nous efforcerons de modérer les symptômes vésicaux par une médication appropriée, de petites doses de liqueur de potasse si l'urine est très-acide, de la teinture de belladone, de la décoction de chiendent, remède ancien mais excellent, des tampons vaginaux sédatifs contenant de la morphine ou de l'atropine.

Les femmes qui ont eu plusieurs enfants sont souvent gê-nées par une incontinence d'urine pendant leur grossesse, le liquide tombant goutte à goutte au plus léger mouvement. Il en résulte une vive irritation de la peau qui avoisine les parties génitales, avec des excoriations et des éruptions incommodes. On peut obtenir un soulagement partiel en diminuant à l'aide d'une ceinture abdominale la compression que subit la vessie; la peau doit être protégée par des applications d'onguent simple ou de glycérine.

Le Dʳ Tyler Smith a appelé l'attention sur un état phosphatique de l'urine apparaissant chez les femmes délicates, dont la constitution est sérieusement éprouvée par la gestation. Cet état peut facilement être amélioré par le repos, un régime nourrissant et l'emploi de médicaments reconstituants, tels que le fer, les acides minéraux, etc.

Un écoulement leucorrhéique, blanchâtre et abondant accompagne souvent la grossesse, surtout dans sa dernière moitié. Il alarme parfois la femme; mais, à moins d'être accompagné de symptômes désagréables, il ne réclame pas un traitement spécial.

Cependant lorsqu'il est très-considérable il peut amener une vive irritation du vagin et des organes externes de la génération. Les lèvres sont excoriées et couvertes de petites vésicules aphteuses, la vulve brûlante, tuméfiée et sensible. Il se développe parfois chez la femme enceinte des saillies verruqueuses, semblables à des condylomes syphilitiques, sans aucune espèce d'infection spécifique, et liées à un écoulement leucorrhéique irritant. Selon Thibierge [1], elles résistent à des applications locales de sulfate de cuivre ou de nitrate d'argent, mais disparaissent spontanément après l'accouchement. Comme cette leucorrhée est sous la dépendance de l'état congestif des organes de la génération qui accompagne la grossesse, nous ne pouvons espérer faire autre chose que la modérer un peu. Dans les formes les plus intenses, ainsi que l'a signalé Henry Bennett, on trouvera le col ulcéré ou couvert d'érosions granuleuses ; on peut alors, de temps en temps, le cautériser avec le nitrate d'argent ou une solution d'acide phénique. En général, nous devons nous contenter de recommander à la femme des lavages du vagin avec le liquide dilué de Condy, ou avec une solution de sulfocarbonate de zinc à la dose de 20 centigrammes pour 30 grammes d'eau, ou simplement avec de l'eau tiède. Il est évident qu'on s'abstiendra de douches vaginales trop fortes et trop fréquentes, et qu'on devra se contenter de faibles injections journalières, dans un but de propreté.

La leucorrhée s'accompagne souvent d'un prurit vulvaire très-désagréable, surtout lorsque l'écoulement est acide. Quelquefois les femmes en souffrent beaucoup, car il est douloureux et tenace, et elles sont forcées de recourir à des frictions incessantes sur les parties. Toutefois, ce prurit peut exister sans leucorrhée, revêtant parfois le caractère névralgique, parfois coïncidant avec des plaques aphteuses de la membrane muqueuse, des ascarides du rectum, ou des pediculi dans les poils du mont de Vénus et des lèvres. On rapporte des exemples dans lesquels cette irritation prurigineuse s'étendit

1. *Arch. gén. de méd.*, 1856.

sur tout le corps. Le traitement est difficile et sans résultat satisfaisant. Diverses applications sédatives peuvent être essayées, telles qu'une solution faible d'eau de Goulard; une lotion composée de 30 grammes de la solution de muriate de morphine, avec 2 grammes d'acide hydrocyanique dans 180 grammes d'eau; une solution faite en mélangeant une partie de chloroforme avec six d'huile d'amandes douces. Une médication très-employée consiste à introduire dans le vagin un bourdonnet de charpie imbibé de parties égales de glycérine boratée et d'acide sulfurique. On peut l'introduire quand la femme se met au lit et l'enlever le matin au moyen d'un fil qui y est attaché. Dans les cas les plus rebelles, le nitrate d'argent solide peut être légèrement promené sur la vulve; ou encore on peut recourir, comme le recommande Tarnier, à une solution de bichlorure de mercure, à la dose de 10 centigrammes pour 30 grammes, appliquée soir et matin. L'état des organes digestifs ne sera pas négligé, et une eau minérale laxative sera administrée avec avantage. Lorsque le prurit s'étend au delà de la vulve, ou même si la douleur locale est vive, on peut administrer de fortes doses de bromure de potassium, qui réussissent quelquefois à diminuer l'hyperesthésie nerveuse générale.

Quelques-uns des troubles de la grossesse résultent directement de la compression mécanique de l'utérus gravide. Les plus communs sont l'œdème et l'état variqueux des veines du membre inférieur ou même de la vulve. L'œdème a peu de conséquence, pourvu que nous nous assurions qu'il est réellement le résultat de la compression et non de l'albuminurie, et qu'il diminue sous l'influence du repos dans la position horizontale. Les varices des veines des membres inférieurs sont assez communes, surtout chez les multipares, et elles peuvent persister après l'accouchement. Quelquefois les veines de la vulve et du vagin lui-même sont dilatées et variqueuses, et déterminent un gonflement considérable des organes génitaux externes. Le repos dans la position horizontale, et l'usage d'une ceinture

Effets
de la compression.

OEdème des membres
inférieurs.

Varices.

abdominale, pour éviter autant que possible la compression des veines, c'est là tout ce que nous pouvons prescrire pour obvier à cette fâcheuse complication. Si les veines des jambes sont très-gonflées, on peut retirer quelque avantage d'un bas élastique ou d'un bandage soigneusement appliqué.

Déchirures des veines. La rupture accidentelle des veines dilatées peut déterminer des accidents graves, mortels· même. Lorsque la déchirure a lieu pendant ou immédiatement après l'accouchement, résultat fréquent de la compression par la tête, elle provoque la formation d'un thrombus vaginal. Cet accident peut se produire sous l'influence d'une lésion accidentelle pendant la grossesse, comme dans les observations rapportées par Simpson, où la mort fut déterminée par un coup de pied dans les parties, avec déchirure d'une veine variqueuse, et par Tarnier, la femme étant tombée sur le bord d'une chaise.

Traitement. Une hémorrhagie grave peut accompagner la rupture accidentelle d'une veine de la jambe. Le seul traitement rationnel est la compression appliquée directement sur la partie saignante au moyen du doigt, ou par des compresses imbibées d'une solution de perchlorure de fer. Le traitement du thrombus vaginal consécutif à l'accouchement sera indiqué ailleurs. Quelquefois les veines variqueuses s'enflamment, deviennent molles et douloureuses, et il se forme des caillots dans leur intérieur. Dans ces cas-là, on devra insister sur le repos absolu, et des lotions sédatives de chloroforme et de belladone seront appliquées pour calmer les douleurs.

Déplacements de l'utérus gravide. On rencontre certains déplacements de l'utérus gravide qui peuvent donner lieu à des symptômes de haute gravité.

Prolapsus. Le prolapsus, qui est rare, est presque toujours le résultat d'une grossesse survenant dans un utérus qui était auparavant plus ou moins tombé. Dans ces circonstances, l'augmentation du poids de l'utérus aggravera tout d'abord la tendance déjà existante à la procidence de la matrice, et cet organe pourra franchir la vulve en partie ou en totalité : mais, dans la grande majorité des cas, à mesure que la grossesse avance, le prolapsus guérit de lui-même, car, vers le quatrième ou le cinquième mois, l'utérus s'élève au-dessus du détroit abdominal. On a dit que, dans quelques cas de procidence complète, la grossesse était arrivée jusqu'à terme, l'utérus étant complètement hors de la vulve. Il est probable que les faits ont été mal observés; la plus grande portion de l'utérus était en réalité au-dessus du détroit, et son segment inférieur seul faisait saillie extérieurement; ou encore, comme cela se présente quelquefois, la portion procidente n'est qu'un allongement hypertrophique du col de vieille date, l'orifice interne et le fond de l'utérus étant normalement situés. Si la matrice en prolapsus ne s'élevait pas dans la cavité abdominale à mesure que la grossesse avance, il pourrait en résulter des accidents graves; en effet, à moins que le bassin n'ait une capacité inusitée, l'utérus qui se développe serait comprimé entre les parois osseuses, le rectum et l'urèthre aplatis, la défécation et la miction entravées, avec une violente et douloureuse irritation. Selon toutes probabilités, un tel état de choses amènerait l'avortement; la perspective de cette conséquence devra donc nous déterminer à ne pas négliger le traitement de chaque cas de prolapsus, fût-il léger, lorsqu'une grossesse survient. On insistera sur le repos absolu, dans la position horizontale, et l'utérus sera maintenu dans le bassin par un pessaire de Hodge, qu'on laissera au moins pendant six mois, jusqu'à ce que l'utérus soit complètement rentré dans la cavité abdominale. Après l'accouchement, la femme gardera le repos pendant longtemps, dans l'espoir d'obtenir la guérison du prolapsus. Il ne peut y avoir de doute que la grossesse, conduite à terme, offre des chances de guérison, même pour les déplacements anciens, chances qu'on ne devra pas négliger.

L'antéversion de l'utérus gravide produit rarement des symptômes graves. Selon toutes probabilités, il est assez commun que la grossesse survienne dans un utérus en antéversion plus que normale, ou en antéflexion. Mais il n'y a pas le même risque d'incarcération dans la cavité pelvienne, que lorsque la

Antéversion.

grossesse a lieu dans un utérus en rétroflexion, car, à mesure que l'utérus augmente de volume, il s'élève sans difficulté dans la cavité abdominale. Dans les premiers mois, la pression du fond sur la vessie peut expliquer l'irritabilité si fréquente de ce viscère. On se rappellera que le Dr Graily Hewitt attribue une grande importance à cet état dans les vomissements de la grossesse, théorie, toutefois, qui n'est pas généralement acceptée.

Antéversion de l'utérus gravide dans la grossesse avancée.

Une antéversion extrême de l'utérus à une époque avancée de la grossesse se voit quelquefois chez les multipares qui ont les parois abdominales très-lâches, et elle peut être assez prononcée pour que l'utérus tombe complètement en avant et en bas, au point que son fond soit presque au niveau des genoux de la femme. Cette forme de ventre pendant peut coïncider avec un écartement des muscles droits, entre lesquels la matrice forme une hernie ventrale, recouverte seulement par la peau. Lorsque le travail survient dans cette variété de déplacement, il peut donner lieu à des accidents, le rapport qui existe entre l'utérus et les axes du bassin étant détruit.

Le traitement est purement mécanique ; on laisse la femme étendue sur le dos autant que possible, et son ventre pendant est maintenu avec un bandage approprié. Cet extrême déplacement en avant est observé dans les cas de déformation pelvienne, et dans les formes les plus prononcées ; chez les rachitiques et les naines, il existe à un degré exagéré.

Le plus important des déplacements, eu égard aux résultats sérieux dont il peut être suivi, est la rétroversion de l'utérus gravide. On croyait généralement autrefois qu'elle était surtout produite par quelque accident, telle qu'une chute qui déplaçait mécaniquement l'utérus situé auparavant dans une position normale. Une distension exagérée de la vessie passait aussi pour avoir une influence importante sur sa production, par compression de l'utérus en arrière et en bas.

Il est aujourd'hui presque universellement admis que, sans supprimer d'une façon absolue ces dernières causes, dans la très-grande majorité des cas, la rétroversion se produit lorsque la grossesse se déclare dans un utérus antérieurement rétroversé ou rétrofléchi. Le mérite d'avoir mis ce fait hors de doute revient au Dr Tyler Smith, et des observations récentes ont pleinement confirmé l'exactitude de son opinion.

A peu près chaque fois que la grossesse survient dans un utérus ainsi déplacé, il se redresse de lui-même en se développant, et s'élève dans la cavité abdominale, sans produire aucun trouble particulier; mais il peut arriver aussi que la forme anormale de l'organe se prononce davantage, à mesure qu'il grossit, et l'avortement a lieu. Quelquefois, l'utérus se développe sans quitter l'excavation jusqu'au troisième ou quatrième mois; mais alors il ne peut pas rester enfermé plus longtemps dans la cavité pelvienne sans inconvénient. Il comprime l'urèthre et le rectum et se trouve complètement emprisonné entre les parois rigides du bassin, accident qui donne lieu à des symptômes caractéristiques.

Le premier signe qui attire l'attention est en général un trouble de la miction, consécutif à la compression de l'urèthre. A l'examen, on trouve la vessie énormément distendue, formant une tumeur abdominale large et fluctuante, la femme n'ayant plus le pouvoir de la vider. L'urine s'écoule en petite quantité et goutte à goutte; la femme croit qu'elle a uriné, et c'est ainsi que la distension passe inaperçue. Quelquefois, l'obstacle à l'écoulement de l'urine est si grand qu'il amène un épanchement dans le tissu cellulaire des bras et des jambes. Il était très-marqué dans un cas que j'ai observé, et il disparut rapidement après que la vessie eût été vidée. En même temps, il y a du ténesme; les efforts pour aller à la selle sont inutiles; la constipation est opiniâtre, et il est impossible de vider l'intestin. Ces symptômes augmentent, accompagnés d'une douleur dans le bassin et d'une sensation de pesanteur et de tiraillement, jusqu'à ce qu'à la fin la femme demande conseil, et la nature de l'accident est reconnue. Lorsque la rétroversion se produit brusquement, tous les symptômes se développent avec une grande rapidité et sont quelquefois très-sérieux dès le début.

La marche est variable. Quelquefois, après que l'utérus est resté emprisonné dans l'excavation pendant plus ou moins de temps, il s'élève spontanément dans la cavité abdominale, et alors tous les symptômes graves disparaissent. Mais une terminaison aussi heureuse est tout à fait exceptionnelle ; et, si le praticien n'intervient pas en redressant l'organe, il peut en résulter des conséquences graves, la mort même, à moins que l'avortement ne se produise.

L'extrême distension de la vessie et l'impossibilité d'y remédier provoquent parfois la déchirure de ses tuniques et une péritonite mortelle ; ou encore la rétention d'urine produit une cystite, avec exfoliation des tuniques de la vessie ; il arrive aussi assez souvent que la rétention des éléments de l'urine occasionne la mort avec tous les symptômes d'une infection urémique. D'autres fois, l'utérus enclavé se congestionne et s'enflamme, ou même se gangrène, et son contenu, si la femme survit, est évacué par des trajets fistuleux dans le rectum et le vagin. J'ai à peine besoin de dire que de semblables terminaisons ne sont possibles que dans les rétroversions tout à fait mal soignées, ou celles qui n'ont été reconnues qu'à la dernière période.

Le diagnostic est facile. A l'examen vaginal, le doigt rencontre une tumeur élastique, lisse et arrondie, qui remplit la partie inférieure du bassin, tiraille et déprime la paroi postérieure du vagin, quelquefois même fait saillie hors de la vulve. En portant le doigt en avant et en haut, on rencontre en général le col, très-élevé derrière le pubis, et comprimant le canal de l'urèthre. Dans la rétroversion tout à fait complète, il est difficile, impossible même, d'arriver jusqu'à lui. A l'examen abdominal, le fond de l'utérus ne peut être senti au-dessus du détroit supérieur, où l'on doit toujours le trouver dans les cas naturels, la rétroversion ne donnant lieu à des symptômes sérieux que du troisième au quatrième mois. L'examen bimanuel nous permet de distinguer avec beaucoup d'attention la contraction et le relâchement alternatifs des parois utérines, caractéristiques de la grossesse, et de différencier ainsi la tumeur de toute autre qui occuperait la même situation. Les phénomènes qui accompagnent la grossesse préviendront aussi toute erreur de cette nature.

Dans quelques cas, on a supposé que la rétroversion pouvait persister jusqu'à terme. A strictement parler, c'est impossible; mais, dans les exemples qui ont été cités, entre autres l'observation bien connue rapportée par Oldham, une partie de l'utérus rétrofléchi resta dans la cavité pelvienne, tandis que la plus grande portion de l'organe se développa dans la cavité abdominale. L'utérus par conséquent se trouva divisé, pour ainsi dire, en deux portions, l'une constituée par le fond fléchi, restée dans le bassin, l'autre contenant la plus grande partie du fœtus, s'étant élevée au-dessus du détroit supérieur. Dans ces circonstances, il existait une tumeur dans le vagin, en même temps qu'une tumeur abdominale, et la grossesse put aller à terme. L'accouchement doit être très-difficile; mais, en général, cette position vicieuse se rectifie d'elle-même avant d'avoir donné lieu à aucun accident.

Le traitement de la rétroversion de l'utérus gravide sera entrepris aussitôt que possible, car chaque jour de retard l'accentue, et plus l'utérus augmente de volume, plus le rétablissement est difficile. Notre but est de rendre à l'utérus sa direction naturelle, en soulevant le fond au-dessus du promontoire du sacrum. La première chose à faire est de soulager la femme en vidant sa vessie, la rétention d'urine ayant probablement appelé tout d'abord l'attention dans ce cas ; il est essentiel pour cela de se servir d'un long cathéter d'homme, élastique et de faible calibre, parce que l'urèthre est trop allongé et trop comprimé pour admettre l'introduction de l'instrument en argent ordinaire. Il peut être extrêmement difficile, quelquefois même tout à fait impossible, d'introduire le cathéter. Dans ces circonstances, si toutefois la réduction ne peut être effectuée sans cela, la vessie sera ponctionnée à trois ou quatre centimètres au-dessus du pubis, avec une aiguille fine et un aspirateur, et le liquide sera extrait. Le mémoire de Dieulafoy sur l'aspiration prouve d'une manière concluante que ce procédé peut être employé sans danger, et l'opération a été pratiquée avec un plein succès par Schatz et d'autres auteurs. Il peut arriver, mais cela est très-rare, et seulement dans les cas longtemps négligés, que l'évacuation de l'urine soit impossible.

Manière d'opérer la réduction. La vessie vidée et l'intestin rendu libre, si possible, par de copieux lavements, nous tentons la réduction. Les procédés opératoires sont nombreux. Si l'accident n'est pas très ancien,. je suis incliné à penser que la méthode la plus simple et la plus sûre est la compression continue par un sac de caoutchouc rempli d'eau placé dans le vagin. Les bons effets de cette compression énergique et longtemps continuée ont été démontrés par Tyler Smith, qui opéra de cette façon la réduction d'un utérus en rétroversion depuis longtemps, et il n'est pas difficile de comprendre que ce moyen puisse être efficace, alors qu'un effort brusque et violent ne réussirait pas. J'ai essayé cette méthode avec succès dans deux cas, un sac de caoutchouc pyriforme étant fixé dans le vagin et distendu autant que la femme peut le supporter au moyen d'une seringue. L'eau peut être enlevée par moments, pour permettre à la femme d'uriner, le sac est immédiatement rempli de nouveau. Dans mes deux cas, la réduction s'opéra en vingt-quatre heures. Barnes a échoué avec ce procédé; mais j'ai si bien réussi moi-même, et il est si manifestement moins nuisible que la réduction forcée avec la main, que je suis incliné à le considérer comme le meilleur moyen et le premier applicable. Si la compression par le liquide échoue, nous pourrons essayer de remettre l'utérus en place par le moyen suivant. La femme sera mise sur le bord du lit, dans la situation obstétricale ordinaire et complètement anesthésiée : point capital, car le relâchement musculaire ainsi obtenu assurera la liberté des manœuvres. Un ou plusieurs doigts de la main gauche seront

alors introduits dans le rectum ; si la femme est profondément
endormie, il est facile, avec beaucoup de soin, de faire pénétrer la main tout entière, et l'on essayera alors de soulever
ou de pousser le fond de l'utérus au-dessus du promontoire.
L'abaissement du col avec les doigts de la main droite, introduits dans le vagin, facilitera la réduction. On a recommandé
de faire la compression dans la direction de l'une ou de l'autre
des articulations sacro-iliaques, plutôt que directement en haut,
de telle façon que l'utérus ne puisse pas être serré contre la
saillie du promontoire. Si l'on n'obtient pas la réduction par
le rectum, un essai peut être fait par le vagin ; et quelques
auteurs ont conseillé la compression en haut au moyen du
poing fermé introduit dans ce canal. D'autres recommandent
de placer la femme sur les mains et les genoux pour faciliter
la réduction ; mais cette position empêche l'administration du
chloroforme, qui est plus utile que tous les changements de
situation. Différents instruments compliqués ont été inventés
pour faciliter l'opération ; mais ils sont plus ou moins dangereux et ne réussissent pas lorsque la compression manuelle
a échoué.

Aussitôt la réduction opérée, on préviendra la descente ultérieure de l'utérus par un pessaire de Hodge fortement gonflé,
et la femme restera en repos pendant quelques jours, l'état
de la vessie et des intestins étant particulièrement surveillé.
Lorsque la réduction a été bien faite, il est rare qu'il survienne
une rechute.

Si la réduction ne peut être obtenue, l'avortement artificiel
est impérieusement indiqué ; c'est notre seule ressource. On
l'effectuera très-bien par la ponction des membranes, l'écoulement du liquide amniotique diminuant de lui-même le volume
de l'utérus et modérant ainsi la compression à laquelle les
parties voisines sont soumises. Après cette ponction, nous
pouvons tenter de nouveau la réduction, ou attendre que le
fœtus soit expulsé spontanément. Il n'est pas toujours facile
d'atteindre le col de l'utérus, bien que nous y arrivions géné-

ralement avec une sonde utérine recourbée. S'il était impossible de ponctionner les membranes, le liquide amniotique serait extrait à travers les parois utérines au moyen de l'aspirateur, introduit soit par le rectum, soit par le vagin. La lésion ainsi faite aux parois utérines n'est vraisemblablement pas trop dangereuse, et elle est certainement beaucoup moins grave que la rétroversion abandonnée à elle-même.

Cette mesure extrême ne sera prise que si les moyens indiqués plus haut ont été infructueux.

Maladies coexistant avec la grossesse. La femme enceinte est naturellement apte à contracter les mêmes affections qu'en dehors de l'état de grossesse; et une grossesse peut survenir chez des femmes déjà atteintes d'une affection constitutionnelle. Il n'est pas douteux qu'il y ait encore beaucoup à apprendre concernant l'influence que peut avoir sur la grossesse une affection coexistante; l'état de gravidité ne modifie que fort peu certaines maladies, il en aggrave au contraire considérablement quelques autres. L'influence de l'affection sur le fœtus varie beaucoup. Mais le sujet est trop étendu pour être traité en détail; je dirai seulement quelques mots des affections les plus importantes qu'on rencontre pendant la grossesse.

Fièvres éruptives. Les fièvres éruptives ont souvent des conséquences très-sérieuses, proportionnées à l'intensité de leur début. Entre **Variole.** toutes, la variole amène les résultats les plus désastreux : les ouvrages des anciens auteurs en rapportent des exemples; mais de nos jours on en voit heureusement beaucoup moins, grâce à la vaccine. Les formes graves et confluentes de la maladie sont presque sûrement mortelles pour la mère et pour l'enfant. Dans la variole discrète et dans la variole modifiée après la vaccination, la femme a généralement une affection bénigne, et, bien que l'avortement survienne fréquemment, il n'est pas inévitable.

Scarlatine. Si la fièvre scarlatine se déclare avec intensité chez une femme enceinte, l'avortement a presque toujours lieu, et les risques pour la mère sont considérables. Les cas plus bénins suivent leur cours sans produire de symptômes alarmants. Si l'avortement a lieu, les dangereux effets de cette affection zymotique après la délivrance aggraveront sans contredit le pronostic. Cazeaux pense que les femmes enceintes ne sont pas aptes à contracter cette affection, et Montgomery supposait que le poison absorbé pendant la grossesse pouvait rester latent jusqu'à la délivrance, ses effets caractéristiques se produisant à ce moment.

La rougeole, à moins d'être très-grave, suit souvent son cours sans affecter sérieusement la mère ou l'enfant. J'en ai vu moi-même quelques exemples. De Tourcoing, cependant, dit que sur 15 cas les femmes avortèrent sept fois, mais c'étaient tous des cas graves. On rapporte quelques observations dans lesquelles l'enfant naquit avec une éruption rubéolique.

La femme enceinte peut être atteinte de quelques fièvres continues, qui, si elles sont un peu graves, provoqueront l'avortement. Sur 22 observations de fièvre typhoïde, l'avortement eut lieu 16 fois, et dans les six autres, l'affection étant légère, la grossesse alla à terme. Sur 63 cas de fièvre intermittente, l'avortement ou le travail prématuré eut lieu dans 23. Selon Schweden, la cause principale de danger pour le fœtus dans la fièvre continue est l'hyperpyrexie, surtout lorsque la température maternelle arrive à 40° ou au-dessus. Les fièvres ne paraissent pas être aggravées, en ce qui concerne la mère, et la même observation a été faite par Cazeaux pour celles qui surviennent après l'accouchement.

La pneumonie paraît être particulièrement dangereuse, car, sur 15 observations rassemblées par Grisolle [1], onze femmes moururent, mortalité beaucoup plus grande que celle de cette maladie en général. Dans le plus grand nombre des cas, l'avortement eut lieu, les enfants étant généralement morts. Il est probable que ce funeste résultat est dû, comme dans les fièvres continues graves, à l'hyperpyrexie. La cause de la mortalité des femmes semble être un peu obscure, puisque le même danger

1. *Arch. gén. de méd.*, vol. XIII, p. 298.

n'existe pas dans les bronchites graves ou les autres affections inflammatoires.

Phthisie.

Contrairement à l'opinion généralement reçue, il paraît certain que la grossesse n'a pas le pouvoir de retarder la marche d'une phthisie co-existante ; on ne constate pas non plus d'accélération de la maladie après l'accouchement. Sur 27 cas de phthisie rassemblés par Grisolle [1], 24 fois les premiers symptômes de l'affection apparurent après que la grossesse eut commencé. Les femmes phthisiques ne sont pas aptes à concevoir, fait qui peut probablement être expliqué par la coexistence fréquente d'une affection utérine, surtout d'une leucorrhée abondante. La durée de la phthisie paraît être diminuée ; elle eut une moyenne de neuf mois et demi seulement dans un ensemble de 27 observations, ce qui prouve, au moins, que la grossesse n'en arrête pas matériellement la marche. Si nous songeons à l'impôt dont la grossesse frappe naturellement les forces vitales, nous devons admettre que cette opinion est plus physiologiquement probable que celle qui est généralement reçue et qu'on a sans doute adoptée sans aucune raison sérieuse.

Affection cardiaque.

Les mauvais effets de la grossesse sur une affection organique du cœur ont été spécialement signalés par Spiegelberg, Fritsch, Peter et d'autres observateurs ; et le sujet a fait naître une série de mémoires remarquables, publiés par Angus Mac Donald [2]. Sur 28 observations rassemblées par cet auteur, 17 fois, c'est-à-dire 60 pour cent, la complication fut mortelle. Telle n'est pas sans doute l'estimation absolument exacte des risques probables ; mais c'est au moins une preuve que la grossesse est fort dangereuse lorsqu'elle survient chez une femme atteinte d'une affection chronique du cœur. Le Dr Mac Donald rapporte ces dangers à deux causes : rupture de l'équilibre circulatoire, qui a été établi par des dispositions de compensation, et en second lieu développement de nouvelles lésions inflammatoires sur les valvules cardiaques déjà malades.

1. *Archiv. gén. de méd.*, vol. XXII.
2. *Obstet. journ.*, 1877.

Les symptômes graves n'apparaissent ordinairement que dans la dernière moitié de la grossesse, et la femme va souvent jusqu'à terme. Les phénomènes pathologiques les plus communs découverts à l'autopsie consistent en une congestion pulmonaire affectant particulièrement la muqueuse des bronches, de l'œdème du poumon, et parfois de la pneumonie et de la pleurésie. La lésion cardiaque la plus dangereuse paraît être la sténose mitrale, puis l'insuffisance aortique. On pourrait donc conclure de tous ces faits que les maladies du cœur, surtout lorsqu'elles s'accompagnent de symptômes graves, de dyspnée, de palpitations, etc., sont une contre-indication formelle du mariage. Si la grossesse existe déjà, nous nous bornerons à prescrire à la femme un régime et un genre de vie réguliers ; elle évitera les impressions du froid et les efforts de toutes sortes.

J'ai examiné ailleurs l'influence considérable de la syphilis sur l'œuf. En ce qui concerne la mère, ses effets ne sont pas différents de ceux qui se produisent à un autre moment. C'est à peine si j'ai besoin de dire que, lorsque nous trouvons des signes de syphilis chez une femme enceinte, nous devons instituer le traitement et le continuer pendant toute la grossesse, non-seulement en vue d'enrayer les progrès du mal, mais dans l'espoir de prévenir ou de diminuer les risques d'avortement ou de la naissance d'un enfant infecté. La grossesse ne contre-indique pas le traitement mercuriel ; elle en réclame plutôt l'application énergique. Quant à la médication, il est bon d'en choisir une forme qui puisse être continuée très-longtemps sans produire de sérieux effets constitutionnels. De petites doses de bichlorure de mercure, 3 milligrammes trois fois par jour, et l'iodure de mercure répondent bien à ce but; on peut employer aussi, dans les premiers temps de la grossesse, des bains de vapeurs mercurielles, ou des frictions cutanées.

Le Dr Weber, de Saint-Pétersbourg [1], a fait quelques observations tendant à démontrer la supériorité de ces dernières

1. *Allgem. Med. Cent. Zeit.*, feb. 1875.

méthodes, qui n'entravèrent pas le cours·de la grossesse, tandis que le contraire eut lieu lorsque le mercure fut administré par la bouche, probablement, comme il le suppose, parce qu'il produit alors des troubles du système digestif. Il faut se rappeler toutefois que, chez les femmes mariées, il peut être souvent utile de prescrire un traitement anti-syphilitique sans leur en laisser connaître la nature, de sorte que la voie cutanée pour l'emploi du médicament n'est pas toujours pratique. ·

Epilepsie.

L'influence de la grossesse sur l'épilepsie ne paraît pas être aussi uniforme qu'on pourrait peut-être le croire. Dans quelques cas, le nombre et l'intensité des attaques ont été diminués; dans d'autres, l'affection s'est aggravée. On rapporte même quelques observations dans lesquelles l'épilepsie apparut alors pour la première fois. Il est naturel que la similitude de l'épilepsie et de l'éclampsie fasse craindre souvent qu'une épileptique enceinte puisse être atteinte de convulsions pendant l'accouchement; heureusement, il n'en est pas toujours ainsi, et le travail marche souvent d'une manière satisfaisante sans aucune attaque.

Ictère.

La jaunisse, résultat d'une atrophie jaune aiguë du foie, peut être observée ; elle passe même pour avoir été épidémique. Indépendamment des risques graves qu'elle fait courir à la mère, elle produit en général la mort du fœtus et l'avortement. Selon Davidson, elle commence par un ictère catarrhal, l'excrétion des produits biliaires étant entravée par la grossesse, et leur rétention donnant lieu à un empoisonnement du sang fœtal qui accompagne les formes les plus sévères de la maladie. Des attaques légères et passagères de jaunisse peuvent survenir, sans être suivies d'aucune conséquence fâcheuse. Leur production est probablement favorisée par la compression mécanique de l'utérus gravide sur les intestins et les conduits biliaires.

Carcinome.

La grossesse chez une·femme souffrant d'une affection maligne de l'utérus n'est pas si rare qu'on pourrait le supposer, et doit être une cause naturelle d'anxiété. Le traitement obstétrical des cas de cette nature sera discuté ailleurs. Si nous sommes prévenus de l'existence de l'affection pendant la gestation, nous aurons à discuter une question : celle de savoir si nous devons essayer de diminuer les dangers du travail en provoquant un avortement ou un accouchement prématuré. Et elle est difficile à résoudre. Ici, nous sommes en présence d'une maladie qui sera certainement mortelle pour la mère avant long-temps, et dont la marche sera accélérée après le travail, tandis que les manœuvres nécessaires pour opérer l'accouchement peuvent être très-préjudiciables aux organes malades. D'un autre côté, par ce procédé, nous sacrifions l'enfant sans être sûrs de diminuer matériellement le danger de la mère. La question ne peut être tranchée que d'après chaque cas particulier. Si nous avons l'occasion de voir la femme au début de la gros-sesse, en provoquant l'avortement nous pouvons sauver la mère des dangers du travail à terme, peut-être de l'opération césa-rienne, si l'obstruction est considérable. Dans ces circonstan-ces, l'opération pourrait sans doute être justifiée. Mais, si la grossesse est arrivée au delà du sixième ou du septième mois, à moins que la tumeur maligne ne soit réellement très-petite, il est probable que les dangers de l'accouchement seront aussi grands pour la mère qu'à l'époque de son terme ; et il serait alors plus rationnel de lui laisser quelques mois de plus.

On rencontre quelquefois une grossesse chez des femmes atteintes d'une tumeur de l'ovaire, et la conduite à tenir dans ces cas a donné lieu à de grandes discussions. Il ne peut être douteux que ces malades, abandonnées à la nature, soient me-nacées de conséquences très-graves, souvent même de mort, car l'abdomen ne peut s'accommoder à la fois d'un utérus gravide et du kyste ovarien, qui tous deux augmentent de vo-lume simultanément. La tumeur est exposée à des contusions et à la compression qui en provoquent parfois la rupture avec épanchement de son contenu dans la cavité péritonéale ; d'au-tres fois, il se développe une inflammation chronique, suivie d'épuisement, et la mort de la femme survient soit avant, soit peu de temps après l'accouchement. Le danger pendant le tra-vail, lorsque la femme arrive à terme, est également très-grand.

Tumeurs de l'ovaire.

Sur treize accouchements naturels dont j'ai rassemblé l'observation dans un mémoire sur « *Le travail compliqué d'une tumeur de l'ovaire* [1], » un peu plus de la moitié furent mortels. Une autre source de danger est la torsion du pédicule et l'étranglement consécutif du kyste, dont on rapporte plusieurs exemples. Il est clair, puisque les risques sont si grands, que dans chaque cas il est bon de considérer s'ils peuvent être amoindris par un traitement chirurgical.

Les moyens que nous avons à notre disposition sont la provocation du travail prématuré, la ponction de la tumeur, ou l'ovariotomie. La question a été particulièrement discutée par Spencer Wells dans ses travaux sur *l'Ovariotomie* et par Barnes dans ses *Opérations obstétricales*. Le premier avance que le meilleur moyen est de ponctionner la tumeur lorsqu'il y a quelque chance de diminuer son volume par ce procédé; mais que, lorsqu'elle est multiloculaire ou que son contenu est solide, l'ovariotomie doit être pratiquée aussi près que possible du début de la grossesse. Barnes, d'un autre côté, établit que le procédé le plus sûr, est d'imiter les moyens dont se sert souvent la nature dans cette complication, et de pratiquer l'accouchement prématuré sans toucher à la tumeur. Il pense que l'ovariotomie est hors de cause, et que la ponction peut être insuffisante en laissant la tumeur encore assez volumineuse pour gêner sérieusement le travail. Si l'on s'en rapporte aux exemples connus, ils paraissent démontrer, sans aucune espèce de doute, que la ponction pendant la grossesse n'est pas plus dangereuse qu'à tout autre moment, et que l'ovariotomie peut être entreprise pendant la gestation avec certaines chances de succès. Wells rapporte dix observations dans lesquelles il y eut une intervention chirurgicale. Dans l'une, on fit la ponction, dans neuf l'ovariotomie; huit de ces malades guérirent, et la grossesse alla à terme chez cinq d'entre elles. D'un autre côté, cinq cas furent abandonnés à eux-mêmes : dans les uns la grossesse alla à terme, dans les autres il y eut accouchement pré-

1. *Obst. trans.*, vol. IX.

maturé spontané ; trois femmes moururent. Les faits ne sont pas assez nombreux pour trancher la question, mais ils favorisent certainement plutôt l'opinion de Wells que celle de Barnes. On doit observer que, à moins d'abandonner tout espoir de sauver l'enfant, et de pratiquer l'avortement à une période peu avancée, les risques du travail prématuré, lorsque la grossesse est suffisamment avancée pour espérer avoir un enfant viable, seraient presque aussi grands que ceux du travail à terme ; et la question de l'intervention ne sera discutée que dans les cas de grosses tumeurs, qui sont presque autant affectées par la compression de l'utérus gravide à sept ou huit mois, que par l'utérus à terme. Les petites tumeurs échappent généralement à l'attention et sont plus facilement refoulées devant la partie qui se présente dans l'accouchement. Le succès de l'ovariotomie pendant la grossesse est certainement assez grand, et il faut nous rappeler que la femme doit nécessairement être soumise aux risques de l'opération un plus tôt ou un peu plus tard ; le cas n'est donc plus le même que celui dont un avortement heureux termine les dangers. Si même l'opération mettait fin à la grossesse, — et il y a au moins quelque chance pour que cela n'arrive pas, — les risques de la mère ne seraient pas augmentés ; quant à l'enfant, le résultat pour lui serait le même qu'après un avortement intentionnellement provoqué. En somme, il semble donc que le meilleur procédé pour la mère et pour l'enfant soit de recourir à la pratique, en apparence héroïque, recommandée par Wells. Notre détermination doit, toutefois, être un peu influencée par l'adresse et l'expérience de l'opérateur. Si le chirurgien n'a pas acquis cette habileté qui est si essentielle pour le succès d'une ovariotomie, les intérêts de la mère seront mieux sauvegardés en pratiquant l'avortement aussi près que possible du début de la grossesse. Il faut donc recourir à l'une ou à l'autre de ces méthodes ; car en dépit de quelques observations dans lesquelles plusieurs grossesses successives ont pu survenir chez des femmes qui avaient des tumeurs de l'ovaire, les risques sont tels que l'expectation n'est pas justifiée. Si la rupture du kyste avait lieu, il n'y a pas de doute qu'on devrait recourir à l'ovariotomie dans le but d'extraire la poche déchirée et son contenu extravasé.

Tumeurs fibreuses. La grossesse peut être observée dans un utérus atteint d'une ou plusieurs tumeurs fibreuses. Si elles sont situées tout à fait à la partie inférieure et dans une position telle que le passage du fœtus doive être entravé, elles peuvent sérieusement compliquer l'accouchement. Lorsqu'elles siègent au fond ou sur le corps de l'utérus, elles risquent de provoquer des hémorrhagies ou d'autres accidents, par inflammation de leur tissu propre. Comme leur structure est analogue à celle des parois utérines dans lesquelles elles sont contenues, elles participent au développement de l'utérus pendant la grossesse, et souvent augmentent remarquablement de grosseur. Cazeaux dit : « J'en ai vu dans quelques cas acquérir en trois ou quatre mois un volume qu'elles n'auraient acquis que dans plusieurs années chez une femme non enceinte. » De même, elles participent à l'involution générale de l'utérus après l'accouchement et diminuent souvent beaucoup de volume, ou même disparaissent entièrement. J'ai rapporté ailleurs [1] quelques curieux exemples de ce fait; et la disparition complète de tumeurs, même volumineuses, a été notée par des auteurs dont la certitude d'observation ne peut être mise en doute.

Traitement. Le traitement variera avec la situation de la tumeur. Si l'on est certain que le passage de l'enfant sera obstrué, l'avortement devra être provoqué aussitôt que possible. Si la tumeur est hors de ce passage, l'avortement n'est pas indiqué d'une façon si formelle. Le plus grand danger dans ce cas naîtra de l'obstacle apporté par la tumeur à la contraction de l'utérus après l'accouchement, et par conséquent des risques d'hémorrhagie. Si cette hémorrhagie se produisait, l'écoulement du sang serait arrêté de la même manière que dans une grossesse normale, surtout par une injection de perchlorure de fer. J'ai cependant vu plusieurs cas dans lesquels l'accouchement s'est fait dans de

1. *Obst. trans.*, vol. V.

semblables conditions sans aucun accident grave. Le danger d'une inflammation et d'une expulsion ultérieure des masses fibroïdes serait probablement aussi grand après un avortement ou un travail prématuré qu'après l'accouchement à terme. Il semble donc que la règle à suivre soit d'intervenir seulement lorsque les tumeurs doivent empêcher l'accouchement, et dans les autres cas de laisser la grossesse suivre son cours en se préparant à combattre toute complication à mesure qu'elle surgira. Nous engagerons les femmes atteintes de tumeurs fibreuses utérines d'un certain volume, à rester célibataires; elles éviteront ainsi tous les risques de la grossesse.

CHAPITRE IX

PATHOLOGIE DE LA CADUQUE ET DE L'ŒUF

Pathologie de la caduque.

Nous savons malheureusement peu de chose des modifications pathologiques qui surviennent dans la membrane muqueuse de l'utérus pendant la grossesse. Il est probable toutefois qu'elles ont des conséquences beaucoup plus importantes qu'on ne le croit généralement, et il est certain qu'elles sont une cause fréquente d'avortement.

Endométrite.

Une des plus communément observées est l'endométrite antérieure à la conception. Lorsque l'ovule imprégné est arrivé dans l'utérus, il s'est greffé sur la muqueuse enflammée, qui n'était pas dans des conditions favorables à sa réception et à son développement. Il en résulte souvent, dans ces circonstances, la déchirure de quelques vaisseaux de la caduque, une extravasation de sang entre elle et les parois utérines, et comme conséquence l'avortement au début de la grossesse. Comme cet état morbide de la muqueuse utérine persiste vraisemblablement après que l'avortement est terminé, le même fait se reproduit à chaque fécondation, et nous pouvons ainsi observer des avortements répétés au début de toutes les grossesses. Mais lorsque cet état de choses existe, l'avortement n'est pas toujours fatal. Parfois il se développe un état hyperplasisique de la caduque; la membrane devient épaisse et hypertrophiée, et ses cellules augmentent considérablement de volume (fig. 82). Dans quelques cas, sa surface interne se tapisse de saillies polypoïdes rugueuses [1] dépendant d'une prolifération du tissu interstitiel de la membrane muqueuse. Duncan [2] a trouvé que la caduque hypertrophiée est toujours dans un état de dégénérescence graisseuse, plus avancée en certains

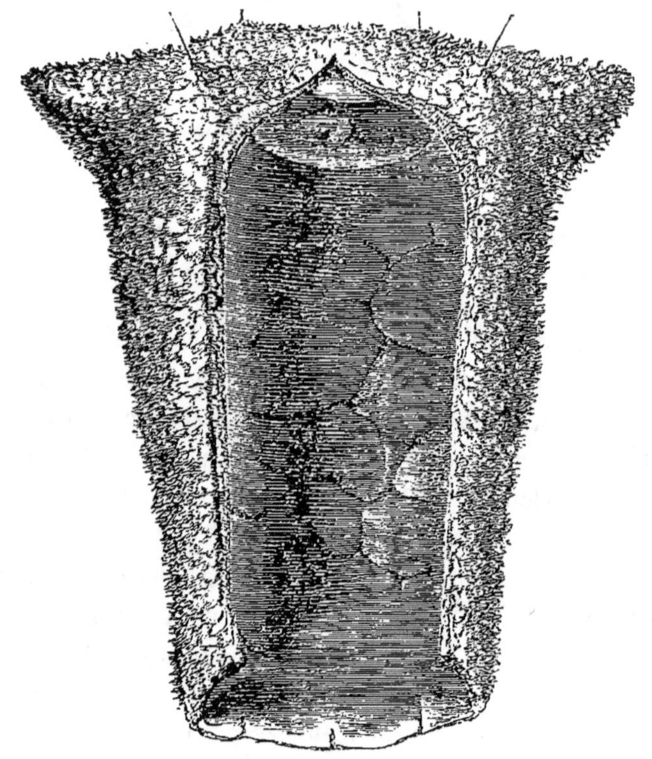

Fig. 82. — Caduque hyperthrophiée avec l'œuf attaché au fond (d'après Duncan).

points. Le résultat de ces altérations dans la membrane qui tapisse l'utérus est la production fréquente de la dégénérescence ou de la mort de l'œuf, qui cependant reste en relation organique avec la caduque, jusqu'à ce que, après un certain laps de temps, celle-ci soit expulsée sous la forme d'une membrane épaisse, triangulaire et charnue, avec l'œuf atrophié attaché à un point quelconque de sa face interne. Dans d'autres cas où

1. *Virchow's Archiv für Patho.*, 1868.
2. *Researches in obstet.*, p. 293.

l'hyperplasie de la caduque a atteint une moins grande étendue, la nutrition du fœtus n'est pas entravée, et la grossesse peut continuer jusqu'à terme, les modifications de la caduque étant reconnaissables après l'accouchement. D'autres facteurs, en dehors de l'endométrite, peuvent donner lieu à de semblables altérations de la caduque, et surtout, comme le soutient Virchow, le poison syphilitique. La condition inverse, c'est-à-dire un développement imparfait de la caduque, surtout de la caduque réflexe, a aussi été signalée comme une cause d'avortement. L'œuf adhérera alors lâchement à la cavité utérine, sans le soutien que le développement de la caduque réflexe autour de lui doit lui apporter, et son expulsion prématurée en sera la conséquence (fig. 83).

L'état particulier connu sous le nom d'*hydrorrhea gravidarum* dépend probablement de quelque affection morbide obscure de la muqueuse utérine. C'est un écoulement de liquide aqueux, clair, survenant à intervalles pendant la grossesse. Il peut se produire à une période quelconque de la gestation; mais on le rencontre le plus communément dans les derniers mois. Parfois il débute par la perte de quelques gouttes, parfois par un flux soudain et copieux. Puis le liquide aqueux, qui est généralement d'une couleur blanc jaunâtre et transparent comme le liquide amniotique, peut continuer à s'échapper à intervalles pendant plusieurs semaines, et quelquefois en très-grande quantité, de façon à inonder les vêtements de la femme. Très-fréquemment, il est expulsé à flots, la nuit même, lorsque la femme est couchée et tranquille dans son lit; son expulsion est alors probablement due à la contraction de l'utérus.

On a émis bien des théories pour expliquer ce fait. Quelques auteurs l'attribuent à la rupture d'un kyste placé entre l'œuf et les parois utérines. Baudelocque le rapportait à une transsudation du liquide amniotique à travers les membranes, tandis que Burgess et Dubois croyaient qu'il provenait d'une déchirure des membranes à quelque distance de l'orifice de l'utérus. Mattei, plus récemment, l'a attribué à l'existence d'une poche entre le chorion et l'amnios. Il peut se faire que dans quelques cas un simple écoulement de liquide vienne de l'une ou l'autre de ces causes ; mais, s'il est continu et répété, on doit lui chercher une autre source. Hegar [1] dit qu'il est le résultat d'une abondante sécrétion des glandes de la membrane muqueuse, qui s'accumule entre la caduque et le chorion, et s'échappe à travers

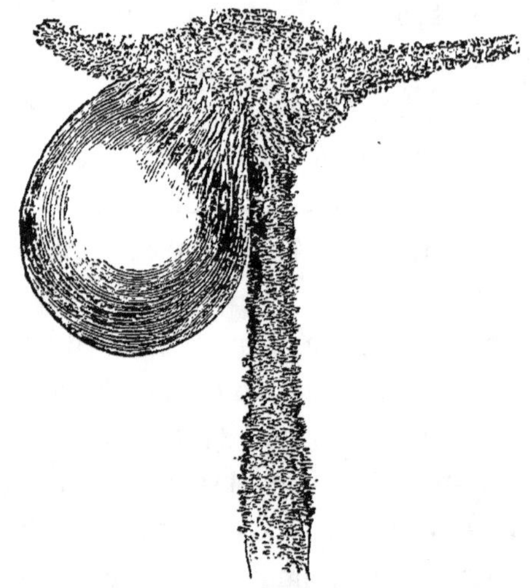

Fig. 83. — Caduque utérine imparfaitement développée avec l'œuf (Duncan).

l'orifice utérin. S'il en est ainsi, la caduque est probablement dans un état d'hypertrophie ou de morbidité. L'hydrorrhée est surtout intéressante à cause de l'erreur de diagnostic à laquelle elle peut donner lieu ; en effet, si nous sommes appelés la première fois que l'écoulement s'est déclaré, nous sommes naturellement portés à supposer que les membranes sont rompues, et que le travail est imminent. Et il n'y a aucun moyen positif de décider s'il en est ainsi. Cependant, dans l'hydrorrhée, les douleurs manquent, l'orifice utérin n'est pas ouvert, et le ballottement peut être perçu. Si même les membranes sont rompues, il n'y aura aucune indication d'intervention, à moins que le travail ne soit commencé ; la réapparition de l'écoulement et la persistance de la grossesse éclaireront bien-

1. *Monat. f. Geburt.*, 1863.

tôt le diagnostic. L'hydrorrhée, bien qu'elle puisse alarmer la femme, ne doit donner lieu à aucune inquiétude. La grossesse continue généralement jusqu'à terme ; cependant, dans des cas exceptionnels, un travail prématuré peut survenir. Aucun traitement n'est indiqué, et il n'y a rien qui puisse enrayer l'écoulement.

Pathologie du chorion. La seule maladie importante du chorion que nous connaissions, est cet état qui est diversement décrit sous les noms d'*hydatide de l'utérus, affection kystique de l'œuf, dégénérescence hydatiforme du chorion,* ou *môle vésiculaire.* Le nom d'hydatide de l'utérus lui fut longtemps donné, parce qu'on supposait que les vésicules en grappes, qui caractérisent l'affection, étaient de véritables hydatides analogues à celles qui se développent dans le foie et d'autres organes. Cette idée a été rejetée depuis longtemps, et il est maintenant démontré que l'affection prend naissance dans les villosités choriales. Le mode précis et les causes de sa production ne sont pas cependant encore expliqués d'une façon satisfaisante. La maladie est caractérisée par l'existence dans la cavité de l'utérus d'un grand nombre de vésicules transparentes, contenant un liquide clair et limpide, et dont la composition paraît assez semblable à celle du liquide amniotique. Ces petits corps vésiculaires, dont le volume varie de celui d'un grain de millet à celui d'un gland, sont souvent décrits comme semblables à une grappe de raisin ou de groseille. Mais un examen plus minutieux démontre qu'ils ne sont pas attachés tous à un pédicule indépendant, comme c'est le cas dans une grappe de raisin ; les uns naissent d'une vésicule, tandis que d'autres ont des pédicules distincts, insérés à la surface du chorion, et les pédicules eux-mêmes sont quelquefois distendus par du liquide (fig. 84). Cette disposition particulière des vésicules est expliquée par leur mode de développement.

On a beaucoup discuté sur l'étiologie de l'affection. Quelques auteurs supposent qu'elle suit toujours la mort du fœtus ; et toute l'énergie du développement étant reportée sur le chorion, qui conserve ses connexions avec la caduque, il en résulte un grossissement anormal et une dégénérescence kystique. Telle est l'opinion soutenue par Gierse et Graily Hewitt ; elle est étayée par le fait indéniable que, dans presque tous les cas, le fœtus a entièrement disparu, et aussi par les observations de grossesses gémellaires' dans lesquelles un chorion a dégénéré, et l'autre est resté sain jusqu'à terme. D'un autre côté, on a dit que le point de départ de l'affection était dans l'organisme maternel. Virchow pense qu'elle a pour origine un état morbide de la caduque, tandis que d'autres l'ont attribuée à quelque dyscrasie du sang chez la mère, telle que la syphilis. Il y a bien des raisons pour croire que des causes de cette nature peuvent donner naissance à la maladie. Ainsi on l'a souvent observée plusieurs fois chez la même femme ; et des altérations analogues, mais limitées en étendue, sont fréquemment rencontrées sur le placenta et les membranes d'enfants vivants. D'après cette théorie, la mort du fœtus est un phénomène secondaire, qui résulte de l'entrave apportée à la nutrition par le chorion malade. Il est probable que les deux opinions peuvent être justes ; la maladie suit quelquefois la mort de l'embyron, et parfois elle naît de causes maternelles obscures.

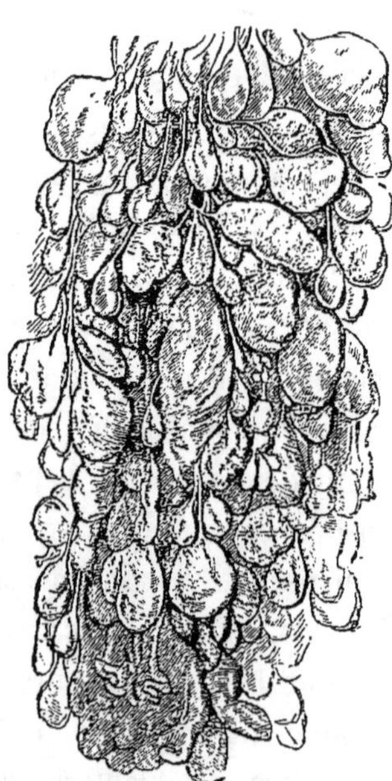

Fig. 84. — Dégénérescence hydatiforme du chorion.

La dégénérescence des villosités choriales commence généralement à une époque voisine du début de la grossesse, avant que le placenta se soit formé. Dans ce cas, la surface entière du chorion est affectée ; mais la maladie peut commencer seulement après l'atrophie d'une grande partie des villosités choriales, et alors elle est limitée au placenta. L'épithélium des villosités paraît être la partie affectée la première, et l'intérieur des villosités malades se remplit de cellules. Leur tissu connectif subit une prolifération remarquable et se collecte en masse en des points particuliers, le reste de la villosité restant sain. Elle se laisse distendre par le développement de ces éléments; une partie des cellules se liquéfie, et le liquide intercellulaire ainsi produit écarte largement le tissu connectif, de façon à former un réseau dans l'intérieur de la villosité [1]. Ainsi sont constitués les corps en forme de grappes qui caractérisent l'affection. Lorsque la dégénérescence a commencé, le tissu malade a une puissance remarquable de prolifération, de telle sorte qu'il forme quelquefois une masse aussi volumineuse que la tête d'un enfant, et pesant plusieurs livres.

La nutrition du chorion altéré est entretenue par ses connexions avec la caduque généralement maláde et hypertrophiée. Quelquefois l'adhérence de la masse aux parois utérines est très-solide et peut entraver son expulsion; dans quelques cas rares, on a même vu les villosités se frayer un passage dans la substance de l'utérus, surtout à travers les sinus utérins, et causer ainsi l'atrophie et l'amincissement de son tissu musculaire. Des observations de ce fait sont relatées par Volkmann, Waldeyer [2] et Barnes; et il est évident que l'adhérence intime ainsi produite peut sérieusement augmenter la gravité du pronostic.

Si nous adoptons cette étiologie de l'affection, il est évident que nous en faisons un accident particulier à la grossesse, et il n'y a aucune raison sérieuse pour soutenir, ainsi que cela a été fait quelquefois, qu'elle peut se développer en dehors de la conception. Il est bien possible, toutefois, que de véritables entozoaires se forment dans la substance de l'utérus, et que leur expulsion par le vagin les fasse prendre pour une affection kystique, erreur s'accompagnant de soupçons non motivés sur la chasteté de la femme. Hewitt rapporte un cas dans lequel

1. Braxton Hicks, *Guy's hospital Reports,* vol. II, Third series, p. 183.
2. *Virchow's Archiv*, vol. XVII, p. 88.

de véritables hydatides originairement formées dans le foie
s'étendirent au péritoine, et étaient sur le point de crever
à travers le vagin au moment de la mort. C'était chez une
femme non mariée. On relate aussi un ou deux autres exemples
de véritables hydatides nées dans la substance de l'utérus. Un
des plus intéressants a été observé par Hewitt[1] ; de véritables
acéphalocystes furent expulsés de l'utérus d'une femme qui
guérit ensuite. Un examen soigneux du kyste et de son contenu
montrera sa véritable nature, et les têtes d'échinocoque, avec
leurs crochets caractéristiques, seront reconnues à l'examen
microscopique.

Il est encore possible de concevoir des soupçons mal fondés
sur la moralité d'une femme qui expulserait une masse d'hydatides longtemps après l'imprégnation. On commettrait de
sérieuses méprises, le fait se présentant chez une veuve ou
chez une femme séparée de son mari. Ce point a été spécialement signalé par Mc Clintock [2], qui dit : « Les hydatides
peuvent être retenues dans l'utérus pendant des mois et des
années, il est possible qu'une portion seulement soit expulsée,
le reste, formé d'une nouvelle masse de vésicules, étant rejeté
plus tard. »

Les symptômes de l'affection kystique de l'œuf ne sont pas
très-marqués. Au début, il n'existe aucune apparence d'état
morbide ; mais, à mesure que la grossesse avance, son cours
normal est entravé. La santé générale est plus atteinte qu'elle
ne devrait l'être, et les irritations réflexes, les vomissements,
par exemple, peuvent être extrêmement développés. Le premier
signe physique est l'augmentation rapide de la tumeur utérine,
qui bientôt ne correspond plus au volume qu'elle doit avoir à
la période supposée de la grossesse. Ainsi, au troisième mois,
l'utérus peut être trouvé au niveau de l'ombilic ou au-dessus.
Vers cette époque, il s'écoule un liquide aqueux, profus et sanguinolent, en plus ou moins grande quantité, et semblable à

Symptômes et
marche.

1. *Obst. trans.*, vol. XII.
2. *Mac Clintock's Diseases of Women*, p. 398.

du jus de groseille. Il vient sans doute de la rupture et de
l'expulsion des kystes, causées par des contractions utérines
non douloureuses. Parfois, la quantité en est excessive; il reparaît avec une grande fréquence et fatigue extrêmement la
femme. On peut trouver au milieu de l'écoulement des portions de kystes, expulsées de temps en temps en grandes
masses. La découverte de ces débris est le seul signe diagnostique certain de la maladie. L'examen vaginal, avant que l'orifice ne soit dilaté, ne fournira aucun renseignement, excepté
l'absence de ballottement. Leishman attribue une grande importance à une dureté et une fermeté inaccoutumées de l'utérus, qu'il décrit comme « une sensation particulière, pâteuse, »
et qui a été signalée par plusieurs auteurs. Le contour de
la tumeur utérine est souvent irrégulier. En outre, on ne peut
découvrir les signes ordinaires de la grossesse fournis par
l'auscultation. Tout cela nous viendra en aide pour le diagnostic; mais rien, si ce n'est la présence de kystes dans le
flux liquide et sanglant, ne pourra nous permettre de nous
prononcer avec certitude sur la nature de la maladie.

Traitement. Aussitôt que le diagnostic est établi, les indications du traitement sont formelles : débarrasser l'utérus de son contenu le
plus tôt possible. L'ergot peut être donné avec avantage pour
favoriser la contraction utérine et l'expulsion de l'œuf malade.
S'il échoue, et surtout si l'hémorrhagie est considérable, les
doigts, la main tout entière même devra être introduite dans
l'utérus, et on enlèvera le plus possible de la masse. Lorsque
l'orifice est fermé, il est indispensable d'en opérer la dilatation
préliminaire par l'éponge, les tiges de laminaria, ou les sacs
de Barnes, s'il est déjà un peu ouvert. Si le chloroforme est
alors administré, le reste de l'opération sera facile. Il peut
exister des adhérences solides entre la masse kystique et l'utérus; on évitera des tentatives trop énergiques pour leur déchirure complète. Toute hémorrhagie grave après l'opération peut
être traitée par des lavages de la cavité utérine avec une solution de perchlorure de fer.

Sous le nom de *myxome fibreux*, Virchow[1] et Hildebrandt ont décrit une dégénérescence plus rare du chorion, caractérisée par une dégénérescence non vésiculaire, mais fibreuse, du tissu connectif du chorion. Elle est toutefois trop peu définie pour que j'entre dans de longs détails.

La pathologie du placenta a depuis longtemps attiré l'attention et elle a une grande importance pratique, à cause de ses effets sur l'enfant.

Les placentas varient considérablement de forme. Ils peuvent ressembler à un croissant, ou être étalés sur une surface considérable, lorsque les villosités choriales entrent en rapport avec une portion de la caduque plus grande qu'à l'état normal (*placentas membraneux*). Mais ces variétés n'ont qu'un intérêt scientifique. La seule anomalie de forme qui ait quelque importance pratique est celle qui sert à désigner le *placenta succentoria*. Elle consiste en une ou plusieurs masses séparées du tissu placentaire, et produites par le développement de lobes isolés de villosités choriales. Hohl croit qu'elles se forment toujours exactement à la jonction des parois antérieure et postérieure de l'utérus, qui au début de la grossesse est une simple ligne. A mesure que l'utérus s'étend, les portions de placenta de chaque côté de cette ligne deviennent séparées l'une de l'autre. La seule conséquence qu'elles puissent avoir, c'est de rester oubliées dans l'utérus après la délivrance, et de donner lieu à une hémorrhagie puerpérale secondaire. La forme rare de placenta double avec un seul cordon, figurée dans la planche suivante (fig. 85), a été probablement constituée de cette manière, et la portion supplémentaire, dans ce cas, peut facilement échapper à l'observation.

Les dimensions du placenta peuvent aussi varier. Quelquefois, il a un volume excessif, en général lorsque l'enfant est très-gros ; mais il n'est pas rare qu'il soit en rapport avec l'hydramnios, l'enfant étant mort et flétri. Dans d'autres cas, il est remarquablement petit, ou au moins il paraît être ainsi. Ce-

1. *Monat. f. Geburt*, may 1865.

19

pendant, si l'enfant est en bonne santé, ce fait n'a pas d'importance pathologique, car sa petitesse peut être plus apparente que réelle, et dépendre de ce que les vaisseaux ne sont pas distendus par le sang. Lorsqu'il existe une atrophie véritable du placenta, la vitalité du fœtus peut être sérieusement compromise. Cette condition dépend d'un état morbide, soit des villo-

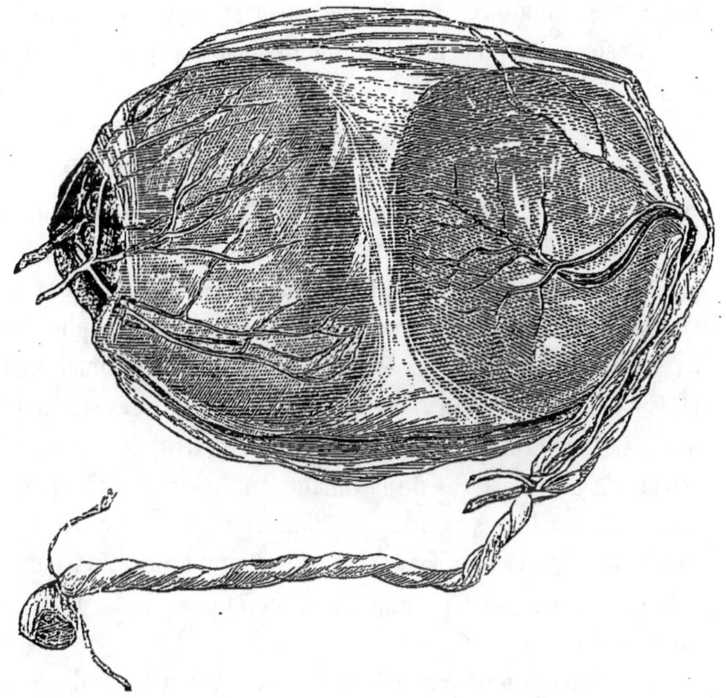

Fig. 85. — Placenta double avec un cordon unique.

sités choriales, soit de la caduque sur laquelle elles sont implantées[1]. Cette dernière cause est la plus commune des deux; elle consiste généralement en une hyperplasie du tissu connectif de la caduque, qui comprime les villosités et les vaisseaux, et donne lieu à une atrophie générale ou locale. Cette modification est analogue à celle qu'on observe dans la cirrhose du foie et dans certaines formes de la maladie de Bright. Elle a été généralement attribuée à un état inflammatoire; plusieurs

1. Whittaker, *Amer. Journ. of. obst.*, vol. III, p. 229.

auteurs l'ont décrite sous le nom de *placentite*, et considérée   Placentite.
comme une affection commune. On lui attribue bien des alté-
rations morbides fréquemment observées dans le placenta, par
exemple l'hépatisation, les dépôts purulents circonscrits, et les
adhérences aux parois utérines. Plusieurs pathologistes modernes ont douté que ces modifications fussent, à strictement
parler, inflammatoires. Whittaker dit à ce sujet : « La disposition à rejeter la placentite augmente beaucoup de nos jours.
Certes, il est impossible d'admettre l'inflammation d'après la
théorie moderne (Cohnheim) de ce processus, puisqu'il n'y a
pas de capillaires, au moins dans la portion maternelle, à travers les parois desquelles une « migration » puisse se faire, et
qu'il n'existe pas de nerfs pour régulariser la contractilité des
parois des vaisseaux dans le tissu tout entier. » Robin explique
les différentes modifications pathologiques signalées plus haut
en disant que « ce qui a été pris pour de l'inflammation du
placenta n'est pas autre chose qu'un état de transformation
des caillots sanguins à différentes périodes. Ce qu'on a regardé
comme du pus n'est que de la fibrine en cours de désorganisation, et, dans les cas où du véritable pus a été trouvé, il ne
venait pas du placenta, mais d'une inflammation du tissu des
vaisseaux utérins et d'un dépôt accidentel dans le tissu du placenta. »

Les extravasations partielles de sang auxquelles il est fait   Extravasations
allusion ici s'observent très-fréquemment, et on les trouve   sanguines.
dans toutes les parties de l'organe, dans sa substance, à sa
surface caduque, ou immédiatement au-dessous de l'amnios, et
dans cette dernière situation elles constituent les points de départ des kystes qu'on y observe souvent. La fibrine ainsi déposée subit une métamorphose régressive, comme dans les autres
parties du corps ; elle se décolore, elle subit une dégénérescence graisseuse, ou elle se transforme en masses calcaires, et
c'est ainsi qu'on peut expliquer les différentes modifications
pathologiques qui sont si communément observées. La quantité
de tissu qui a subi la métamorphose régressive et son aspect

dépendront naturellement du temps qui se sera écoulé depuis la production des extravasations sanguines.

La dégénérescence graisseuse du placenta et son influence sur la nutrition du fœtus ont été spécialement étudiées en Angleterre par Barnes et Druitt. On rencontre fréquemment dans le placenta des masses jaunâtres qui consistent, en grande partie, en graisse moléculaire, mélangée à un réseau ténu de tissu

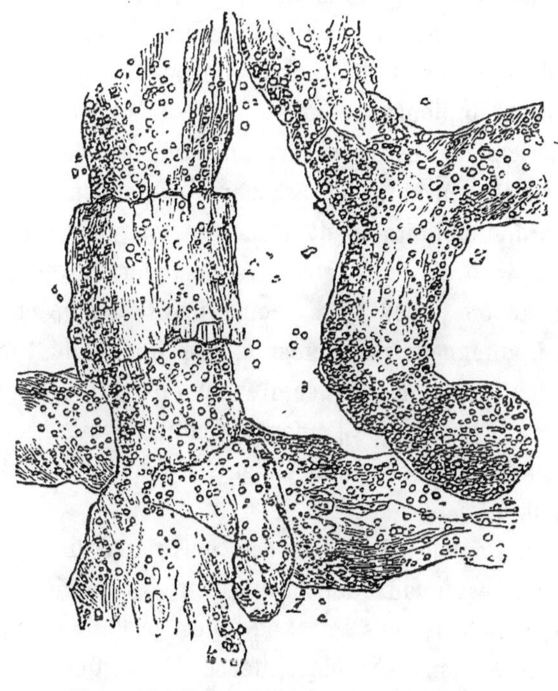

Fig. 86. — Dégénérescence graisseuse du placenta.

fibreux. Toutefois la véritable dégénérescence graisseuse affecte spécialement les villosités choriales (fig. 86). A l'examen microscopique, on les trouve altérées et déformées dans leur contour, et chargées de petits globules de graisse granuleuse. Des modifications semblables sont observées dans les cellules de la caduque. Leur influence sur le fœtus sera proportionnée, naturellement, à l'étendue dans laquelle les fonctions des villosités sont entravées. La cause probable de cette dégénérescence est, sans doute, quelque altération obscure dans la nutrition du tissu, dépendant d'un état maladif de la mère. Barnes croit que la syphilis a beaucoup d'influence sur leur production. Druitt a signalé que le placenta à maturité présente toujours une certaine dégénérescence graisseuse probablement en relation avec le décollement physiologique de l'organe; et Goodell, plus récemment, a suggéré l'idée que cette modification, en quantité inusitée, peut être simplement une anticipation de la terminaison naturelle de la vie du placenta [1].

On rencontre parfois, mais plus rarement, d'autres états morbides du placenta, l'infiltration œdémateuse de son tissu, qui accompagne toujours, selon Lange, les cas d'hydramnios; des dépôts pigmentaires et calcaires, des tumeurs de formes diverses; mais ces affections ne réclament qu'une mention passagère.

Autres états morbides.

Le cordon ombilical peut avoir une longueur excessive, variant de 45 à 50 centimètres, sa longueur moyenne, jusqu'à 1 mètre 25 ou 1 mètre 50, et on rapporte même un cas dans lequel il atteignait la longueur extraordinaire de 2 mètres 70. S'il a une longueur inusitée, il peut être enroulé autour des membres ou du cou de l'enfant, et cette dernière anomalie a, dans des cas exceptionnels, amené des complications pendant le travail.

Pathologie du cordon ombilical.

Quelques auteurs attribuent certaines amputations spontanées des membres fœtaux dans l'utérus aux constrictions par le cordon ombilical; mais cet accident est produit plus probablement par des annexes filamenteuses de l'amnios. Les nœuds dans le cordon ne sont pas rares; ils sont faits par le fœtus, qui, dans ses mouvements, passe à travers une anse du cordon (fig. 87). S'il y a dans le cordon une quantité normale de gélatine de Wharton, ses vaisseaux sont protégés de la compression, et il n'en résulte aucun accident. Géry, dans un récent mémoire [2], a essayé de démontrer l'importance de ces nœuds, et il cite deux observations dans lesquelles ils auraient, selon lui, causé la mort du fœtus.

1. *American Journ. of. obst.*, vol. II, p. 535.
2. *L'Union médicale*, oct. 1876.

Une extrême torsion du cordon, exagération de ses spires normales, expose quelquefois l'enfant à de sérieux dangers, en obstruant la circulation dans les vaisseaux. Spaeth mentionne trois cas dans lesquels elle causa la mort du fœtus, le cordon était tordu au point d'être réduit à la grosseur d'un fil.

Les anomalies dans la distribution des vaisseaux du cordon sont assez fréquentes. Le cordon peut être inséré au bord du placenta, au lieu de l'être à son centre (*placenta en raquette*); il peut se diviser en plusieurs branches avant d'arriver au placenta, et dans ce cas les vaisseaux rampent à travers les membranes. Une traction sur le cordon peut alors déterminer sa rupture, ainsi que celle des vaisseaux bifurqués. On rencontre deux veines et une artère, ou seulement une veine et une artère, ou encore deux cordons distincts pour un seul placenta. Toutes ces anomalies, et d'autres que je pourrais mentionner, n'ont qu'une importance pratique médiocre.

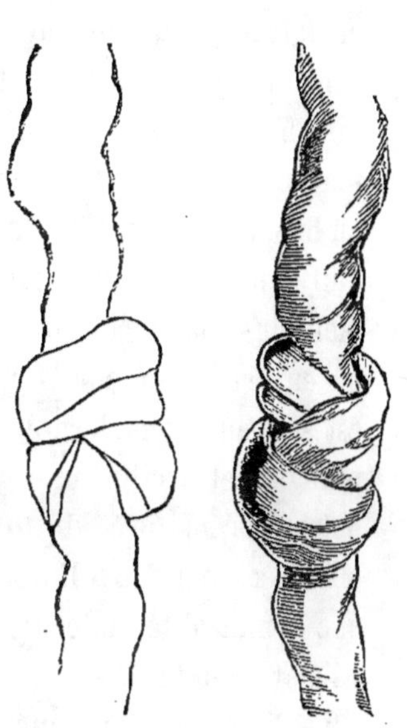

Fig. 87. — Nœuds du cordon ombilical.

L'état pathologique principal de l'amnios que nous connaissions est la sécrétion excessive du liquide ammiotique, connue généralement sous le nom d'*hydramnios*. Sa cause précise est encore vague. Quelques auteurs le rapportent à l'inflammation de l'amnios lui-même; mais parfois il paraît lié à quelque affection morbide de la caduque, qu'on trouve malade et hypertrophiée. Le fœtus est souvent mort et flétri, et le placenta gros et œdémateux. Cependant la mort du fœtus n'accompagne pas nécessairement l'hydramnios. Sur trente-trois cas, Mc Clintock a trouvé que neuf enfants étaient nés morts [1]; sur les dix-

1. *Diseases of Womem*, p. 383.

neuf nés vivants, dix moururent au bout de quelques heures ; le reste survécut. Il ne paraît pas y avoir de relation directe entre l'état de santé de la mère et le développement de cette affection, et elle n'existe pas fatalement lorsque la mère est atteinte d'épanchements hydropiques dans d'autres parties du corps. La théorie qui assigne à cette maladie une origine purement locale s'appuie sur ce fait que, lorsque l'hydramnios existe dans une grossesse gémellaire, un œuf seulement est en général affecté. Ses effets, en ce qui concerne la mère, sont surtout mécaniques. Il se développe rarement avant le cinquième ou le sixième mois de la grossesse ; mais, dès le début, il produit rapidement une sensation de malaise et de gonflement, bien plus marquée que celle d'une grossesse arrivée à l'époque où en est la femme. A une période plus avancée, le malaise est souvent considérable, l'utérus développé comprime le diaphragme et produit une gêne excessive de la respiration. L'expulsion prématurée du fœtus est commune. Quatre des femmes observées par Mc Clintock moururent après le travail, preuve que la mortalité maternelle est grande ; et il attribue ce résultat à l'état de débilité des femmes soumises à cette affection.

Le diagnostic, en général, est facile. On doit distinguer l'hydramnios de la distension ascitique de l'abdomen, et du développement de l'utérus par une grossesse gémellaire. La première affection sera reconnue à la situation superficielle du liquide, à la difficulté de sentir le contour de l'utérus, qui est masqué par le liquide environnant, et à la coexistence d'épanchements dans d'autres régions du corps. Le dernier état peut être difficile et même impossible à diagnostiquer. En général, cependant, dans l'hydramnios, la tumeur utérine est plus distinctement tendue ou fluctuante ; les membres du fœtus ne peuvent être perçus par la palpation, et le segment inférieur de l'utérus est anormalement distendu sans que la partie qui se présente soit appréciable par le vagin.

Diagnostic.

Pendant le travail, la quantité excessive du liquide amniotique est souvent une cause d'inertie utérine et de retard, les

Ses effets sur le travail.

douleurs étant faibles et inefficaces. Cette observation a trait naturellement à la première période, qui est souvent très-prolongée, à moins que les membranes ne soient ponctionnées de bonne heure et ne permettent au liquide surabondant de s'écouler.

Traitement.

On ne connaît aucun traitement qui ait quelque effet sur l'affection. Si le malaise et la distension sont considérables, il peut être absolument nécessaire de ponctionner les membranes et de permettre à l'eau de s'échapper. Cette manœuvre amène inévitablement le travail. Si la grossesse n'est pas suffisamment avancée pour avoir un enfant vivant, nous ne recourrons pas à cet expédient, à moins que la santé de la mère ne soit sérieusement compromise. Il est possible que, dans ces cas, l'extraction d'une portion du liquide et le soulagement de la femme puissent être obtenus en enfonçant l'aiguille fine d'un aspirateur à travers l'orifice, pour enlever une certaine quantité du liquide amniotique par aspiration, sans provoquer le travail. Je n'ai jamais eu occasion d'essayer ce procédé, mais il paraît praticable.

Insuffisance du liquide amniotique.
–

Une quantité insuffisante de liquide amniotique favorise, dit-on, certains vices de conformation, en permettant à l'utérus de comprimer le fœtus d'une façon exagérée. Elle peut, en effet, favoriser la production d'adhérences entre les membranes et le fœtus, et de brides amniotiques capables de déterminer certaines déformations de l'enfant (p. 301).

Le liquide amniotique varie beaucoup d'aspect. Il est quelquefois épais comme de la mélasse, au lieu d'être limpide, et il peut avoir une odeur désagréable. La cause de ces différences n'est pas bien connue.

Pathologie du fœtus.

Il est parfaitement évident que le fœtus dans la matrice est sujet à diverses maladies, dont quelques-unes causent sa mort, et d'autres laissent des traces distinctes de leur existence, bien que n'étant pas fatales. Ce sujet a une grande importance et mérite d'être étudié. Il y a encore beaucoup à faire dans cette voie, pour en déduire des résultats pratiques importants. Je ne dois donc pas me borner à la simple énumération des affections principales qui ont été observées.

Il est parfaitement démontré que les différentes fièvres éruptives dont la mère peut être atteinte sont souvent communiquées au fœtus dans la matrice. Lorsque la mère est prise de variole confluente, elle avorte presque toujours ; mais non forcément lorsque la variole est discrète ou modifiée. Dans ces cas, il est souvent arrivé que le fœtus soit né avec des marques évidentes de variole. On en rapporte quelques-uns qui prouvent que le fœtus a été atteint après la mère. Ainsi une femme malade de la petite vérole a avorté et a donné naissance à un enfant vivant ne portant aucune trace de l'affection ; mais l'éruption a paru au bout de deux ou trois jours, preuve que la maladie avait été contractée et avait parcouru sa période d'incubation lorsque le fœtus était encore dans la matrice. Cependant le fœtus n'est pas toujours affecté. Serres a rassemblé 22 observations dans lesquelles des femmes, malades de la petite vérole, ont donné naissance à des enfants qui n'avaient pas contracté la maladie. On a admis que, dans ce cas, l'enfant est à l'abri de la variole, bien qu'il n'en ait eu aucun symptôme. Tarnier, cependant, cite deux exemples d'enfants ainsi nés ayant eu la variole deux ans après leur naissance. Madge et Simpson rapportent des faits dans lesquels la vaccination pratiquée sur la mère pendant la grossesse a protégé le fœtus, une tentative ultérieure de vaccination sur ces enfants ayant échoué. Il est également prouvé que la maladie peut être transmise au fœtus à travers la mère, sans qu'elle-même ait été atteinte par la contagion, l'enfant ayant été couvert d'une éruption variolique et la mère tout à fait indemne. Il est probable que les phénomènes observés pour la variole sont applicables aux autres affections zymotiques, telles que la fièvre scarlatine et la rougeole, mais nous n'avons aucune donnée qui nous permette de l'affirmer.

Parmi les autres affections maternelles, la malaria et l'empoisonnement par le plomb sont transmissibles au fœtus dans la matrice. Le Dr Stokes rapporte des observations de fièvre tierce chez des femmes dont l'enfant avait aussi des frissons; en effet, ses mouvements convulsifs, appréciables par la mère, revenaient à des intervalles réguliers, mais à un autre moment que les paroxysmes maternels. Quelquefois, le paroxysme fébrile apparaît en même temps chez le fœtus et chez la mère; le fait a été vérifié en observant que les frissons continuèrent à revenir simultanément après la délivrance. Le fœtus est également né avec le développement de la rate particulier à la malaria. La fréquence avec laquelle on trouve la rate très-hypertrophiée chez les petits enfants, dans les contrées à malaria, me fait supposer que l'affection intra-utérine doit être commune. J'ai souvent observé ce fait dans l'Inde, sans cependant pouvoir m'assurer que les mères eussent souffert de fièvre intermittente pendant leur grossesse. L'intoxication plombique a aussi un effet très-préjudiciable sur le fœtus, et provoque fréquemment l'avortement. M. Paul [1] a rassemblé 81 cas dans lesquels elle a causé la mort du fœtus, dans quelques-uns après sa naissance seulement; elle paraît même avoir affecté le fœtus sans atteindre la mère.

De toutes les dyscrasies sanguines transmises au fœtus, la plus importante est la syphilis. J'ai décrit ailleurs sa tendance à produire des avortements répétés. Elle peut certainement être communiquée au fœtus sans produire l'avortement; la mère arrive à terme et donne naissance à un enfant vivant qui porte des traces de l'affection, ou à un enfant mort semblablement affecté, ou encore à un enfant en apparence bien portant chez lequel la maladie éclate après un mois ou deux. Ces effets différents dépendent probablement de l'intensité du poison. La maladie est sans aucun doute transmise en général par la mère; si elle est affectée au moment de la conception, l'infection du fœtus paraît certaine, mais, si elle contracte la maladie à une période avancée de sa grossesse, l'enfant peut naître absolument indemne. Ricord croit même que la syphilis, con-

Intoxication plombique.

Syphilis.

1. *Arch. gén. de méd.*, 1860.

tractée après le sixième mois de la grossesse, n'affecte jamais l'enfant. Le père lui-même peut incontestablement transmettre la maladie à l'œuf, mais moins fréquemment que la mère, et Hutchinson a rapporté des observations qui démontrent que la mère peut être secondairement infectée par le fœtus malade.

L'infection syphilitique chez un enfant mort ou vivant est suffisamment caractéristique. Il est généralement petit, mal développé, et atteint d'une éruption de pemphigus, dont les bulles sont complètement développées, ou à leur première période seulement, sous forme de taches circulaires de couleur cuivrée. Cette éruption est toujours plus marquée sur les mains et les pieds, et tout enfant qui la porte en naissant peut être considéré comme syphilitique. A l'examen *post mortem*, les lésions les plus ordinaires sont de petits points de suppuration dans le thymus, des suppurations analogues localisées dans le tissu pulmonaire, des points indurés jaunâtres dans le foie, et une péritonite dont l'importance a été surtout signalée par Simpson[1] comme cause de la mort des enfants syphilitiques.

La plus importante des affections inflammatoires qui affectent le fœtus est la péritonite. Simpson a démontré qu'on en rencontre très-souvent des traces, et qu'elle n'est pas toujours nécessairement syphilitique. Quelquefois on l'a observée lorsque la mère a été mal portante pendant sa grossesse, et d'autres fois elle paraît avoir résulté de quelque état morbide des viscères du fœtus. La pleurésie avec épanchement est une affection inflammatoire qu'on a également signalée.

Les affections hydropiques les plus communes sont l'ascite et l'hydrocéphalie, qui peuvent toutes les deux avoir pour effet d'empêcher l'accouchement. L'hydrocéphalie est la plus fréquente de toutes, et peut donner lieu à beaucoup de difficultés pendant le travail. Les causes en sont obscures, mais elle dépend probablement de quelque altération dans la santé de la mère, puisqu'elle est sujette à reparaître dans plusieurs grossesses successives, et elle est fréquemment associée à un déve-

1. *Obst. Works,* vol. I, p. 117.

loppement imparfait de la colonne vertébrale et au spina bifida. Le liquide se collecte dans les ventricules, qui se distendent énormément et produisent l'expansion et l'amincissement du crâne, dont les os sont largement séparés les uns des autres à leurs sutures; celles-ci sont proéminentes et fluctuantes. Quelquefois l'hydrocéphalie interne peut être compliquée, et le diagnostic pendant le travail obscurci par la coexistence de ce qu'on appelle « l'hydrocéphalie externe ». Celle-ci consiste en une collection de liquide entre le crâne et le cuir chevelu, constituée orginairement en ce point ou épanchée à la suite d'une déchirure de quelque suture ou fontanelle pendant le travail, avec extravasation du liquide intra-crânien.

L'ascite est généralement associée à l'hydramnios, et quelquefois à l'hydrothorax ou à d'autres épanchements hydropiques. C'est une affection rare, et, selon Depaul [1], on a pris souvent pour elle une extrême distension de la vessie.

Tumeurs.

Des tumeurs diverses s'observent en certains points du corps de l'enfant[2], et acquièrent quelquefois un volume considérable qui met obstacle à l'accouchement. Tarnier rapporte des cas de méningocèles plus volumineuses que la tête de l'enfant, et on a vu de grosses tumeurs kystiques attachées aux fesses, à la région pectorale ou à d'autres parties du corps. On observe aussi des tumeurs cancéreuses, soit externes, soit viscérales, d'un volume considérable. D'autres peuvent être produites par des difformités congénitales, une saillie du foie ou de quelques viscères, à travers une perforation de la paroi abdominale, ou par le spina bifida, l'épine étant imparfaitement développée. La dystocie, qui résulte de ces diverses causes, variera naturellement selon le volume, la consistance et l'accessibilité de la tumeur.

Blessures et lésions du fœtus.

Si la femme a été exposée à quelques violences, par exemple des coups ou des chutes qui n'aient pas entravé sa gros-

---

1. Tarnier et Cazeaux, p. 855.
2. Voyez la récente thèse d'agrégation de M. le Dr Alph. Herrgott dans laquelle sont réunis tous les cas de ce genre : *Des maladies fœtales qui peuvent faire obstacle à l'accouchement.* Paris, 1878. (*Trad.*)

sesse, le fœtus peut en éprouver des accidents sérieux. On en rapporte des observations curieuses. Ainsi, un enfant est né en présentant une plaie considérable qui affectait toute la longueur de l'épine, intéressant à la fois la peau et les muscles, et qui paraissait être le résultat d'une chute de la mère dans les derniers mois de sa grossesse. Des lacérations et des contusions semblables ont été observées sur d'autres points du corps, les

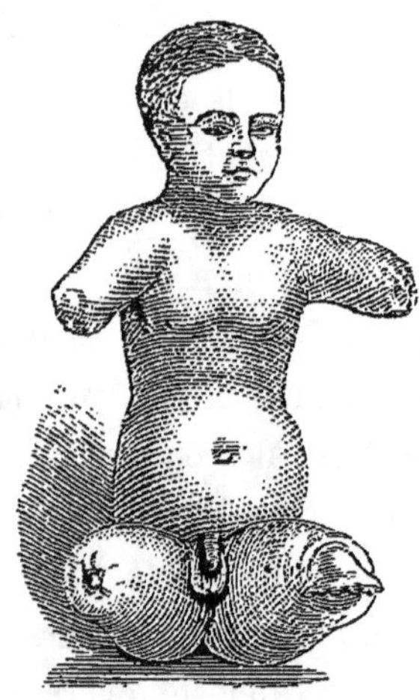

Fig. 88.—Amputation intra-utérine des bras et des jambes.

blessures étant à des degrés divers de cicatrisation, selon le temps depuis lequel l'accident était arrivé. Les fractures intra-utérines ne sont pas rares, et naissent probablement des mêmes causes. Dans quelques-uns de ces cas, les extrémités fracturées des os sont réunies, mais à angle aigu, la coaptation étant vicieuse, et la déformation est considérable. Chaussier [1] rapporte deux observations de fœtus chez lesquels il existait un grand nombre de fractures, sur l'un 113 et sur l'autre 42, à différents degrés de réparation. Il attribue ce curieux phénomène à quelque défaut congénital dans la nutrition des os, avec ramollissement probable de leur tissu.

Les amputations intra-utérines des membres fœtaux ont été assez fréquemment observées. Il est né des enfants dont une extrémité était plus ou moins complètement absente, et on connaît des cas dans lesquels les quatre extrémités manquaient absolument (fig. 88). Le mode de production de ces difformités a donné lieu à de grandes discussions. A une époque, on supposait que l'absence d'un membre était due à la gangrène de l'extrémité et à une séparation consécutive des parties sphacélées. Reuss [2], qui a étudié ce sujet très-minutieusement, croit

Amputations
intra-utérines.

1. *Gazette hebdom.,* 1860.
2. *Scanzoni's Beiträge* 1869.

que la gangrène, dans la cavité close de l'œuf, est impossible, car cette affection ne peut survenir que s'il y a accès de l'oxygène à la partie malade; et lorsque les portions de l'extrémité séparée sont trouvées dans l'utérus, comme cela arrive souvent, elles sont macérées, mais non décomposées. D'après la croyance générale, ces amputations intra-utérines dépendent de la constriction du membre par des replis ou des brides de l'amnios (observées surtout lorsque le liquide amniotique est en quantité insuffisante) qui obstruent la circulation et provoquent l'atrophie de la partie située au-dessous de la constriction. On a supposé que le cordon ombilical pouvait, en s'enroulant autour du membre, produire un résultat semblable; mais il paraît douteux que cette cause soit suffisante pour en amener la séparation complète, car une constriction un peu forte entraverait la circulation à travers le cordon. Quelquefois, lorsqu'il existe une amputation intra-utérine, la portion séparée du membre est trouvée flottante dans la cavité amniotique, et rejetée après l'enfant. Martin, Chaussier et Watkinson en ont rapporté des exemples. Le plus souvent, on ne retrouve aucune trace de l'extrémité séparée. Et cela s'explique par la période de gestation à laquelle l'amputation a eu lieu. Si c'est vers le début de la grossesse, avant le troisième mois, la portion détachée est petite et molle, et disparaît facilement par dissolution. Si c'est à une période plus avancée, elle peut être dure et rester dans l'utérus. Dans ce dernier cas, la cicatrisation du moignon a été souvent trouvée incomplète. Simpson a signalé l'existence accidentelle de doigts rudimentaires ou d'orteils sur le moignon d'un membre amputé, tels qu'on en voit sur les cuisses dans la figure 88. On les attribue à une reproduction avortée de l'extrémité séparée, analogue à ce qu'on observe chez quelques espèces inférieures. Mais cette explication a été contestée avec beaucoup de raison. Martin croit que la reproduction n'est que fictive, et que les extrémités rudimentaires sont en réalité des exemples d'arrêt de développement. Les agents constricteurs ont gêné la circulation suffisamment pour arrêter le développement du membre au-dessous du siège de la constriction, mais pas assez pour en effectuer la séparation complète. Si la constriction a lieu au début du développement, le phénomène semblable à celui qui a été observé par Simpson est produit. Mais il n'en résulte pas que tous les cas d'absence de membres dépendent d'amputations intra-utérines. Quelquefois ils paraissent être le résultat d'un arrêt spontané de développement ou de monstruosité congénitale. M. Scott [1] relate une observation dans laquelle l'hérédité était évidente; la difformité ne pouvait donc pas résulter de la constriction par des brides amniotiques. Dans cette famille, le grand-père avait les avant-bras absents avec des doigts rudimentaires au moignon; la génération suivante échappa à l'accident; mais le petit-fils eut une difformité précisément semblable à celle de son grand-père.

Lorsque, pour une cause quelconque, le fœtus est mort pendant la grossesse, il peut être expulsé aussitôt, ou retenu dans l'utérus pendant un temps plus ou moins long, et même jusqu'à terme. Les modifications observées dans ces fœtus varient considérablement selon l'âge qu'ils avaient au moment de leur mort, ou selon le temps pendant lequel ils ont été retenus dans l'utérus. Si le fœtus meurt au début de la grossesse, alors que ses tissus sont très-mous, il peut se dissoudre entièrement dans le liquide amniotique, sans qu'on en retouve aucune trace lorsque les membranes sont expulsées. Il peut encore se flétrir et se momifier ; et si cela arrive dans une grossesse gémellaire, comme on le voit quelquefois, l'enfant qui se développe peut comprimer et aplatir le fœtus mort contre la paroi utérine.

A une période plus avancée de la grossesse, un fœtus mort subit les modifications assignées à la putréfaction, mais elles sont tout à fait différentes de celles qui caractérisent la décomposition des tissus animaux exposés à l'air. Il n'y a pas d'odeur désagréable, comme dans la décomposition ordinaire. Les tissus sont ramollis et flasques. Les modifications les plus manifestes sont dans la peau, dont l'épiderme est séparé du derme, qui a

1. *Obst. Trans.*, vol. XIII, p. 94.

une couleur rouge foncé. Ce phénomène est surtout apparent sur l'abdomen, qui est flasque et creux à son centre. Les organes internes sont très-altérés. Le cerveau est diffluent et pulpeux, et les os du crâne lâches sous le cuir chevelu. Le tissu musculaire et les viscères sont dans différents états de transformation, quelques-uns ont subi des modifications graisseuses et contiennent des cristaux de margarine et de cholestérine. L'étendue de ces modifications dépend en grande partie du temps qui s'est écoulé depuis la mort du fœtus; mais elles ne nous permettent pas d'estimer avec exactitude quelle a été la longueur de cette période.

Symptômes et diagnostic de la mort du fœtus. Les symptômes et le diagnostic de la mort du fœtus peuvent être étudiés ici. Ils ne sont pas, malheureusement, pathognomoniques. La cessation des mouvements fœtaux ne suffit pas pour la faire affirmer, parce qu'ils peuvent ne pas être perçus pendant des jours ou des semaines, alors que l'enfant est vivant et bien portant. Quelquefois cependant, la mort est précédée de mouvements irréguliers et tumultueux, et, chez les femmes qui ont accouché antérieurement de plusieurs enfants morts, cette sensation peut nous guider dans notre diagnostic. Notre soupçon sera confirmé par l'auscultation. Le fait seul que nous ne pouvons, à un moment donné, entendre le cœur du fœtus, ne justifiera pas le diagnostic de sa mort. Si, cependant, le bruit du cœur a été distinctement entendu, et si après un ou deux examens soigneux, répétés à différentes visites, il ne peut de nouveau être saisi, on est autorisé à admettre que l'enfant est probablement mort. On a noté certaines modifications dans la santé de la mère liées à la mort du fœtus, par exemple une dépression morale, une sensation de froid et de pesanteur vers la partie inférieure de l'abdomen, la pâleur de la face, un cercle livide autour des yeux, des frissons irréguliers et un état fébrile, la diminution de volume des seins et de la tumeur abdominale. Mais tous ces signes sont trop vagues pour justifier un diagnostic positif, et parfois ils manquent absolument. Tout au plus peuvent-ils nous faire soupçonner l'accident qui est arrivé.

CHAPITRE X

AVORTEMENT ET TRAVAIL PRÉMATURÉ

L'expulsion prématurée du fœtus est un accident commun.
Le nombre d'enfants ainsi détruits est énorme. Il est peu de
multipares qui n'aient pas avorté une fois ou l'autre pendant
leur vie. Hegar estime qu'il se fait environ un avortement pour
huit ou dix accouchements à terme. Whitehead a calculé que,
parmi les femmes mariées qui vécurent jusqu'à l'âge critique,
90 pour cent au moins ont avorté. L'influence de cet accident
sur la santé future de la mère a aussi une grande importance ;
certes, il est rarement mortel directement, mais il produit souvent un affaiblissement considérable par la perte profuse de
sang qui l'accompagne, et c'est là une des causes les plus fé-
condes des affections utérines après l'âge critique, peut-être
parce que les femmes reçoivent beaucoup moins de soins pendant leur convalescence qu'après l'accouchement à terme, et
que l'involution convenable de l'utérus est ainsi plus fréquemment entravée.

On divise communément l'accident en *avortement*, *fausse*
couche et *travail prématuré* : la première dénomination est
appliquée à l'expulsion de l'œuf avant la fin du quatrième mois
de la gestation; la fausse couche, à son expulsion, de la fin du
quatrième mois à la fin du sixième ; et le travail prématuré, à
son expulsion à partir de la fin du sixième mois jusqu'au terme

20

de la grossesse. Mais c'est là une division arbitraire et confuse, qui n'a aucun résultat pratique. Il suffit d'appliquer le terme de fausse couche ou d'avortement indistinctement à tous les cas dans lesquels la grossesse est terminée avant que le fœtus ne soit viable, et de travail prématuré à ceux dans lesquels il peut survivre. On peut dire qu'il y a peu ou point d'espoir de voir vivre un fœtus avant la vingt-huitième semaine ou le septième mois lunaire ; c'est donc là la limite généralement fixée entre le travail prématuré et l'avortement. La règle toutefois n'est pas sans exceptions, quoiqu'elles soient très-rares. Le Dr Keiller, d'Edimbourg, a rapporté un exemple dans lequel un fœtus naquit vivant au quatrième mois, neuf jours après que la mère eût éprouvé la sensation de ses mouvements. J'ai moi-même vu récemment une dame qui avorta au cinquième mois de sa grossesse, l'enfant étant né vivant et ayant vécu pendant trois heures. On rapporte quelques cas dans lesquels, après un accouchement au sixième mois, l'enfant vécut et s'éleva. La possibilité de la naissance d'un enfant vivant dans de telles circonstances doit être signalée, parce qu'elle peut donner lieu à des questions médico-légales importantes ; mais les exceptions à la règle ordinaire sont si rares qu'elles ne doivent pas modifier la division du sujet généralement admise.

Les multipares avortent beaucoup plus fréquemment que les primipares, contrairement à ce qui est établi dans bien des ouvrages d'obstétrique. Ainsi, Tyler Smith dit « qu'il lui paraît y avoir plus à craindre cet accident dans la première grossesse » ; mais Schrœder [1] établit que vingt-trois multipares avortent contre trois primipares ; et le Dr Whitehead, de Manchester, qui a particulièrement étudié le sujet, croit que l'avortement est plus commun après la troisième et la quatrième grossesse, surtout lorsqu'elles ont lieu vers l'époque de la cessation des règles.

Il ne peut y avoir de doute que les femmes qui ont avorté plus d'une fois soient particulièrement exposées au retour de

1. *Manual of Midwifery*, p. 149.

l'accident. Cette prédisposition doit être mise sur le compte de l'existence de quelque cause qui persiste pendant plusieurs grossesses, par exemple une affecton syphilitique, une flexion utérine ou un état morbide de la membrane muqueuse de l'utérus. Il est probable, cependant, que chez bien des femmes le retour de l'accident indique une habitude d'avortement, ou peut-être serait-il plus exact de dire un état d'irritabilité particulière de l'utérus, qui rend la continuation de la grossesse très-difficile, indépendamment de toute cause organique appréciable.

La fréquence de l'avortement varie beaucoup aux différentes périodes de la grossesse ; il survient bien plus souvent dans les premiers mois, à cause des rapports moins intimes qui existent alors entre le chorion et la caduque. Tout à fait au début de la grossesse, l'œuf est rejeté si facilement, et il est d'un si petit volume, que l'avortement peut passer inaperçu. Bien souvent, la femme perd pendant une ou deux semaines à la suite de ses règles ; on suppose simplement que ce sont des menstrues plus abondantes qu'à l'ordinaire, et il est probable que c'est un avortement ovulaire. Velpeau découvrit un œuf d'environ quinze jours, qui n'était pas plus gros qu'un pois ; il est donc facile de comprendre qu'un si petit corps puisse passer inaperçu au milieu du sang qui s'échappe avec lui.

Les avortements ovulaires sont souvent méconnus.

Jusqu'à la fin du troisième mois, lorsque l'avortement se fait, l'œuf est généralement rejeté *en masse*, la caduque sortant ensuite par morceaux ou d'une seule pièce. L'avortement est alors comparativement facile. Du troisième au sixième mois, après que le placenta est formé, l'amnios est, en règle générale, rompu dès les premières contractions utérines, et le fœtus est expulsé seul. Le placenta et les membranes peuvent alors être rejetés comme dans un accouchement ordinaire. Mais il arrive souvent, à cause de la solidité des adhérences placentaires à cette période, que le délivre est retenu dans la cavité utérine pendant plus ou moins de temps. C'est là une cause fréquente de dangers pour la femme, qui est exposée surtout à

Avant la fin du 3e mois, l'œuf est généralement expulsé entier.

L'avortement est surtout dangereux du 3e au 6e mois. — une hémorrhagie profuse et à la septicémie. Il en résulte incontestablement que la terminaison prématurée de la grossesse expose la mère à un plus grand péril entre le troisième et le sixième mois, qu'à une époque plus avancée ou plus reculée. Après le sixième mois, la marche des phénomènes n'est pas différente de celle qui accompagne un accouchement normal. Le pronostic pour l'enfant est d'autant plus défavorable que la période qui sépare le travail prématuré du terme de la grossesse est plus grande.

Causes. — Les causes de l'avortement peuvent être divisées en *prédisposantes* et *excitantes*, celles-ci souvent légères, et sans aucun effet sur la production des contractions utérines chez des femmes qui ne seraient pas prédisposées à l'accident par l'existence de l'une ou l'autre des causes de la première catégorie. La prédisposition à l'avortement peut dépendre d'un état qui nuit à la vitalité de l'œuf ou à ses rapports avec les tissus maternels, ou de certaines conditions affectant directement la santé de la mère.

Causes imputables au fœtus. — Une des causes les plus communes de l'avortement est la mort du fœtus, qui amène des modifications secondaires et produit, à la fin, les contractions utérines qui se terminent par son expulsion. Les causes précises de la mort, dans un cas donné, ne peuvent pas toujours être reconnues exactement, parce qu'elles sont quelquefois sous la dépendance de conditions imputables aux tissus maternels, d'autres fois à l'œuf seulement, ou, comme cela peut être, aux deux à la fois. Nous n'avons pas non plus de preuve que la mort de l'œuf provoque immédiatement son expulsion. Le mode selon lequel la mort de l'œuf produit l'avortement n'est pas difficile à comprendre, car elle provoque nécessairement des modifications dans les rapports entre les tissus ovulaires et maternels ; et ces changements déterminent des hémorrhagies — en partie externes, en partie internes aux membranes — qui, à leur tour, excitent la contraction utérine. **Extravasations sanguines consécutives à la mort du fœtus.** — Les extravasations sanguines peuvent se faire en différents points. Une des plus communes se voit dans la

cavité de la caduque, entre la caduque vraie et la caduque réfléchie, ou entre la caduque vraie et les parois utérines. Si l'hémorrhagie est légère, et surtout si elle vient de la portion de
la caduque voisine de l'orifice interne, et à une certaine distance de l'œuf, il peut ne pas y avoir de séparation matérielle,
et la grossesse continuera. C'est là l'explication de ces cas,
dans lesquels on observe une hémorrhagie plus ou moins considérable pendant la grossesse, sans avortement consécutif.

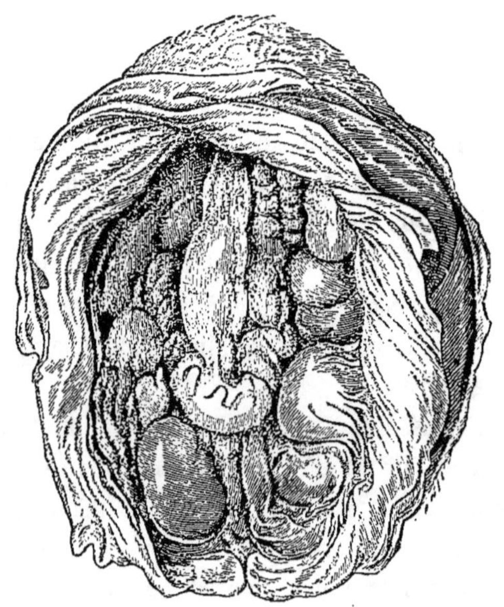

Fig. 89. — OEuf apoplectique avec épanchement sanguin sous la face fœtale
et la muqueuse.

Lorsque la quantité de sang extravasé est très-grande, la séparation et l'avortement en résultent nécessairement, et on trouvera à la surface ou entre les feuillets de la caduque expulsée,
des caillots qui se prolongent dans la cavité de l'amnios
(fig. 89). Dans d'autres cas, l'hémorrhagie est encore plus étendue, et, après s'être frayé un chemin à travers la caduque
réflexe, elle forme des caillots entre elle et le chorion, et
même dans la cavité de l'amnios. Si l'expulsion a lieu peu de
temps après que les caillots sont collectés au milieu des membranes, le sang est peu altéré, et nous avons un avortement

ordinaire. Mais, si l'œuf est retenu un certain nombre de jours, la fibrine se coagule, et le placenta ou les membranes subissent des modifications secondaires qui conduisent à la formation de môles. Celle qu'on appelle *môle charnue* (fig. 90) est souvent retenue dans l'utérus pendant plusieurs semaines ou plusieurs mois après la mort du fœtus, et pendant ce temps il peut n'apparaître que des modifications légères des symptômes normaux de la grossesse, trop insignifiantes pour attirer l'at-

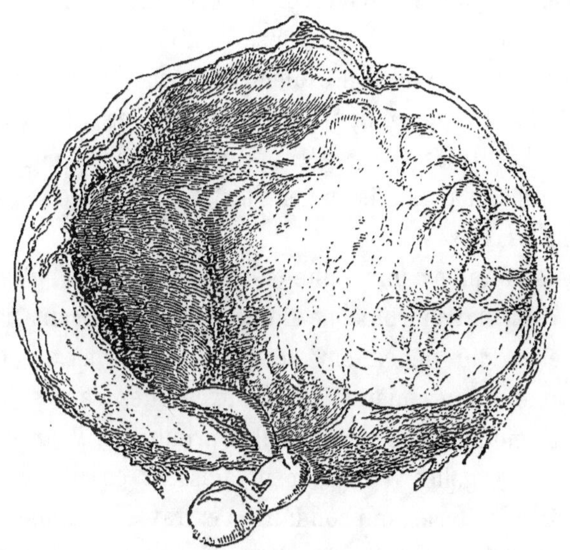

Fig. 90. — OEuf flétri, avec dégénérescence graisseuse de la caduque.

tention; parfois aussi, on observe une hémorrhagie, jusqu'à ce qu'il survienne des contractions utérines, et le contenu de l'utérus est expulsé sous forme de grosse masse charnue, ne présentant que peu de ressemblance avec les produits ordinaires de la conception. Elle est sans doute constituée par un épanchement sanguin qui au moment de l'hémorrhagie originelle n'a pas été suffisant pour effectuer le décollement complet et l'expulsion de l'œuf. Une partie des membranes ou du placenta, si toutefois cet organe est déjà en voie de formation, a conservé ses rapports organiques avec l'utérus, tandis que le fœtus lui-même est mort. La portion adhérente du placenta et des membranes continue à être nourrie, bien qu'anormalement. Quant au fœtus, il disparaît en général entièrement, surtout s'il est mort à une période voisine du début de la gestation, et il se dissout dans le liquide amniotique ; il peut encore être macéré, ridé et avoir un aspect tout à fait méconnaissable. Le sang épanché se décolore par suite de l'absorption des globules, et, selon Scanzoni, il se développe dans la fibrine de nouveaux vaisseaux, qui augmentent les attaches vasculaires de la môle aux parois utérines. Le placenta et les membranes peuvent augmenter d'épaisseur, jusqu'à constituer une masse d'un volume considérable. Un examen microscopique soigneux nous permettra presque toujours de découvrir les villosités du chorion, très-altérées, chargées souvent de molécules granulo-graisseuses, mais suffisamment distinctes pour être facilement reconnaissables.

Quelque importantes que soient les causes d'avortement dues à un état morbide de l'œuf, elles ne le sont pas autant que celles qui dépendent de l'état de la mère, et on doit noter que les premières sont souvent des causes indirectes, nées de modifications maternelles primitives. Beaucoup de ces causes maternelles d'avortement agissent en produisant l'hyperémie de l'utérus, qui conduit à l'extravasation du sang. Ainsi l'avortement peut survenir chez les femmes qui mènent une vie anti-hygiénique, chez celles qui occupent des appartements surchauffés et mal ventilés, chez celles qui se livrent avec excès aux plaisirs et aux fatigues du monde, chez celles qui ont usage de boissons alcooliques, etc. Le coït trop fréquent a été signalé, pour la même raison, comme produisant une remarquable tendance à l'avortement, et Parent-Duchâtelet a observé qu'il est très-commun chez les femmes de mauvaise vie. Plusieurs maladies y prédisposent particulièrement; telles sont les fièvres, les affections zymotiques de toutes sortes, la rougeole, la fièvre scarlatine, la variole, ainsi que les maladies des organes respiratoires, la bronchite et la pneumonie. La syphilis, on le sait, est une des causes les plus fréquentes, et une de celles dont l'action se fait sentir dans les grossesses successives. Elle peut provoquer la terminaison prématurée de toutes les grossesses, jusqu'à ce que la maladie constitutionnelle ait été enrayée par un traitement approprié. L'influence du père se manifeste, dans quelques cas, par la contamination de l'œuf; en dehors de cet effet, il est difficile d'en rapporter d'autres avec certitude à l'état de santé du père. Quelques autres altérations du sang prédisposent aussi à l'avortement. On a observé qu'il accompagne souvent l'empoisonnement par le plomb, ou la présence de gaz délétères dans l'atmosphère, tel qu'un excès d'acide carbonique.

Causes nerveuses. Quelques causes agissent sur le système nerveux, l'effroi, l'anxiété, les émotions soudaines, etc. Ainsi on rapporte de nombreux exemples dans lesquels des femmes avortèrent aussitôt après la réception d'une mauvaise nouvelle. On a vu aussi des femmes avorter immédiatement avant une exécution. L'influence des irritations propagées à travers le système nerveux à distance, et tendant à produire des contractions utérines et l'avortement par action réflexe, a été spécialement mentionnée par Tyler Smith. Il a fait observer que l'avortement n'est pas rare à la suite de l'irritation que détermine une succion constante, chez les femmes qui deviennent enceintes pendant l'allaitement. L'effet de la succion sur la production de la contraction utérine est certainement bien connu, et l'application de l'enfant au sein, dans ce but, a longtemps été admise comme une méthode de traitement dans les hémorrhagies post-puerpérales. L'irritation du trifacial lorsqu'il existe un mal aux dents violent, des nerfs rénaux dans des cas de gravelle, d'albuminurie, etc., des nerfs intestinaux dans les vomissements excessifs, la diarrhée, la constipation obstinée, les ascarides, etc., tout cela agit de la même façon.

Tendance à l'avortement aux époques menstruelles. Nous pouvons peut-être expliquer aussi, par cette hypothèse, le fait, dont on peut difficilement douter, que les femmes sont plus aptes à avorter au moment qui correspond à leur époque menstruelle qu'à toute autre période, parce que les nerfs de l'ovaire seraient alors soumis à une excitation exagérée. Il est probable qu'il peut y avoir aussi à ce moment une congestion plus ou moins active vers la caduque, avec prédisposition à la déchirure de ses capillaires et à l'extravasation du sang. On ne peut guère douter qu'une telle congestion existe dans ces cas exceptionnels, où la menstruation continue pendant une ou plusieurs époques après la conception, le sang s'échappant probablement de l'espace situé entre la caduque vraie et la caduque réfléchie ; par conséquent, il n'y a aucune raison pour nier l'existence de cette congestion, même lorsque ces règles anormales n'apparaissent pas.

Certaines causes physiques peuvent produire l'avortement en décollant l'œuf : par exemple, les chutes, les coups, un faux pas dans un escalier ou d'autres accidents analogues. D'un autre côté, les femmes peuvent être soumises à des violences de la forme la plus sévère sans avorter. Il est probable que ces causes, en apparence vulgaires, agissent seulement chez les femmes qui, pour une raison ou pour une autre, sont prédisposées à l'accident. Ceci est démontré par le fait (bien connu de nos jours où la production artificielle de l'avortement est malheureusement loin d'être un évènement rare) qu'il n'est pas toujours très-facile de détruire la vitalité du fœtus. Je connais un exemple dans lequel la sonde utérine fut introduite plusieurs fois dans un utérus de femme enceinte sans produire l'avortement, et la grossesse alla jusqu'à terme. Oldham en a relaté un semblable ; il essaya en vain de provoquer l'avortement par la sonde dans un rétrécissement du bassin ; et Duncan a mentionné un exemple dans lequel un pessaire à tige intra-utérin fut introduit et porté pendant quelque temps par une femme enceinte, à son insu, sans aucun effet fâcheux. Cette difficulté de détruire la grossesse lorsque l'œuf et l'utérus sont dans des conditions normales de santé et de relation explique sans doute les désastreux effets de l'avortement criminel, sur lesquels ont insisté beaucoup de nos confrères américains.

Les états morbides de l'utérus lui-même ont une grande in-

Causes physiques.

Il est quelquefois très-difficile de provoquer l'avortement artificiel.

Causes dépendant d'états morbides de l'utérus.

fluence sur la production de l'avortement. Toute condition qui entrave mécaniquement le développement régulier de l'utérus est apte à agir de cette façon. On peut mentionner les tumeurs fibreuses, les adhérences péritonéales anciennes, qui rendent la matrice plus ou moins fixe ; mais, par-dessus tout, la flexion et le déplacement de l'utérus. La rétroflexion de l'utérus est, incontestablement, un des facteurs les plus puissants dans la production de l'avortement, non seulement à cause de l'irritation que cette situation anormale provoque, mais de la gêne apportée à la circulation utérine, qui amène une hémorrhagie et la mort de l'œuf. Un état inflammatoire de la muqueuse du col et du corps agira de la même façon, s'il survient une grossesse ; mais le plus souvent cet état empêche que la conception ait lieu.

Symptômes.

Un des premiers signes de l'avortement imminent est une hémorrhagie plus ou moins abondante. Elle peut d'abord être légère et durer seulement peu de temps, pour revenir ensuite après un certain intervalle ; ou bien, elle peut débuter par un écoulement subit et profus. Quelquefois elle est très-abondante, et sa persistance et sa quantité constituent un des symptômes les plus graves de l'accident. Après que la perte a duré plus ou moins longtemps, plusieurs jours même, les contractions utérines surviennent, se produisent à intervalles réguliers et persistent ordinairement jusqu'à l'expulsion de l'œuf. Il est plus rare que l'avortement commence par des douleurs, qui amènent la déchirure des vaisseaux et l'hémorrhagie.

L'avortement est difficile à arrêter quand les douleurs et l'hémorrhagie coexistent.

Tant que l'un ou l'autre de ces symptômes existe seul, nous pouvons espérer enrayer l'avortement qui menace ; mais je crois qu'il peut être considéré comme inévitable lorsque ces deux symptômes se présentent simultanément, et il n'y a que fort peu de chance de l'arrêter. Certains symptômes prémonitoires sont regardés par les auteurs comme assez communs dans l'avortement, par exemple un état fébrile, des frissons, une sensation de froid ; mais tous sont obscurs et peu fidèles, et ils manquent certainement beaucoup plus souvent qu'on ne les rencontre.

Si la grossesse est au début, il est probable que l'œuf entier sera expulsé sans trop de peine, et il passe souvent inaperçu au milieu des caillots qui l'enveloppent. Il est donc important que tout ce qui est expulsé soit examiné avec soin. Après le second mois, le col, rigide et non dilaté, présente un obstacle formidable à la sortie de l'œuf, et il peut s'écouler un temps considérable avant qu'une dilatation suffisante lui permette de passer. Elle s'effectue graduellement par la persistance des douleurs, mais non sans perte de sang sérieuse. Il peut arriver que l'amnios soit rompu, et le fœtus expulsé tout d'abord. Après un certain laps de temps, le délivre est aussi rejeté; mais il s'écoule parfois un délai considérable, plusieurs jours même, avant que ce second stade ne soit effectué; tant que des débris de membranes sont emprisonnés dans l'utérus, la femme est exposée à des risques sérieux, non seulement par la persistance de l'hémorrhagie, mais aussi par la septicémie. Il ne faut donc jamais considérer la malade comme hors de danger tant que le médecin ne s'est pas assuré par lui-même de l'expulsion complète de tout ce que contenait l'utérus.

Rétention des membranes.

Dans toute menace d'avortement, nous devons essayer d'abord de conjurer l'accident. Si l'hémorrhagie n'a pas été excessive, et si, à l'examen vaginal, qui devra toujours être fait, nous ne trouvons pas de dilatation de l'orifice, nous pouvons espérer réussir. Si, au contraire, l'orifice commence à s'ouvrir, si nous pouvons y introduire le doigt suffisamment pour arriver à l'œuf, et surtout s'il existe des douleurs, nous sommes autorisés à considérer l'avortement comme inévitable, et il est indiqué, alors, de favoriser l'expulsion de l'œuf et de tout terminer aussitôt que possible. Dans le premier cas, le repos le plus absolu est la première chose à prescrire. La femme sera placée dans son lit, peu couverte, exposée à une température fraîche, et soumise à un régime léger et facilement assimilable. On lui interdira tout mouvement, elle ne se lèvera ni pour uriner, ni pour aller à la selle. Pour parer au début des contractions utérines, il n'est pas de médicament plus puis-

Traitement.

Arrêt de l'avortement qui menace.

sant que l'opium ; on peut le donner largement et à doses fréquentes, soit sous forme de laudanum, soit en solution sédative de Battley, qui a l'avantage de produire moins d'effets généraux. Le laudanum sera prescrit à la dose de 20 à 30 gouttes, répétées après quelques heures. Une préparation encore meilleure est la chlorodyne, qui m'a paru d'une très-grande valeur pour arrêter l'avortement imminent à la dose de 15 gouttes, répétées toutes les trois ou quatre heures.

Si, pour une cause quelconque, on considère inopportune l'administration du calmant par la bouche, on peut le donner par le rectum dans un petit lavement amidonné. Dans tous les cas, il sera nécessaire de laisser la malade sous l'influence du médicament pendant quelques jours, jusqu'à ce que tout symptôme d'avortement ait disparu. On prendra soin que l'intestin ne reste pas constipé sous l'influence des opiacés. Ce serait là une cause d'irritation, et on doit obvier à leurs effets échauffants par de petites doses d'huile de ricin ou un autre laxatif léger. On a préconisé diverses méthodes subsidiaires de traitement : la saignée du bras, ou des applications locales de sangsues, lorsqu'il existe un état pléthorique ; les révulsifs, les ventouses sèches sur les reins, la glace pour réprimer l'hémorrhagie, les astringents, tels que l'acétate de plomb ou l'acide gallique, dans le même but. La plupart de ces moyens, s'ils ne sont pas positivement nuisibles, sont au moins sans utilité. Les cas dans lesquels la section de la veine serait utile , sont extrêmement rares, et les applications locales, surtout le froid, sont beaucoup plus aptes à favoriser qu'à prévenir l'action utérine.

Traitement prophylactique.

Dans les cas d'avortements répétés à chaque grossesse successive, un traitement spécial prophylactique est indiqué, et il est souvent suivi de succès. La première indication, celle à laquelle nous devons nous attacher particulièrement, est d'essayer s'il est possible d'éloigner ou d'atténuer la cause qui a donné lieu aux premiers avortements. Celles qui dépendent d'états constitutionnels doivent d'abord être soigneusement recherchées et traitées selon leurs effets actuels. Elles peuvent être obscures et difficiles à saisir ; mais il ne faut pas croire trop volontiers à l'existence de ce qui a été appelé « une habitude d'avortement » ; avec un peu plus de soins, on arrive souvent à reconnaître la débilité constitutionnelle, une dégénérescence des tissus placentaires, ou une infection syphilitique latente et non soupçonnée. Si la débilité constitutionnelle existe à un haut degré, un régime reconstituant et un traitement réparateur (préparations de fer, quinquina et toute la série des toniques) peuvent produire le résultat désiré.

On a souvent supposé que la congestion utérine, ou un état de pléthore générale de la femme pouvait être une cause efficiente d'avortements répétés. Le Dr Henry Bennett a spécialement insisté sur l'influence de la congestion et les érosions du col dans l'expulsion prématurée du fœtus [1], et il recommande l'application topique de nitrate d'argent, ou d'autres caustiques, contre les érosions inflammatoires du col de la matrice. Autrefois, la saignée était un remède favori, et bien des auteurs ont recommandé la soustraction locale du sang par une application de sangsues au pli de l'aine, ou autour de l'anus, ou même sur le col. L'influence de la pléthore générale est plus que douteuse, et, bien que les congestions locales soient probablement des causes beaucoup plus efficientes, encore semblerait-il plus judicieux de les traiter par le repos et des sédatifs locaux, plutôt que par des applications topiques, qui, mal employées, peuvent produire tout à fait l'accident qu'elles étaient appelées à combattre.

La position de l'utérus sera soigneusement recherchée. Si on le trouve en rétroflexion, on appliquera un pessaire de Hodge bien ajusté, de façon à supporter l'organe jusqu'à ce qu'il se soit complètement élevé hors de l'excavation.

La possibilité de l'infection syphilitique devra toujours être recherchée, car il est hors de doute que ce poison peut agir sur le produit de la conception, longtemps après que toutes traces appréciables de sa présence ont disparu du corps des

1. *On Inflammation of the Uterus*, p. 432.

parents. S'il survenait des avortements répétés chez une femme autrefois atteinte de syphilis, ou dont le mari, à un moment donné, a contracté la maladie, il n'y aurait pas de temps à perdre pour se servir des remèdes anti-syphilitiques appropriés, qui seraient invariablement administrés à la fois au mari et à la femme. Diday insiste spécialement sur le fait que, dans ces cas, il n'est pas suffisant de soumettre le père et la mère au traitement mercuriel en l'absence de la grossesse, mais que, à chaque imprégnation nouvelle, la mère doit reprendre son traitement anti-syphilitique, quand même elle n'aurait pas de traces visibles de l'affection [1]. De cette façon, il y a lieu d'espérer raisonnablement que l'infection de l'œuf pourra être prévenue. Je pense aussi que nous pouvons être encouragés à persévérer dans le traitement de ces cas malheureux par le fait que le poison syphilitique tend à s'user de lui-même. J'ai vu plusieurs exemples dans lesquels ce poison provoqua d'abord l'avortement au début ; puis chaque grossesse suivante dura un peu plus longtemps, jusqu'à ce qu'enfin il naquit un enfant vivant.

Cas imputables à la dégénérescence graisseuse du placenta. Dans la dégénérescence graisseuse des villosités choriales et dans d'autres états morbides du placenta, qui agissent en entravant la nutrition propre du fœtus et l'oxygénation régulière de son sang, nous n'avons aucun moyen positif de traitement, si ce n'est l'amélioration de l'état de santé de la mère. Simpson a recommandé énergiquement l'administration du chlorate de potasse, dans les cas où l'enfant meurt habituellement dans les derniers mois de la grossesse, en supposant qu'il fournit au sang une grande quantité d'oxygène et remplace ainsi tout ce qui manque de cet élément dans les touffes placentaires. La théorie est contestable ; cependant je crois que ce médicament a un effet certain dans les cas de cette sorte. Il agit probablement par ses propriétés toniques plutôt que selon le mode admis par Simpson. Il peut être donné à la dose de 75 centigrammes à 1 gramme trois fois par jour, et avantageusement

1. Diday, *Infantile Syphilis* (*Syd. Soc. Trans.*, p. 207).

combiné avec de petites doses d'acide chlorhydrique dilué. Dans les cas d'accouchements prématurés successifs avec des enfants morts, Simpson a vivement recommandé de provoquer le travail un peu avant l'époque à laquelle nous avons des raisons de soupçonner la mort habituelle du fœtus, ou, en d'autres termes, avant que l'affection placentaire ne soit suffisamment avancée pour enrayer la nutrition de l'enfant. Cette pratique a été constamment adoptée avec succès, et elle est parfaitement légitime ; la difficulté est d'être fixé sur le moment précis. L'auscultation faite avec soin du cœur fœtal peut être de quelque utilité pour nous guider dans notre décision, car la mort du fœtus est généralement précédée pendant quelques jours de contractions cardiaques irrégulières, tumultueuses intermittentes.

Il restera toujours un certain nombre de cas dans lesquels aucune cause appréciable ne sera découverte. Le repos prolongé, au moins jusqu'à ce qu'on ait dépassé l'époque à laquelle l'avortement précédent a eu lieu, sera alors le meilleur moyen d'éviter le retour de l'accident. Nous aurons sans doute quelque difficulté à faire accepter cette prescription, d'autant plus que la santé de la femme peut souffrir, d'une autre manière, de l'internement, du manque d'air pur et d'exercice. Le repos devra être gardé plus ou moins complètement selon les indications, mais spécialement aux époques qui correspondent aux périodes menstruelles. A ce moment, la femme restera tout à fait au lit ; en dehors de ces dates, elle pourra s'étendre sur un canapé, et, si les circonstances le permettent, passer une partie du jour, au moins, à l'air libre. Les rapprochements sexuels seront interdits. S'il survient des symptômes d'avortement, on appliquera le traitement préventif déjà indiqué. Mais il faut être sobre dans la prescription des opiacés comme préventifs, et ils ne doivent être donnés qu'en temps utile. J'ai vu plus d'une fois une habitude invétérée de manger de l'opium naître de l'administration imprévoyante et trop longtemps continuée de ce médicament en pareil cas.

Traitement dans les cas où la cause est inconnue.

Lorsque nous nous sommes assuré que l'avortement est inévitable, nous devons recourir aux procédés qui favorisent l'expulsion de l'œuf.

Si l'orifice est suffisamment dilaté et les douleurs fortes, nous pouvons trouver l'œuf décollé et faisant saillie hors de l'orifice. Il est alors facile de le détacher avec le doigt. Dans ce but, l'utérus est abaissé avec la main gauche, tandis qu'une tentative est faite pour retirer l'œuf avec le doigt qui explore. S'il

est hors de notre atteinte, mais cependant détaché, on administrera le chloroforme, la main tout entière introduite dans le vagin et le doigt dans la cavité utérine. Le décollement complet de l'œuf sera effectué de cette façon beaucoup plus sûrement et avec plus de garantie que par l'emploi de n'importe quelle pince à extraction inventée dans ce but.

Si l'œuf n'est pas suffisamment décollé, ou si l'orifice n'est pas dilaté, on doit enrayer l'hémorrhagie jusqu'à ce que l'œuf puisse être extrait ou expulsé. C'est ici que le tamponnement du vagin rendra les plus grands services. Il peut être fait de différentes façons. Le plus ordinairement, on remplit le vagin avec une éponge suffisamment grosse, dans les interstices de laquelle le sang se coagule. Une meilleure méthode consiste à tremper un certain nombre de bourdonnets de charpie dans de l'eau, à les attacher tous avec un fil et en bourrer complètement le vagin, par l'intermédiaire du spéculum. Chaque bourdonnet sera recouvert de glycérine pour prévenir la mauvaise odeur qui s'en dégage sans cette précaution. Le fil servira à les retirer tous, les uns après les autres, par de légères tractions, et à faciliter cette manœuvre en diminuant la douleur. Le tampon ne sera jamais laissé plus de six ou huit heures ; après l'extraction du premier, on peut en introduire un nouveau si c'est nécessaire, et donner, pendant qu'il est en place, quelques petites doses d'extrait liquide d'ergot. Le tampon lui-même est un bon excitant de l'action utérine, et les deux moyens combinés opèrent souvent le décollement complet, de telle sorte qu'en enlevant le tampon on peut trouver l'œuf sur l'orifice utérin. Si l'orifice n'est pas dilaté et si l'œuf est hors de notre portée, il est facile d'ouvrir le col au moyen de l'éponge ou des tiges de laminaria. Je pense qu'un cône d'éponge préparée, maintenu *in situ* par un tampon vaginal, aura le meilleur effet, d'autant plus qu'il agit aussi comme un excellent tampon et enraye parfaitement l'hémorrhagie. Au bout de quelques heures, le col est suffisamment ouvert pour permettre l'introduction du doigt.

Les cas les plus graves sont ceux dans lesquels le fœtus est d'abord expulsé, le placenta et les membranes restant dans l'utérus. Aussi longtemps qu'il en est ainsi, la femme ne peut pas être considérée comme à l'abri de la septicémie. Le Dr Priestley a fortement insisté sur l'importance qu'il y a à enlever tout le délivre aussitôt que possible. Il ne peut y avoir de doute qu'on le fera, si c'est faisable. Mais on rencontre assez fréquemment des cas dans lesquels toute tentative d'extraction par la force serait vraisemblablement nuisible ; il est donc d'une meilleure pratique d'arrêter l'hémorrhagie avec le tampon ou l'éponge, et d'attendre jusqu'à ce que le placenta soit décollé, ce qui arrivera généralement au bout d'un ou deux jours. Dans ces circonstances, la fétidité et la décomposition du délivre peuvent être prévenues par des injections intra-utérines de liquide de Condy. Pourvu que l'orifice soit suffisamment perméable pour prévenir la collection du liquide dans la cavité utérine, et en en injectant à la fois trois ou quatre grammes seulement, pour nettoyer et désinfecter les détritus en décomposition, on peut s'en servir en toute sûreté. Quelquefois, l'orifice est entièrement fermé et on suspecte seulement la rétention du placenta par le récit de la femme, la persistance de l'hémorrhagie ou la présence d'un écoulement fétide. Si nous avons des raisons pour soupçonner qu'il en soit ainsi, l'orifice sera dilaté avec l'éponge ou les tiges de laminaria, et la cavité utérine complètement explorée après avoir donné le chloroforme. Cet état de choses est loin d'être rare chez les femmes qui n'ont pas eu l'assistance d'un médecin au début, et il donne

Rétention
de l'arrière-faix.

souvent lieu à des symptômes très-graves et très-sérieux. On a dit que des placentas ainsi retenus avaient été complètement absorbés. Nægele et Osiander en ont rapporté des observations, mais l'absorption spontanée d'un corps aussi complètement organisé que le placenta serait un phénomène du caractère le plus remarquable, et ces faits ne sont pas assez évidents pour nous inspirer une certitude absolue; il paraît plus naturel de supposer que, dans les cas de cette sorte, le placenta a été expulsé par morceaux à l'insu de la femme. Quelquefois cependant, le placenta ne se décolle pas entièrement, il conserve ses connexions organiques avec les parois utérines, et forme ce qui a été appelé un *polype placentaire*. Ce phénomène peut produire des hémorrhagies secondaires, de la même façon qu'un polype fibreux ordinaire. Barnes recommande l'extraction de ces masses, au moyen de l'écraseur à fil de métal. Avant leur enlèvement, l'orifice de l'utérus sera dilaté.

Traitement consé-
cutif. Les affections utérines chroniques consécutives à l'avortement sont si fréquentes que nous devons attacher aux soins ultérieurs une plus grande importance qu'on n'a l'habitude de le faire. La pratique ordinaire consiste à laisser la femme au lit pendant deux ou trois jours seulement, puis de lui permettre de reprendre ses occupations accoutumées, sous prétexte qu'une fausse couche exige beaucoup moins de soins qu'un accouchement. Mais le contraire est plutôt exact; l'utérus ayant été vidé alors qu'il n'était pas préparé à subir son involution, ce processus est souvent très-imparfaitement accompli. Nous devons donc prescrire un repos au moins aussi prolongé qu'après un accouchement à terme.

TROISIÈME PARTIE

DU TRAVAIL

CHAPITRE PREMIER

LES PHÉNOMÈNES DU TRAVAIL

Dans l'étude de l'accouchement à terme, nous aurons à discuter deux classes distinctes de phénomènes.

L'une d'elles est la série d'actions vitales mises en jeu pour effectuer l'expulsion de l'enfant ; l'autre consiste dans les mouvements communiqués à l'enfant (le corps à expulser), ou, en d'autres termes, le mécanisme de l'accouchement.

Avant de commencer l'étude de ces points importants, je dirai quelques mots des causes déterminantes du travail. Ce sujet a été dès les temps les plus reculés une *quœstio vexata* parmi les physiologistes, et nombreuses et diverses sont les théories qui ont été émises pour expliquer le phénomène curieux du commencement spontané du travail, sinon à une époque fixe, du moins à peu près fixe. De nos jours même, il n'existe pas d'explication qui puisse être implicitement acceptée.

Les explications qui ont été données peuvent être divisées en deux classes, celles qui attribuent au fœtus la détermination du travail, et celles qui la rapportent à quelque modification liée aux organes maternels de la génération.

La première est l'opinion qui a été soutenue par les anciens accoucheurs, et qui accorde au fœtus quelque influence active sur son expulsion. Je n'ai pas besoin de dire que ces opinions bizarres n'ont aucune espèce de base physiologique.

Modifications dans la circulation fœtale. D'autres ont supposé qu'il pouvait y avoir quelque changement dans la circulation placentaire, ou dans le système vasculaire du fœtus, capable de résoudre le mystère. La première hypothèse de cette nature, émise toutefois sans aucune espèce de preuve, est de Barnes, qui dit : « J'incline plutôt à penser que lorsque le fœtus a atteint son développement complet, lorsque ses organes sont préparés pour la vie extérieure, il survient dans sa circulation quelque changement, qui amène un trouble corrélatif dans la circulation maternelle et provoque le commencement du travail [1]. »

Théorie du sphincter. La plupart des accoucheurs rapportent l'apparition du travail à des causes purement maternelles. Parmi les théories les plus en faveur, il y en a une qui fut à l'origine émise en Angleterre par le Dr Power, puis adoptée et répandue par Dubois, Depaul et d'autres auteurs. Elle est basée sur la supposition que les fibres du col possèdent la propriété d'un sphincter, analogue à celle des sphincters de la vessie et du rectum, et que lorsque le col fait partie de la cavité utérine générale, à mesure que la grossesse avance, l'œuf presse sur lui, irrite ses nerfs et développe une action réflexe, qui se termine par l'établissement de la contraction utérine. Cette théorie était fondée sur une conception erronée des modifications qui surviennent dans le col de l'utérus, et, comme il est certain que la disposition du col n'est pas telle que le croyait Power lorsque sa théorie fut émise, il est évident que le résultat supposé ne peut en découler.

Distension de l'utérus. On a admis qu'une extrême distension de l'utérus était la cause déterminante du travail ; c'est là une opinion qu'a fait revivre autrefois le Dr King, de Washington [2]. Il pense que les contractions surviennent parce que l'utérus cesse d'augmenter de volume, tandis que son contenu ne cesse de se développer.

---

1. *Diseases of Women*, p. 434.
2. *American Journal of obstet.*, vol. III.

Cette hypothèse est suffisamment renversée par un nombre de faits cliniques qui montrent que l'utérus peut être soumis à une distension excessive et même rapide, comme dans les cas d'hydramnios, de grossesse multiple, de dégénérescence hydatiforme de l'œuf, sans qu'il survienne de contractions utérines.

Une autre cause de l'action utérine a été attribuée au décollement de l'œuf de ses connexions avec les parois utérines, conséquence d'une dégénérescence graisseuse de la caduque survenant à la fin de la grossesse. Cette modification, qui a lieu sans aucun doute, aurait pour résultat de détacher l'œuf de ses adhérences organiques et d'en faire en quelque sorte un corps étranger, excitant les nerfs si largement distribués à l'intérieur de l'utérus. Cette théorie, favorablement acceptée, fut émise originairement par sir James Simpson, et cet auteur ajouta que quelques-uns des moyens les plus efficaces pour produire le travail (par exemple, l'introduction d'une sonde en gomme élastique entre l'œuf et les parois utérines) agissent probablement de la même façon, c'est-à-dire effectuent la séparation des membranes et décollent l'œuf. Barnes a objecté à cette idée qu'il se produit des tentatives inefficaces de travail au terme naturel de la grossesse, dans les cas de conceptions extra-utérines, alors que le fœtus est tout à fait indépendant de l'utérus, et il en a conclu que la cause ne doit pas siéger dans la matrice elle-même. Mais on peut répliquer à cet argument que si, dans ces cas, la matrice ne contient pas l'œuf, elle contient une caduque, dont la dégénérescence et la séparation peuvent suffire pour amener les essais infructueux et partiels du travail dont on est témoin.

Une objection sérieuse à toutes ces théories, basées sur l'irritation locale comme cause de la contraction, est le fait suivant, dont on ne tient presque jamais compte : les contractions utérines existent toujours pendant la grossesse comme phénomène normal, et elles peuvent être, et sont souvent en réalité, augmentées à certains moments, d'une façon suffisante pour provoquer un accouchement prématuré.

Il est très-vraisemblable qu'à terme, ou vers l'époque du terme, le système nerveux de l'utérus est si largement développé, et dans un tel état d'irritabilité, qu'il répond davantage aux stimulants qu'à toute autre époque. Si donc, par suite du décollement de la caduque, ou pour tout autre motif, il se produit alors un stimulus de l'excitation nerveuse, il peut en résulter des contractions plus fréquentes et plus énergiques qu'à l'ordinaire, et, ces contractions devenant plus fortes et plus régulières, se terminent par le travail. Mais, ceci admis, il est encore tout à fait inexplicable que ce phénomène se produise avec tant de régularité et à une époque définie.

Tyler Smith a essayé de prouver que le travail survient naturellement à une époque qui aurait été celle de la menstruation, la congestion qui accompagne le flux menstruel agissant comme excitant de la contraction utérine. Il rapporte donc le début du travail à des causes ovariennes plutôt qu'utérines. Bien que cette opinion soit soutenue avec l'immense talent de son auteur, elle est sujette à certaines objections difficiles à réfuter. Ainsi, il suppose que les modifications périodiques dans l'ovaire continuent pendant la grossesse, et il n'y a pas de preuve de ce fait. On a au contraire de bonnes raisons pour croire que l'ovulation est suspendue pendant la gestation, et avec elle naturellement la poussée menstruelle. En outre, comme Cazeaux l'a parfaitement objecté, si même cette théorie était admise, elle laisserait encore le mystère non résolu, car elle n'expliquerait pas comment la poussée menstruelle agit pour produire le travail à la dixième époque plutôt qu'à la neuvième ou à la onzième.

Donc, en dépit de bien des théories, nous sommes obligés d'admettre que nous sommes dans l'ignorance absolue de la cause qui détermine le travail à une époque fixe.

L'expulsion de l'enfant est effectuée par la contraction des fibres musculaires de l'utérus, aidées par celle de quelques muscles abdominaux. Ces efforts sont entièrement indépendants de la volonté. En ce qui concerne les contractions utérines, le fait est absolument vrai, car la mère n'a aucun pouvoir pour faire naître, diminuer ou augmenter l'action de l'utérus. Toutefois, en ce qui concerne les muscles abdominaux, la mère est certainement capable de les faire entrer en action et d'augmenter leur puissance par des efforts volontaires ; mais, à mesure que le travail avance, et lorsque la tête passe dans le vagin et irrite les nerfs qui s'y distribuent, les muscles abdominaux sont souvent stimulés à se contracter sous l'influence de l'action réflexe, en dehors de toute volonté de la part de la mère.

Il n'est pas douteux que le principal agent de l'expulsion de l'enfant soit la contraction de l'utérus. Cette opinion est presque unanimement admise par les accoucheurs, et on considère l'influence des muscles abdominaux comme purement accessoire. Le Dr Haughton, toutefois, soutient une opinion qui est directement contraire à celle-ci. D'un examen de la puissance des contractions utérines, fait en mesurant la quantité de fibres musculaires contenue dans les parois de l'utérus, il arrive à la conclusion que les contractions utérines servent surtout à rompre les membranes, à dilater le col de l'utérus, et à déployer, si c'est nécessaire, une force équivalente à 25 kilogr. ; mais ce but une fois atteint, et la seconde période de l'accouchement commencée, il pense que le reste du travail est entièrement achevé par les contractions des muscles abdominaux, auxquels il attribue une puissance énorme, équivalente, au besoin, à une pression de 235 kilogr. sur l'aire du canal pelvien.

Ces vues portent sur un sujet de première importance dans la physiologie du travail. Elles ont été fort critiquées par Duncan, qui a consacré de nombreuses recherches expérimentales à l'étude des forces qui entrent en action dans l'expulsion de l'enfant. Duncan conclut que la force énorme calculée par Haughton est de beaucoup supérieure, dans la grande majorité des cas, à celle qui est effectivement employée dans la pression sur l'enfant, et il évalue l'action combinée des muscles utérins et abdominaux à moins de 23 kilogr., force encore inférieure à

celle qu'Haughton attribue à l'utérus seul. Dans les accouchements extrêmement laborieux, lorsque la résistance est excessive, il pense qu'une force extra peut être déployée ; mais il
l'estime au maximum à 36 kilogr., action totale des muscles
utérins et abdominaux. Selon Joulin les contractions utérines
pourraient fournir un maximum de force d'environ 45 kilogr.
Ces deux estimations, on l'observera, sont beaucoup au-dessous de celle d'Haughton, que Duncan décrit comme représentant « un effort auquel l'organisme maternel ne pourrait être
soumis sans une destruction instantanée et complète » [1].

Il y a dans l'histoire de la parturition assez de faits pour
démontrer que le facteur principal de l'expulsion de l'enfant
est l'utérus. Parmi eux, on peut mentionner les cas exceptionnels dans lesquels l'action des muscles abdominaux est
matériellement amoindrie, sinon annulée, comme dans une
anesthésie profonde et la paraplégie, et néanmoins les contractions utérines suffisent pour effectuer l'accouchement. L'exemple le plus familier de cette influence, on peut l'observer tous
les jours dans la pratique, est le phénomène de l'inertie de
l'utérus. Dans de tels cas, tous les efforts de la part de la
mère, toute la somme d'action volontaire qu'elle déploie à
peser sur l'enfant n'ont aucune influence appréciable sur la
marche du travail, qui reste en suspens jusqu'à ce que l'action utérine absente soit rétablie, ou qu'un adjuvant artificiel
lui soit donné.

La contraction de l'utérus est donc l'agent principal de l'accouchement, et il est important, pour nous, d'apprécier son
mode d'action et son effet sur l'œuf.

Nous avons vu que des contractions utérines intermittentes
et généralement peu douloureuses existent pendant la grossesse. A mesure que l'époque de l'accouchement approche,
elles deviennent plus nombreuses et plus intenses, jusqu'à ce
que le travail débute, et alors elles commencent à être suffi-

1. Voyez J. M. Duncan, *Sur le mécanisme de l'accouchement*, etc., traduit par P. Bubin, p. 105 et suiv. (*Trad.*).

samment développées pour ouvrir l'orifice de l'utérus, en vue
du passage de l'enfant. Elles sont maintenant accompagnées
de douleur, qui augmente à mesure que le travail avance, et si
caractéristique que « les douleurs » servent généralement de
terme pour exprimer les contractions elles-mêmes. Il ne s'en
suit pas nécessairement que les contractions utérines soient in-
dolores jusqu'à ce qu'elles commencent à effectuer la dilatation
de l'orifice utérin. Au contraire, pendant les derniers jours, ou
même les dernières semaines de la grossesse, certaines femmes
ont constamment des contractions irrégulières accompagnées
de souffrances pénibles, qui, toutefois, disparaissent sans produire aucun effet marqué sur le col.

Lorsque le travail a commencé, la main placée sur l'utérus Leur effet sur l'utérus.
au moment où une douleur survient, apprécie distinctement la
contraction de son tissu musculaire; on sent que l'organe tout
entier devient tendu et dur, la rigidité augmente jusqu'à ce
que la douleur ait atteint son acme, puis les parois utérines
se relâchent et restent souples, jusqu'à ce qu'il survienne une
nouvelle douleur. Au commencement du travail, ces douleurs
sont rares, séparées les unes des autres par un intervalle considérable, et durent peu. Dans le travail type, les intervalles
entre les douleurs deviennent de plus en plus courts, tandis
qu'en même temps la durée de chaque douleur est de plus en
plus longue. Au début, elles peuvent se produire seulement
une fois par heure ou un peu plus; ensuite il n'y a souvent
que quelques minutes d'intervalle entre chacune d'elles.

Si, lorsque les douleurs sont sérieusement établies, on pra- Mode selon lequel s'effectue la dilatation du col.
tique un examen vaginal, on trouve l'orifice utérin aminci et
dilaté selon les progrès du travail. Pendant la contraction, on
sent la poche des eaux bomber, devenir tendue par la pression
du liquide amniotique qu'elle contient, et faire saillie à travers
l'orifice si celui-ci est suffisamment ouvert. Les membranes,
avec le liquide amniotique qu'elles renferment, forment ainsi
un coin liquide qui a une influence très-importante sur la dilatation de l'orifice utérin. Cela ne constitue pas toutefois le seul

mécanisme à l'aide duquel l'orifice utérin est dilaté ; les contractions des fibres musculaires de l'utérus tendent aussi à le retenir ouvert. Il est probable que la dilatation musculaire de l'orifice est effectuée principalement par les fibres longitudinales, qui, à mesure qu'elles se raccourcissent, agissent sur l'orifice, point où il y a le moins de résistance.

Donc, en partie par contraction musculaire, en partie par compression mécanique, le canal cervical est dilaté, et, à mesure qu'il s'ouvre, il devient de plus en plus mince, jusqu'à ce qu'il soit entièrement confondu avec la cavité utérine.

Rupture des membranes.

Il n'existe plus alors aucun obstacle au passage de la partie de l'enfant qui se présente dans la cavité du bassin, et la force des douleurs provoque alors généralement la rupture des membranes et l'écoulement du liquide amniotique. On observe souvent, à ce moment, un relâchement temporaire dans la fréquence des douleurs, qui avaient été régulièrement croissantes ; mais elles reprennent bientôt avec une vigueur nouvelle. Si l'abdomen est alors examiné, on remarque qu'il a beaucoup diminué de volume, par suite de l'écoulement du liquide amniotique, et à cause de la descente du fœtus dans l'excavation.

Modifications dans le caractère des douleurs.

Le caractère des douleurs change bientôt. Elles deviennent plus fortes, durent plus longtemps, sont séparées par un intervalle plus court et accompagnées par un effort distinct de poussée ; on les appelle alors les douleurs « qui portent en bas ». C'est le moment où les muscles accessoires de la parturition entrent en jeu. La femme les fait agir d'une façon que je décrirai plus bas, et l'action combinée des muscles utérins et abdominaux continue jusqu'à l'expulsion de l'enfant.

Le mode précis de l'action utérine est douteux.

Le mode précis de la contraction utérine est encore un sujet de discussion. On admet en général qu'elle débute dans le col et monte graduellement par action péristaltique, l'ondulation retournant ensuite en bas vers l'orifice utérin. Cette opinion a été émise par Wigand et soutenue par Rigby, Tyler Smith et bien d'autres auteurs. Ils s'appuient sur ce fait que, à l'apparition de la douleur, la partie qui se présente recule d'abord, la poche des eaux devient tendue et fait saillie à travers l'orifice, et ce n'est qu'au bout d'un certain temps que la partie de l'enfant qui se présente est poussée en bas. Il est très-douteux que cette manière de voir soit correcte, et un examen soigneux de la marche des douleurs conduit plutôt à croire que les contractions commencent au fond, où le tissu musculaire est plus largement développé, et descendent graduellement jusqu'au col; les ondulations de la contraction sont toutefois si rapides, que l'organe tout entier paraît se contracter *en masse*. Le retrait apparent de la partie qui se présente et la saillie de la poche des eaux ne sont certainement pas une preuve que les contractions commencent au col, car la contraction doit pousser nécessairement le liquide en bas, en avant de la tête, faire bomber les membranes et tendre l'orifice, avant que sa force ne porte sur le fœtus lui-même. Certes, si la contraction débutait par la partie inférieure de l'utérus, on devrait observer le contraire de ce qui arrive; les eaux seraient poussées en haut et loin du col. L'origine de la contraction au fond de l'utérus est démontrée par une autre observation; en effet, lorsque la main de l'accoucheur est placée dans la cavité utérine, comme cela arrive souvent dans certains cas d'hémorrhagie ou de version, si la douleur survient, on la sent partir du fond et comprimer graduellement la main de haut en bas.

Le caractère intermittent des contractions a une grande importance pratique. Si elles étaient continues, non-seulement la puissance musculaire de la femme serait rapidement épuisée, mais, par suite de l'oblitération des vaisseaux déterminée par la contraction musculaire, la circulation à travers le placenta serait interrompue, et la vie de l'enfant menacée. Il en découle que l'un des principaux dangers du travail prolongé, surtout après l'écoulement du liquide amniotique, est la rigidité tonique des fibres utérines, condition qui ne peut persister longtemps sans des risques sérieux à la fois pour la mère et l'enfant.

Le fait que les contractions utérines sont absolument involontaires démontre qu'elles sont provoquées (et nous pourrions certainement le déduire *à priori* de la disposition anatomique des nerfs utérins) seulement par le système sympathique. On observe aussi tous les jours qu'elles sont sérieusement influencées par les émotions. Les stimulants appliqués sur le système nerveux spinal, l'irritation des mamelles par exemple, ont aussi un effet marqué dans la production de la contraction utérine.

Le mode précis selon lequel une telle influence est transmise à l'utérus, en dépit des nombreuses expériences qui ont été faites dans le but de déterminer jusqu'à quel point le travail est affecté par la destruction du cordon spinal, est encore fort douteux. Après que le fœtus a dépassé l'orifice, les nerfs spinaux distribués au vagin et au périnée sont excités par la pression de la partie qui se présente, et les agents accessoires de la parturition sont surtout amenés à agir par l'intermédiaire de ces nerfs. On suppose que la contraction des muscles du vagin lui-même favorise, dans une certaine mesure, l'expulsion du fœtus après la sortie d'une partie du corps, et n'est pas étrangère à l'expulsion du placenta. Chez les espèces inférieures, le vagin a une propriété contractile très-marquée, et, chez quelques-unes d'entre elles, il est l'agent principal de l'expulsion des petits. Chez la femme, cette influence a certainement une importance très-secondaire.

La quantité de douleur supportée pendant le travail varie beaucoup dans les différents cas, et elle est sans doute en proportion directe de la susceptibilité nerveuse de la femme. Quelques femmes accouchent avec peu ou pas de douleur. Ce fait est prouvé par les cas, dont on rapporte de nombreux exemples authentiques, dans lesquels le travail a commencé pendant le sommeil, et l'enfant est né sans que la mère se soit réveillée. Je connais une dame, mère d'une nombreuse famille, qui m'a assuré que, bien que le travail fût accompagné par une sensation de pression et de malaise, elle n'éprouvait rien qui pût s'appeler une véritable douleur. Cet heureux état de choses est, toutefois, extrêmement exceptionnel, et, dans la grande majorité des cas, la parturition est accompagnée par une souffrance cruelle pendant tout son cours, et parfois par une angoisse à laquelle rien ne peut être comparé.

La cause précise de la douleur a été beaucoup discutée, et elle est sans doute complexe.

Dans la première période du travail, et avant la dilatation de l'orifice, elle siège surtout en arrière et s'irradie autour des reins, et en bas dans les cuisses. Elle est alors probablement produite, en partie par la compression des filets nerveux causée par la contraction des fibres musculaires auxquelles ils sont distribués, et en partie par le tiraillement et la dilatation du tissu musculaire du col. M. Beau croit que dans cette période la douleur ne siège pas, à strictement parler, dans l'utérus lui-même, et qu'elle est plutôt une névralgie des nerfs lombo-abdominaux. Les douleurs à ce moment sont généralement décrites comme « aiguës » et « broyantes », termes qui expriment suffisamment bien leur nature. Chez les femmes très-nerveuses, ces douleurs sont beaucoup moins bien supportées que celles d'une période plus avancée, et la souffrance qu'elles ressentent est exprimée par une extrême agitation et des cris perçants à chaque contraction. A mesure que l'orifice se dilate et que le travail approche de la période expulsive, d'autres causes de souffrance apparaissent.

Pendant
le premier stade.

La partie qui se présente entre alors dans le vagin et comprime les nerfs vaginaux, aussi bien que les gros plexus nerveux du bassin. A mesure qu'elle descend, elle repousse le périnée et la vulve, et comprime la vessie et le rectum. D'où la production de crampes dans les muscles animés par les plexus nerveux, et une sensation insupportable de déchirement et de tiraillement dans la vulve et le périnée, souvent même une sensation pénible de ténesme dans l'intestin. A ce moment, les muscles accessoires de la parturition entrent en action et sont poussés, comme les muscles utérins, à de violentes et fréquentes contractions, qui, indépendamment des autres causes, sont suffisantes d'elles-mêmes pour produire une vive douleur,

Dans le
second stade.

semblable aux coliques provoquées par une contraction involontaire et répétée des muscles de l'intestin.

Prenant toutes ces causes en considération, il est facile
d'expliquer cette souffrance intolérable qui accompagne d'une
façon si constante l'enfantement.

L'effet des douleurs sur la circulation de la mère est très-
appréciable. La rapidité du pouls augmente avec chaque contraction, et, à mesure que la douleur disparaît, il revient à son
premier état.

La même observation a été faite en ce qui concerne
les bruits du cœur fœtal, surtout après l'écoulement du
liquide amniotique. Hicks a noté que, pendant la douleur, les
vibrations musculaires produisent un bruit qui ressemble souvent à celui du cœur fœtal et qui disparaît complètement lorsque
le tissu musculaire se relâche. La douleur augmente le souffle
utérin, nous l'avons déjà mentionné. Les efforts musculaires
énergiques doivent faire supposer qu'il existe une élévation
marquée de la température pendant le travail. Ce point a
besoin d'être élucidé par de nouvelles recherches ; mais Squire
assure qu'en général il n'y a qu'une très-petite élévation de la
température pendant l'accouchement, et qu'elle disparaît rapidement aussitôt que le travail est terminé.

Tels sont les faits physiologiques liés aux douleurs du travail ; nous pouvons maintenant décrire la marche ordinaire de
l'accouchement normal, celui qui est terminé par les forces naturelles et dans un cas de présentation du sommet.

Pour la facilité de la description, les accoucheurs ont depuis
longtemps l'habitude de diviser le travail en *périodes* qui correspondent à peu près exactement à la marche naturelle des faits.
On compte généralement trois périodes : la première, de l'établissement des douleurs régulières à la dilatation complète de
l'orifice utérin ; la deuxième, de la dilatation complète de l'orifice utérin à l'expulsion de l'enfant ; la troisième ou fin du
travail, comprenant la rétraction permanente de l'utérus, le
décollement et l'expulsion du placenta. A ces périodes, nous

pouvons parfaitement ajouter un stade préparatoire, précédant
le commencement régulier du travail.

Pendant un certain temps avant l'accouchement, de quelques
jours à une semaine ou deux, il existe généralement plusieurs
symptômes prémonitoires qui indiquent l'arrivée prochaine du
travail. Quelquefois ils sont très-marqués et ne peuvent être
méconnus; parfois au contraire ils sont si légers qu'ils échappent à l'observation. Un des plus communs est la descente de
l'utérus dans la cavité pelvienne, résultat du relâchement des
parties molles, qui précède l'accouchement. Le fond de la tumeur utérine est moins élevé, par conséquent, la compression
des organes respiratoires est diminuée, la femme se sent plus
légère et moins pesante que dans les semaines précédentes. Si
on pratique à ce moment un examen vaginal, on trouve le segment inférieur de l'utérus descendu dans la cavité pelvienne, et
la conséquence de ce fait est que, tandis que la respiration est
moins gênée et que la femme se sent moins lourde, d'autres
phénomènes de la grossesse, les hémorrhoïdes, l'irritabilité de
la vessie et de l'intestin, l'œdème des membres inférieurs, se
trouvent aggravés. La compression plus forte de l'intestin produit souvent une sorte de diarrhée temporaire, qui est assez
avantageuse pour vider le rectum des fèces qui peuvent y être
accumulées. Ainsi que je l'ai déjà signalé, les contractions qui
sont survenues à intervalles pendant les derniers mois de la
grossesse deviennent maintenant de plus en plus marquées, et
elles ont pour effet de produire un raccourcissement réel du
col, fort utile pour préparer sa dilatation. Généralement, il survient aussi, peu de temps avant le travail, un écoulement muqueux plus abondant de la cavité du col, souvent teinté de
sang, par suite de la déchirure de petits vaisseaux capillaires.
On dit alors vulgairement que la femme *marque*, et c'est un signe
assez sûr de l'approche du travail. Mais cet écoulement peut
manquer complètement jusqu'à la naissance de l'enfant. Lorsqu'il
est copieux, il sert à lubréfier les voies génitales ; il coïncide en
général avec une rapide dilatation des parties et un travail facile.

Pendant ce temps (stade prémonitoire), les contractions uté-rines douloureuses se manifestent souvent, sans cependant avoir aucun effet sur la dilatation du col. Dans quelques cas, elles sont fréquentes et fortes et peuvent parfaitement être prises pour le début réel du travail. Ces « fausses douleurs », ainsi qu'on les appelle, sont souvent excitées et entretenues par des irritations locales, la plénitude ou l'embarras du canal intes-tinal; et elles donnent souvent lieu à une gêne considérable et à beaucoup d'ennui à la fois à la femme et à l'accoucheur. Ce sont seulement, on devra se le rappeler, des contractions nor-males de l'utérus, augmentées et accompagnées de douleur.

Dès que le travail commence, les contractions utérines de-viennent plus fortes, et on peut reconnaître que ce sont de « vraies » douleurs par leur effet sur le col. Si un examen vaginal est pratiqué pendant l'une d'elles, on sent les mem-branes se tendre et bomber pendant la douleur, et on trouvera l'orifice utérin partiellement dilaté ayant des bords amincis. A mesure que le travail avance, cet effet sur l'orifice devient de plus en plus marqué. Au début, la dilatation est très-légère, à peine suffisante pour admettre l'extrémité du doigt, et les ori-fices supérieur et inférieur du col peuvent être reconnus tous les deux. Dès que les douleurs deviennent plus fortes et plus fréquentes, la dilatation s'opère comme je l'ai déjà décrit; le col devient plus mince et plus tendu, puis on arrive à ne plus sentir qu'un anneau circulaire (lâche entre les douleurs, mais rigide et tendu pendant la contraction, lorsque la poche des eaux bombe à travers lui); sans aucune distinction possible des orifices supérieur et inférieur. Pendant ce temps, la femme, tout en éprouvant des douleurs aiguës, est encore capable de se lever et de marcher. L'intensité des douleurs varie beaucoup selon le caractère de la femme. Chez celles qui sont sensibles et dont la susceptibilité nerveuse est très-développée, la dou-leur est en général très-vive. Elles sont sans repos, irritables et désespérées, et, lorsque la douleur approche, elles crient à haute voix. Le caractère du cri est particulier et distinct pendant le premier stade, et il a été décrit par les accoucheurs comme caractéristique. Il est aigu et haut, et tout à fait différent des profonds gémissements du second stade, alors que la poitrine est involontairement appliquée à aider l'effort de l'accouchement. Lorsque la dilatation est à peu près complète, certains phénomènes nerveux réflexes apparaissent souvent, entre autres, les nausées et les vomissements, ou un frisson involontaire, mais sans aucune sensation de froid, la femme étant souvent chaude et en moiteur. Tous ces sympômes indiquent que le stade de propulsion commencera bientôt, et ils peuvent être considérés plutôt comme favorables, bien qu'ils soient de nature à alarmer la femme et ses parents. Pendant ce temps, l'orifice est complètement dilaté, les membranes se rompent en général spontanément, et une quantité considérable du liquide amniotique s'écoule au dehors. La tête, si elle se présente, agit souvent comme une sorte de valvule, et, fermant l'ouverture du col, empêche l'évacuation complète du liquide amniotique, qui s'échappe par degrés pendant le cours du travail, ou se trouve souvent retenu en grande quantité jusqu'à la naissance de l'enfant.

Rupture des membranes.

Il arrive fréquemment, si les membranes sont un peu plus résistantes qu'à l'ordinaire, et les douleurs fréquentes et fortes, que le fœtus soit poussé à travers le bassin, et même expulsé, enveloppé de ses membranes. Lorsque ce fait se présente, on dit que l'enfant est né « coiffé », et il arriverait sans doute bien plus souvent si l'accoucheur n'avait pas coutume de rompre artificiellement les membranes aussitôt que l'orifice est complètement dilaté, alors que leur intégrité n'est plus nécessaire.

L'orifice est alors entièrement rétracté au-dessus de la partie qui se présente, et on ne peut plus le percevoir, le vagin et la cavité utérine ne formant qu'un seul canal. L'écoulement muqueux est généralement abondant, et le doigt examinateur retire de longs filaments de mucus glaireux, transparent, teinté de sang. Les douleurs, après un instant de repos, changent complètement de caractère. L'utérus se contracte fortement autour

Seconde période ou période d'expulsion

du fœtus, la partie qui se présente descend dans le bassin, et les vraies douleurs expulsives commencent. Les muscles accessoires de la parturition entrent alors en jeu. A chaque douleur, la femme fait une profonde inspiration et remplit ainsi sa poitrine d'air, de façon à offrir un point d'appui aux muscles abdominaux. Pour la même raison, elle se cramponne involontairement à quelque support, la main d'un assistant ou une serviette liée au haut du lit, et en même temps appuie avec force ses pieds contre l'extrémité du lit, de façon à agir plus énergiquement. Les cris ne sont plus perçants et aigus : ils consistent en une série de profonds gémissements étouffés, qui correspondent à une succession de courtes expirations faites pendant la violence de l'effort. Les muscles abdominaux se contractent énergiquement sur l'utérus, dont ils stimulent l'action en le comprimant. On doit observer que ces violents efforts sont, dans une certaine mesure, sous la dépendance de la volonté de la femme. En l'encourageant à immobiliser sa poitrine et à pousser, la puissance de l'effort peut être augmentée, tandis que si nous voulons les amoindrir nous lui conseillerons de crier ; dans ce dernier cas, les muscles abdominaux n'ont plus de point d'appui fixe. Bien que la femme puisse ainsi diminuer l'action des muscles accessoires, il est cependant tout à fait hors de son pouvoir de l'arrêter complètement. A mesure que le travail avance, la tête descend de plus en plus pendant les douleurs, et rétrocède dans leur intervalle, jusqu'à ce qu'elle arrive sur le périnée, qui est bientôt distendu.

Distension du périnée et naissance de l'enfant.

Les douleurs deviennent alors plus fortes et plus fréquentes, avec des intervalles à peine perceptibles, jusqu'à ce que le périnée soit distendu par la tête qui s'avance. Dans l'intervalle des douleurs, l'élasticité des tissus périnéaux repousse la tête en haut, de façon à diminuer la pression à laquelle le périnée est soumis, et la douleur suivante le distend de nouveau et fait avancer la tête un peu plus. Cet avancement et ce retrait alternatifs favorisent la distension graduelle des tissus et diminuent les risques de déchirure. En même temps, la compression de la tête vide mécaniquement l'intestin de son contenu. Pendant les dernières douleurs, lorsque le périnée est distendu à son maximum, l'ouverture anale est dilatée, quelquefois de la grandeur d'une pièce de cinq francs ; le périnée est relâché, et la distension, par conséquent aussi les risques de déchirure, sont à leur maximum. Le sommet de la tête fait alors saillie de plus en plus à travers la vulve, encadré dans l'orifice du vagin, et enfin il glisse sur le périnée et est expulsé. L'intensité de la douleur à ce moment force généralement la femme à pousser un cri aigu. L'action des muscles abdominaux se trouve ainsi diminuée au dernier moment, et ce fait, combiné avec le relâchement du sphincter anal, contribue admirablement à amoindrir les risques de déchirure du périnée. Le reste du corps est en général expulsé immédiatement par une seule douleur, et avec lui s'écoulent les dernières gouttes du liquide amniotique et quelques caillots résultant du décollement du placenta : ainsi se termine le second stade du travail.

Le troisième stade commence après l'expulsion de l'enfant. Il est d'une importance capitale pour la mère qu'il soit dirigé d'une manière naturelle et convenable, car c'est maintenant que les sinus utérins se ferment, et la frêle barrière que la nature emploie dans ce but peut être facilement renversée, avec une perte grave, et même mortelle, comme conséquence. Malheureusement, il arrive trop souvent que l'attention tout entière du praticien est fixée sur l'expulsion de l'enfant, de telle sorte que le reste de l'accouchement est imparfaitement étudié et mal compris.

Troisième stade. Son importance.

Aussitôt que l'enfant est expulsé, les fibres utérines se rétractent dans toutes les directions, et la main, appliquée sur l'organe, rencontre une masse ronde, dure, située dans la partie inférieure de la cavité abdominale. La rétraction de sa face interne déchire généralement les attaches placentaires, et l'arrière-faix reste dans la cavité de l'utérus comme un corps étranger.

Rétraction de l'utérus et décollement du placenta.

L'hémorrhagie par les orifices ouverts des sinus utérins est alors arrêtée de deux façons : 1° par la contraction des parois

Mode selon lequel l'hémorrhagie est arrêtée.

utérines , et plus cette contraction est ferme, persistante et tonique, plus la femme est protégée de l'hémorrhagie ; 2º par la formation de caillots dans les orifices des vaisseaux. Si l'on se hâte trop de provoquer l'expulsion du placenta, on tend à détruire cette dernière sauvegarde contre l'hémorrhagie, et cette tentative peut être suivie d'une perte. Après un certain temps, qui varie d'un quart d'heure à une demi-heure, on sent l'utérus durcir, et, si l'on abandonne les choses à la nature, il se produit ce qu'on a appelé exactement un travail en minia- ture. Les douleurs reparaissent, et le placenta est spontanément expulsé de l'utérus, soit dans le canal vaginal, soit même à l'extérieur. Dans la plupart des ouvrages d'obstétrique, il est dit que l'arrière-faix peut être décollé, soit par son centre, soit par ses bords, et qu'il est très-généralement expulsé à travers l'orifice du col par sa face fœtale, renversé et replié transversalement sur lui-même. Il est certain que le placenta est souvent expulsé de cette façon, lorsqu'on a pratiqué des tractions sur le cordon. Il passe alors à travers l'orifice sous la forme d'un parapluie retourné. Mais il est positif que ce n'est pas là le mécanisme naturel de la délivrance. Duncan [1] a par- faitement décrit ce qu'il en est; il a bien démontré que, lors- que ce stade du travail est abandonné à la nature, le placenta décollé est expulsé par ses bords, sa face utérine glisse le long de la surface interne de l'utérus, et forme des replis parallèles au grand diamètre de la cavité utérine (fig. 91). Il est ainsi chassé dans le vagin, et son expulsion se fait sans hémor- rhagie. Lorsque le placenta est extrait selon le mode généra- lement pratiqué, il obstrue l'ouverture du col, agit comme le piston d'une pompe, et tend à provoquer l'hémorrhagie. J'ap- pliquerai plus bas, au traitement, les conséquences de cette observation; mais je tiens à appeler l'attention sur le méca- nisme naturel, parce que je crois qu'il n'y a aucun stade du travail sur la direction duquel on ait adopté des vues plus erronées et susceptibles de faire naître des accidents graves.

1. *Edin. Med. Jour.*, avril 1871.

Si le mode selon lequel la nature effectue l'expulsion du placenta et prévient l'hémorrhagie ne nous est pas familier, nous
commettrons certainement des erreurs, lorsqu'il faudra lui venir
en aide. Dans la grande majorité des cas, si nous n'intervenons
pas, le placenta restera, sinon dans l'utérus, au moins dans
le vagin, pendant un temps considérable, peut-être plusieurs
heures, et une si longue attente fatiguera inutilement la patience
de l'accoucheur et sera préjudiciable à la
femme. Il est donc de notre devoir de
provoquer l'expulsion de l'arrière-faix; et,
lorsqu'elle est convenablement et scienti-
fiquement faite, c'est un gage de sécurité
et de bien-être pour la femme. Mais, pour
atteindre ce but, nous devons aider la
nature, et non pas contrarier sa méthode,
ainsi qu'on le fait si souvent.

Lorsque le placenta est expulsé, l'utérus
se rétracte encore plus fortement, et, dans
un cas type, on le sent au milieu du détroit
supérieur, dur, ferme et environ de la
grosseur d'une balle de cricket. Généralement, pendant quelques heures, ou

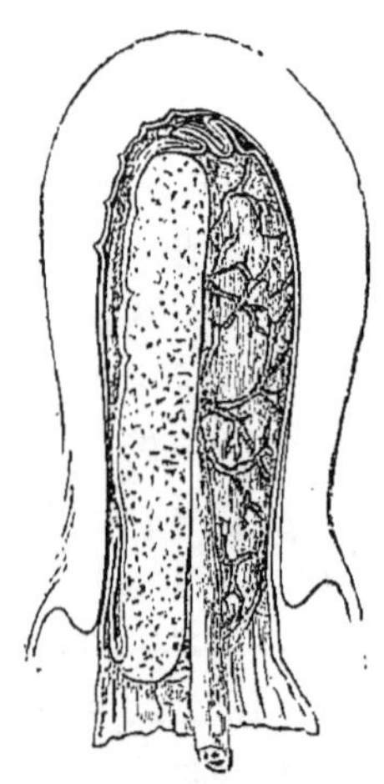

Fig. 91. — Mode d'expul-
sion naturelle du placen-
ta (d'après Duncan).

même pendant un ou deux jours, il se relâche et se contracte,
et ces contractions donnent lieu à des douleurs dont les femmes
souffrent souvent beaucoup. Le but de ces douleurs est, sans
aucun doute, d'expulser les caillots qui peuvent rester dans
l'utérus, et par conséquent, quelque désagréables qu'elles puissent être pour la femme, elles doivent être considérées comme
salutaires, à moins d'être excessives.

La durée du travail varie extrêmement dans les différents
cas, et il est tout à fait impossible de donner aucune règle précise en ce qui la concerne. Soumis à des exceptions, le travail
est plus long chez les primipares que chez les multipares, à
cause de la plus grande résistance des parties molles chez les
premières, surtout des tissus du vagin et de la vulve. Il est à

peu près admis que les difficultés du travail augmentent avec
l'âge de la femme et que, chez les primipares âgées, il est
vraisemblablement plus pénible à cause de la rigidité des
parties molles. Mais il est très-douteux que cette opinion ait
une base sérieuse, et dans ces cas le praticien se trouve souvent
agréablement désappointé du résultat. M. Roper [1] dit que l'affaiblissement des tissus qui survient après l'âge de 40 ans
diminue leur résistance, et que, après cet âge, les premiers
accouchements sont, en général, plus faciles que dans la jeunesse. Les habitudes et le genre de vie de la femme ont sans
doute une influence considérable sur la durée du travail, mais
nous n'avons pas assez d'observations pour émettre une opinion exacte à ce sujet. Il est rationnel de supposer que les tissus
des femmes grandes, musculeuses, fortement développées, offri-
ront plus de résistance que ceux des femmes plus frêles. D'un
autre côté, les femmes délicates, surtout dans les classes riches,
sont plus souvent atteintes de susceptibilités nerveuses qui peuvent influencer la longueur du travail. La durée moyenne de
l'accouchement, calculée d'après un grand nombre d'observations, est de huit à dix heures ; toutefois, même chez des primipares, il peut être terminé dans une ou deux heures, et
même en durer vingt-quatre sans qu'il soit nécessaire d'intervenir. Chez les multipares, il est fréquemment terminé beaucoup plus vite. Il peut surgir à n'importe quel moment du
travail, indépendamment de sa longueur, des indications qui
réclament une intervention.

Proportion entre le premier et le second stade.

La proportion entre la longueur du premier et du second
stade varie aussi considérablement. Le premier stade est en
général le plus long, et Cazeaux a établi qu'il a normalement
environ deux fois la longueur du second. Ce fait n'est pas fondé,
et je crois que Joulin est plus près de la vérité en établissant
que le premier stade est au second comme quatre ou cinq
est à un, plutôt que deux est à un. Souvent, lorsque le premier stade a été très-long, le second est rapide.

1. *Obst. Trans.*, vol. VII.

On demande constamment au médecin quelle sera la durée de l'accouchement; mais elle est si incertaine qu'il devra toujours être très-réservé dans sa réponse. Lors même que le travail marche en apparence de la manière la plus satisfaisante, les douleurs s'éteignent fréquemment, et la délivrance peut être retardée pendant plusieurs heures. Dans le premier stade, un col qui semble rigide et contracturé peut se dilater très-rapidement d'une façon inattendue, et l'accouchement se termine bientôt. Si le médecin s'est trop avancé, il encourra certainement un blâme; il vaut donc mieux qu'il soit extrêmement réservé dans ses prédictions.

Dans les premières heures de la matinée, il se fait un peu plus d'accouchements qu'à tout autre moment. Ainsi West[1] a trouvé que, sur 2019 accouchements, 780 se sont faits de 11 heures du soir à 7 heures du matin, 662 de 7 heures du matin à 3 heures du soir et 577 de 3 heures à 11 heures du soir.

1. *Amer. Med. Journ.*, 1854.

CHAPITRE II

MÉCANISME DE L'ACCOUCHEMENT DANS LES PRÉSENTATIONS DU SOMMET

On ne saurait exagérer l'importance de l'étude approfondie des phénomènes mécaniques qui accompagnent le passage du fœtus à travers le bassin. Ces phénomènes, qui ont été à juste titre appelés l'alphabet de l'obstétrique, dominent toute la pratique des accouchements, et le médecin connaissant imcomplètement ce sujet, ne serait qu'un empirique absolument incapable de diriger, avec sécurité pour sa malade et satisfaction pour sa conscience, les cas difficiles qui exigent une intervention chirurgicale.

En étudiant les phénomènes physiologiques du travail, nous avons pris pour exemple le cas le plus commun, la présentation du sommet, dont la description est applicable, avec de légères différences, aux présentations des autres régions du fœtus. De même, dans la discussion des phénomènes mécaniques de l'accouchement, je décrirai avec détails le mécanisme de la présentation du sommet, me réservant de revenir aux particularités des autres présentations dans le chapitre où elles seront spécialement étudiées. La présentation du sommet est tellement plus fréquente que celle de toute autre partie — environ 95 fois sur 100 — que cette manière d'étudier le sujet est pleinement justifiée, et, lorsque l'étudiant connaît à fond les phénomènes de l'accouchement dans les présentations du som-

met, il lui est facile de comprendre le mécanisme des autres
présentations, car elles sont toutes basées sur le même plan
général.

Avant tout, nous devons nous pénétrer de l'importance des
sutures et des fontanelles, ce sont nos guides dans le diagnostic
de la position de la tête fœtale, et dans l'appréciation de ses
progrès à travers le canal pelvien; si le « tactus eruditus »,
par lequel elles peuvent être distinguées les unes des autres,
n'a pas été acquis, le médecin est incapable de se rendre un
compte exact de la marche du travail. Et ce n'est pas toujours
facile. Il faut beaucoup d'expérience et de pratique avant de
pouvoir découvrir la position de la tête avec une certitude absolue; on devra donc toujours tendre vers cette connaissance, et
l'étudiant ne regrettera jamais ni le temps ni la peine qu'il aura
dépensés pour l'acquérir.

Au commencement du travail, le grand diamètre de la tête
peut se trouver dans la direction de presque tous les diamètres
du détroit supérieur, excepté dans celle de l'antéro-postérieur,
qui n'est pas assez long. Dans la grande majorité des cas, toutefois, il pénètre dans l'excavation par l'un ou l'autre des diamètres obliques, ou dans une situation intermédiaire au diamètre oblique et au transverse ; mais, avant son engagement au
détroit supérieur, il est certainement, beaucoup plus fréquemment qu'on ne le suppose, dirigé dans le sens du diamètre
transverse. Il en résulte que les accoucheurs ont eu l'habitude
d'assigner à la tête quatre positions, selon le point du bassin
auquel correspond l'occiput de l'enfant : la première et la troisième positions sont celles dans lesquelles le grand diamètre
de la tête fœtale occupe le diamètre oblique gauche du bassin,
la seconde et la quatrième celles dans lesquelles il occupe le
diamètre oblique droit [1]. On a fait bien des subdivisions de ces

Position de la tête au
début du travail.

---

1. En Angleterre on ne désigne pas les positions sous la dénomination
de première, seconde, troisième, quatrième, d'après le degré de fréquence de chacune d'elles, ainsi que nous le faisons en France. On les
compte en partant de l'éminence iléo-pectinée gauche (extrémité antérieure de notre diamètre oblique gauche), et en faisant le tour du bassin

positions, mais elles compliquent seulement le sujet et le rendent plus difficile à comprendre.

Les positions de la tête fœtale, après son entrée au détroit supérieur, qu'il est important de pouvoir distinguer dans la pratique, sont donc :

La première position (occipito-cotyloïdienne gauche, occipito-iliaque gauche antérieure, OIGA). — L'occiput est tourné du côté du trou ovale gauche, le sinciput du côté de la symphyse sacro-iliaque droite, et le grand diamètre de la tête occupe le diamètre oblique gauche du bassin.

La seconde (occipito-cotyloïdienne droite, troisième en France, occipito-iliaque droite antérieure, OIDA). — L'occiput est tourné du côté du trou ovale droit, le front du côté de la symphyse sacro-iliaque gauche, et le grand diamètre de la tête occupe le diamètre oblique gauche du bassin.

La troisième (occipito-sacro-iliaque droite, deuxième en France, occipito-iliaque droite postérieure, OIDP). — L'occiput regarde la symphyse sacro-iliaque droite, le front le trou ovale gauche, et le grand diamètre de la tête occupe le diamètre oblique gauche du bassin. Cette position est l'inverse de la première.

La quatrième (occipito-sacro-iliaque gauche, occipito-iliaque gauche postérieure, OIGP). — L'occiput regarde la symphyse sacro-iliaque gauche, le front le trou ovale droit, et le grand diamètre de la tête occupe le diamètre oblique droit du bassin. Cette position est l'inverse de la seconde (anglaise).

Fréquence relative
de ces positions.

La fréquence relative de ces positions a longtemps été, et est encore discutée parmi les accoucheurs. Selon Nægelé, dont l'essai classique nous fournit la plus grande partie de nos

de gauche à droite. Ainsi, la première position anglaise est la même que la nôtre, mais leur deuxième correspond à notre troisième, leur troisième à notre deuxième.

Pour éviter toute méprise, je me servirai, dans le cours de ma traduction, des désignations anatomiques, à peu près généralement acceptées aujourd'hui par les accoucheurs français et étrangers, et au lieu de dire : première, deuxième, etc., je dirai : OIGA (occipito-iliaque gauche antérieure), OIDP (occipito-iliaque droite postérieure), OIDA (occipito-iliaque droite antérieure), OIGP (occipito-iliaque gauche postérieure).

connaissances sur ce point, la tête occupe le diamètre oblique gauche 99 fois sur 100. Des recherches plus récentes ont jeté quelque doute sur l'exactitude de ces données, et bien des accoucheurs modernes pensent que la position OIDA, considérée par Nægelé comme un stade transitoire dans la marche naturelle de la position OIDP, est beaucoup plus commune qu'il ne le croyait. Cette question sera discutée en détail lorsque je parlerai du mécanisme de l'accouchement dans les positions occipito-postérieures, mais en attendant on peut constater le désaccord qui existe entre les opinions des auteurs modernes, si on veut bien se reporter au tableau suivant, relatif à la fréquence des différentes positions, et copié dans l'ouvrage de Leishman [1] :

	PREMIÈRE POSITION. OIGA	SECONDE POSITION. OIDA	TROISIÈME POSITION. OIDP	QUATRIÈME POSITION. OIGP	NON CLASSÉES.
Nægele.	70	»	29	»	1
Nægele jun.	64,64	»	32,88	»	2,47
Simpson et Barry.	76,45	0,29	22,68	0,58	»
Dubois.	70,83	2,87	25,66	0,62	»
Murphy.	63,23	16,18	16,18	4,42	»
Swayne.	86,36	9,79	1,04	2,8	»

On voit que tous les accoucheurs acceptent la fréquence immensément plus grande de la première position ; le seul point en contestation est la fréquence relative de la seconde et de la troisième.

On a donné des explications diverses de la plus grande fréquence avec laquelle la tête occupe le diamètre oblique gauche. Quelques auteurs pensent que le dos du fœtus a une tendance naturelle, ainsi que l'ont montré les recherches expérimentales de Honing et d'autres auteurs, à se diriger, sous l'influence de la gravitation, en avant et du côté gauche de la mère quand elle est debout, et en arrière et de son côté droit quand elle est couchée. D'après Simpson, la tête occupe le

Explication de la fréquence avec laquelle la tête occupe le diamètre oblique gauche.

1. *Leishman's System of midwifery*, p. 341.

diamètre oblique gauche, parce que la longueur du diamètre oblique droit est plus ou moins diminuée par la présence du rectum. Lorsque le rectum est affaissé, le raccourcissement du diamètre est léger ; mais il est si souvent distendu par les matières fécales (quelquefois lorsqu'il y a de la constipation à un degré considérable), qu'il n'est pas difficile de comprendre qu'il puisse réellement avoir une grande influence sur la détermination de la position de la tête fœtale.

Dans la description du mécanisme de l'accouchement, j'aurai en vue surtout la première position, celle qui est la plus commune, et je ferai ressortir ensuite brièvement les différences qui existent entre elle et les positions moins communes.

Position OIGA. Dans cette position, lorsque la tête commence à descendre, l'occiput est au détroit supérieur, regardant l'éminence iléo-pectinée du côté gauche, le front dirigé vers la symphyse sacro-iliaque droite, et la suture sagittale traversant obliquement le bassin dans le diamètre oblique gauche. Le dos de l'enfant est tourné vers le côté gauche du ventre de la mère, l'épaule droite vers son côté droit, l'épaule gauche vers son côté gauche (fig. 92). Si on pratique alors le toucher vaginal (la femme placée dans la position ordinaire de l'accouchement [1]), et si l'orifice est suffisamment ouvert, le doigt tombé sur la protubérance de l'os pariétal droit, signalée comme la « partie qui se présente ». Cette expression est diversement définie, mais la meilleure définition est probablement celle qui est adoptée par Tyler Smith, c'est-à-dire : « cette portion de la tête fœtale que le doigt rencontre la première dans le cercle formé par l'orifice utérin, le vagin, et la vulve, pendant les stades successifs du travail. » Si l'extrémité du doigt examinateur est dirigée un peu en haut, elle sentira la suture sagittale traversant obliquement le bassin ; en bas et à gauche, elle arrivera sur la fontanelle postérieure triangulaire, d'où s'éloignent les branches de la suture lambdoïde. Si le doigt pouvait être conduit dans la direction opposée, assez haut et assez à droite,

1. C'est-à-dire, en Angleterre, couchée sur le côté gauche.

il arriverait sur la grande fontanelle antérieure; mais, à ce moment, elle est trop haute pour être atteinte. Le menton est légèrement fléchi sur le sternum, et cette flexion, comme nous le verrons tout à l'heure, est fortement augmentée à mesure que la tête exécute son mouvement de descente.

La tête, au début du travail, est généralement entrée dans le détroit supérieur, surtout chez les primipares. Chez les multi-

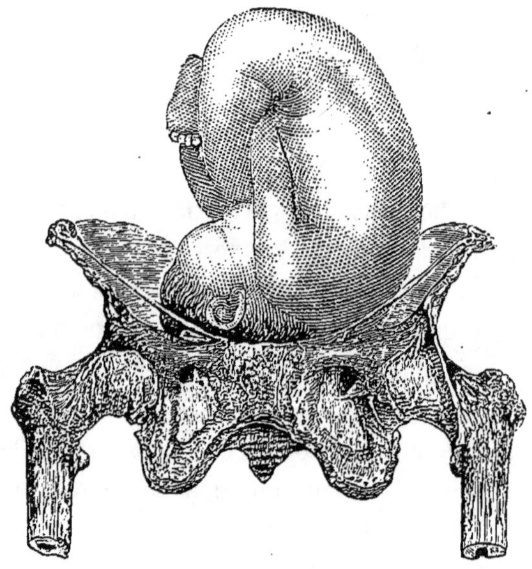

Fig. 92. — Attitude du fœtus en première position (d'après Hodge).

pares, par suite du relâchement des parois abdominales, l'utérus tombe un peu en avant, et la tête reste au-dessus du détroit supérieur, mais elle y est poussée aussitôt que le travail commence.

Nægelé — dont la description a été adoptée par la plupart des auteurs — dit que la tête, à cette période, est oblique au détroit supérieur, et il considère l'os pariétal droit, sur lequel tombe le doigt examinateur, comme beaucoup plus bas que le gauche. L'exactitude de cette opinion a été contestée dans ces der- Obliquité de Nægelé. nières années, et il est maintenant à peu près généralement admis que cette obliquité n'existe pas, et que la tête entre dans le détroit supérieur du bassin avec les deux os pariétaux sur le même plan, et le diamètre bi-pariétal parallèle au plan du détroit (fig. 93). L'opinion de Nægelé était adoptée, parce que le doigt trouve toujours la protubérance pariétale droite plus basse, et aussi parce que c'est en ce point que siège le *caput succedaneum* ou bosse séro-sanguine observée sur la tête de l'enfant après son expulsion. Ces deux arguments sont cependant trompeurs ; l'os pariétal droit est la partie qui doit être sentie naturellement la plus basse, à cause de la position oblique du bassin sur le tronc, et, en ce qui concerne le caput succedaneum, il a été parfaitement prouvé par Duncan qu'il ne se forme pas sur le point le plus exposé à la compression, comme Nægelé l'assurait, mais sur la partie de la tête qui est le moins comprimée, c'est-à-dire sur la région située dans l'axe du canal vaginal.

Différents temps mécaniques.   Les accoucheurs ont l'habitude, pour faciliter la description du mécanisme de l'accouchement, de diviser en différents temps les mouvements que subit la tête. Il faut cependant se rappeler que ce ne sont pas des temps séparés et distincts, pouvant toujours être saisis dans la pratique ; ils se confondent au contraire insensiblement l'un avec l'autre, et souvent s'observent simultanément, ou à peu près, dans un travail rapide. Ce sont : 1° La *flexion*, 2° le *premier mouvement de descente*, 3° le *mouvement d'accommodation*, 4° la *rotation*, 5° le *second mouvement de descente* et l'*extension*, 6° la *rotation externe*.

Flexion.   1° Le premier mouvement de la tête consiste en une rotation sur son diamètre bi-pariétal, mouvement qui amène le menton de l'enfant en contact avec son sternum et qui fait descendre l'occiput plus bas que la partie antérieure de la tête. Par le fait, il y a un gain mécanique réel d'au moins 12 millimètres, car le diamètre sous-occipito-bregmatique de la tête (8 cent. 1/2) se substitue à l'occipito-frontal (11 cent. 1/2) (fig. 93). Le mouvement est plus marqué lorsque le bassin est étroit, et, dans quelques cas de difformité pelvienne, il se produit à un degré considérable, tandis que, dans les bassins exceptionnellement larges et spacieux, il n'existe que dans une petite étendue, ou

pas du tout. La raison de cette flexion est double. Solayrès et
la majorité des accoucheurs l'expliquent en disant que la force
expulsive est communiquée à la tête de l'enfant à travers la
colonne vertébrale, et, comme la tête est articulée beaucoup
plus près de l'occiput que du sinciput, la résistance étant
égale, l'occiput doit être poussé en bas. Telle est sans doute
l'explication correcte de la flexion *après* que les membranes
sont rompues ; mais, avant leur rupture, l'œuf est en réalité

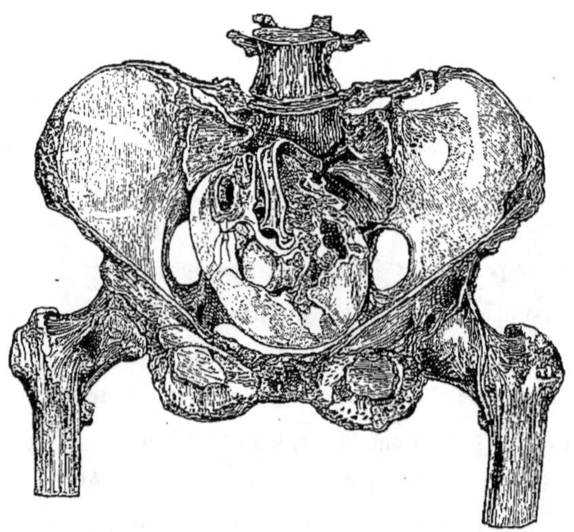

Fig. 93. — Première position : mouvement de flexion.

une poche liquide, qui est également comprimée sur tous les
points par les contractions utérines, et poussée à travers l'orifice *en masse*, la force expulsive n'étant pas transmise du tout
à travers la colonne vertébrale. C'est pourquoi la flexion est
probablement effectuée de la façon suivante : la tête est articulée plus près de l'occiput que du front, et comme elle éprouve
partout la même résistance de la part des tissus, la pression
d'en bas est plus efficace sur sa partie frontale ; conséquemment, cette partie est soulevée en haut, et l'occiput descend.
Cette explication peut être aussi considérée comme bonne
après la rupture des membranes, et probablement ces deux
causes agissent pour effectuer le mouvement dans les circonstances ordinaires.

Descente
et accommodation.

2° et 3° Les mouvements de *descente* et d'*accommodation* peuvent être décrits ensemble. Aussitôt que la tête a franchi l'orifice utérin, elle descend assez rapidement à travers le bassin, jusqu'à ce que l'occiput ait atteint à peu près le niveau de la partie inférieure du trou ovale (fig. 94), le sinciput celui de la seconde pièce du sacrum. Il se produit alors un mouvement d'accommodation, la fontanelle antérieure devient plus accessible, se rapproche du plan dans lequel est située la postérieure, et le menton ne reste pas aussi fléchi sur le sternum. Ce changement est dû à ce que l'extrémité antérieure de l'ovoïde éprouve une plus grande résistance que la postérieure, mais

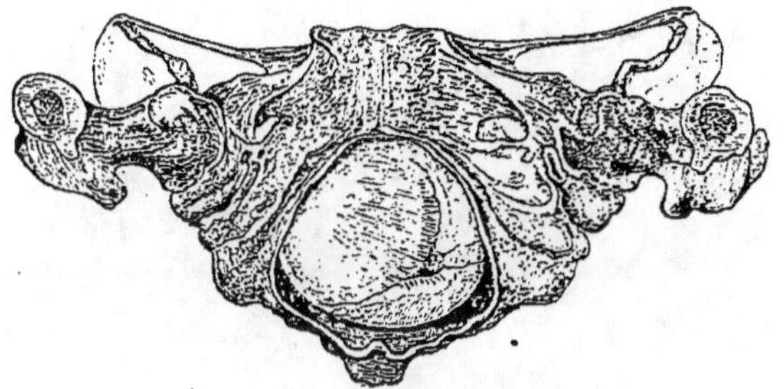

Fig. 94. — Première position : l'occiput dans l'excavation (Hodge).

aussitôt que la résistance appliquée à celle-ci contre-balance et excède celle qui est appliquée à l'antérieure, le sinciput doit descendre. Le côté droit de la tête descend aussi plus que le gauche, pour la même raison, de telle sorte que la tête, en réalité, se fléchit légèrement sur l'épaule droite. Cette obliquité de la tête sur son diamètre transverse dans la partie inférieure du bassin a été niée par Küneke [1], qui maintient que la tête franchit le bassin tout entier dans la direction de son entrée au détroit supérieur, c'est-à-dire avec les deux os pariétaux sur le même plan, de telle sorte que le point d'intersection des diamètres transverse et antéro-postérieur du bassin correspond à la suture sagittale. Il y a cependant de bonnes raisons pour croire que, dans la moitié inférieure de la cavité pelvienne, la tête n'est pas réellement synclitique, comme le

1. *Die vier Factoren der Geburt*, Berlin, 1869.

décrit Küneke, mais que l'os pariétal droit est à un niveau un
peu moins élevé que le gauche.

4° Le mouvement de *rotation* est très-important. Il amène le Rotation.
grand diamètre de la tête, du diamètre oblique de l'excavation,
dans le diamètre antéro-postérieur du détroit inférieur (fig. 95)
ou dans un diamètre à peu près correspondant, de telle sorte
qu'il se trouve en rapport avec le plus long diamètre du détroit
inférieur. Ce changement se fait presque toujours et peut être
réellement observé par l'accoucheur qui surveille attentivement
la marche du travail. On en a donné des explications diverses.
La plus généralement adoptée est celle qui fait dépendre la

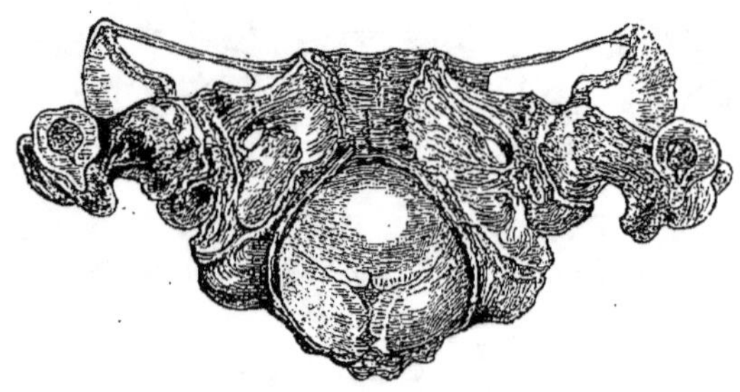

Fig. 95. — Première position : l'occiput au détroit inférieur (Hodge).

rotation de la projection en dedans des épines sciatiques, qui
rétrécissent le diamètre transverse du détroit inférieur. A mesure que les douleurs poussent l'occiput en bas, sa rotation en
arrière est empêchée par la saillie de l'épine sciatique gauche,
tandis que sa rotation en avant est favorisée par la surface an-
gulaire lisse de la branche ascendante de l'ischion. De la même
façon, l'épine sciatique du côté opposé prévient la rotation en
avant du front, qui est dirigé en arrière vers la concavité du
sacrum par la surface lisse des ligaments sacro-sciatiques. Ces
dispositions donnent donc une forme de pas de vis à l'intérieur
du bassin en ce point ; et, à mesure que les douleurs poussent
la tête, elles lui communiquent ce mouvement de rotation qui
a une si grande importance, en l'adaptant à la plus grande
dimension du détroit inférieur.

La plupart des accoucheurs allemands n'admettent pas l'influence des épines sciatiques et des plans lisses du bassin dans

la production de la rotation. Ils attribuent plutôt le changement de direction à la résistance croissante que la tête rencontre de la part de la paroi postérieure du bassin et des tissus périnéaux. Quelle que soit la partie de la tête qui rencontre d'abord cette résistance, beaucoup plus grande que celle de la partie antérieure du bassin, elle doit nécessairement être poussée en avant; et comme, dans la grande majorité des cas, la fontanelle postérieure descend la première, c'est elle qui subit cette pression jusqu'à ce que la rotation soit effectuée. Cette opinion a l'avantage de rendre compte aussi bien de la rotation dans les positions occipito-postérieures que dans les occipito-antérieures; les premières en effet, avec la théorie la plus généralement reçue, ne sont pas explicables d'une façon tout à fait satisfaisante. Cela ne veut pas dire que les surfaces lisses des plans du bassin soient sans influence sur la production du mouvement. Au contraire, elles le facilitent probablement beaucoup; mais la cause primordiale paraît plus simple et plus efficace avec la dernière théorie qu'avec celle qui attribue une action si importante aux épines sciatiques.

Dans quelques cas rares, la tête échappe à la rotation et atteint le périnée, étant encore dans le sens du diamètre oblique. Mais, ici même, la rotation s'effectue en général souvent tout d'un coup, juste au moment où la tête est sur le point de franchir la vulve, et elle est très-rarement expulsée dans la position oblique. Le mouvement, à cette période, peut être expliqué par le périnée, qui est relevé à ses bords et creux à son centre; le grand diamètre de la tête s'accommode lui-même au sillon ainsi formé et se trouve dirigé dans le sens du diamètre antéro-postérieur du détroit inférieur.

Extension. 5° Pendant ces mouvements, la face est tournée en arrière dans la concavité du sacrum; mais la tête ne reste pas absolument dans le sens du diamètre antéro-postérieur du bassin, elle occupe un diamètre intermédiaire à l'antéro-postérieur et à l'oblique. L'occiput est encore poussé en bas par les douleurs, et, grâce à son changement de position, il peut pas-

ser entre les branches du pubis, et avancer jusqu'à ce que
son mouvement de descente soit arrêté par la nuque, qui se
trouve appliquée contre la partie inférieure de l'arcade pubienne. L'occiput est ainsi fixé, et, les douleurs continuant, la
contraction utérine n'agit plus sur l'occiput, mais sur la partie
antérieure de la tête, qui est alors repoussée et détachée du
sternum. Ce phénomène constitue l'*extension*. A mesure que la
tête descend, les parties molles du périnée se distendent, et le
coccyx est refoulé en arrière pour élargir le détroit inférieur.
Les contractions distendent le périnée de plus en plus, et la
tête avance et recule alternativement. A mesure que le front

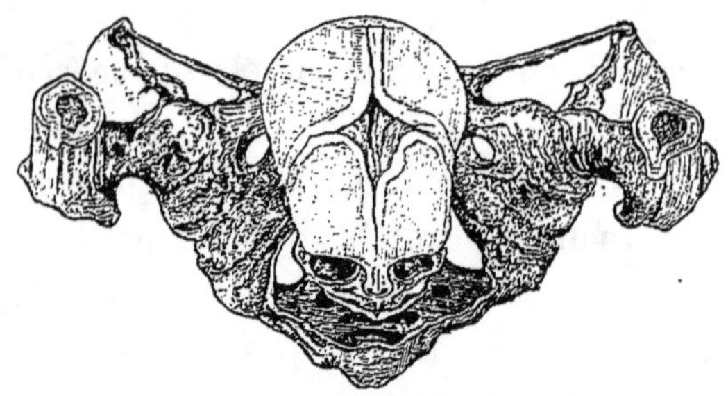

Fig. 96. — Première position : dégagement de la tête (Hodge).

descend, les diamètres sous-occipito-bregmatique, sous-occi-
pito-frontal et sous-occipito-mentonnier se présentent successivement à la vulve, l'occiput tourne de plus en plus en haut,
en avant du pubis (fig. 96), et enfin la face glisse sur le périnée
et se dégage.

La cause mécanique de ce mouvement peut être facilement
expliquée. Aussitôt que l'occiput a passé sous l'arcade des
pubis et ne trouve plus de résistance des parois antérieures
du bassin, la tête est soumise à l'action de deux forces : la
compression utérine, qui agit en bas et en arrière, et la résistance des parois postérieures du bassin et des parties molles,
qui agit presque directement en avant. La tête est expulsée
dans la direction de la résultante de ces deux forces, c'est-à-
dire en bas et en avant dans l'axe du détroit inférieur.

Outre la légère obliquité du grand diamètre de la tête par

rapport au diamètre antéro-postérieur du détroit inférieur au moment de son expulsion, la tête est aussi un peu oblique sur son propre diamètre transverse, de telle sorte que, dans la majorité des cas, l'os pariétal droit est expulsé avant le gauche.

Rotation externe. 6° Aussitôt que l'action utérine reparaît, peu de temps après l'expulsion de la tête, on peut observer que cette dernière exécute un mouvement de rotation distinct, l'occiput se tourne vers la cuisse gauche de la mère, et la face en haut vers la cuisse droite (fig. 97). La raison de ce fait est évidente. Lorsque

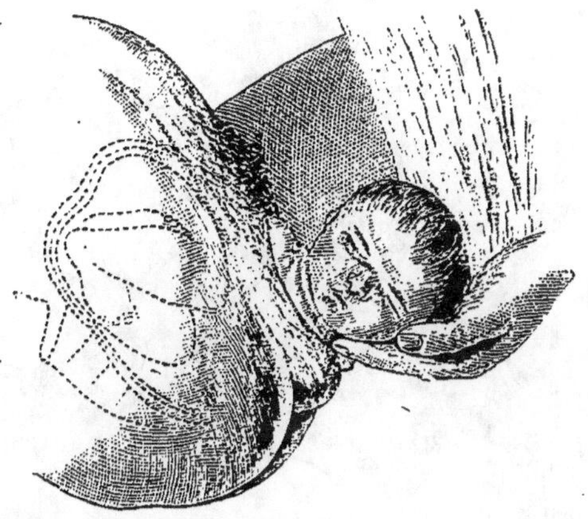

Fig. 97. — Rotation externe de la tête dans la première position (Hodge).

la tête descend dans le diamètre oblique gauche, les épaules sont dans le diamètre opposé ou oblique droit, et, à mesure que la tête tourne dans le diamètre antéro-postérieur, elles sont nécessairement placées à peu près dans le diamètre transverse. Aussitôt que la tête est sortie, les épaules sont soumises à la même action utérine et à la même résistance pelvienne que la tête a eues à supporter, et elles sont poussées précisément de la même manière. Conséquemment, elles tournent aussi, mais dans la direction opposée, dans le diamètre antéro-postérieur du détroit inférieur ou à peu près, exactement comme l'a fait la tête, et en obéissant au même mécanisme ; et, ce faisant, elles entraînent nécessairement la tête avec elles et provoquent sa rotation externe.

Les deux épaules sont bientôt expulsées, l'épaule gauche généralement la première, en glissant sur le périnée de la même manière que la face. Mais ce n'est pas toujours le cas, et elles sont souvent expulsées simultanément, ou même la droite la première. Le corps suit bientôt, et le second stade du travail est terminé.

Dans la position OIDA (occipito-cotyloïdienne droite), le grand diamètre de la tête est dans le diamètre oblique droit du bassin. A l'examen vaginal, le doigt, dirigé en haut et à droite, atteint la petite fontanelle postérieure ; en bas et à gau-

Seconde position (anglaise), troisième française OIDA.

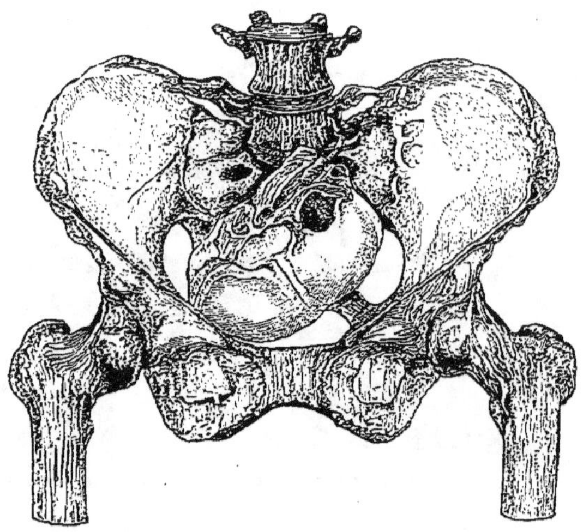

Fig. 98. — Position OIDP, au détroit supérieur.

che, la fontanelle antérieure. La suture sagittale croise obliquement le bassin dans le sens du diamètre oblique droit. La description du mécanisme de l'accouchement est précisément la même que dans la première position, en substituant le mot gauche au mot droit. Ainsi le doigt tombe sur l'os pariétal gauche ; l'occiput tourne de droite à gauche pendant la rotation. Après la sortie de la tête, l'occiput se dirige du côté de la cuisse droite de la mère, et la face regarde la cuisse gauche.

Dans la position OIDP, la tête entre dans le détroit supérieur, l'occiput dirigé en arrière du côté de la symphyse sacro-iliaque droite (fig. 98). La fontanelle postérieure est dirigée en arrière, la fontanelle antérieure en avant, du côté du trou ovale

Troisième position (anglaise), deuxième française OIDP.

gauche, et le doigt examinateur tombe sur l'os pariétal gauche. Le mécanisme de cet accouchement présente beaucoup d'intérêt. Dans la grande majorité des cas, pendant la marche du travail, l'occiput tourne en avant le long du côté droit du bassin, jusqu'à ce qu'il arrive presque dans le diamètre antéro-postérieur du détroit inférieur, il passe sous l'arcade du pubis, et le front glisse sur le périnée. On verra que, pendant une partie de cette rotation étendue, la tête peut rester dans la position OIDA et l'accouchement se termine absolument comme si cette dernière position eût été primitive.

Explication de ce mouvement de rotation. — Comment se fait-il que cette rotation soit effectuée et que le sinciput, qui occupe la place de l'occiput dans la première position, ne tourne pas en avant vers le pubis, comme le fait celui-ci? On peut l'expliquer par le fait que l'action utérine, transmise à travers la colonne vertébrale, force l'occiput à descendre plus bas que le sinciput, de telle sorte que dans la plupart des cas, à l'examen vaginal, la fontanelle postérieure peut être parfaitement perçue, tandis que l'antérieure est haute et hors d'atteinte. La tête est donc extrêmement fléchie et descend ainsi dans la cavité pelvienne, jusqu'à ce que l'occiput, alors plus bas que l'épine sciatique droite, éprouve la résistance du plancher du bassin, vis-à-vis du ligament sacro-sciatique droit, par lequel il est dirigé en avant. Le front est à ce moment, en supposant la flexion marquée, trop haut pour être influencé par le plan antérieur du bassin. La pression continuant, l'occiput tourne en avant, le front contourne le côté gauche du bassin, et le travail se termine comme dans la position OIDA.

La période du travail à laquelle se fait la rotation varie. Dans la majorité des cas, elle n'a lieu que lorsque la tête est sur le plancher du bassin, car c'est à ce moment que la résistance se fait surtout sentir. Mais plus la résistance est grande, plus tôt elle est sentie, et plus tôt la rotation s'opère. Donc il est probable qu'elle se fait plus vite lorsque la tête est grosse et le bassin comparativement petit.

La facilité avec laquelle ce mouvement s'opère dépend de la

flexion complète du menton sur le sternum, flexion qui amène la fontanelle antérieure assez haut pour que sa rotation en arrière ne soit pas entravée par la projection en dedans de l'épine sciatique gauche, et qui abaisse par contre l'occiput. Mais si cette flexion n'est pas complète, et si la fontanelle antérieure est assez bas pour qu'on puisse l'atteindre avec le doigt, il en résulte de grandes difficultés. Dans bien de ces cas, la rotation peut encore se faire ; mais, dans d'autres, elle est impossible, et l'accouchement est alors terminé avec la face aux pubis, mais avec un retard considérable et une peine inouïe. Selon le Dr Uvedale West, d'Alford, qui a étudié sérieusement ce sujet, cette terminaison s'observe quatre fois sur cent dans les positions occipito-postérieures. Quand il en est ainsi, on peut sentir très-bas la fontanelle antérieure, et quelquefois même le front et les sourcils. La contraction utérine pousse en bas l'occiput, le front est fixé derrière le pubis, mais il ne peut passer au-dessous, comme le fait l'occiput dans la première position. Le front se fléchit donc davantage et remonte, tandis que la résistance du plancher du bassin dirige l'occiput en avant. Le périnée est bientôt énormément distendu par la partie dorsale de la tête, et sérieusement exposé à une déchirure ; puis l'occiput se dégage, mais non sans difficulté. Il se produit alors un mouvement d'extension : la nuque est fixée contre la commissure antérieure du périnée, la force expulsive agit sur le sinciput, et la tête tourne sur son axe transversal. Le front et la face sont ainsi expulsés, puis le corps se dégage.

On dit que, dans quelques cas exceptionnels, lorsque la fontanelle antérieure est très-abaissée, le travail peut se terminer par la conversion de la présentation du sommet en une présentation de la face ; la tête tournant sur son axe transversal, le front se dirige de la partie antérieure vers la partie postérieure du bassin, et le menton émerge sous la symphyse pubienne. Mais il est évident que cette substitution ne peut s'opérer que si la tête est anormalement petite, et elle doit être extrêmement rare.

Fréquence relative de la deuxième et de la troisième positions.

Nous avons déjà fait allusion à l'opinion de Nægelé en ce qui concerne la rareté de la position OIDA; il pensait que les cas où l'on trouve l'occiput du côté du trou ovale droit n'étaient que des stades transitoires dans la rotation des positions occipito-postérieures. Il est certain qu'une telle affirmation est difficile à garantir, à moins que la tête n'ait été surveillée depuis le commencement du travail. Bien des observateurs distingués sont portés à conclure que les positions OIDA sont beaucoup plus communes que Nægelé ne le supposait; et, dans la table déjà citée, on verra que, tandis que Murphy estime que l'OIDA et l'OIDP sont égales en fréquence, Swayne croit que l'OIDA est beaucoup plus commune que l'OIDP. Il est probable que la grande autorité de Nægelé a poussé beaucoup d'observateurs à considérer les positions OIDA comme des positions OIDP dans lesquelles une rotation partielle avait déjà été accomplie. Ma propre expérience me conduit à penser que les positions OIDA sont loin d'être rares. La question toutefois doit être considérée comme en suspens, jusqu'à ce que de nouvelles observations faites par des auteurs compétents nous permettent de conclure.

Quatrième position OIGP.

La quatrième position est juste l'inverse de la seconde (anglaise), comme la troisième est l'inverse de la première. L'occiput regarde la symphyse sacro-iliaque gauche (fig. 99), et le doigt tombe sur l'os pariétal droit. Le mécanisme est précisément le même que dans la position OIDP, mais la rotation se fait de gauche à droite.

Formation de la bosse séro-sanguine.

Nous avons déjà fait allusion à la formation du caput succedaneum. Cette dénomination est appliquée à un gonflement œdémateux qui se forme sur la tête par suite d'un épanchement qui résulte de l'obstacle à la circulation veineuse créé par la compression à laquelle la tête est soumise. D'où le volume de la tumeur est en proportion directe avec la longueur du travail. Dans les accouchements rapides, ceux où la tête est poussée vivement à travers le bassin, elle est à peine développée, quelquefois elle n'existe pas, tandis qu'après un travail prolongé

elle est volumineuse et peut obscurcir le diagnostic de la position, en masquant les sutures et les fontanelles. Sa situation
varie selon la position de la tête : ainsi, dans la première et
la quatrième position, elle se forme sur l'os pariétal droit, dans
la seconde et la troisième sur le gauche; nous pouvons donc
vérifier, par l'inspection de son siège, l'exactitude de notre
diagnostic.

Une erreur fréquente, commise par les accoucheurs, consiste
à regarder la bosse séro-sanguine comme formée au point où
la tête a été le plus fortement soumise à la compression, tandis

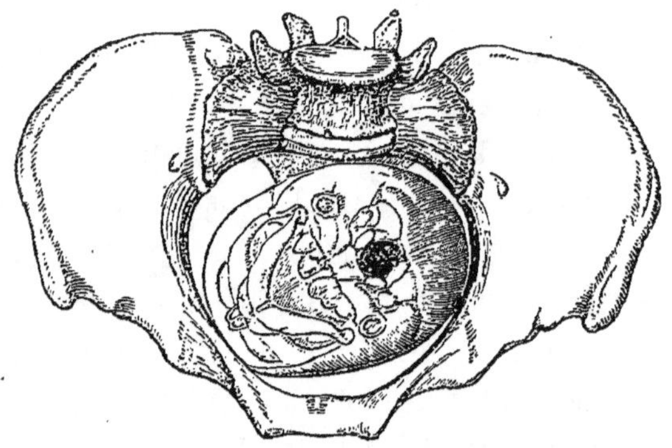

Fig. 99. — Position OIGP, au détroit supérieur.

que, en réalité, elle se développe sur la partie qui est la moins
soutenue par les tissus maternels et où le gonflement peut,
par conséquent, survenir le plus facilement. Au début du travail, elle se forme toujours sur la partie de la tête qui est
située dans le cercle de l'orifice utérin, et, dans les stades suivants, sur la partie qui est dans l'axe du canal vaginal; elle est
donc plus marquée sur la région qui est expulsée la première
de la vulve.

Je dirai quelques mots de l'altération dans la forme de la
tête fœtale, observée dans les accouchements pénibles et résultant du moulage qu'elle a subi pendant son passage à travers
le canal pelvien. Plus le bassin est petit, plus grande est la
compression appliquée sur la tête pendant l'accouchement,
plus marquée est cette altération. Il en résulte que, dans les

Altération dans
la forme de la tête.

présentations du vertex, les diamètres occipito-mentonnier et occipito-frontal sont allongés d'environ 25 millimètres ou même plus, tandis que les diamètres transverses sont diminués par la compression des os pariétaux [1]. Ce moulage a une incontestable utilité, en facilitant la naissance de l'enfant. La déformation apparente est très-considérable et peut même donner lieu à quelque anxiété. Il est bon de se rappeler qu'elle est toujours passagère et qu'au bout de quelques heures, ou de quelques jours au plus, l'élasticité des os crâniens les force à reprendre leur forme naturelle. La bosse séro-sanguine disparaît aussi rapidement ; par conséquent, ces deux phénomènes n'amènent aucune déformation inquiétante ou qui exige quelque traitement.

1. Voy. la note de la p. 127.

CHAPITRE III

Bien que l'accouchement soit une fonction strictement physiologique, qui, dans la grande majorité des cas, doit s'accomplir en toute sécurité sans accoucheur, il est certain que l'assistance du médecin, sagement comprise, est toujours utile pour en faciliter la marche, et qu'elle est souvent absolument indispensable pour la sauvegarde de la mère et de l'enfant.

L'état de la femme enceinte avant son accouchement doit toujours attirer l'attention du médecin, parce qu'il est important que le travail s'accomplisse lorsqu'elle est aussi bien portante que possible. On ne négligera donc jamais, dans les derniers mois de la grossesse, les précautions hygiéniques ordinaires. La femme prendra un exercice régulier et modéré, sans fatigue, et, si le temps le permet, restera beaucoup au grand air. Les pièces chaudes, les veillées, les excitations de toutes sortes, seront strictement évitées. Le régime sera simple, nourrissant et non stimulant; l'état de l'intestin particulièrement surveillé. Pendant les quelques jours qui précèdent l'accouchement, la descente de l'utérus provoque souvent une compression du rectum et empêche qu'il ne se vide. On a alors l'habitude de prescrire de temps à autre de légères purgations, par exemple de petites doses d'huile de ricin, pendant quelques jours avant le moment prévu de l'accouchement. Il est bon toutefois de prendre quelques précautions; et il n'est certainement pas rare que le travail soit déterminé un peu plus tôt qu'il n'aurait eu lieu, par l'irritation que déterminent de fortes doses purgatives. Au début du travail, on examinera toujours l'état de l'intestin, et, s'il y a quelque raison d'en suspecter la plénitude, un grand lavement sera administré. C'est toujours une bonne précaution, car, si le rectum est rempli, il cause fréquemment l'irrégularité et l'inefficacité des contractions utérines, et, lors même qu'il ne produit pas ce résultat, la sortie des fèces, par compression de l'intestin pendant le stade d'expulsion, est toujours désagréable à la fois pour la femme et pour l'accoucheur.

Vêtements de la femme pendant la grossesse.

Il est bon de surveiller aussi la forme du vêtement de la femme pendant la grossesse; il est souvent une cause de gêne, et peut même entraver la marche satisfaisante du travail, s'il est mal compris.

Après que l'utérus s'est élevé au-dessus du petit bassin, le corset ordinaire que portent la plupart des femmes est sujet à produire une compression fâcheuse, surtout si l'on essaye de masquer la tumeur croissante par un lacet serré. Après le quatrième ou le cinquième mois, la femme se trouvera beaucoup plus à l'aise en portant un corset construit exprès, avec des bandes élastiques sur les côtés et en avant, de telle façon qu'il s'accommode au développement de la tumeur. Toutes les corsetières en font de semblables, et les femmes peuvent en porter lorsque leur état le leur permet. A défaut de ce corset, il vaut mieux en éviter tout à fait l'usage et n'appliquer sur l'utérus qu'une compression aussi faible que possible, bien que beaucoup de femmes ne puissent se passer du soutien auquel elles sont accoutumées. Pour les multipares, surtout lorsqu'il y a un certain relâchement des parois abdominales, une ceinture abdominale élastique bien faite est souvent fort utile. Elle sera construite de façon à ce qu'on puisse la serrer lorsque la femme marche ou se tient dans la position droite, alors qu'un soutien est surtout nécessaire, et la relâcher facilement à volonté.

Je n'insisterai pas sur la nécessité pour le praticien de se présenter dès le premier appel de la femme. Il est vrai qu'il peut être souvent mandé longtemps avant que sa présence soit utile. Mais, d'un autre côté, il est absolument impossible de prévoir quel peut être l'état de chaque individu. Par une prompte intervention, on peut modifier une mauvaise présentation ou prévenir quelque catastrophe imminente, et sauver ainsi la femme des dangers de la plus haute gravité.

Le praticien sera toujours muni des instruments dont il peut avoir besoin. Les boîtes obstétricales ordinaires, qui contiennent un ou deux flacons et une sonde, telles qu'elles sont vendues par la plupart des fabricants d'instruments, sont embarrassantes et inutiles, tandis que les « trousses obstétricales » sont un luxe coûteux et peu à la portée de tous. Chacun peut se fabriquer une excellente trousse obstétricale, à peu de frais, avec des compartiments pour porter des flacons, cousus sur les côtés d'une poche de cuir ordinaire, qu'on trouve pour quelques shillings chez les fabricants de sacs de voyage. Il est indispensable d'avoir sous la main tout ce dont on peut avoir besoin, et la trousse contiendra du chloroforme, du chloral, du laudanum, le perchlorure de fer liquide de la pharmacopée, de l'extrait liquide d'ergot, et une seringue de Pravaz. Si elle contient aussi une petite sonde élastique, un bon forceps, une ou deux aiguilles à suture, avec quelques fils d'argent, le praticien ne sera jamais pris au dépourvu. Les autres objets dont on a besoin, le fil, les ciseaux et le reste, sont généralement fournis par la garde ou la femme.

En arrivant, le médecin se fera annoncer à la femme, et il se peut que le premier effet de sa présence soit d'arrêter les douleurs, qui avaient été jusque-là en augmentant, preuve très-concluante de l'influence des impressions morales sur la marche de l'accouchement. Si les douleurs ne sont pas encore expulsives, il est bon qu'il s'occupe d'abord de demander aux assistants des renseignements généraux sur les progrès du travail, et de voir si toutes les dispositions nécessaires sont prises

convenablement, de façon à laisser à la femme le temps de
s'habituer à sa présence. S'il a le choix, il prendra pour la
chambre d'accouchement une pièce grande, aérée, bien ventilée et aussi éloignée que possible de l'extérieur. Il peut
aussi voir le lit, qui sera sans rideaux, avec une toile imperméable placée sous une couverture ou un drap plié sur lequel
la femme s'étend. Ces objets doivent recevoir les matières qui
s'échapperont pendant l'accouchement, et peuvent être enlevés
du lit après la délivrance, en laissant des draps secs par-dessous. Dans les classes pauvres, la chambre d'accouchement
est considérée comme un lieu de rendez-vous légitime pour
de nombreuses amies qui viennent commérer, et dont la conversation est souvent pénible, et certainement nuisible à la
malade, qui se trouve dans l'état d'excitation particulier à
l'accouchement. Le médecin insistera donc pour qu'elle ait le
plus grand calme, et n'admettra personne dans la chambre en
dehors de la garde et quelque amie dont la femme peut désirer
la présence. Quant au mari, on obéira aux désirs de la femme.
Quelques-unes aiment que leur mari soit avec elles, tandis que
d'autres préfèrent qu'il se retire; le médecin se conformera
à leur désir.

Examen vaginal. S'il existe des douleurs, on pratiquera sans trop attendre un
examen vaginal, afin de s'assurer si le travail a commencé ou
non, et si la présentation est naturelle ou anormale. Les douleurs fortes en apparence peuvent être fausses, et il est possible
que le travail ne soit pas commencé. Il est très-important, à la
fois pour notre crédit et notre commodité, que nous soyons
capables de reconnaître le véritable caractère des douleurs,
car, si ce sont de « fausses » douleurs, nous pouvons passer
des heures à attendre inutilement l'accouchement, qui est encore fort éloigné. Je n'ai pas besoin par conséquent d'insister
sur la nécessité de reconnaître l'état précis des choses.

Fausses douleurs. Les *fausses* douleurs sont caractérisées principalement par
leur irrégularité; elles surviennent parfois à de courts intervalles, parfois cessent pendant des heures entières; elles va-

rient aussi beaucoup en intensité : quelques-unes sont très-aiguës et très-douloureuses, d'autres légères et fugaces. Elles diffèrent ainsi des *vraies* douleurs du premier stade, qui sont d'abord légères et courtes, et augmentent graduellement en force et en régularité. Le siège de ces deux sortes de douleurs n'est pas le même ; les fausses douleurs sont senties surtout en avant, tandis que les vraies douleurs le sont plutôt dans les reins, avec des irradiations vers l'abdomen. Un simple examen vaginal nous permettra mieux que quoi que ce soit d'établir le diagnostic exact. Si le travail a commencé, l'orifice sera plus ou moins dilaté, ses bords amincis, et pendant la durée du chaque douleur le col deviendra rigide, les membranes tendues et saillantes. Les fausses douleurs, au contraire, n'ont aucun effet sur le col, qui reste lâche et non dilaté, et, si l'orifice est suffisamment ouvert pour admettre l'extrémité du doigt, on ne sentira pas les membranes bomber pendant la contraction. Dans ces circonstances, nous pouvons assurer en toute confiance à la femme que les douleurs sont fausses, et nous prendrons des mesures pour calmer l'irritation qui les produit. La plupart du temps, la cause des fausses douleurs est liée à quelque trouble de l'appareil intestinal, et elles seront parfaitement soulagées par un léger laxatif — tel que l'huile de ricin, ou une pilule de coloquinte et jusquiame — suivi d'un sédatif, par exemple, vingt gouttes de laudanum ou de chlorodyne. Peu après l'administration de ces médicaments, les fausses douleurs disparaîtront, et on ne les reverra plus jusqu'à ce que le vrai travail commence.

Leur traitement.

Lorsqu'on veut pratiquer l'examen vaginal, la femme doit être placée par la garde sur son côté gauche, près du bord du lit, les jambes fléchies sur l'abdomen. Le médecin, s'approchant du lit, applique l'index de la main droite, préalablement enduit de saindoux ou de cold-cream, sur la vulve, et le fait pénétrer doucement dans l'orifice du vagin, puis il le pousse en arrière dans l'axe du détroit inférieur et enfin le dirige en haut et en avant de façon à gagner plus facilement le col. Mais

Manière de pratiquer l'examen vaginal.

il n'est pas toujours facile d'y arriver, car, au commencement du travail, le col peut être si haut qu'on ne l'atteigne qu'avec difficulté, ou dirigé tout à fait en arrière vers la concavité du sacrum. On facilite souvent l'exploration en déprimant l'utérus extérieurement, avec la main gauche placée sur l'abdomen. Notre but est non seulement de nous assurer de l'état de mollesse et de dilatation du col, mais aussi de reconnaître la présentation, l'état du vagin et les dimensions du bassin. Le premier examen sera généralement fait pendant une douleur : il est alors moins désagréable pour la femme ; mais, pour qu'il soit satisfaisant, le doigt restera dans le vagin jusqu'à ce que la douleur soit passée, et l'examen se terminera pendant l'intervalle qui sépare cette douleur de la suivante.

Il ne faut pas chercher, dès ce moment, à reconnaître la position.

Dans les présentations de l'extrémité céphalique, on sent généralement la masse arrondie du crâne à travers le segment inférieur de l'utérus, et on a la satisfaction de pouvoir assurer à la femme que tout va bien. Si l'orifice est suffisamment dilaté, on peut aussi trouver l'occiput recouvert des membranes. Mais il est impossible à ce moment de reconnaître la position exacte de la tête par les sutures et les fontanelles, qui sont trop élevées pour être atteintes. On ne fera aucun essai pour y arriver, dans la crainte de rompre prématurément les membranes. La présentation de l'extrémité céphalique est tout ce que nous devons chercher à découvrir à ce moment du travail.

L'état de l'orifice indique les progrès du travail.

L'état de l'orifice, sa rigidité, sa dilatation nous aideront à nous former une opinion sur la marche et la durée probable de l'accouchement ; mais, bien que la famille soit certainement pressée d'avoir notre avis sur ce point, le médecin prudent aura soin de ne pas se prononcer d'une façon trop positive, car il est facile de se tromper. Il suffira de répondre que tout va bien, mais qu'il est impossible de dire avec certitude si l'accouchement se fera vite ou non.

Si les douleurs ne sont ni fréquentes ni fortes, si l'orifice n'a pas atteint une dilatation de plus de 3 centimètres de diamètre, il peut s'écouler beaucoup de temps avant que l'accouchement se termine, et la présence du médecin n'est pas indispensable. Il peut, par conséquent, laisser la femme pendant une ou quelques heures, pourvu qu'on sache où le trouver. Mais je n'ai pas besoin de dire qu'il ne devra jamais s'éloigner, à moins d'avoir reconnu exactement la présentation. Si c'est une autre région que la tête qui se présente, il sera pro-

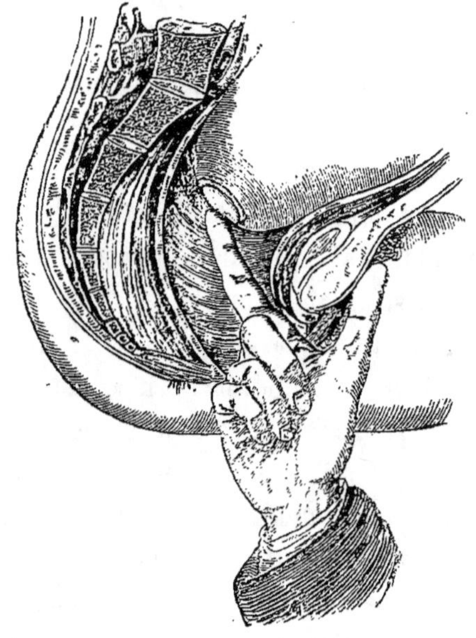

Fig. 100. — Examen pendant le premier stade.

bablement impossible de la reconnaître jusqu'à ce que la dilatation soit plus avancée, et le médecin doit être incessamment sur ses gardes, jusqu'à ce qu'il soit absolument fixé à ce sujet, de façon à pouvoir saisir le moment le plus favorable pour intervenir, si cela est nécessaire.

La position de la femme a quelque importance pendant le premier stade. Il y a un avantage incontestable à ce qu'elle ne soit pas alors couchée sur le côté, comme c'est l'habitude dans le second stade ; car il est nécessaire que la force expulsive se produise dans un sens tel qu'elle favorise la descente de la tête dans le bassin, c'est-à-dire perpendiculairement au plan du détroit supérieur, et que le poids de l'enfant agisse de la même façon. Par conséquent, la coutume qui consiste à permettre à la femme de marcher ou de s'appuyer sur une chaise est décidément avantageuse ; et on remarque souvent que les douleurs sont languissantes et inefficaces si elle se met sur son lit. Si la femme est multipare, ou si l'abdomen est un peu pendant, un bandage abdominal, en supportant l'utérus, favorisera beaucoup la marche de ce stade. En outre, lorsque la femme est hors de son lit, elle est moins inquiète sur la terminaison du travail, et une petite conversation enjouée lui fait prendre patience et atténue la dépression morale, qui est si commune. On peut lui faire prendre du bon bouillon ou un peu d'eau-de-vie avec de l'eau, si elle se sent faible ; tout cela est utile pour réparer ses forces. On évitera, à cette période, les examens vaginaux trop fréquents, ils n'ont aucune utilité, et ils peuvent irriter le col. Cependant on devra de temps à autre s'assurer des progrès de la dilatation.

Rupture artificielle des membranes. Lorsque l'orifice est complètement dilaté, les membranes peuvent être artificiellement rompues, si elles ne se déchirent pas spontanément, car elles n'ont plus dès lors aucune utilité et ne font que retarder le début du stade d'expulsion. Il est facile de les rompre en poussant contre elles, lorsqu'elles sont tendues pendant une douleur, quelque instrument pointu, l'extrémité d'une épingle à cheveux par exemple, qu'on a toujours sous la main. Dans quelques cas, il est même utile de **Il est quelquefois utile de rompre les membranes avant la dilatation complète du col.** rompre les membranes avant que l'orifice soit complètement dilaté. Ainsi il arrive assez fréquemment, lorsque la quantité du liquide amniotique est excessive, que l'orifice se dilate de la dimension d'une pièce de cinq francs ou un peu plus ; mais, bien qu'il soit parfaitement souple et lâche, il ne s'ouvre pas davantage, jusqu'à ce que le liquide amniotique soit évacué, et alors les douleurs expulsives complètent rapidement la dilatation. Il faut de l'expérience et du jugement pour reconnaître ces faits, car, si l'on permet l'écoulement prématuré du liquide amniotique, la pression de la tête sur le col peut produire de l'irritation et prolonger sérieusement le travail. Cette manœuvre est surtout utile lorsque les douleurs sont fortes, l'orifice souple, et que les membranes, ne faisant pas saillie à travers l'orifice, ne concourent pas à la dilatation.

Il n'est pas toujours facile de s'assurer si les membranes sont rompues ou non. Cela arrive surtout lorsque la tête est basse, et la quantité du liquide amniotique si petite que la poche ne peut pas faire saillie pendant les douleurs. Un peu d'attention, cependant, nous permettra, si les membranes sont rompues, de sentir les plis de la peau du crâne recouverte de cheveux, et de la distinguer de la surface lisse et polie des membranes.

Après l'évacuation du liquide amniotique, il y a généralement un arrêt dans la marche du travail ; mais les douleurs reparaissent bientôt avec plus de force et de fréquence, poussant la tête à travers la cavité pelvienne. Le changement de caractère des douleurs est bientôt reconnu aux violents efforts dont elles sont accompagnées, et à l'augmentation de leur durée et de leur intensité.

Conduite à tenir pendant le stade d'expulsion.

Il est bon que la femme soit alors placée sur son lit, et en Angleterre elle a l'habitude de se coucher sur le côté gauche, les fesses parallèles au bord du lit, et le corps en travers. C'est là la position obstétricale admise dans notre pays, et il serait inutile d'insister pour en faire prendre une autre, quand même elle serait meilleure. Bien que la position dorsale soit préférée sur le Continent et en Amérique, il est difficile de dire en quoi consiste son avantage. Elle expose inutilement la femme aux regards, et, en somme, il est moins facile, quand elle est ainsi placée, de pratiquer les examens nécessaires. En outre, la position dorsale augmente les risques de déchirure du périnée, en faisant porter le poids de la tête de l'enfant plus directement sur lui. Ainsi, Schrœder a trouvé que les déchirures se produisaient 37,6 fois sur cent chez les femmes qui accouchent sur le dos, et 24,4 sur cent chez celles qui accouchent dans les autres positions.

Position de la femme pendant le second stade.

La femme reste ordinairement couchée pendant toute la

durée de ce stade, et la garde a l'habitude d'attacher au pied du lit une serviette sur un rouleau qui sert de point d'appui et de support pendant les efforts. Si les douleurs sont rares et éloignées et si la femme trouve plus agréable de se lever de temps en temps, il n'y a pas de raison pour l'en empêcher. Au contraire, comme nous le verrons plus tard en traitant du travail languissant, les douleurs, dans ces circonstances, sont souvent augmentées par la position assise, le poids de l'enfant déterminant une compression plus forte sur les nerfs du vagin.

A ce moment, l'examen vaginal, qui devra être plus souvent répété que dans le premier stade, nous permet de nous assurer de la position précise de la tête, par les sutures et les fontanelles, et d'en mesurer les progrès.

Conduite à tenir quand la lèvre antérieure du col est pincée entre la tête et la paroi du bassin.

Il arrive fréquemment que la tête descende dans le bassin, même jusqu'au plancher, sans que le col ait entièrement rétrocédé. La lèvre antérieure surtout peut alors être saisie entre la tête et le pubis ; elle se gonfle sous la pression à laquelle elle est soumise et retarde ainsi les progrès du travail. On ne saurait rien objecter contre une tentative faite pour prévenir cette cause de retard, en relevant la lèvre prisonnière, dans l'intervalle des douleurs, de façon à la repousser au-dessus de la tête et l'y maintenir pendant les contractions, jusqu'à ce que la tête soit descendue au-dessous d'elle. Cette manœuvre, faite judicieusement, sans rudesse et sans force inutiles, ne peut certainement produire aucune des conséquences fâcheuses que la plupart des accoucheurs lui ont attribuées ; il tombe évidemment sous le sens que la lésion du col est beaucoup moindre s'il est repoussé doucement hors du passage, que si on le laisse comprimer fortement pendant des heures entre la partie qui se présente et les os du bassin. Ce mode d'assistance est tout différent de la dilatation digitale d'un col rigide, qui fut autrefois beaucoup pratiquée, surtout à Edimbourg, sur la recommandation de Hamilton, et contre laquelle se sont élevés à juste titre la grande majorité des accoucheurs.

Si l'accouchement marche d'une façon satisfaisante, il n'y a pas lieu d'intervenir davantage. Le médecin verra cependant si la vessie est vidée, et, si elle ne l'a pas été depuis plusieurs heures, il devra la vider avec la sonde. Toutes les fois que le travail se prolonge, il pratiquera de temps en temps l'auscultation, de façon à s'assurer que la circulation fœtale se fait régulièrement.

La régularité des efforts d'expulsion est importante à ce moment. Les gardes ont l'habitude d'engager la femme à s'aider elle-même en poussant, et il est certain que ces efforts volontaires augmentent beaucoup l'action des muscles accessoires de la parturition. Si les douleurs sont fortes et si le travail promet d'être rapide, les efforts volontaires ne peuvent pas être préjudiciables. D'un autre côté, si sa marche est lente, ils ne feraient que fatiguer inutilement la femme et pourraient la décourager. Lorsque le périnée est distendu, il est souvent utile d'engager la femme à cesser tout effort volontaire et de lui conseiller de crier, dans le but de diminuer la tension à laquelle le périnée est soumis. C'est le stade dans lequel l'anesthésie rend le plus de services ; mais son emploi sera discuté ailleurs.

A mesure que la tête descend, le périnée devient de plus en plus distendu, et il existe une divergence considérable d'opinions parmi les accoucheurs au sujet de la conduite à tenir à ce moment. Dans la plupart des ouvrages d'obstétrique, on conseille au médecin d'essayer de prévenir la lacération par la manœuvre qui consiste à « soutenir le périnée ». On entend, par cette manœuvre, l'action de placer la paume de la main sur les tissus distendus et d'appuyer solidement sur eux pendant l'acme de la douleur, pour prévenir mécaniquement leur déchirure. Je doute un peu que cette méthode, ou une méthode à peu près semblable, soit maintenant la pratique suivie par la grande majorité des accoucheurs. Dans ces dernières années, les mauvais effets qui peuvent en découler ont été spécialement signalés par Graily Hewitt, Leishman, Goodell et d'autres auteurs qui maintiennent que, par la compression exercée de cette façon, non-seulement nous ne pouvons pas empêcher, mais nous favorisons la déchirure, parce que notre compression augmente l'énergie de l'action utérine, juste au moment où la distension excessive du périnée est vraisemblablement le plus à craindre. Aussi quelques auteurs disent que le périnée doit être laissé absolument seul, et que la tête doit le distendre graduellement, sans aucune assistance de la part du médecin.

On s'est beaucoup mépris sur le but à atteindre. L'expression « soutenir le périnée » fait naître une idée incontestablement fausse, et il est certain que personne ne peut empêcher une déchirure par un support mécanique. Si l'on employait le terme « relâchement du périnée », nous aurions une idée beaucoup plus exacte de ce que l'on veut dire, et, cette idée une fois née dans l'esprit, je crois qu'il ne pourrait être mis en doute qu'il soit facile d'assister la nature pendant ce stade.

Le but est de relâcher le périnée.

Le Dr Goodell, de Philadelphie, a spécialement étudié ce sujet, et il a recommandé une méthode dont l'objet est de relâcher le périnée. Selon lui, un ou deux doigts de la main gauche doivent être introduits dans le rectum, afin de remonter le périnée et de le tirer en avant, au-dessus de la tête, vers le pubis, le pouce de la même main appliqué sur la tête qui s'avance, de façon à en restreindre les progrès, si c'est nécessaire. J'ai suivi cette méthode fréquemment, et je crois qu'elle répond admirablement au but, surtout lorsque le périnée est très-distendu et la déchirure menaçante. Mais l'introduction des doigts dans l'anus, ainsi qu'il le recommande, est répugnante à la fois pour le médecin et pour la femme, et on peut obtenir le même résultat d'une manière moins désagréable. Je mentionne cette méthode pour montrer ce que le praticien doit chercher. Si, lorsque la tête distend énormément le périnée, le pouce et l'index de la main droite sont allongés sur ses bords, on peut le repousser doucement en avant par-dessus la tête pendant l'acme de la douleur, tandis que les extrémités des doigts s'appuieront en même temps sur le vertex qui s'avance, et en retarderont la marche, au besoin (fig. 101). Par ce pro-

Méthode de Goodell.

Méthode recommandée par Playfair.

cédé, la distension subite et forcée des tissus périnéaux est évitée, et les risques de déchirure réduits au minimum, tandis que le mode naturel de relâchement, par la dilatation de l'orifice anale, est favorisé. Ceci est très-différent du support mécanique qui est habituellement recommandé, et moins la pression appliquée directement sur le périnée est forte, mieux cela vaut. Il n'est pas non plus nécessaire ni utile de s'asseoir auprès de la femme, la main appliquée sur son périnée pendant

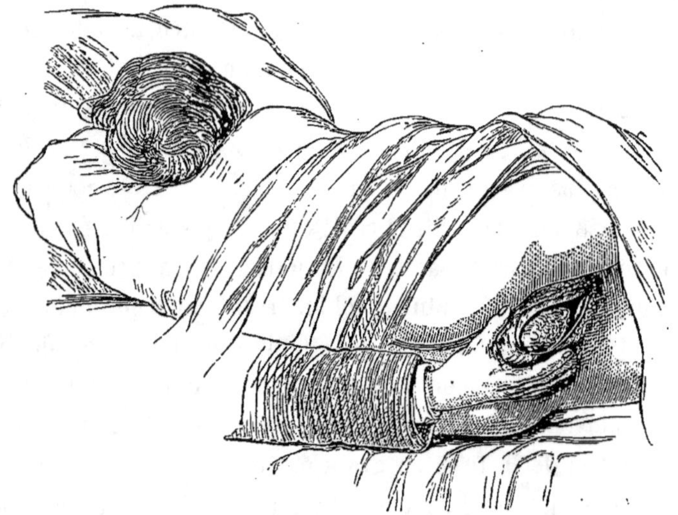

Fig. 101. — Manière d'opérer le relâchement du périnée.

des heures, comme cela est si souvent pratiqué. Il faut laisser la distension graduelle des tissus se produire par l'avance et le retrait alternatifs de la tête, et nous n'avons besoin d'intervenir pour faciliter le relâchement que lorsque la distension est à son maximum, et la tête sur le point d'être expulsée. Une serviette peut être interposée entre la main et la peau : c'est plus propre. Si le périnée est excessivement dur et résistant, on aura recours à des fomentations assidues avec une éponge chaude, et elles seront utiles pour en favoriser le relâchement.

Lorsque la tension est si grande que la déchirure paraît iné- Incision du périnée. vitable, on recommande généralement de pratiquer une petite incision de chaque côté du raphé médian, pour prévenir une déchirure spontanée. C'est là un moyen certainement inoffensif;

mais je me demande s'il est de quelque utilité. On suppose qu'une plaie par incision est préférable à une plaie par déchirure. Mais, lorsqu'un périnée distendu se rompt, ses tissus sont si amincis que la déchirure est presque linéaire, et, comme preuve du fait, les bords en sont toujours aussi nets et aussi parfaitement juxtaposés que si la section eût été faite avec un bistouri. En outre, la déchirure guérit invariablement, si l'on a soin de mettre ses bords en contact avec un ou deux points de suture métallique. Je crois donc que Goodell est dans le vrai lorsqu'il dit que l'incision du périnée est rarement, sinon jamais, nécessaire, à moins qu'il ne tienne sa rigidité d'une cicatrice antérieure. Dans presque tous les premiers accouchements, la fourchette est déchirée, mais il n'y a rien à faire. Dans quelques cas, quoi que nous fassions, il se produit une déchirure plus ou moins étendue; le périnée sera donc toujours examiné après l'expulsion de l'enfant, pour voir s'il est lésé.

Traitement des déchirures.

Si la déchirure a quelque étendue, je crois qu'il est d'une bonne pratique d'appliquer aussitôt une ou deux sutures avec des fils d'argent ou de catgut phéniqué. Immédiatement après l'accouchement, la sensibilité des tissus est amoindrie par la distension à laquelle ils ont été soumis, et les sutures peuvent être faites presque sans douleur. Il est certain que les déchirures d'environ 2 centimètres guérissent en général parfaitement bien d'elles-mêmes; mais ce n'est pas toujours le cas, tandis que la guérison s'opère à peu près sûrement si les bords sont mis en contact. Dans les formes plus graves de déchirures, lorsqu'elles s'étendent jusqu'en arrière, ou même à travers le sphincter, la précaution est absolument indispensable, et on peut éviter de cette façon une opération ultérieure grave. Les sutures seront enlevées sans difficulté au bout d'une semaine environ; l'adhérence est alors complète [1].

---

1. Pour la conduite tenue en France dans ces cas, voyez un chapitre de la thèse d'agrégation du Dr P. Budin, *Des lésions traumatiques chez la femme dans les accouchements*, p. 20 et suiv. Paris, 1878.

La tête, dès son expulsion, sera reçue dans la paume de la Expulsion de l'enfant. main droite, la main gauche étant placée sur l'abdomen pour accompagner l'utérus à mesure qu'il se contracte et expulse le tronc. Il y a généralement un léger temps d'arrêt après la sortie de la tête; il faut en profiter pour voir si le cordon est enroulé autour du cou, et, dans ce cas, le dégager aussitôt. L'expulsion du tronc sera abandonnée aux contractions utérines seules. Si elle se prolonge, nous pouvons essayer d'exciter l'action de l'utérus par des frictions sur le fond, et il est rare qu'elles ne suffisent pas à amener des contractions. Si nous nous pressons trop d'extraire le tronc, nous courons le risque de vider l'utérus quand il est encore dans le relâchement et de favoriser ainsi une hémorrhagie. Si, cependant, il paraît y avoir un sérieux danger d'asphyxie pour l'enfant, son expulsion peut être favorisée en passant doucement l'index de chaque main dans les aisselles, et pratiquant une traction; mais il est tout à fait exceptionnel qu'une semblable intervention soit nécessaire.

A mesure que l'utérus se contracte, il doit être suivi soigneu- Provocation de la contraction utérine après la naissance de l'enfant. sement à travers les parois abdominales par la main gauche, qui reste appliquée sur lui pendant l'expulsion du tronc, afin de s'assurer qu'il est efficacement contracté. C'est un point d'une importance capitale pour prévenir les hémorrhagies, et dont nous aurons à nous occuper plus spécialement.

Aussitôt que l'enfant crie, nous pouvons procéder à la liga- Ligature du cordon. ture et à la section du cordon. La garde est ordinairement pourvue de liens composés de quelques brins de fil de toile gris; mais on peut employer du fil de coton ou de n'importe quelle autre substance analogue. Il est important, surtout si le cordon est très-gros et gélatineux, de s'assurer qu'il est parfaitement comprimé, et que les vaisseaux sont oblitérés, dans la crainte d'une hémorrhagie secondaire. Le cordon est lié à 4 centimètres environ de l'enfant, et on a l'habitude, quoique ce ne soit pas essentiel, de placer une seconde ligature à cinq centimètres de la première, du côté de l'extrémité placentaire du cordon. Elle peut avoir son utilité en retenant le sang dans le placenta et augmentant le volume de l'organe, ce qui en rend l'expulsion plus facile par la contraction utérine. Le cordon est alors coupé avec des ciseaux entre les deux ligatures, l'enfant enveloppé dans une flanelle et donné à la garde ou à une aide pour le tenir, tandis que l'attention du praticien est concentrée sur la mère, afin de lui donner les soins convenables pendant le troisième stade du travail [1].

Importance du troisième stade. Il n'y a incontestablement aucune période du travail où une assistance intelligente soit plus nécessaire, aucune où les méprises soient plus fréquentes. Avec des soins convenables, le risque d'hémorrhagie post-puerpérale est réduit au minimum, la contraction efficace de l'utérus assurée, la fréquence et la force des douleurs consécutives amoindries, la sécurité et le bien-être de la femme augmentés. Mais la pratique générale pendant ce stade est contraire au mécanisme naturel de l'expulsion du placenta, et elle est loin d'offrir toutes les garanties que nous devons rechercher. Voyons quelle est la méthode habituellement recommandée et suivie, et nous comprendrons qu'elle est erronée. Je ne saurais mieux faire que de copier les indications contenues dans un de nos ouvrages d'obstétrique les plus justement populaires, où se trouvent indiqués les préceptes classiques de la délivrance : « Lorsque le bandage est appliqué, on peut laisser la femme se reposer un moment, s'il n'y a pas d'hémorrhagie ; puis, *lorsque l'utérus se contracte,*

---

1. Dans ces dernières années, la question de la ligature du cordon a été très-discutée en France et à l'étranger, après l'apparition d'un mémoire du Dr Budin (*A quel moment doit-on pratiquer la ligature du cordon?* in *Le Progrès médical*, 1875). Le Dr Budin, à la suite d'un très-grand nombre d'observations cliniques et expérimentales, nous paraît avoir démontré qu'il y a avantage à ne pratiquer la ligature que lorsque *les battements du cordon ont cessé.* La ligature immédiate prive l'enfant de 92 grammes de sang environ. On trouvera une discussion des conclusions de Budin dans un mémoire du Dr Porak, intitulé *Considérations sur l'ictère des nouveau-nés* (*Revue mensuelle de méd. et de chir.*, mai, juin 1878), et, dans la réponse adressée à Porak par le Dr Ribemont (*Annales de gynécologie*, février 1876), un bon résumé des travaux publiés sur ce sujet, par Kohly, Schücking, Hélot, Zweifel, Hofmeier, Léopold Meyer, etc. Budin a également étudié l'influence favorable que la ligature avait sur la délivrance. (*Trad.*)

une traction modérée doit être faite sur le cordon, pour s'assurer si le placenta est détaché. S'il l'est, et surtout s'il se trouve dans le vagin, on l'extrait en continuant la traction avec régularité, dans l'axe du détroit supérieur d'abord, et en même temps en faisant la compression sur l'utérus [1]. »

Telle est la description à peu près exacte de la pratique journellement employée [2]. Les objections que j'ai à y faire sont que : 1° elle entretient l'erreur commune, qui consiste à considérer le bandage comme un moyen de provoquer la contraction utérine, en conseillant son application avant l'expulsion du placenta; je soutiens au contraire que le bandage ne doit jamais être appliqué que lorsque le placenta est expulsé, et jamais

1. *Churchill's Theory and Practice of midwifery,* p. 162.
2. Cette pratique est rendue plus claire par le diagramme suivant, contenu dans la plupart des ouvrages d'obstétrique; il représente l'accoucheur enlevant le placenta par traction, et je le reproduis comme un moyen dont *on ne doit pas* se servir (fig. 102).

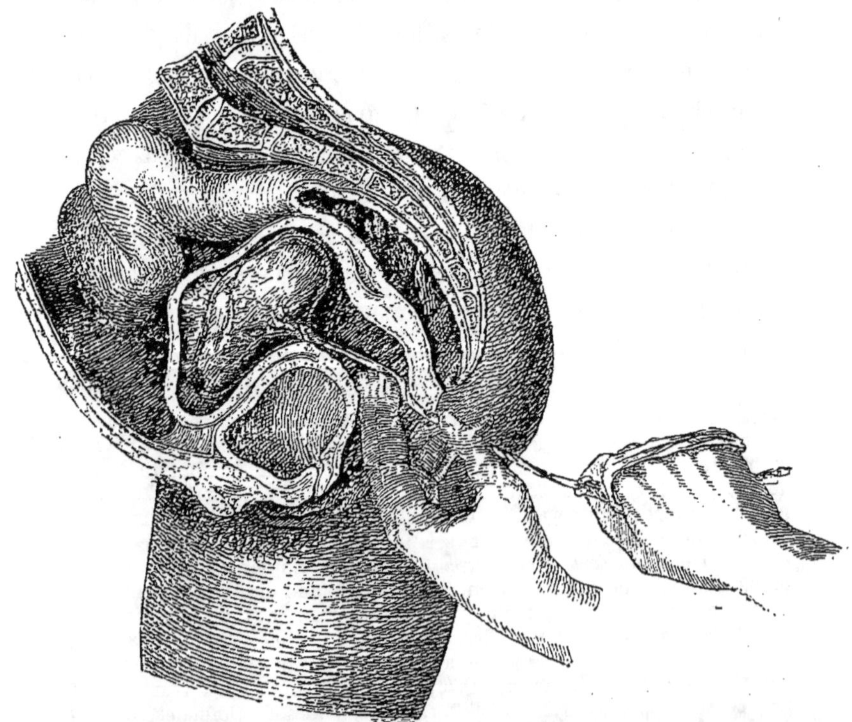

Fig. 102. — Méthode usuelle d'extraction du placenta par traction sur le cordon.

avant d'avoir la certitude que l'utérus est contracté régulièrement et d'une façon permanente; 2° elle enseigne que la
traction sur le cordon doit être employée comme un moyen
d'extraire le placenta, tandis que c'est l'utérus lui-même qui doit
expulser l'arrière-faix, et, dix-neuf fois sur vingt, le doigt n'a
pas besoin d'être introduit dans le vagin après la naissance de
l'enfant; on ne doit même pas toucher au cordon. Cette assertion peut paraître exagérée à ceux qui sont habitués à la méthode ordinaire de la délivrance, mais je suis convaincu que
tous les médecins qui ont appris à la faire par l'expression utérine témoigneront en ma faveur.

Le point capital à retenir, c'est que le placenta doit être
expulsé de l'utérus par la *vis à tergo*, et non extrait par la
vis à fronte. Que l'expression utérine après la naissance de
l'enfant ait été recommandée par bien des auteurs anglais,
cela est certain; et l'école de Dublin surtout y a attaché une
grande importance au point de vue de l'hémorrhagie post-puerpérale; mais nous devons à Credé et à d'autres écrivains allemands l'énoncé distinct de la doctrine que le placenta doit être
poussé hors de l'utérus et non pas tiré; et c'est seulement dans
ces derniers temps que cette pratique est devenue commune.
Ceux qui n'ont pas vu pratiquer l'expression placentaire trouvent difficile à comprendre que, dans la grande majorité des
cas, l'utérus expulse de lui-même le placenta hors du vagin;
mais c'est pourtant un fait incontestable. Il faut, sans doute,
un peu de pratique pour être capable de l'effectuer d'une manière satisfaisante; mais, lorsqu'une fois on s'est familiarisé avec
le procédé, il devient certainement d'une application facile.

Avant de décrire la méthode de l'expression utérine, je
dirai un mot contre cette hâte intempestive dans l'extraction
du placenta, erreur si souvent commise, et qui, je crois, tend
à augmenter les risques d'hémorrhagie post-puerpérale. Pour
que l'utérus soit suffisamment rétracté, et qu'il n'y ait aucune
crainte de le voir distendu par le sang, il est nécessaire de
laisser écouler un certain laps de temps après la naissance de

l'enfant, afin que les caillots puissent se former dans les sinus utérins, dont ils ferment les bouches béantes. L'importance de ce point a été spécialement signalée par Mc Clintock ; selon lui, il est indispensable de laisser écouler 15 ou 20 minutes après la naissance de l'enfant, avant de faire aucun essai pour l'extraction de l'arrière-faix. C'est là, je crois, une règle pratique bonne et sûre, parce qu'elle permet au placenta de se détacher complètement et au sang de se coaguler dans les sinus utérins. Durant cet intervalle, le praticien ou la garde se placera près du lit, la main sur l'utérus, pour en assurer la rétraction

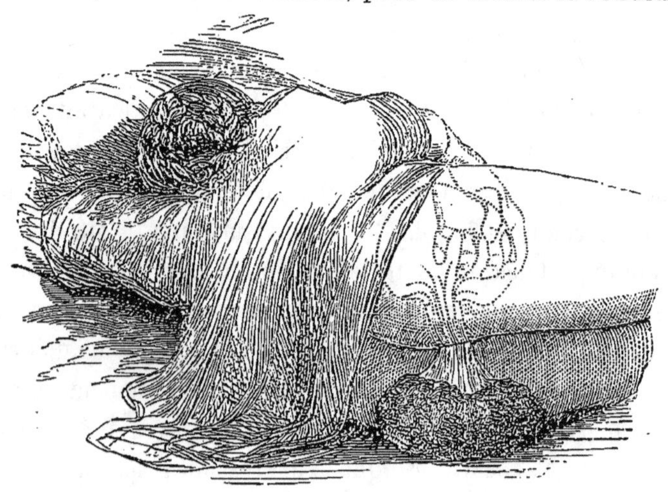

Fig. — 103. — Expression utérine.

et en prévenir la distension, mais sans le pétrir ni le comprimer avec force. Lorsqu'il s'est écoulé un temps suffisant, on peut procéder à l'expulsion. Le fond est alors saisi dans la paume de la main gauche, le bord cubital de la main bien appliqué derrière lui, et, *lorsqu'on sent l'utérus durcir*, une pression ferme et continue est exercée en bas et en arrière dans l'axe du détroit supérieur du bassin. Si cette manœuvre est convenablement opérée, et si l'on fait une compression suffisamment forte, dans presque tous les cas, l'utérus expulsera le placenta dans le lit avec les caillots que contient sa cavité (fig. 103). La face utérine du placenta est généralement expulsée la première, comme le représente le diagramme; le cordon reste dans les membranes ; c'est la face fœtale au contraire et la racine du cordon qui apparaissent les premières lorsque le placenta est extrait par traction (fig. 102). Si nous ne réussissons pas au premier effort, ce qui arrive rarement lorsque l'extraction n'est pas essayée trop tôt après la naissance de l'enfant, nous pouvons attendre qu'il se produise une autre contraction et alors recommencer la compression. Je répète que, avec un peu de pratique, le placenta peut être complètement expulsé de cette façon 19 fois sur 20, sans même toucher au cordon ; et la crainte imaginaire de voir le placenta retenu dans l'utérus cessera d'être une source de terreur.

Attention à apporter aux membranes.

Si nous échouons en provoquant l'utérus à expulser le placenta, nous ferons un examen vaginal, et, si le placenta est entièrement dans le vagin, il en sera retiré avec précaution ; mais si le cordon, suivi à travers l'orifice, démontre que le placenta est encore dans la cavité utérine, nous devons de nouveau avoir recours à la compression pour l'expulser, et ne pas essayer de l'extraire par traction. Ces cas peuvent parfaitement être rangés parmi les cas de placentas adhérents ; mais ils sont rares, et ils seront discutés ailleurs. Lorsqu'ils s'observent souvent entre les mains du même accoucheur, on peut parfaitement en conclure que ce confrère n'est pas assez familier avec l'art de traiter ce stade du travail. Généralement, le placenta doit être expulsé 20 minutes après la naissance de l'enfant ; mais sans doute, dans la grande majorité des cas, l'expulsion serait effectuée plus tôt si l'on jugeait à propos de l'essayer.

Lorsque la masse du placenta est expulsée, les membranes restent encore dans le vagin ; elles doivent être tordues en corde et extraites doucement, de façon à n'en laisser derrière aucune portion. On diminue les risques de cet accident, en recevant le placenta dans la paume de la main, et en évitant tout tiraillement des membranes. Les devoirs du médecin ne sont pas alors complètement terminés. Pendant dix minutes au moins après l'expulsion du placenta, il placera sa main sur l'utérus fermement rétracté, le pressant doucement, sans aucune force, pour provoquer une rétraction énergique et régulière qui le débarrasse de tous les caillots qui ont pu se former dans son intérieur.

Le bien-être consécutif et la sécurité de la femme peuvent être obtenus en administrant, à ce moment, une bonne dose d'ergot de seigle, 1 gr. 50 ou davantage, d'extrait liquide. La propriété que possède cet agent de produire une contraction tonique et persistante des fibres de l'utérus le rend d'une utilité incontestable comme ocytocique pendant le travail, et il a une valeur spéciale après la délivrance, lorsqu'une semblable contraction est précisément ce que nous désirons obtenir. J'ai, depuis longtemps, l'habitude d'administrer ce médicament à cette période, et je crois qu'il a une grande valeur non-seulement comme prophylactique de l'hémorrhagie, mais comme moyen de diminuer les douleurs qui suivent l'accouchement.

Administration du seigle ergoté.

Après nous être assuré que l'utérus est rétracté d'une façon permanente, nous pouvons appliquer le bandage, mais jamais moins d'une demi-heure après la naissance de l'enfant. Les vêtements souillés sont retirés doucement du lit de la femme en la remuant le moins possible, et on glisse en même temps le bandage sous elle en prenant soin qu'il soit bien passé sous les hanches, et qu'il offre au corps un appui solide. Il n'y a pas de meilleur bandage qu'une pièce de toile résistante et de largeur suffisante pour s'étendre des trochanters au cartilage ensiforme ; une serviette ou un essuie-main répond très-bien au but. Tout cela est préférable, au moins au début, à ces bandages fabriqués dont on se sert souvent. Une ou deux serviettes pliées sont généralement appliquées sur l'utérus, et constituent un coussin qui fait la compression utérine. Une fois en place, le bandage est serré et attaché avec des épingles. L'utilité d'un bandage bien appliqué après l'accouchement n'est pas contestable, bien que depuis quelques années il soit de mode de s'en passer. Il offre un véritable soutien aux parois abdominales relâchées, effectue une certaine compression sur l'utérus et tend à reformer la taille de la femme. Le bandage appliqué, une

Application du bandage.

serviette chaude est placée sur la vulve, pour estimer l'importance de l'écoulement, et on peut laisser la femme se reposer.

A moins que le travail n'ait été très-long et très-fatigant, il est tout à fait inutile de donner de l'opium, comme le veut souvent la routine; cependant il peut être bon d'en laisser à la garde, pour le donner à la femme, si elle ne peut pas dormir, ou si les douleurs consécutives à l'accouchement sont très-pénibles. Le praticien peut alors quitter la chambre, mais non la maison, et il ne doit partir définivement qu'une heure au moins après l'accouchement. Avant de s'éloigner, il fera une nouvelle visite à l'accouchée, examinera la serviette pour voir si l'écoulement n'est pas trop considérable, et s'assurera par lui-même que l'utérus est rétracté et non distendu par des caillots. Il comptera aussi le pouls, qui doit avoir sa rapidité normale si la femme est dans un état satisfaisant. S'il y a plus de 100 pulsations par minute, le médecin ne devra sous aucun prétexte laisser la femme, car une telle exagération rend extrêmement probable l'imminence d'une hémorrhagie. C'est là une bonne règle pratique, posée par Mc Clintock dans son excellent traité *On the Pulse in Child bed*, et dont l'observation a sauvé fréquemment la femme de conséquences désastreuses.

Avant de partir, le médecin exigera que la chambre soit obscure et interdira toute visite, la femme devant être laissée aussi tranquille que possible, pour se remettre de la secousse de l'accouchement.

CHAPITRE IV

ANESTHÉSIE PENDANT LE TRAVAIL

Je dirai peu de chose de l'emploi des anesthésiques pendant l'accouchement, pratique devenue si universelle que point n'est besoin d'aucun argument pour en établir la parfaite légitimité comme moyen d'adoucir les souffrances de l'enfantement. Cependant, à l'époque actuelle, on a une tendance à ne pas les employer, et une erreur commune est de croire que l'administration du chloroforme entrave matériellement l'énergie des contractions utérines et prédispose, ce qui est fort douteux, à l'hémorrhagie post-puerpérale.

Pratiquement, le seul agent employé en Angleterre est le chloroforme, bien que le bichlorure de méthylène ait été parfois essayé, ainsi que d'autres substances. Dans ces dernières années, le chloral a été largement employé par quelques médecins ; je crois que c'est un agent de la plus grande valeur, et j'indiquerai d'abord les cas dans lesquels il peut être donné.

La valeur particulière du chloral dans le travail, c'est de pouvoir être administré en toute sûreté à un moment où le chloroforme ne peut généralement pas être employé. Ce dernier, tout en annulant la souffrance, a une grande tendance à diminuer l'action utérine. Tous ceux qui l'ont beaucoup donné pendant le travail ont observé que la force et l'intensité des douleurs sont amoindries, à ce point que le retard subi par l'accouchement oblige souvent de suspendre les inhalations, au moins temporairement. Mais cette propriété d'annuler l'action utérine est une de ses qualités les plus utiles en obstétrique, dans certains cas de version par exemple. Il faut alors le donner à dose chirurgicale, ce que nous devons éviter lorsque nous l'employons seulement pour diminuer la douleur de l'accouchement normal. Encore n'est-il pas toujours facile de limiter son action dans cette voie, et il agit fréquemment plus que nous ne le voudrions. Cette diminution dans l'intensité de la contraction utérine a comparativement moins d'importance pendant le stade de propulsion, et elle est en général plus que contre-balancée par le soulagement qu'elle procure. Dans le premier stade, il en est autrement, et, en pratique, le chloroforme n'est guère admissible que lorsque la tête est dans l'excavation.

Le chloral, au contraire, n'a pas cette propriété d'amoindrir la contraction utérine. Il ne peut, il est vrai, lutter avec le chloroforme comme calmant; mais il produit un état d'assoupissement pendant lequel la douleur est beaucoup moins vive. C'est donc dans le premier stade du travail, lorsque les douleurs sont cuisantes et broyantes, et pendant la dilatation du col, que son utilité est manifeste. Il est surtout applicable à ces cas si fréquents dans les classes élevées où les contractions provoquent une souffrance aiguë, intolérable, avec peu d'effet sur la marche du travail. Chez ces femmes, les bords de l'orifice sont souvent minces et rigides, les douleurs fréquentes et aiguës, sans que la dilatation se fasse. Lorsque la femme est mise sous l'influence du chloral, les douleurs deviennent moins fréquentes, mais plus fortes ; l'excitation nerveuse tombe, et la dilatation du col s'accomplit souvent avec rapidité et d'une manière satisfaisante. Je ne connais rien qui combatte aussi avantageusement la rigidité du col, et je crois que l'administration du chloral est beaucoup plus efficace dans ces circonstances que celle de tous les autres agents dont on use en général.

Nous devons essayer de produire un état de somnolence qui soit prolongé aussi longtemps que possible. On donnera pour cela trois doses de chloral de 75 centigrammes chacune, à 20 minutes l'une de l'autre. En général, on obtient ainsi l'effet désiré. La femme s'assoupit, se repose entre les douleurs, et se réveille à mesure que chaque contraction commence. Il peut être nécessaire de donner une quatrième dose après un plus long intervalle, par exemple une heure après la troisième, pour en augmenter et en prolonger l'action; mais c'est rare, et il ne m'est presque jamais arrivé de donner plus d'un gramme et demi de chloral pendant la durée entière de l'accouchement. Cette pratique a un autre avantage : c'est de ne pas s'opposer à l'administration du chloroforme dans le second stade, et de permettre, en donnant une moins grande quantité de ce dernier agent, d'en modérer plus facilement l'action. En somme, j'incline à considérer le chloral comme un adjuvant très-utile pendant le travail, et je crois qu'il est destiné à être employé bien davantage qu'il ne l'est actuellement. Aussi loin que je me reporte, je ne me rappelle pas, dans ma pratique, avoir rencontré un seul cas où le chloral ait produit de mauvais effets, et j'ai vu bien des femmes dormir tranquillement pendant le travail, sans exprimer la moindre souffrance et sans demander le chloroforme, que, dans les mêmes circonstances, elles eussent exigé ardemment pour avoir du repos.

En général, nous ne devons pas penser à donner le chloroforme jusqu'à ce que l'orifice soit complètement dilaté, la tête descendue et les douleurs devenues expulsives. Il a souvent été administré plus tôt pour faciliter la dilatation d'un col rigide, et il n'y a pas de doute qu'il réussisse lorsqu'il est employé de cette façon; mais je crois positivement que le chloral répond mieux à cette indication, et par conséquent qu'il peut le remplacer avantageusement.

Il est une règle capitale qu'on ne doit jamais oublier quand on administre le chloroforme pendant le stade de propulsion : c'est qu'il faut le donner d'une façon intermittente et jamais continué. Lorsque la douleur apparaît, on en verse quelques gouttes dans un inhalateur de Skinner, qui est un des meilleurs appareils pour l'administrer pendant le travail, ou dans les plis d'un mouchoir roulé en forme de cornet. Pendant l'acmé de la douleur, la femme le respire librement, et chaque fois .elle éprouve une sensation de soulagement; on enlève l'inhalateur à mesure que la douleur disparaît. Dans les intervalles des contractions, l'effet du médicament est annulé, de telle sorte que l'anesthésie n'est jamais portée à un degré trop élevé. Lorsque l'administration est bien faite, le sentiment ne doit pas être entièrement aboli, entre chaque douleur la femme peut parler et comprendre ce qui lui est dit. Cette administration intermittente constitue l'innocuité du chloroforme pendant le travail, et c'est une circonstance heureuse qu'on n'ait observé encore, à ce que je crois, aucun exemple de mort pendant l'inhalation du chloroforme dans les accouchements. Cela tient probablement à ce que les effets de chaque inhalation ont disparu avant qu'on ne donne une nouvelle dose.

Ses effets seront attentivement surveillés.

On surveillera attentivement les effets sur les douleurs; si leur intensité et leur fréquence diminuent, on devra suspendre l'inhalation pendant quelques instants, pour la reprendre dès qu'elles deviennent plus fortes. Souvent, on évite tout à fait cet inconvénient avec le chloroforme additionné d'un tiers d'alcool absolu, ainsi que l'a recommandé le premier, je crois, le D\u02b3 Sansom; on augmente ainsi les effets stimulants du chloroforme et on diminue sa tendance à produire un trop grand relâchement. La dose varie naturellement selon les particularités de chaque cas individuel et l'effet obtenu; mais elle ne doit jamais être considérable. A mesure que la tête distend le périnée et que les contractions deviennent très-douloureuses et très-puissantes, on peut le donner plus largement, le pousser même jusqu'à l'insensibilité complète, au moment où l'enfant va naître.

L'éther substitué au chloroforme.

Il m'est arrivé autrefois de substituer avec avantage les inhalations d'éther à celles du chloroforme, lorsque ces dernières avaient diminué l'intensité des douleurs. L'éther agit souvent fort bien dans certains cas où le chloroforme est inapplicable, à cause de ses effets sur les contractions, et, à mon avis, il ne jouit pas de la propriété de relâcher l'utérus ; au contraire, il m'a quelquefois paru en renforcer l'action.

Etant prévenus de la tendance du chloroforme à produire un relâchement utérin, nous devons prendre de grandes précautions contre l'hémorrhagie puerpérale dans tous les cas où il a été administré largement.

Dans les opérations obstétricales, il est souvent donné jusqu'à l'anesthésie complète. Il faut alors qu'il soit administré, si c'est possible, par un autre médecin, et non par l'opérateur, parce que, lorsqu'on donne le chloroforme à dose chirurgicale, celui qui le fait respirer doit y apporter toute son attention et ne saurait opérer en même temps. Je puis signaler à ce sujet un fait qui servira de leçon. J'eus l'occasion d'appliquer le forceps chez une dame qui insistait pour être chloroformée. En commençant l'opération, je notai quelques signes inquiétants chez la malade, une femme puissante avec une circulation faible. Je m'arrêtai, lui laissai reprendre connaissance et la délivrai sans l'anesthésier, à son grand chagrin. Juste un mois après son accouchement, elle alla chez un dentiste pour se faire arracher une dent, respira du chloroforme et mourut pendant l'inhalation. J'en déduis qu'on ne peut pas faire deux choses à la fois. La demi-inconscience d'une anesthésie incomplète dans laquelle la femme est agitée et sans repos rend l'application du forceps, aussi bien que toute autre opération, très difficile. Donc, à moins que la femme ne soit complètement anesthésiée, il vaut mieux opérer sans lui donner de chloroforme [1].

Lorsque le chloroforme est administré à dose chirurgicale, les inhalations doivent être confiées à un aide.

1. Après la publication de plusieurs intéressants mémoires de M. le Dr C.-J. Campbell, l'anesthésie obstétricale a été, en France, l'objet d'une discussion de la part de M. le professeur Pajot (*Annales de gynécologie et Bulletin général de thérapeutique*, 1878), de MM. Bailly, Lucas-Championnière, Dumontpallier, etc. M. le Dr Pinard a eu également à l'étudier dans sa thèse d'agrégation, *De l'action comparée du chloroforme, du chloral, de l'opium et de la morphine chez la femme en travail*, Paris, 1878. Cette discussion ne semble pas encore épuisée. (*Trad.*)

CHAPITRE V

PRÉSENTATIONS DE L'EXTRÉMITÉ PELVIENNE

Sous le nom de présentations de l'extrémité pelvienne, on a l'habitude de comprendre toutes celles dans lesquelles il se présente une partie quelconque des extrémités inférieures de l'enfant. Quelques auteurs les subdivisent en présentations du *siège*, des *pieds* et des *genoux;* mais, bien qu'il soit important de pouvoir reconnaître les pieds et les genoux lorsqu'ils se présentent, en ce qui concerne le mécanisme et la marche de l'accouchement tous ces cas sont identiques, et par conséquent peuvent être étudiés ensemble.

Fréquence. Ces présentations sont loin d'être rares ; celles dans lesquelles le siège seul occupe le bassin se rencontrent, selon Churchill, une fois sur 52 accouchements; mais Ramsbotham estime qu'elles sont plus fréquentes et qu'il y en a une sur 38,8 accouchements. Les présentations des pieds s'observent seulement une fois sur 92. Le plus souvent, elles sont sans doute une conversion d'une présentation du siège à l'origine, les pieds étant descendus pendant le travail, soit par suite d'un écoulement subit du liquide amniotique, alors que le siège était encore mobile au-dessus du détroit supérieur, soit par quelque autre cause. Les présentations du genou sont extrêmement rares, comme on le comprendra facilement si l'on réfléchit que pour leur production les cuisses doivent être étendues, et la dimension verticale de l'enfant augmentée au point de rendre son accommodation avec la cavité utérine très-difficile, à moins qu'il n'ait un tout petit volume. Mme Lachapelle a trouvé seulement une présentation du genou sur 3,000 accouchements.

Les causes des présentations du siège ne sont pas connues. Elles sont probablement les mêmes que celles des autres variétés de présentation anormale, et il n'est pas improbable que, chez certaines femmes, elles puissent tenir à quelque particularité dans la forme de la cavité utérine qui favorise leur production. Il serait difficile d'expliquer autrement l'observation citée par Velpeau, dans laquelle le siège se présenta six fois.

Causes.

Les résultats, en ce qui concerne la mère, ne sont pas plus défavorables que dans les présentations du vertex. Le premier stade du travail est généralement pénible, parce que la grosse masse arrondie du siège ne s'adapte pas si bien que la tête au segment inférieur de l'utérus, et la dilatation du col est par conséquent sujette à être retardée. Le second stade est pour ainsi dire un peu plus rapide que dans les présentations du vertex; lors même qu'il est prolongé, le siège, étant mou, ne produit pas une compression aussi dangereuse sur les tissus maternels que la tête dure et résistante.

Pronostic.

Le résultat est très-différent en ce qui concerne l'enfant. Dubois a calculé qu'un enfant sur onze était mort-né. Churchill estime que la mortalité est beaucoup plus élevée, une mort sur 3 1/5 des naissances. Mais cette statistique donne un nombre de mort-nés plus considérable que celui qui ressort de la pratique de la plupart des accoucheurs, plus grand surtout qu'il ne serait si les cas étaient convenablement traités. Malgré tout, il ne peut y avoir de doute que les risques de l'enfant sont énormes, même dans les circonstances les plus favorables. Et, si l'enfant ne meurt pas, il peut être gravement lésé. Ainsi le Dr Ruge [1] a rassemblé 29 observations dans lesquelles il trouva des fractures ou d'autres blessures.

La mortalité infantile est considérable.

La principale source de danger est la compression du cordon

Causes de cette mortalité.

1. *Bull. gén. de thérap.*, août 1875.

ombilical, dans l'intervalle qui s'écoule entre la sortie du corps
et celle de la tête. A ce moment, le cordon est très-généralement comprimé entre la tête de l'enfant et les parois du bassin,
de telle sorte que la circulation dans les vaisseaux est suspendue. L'oxygénation du sang fœtal ne peut se faire, et, la
respiration pulmonaire n'étant pas encore établie, l'enfant
meurt asphyxié. Il y a d'autres conditions qui tendent également, bien qu'à un moindre degré, à produire le même résultat. L'une d'elles est le décollement possible du placenta
par les contractions utérines, avant que la totalité du corps ne
soit expulsée, ce qui arrive, en réalité, dans les mêmes circonstances, avec une présentation du vertex; le résultat forcé est
l'arrêt de la respiration placentaire. Joulin pense que le même
accident peut être produit par la compression du placenta entre
l'utérus contracté et la masse dure du crâne fœtal. Probablement, toutes ces causes se combinent pour arrêter les fonctions
du placenta, et, si l'accouchement de la tête, c'est-à-dire l'établissement de la respiration pulmonaire, est retardé, la mort
de l'enfant est presque inévitable. Donc le danger que court
l'enfant est en proportion directe du temps qui s'écoule entre
la naissance du corps et celle de la tête.

Les risques de l'enfant sont plus grands dans les présentations
des pieds que dans celles du siège, parce que dans les premières les tissus maternels sont moins parfaitement dilatés, à
cause du petit volume des pieds et des cuisses, et par conséquent l'expulsion de la tête plus sujette à être retardée.

Diagnostic. Comme le grand axe de l'enfant correspond au grand axe de
l'utérus, dans les présentations du siège, ainsi que dans celles
du vertex, rien dans la forme de l'utérus ne peut nous faire
soupçonner la nature de la présentation. Cependant il est souvent assez facile de reconnaître une présentation du siège par
l'examen abdominal, si nous avons occasion de le pratiquer [1].

1. Le palper abdominal peut non-seulement permettre de faire le diagnostic de la présentation du siège, mais aussi celui de toutes les autres
présentations. Il permet également, pendant la grossesse et avant tout

La facilité avec laquelle il peut être fait dépend beaucoup de chaque cas particulier. Si la femme n'est pas très-grasse, et si les parois abdominales sont lâches et peu résistantes, nous pourrons en général sentir la tête arrondie à la partie supérieure de l'utérus, beaucoup plus dure, et à contours beaucoup mieux limités, que le siège. Il nous sera encore plus facile de conclure si nous entendons le cœur fœtal battre au niveau de l'ombilic ou au-dessus. La plus grande résistance éprouvée sur l'une des régions de l'abdomen nous permettra aussi de dire, avec une certaine certitude, de quel côté est placé le dos de l'enfant. Cependant les données ainsi acquises seront incertaines, et on ne peut pas diagnostiquer sûrement une présentation du siège, avant d'avoir pratiqué l'examen vaginal.

Palper abdominal.

Le premier phénomène qui nous mette sur la voie pendant l'examen *vaginal*, même lorsque l'orifice n'est pas dilaté, c'est l'absence de la masse globulaire dure, sentie à travers le segment inférieur de l'utérus, d'une façon si caractéristique dans les présentations du vertex. Lorsque l'orifice est suffisamment ouvert pour permettre aux membranes de saillir, bien que la partie qui se présente soit trop élevée pour être atteinte, on est frappé de la forme particulière de la poche des eaux, qui, au lieu d'être arrondie, s'allonge énormément à travers l'orifice comme un doigt de gant. C'est là une particularité qu'on observe dans toutes les mauvaises présentations ; mais elle est

Toucher.

Forme particulière des membranes.

début de travail, de faire le diagnostic des positions. Ce procédé d'exploration, lorsqu'on sait y avoir recours, est donc d'une importance capitale, et il vient d'être, de la part de M. le Dr Pinard, l'objet d'un remarquable travail (*Traité du palper abdominal au point de vue obstétrical et de la version par manœuvres externes*, Paris, 1878). Après avoir longuement étudié les conditions qui, suivant lui, favorisent l'accommodation, M. le Dr Pinard expose le manuel opératoire du palper abdominal et les renseignements précieux qu'il fournit dans les présentations du sommet, de la face, de l'extrémité pelvienne de l'épaule et dans les cas de grossesse multiple. Nous ne pouvons que renvoyer au Traité de M. le Dr Pinard, dont il nous faudrait reproduire ici des pages entières. Après avoir, ainsi que beaucoup d'autres confrères, appris personnellement à pratiquer le palper avec le chef de clinique actuel de la Faculté, nous pouvons assurer le lecteur que ce moyen d'exploration nous semble le plus précieux pour arriver, pendant la grossesse, au diagnostic de la présentation et de la position. On ne devra donc pas manquer d'y avoir recours autant qu'à l'auscultation et au toucher. (*Trad.*)

certainement beaucoup moins distincte dans la présentation du siège que dans celle des pieds, parce que dans la première les membranes sont plus tendues, absolument comme elles le sont dans les présentations du vertex. Lorsque les membranes se rompent, les eaux ne s'écoulent pas par degré; elles s'échappent souvent en masse, parce que l'extrémité pelvienne ne remplit pas le segment inférieur de l'utérus aussi exactement que la tête, qui agit comme une sorte de balle-valvule, et prévient la perte subite et complète du liquide.

Diagnostic du siège. Souvent, au premier examen, même les membranes rompues, la partie est trop élevée pour être reconnue exactement. Tout ce que nous savons, c'est que ce n'est pas la tête; alors, la femme doit être soigneusement surveillée et les examens souvent répétés, jusqu'à ce que la nature de la présentation soit établie. Si le siège se présente, le doigt butte d'abord contre une proéminence arrondie, molle, sur laquelle on peut sentir, en la déprimant, une protubérance osseuse, le grand trochanter. Le doigt, dirigé en haut, rencontre un sillon, et, au delà, tombe sur une autre masse charnue semblable à la première, c'est l'autre fesse. Dans ce sillon on peut trouver différents points caractéristiques de la présentation. D'un côté, l'extrémité mobile du coccyx, et au-dessus de lui le sacrum dur, avec ses crêtes rugueuses. Ces points, reconnus distinctement, sont tout à fait pathognomoniques, car rien, dans une autre présentation, ne leur ressemble. En avant, l'anus, dans lequel on peut quelquefois, mais non pas toujours introduire l'extrémité du doigt. Si on y arrive, il est facile de le distinguer de la bouche, avec laquelle il pourrait être confondu, en observant qu'il est dépourvu de bords alvéolaires durs. Encore plus en avant, les organes génitaux, et le scrotum, chez les garçons, très-tuméfié si le travail a été prolongé. Ainsi il est quelquefois possible de reconnaître le sexe de l'enfant avant la naissance.

Diagnostic différentiel. Le siège pourrait être pris pour la face, surtout quand celle-ci est tuméfiée, mais cette méprise doit être facilement évitée au moyen des apophyses épineuses du sacrum.

On reconnaît le genou à ses deux tubérosités séparées par une dépression médiane. Il peut être confondu avec le talon, le coude et l'épaule. On le distingue du talon parce qu'il présente deux tubérosités au lieu d'une ; du coude, parce que ce dernier est constitué par une tubérosité aiguë entre deux dépressions, au lieu d'une dépression médiane et deux proéminences latérales ; de l'épaule, parce que cette dernière est plus arrondie et ne présente qu'une éminence d'où s'éloignent l'acromion et la clavicule.

Genou.

Le pied peut être pris pour la main. Cette erreur sera évitée en se rappelant que tous les orteils sont sur la même ligne, et que le gros orteil ne peut être opposé aux autres, comme le pouce peut l'être aux doigts. Le bord interne du pied est beaucoup plus épais que le bord externe, tandis que les deux bords de la main ont la même épaisseur. En outre, le pied est articulé à angle droit avec la jambe, et ne peut en former le prolongement direct comme la main celui du bras. Enfin, la saillie du calcanéum est caractéristique et ne ressemble à rien de la main.

Pied.

Les présentations du siège, comme celles des autres régions du fœtus, ont été subdivisées très-diversement par les accoucheurs, qui ont ainsi compliqué inutilement le sujet. La division la plus simple, celle qui s'imprimera le plus facilement dans la mémoire de l'étudiant, est celle qui consiste à décrire quatre positions analogues à celles du vertex, le sacrum représentant l'occiput, et les positions déterminées selon la partie du bassin vers laquelle il est dirigé. Ainsi nous avons :

Mécanisme.

La première position, ou *sacro-antérieure gauche* SIGA (correspondant à la première position du vertex). Le sacrum de l'enfant regarde le trou ovale gauche de la mère.

La seconde, ou *sacro-antérieure droite* SIDA (correspondant à la seconde position (anglaise) du vertex). Le sacrum de l'enfant regarde le trou ovale droit de la mère.

La troisième, ou *sacro-postérieure droite* SIDP (correspondant à la troisième position (anglaise) du vertex). Le sacrum de l'enfant regarde la symphyse sacro-iliaque droite de la mère.

La quatrième, ou *sacro-postérieure gauche* SIGP (correspondant à la quatrième position du vertex). Le sacrum de l'enfant regarde la symphyse sacro-iliaque gauche de la mère [1].

De ces positions, de même que des positions correspondantes du vertex, la première et la troisième sont les plus communes, et leur fréquence relative dépend sans doute des mêmes causes. Les conditions mécaniques auxquelles la partie qui se présente est soumise sont également identiques; mais les changements de position du siège dans sa marche ne sont pas aussi uniformes que ceux de la tête, à cause de son adaptation moins parfaite à la cavité pelvienne. Le mécanisme de la délivrance des épaules et de la tête dans les présentations du siège a en outre une plus grande importance pratique que celle du tronc dans les présentations du vertex, en ce sens que la sécurité de l'enfant dépend de son accomplissement rapide et satisfaisant. L'esprit bien pénétré de ces faits, il suffira de décrire brièvement les phénomènes de l'accouchement dans la première et la troisième positions du siège.

Position de l'enfant au détroit supérieur. Dans la première position, le sacrum de l'enfant regarde le trou ovale gauche, le dos est par conséquent placé du côté gauche de l'utérus et en avant, son abdomen du côté droit de l'utérus et en arrière. Le sillon des fesses est dans le diamètre oblique gauche du bassin, le diamètre transversal du siège dans l'oblique droit, la fesse gauche la plus accessible. Comme dans les présentations du vertex, les hanches de l'enfant sont sur le même plan, au détroit supérieur, bien que Nægelé dise que la hanche gauche est placée plus bas que la droite.

Engagement. A mesure que les douleurs agissent sur le corps de l'enfant, le siège est graduellement poussé à travers la cavité pelvienne, en conservant les mêmes rapports qu'au détroit supérieur, mais sa marche est généralement plus lente que celle de la tête; il atteint le détroit inférieur du bassin, et il tourne sous l'in-

1. Je renvoie le lecteur à la note qui accompagne la nomenclature des positions du sommet (page 345).

fluence du même mécanisme que celui qui produit la rotation
de l'occiput. Cette rotation du siège de l'enfant amène son
diamètre transverse à peu près dans le diamètre antéro-postérieur du détroit inférieur, son diamètre antéro-postérieur
correspond au diamètre transverse du bassin de la mère, la
hanche gauche se place en arrière du pubis, et la droite vers
le sacrum. Ce mouvement, admis par la majorité des accou-

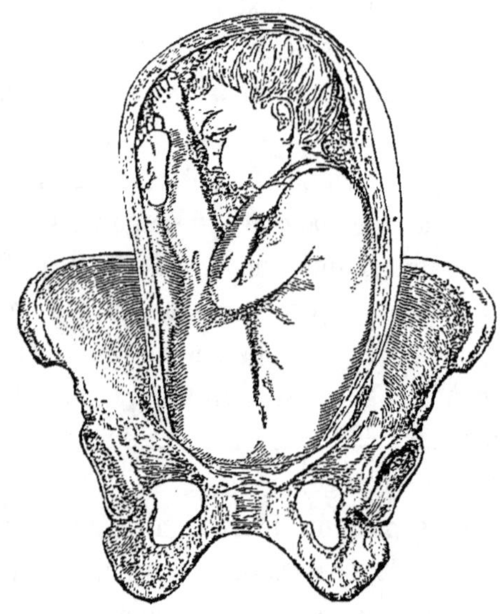

Fig. 104. — Première position ou position sacro-cotyloïdienne gauche du siège.

cheurs, est absolument nié par Nægelé. Il n'est pas douteux
qu'il se produise en général, mais certainement il n'est pas
aussi commun que la rotation correspondante du vertex; souvent même il ne se fait pas, et les hanches se dégagent dans la
direction du diamètre oblique du détroit inférieur. On dit que
le corps de l'enfant ne suit pas toujours le mouvement communiqué aux hanches, et qu'il se produit une torsion plus ou
moins considérable de la colonne vertébrale.

La hanche gauche est alors solidement fixée derrière le pubis,
et il se produit un mouvement d'extension analogue à celui de
la tête dans les présentations du vertex. La hanche droite ou
postérieure tourne autour de celle qui est fixe, distend gra-

duellement le périnée, et est expulsée la première, la gauche aussitôt après. Dès que les deux hanches sont dégagées, les pieds sortent, à moins qu'il ne leur arrive d'être complètement étendus sur l'abdomen de l'enfant. Les épaules apparaissent bientôt, placées dans le diamètre oblique droit du bassin. L'épaule gauche arrive en avant derrière le pubis, où elle se fixe, la droite glisse sur le périnée et sort la première.

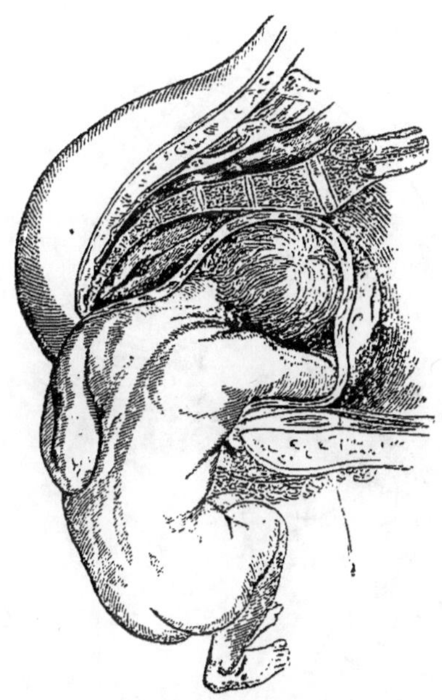

Fig. 105. — Passage des épaules et rotation partielle du thorax.

Dégagement des bras. Les bras de l'enfant sont en général placés sur son thorax, et sortent avant les épaules. Quelquefois ils sont relevés au-dessus de la tête, et c'est là une cause de retard considérable, qui augmente beaucoup les risques que court l'enfant. On admet généralement que ce relèvement se produit surtout lorsqu'une traction a été faite sur le corps de l'enfant en vue de hâter sa sortie, et qu'on la rencontre rarement lorsque l'expulsion du corps est laissée aux seules forces de la nature.

Dégagement de la tête. Lorsque les épaules sont expulsées, la tête entre dans le bassin en sens contraire, ou dans le diamètre oblique gauche, la face regardant la symphyse sacro-iliaque droite. Comme la

plus grande partie de l'enfant est dégagée, et que la tête a
pénétré dans le vagin, l'utérus, se contractant sur une masse
relativement petite, agit avec un grand désavantage mécanique. Cependant la compression de la tête sur le vagin est un
excitant puissant, les muscles accessoires de la parturition entrent fortement en jeu, et l'expulsion de la tête se fait en général sans l'assistance du médecin, sous l'influence des contrac-

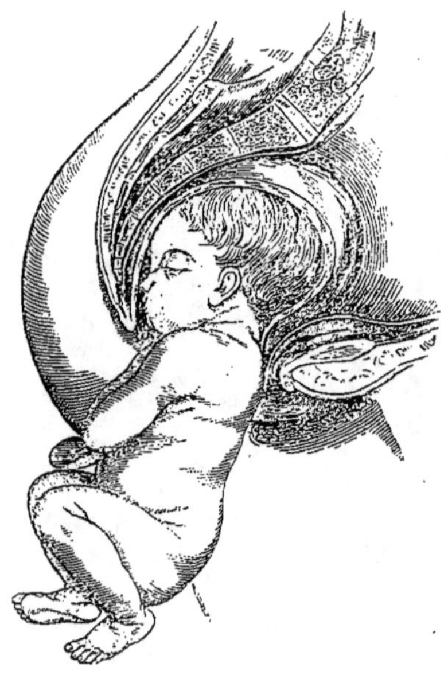

Fig. 106. — Descente de la tête.

tions. L'articulation de l'occiput avec la colonne vertébrale lui
fait éprouver une plus grande résistance dans sa descente, les
contractions portent donc davantage sur la partie antérieure de
la tête, et assurent ainsi la flexion complète du menton sur le
sternum. C'est là un grand avantage au point de vue mécanique, car la tête entre dans le bassin avec le diamètre sous-
occipito-mentonnier dans l'axe de l'utérus et du détroit supérieur. Si la tête se trouvait en extension partielle, comme cela
se voit quelquefois lorsque le bassin est extraordinairement
large, le diamètre occipito-frontal atteindrait le détroit supérieur dans une position certainement moins favorable à la

sortie facile de la tête. A mesure que la tête descend, elle éprouve un mouvement de rotation, l'occiput tourne en avant et à droite, derrière l'arcade des pubis, la face regarde en arrière dans la concavité du sacrum. Le corps de l'enfant suit ce mouvement, de telle sorte que son dos est dirigé vers l'abdomen de la mère, sa face antérieure vers le périnée. La nuque est alors solidement fixée sous l'arcade des pubis, les contractions portent principalement sur la portion antérieure de la tête, et la font glisser sur le périnée, le menton se dégage le premier, puis la bouche, le front, et enfin l'occiput.

Positions sacro-postérieures. — Il n'est pas nécessaire de décrire les différences entre le mécanisme des positions SIGA et SIDA, on les saisira parfaitement si on a bien retenu les diverses positions du vertex ; mais je dirai quelques mots des positions sacro-postérieures, choisissant dans ce but la SIDP, qui est la plus commune des deux. Le mécanisme est exactement l'inverse de celui de la première position.

Mécanisme de la position SIDP. — Le sacrum de l'enfant regarde la symphyse sacro-iliaque droite, son abdomen regarde en avant et du côté gauche de la mère. Le diamètre transversal des hanches de l'enfant se trouve dans le diamètre oblique droit, la hanche droite en avant. Le dégagement du corps se fait en général exactement selon le mode que j'ai déjà décrit, la hanche droite fixée derrière le pubis.

Rotation de l'occiput en avant. — A mesure que la tête descend dans le bassin, l'occiput tourne le plus habituellement sur son côté droit. — la rotation ayant été déjà partiellement effectuée lorsque celle des hanches s'est faite — jusqu'à ce qu'il vienne se fixer derrière le pubis, et la face glisse en arrière, le long du côté gauche du bassin, dans la concavité du sacrum. Ce mouvement correspond exactement à la rotation antérieure de l'occiput dans les positions occipito-postérieures, et c'est la terminaison naturelle et favorable.

Parfois cette rotation ne se fait pas. — Quelquefois cependant, la rotation ne se fait pas, et l'occiput reste en arrière dans la concavité du sacrum. Dans ce cas, les contractions, sous l'influence de la cause indiquée plus haut, abaissent le menton et amènent une forte flexion de la face sur

le sternum, l'occiput étant fixé à la commissure antérieure du
périnée. Puis comme elles agissent toujours sur la partie antérieure de la tête, la face sort la première derrière le pubis, et
l'occiput glisse seulement sur le périnée après que le front
a été dégagé. La plupart des ouvrages indiquent un second
mode de terminaison de ces positions, fondé sur un ou deux
exemples; mais bien qu'il soit mécaniquement possible, il est
certainement d'une extrême rareté. Le menton, au lieu d'être
fléchi sur le sternum, est en extension complète; et la face de
l'enfant regarde en haut vers le détroit supérieur du bassin. Il
se fixe alors sur le bord supérieur du pubis et y reste, tandis
que les contractions utérines agissent sur la partie postérieure
de la tête, qui descend à travers le bassin, distend le périnée,
et sort la première, la face se dégageant ensuite.

Le mécanisme du dégagement du tronc et de la tête, dans
les cas où les pieds se présentent les premiers, ne diffère pas
sensiblement de celui qui vient d'être indiqué, et n'exige
aucune description particulière.

De la description du mécanisme naturel de l'accouchement
dans les présentations du siège, il ressort que l'une des causes
qui amènent le plus de difficultés et de complications, est l'intervention intempestive de l'accoucheur. Il est sans doute ten-
tant de pratiquer une traction sur le tronc, en partie sorti, dans
l'espoir de hâter l'accouchement; mais, si on se rappelle que
cette traction produit presque toujours le relèvement des bras
sur la tête, puis l'extension de l'occiput sur l'épine dorsale, qui
toutes les deux augmentent sérieusement les difficutés de l'accouchement, on doit en conclure qu'il faut laisser autant que
possible la nature agir seule.

Dès qu'on a diagnostiqué une présentation de l'extrémité
pelvienne, on ne fera rien jusqu'à ce que la sortie du siège
soit effectuée. On prendra même plus de soin d'empêcher la
rupture prématurée des membranes que dans les présentations
du vertex, parce qu'elles servent à dilater le canal génital
mieux que la partie qui se présente. On tâchera de les con-

server intactes, jusqu'à ce qu'elles aient atteint le plancher du bassin, au lieu de les ponctionner aussitôt que l'orifice est complètement dilaté. Le siège, une fois dégagé, sera reçu et supporté par la paume de la main.

Lorsque le corps est expulsé jusqu'à l'ombilic, les dangers commencent pour l'enfant; c'est alors que le cordon peut être comprimé entre le corps de l'enfant et les parois du bassin. Pour obvier à ce risque, on fera une anse au cordon et on la portera dans la partie du bassin la plus spacieuse, généralement au niveau de l'une ou de l'autre symphyse sacro-iliaque. Tant que les vaisseaux du cordon battent librement, la vie de l'enfant n'est pas gravement menacée, bien que tout retard amène du danger, et j'en ai déjà indiqué les causes. Dans la plupart des cas, les bras se dégagent, mais il peut arriver, sans même que l'accoucheur ait commis aucune faute, qu'ils restent étendus sur la tête, et il est de la plus grande importance que nous connaissions les meilleurs moyens de les dégager de cette position anormale.

Ils ne doivent jamais être tirés directement en bas, car le résultat presque certain de cette traction serait une fracture des os fragiles. Nous devons essayer de faire glisser le bras sur la face et la poitrine de l'enfant, dans le même sens que celui des mouvements naturels de ses articulations. Si les épaules sont facilement accessibles, le doigt de l'accoucheur sera glissé sur celle qui est en arrière — parce qu'il y a toujours plus d'espace pour cette manœuvre vers le sacrum — et conduit doucement en bas vers le coude qu'il ramènera sur la face, et de là en avant, de façon à dégager l'avant-bras. La même manœuvre sera alors appliquée au bras de l'autre côté. Il peut arriver qu'on n'atteigne pas facilement les épaules; on les abaissera en changeant la position du corps de l'enfant, l'épaule postérieure en portant le corps en haut vers l'abdomen de la mère, et l'épaule antérieure par une manœuvre opposée, c'est-à-dire en le portant en arrière sur le périnée. Mais il est tout à fait exceptionnel qu'on soit obligé d'avoir recours à ces expédients.

Les bras étant sortis, il est souvent nécessaire de recourir pour l'extraction de la tête à des moyens artificiels. Si l'accouchement se prolonge, l'enfant meurt presque certainement. On a essayé, dans les cas où le dégagement de la tête ne pouvait se faire facilement, d'établir la respiration pulmonaire en passant un ou deux doigts dans le vagin, de façon à le comprimer en arrière, et permettre l'accès de l'air à la bouche de l'enfant, ou bien en lui introduisant une sonde ou un tube dans la bouche. On ne peut compter sur aucun de ces expédients, et il vaut mieux aider la nature à compléter l'expulsion de la tête aussi rapidement que possible. La première chose à faire, en supposant la face dans la concavité du sacrum, est de porter le corps de l'enfant en haut vers le pubis et l'abdomen de la mère, sans pratiquer aucune traction, dans la crainte d'entraver la flexion si importante du menton sur le sternum. La femme poussant alors énergiquement, les forces naturelles peuvent suffire pour achever l'accouchement. S'il ne se fait pas assez vite, on peut avoir recours à la traction, mais il faut la pratiquer sans que la flexion soit compromise. Dans ce but, tandis que le corps de l'enfant est saisi de la main gauche, et ramené en haut vers l'abdomen de la mère, l'index et le doigt médian de la main droite sont placés derrière le cou, de façon à ce que leurs extrémités pressent sur chaque côté de la base de l'occiput, et maintiennent la tête en état de flexion. Dans la plupart des ouvrages on conseille de passer l'index et le doigt médian de la main gauche en même temps sur la face de l'enfant, pour abaisser le maxillaire supérieur. Le Dr Barnes considère cette manœuvre comme tout à fait inutile, et croit que l'extraction par pression sur l'occiput est suffisante. Si elle ne l'était pas, la flexion du menton pourrait être facilitée par l'introduction de deux doigts de la main gauche dans le rectum pour abaisser le front.

L'adjuvant le plus puissant pour hâter la sortie de la tête, quand elle tarde à se faire, est la compression à travers l'abdomen. Il est étrange que tous ceux qui ont étudié ce sujet,

Dégagement
de la tête.

Importance
de la flexion.

Valeur de la com-
pression abdominale.

l'aient presque complètement omise. Elle a été très-recommandée par le professeur Penrose, et son utilité ne peut pas être mise en question. L'utérus, se contractant fortement autour de la tête, l'expression utérine peut être appliquée presque directement sur la tête elle-même, et sans craindre de modifier ses rapports avec le canal maternel. Il est très-rare qu'une traction judicieuse de la part de l'accoucheur, combinée avec une forte pression à travers l'abdomen faite par un assistant, n'opère pas le dégagement de la tête avant tout retard préjudiciable à l'enfant.

Application du forceps. Bien des accoucheurs — parmi lesquels Meig et Rigby — préconisent l'application du forceps lorsqu'il y a du retard dans la sortie de la tête. Si ce retard est dû à un manque de forces expulsives dans un bassin de dimension normale, l'extraction manuelle, ainsi qu'elle a déjà été décrite, sera suffisante dans presque tous les cas, et préférable comme plus rapide, plus facile à exécuter, et moins dangereuse pour l'enfant. Le forceps peut être essayé quand les autres moyens ont échoué; surtout s'il y a quelque disproportion entre le volume de la tête et la capacité du bassin.

Traitement des positions sacro-postérieures. Les positions sacro-postérieures peuvent aussi donner lieu à des difficultés. Jusqu'au moment de la sortie de la tête, le travail marche ordinairement aussi bien que dans les positions sacro-antérieures. Si la rotation des hanches en avant ne se fait pas, on peut éviter des complications en la favorisant légèrement par une traction appliquée sur le siège pendant les douleurs, le doigt introduit dans le pli de l'aine.

Quelques auteurs conseillent d'opérer la rotation du tronc. C'est après la sortie des épaules que l'absence de rotation peut surtout devenir inquiétante. Quelques auteurs ont recommandé de saisir le corps dans l'intervalle des douleurs, et de le faire tourner de façon à amener l'occiput en avant. Mais il n'est pas sûr que la tête suivra le mouvement communiqué au corps, et il est à craindre que cette manœuvre n'imprime au cou une torsion dangereuse. Le meilleur procédé est d'essayer d'amener la face en arrière, dans la concavité du sacrum, par une pression sur la tempe antérieure pendant une contraction. La rotation s'effectuera ainsi en général assez facilement, et l'accouchement se terminera d'une façon naturelle.

Si la rotation de l'occiput en avant ne se produit pas, le praticien se rappellera le mécanisme naturel de l'accouchement en pareil cas. La meilleure méthode est de favoriser la flexion du menton par une pression en haut sur l'occiput, et d'exercer une traction directement en arrière, en fixant la nuque contre la commissure antérieure du périnée. Si l'on oubliait ce mécanisme, et si on opérait une traction dans l'axe du détroit inférieur du bassin, l'accouchement de la tête pourrait être sérieusement entravé. Dans les cas rares où la tête est en extension, et où le menton s'accroche au bord supérieur du pubis, on peut être obligé de faire une traction directement en avant et en haut, pour dégager la tête ; mais, avant d'y avoir recours, on prendra soin de s'assurer que l'extension de la tête en arrière s'est réellement produite.

Il nous reste à étudier les mesures qui peuvent être adoptées dans les cas très-désagréables où le siège refuse de descendre et est immobilisé dans la cavité pelvienne, soit par inertie utérine, soit par une disproportion entre son volume et la capacité du bassin. Ici, malheureusement, la forme particulière de la partie qui se présente, n'est pas favorable à une application de forceps, et rend cet accident très-difficile à traiter.

Deux procédés ont surtout été employés : 1° la traction sur un des pieds ou sur les deux, de façon à modifier la partie qui se présente et avoir une présentation des pieds ; 2° la traction sur le siège, soit avec les doigts, soit avec un crochet mousse ou un lacs passé dans le pli de l'aine.

Barnes insiste sur la supériorité de la première méthode, et il ne saurait y avoir de doute que, s'il peut amener un pied en bas, l'accoucheur a un bon moyen d'accélérer la marche du travail, et que ce moyen est le meilleur. Si le siège est arrêté au détroit supérieur ou près du détroit, ce sera généralement facile. On donnera le chloroforme jusqu'à l'anesthésie complète, et on introduira la main du côté de l'abdomen de l'enfant de la même manière, et avec les mêmes précautions, que dans la version podalique, jusqu'à ce qu'on ait atteint un pied, on le saisit et on l'amène en bas. Si les pieds sont placés naturellement, c'est-à-dire appliqués sur les fesses, il est facile de réussir. Mais, si les jambes sont étendues sur l'abdomen, on sera obligé d'introduire la main et le bras très-profondément, jusqu'au fond même de l'utérus, procédé qui est toujours difficile et qui peut être très-hasardeux. Et je ne pense pas que cette tentative d'extraction des pieds soit sans danger lorsque le siège est bas et fixé dans la cavité pelvienne. On peut bien repousser le siège dans une certaine mesure, mais il est évident qu'on n'y arrive pas impunément lorsqu'il est tout à fait engagé dans l'excavation.

Traction sur l'aine.   Dans ces circonstances, la traction est notre seule ressource, quoiqu'elle soit toujours difficile, souvent même impuissante. On a inventé une foule d'instruments dans ce but, mais aucun n'est meilleur que la main de l'accoucheur. Le doigt indicateur peut généralement être glissé dans le pli de l'aine sans difficulté et exercer une traction pendant les douleurs. Si l'on ne réussit pas ainsi, ou si le doigt est insuffisant, on essayera de passer un lacs dans le pli de l'aine. Il vaudrait mieux se servir d'un foulard de soie ou d'un écheveau de laine, mais il est plus difficile de les appliquer. Le moyen le plus simple, celui que je préfère à tous les instruments coûteux, consiste à se servir d'un bon morceau de fil de cuivre recourbé en forme de crochet. On en guide l'extrémité au-dessus des hanches, et on attache le lacs au crochet, puis l'instrument retiré ramène le ruban dans le pli de l'aine. Cet appareil me paraît très-simple et très-utile; on peut le fabriquer en quelques instants, et il permet d'employer un ruban d'une force considérable. L'usage d'un lacs souple est, de toutes façons, préférable à celui du crochet mousse qui est contenu dans la plupart des trousses obstétricales. Un instrument aussi dur est très-difficile à appliquer, et toute traction un peu forte exercée avec lui est presque fatalement grave pour les tissus délicats du fœtus sur lesquels il est placé. On n'oubliera pas, comme auxiliaire, l'emploi de l'expression utérine; elle peut être utile lorsque la difficulté tient seulement à l'inertie de l'utérus.

Si tous ces procédés ne réussissent pas à terminer l'accouchement, il ne nous reste comme dernière ressource qu'à sectionner avec des ciseaux, ou un instrument à crâniotomie, la partie qui se présente; mais heureusement il est rare d'être obligé de recourir à une mesure aussi extrême.

Embryotomie.

CHAPITRE VI

PRÉSENTATIONS DE LA FACE

Les présentations de la face ne sont pas rares, et, bien que, dans la grande majorité des cas, elles se terminent d'une façon satisfaisante par les seules forces de la nature, elles donnent lieu quelquefois à de grandes difficultés ; elles peuvent à juste titre être considérées alors comme une des plus formidables complications des accouchements. Il est donc indispensable que le praticien connaisse parfaitement l'histoire de cette variété de présentation, s'il veut être capable d'intervenir avec chances de succès.

Les anciens accoucheurs professaient des opinions très-erronées au sujet du mécanisme et du traitement de ces cas, la plupart d'entre eux croyaient que l'accouchement était impossible par les forces naturelles, et qu'il était indispensable d'intervenir par la version pour l'effectuer. C'est Smellie qui reconnut la possibilité de l'accouchement spontané, et la rotation du menton en avant sous les pubis ; mais c'est beaucoup plus tard, et surtout après l'apparition des travaux de Mme Lachapelle à ce sujet, que l'accouchement fut considéré comme presque toujours naturel.

La fréquence des présentations de la face varie d'une manière curieuse dans les différents pays. Ainsi, Collins a trouvé que, dans Rotunda Hospital, il n'y en avait qu'une seule sur 497 ac-

couchements, bien que Churchill en indique une sur 249 comme
la moyenne dans la pratique de la Grande-Bretagne ; en Allemagne, on en rencontre une sur 169. La seule explication rationnelle de cette remarquable différence, c'est que le décubitus
dorsal, généralement adopté à l'étranger, favorise la transformation de la présentation du vertex en présentation de la face.

Le mode selon lequel ce changement s'effectue — car on
peut difficilement mettre en doute que, dans la grande majorité des cas, la présentation de la face est due à un déplacement de l'occiput en arrière après le début du travail, mais
avant que la tête ne soit engagée dans le détroit supérieur — a
été expliqué de façons bien diverses.

On a généralement supposé que l'occiput, s'accrochant au
détroit supérieur du bassin, produisait l'extension de la tête et
la descente de la face, le phénomène étant favorisé d'ailleurs
par la position oblique de l'utérus si fréquente pendant la grossesse. Hecker attache une grande importance à une particularité de la tête fœtale souvent observée dans cette présentation,
la dolichocéphalie ; le crâne est proéminent en arrière, avec
l'occiput saillant, d'où il résulte une augmentation de longueur
du bras de levier crânien postérieur, qui facilite l'extension
lorsque les circonstances qui la favorisent sont en jeu.

Le Dr Duncan [1] pense que l'obliquité utérine joue un grand
rôle, mais à un autre titre que celui dont j'ai déjà parlé. Il dit
que, lorsque l'obliquité est très-marquée, il se produit dans le
canal génital une courbe, dont la convexité est dirigée du côté
vers lequel l'utérus est dévié. La contraction utérine se fait
sentir, le fœtus est poussé en bas, mais la région correspondante à la concavité de la courbe reçoit la plus grande part de
la force propulsive et tend à descendre. Si l'occiput se trouve
dans la convexité de la courbe ainsi formée, le front aura donc
une tendance à descendre. Dans la majorité des cas, sa descente est empêchée par l'énorme résistance qu'il rencontre, à
cause de la plus grande longueur du bras de levier crânien

Mode de production des présentations de la face.

1. *Edin. Med. Journ.*, vol. XV.

antérieur ; mais, si l'obliquité utérine est extrême, cette résistance peut être vaincue, et la présentation de la face est produite. L'influence de cette obliquité est étayée de l'observation
de Baudelocque, que l'occiput, dans les présentations de la
face, correspond presque invariablement au même côté que
l'obliquité utérine. En outre, ce qui la rend très-probable, c'est
que, dans la présentation de la face, l'occiput est beaucoup plus
fréquemment dirigé à droite qu'à gauche, et l'obliquité latérale
droite de l'utérus est aussi beaucoup plus commune.

D'après ces théories les présentations de la face sont produites pendant le travail. Parfois cependant elles existent certainement avant que le travail n'ait commencé. Dans ce cas,
puisque nous savons que les contractions utérines se font sentir
en dehors du travail, il est possible que des causes analogues
agissent encore, bien que moins distinctement, avant le début
de l'accouchement.

Diagnostic.   Le diagnostic est souvent très-difficile au début du travail,
avant que l'orifice ne soit complètement dilaté et les membranes
rompues, alors que la face n'est pas encore entrée dans l'excavation. Le doigt tombe sur une partie arrondie, le front, qui
peut être très-facilement pris pour le vertex. A ce moment,
le diagnostic est facilité par le palper abdominal, ainsi que l'a
suggéré Hecker. La face étant au détroit supérieur, on perçoit
et on distingue immédiatement au-dessus des pubis un corps
dur, solide et arrondi, le front et le sinciput ; de l'autre côté,
une masse molle, mal limitée, le thorax et le cou. Lorsque
le travail est plus avancé et que la tête a un peu descendu,
ou lorsque les membranes sont rompues, on distingue la
nature de la présentation avec certitude. On découvre les rebords orbitaires, la saillie du nez, les narines (leurs orifices
indiquent de quel côté du bassin est tourné le menton), et la
cavité de la bouche, avec les bords alvéolaires. Si toutes ces
parties sont reconnues, il n'y a pas de méprise possible. Les
cas les plus difficiles sont ceux dans lesquels la face est restée
pendant un temps considérable dans l'excavation. Les joues

alors tuméfiées et accolées l'une à l'autre, ressemblent aux fesses, le nez peut être pris pour les organes génitaux, et la bouche pour l'anus; mais les orbites et les bords alvéolaires ne ressemblent à rien du siège et suffiront pour prévenir l'erreur. On évitera les examens trop fréquents et trop brusques, dans la crainte de faire subir aux tissus délicats de la face de sérieuses lésions. Lorque la présentation a été diagnostiquée d'une manière positive, ils seront aussi rares que possible,

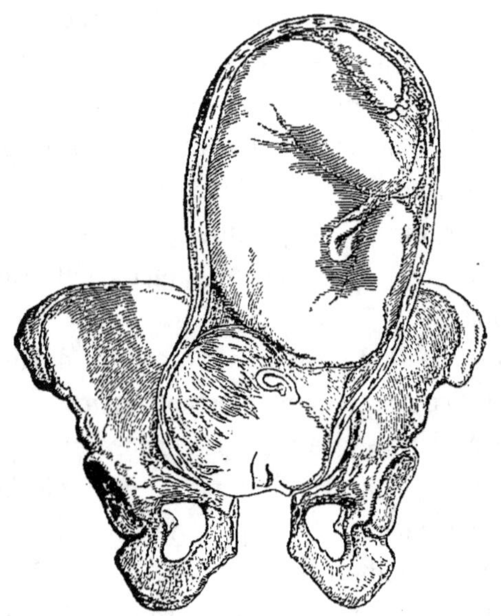

Fig. 107. — Seconde position de la face.

destinés seulement à nous indiquer que le travail marche convenablement.

Si nous regardons les présentations de la face, et nous y sommes pleinement autorisés, comme des présentations originelles du vertex, dans lesquelles il s'est produit une extension de l'occiput, nous comprendrons facilement que la position de la face par rapport au bassin corresponde à celle du vertex. Et c'est en effet le cas, le front occupe la situation dans laquelle l'occiput serait placé si l'extension ne s'était pas produite.

La face, comme le sommet, peut se présenter avec son grand diamètre correspondant à presque tous les diamètres du dé-

Mécanisme.

Les positions de la face correspondent à celles du vertex.

troit supérieur; mais, le plus généralement, il occupe soit le diamètre transverse, soit un diamètre intermédiaire au transverse et à l'oblique; puis, à mesure que la face descend dans l'excavation, l'un ou l'autre des diamètres obliques. Dans les ouvrages d'obstétrique, on a coutume de décrire deux variétés principales des positions de la face, la mento-iliaque droite, et la mento-iliaque gauche, selon que le menton est tourné vers l'un ou l'autre côté du bassin. Mais il vaut mieux classer les positions selon le point du bassin vers lequel regarde le menton. Nous décrirons donc quatre positions de la face, analogues chacune à l'une des présentations ordinaires du vertex dont elle est la transformation.

Première position (MIDP). — Le menton regarde la symphyse sacro-iliaque droite, le front le trou ovale gauche; le grand diamètre de la face est dans le diamètre oblique gauche du bassin. Elle correspond à la première position du vertex, et, comme dans celle-ci, le dos de l'enfant est du côté gauche de la mère.

Deuxième position (MIGP). — Le menton regarde la symphyse sacro-iliaque gauche, le front le trou ovale droit, et le grand diamètre de la face est dans le diamètre oblique droit du bassin. Elle est la conversion de la deuxième position (troisième française) du vertex.

Troisième position (MIGA). — Le front regarde la symphyse sacro-iliaque droite, le menton le trou ovale gauche, et le grand diamètre de la face est dans le diamètre oblique gauche du bassin. Elle est la conversion de la troisième position (deuxième française) du vertex.

Quatrième position (MIDA). — Le front regarde la symphyse sacro-iliaque gauche, le menton le trou ovale droit, et le grand diamètre de la face est dans le diamètre oblique droit du bassin. Elle est la conversion de la quatrième position du vertex.

La fréquence relative de ces positions n'est pas encore déterminée d'une façon positive. Il est certain qu'il n'y a pas une prépondérance aussi marquée de la première position de la face, que de la première position du vertex, et ceci s'explique par l'hypothèse qu'une position anormale du vertex peut d'elle-même faciliter la transformation en une présentation de la face. Winckel admet que, *cœteris paribus*, la présentation de la face est plus facilement produite lorsque le dos de l'enfant est du côté droit que lorsqu'il est du côté gauche de la mère, et la raison de ce fait est probablement la fréquence de l'obliquité latérale droite de l'utérus. Nous verrons plus bas que, sauf de très-rares exceptions, il est absolument essentiel que le menton tourne en avant sous le pubis pour que l'accouchement se fasse ; par conséquent, nous pouvons regarder les positions MIGA et MIDA, dans lesquelles le menton regarde en avant dès le début, comme plus favorables que les deux autres.

Le mécanisme de l'accouchement est pratiquement le même que dans les présentations du vertex, et il est facile de le comprendre, si nous nous rappelons que, dans les présentations de la face, le menton prend la place de l'occiput dans les présentations du vertex, et le remplace. Pour modèle de description, je prendrai la première position de la face.

1° Le premier temps consiste dans l'*extension* de la tête, qui est amenée par les contractions utérines, aussitôt que les membranes sont rompues. L'occiput s'applique en arrière sur la nuque, et le diamètre fronto-mentonnier, plutôt que le mento-bregmatique, entre au détroit supérieur. Ce temps correspond au temps de flexion dans les présentations du vertex.

Le menton descend plus que le front, précisément sous l'influence de la même cause qui fait descendre l'occiput dans les présentations du vertex. Comme la tête est étendue, la colonne vertébrale divise la face en deux bras de levier auxquels elle transmet la contraction ; le plus long est vers le front, c'est donc celui qui éprouve la plus grande résistance, et qui reste en haut, tandis que le menton descend.

2° *Descente.* — Les douleurs continuent, la tête est poussée à travers le bassin, le menton étant encore en avance. On dit généralement que la face ne peut descendre comme l'occiput

Le mécanisme est le même que dans les présentations du vertex.

Description de l'accouchement dans la première position de la face (MIDP).

jusqu'au plancher du bassin, parce que sa descente est limitée
par la longueur du coù. C'est là une crainte mal fondée. Le
cou, du menton au sternum, lorsque la tête est étendue à l'extrême, mesure de huit à dix centimètres, longueur plus que
suffisante pour permettre à la face de descendre jusqu'à la
partie inférieure du bassin. Cela est certain, puisqu'on voit fréquemment le menton, dans les positions mento-postérieures,
descendre assez loin pour essayer de franchir le périnée, avant

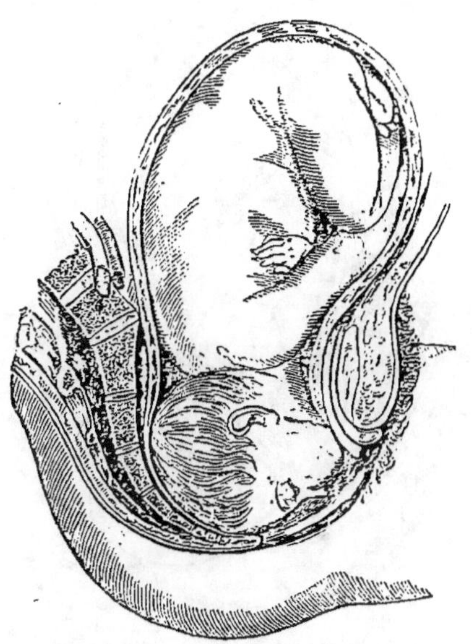

Fig. 108. — Rotation du menton en avant.

que la rotation ne se fasse. Au détroit supérieur, les deux côtés
de la face sont au même niveau; mais, à mesure que le travail
avance, la joue droite descend quelque peu, la bosse séro-sanguine se forme sur l'os malaire, et, s'il en existe une secondaire, elle se fait sur la joue.

3° La *rotation* est de beaucoup le stade le plus important
dans le mécanisme des présentations de la face; en effet, si elle
ne s'accomplit pas, l'accouchement, avec une tête de dimension
ordinaire et un bassin moyen, est pratiquement impossible. Il
y a sans doute des exceptions à cette règle; mais on doit les
considérer à part, et il est certain que l'absence de rotation est

toujours une complication grave et formidable de la présentation de la face. Heureusement, il est très-rare que la rotation ne
se produise pas. Les causes mécaniques sont précisément celles
qui déterminent la rotation de l'occiput en avant dans les présentations du vertex. A mesure qu'elle s'accomplit, le menton
passe sous l'arcade du pubis, et l'occiput arrive dans la concavité du sacrum (fig. 108) ; alors commence le quatrième temps.

4° La *flexion* est le mouvement qui correspond à l'extension

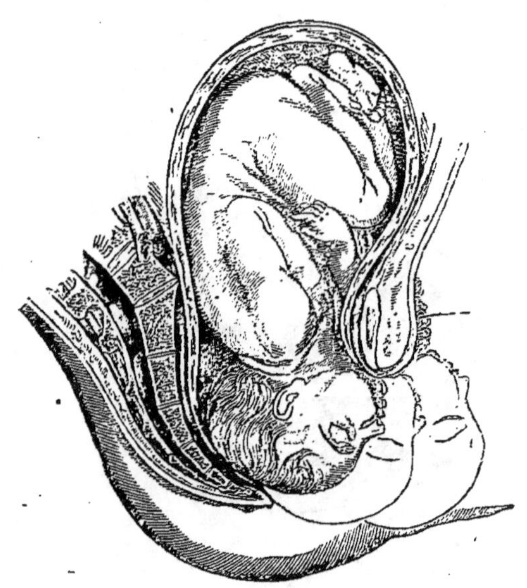

Fig. 109. — Dégagement de la tête dans la présentation de la face.

dans les présentations du vertex. Le menton franchit le pubis
autant que le permet l'arcade, et là il devient immobile. La
contraction utérine agit alors sur l'occiput, qui tourne naturellement sur son axe transversal (fig. 109), la face inférieure du
menton reposant sur les pubis comme point fixe. Ce mouvement continue jusqu'à ce qu'enfin la face et l'occiput glissent
sur le périnée distendu.

5° La *rotation externe* est précisément semblable à celle qui
a lieu dans les présentations du vertex et, comme elle, dépend
du mouvement communiqué aux épaules.

Telle est la marche naturelle de l'accouchement dans la

grande majorité des cas; mais, pour connaître complètement le sujet, il est nécessaire d'étudier les faits rares dans lesquels le menton regarde en arrière, et la rotation en avant ne s'opère pas. Ils peuvent être considérés comme correspondant aux positions occipito-postérieures, dans lesquelles la face est expulsée sous le pubis; mais, à l'inverse de ces dernières, il est très-exceptionnel que la nature puisse achever l'accouchement. La raison en est simple, car l'occiput s'enclave derrière le pubis, et le bassin n'est pas assez vaste pour que le

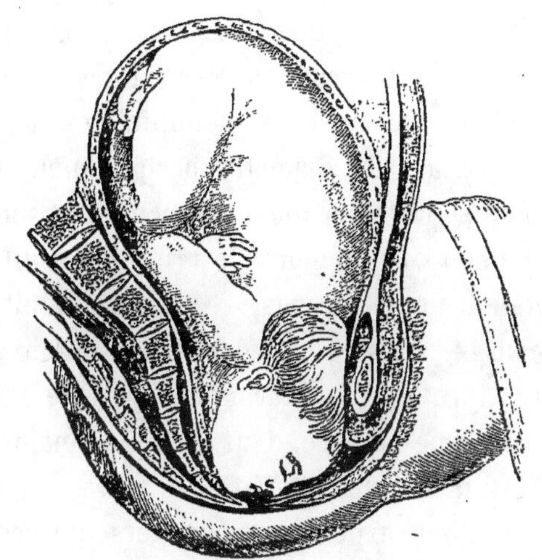

Fig. 110. — Position de la tête lorsque la rotation du menton en avant ne se fait pas.

diamètre fronto-mentonnier franchisse le diamètre antéro-postérieur du détroit inférieur (fig. 110). On rapporte, à la vérité, des exemples dans lesquels l'accouchement s'est effectué le menton regardant en arrière; mais il y a toute raison de croire que ce fait n'est possible que lorsque la tête est extraordinairement petite ou le bassin extrêmement vaste. Le front est alors fortement abaissé jusqu'à ce qu'il en apparaisse une portion à l'entrée du vagin, où elle devient solidement fixée derrière les pubis, et le menton, après bien des efforts, glisse sur le périnée. Lorsque ce mouvement est produit, la flexion se fait, et l'occiput est expulsé sans difficulté. Le front est probablement toujours dans un plan inférieur à celui du menton.

Le Dr Hicks [1] a publié un mémoire où il essaye de montrer
que cette terminaison des présentations de la face n'est pas
si rare qu'on le suppose généralement, et il cite un exemple
dans lequel il effectua l'accouchement avec le forceps; mais il
admet pratiquement que des conditions spéciales sont indispensables, « le diamètre antéro-postérieur du détroit inférieur
particulièrement étendu, » et une diminution dans le volume
de la tête. Lorsque l'accouchement se fait, il est probable,
comme Cazeaux l'a signalé, que la face occupe le diamètre oblique du détroit inférieur, et que le menton déprime les parties
molles du côté de l'échancrure sacro-sciatique, lesquelles, prêtant dans l'étendue de six ou sept millimètres ou davantage,
permettent le passage du diamètre occipito-mentonnier de la
tête. Mais il faut se rappeler que l'accouchement spontané dans
les positions mento-postérieures est une exception rare, et
que, si la rotation ne se fait pas, — elle se produit souvent au
dernier moment, — on sera obligé, presque à coup sûr, d'avoir
recours à un artifice sous une forme ou sous une autre.

En ce qui concerne la mère, dans la grande majorité des cas,   Pronostic.
le pronostic est favorable, bien que le travail puisse se prolonger; elle est donc exposée aux dangers qui accompagnent
un accouchement pénible. En ce qui concerne l'enfant, le pronostic est beaucoup plus défavorable que dans les présentations
du vertex. Lors même que la rotation antérieure du menton se
fait de la manière naturelle, on estime que sur dix enfants il y
en a un de mort; et, si elle ne se fait pas, la mort de l'enfant
est presque certaine. La grande mortalité des enfants est évidemment due à la compression énergique à laquelle ils sont
soumis, et dépend probablement dans bien des cas d'une congestion cérébrale produite par la compression des veines jugu-
laires pendant que le cou est dans la cavité pelvienne. Lorsque
l'enfant naît vivant, la face est presque toujours énormément
tuméfiée et défigurée. Parfois, la difformité ainsi produite est
excessive, et les traits sont souvent à peine reconnaissables.

1. *Obst. Trans.*, vol. VII.

Cet accident disparaît au bout de quelques jours, mais le praticien doit s'attendre à le rencontrer, et il préviendra les parents pour qu'ils ne s'alarment pas sans raison, ou soient tentés de rejeter le blâme sur lui.

Traitement.

De tout ce que j'ai dit du mécanisme de l'accouchement dans les présentations de la face, il résulte que la meilleure conduite est d'abandonner le travail à lui-même, dans l'espoir que les efforts naturels suffiront pour terminer l'accouchement. Heureusement, dans la grande majorité des cas, cette conduite réussit pleinement.

On doit presque toujours abandonner l'accouchement à la nature.

Les anciens accoucheurs, comme nous l'avons établi, pensaient qu'une intervention active était absolument nécessaire et recommandaient soit la version podalique, soit un essai pour convertir la présentation en une du vertex, par l'introduction de la main et l'abaissement de l'occiput. Cette dernière méthode était recommandée par Baudelocque, et elle est même encore suivie par quelques accoucheurs. Ainsi le Dr Hodge[1] la pratique dans tous les cas où la présentation de la face est reconnue au détroit supérieur, et, bien qu'elle n'ait jamais amené de conséquences fâcheuses entre ses mains expérimentées, elle est certainement tout à fait inutile ; elle pourrait même produire les résultats les plus graves si elle était généralement adoptée. On pourra toutefois y avoir recours dans

Conduite à tenir lorsque la face ne descend pas.

certains cas où la face reste au-dessus du détroit supérieur et refuse de descendre dans l'excavation. Mais il est probable qu'il vaudrait mieux alors préférer la version podalique, elle est plus facile à pratiquer, elle permet de mieux surveiller l'accouchement, et elle est moins douloureuse pour la mère. La version est certainement préférable à l'application du forceps, qui est introduit avec difficulté dans une position aussi haute de la face, sans point d'appui efficace.

Arrêt de la face dans l'excavation.

Lorsque la face est descendue dans l'excavation, il peut surgir des difficultés de deux sources principales : l'inertie utérine, et la non-rotation en avant du menton.

1. *System. of obstetrics,* p. 335.

Dans le premier cas, le traitement doit être basé sur les mêmes principes généraux que ceux qui ont trait au travail prolongé dans les présentations du vertex. Le forceps sera appliqué avantageusement, en se rappelant qu'il est indispensable d'amener le menton sous les pubis, et, lorsque ce résultat a été obtenu, de diriger la traction en avant, de façon que l'occiput arrive à distendre lentement et graduellement le périnée sur lequel il glisse.

Les difficultés du second ordre dans les présentations de la face sont beaucoup plus importantes, et peuvent triompher de toutes les ressources de l'accoucheur. Nous devons essayer tout d'abord, si c'est possible, d'assurer la rotation antérieure du menton. Diverses manœuvres ont été recommandées dans ce but. Quelques auteurs conseillent d'introduire le doigt avec précaution dans la bouche de l'enfant et de tirer le menton en avant pendant une douleur; d'autres, d'appliquer le doigt sur le sommet de l'occiput et de le repousser en arrière pendant une contraction. Schrœder dit que la difficulté dépend souvent de ce que la tête n'est pas suffisamment étendue, de telle sorte que le menton ne se trouve pas dans un plan inférieur à celui du front, et il ajoute qu'on opère plus facilement la rotation en repoussant le front en haut avec le doigt pendant une douleur, de façon à faire descendre le menton.

Selon Penrose [1], la non-rotation est généralement due à un manque de *point d'appui* en bas, la face étant incapable de descendre jusqu'au plancher du bassin, et, si on facilite cette descente, la rotation se fait. Il introduit alors la main ou la lame d'un forceps et comprime la joue postérieure. Cette manœuvre fournit « le point d'appui nécessaire », et elle a permis à Penrose de terminer rapidement plusieurs accouchements dont la marche languissait, et dont il rapporte les intéressantes observations.

On peut essayer l'une ou l'autre de ces manœuvres. Mais il faut se rappeler, avant d'agir, que la rotation est souvent

Absence de rotation du menton en avant.

1. *Amer. Supplement to obst. Journ.*, avril 1876.

retardée jusqu'à ce que la face soit tout à fait à la partie inférieure de l'excavation, de sorte que nous ne devons pas désespérer trop tôt. Si toutefois, en dépit de nos efforts, elle ne
s'opère pas, que faut-il faire ? Lorsque la tête n'est pas trop
descendue pour permettre la version, c'est là, sans aucun
doute, le moyen le plus simple et le plus efficace. J'ai réussi
à terminer l'accouchement lorsque toutes les tentatives pour
produire la rotation avaient échoué; mais, en général, la face
est trop profondément engagée pour que la version soit possible. On peut essayer d'amener l'occiput en bas, au moyen du
crochet, ou avec un lacs; mais, si la face est dans l'excavation,
il est encore fort difficile d'y arriver par ce procédé. Nous
pouvons tenter de faire la rotation avec le forceps, mais c'est
une opération difficile, et suivie de conséquences funestes pour
l'enfant beaucoup plus souvent que lorsqu'elle se fait par les
efforts naturels. En outre, la seconde courbure ou courbure
pelvienne du forceps peut meurtrir l'enfant, et on doit préférer
un instrument court et droit. S'il est impossible de faire la
rotation, on essayera de tirer la face en bas, d'amener le menton sur le périnée et de terminer l'accouchement en position
mento-postérieure ; mais, à moins que l'enfant ne soit très
petit ou le bassin très large, on n'a guère de chance de réussir.
Enfin, si tous ces moyens échouent, il ne reste plus qu'à diminuer le volume de la tête par la crâniotomie, dernière ressource, à laquelle heureusement on a très rarement recours.

Présentations
du front.

Il arrive parfois que la tête est partiellement étendue et que
l'os frontal se présente au détroit supérieur du bassin, variété
qui est décrite sous le nom de *présentation du front*. Si la
tête descend dans cette situation, les difficultés, sans être
insurmontables, sont quelquefois considérables, parce que le
grand diamètre *cervico-frontal* de la tête est engagé dans la
cavité pelvienne. Le diagnostic est facile : l'os frontal sera reconnu à sa surface arrondie, et on peut atteindre d'un côté la
fontanelle antérieure, et de l'autre l'orbite et la racine du
nez.

Heureusement, dans la grande majorité des cas, les présentations du front se convertissent spontanément soit en présentations du vertex, soit en présentations de la face, selon que la flexion ou l'extension de la tête se produit, et ce sont là des terminaisons désirables qu'on doit favoriser. On peut faire dans ce but une compression en haut, pendant une douleur, sur l'une ou l'autre extrémité de la partie qui se présente, de façon à favoriser la flexion ou l'extension ; ou bien, si l'orifice est suffisamment dilaté, essayer de passer la main sur l'occiput et de l'amener en bas, faisant ainsi la version céphalique. Cette dernière méthode est recommandée par Hodge, qui considère l'opération comme facile. Toutefois, si une présentation du front bien caractérisée est distinctement reconnue, quand la tête est encore au détroit supérieur, il reste à savoir si la version podalique ne serait pas une opération meilleure et plus facile. Si le front est trop bas pour permettre la version, et si l'on ne réussit pas à convertir la présentation en une du vertex ou de la face, on sera probablement obligé d'avoir recours au forceps. Dans ce cas, la face tourne généralement vers les pubis, le maxillaire supérieur se fixe derrière l'arcade pubienne, et l'occiput glisse sur le périnée ; mais on éprouve de très-grandes difficultés, et, si on ne peut faire cette conversion, il est probable qu'il faudra recourir à la crâniotomie.

Elles se convertissent généralement en présentations du sommet ou de la face.

On peut être obligé de recourir au forceps ou à la crâniotomie.

CHAPITRE VII

DIFFICULTÉS DES POSITIONS OCCIPITO-POSTÉRIEURES

Je dirai quelques mots du traitement des positions occipito-postérieures de la tête, surtout de celles dans lesquelles la rotation de l'occiput en avant ne peut pas se faire. J'ai déjà établi que, dans la grande majorité des cas, l'occiput tourne en avant sans aucune difficulté, et l'acccouchement se termine de la façon ordinaire, l'occiput émergeant sous l'arcade des pubis.

Mais, dans un certain nombre de circonstances, cette rotation ne se produit pas, et il peut en résulter des dangers et du retard. La proportion des accouchements dans lesquels la terminaison se fait la face aux pubis, dans les positions occipito-postérieures, a été très diversement estimée ; ils sont certainement plus communs que la plupart de nos ouvrages ne le disent. Le Dr Uvedale West [1], qui a étudié ce sujet avec grand soin, a trouvé que l'accouchement s'était terminé de cette façon 79 fois sur 2,585 naissances, et tous ces accouchements furent exceptionnellement difficiles.

Il pense que la rotation de la tête en avant est empêchée par un défaut de flexion du menton sur le sternum, de telle sorte que ce n'est pas le diamètre sous-occipito-bregmatique qui entre au détroit supérieur, mais le grand diamètre occipito-

1. *Cranial Presentations*, p. 33.

frontal; l'occiput, n'étant plus le point le plus bas, n'est pas soumis à l'action des causes qui produisent la rotation en avant. Le Dr Macdonald, qui a publié un mémoire très-consciencieux sur le sujet [1], croit que la non-rotation en avant de l'occiput est surtout due au gros volume de la tête, et que par suite « le front descend, tellement fixé à la partie antérieure du bassin, que sa tendance à céder et à tourner en avant ne peut être mise en jeu. » L'explication du Dr West, qui a une expérience considérable des cas de ce genre, semble expliquer plus correctement l'absence de rotation naturelle.

Le point capital pour nous, c'est de savoir quelle est la meilleure conduite à tenir lorsqu'il s'élève des difficultés de ce genre, et que le travail est sérieusement retardé.

Le Dr West insiste vivement sur la nécessité d'une flexion complète du menton sur le sternum et dit qu'elle peut être favorisée par une pression en haut sur l'os frontal, en vue de rapprocher le menton du sternum et de faire descendre l'occiput, obligeant ainsi les agents qui favorisent la rotation à entrer en jeu. Supposons que les douleurs soient fortes, et la fontanelle facilement accessible; nous pourrons de cette façon favoriser beaucoup la descente de l'occiput, et sans lésion pour la mère, ou sans augmentation des difficultés si la manœuvre vient à échouer. Les effets de ce simple expédient sont parfois remarquables. Je m'en suis servi récemment dans deux cas, et le travail, qui traînait en longueur, ne faisant aucun progrès, malgré d'excellentes douleurs, se termina chaque fois très rapidement, aussitôt que j'eus fait la compression en haut. La rotation de la face en arrière peut en même temps être facilitée par une compression sur le front du côté du pubis pendant les douleurs.

D'autres auteurs conseillent de tenter la descente de l'occiput par une traction en bas appliquée avec le crochet ou le fillet. Le fillet est surtout préconisé par Hodge [2], et il trouve

1. *Edin. Med. Journ.*, oct. 1874.
2. *System. of obstet.*, p. 308.

certainement une de ses plus utiles applications dans les cas de cette sorte, parce qu'il est d'un emploi facile et probablement plus efficace que le crochet.

Bien que quelques-unes de ces méthodes puissent être adoptées, on doit prendre certaines précautions et ne pas faire de tentatives trop prolongées ou trop actives pour produire la flexion et la rotation, lorsqu'elles se font attendre. Tous ceux qui se sont trouvés en face de cette complication doivent avoir observé que la rotation se fait souvent spontanément à une période très avancée du travail, longtemps après que la tête a été poussée pendant un temps considérable vers le détroit inférieur du bassin, et lorsqu'elle paraît avoir fait des tentatives infructueuses pour sortir ; il suffira donc souvent d'un peu de patience pour surmonter la difficulté.

S'il faut absolument aider la nature, il n'y a aucune raison pour ne pas employer le forceps. L'instrument n'est pas plus difficile à appliquer que dans les circonstances ordinaires, et, en règle générale, il ne faut pas une traction beaucoup plus grande. Le Dr Macdonald, dans le mémoire auquel nous avons déjà fait allusion, soutient que, dans les positions occipito-postérieures persistantes, il existe presque toujours un manque de proportion entre la tête et le bassin, que par conséquent il faut souvent avoir recours au forceps, et qu'il le préfère à toute tentative artificielle de rectification. Je rappellerai quelques particularités du mode de l'accouchement. Dans la plupart des ouvrages, on enseigne que l'opérateur doit attacher une attention spéciale à la rotation de la tête, et essayer de lui communiquer ce mouvement en ramenant l'occiput en avant pendant l'extraction. Ainsi, Tyler Smith dit : « Dans l'accouchement avec le forceps dans les positions occipito-postérieures, on fera tourner doucement la tête pendant l'extraction, de façon à porter le vertex vers l'arcade des pubis et amener ainsi une présentation occipito-antérieure. » Mais il est facile

de voir qu'il y a un certain danger à employer la force pour provoquer la rotation artificielle. Il est vrai que dans bien des cas, sous l'influence d'une simple traction, l'occiput tourne de lui-même en avant, et entraîne l'instrument avec lui. Mais cela ne ressemble en rien à une rotation de la tête par la force avec les lames du forceps, sans savoir si le corps de l'enfant suivra le mouvement. Il est impossible de concevoir qu'une intervention aussi violente ne fasse pas courir des risques de lésions sérieuses au cou du fœtus. Si la rotation ne se fait pas, la conclusion la plus simple, c'est que la tête est placée de façon à ce que l'accouchement se termine mieux face aux pubis, et on ne doit pas essayer de modifier la position. Cette règle qui consiste à laisser la rotation entièrement à la nature et à user seulement de traction, a reçu l'approbation de Barnes et des auteurs modernes ; c'est la seule qui se recommande, comme la plus scientifique et la plus raisonnable.

Ce sont là des cas dans lesquels la courbure pelvienne du forceps est d'une utilité douteuse. Lorsque cet instrument est appliqué de la façon ordinaire, la convexité des lames regarde naturellement en arrière. Si la rotation accompagne l'extraction, les lames suivent nécessairement le mouvement de la tête, et leurs bords convexes se tournent en avant. Il semble probable qu'un tel mouvement doive exposer les parties molles de la mère à des risques considérables. J'ai cependant vu plus d'une fois cette rotation de l'instrument sans aucun mauvais résultat apparent ; mais les dangers sont manifestes. Il sera donc sage de se servir du forceps droit pour cette opération particulière, ou d'enlever les branches et de laisser l'accouchement se terminer par les forces naturelles seules, lorsque la tête est basse et que la rotation paraît devoir se faire. Lorsque la rotation ne se fait pas, on prendra plus de soins qu'à l'ordinaire pour le périnée, qui est nécessairement très distendu par la sphère de l'occiput. Les risques du périnée sont considérables, et, même avec la plus grande attention, il est quelquefois impossible d'éviter une déchirure. Toutes ces précautions prises, l'accouchement avec le forceps, dans les positions occipito-postérieures, n'offre pas de difficultés ou de dangers spéciaux.

CHAPITRE VIII

PRÉSENTATIONS DE L'ÉPAULE, DU BRAS
OU DU TRONC. — PRÉSENTATIONS COMPLEXES,
PROLAPSUS DU CORDON

Dans les présentations étudiées jusqu'ici, le grand diamètre du fœtus correspondait au grand diamètre de la cavité utérine, et la naissance de l'enfant par les forces naturelles était la terminaison normale de l'accouchement. Il nous reste à étudier les cas importants dans lesquels le grand diamètre du fœtus ne correspond pas à celui de l'utérus, et se trouve placé en travers dans la cavité utérine. Dans la plupart de ces complications, c'est l'épaule ou quelque partie de l'extrémité supérieure du tronc qui se présente ; on admet, en effet, que d'autres régions du corps, le dos ou l'abdomen par exemple, peuvent exceptionnellement reposer sur l'orifice à une période peu avancée du travail, mais ces présentations, à mesure que le travail avance, sont presque toujours remplacées par l'extrémité supérieure.

En pratique, nous pouvons nous restreindre à l'étude des présentations de *l'épaule*, leur subdivision en présentations du *coude* ou du *bras* n'étant pas plus nécessaire que la division des présentations de l'extrémité pelvienne en variétés du siège, du genou et des pieds, puisque le mécanisme et le traitement sont identiques, quelle que soit la partie de l'extrémité supérieure du tronc qui se présente.

Ce qui distingue les présentations dont nous nous sommes occupé de celles que nous considérons maintenant, c'est que l'accouchement par les forces naturelles est impossible, à cause des rapports du fœtus avec le bassin, excepté dans des circonstances spéciales et très rares, sur lesquelles nous ne pouvons jamais compter. Il faut donc absolument que l'accoucheur intervienne, et la sécurité de la mère et de l'enfant dépendent du diagnostic rapide de la position anormale du fœtus, car le traitement, relativement aisé et peu dangereux au début du travail, devient beaucoup plus difficile et même hasardeux si l'on a attendu trop longtemps. *L'accouchement par les forces naturelles est tout à fait exceptionnel.*

Les présentations du tronc ont été souvent appelées *présentations transversales* ou *naissances en travers;* ces deux termes sont inexacts, car ils impliquent que le fœtus est placé transversalement dans la cavité utérine, ou qu'il est directement en travers du détroit supérieur. Or, ce fait ne se produit jamais, puisque l'enfant est placé obliquement dans l'utérus, dans une situation intermédiaire à son grand diamètre et son diamètre transversal. Position du fœtus.

On divise les présentations de l'épaule en deux grandes variétés. Dans l'une, le dos de l'enfant regarde l'abdomen de la mère (fig. 111); dans l'autre, il est tourné vers sa colonne vertébrale (fig. 112). Chacune d'elles est subdivisée en deux variétés secondaires, selon que la tête de l'enfant est placée dans la fosse iliaque droite ou dans la fosse iliaque gauche. Ainsi dans les positions dorso-antérieures, si la tête est dans la fosse iliaque gauche, l'épaule droite de l'enfant se présente; si la tête est dans la fosse iliaque droite, c'est l'épaule gauche. De même, dans les positions dorso-postérieures, si la tête est dans la fosse iliaque gauche, c'est l'épaule gauche qui se présente; si elle est dans la fosse iliaque droite, c'est l'épaule droite. De ces deux variétés de positions, les dorso-antérieures sont les plus communes, dans la proportion de deux à un, dit-on. Positions dorso-antérieures et dorso-postérieures.

Les causes de la présentation de l'épaule ne sont pas bien Causes.

connues. Parmi celles qu'on cite le plus communément sont l'époque prématurée de la grossesse et un excès de liquide ammiotique ; ces deux circonstances, en augmentant la mobilité du fœtus dans la matrice, doivent avoir probablement une influence considérable. On a reconnu depuis longtemps que cette présentation se rencontre beaucoup plus souvent dans les naissances prématurées. L'obliquité anormale de l'utérus a sans doute quelque influence, car les premières douleurs peu-

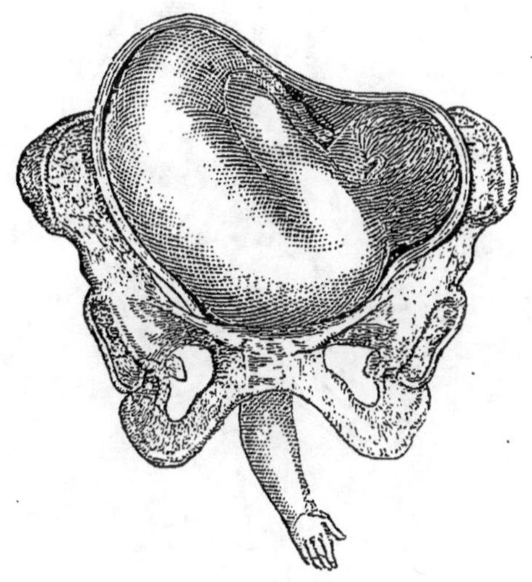

Fig. 111. — Présentation dorso-antérieure du bras.

vent dans ce cas forcer la partie qui se présente à se heurter contre le détroit supérieur et faire descendre l'épaule. L'insertion vicieuse du placenta, sur le segment inférieur de la cavité utérine, a été notée comme une cause prédisposante. Cette anomalie empêche la tête de reposer facilement sur le segment inférieur de l'utérus, et elle peut glisser dans l'une ou l'autre des fosses iliaques. Telle est l'explication de la fréquence de la présentation du bras dans les cas de placenta prævia partiel ou complet. Danyau et Wigand croient que les présentations de l'épaule sont favorisées par la forme irrégulière de la cavité utérine, et surtout par un accroissement relatif de son diamètre transverse. Cette théorie a été généralement discréditée par les auteurs; elle est certainement difficile à prouver, mais il paraît assez vraisemblable qu'il puisse exister quelque particularité de forme qui échappe à notre investigation, et suffisante cependant pour influencer la position du fœtus. Comment expliquer autrement ces observations, remarquables et nombreuses, dans lesquelles les mêmes positions vicieuses se reproduisent dans plusieurs accouchements successifs? Ainsi Joulin rapporte qu'une femme eut une pré-

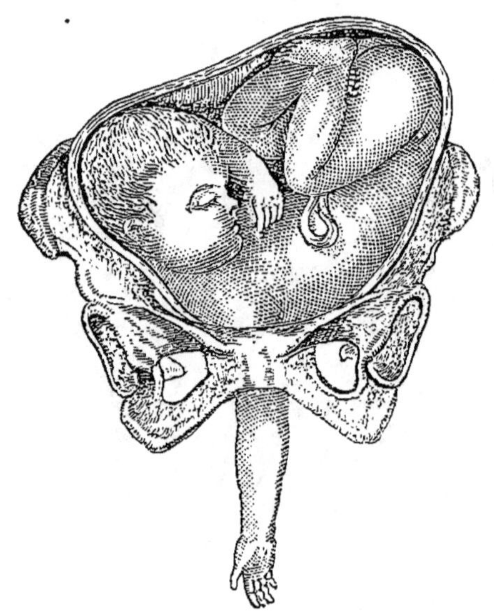

Fig. 112. — Présentation dorso-postérieure du bras.

sentation du bras dans trois grossesses successives, et une autre une présentation de l'épaule dans trois grossesses sur quatre. Certainement le retour persistant du même vice de présentation ne peut être expliqué que par l'hypothèse de quelque cause persistante aussi, comme celles que nous venons de rapporter.

Il est probable que des circonstances purement accidentelles ont la plus grande influence sur la production de la présentation de l'épaule, des chutes, par exemple, ou une compression trop forte exercée sur l'abdomen par un vêtement mal fait ou un corset serré. Les positions partiellement transversales pendant la grossesse sont beaucoup plus communes qu'on ne le croit généralement et peuvent souvent être reconnues par le palper abdominal [1]. Ces positions vicieuses ont une tendance à se rectifier, soit avant que le travail ne commence, soit pendant la première période de l'accouchement; mais il est très facile de comprendre comment toute compression persistante, comme celles dont nous avons parlé plus haut, puisse rendre définitive une position qui sans cela n'eût été que temporaire.

Pronostic et fréquence. D'après les statistiques de Churchill, les présentations de l'épaule s'observent environ une fois sur deux cent soixante; elles sont donc un peu moins fréquentes que celles de la face. Le pronostic pour la mère et pour l'enfant est beaucoup plus défavorable ; Churchill estime, d'après 235 accouchements, qu'on a perdu une femme sur neuf et la moitié des enfants. Le pronostic dans chaque cas particulier varie naturellement beaucoup selon le moment de l'accouchement où la présentation a été reconnue. Si elle est constatée de bonne heure, l'intervention est facile, et le pronostic doit être favorable, mais il est peu de difficultés obstétricales plus sérieuses qu'une présentation de l'épaule dont le traitement nécessaire a été retardé jusqu'à ce que la partie qui se présente soit fortement engagée dans la cavité pelvienne.

Diagnostic. Ce fait étant bien gravé dans l'esprit, il est évident qu'on doit absolument s'assurer du diagnostic; et il est surtout important que nous puissions découvrir non seulement si c'est l'épaule ou le bras qui se présente, mais aussi que nous déterminions de quel côté, et comment le corps et la tête de l'enfant sont placés.

L'existence d'une présentation de l'épaule n'est généralement pas suspectée, jusqu'à ce que le premier examen vaginal soit pratiqué pendant le travail. Le médecin est alors frappé de l'absence de la tête fœtale; et, si l'orifice est ouvert, il trouve les membranes saillantes et de forme allongée, phénomène

---

1. Voyez sur ce sujet le Traité de M. le Dr Pinard que nous avons déjà signalé p. 134.

commun à cette présentation et à toutes les présentations vicieuses. Si la partie qui se présente est trop élevée pour être atteinte, comme cela arrive souvent au début du travail, il fera un essai pour reconnaître la présentation par le palper abdominal. C'est là un point très-important, car il est beaucoup plus aisé de reconnaître par ce procédé les présentations de l'épaule que celles du siège et des pieds ; et, à ce moment, il est non seulement possible, mais relativement facile, de modifier la position du fœtus par les manipulations abdominales seules, et d'éviter ainsi de pratiquer la version, opération toujours sérieuse. La méthode pour découvrir une présentation de l'épaule par l'examen de l'abdomen a déjà été décrite (p. 131), et il n'est pas nécessaire de la répéter. Les signes principaux sont la forme différente de l'utérus, et la présence de deux masses solides, la tête et le siège, une dans chaque fosse iliaque. La facilité avec laquelle ces parties peuvent être reconnues varie beaucoup chez les différents sujets. Chez les femmes maigres, aux parois abdominales lâches, il est aisé de les sentir, tandis que, chez les femmes très-grasses, c'est fort difficile. Si cette méthode ne donne aucun résultat, nous pouvons nous en rapporter aux examens vaginaux, bien qu'il ne soit pas toujours facile d'acquérir par ce moyen des renseignements exacts avant la rupture des membranes, si la partie qui se présente est élevée dans le bassin. La difficulté est augmentée par l'importance capitale qu'il y a à conserver les membranes intactes aussi longtemps que possible. Il faut donc se rappeler que, lorsqu'on soupçonne une présentation de la partie supérieure du tronc, on ne doit pratiquer les examens que dans l'intervalle des douleurs, pendant que les membranes sont flasques, et non pas lorsqu'elles sont tendues par les contractions utérines.

L'épaule, le coude ou la main pouvant se présenter, je décrirai séparément les particularités de chacune de ces régions, et les moyens de distinguer à quel côté du corps appartient celle qui se présente.

1° On reconnaît l'*épaule* à une proéminence arrondie et lisse, en un point de laquelle on peut souvent sentir le bord aigu de l'acromion. Si l'on a pu introduire le doigt assez haut, on arrive quelquefois jusqu'à la clavicule et à l'épine de l'omoplate. Un examen encore plus complet permet de découvrir les côtes et les espaces intercostaux, signes tout à fait pathognomoniques de la présentation, parce que rien ne leur ressemble dans une autre partie du corps. D'un côté de l'épaule, on découvre généralement le creux axillaire.

Diagnostic de la position. — La position est déterminée en recherchant dans quelle fosse iliaque se trouve la tête. On y arrive de deux façons : 1° Il est généralement facile de la sentir à travers les parois abdominales, par le palper. 2° Comme nous savons que le creux axillaire doit toujours regarder vers les pieds, s'il est tourné du côté gauche, la tête est dans la fosse iliaque droite; s'il est tourné du côté droit, elle est dans la fosse iliaque gauche. En outre, l'épine de l'omoplate correspond au dos de l'enfant et la clavicule à son abdomen; l'un ou l'autre de ces signes nous indique si la position est dorso-antérieure ou dorso-postérieure. Si l'on ne peut déterminer la position d'une façon satisfaisante par ces moyens, il est d'une pratique tout à fait légitime d'amener doucement le bras à la vulve, pour examiner la main et voir si c'est la gauche ou la droite. Cet expédient jugera la question; cependant il vaut mieux éviter d'y avoir recours si c'est possible, car il augmente un peu la difficulté de la version, sans créer toutefois d'obstacles sérieux; mais le bras peut être lésé dans la tentative qui est faite pour l'amener en bas.

Diagnostic différentiel de l'épaule. — La seule région que l'on puisse confondre avec l'épaule, c'est le siège; mais nous avons des signes suffisants pour éviter une semblable méprise : le volume du siège est plus considérable; on trouve un sillon dans lequel sont situés les organes génitaux, une seconde proéminence, formée par l'autre fesse, et en même temps les apophyses épineuses des vertèbres sacrées.

Coude. — 2° On sent rarement le *coude* à l'orifice; mais il serait aisé de le reconnaître à la saillie aiguë de l'olécrâne, située entre deux autres saillies moins distinctes, les condyles. Si nous nous rappelons que le coude regarde toujours vers les pieds, la position du fœtus sera facilement diagnostiquée.

3° On reconnaît aisément la présentation de la *main*, qu'on ne pourrait confondre qu'avec le pied. Elle s'en distingue par les caractères suivants : ses deux bords sont de la même épaisseur, les doigts plus largement espacés, et on les sépare plus facilement l'un de l'autre que les orteils ; le pouce est très mobile, il peut être croisé dans la paume de la main et placé en opposition avec chacun des doigts, ce qu'il est impossible de faire avec le gros orteil.

Il est aisé de dire quelle est la main qui se présente. Si elle est dans le vagin ou hors de la vulve, et d'un accès facile, on la distingue en la prenant comme pour lui donner une poignée de main. Si sa paume correspond à la paume de celle de l'accoucheur, les deux pouces étant juxtaposés, c'est la main droite ; c'est la gauche au contraire si la paume de la main de l'accoucheur tombe sur la face dorsale de celle du fœtus. Il y a un autre moyen fort simple : que le praticien suppose sa main placée dans la même position que celle du fœtus ; il pourra ainsi vérifier son diagnostic antérieur. Il suffit alors d'un raisonnement bien simple pour reconnaître comment le corps de l'enfant est situé ; en effet, si la main est en supination, le dos de la main regarde le dos de l'enfant, la paume son abdomen, le pouce la tête, et le petit doigt les pieds.

On pourrait contester l'utilité d'une description du mécanisme de l'accouchement dans les présentations de l'épaule, parce qu'on ne doit pas le laisser s'effectuer, ces présentations, si elles sont abandonnées à elles-mêmes, conduisant presque invariablement aux conséquences les plus graves. Cependant la nature, même dans ces anomalies, n'est pas absolument désarmée ; et il est bon de connaître les moyens qu'elle emploie pour terminer l'accouchement dans ces positions vicieuses. Il y a deux terminaisons possibles de la présentation de l'épaule. Dans l'une, connue sous le nom de *version spontanée*, une

Terminaison par
version ou évolution
spontanée.

Version spontanée.

région du fœtus se substitue à celle qui se présentait à l'origine; dans l'autre, appelée *évolution spontanée*, le fœtus est expulsé par compression à travers le bassin, et sans que la partie qui se présente ait été remplacée par une autre. Cependant on ne saurait trop se rappeler qu'il ne faut jamais, dans la pratique, compter ni sur l'un ni sur l'autre de ces procédés.

La version spontanée peut se faire avant ou immédiatement après la rupture des membranes, lorsque le fœtus est encore mobile dans la cavité de l'utérus. On rapporte quelques exemples authentiques dans lesquels l'accouchement eut une heureuse issue après l'engagement complet de l'épaule au détroit supérieur depuis un temps considérable, ou même après le prolapsus du bras; mais ces faits doivent être d'une rareté extrême. La partie qui se présentait à l'origine peut être remplacée soit par la tête, soit par le siège.

Le mécanisme précis de la version spontanée, ou les circonstances qui la favorisent ne sont pas suffisamment connus pour permettre aucune affirmation positive à ce sujet. Cazeaux croyait qu'elle était produite par une contraction partielle ou irrégulière de l'utérus, un côté se contractant énergiquement, tandis que l'autre restait inerte ou ne se contractait qu'à un faible degré. Pour montrer comment ce phénomène peut effectuer la version spontanée, supposons que l'enfant ait la tête dans la fosse iliaque gauche. Si le côté gauche de l'utérus se contracte plus fortement que le côté droit, il tendra nécessairement à pousser la tête et l'épaule vers celui-ci, jusqu'à ce que la tête vienne se présenter à la place de l'épaule. Geneuil[1] en a rapporté un cas intéressant qui s'est déroulé sous ses yeux; le siège se substitua à l'épaule gauche par version spontanée, plus de quatre heures après la rupture des membranes. L'utérus était trop fortement contracté pour que la version fût possible. Il put observer que le côté de l'organe où se trouvait la tête se contractait énergiquement, tandis que l'autre

1. *Ann. de gynéc.*, 1876.

restait lâche, et, sans intervention, le siège arriva au détroit supérieur. L'action accommodatrice naturelle de l'utérus, et la tendance du grand axe de l'enfant à se diriger dans le grand axe de l'utérus facilitent sans doute la transformation ; du reste, cela dépend beaucoup de la mobilité du fœtus dans chaque cas particulier. Il est certain que ces modifications surviennent souvent dans les dernières semaines de la grossesse et avant que le travail n'ait commencé, elles sont même beaucoup plus fréquentes qu'on ne le suppose généralement. Lorsque la version spontanée s'opère, elle constitue un phénomène très favorable, et la terminaison et le pronostic de l'accouchement sont alors les mêmes que si la tête ou le siège s'était présenté à l'origine.

Le mécanisme de l'évolution spontanée, étudié avec soin pour la première fois par Douglas, a été si souvent et si exactement décrit, que nous savons d'une façon précise comment il se produit. Bien que, de temps à autre, on rapporte l'observation d'un enfant né vivant par ce procédé, c'est un fait excessivement rare, et il n'est pas douteux que la croyance générale soit vraie, c'est-à-dire que l'évolution spontanée ne puisse se produire que lorsque le bassin est anormalement grand et l'enfant petit, et qu'elle provoque fatalement la mort du fœtus, par l'énorme compression à laquelle il est soumis.

On a décrit deux variétés : dans l'une, la tête naît la première, dans l'autre, c'est le siège ; dans toutes les deux, le bras se présentant à l'origine reste en prolapsus. La première variété est extrêmement rare, et on suppose qu'elle n'est possible qu'avec des enfants prématurés, dont le corps est petit et flexible, et lorsqu'une traction a été faite sur le bras qui se présente. Dans ces circonstances, il est difficile de qualifier cette terminaison de naturelle, et nous reporterons toute notre attention sur la seconde variété, qui est la plus commune.

Voici comment les choses se passent. Le bras et l'épaule qui se présentent sont énergiquement poussés, aussi loin que possible, par les contractions utérines, et la tête est fortement fléchie sur l'épaule. Toute la partie du tronc du fœtus que l'exca-

vation peut contenir se trouve engagée, et il se produit alors
un mouvement de rotation qui amène le corps de l'enfant à peu
près dans le diamètre antéro-postérieur du bassin (fig. 113).
L'épaule fait saillie sous l'arcade du pubis, la tête est située
au-dessus de la symphyse, et le siège est près de l'articulation
sacro-iliaque. L'épaule et le cou de l'enfant deviennent des
points fixes, autour desquels tourne le corps, et toute la force
des contractions utérines porte sur le siège. Ce dernier s'abaisse

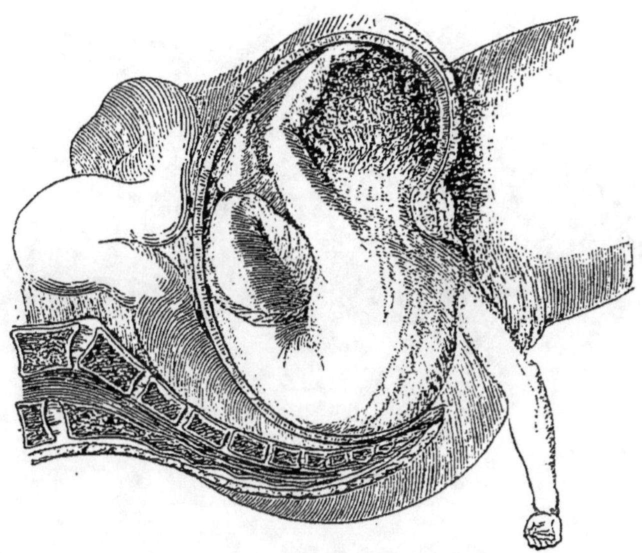

Fig. 113. — Évolution spontanée au début.

de plus en plus, ainsi que le tronc, jusqu'à ce qu'enfin le thorax
arrive à la vulve et se dégage lentement, suivi du siège et des
extrémités inférieures (fig. 114). Aussitôt que les membres sont
sortis, la tête est facilement expulsée.

On doit comprendre à quelle énorme compression le corps
de l'enfant est soumis par ce procédé. Tout ce que je puis dire
au point de vue de la conduite à tenir pour terminer l'accouchement dans cette variété de présentation, c'est que, si nous
nous trouvons en présence d'un cas où l'épaule et le thorax
soient assez engagés pour rendre la version impossible, et où
la nature semble tenter l'évolution spontanée, nous serons auto-

risés à faciliter la descente du siège par une traction sur l'aine, avant de recourir à l'embryotomie ou à la décollation, opérations difficiles et hasardeuses.

Il est inutile d'étudier d'une façon spéciale le traitement de la présentation de l'épaule, parce qu'il consiste essentiellement à pratiquer la version que nous décrirons ailleurs. Je n'insisterai que sur les moyens qui permettent de faire l'opération de manière à pénétrer le moins possible dans l'utérus. Si on

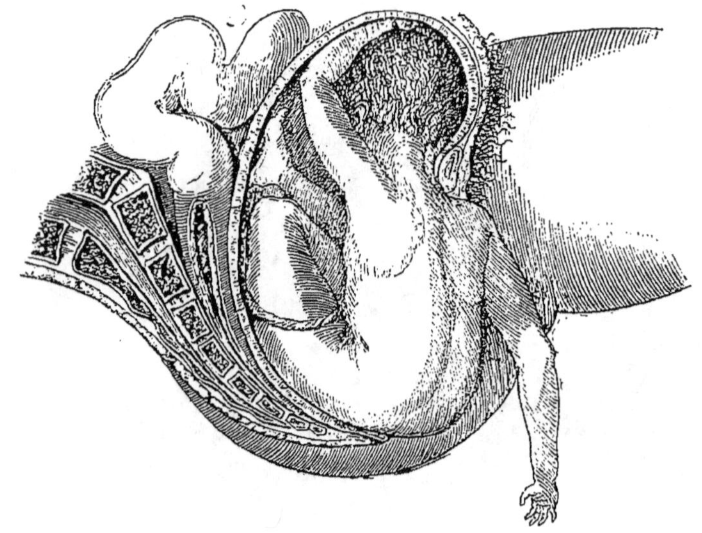

Fig. 114. — Évolution spontanée plus avancée.

diagnostique la présentation avant que les membranes ne soient rompues, on tentera — généralement avec succès — la version par les manipulations externes seulement. Si l'on peut réussir à amener le siège ou la tête à l'orifice par ce procédé, l'accouchement ne sera guère plus difficile qu'avec une présentation de ces parties. Si l'on échoue, on essayera de faire la version par manœuvres externes et internes combinées, et on réservera l'introduction de la main tout entière pour ces cas plus difficiles dans lesquels les eaux sont écoulées depuis longtemps, et par conséquent où les deux premières méthodes sont inapplicables.

Si tous ces moyens sont inefficaces, il ne nous restera d'autres ressources que la mutilation de l'enfant par l'embryotomie ou la décollation, les plus difficiles et les plus dangereuses de toutes les opérations obstétricales.

On appelle *présentations complexes* celles dans lesquelles plusieurs parties fœtales s'engagent ensemble. Ainsi, on peut voir une main ou un pied se présenter avec la tête, ou encore un pied et une main descendre simultanément. Le premier cas ne donne lieu à aucune difficulté sérieuse, car il existe en général assez de place pour que la tête passe. En effet, on ne peut supposer que la main ou le pied s'engage avec la tête au détroit supérieur, à moins que la tête ne soit anormalement petite, ou le bassin plus volumineux qu'il ne l'est ordinairement. Quant au traitement, il est bon de faire un essai pour replacer la main ou le pied, en le repoussant doucement au-dessus de la tête pendant l'intervalle des douleurs, et en le maintenant dans cette position jusqu'à ce que la tête soit engagée dans l'excavation pelvienne d'une façon définitive. On peut hâter l'engagement de la tête par la pression abdominale, qui a une grande valeur. Si l'on ne réussit pas par ce procédé, ce qu'il y a de mieux à faire, c'est de placer le membre qui fait prolapsus dans la partie du bassin où il gênera le moins le travail et où il sera le mieux garanti de toute compression, en général vers la tempe de l'enfant. Si ce petit membre s'oppose à l'expulsion de l'enfant, l'application du forceps pourra être nécessaire.

Lorsque les pieds et les mains se présentent simultanément, non seulement toutes ces parties enchevêtrées rendent la présentation très confuse, mais on peut craindre que les mains ne descendent et ne convertissent la présentation en une du bras. Il est du devoir de l'accoucheur de prévenir ce fait en facilitant la descente des pieds par une traction, soit avec les doigts, soit avec un lacs, jusqu'à ce qu'ils soient complètement engagés et que les mains aient repris leur position normale.

Je mentionnerai ici le déplacement dorsal du bras, phénomène curieux, décrit pour la première fois par sir James Simp-

son [1], et dans lequel l'avant-bras de l'enfant est placé en arrière
de la nuque. Il en résulte un obstacle qui empêche la descente de la tête dans l'excavation, car le bras vient s'accrocher contre le détroit supérieur (fig. 115). La difficulté du diagnostic est très grande, la complication siégeant trop haut pour
être reconnue. Mais si l'on rencontre une femme dont le bassin
soit spacieux et les douleurs fortes, et que la tête ne descende
pas après un temps raisonnable, il est indispensable de prati-

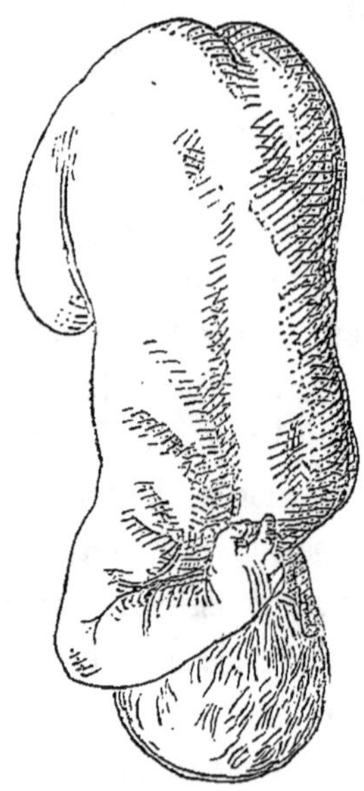

Fig. 115. — Déplacement dorsal du bras.

quer un examen tout à fait complet. On peut dans ce cas administrer le chloroforme, puis porter la main suffisamment haut,
et il est facile de trouver le bras dans sa position anormale.
Ce phénomène s'était produit chez une dame à laquelle je
donnais des soins ; j'échouai en voulant saisir la tête avec le
forceps au détroit supérieur, et je fis l'accouchement par la
version. Le même procédé fut adopté par mon ami le Dr Jar-
dine Murray dans une occasion semblable [2]. Simpson est d'avis

1. *Med. Times and Gaz.*, 1861.
2. *Selected obst. Works*, vol. I.

que le bras doit être amené en bas de façon à convertir les
choses en une présentation ordinaire du sommet avec procidence de la main. Si le bras est au-dessus du détroit supérieur,
cette manœuvre est toujours difficile, et, lorsqu'on diagnostique
cette cause rare de dystocie, je crois que le procédé le plus
simple et le plus sûr est de pratiquer la version podalique. Un
déplacement semblable peut causer quelques difficultés dans.

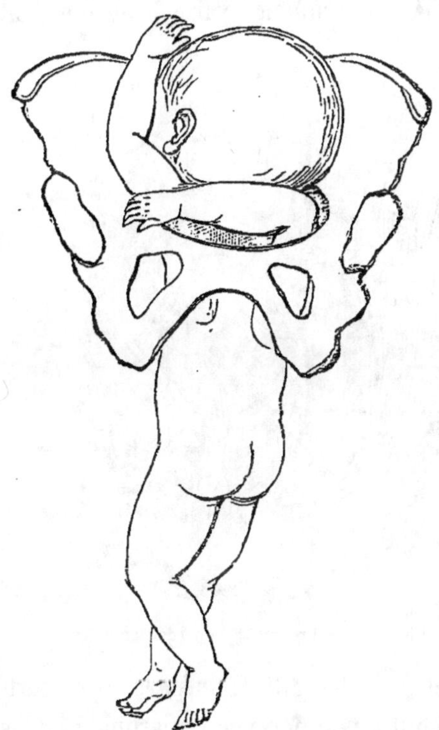

Fig. 116. — Déplacement dorsal des bras dans la présentation du siège (d'après Barnes).

les présentations du siège, lorsqu'on a fait la version (fig. 116).
Dans ce cas, l'obstacle est plus facile à reconnaître, parce
qu'on peut examiner attentivement quelle en est la nature. En
tirant le corps de l'enfant assez bas pour permettre au doigt
de passer derrière la symphyse pubienne et par-dessus l'épaule,
il sera généralement facile de dégager le bras.

Prolapsus du cordon   Il arrive parfois que le cordon ombilical descend le long de
ombilical.   la partie qui se présente (fig. 117) et se trouve comprimé

entre elle et les parois du bassin. La conséquence de cet acci- Accident grave pour
l'enfant.
dent est l'interruption de la circulation fœtale, et la mort fré-
quente de l'enfant par asphyxie. On peut déduire de là que
le prolapsus du cordon est une complication très sérieuse du
travail en ce qui concerne l'enfant.

Heureusement, il est assez rare. Churchill calcule que sur Fréquence.
105,000 accouchements il s'est présenté 240 fois, et Scanzoni
une fois sur 254. Sa fréquence varie beaucoup selon diverses

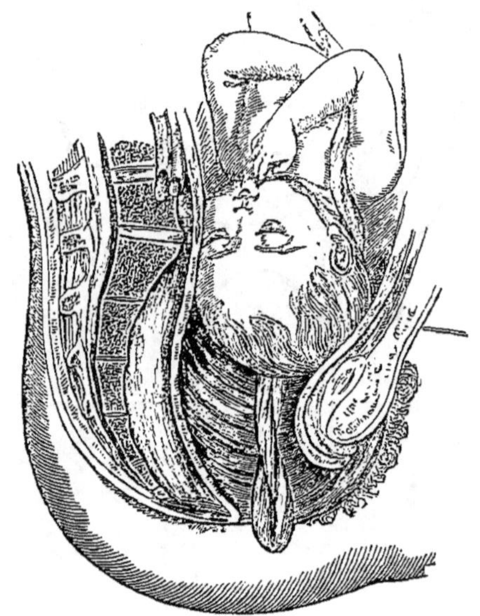

Fig. 117. — Prolapsus du cordon ombilical.

circonstances et dans les différents pays. Il ressort des statistiques de Churchill une différence remarquable dans la proportion de cet accident, en France, en Angleterre et en Allemagne,
où il a été observé respectivement une fois sur 446 1/2, une
fois sur 207 1/2, et une fois sur 156. Quelque considérable que
soit le chiffre attribué à l'Allemagne par ces calculs, on l'a
trouvé encore plus élevé dans certains districts. Ainsi, Engelman dit que l'accident s'observe une fois sur 94 accouchements
à la Maternité de Berlin, et Michaelis une fois sur 90 à celle de
Kiel. Ces différences remarquables ne sont pas faciles à expliquer à première vue. Le Dr Simpson suppose, non sans de

fortes chances de probabilité, que la disproportion dans la fréquence de cet accident en Angleterre, en France et en Allemagne, peut dépendre des positions différentes dans lesquelles les femmes en couche sont placées dans chacun de ces pays.

En France, où la femme, tout en étant couchée sur le dos, a le bassin maintenu élevé, la complication est moins fréquente ; en Angleterre, où la femme accouche sur le côté, elle se produit un peu plus souvent ; et en Allemagne, où la femme est placée sur le dos, les épaules élevées, la complication est encore plus commune. Engelman [1] suppose que la fréquence spéciale du prolapsus du cordon dans certains districts, comme à Kiel par exemple, dépend de l'influence du rachitisme, et conséquemment des vices de conformation du bassin ; nous verrons bientôt en effet que c'est là une des causes les plus fréquentes et les plus importantes de l'accident.

On peut dire que le prolapsus du cordon ne fait courir à la mère aucun danger ; mais tous les accoucheurs savent par expérience que l'enfant est exposé à des risques très sérieux. Scanzoni a calculé que l'on sauve seulement 45 enfants sur 100. Churchill estime qu'on en sauve 47. Ainsi, dans les circonstances les plus favorables, cette complication cause la mort de plus de la moitié des enfants [2]. Engelman a trouvé que, sur 202 présentations du vertex, 36 enfants seulement sur 100 survécurent.

La mortalité n'a pas été aussi grande dans d'autres présentations, car 68 pour 100 des enfants qui se présentèrent par les pieds furent sauvés, et 50 pour 100 dans les présentations de l'épaule. Cette différence est sans doute attribuable à ce que, dans les présentations du vertex, la tête, remplissant l'excavation beaucoup plus complètement, soumet le cordon à une compression bien plus forte ; dans les autres présentations, au contraire, l'excavation est un peu plus libre, et l'arrêt de la circulation dans le cordon n'est pas aussi complet. En outre, dans

1. *Amer. Journ. of obst.*, vol. VI.
2. A la clinique de la Faculté de Paris, sur un relevé de 143 procidences, 96 enfants sont nés morts. (*Cliniques du professeur Depaul*, p. 601.)

le dernier cas, la complication est reconnue de bonne heure et le traitement appliqué plus tôt.

La mortalité fœtale est bien plus grande chez les primipares, fait dû probablement à la plus grande résistance des parties molles et à la prolongation du travail qui en résulte. *La mortalité des enfants est plus grande dans les premiers accouchements.*

Le prolapsus du cordon peut se produire toutes les fois *Causes.* qu'une circonstance quelconque empêche la partie qui se présente de s'adapter exactement au détroit supérieur. Ainsi, il est beaucoup plus fréquent dans les présentations du siège ou de l'épaule que dans celles du vertex, et il est relativement plus commun dans celles des pieds et de l'épaule que dans toute autre. Parmi les causes prédisposantes accidentelles, je *Circonstances qui empêchent l'adaptation de la partie qui se présente à la circonférence du bassin.* mentionnerai la rupture prématurée des membranes, surtout si la quantité du liquide amniotique est excessive, l'écoulement soudain du liquide pouvant entraîner le cordon avec lui; ou encore une longueur exagérée du cordon, ou une insertion anormalement basse du placenta. Engelman attache une grande *Viciation du bassin.* importance au rétrécissement léger du bassin, et dit qu'à la Maternité de Berlin chaque fois qu'on mesura exactement le bassin dans un cas de prolapsus, on le trouva vicié. Ce fait est facile à expliquer, parce qu'un des premiers résultats du rétrécissement du bassin est d'empêcher l'engagement exact de la partie qui se présente au détroit supérieur.

Le diagnostic du prolapsus du cordon est généralement *Diagnostic.* facile; mais, si les membranes sont encore intactes, il n'est pas toujours très commode de déterminer la nature précise de ces parties molles, parce qu'elles fuient sous le doigt qui touche. Si les pulsations peuvent être perçues à travers les membranes, toute difficulté disparaît. Après leur rupture, on ne risque plus de se tromper.

Le point capital, c'est de chercher à reconnaître dans ce cas *Il faut chercher si le cordon bat.* si le cordon a des pulsations ou s'il n'en a pas; en effet, si elles ont cessé, l'enfant est mort, et on peut se dispenser d'intervenir. Mais il est important d'être très circonspect, car, si l'examen est pratiqué pendant une douleur, la circulation

peut n'être que temporairement interrompue. L'examen sera
donc fait pendant l'intervalle des douleurs, et, s'il le faut, on
amènera une anse du cordon dans le vagin pour se rensei-
gner exactement.

Le prolapsus est plus ou moins marqué.

Le prolapsus est plus ou moins marqué; quelquefois, il
n'existe entre le bassin et la partie qui se présente qu'une
petite anse de cordon, assez courte pour échapper à l'observation. Dans ces circonstances, l'enfant peut être sacrifié sans
qu'on soupçonne le danger. Le plus souvent, la quantité du
cordon qui fait prolapsus est assez considérable pour qu'il y
ait dans le vagin une anse d'une certaine longueur, qui peut
même quelquefois faire saillie au delà de la vulve.

Traitement.

La première indication du traitement consiste à obvier à la
compression, et tous nos efforts doivent tendre à obtenir ce
résultat. Si on découvre l'accident avant la dilatation complète
du col, et les membranes encore intactes, on peut essayer
d'écarter le cordon du passage; on conservera soigneusement
l'intégrité des membranes aussi longtemps que possible, parce
que le cordon est suffisamment protégé tant qu'il baigne dans
le liquide amniotique, puis on assurera la dilatation complète
de l'orifice de façon que la partie qui se présente puisse s'engager rapidement et complètement.

Traitement par la position.

La position donnée à la femme est très importante, et elle
constitue un excellent traitement; nous devons cette méthode
au Dr Gaillard Thomas, de New-York, dont les écrits l'ont popularisée, bien qu'elle soit à peu près semblable à un procédé
adopté quelquefois auparavant. La méthode du Dr Thomas est
basée sur le principe qui consiste à provoquer la rentrée du
cordon dans la cavité utérine, en le laissant glisser sous l'influence de son propre poids. Dans ce but, la femme est placée sur
les mains et sur les genoux, les hanches élevées et les épaules
basses (fig. 118). Le col n'est plus alors la partie la plus déclive
de l'utérus, et la paroi utérine antérieure forme un plan, incliné en bas, sur lequel glisse le cordon. On obtient quelquefois
un bon résultat de cette manœuvre, mais il n'en n'est pas tou-

jours ainsi. Elle a naturellement plus de chance de réussir lorsque les membranes sont intactes. Lorsqu'on a réussi à faire rentrer ainsi le cordon dans l'utérus, et que l'orifice est suffisamment dilaté, on peut rompre les membranes et provoquer l'engagement de la tête par une compression utérine convenablement dirigée. Mais, parfois, cette position est si incommode qu'il est difficile d'y avoir recours, et il vaut mieux en adopter une autre, qui consiste à placer la femme sur le côté opposé à celui du prolapsus, de façon à diminuer autant que possible la compression, et en même temps à élever les hanches par un

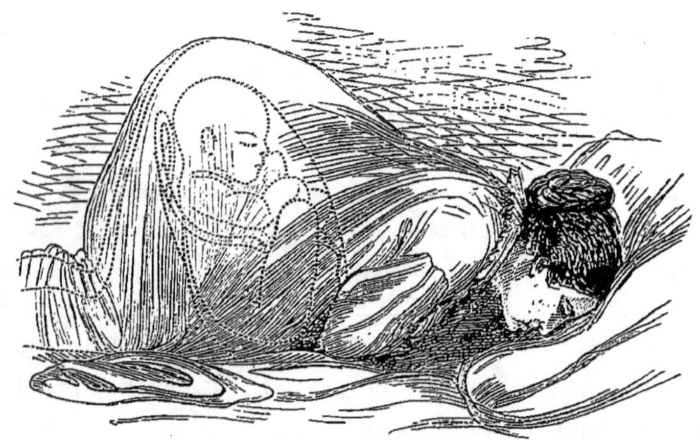

Fig. 118. — Traitement du prolapsus du cordon par la position.

coussin; le cordon pourra glisser en arrière. Le traitement par la position, quelle qu'elle soit, peut réussir, même après la rupture des membranes, et, comme il est simple et inoffensif, rien n'empêche d'en faire l'essai.

Si le traitement par la position échoue, il est tout à fait légitime de tenter par d'autres procédés de mettre le cordon à l'abri d'une compression dangereuse. Malheureusement, la rétropulsion est trop souvent trompeuse, difficile à appliquer, et suivie parfois d'une nouvelle descente du cordon, même après une opération en apparence pleine de succès. Si l'orifice est complètement dilaté et que le sommet soit engagé dans l'excavation (avec toute autre présentation, la rétropulsion est presque impossible), le meilleur procédé est probablement de re-

Rétropulsion
artificielle.

fouler le cordon avec la main seule. La méthode la plus simple et la plus efficace est celle que Mc Clintock et Hardy ont recommandée ; ils conseillent de placer la femme sur le côté opposé à celui du prolapsus et d'amener le cordon vers le pubis, partie la moins profonde du bassin. On essaye alors de le repousser par-dessus la tête aussi haut que possible avec deux ou trois doigts, qu'on laisse dans le bassin jusqu'à ce qu'une douleur survienne, puis qu'on retire doucement dans l'espoir que le cordon restera derrière. Pendant la contraction, on peut parfaitement appliquer la compression externe pour faciliter la descente de la tête. Cette manœuvre sera répétée pendant plusieurs douleurs successives, et elle a été quelquefois suivie de succès. On a essayé aussi d'accrocher le cordon par-dessus les membres du fœtus, ou de le placer dans le sillon du cou, sur les conseils de quelques auteurs ; mais ce procédé exige une introduction si profonde de la main qu'il est à peu près inapplicable.

On a inventé divers instruments compliqués pour faciliter la rétropulsion du cordon (fig. 119) ; mais, lors même qu'on les possèderait, on ne les aurait probablement pas sous la main au moment de l'accident. Il est facile d'improviser un instrument assez simple avec une sonde d'homme en gomme ordinaire, en y passant les deux extrémités d'un lacet, de façon à laisser une anse émerger de l'œil du cathéter. On passe ce lien autour de l'anse du cordon et on en ramène l'extrémité dans l'œil du cathéter où on la fixe au moyen d'un stylet. Le cordon est alors repoussé dans la cavité utérine avec le cathéter, et lorsqu'on dégage le stylet il se trouve libre. On peut confectionner encore un instrument commode en perçant un trou dans une tige de baleine. Un morceau de ruban est passé au-

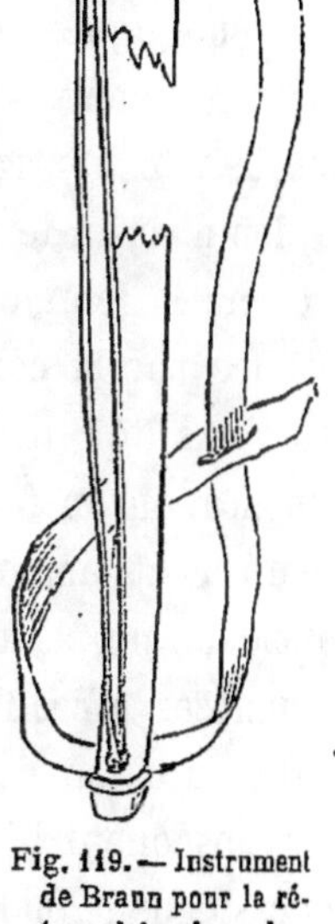

Fig. 119. — Instrument de Braun pour la rétropulsion du cordon.

tour de l'anse du cordon, et les extrémités enfilées dans l'œil
de la tige. En tendant le ruban, la baleine est mise en contact
avec le cordon, et le tout est introduit aussi haut que possible
dans la cavité utérine. Il est facile de dégager le ruban en lâ-
chant une de ses extrémités. Si on le préfère, on peut laisser
le cordon attaché à la tige, qui reste dans l'utérus jusqu'à ce
que l'enfant soit expulsé. Il est inutile de parler de toutes les
autres méthodes conseillées pour remonter le cordon, par
exemple l'introduction de morceaux d'éponge, ou la protection
du cordon par une sorte de gaîne de cuir souple, ces procédés
étant généralement considérés comme tout à fait inutiles.

Toutes ces tentatives échouent trop souvent. On doit alors
agir selon les circonstances. Si le bassin est vaste et les douleurs énergiques, surtout chez les multipares, il est probable
qu'il vaut mieux s'en rapporter à la nature seule, dans l'espoir
que la tête pourra se dégager avant que la compression du
cordon n'ait eu le temps de devenir mortelle pour l'enfant. On
pressera la femme de pousser, et la descente de la tête sera
facilitée par la compression utérine, pour terminer le second
stade aussitôt que possible. Si l'on atteint la tête facilement,
l'application du forceps est tout à fait justifiée, parce que tout
retard peut amener inévitablement la mort de l'enfant. En
attendant, on placera le cordon du côté de l'une ou l'autre des
symphyses sacro-iliaques, selon la position de la tête, vers la
partie du bassin où il y a plus d'espace et où la compression est
par conséquent le moins préjudiciable. Si nous avons affaire à
un cas dans lequel la tête ne soit pas descendue dans l'excavation, que le traitement par la position et la rétropulsion a été
essayé sans succès, si l'orifice est complètement dilaté, et les
autres circonstances favorables, la version nous offrira sans
aucun doute les meilleures chances pour l'enfant. Cette indication est préconisée par Engelman, qui a trouvé que 70 fois
sur 100 les enfants extraits de cette façon naquirent vivants.
On ne peut mettre en doute que ce soit de beaucoup le meilleur procédé au point de vue des intérêts de l'enfant lorsque les

Conduite à tenir lorsque la rétropulsion échoue.

circonstances le permettent. Mais la version n'est pas toujours
exempte de dangers pour la mère, et c'est au praticien seul d'en
décider l'opportunité dans chaque cas spécial. Elle sera surtout
applicable lorsque l'orifice est complètement dilaté et les membranes intactes, de façon à ce qu'elle puisse être faite par la
méthode combinée, sans introduction de la main dans l'utérus.
Si l'on ne juge pas à propos d'y avoir recours, il ne reste qu'à
essayer de mettre le cordon à l'abri de la compression, autant
que faire se peut, à l'aide d'une des méthodes déjà mentionnées.

CHAPITRE IX

DU TRAVAIL PROLONGÉ ET DU TRAVAIL PRÉCIPITÉ

Parmi les difficultés de la parturition, il n'y en a pas de plus fréquentes, il n'y en a pas qui exigent une connaissance plus approfondie de la physiologie et de la pathologie du travail, que celles qui naissent de l'absence des douleurs expulsives ou de l'irrégularité de leur action. L'importance de cette classe de dystocie ressort de l'étude des causes nombreuses et diverses qui la produisent. *Dystocie par défaut ou irrégularité des contractions.*

C'est un axiome de jour en jour plus vrai dans la pratique des accouchements, que la prolongation du travail est par elle-même un accident sérieux, et dont l'évidence est démontrée par les statistiques faites dans ces dernières années au Rotunda Lying-in Hospital, et comparées à celles qui ont été publiées il y a vingt ou trente ans. On peut être certain que la pratique des médecins distingués de cette école bien connue représente l'opinion scientifique la plus avancée de nos jours. Il y a moins de trente ans, le forceps n'était pas employé plus d'une fois sur 310 accouchements, tandis que, selon le rapport de 1873, le dernier Master de la Rotunda l'appliqua une fois sur huit; il s'est donc produit de grands changements. *Effets fâcheux du travail prolongé.*

Le travail peut être prolongé sous l'influence d'un grand nombre de causes, dont les principales exigent une étude distincte. Quelques-unes dépendent seulement de l'absence ou de *Causes du travail prolongé.*

l'irrégularité de l'action utérine ; d'autres agissent en s'opposant à l'expulsion de l'enfant, comme, par exemple, une rigidité anormale du canal génital, un rétrécissement par des tumeurs, une déformation osseuse, et ainsi de suite. Quelle que soit la cause de l'obstacle, il peut en naître une foule de symptômes graves, qui mettent en péril à la fois la mère et l'enfant. En ce qui concerne la mère, leur degré et la rapidité avec laquelle ils s'établissent varient beaucoup. Parfois l'action de l'utérus est languissante, et cependant il s'écoule un temps considérable avant qu'il ne survienne aucun accident sérieux ; parfois, au contraire, l'organe se contracte énergiquement et s'épuise en efforts inutiles pour surmonter l'obstacle, et alors les signes du plus grave épuisement peuvent apparaître avec une extrême rapidité.

Les symptômes varient selon diverses circonstances.

Les symptômes graves sont plus ou moins marqués selon la période du travail à laquelle se produit le retard. Il est démontré que son importance est relativement minime, soit pour la mère soit pour l'enfant, pendant le premier stade, alors que les membranes sont encore intactes, et les parties molles de la mère, aussi bien que le corps de l'enfant, protégés d'une compression fâcheuse par le liquide amniotique ; mais il devient de la plus extrême gravité pour tous les deux aussitôt que la tête est entrée dans l'excavation et les membranes rompues, l'utérus étant fortement excité par un stimulus réflexe. Les parties molles de la mère se trouvent exposées à une pression continue, et l'utérus extrêmement contracté comprime énergiquement le fœtus et met obstacle à la circulation placentaire. C'est cette dernière variété de dystocie qui a provoqué les modifications pratiques auxquelles nous avons déjà fait allusion ; et les résultats en ont été satisfaisants pour la mère et l'enfant, surtout pour ce dernier.

Influence du stade du travail pendant lequel se produit l'obstacle.

On ne doit pas supposer, toutefois, que la prolongation du travail n'ait aucune importance avant le second stade. Simpson a démontré, il y a déjà longtemps, l'inexactitude d'une semblable opinion ; il a prouvé, de la façon la plus concluante, que plus le travail est prolongé, plus la mortalité de la mère et de l'enfant est grande, et tous les accoucheurs ont vu fréquemment des exemples dans lesquels des symptômes graves se sont développés avant que la première période ne soit achevée. Cependant, au point de vue relatif, l'opinion que je viens de signaler est incontestablement correcte.

Dans ce chapitre, nous ne nous occuperons que des causes de retard liées aux forces expulsives ; et comme les dangers de la prolongation sont absolument semblables, quelle qu'en soit la cause, nous n'aurons plus besoin d'y revenir, lorsque nous aurons étudié, une fois pour toutes, le cortège des accidents dus à la prolongation anormale du travail.

Tant que le retard n'affecte que la première période, sauf de rares exceptions, il ne surgit pendant assez longtemps aucun symptôme réellement grave ; ce stade peut même se prolonger plusieurs jours. Il n'est pas rare d'observer une cessation partielle des douleurs ; elles peuvent même, par suite d'un épuisement passager de la force nerveuse, disparaître entièrement pendant plusieurs heures consécutives. Dans de telles circonstances, après une période de repos, soit naturelle, soit produite par des sédatifs, les douleurs reparaissent avec une nouvelle vigueur.

On peut observer la même cessation des douleurs après que la tête a franchi l'orifice de l'utérus, cessation également suivie d'un renouvellement d'énergie après un instant de repos. Mais cette irrégularité doit être surveillée avec beaucoup plus d'anxiété. Dans la plupart des cas, l'altération dans la force et la fréquence des douleurs de cette période indique une forme de retard beaucoup plus sérieuse, qui peut s'accompagner rapidement de symptômes généraux graves. Le pouls s'élève, la peau devient chaude et sèche, la femme est sans repos et irritable. Plus le retard est long, plus violents sont les efforts de l'utérus pour surmonter l'obstacle, plus sérieux devient l'état de la femme. La langue est chargée, et, dans les cas les plus graves, sèche et noire. Les nausées et les vomissements sont souvent considérables ; le vagin est brûlant et sec, sa sécrétion muqueuse, ordinairement abondante, manque absolument, il se tuméfie, et, si la partie qui se présente est fortement engagée, il peut même se former une eschare. Si la femme reste dans cet état sans être délivrée, tous les symptômes augmentent d'intensité : les vomissements sont incessants, le pouls rapide et presque imperceptible, il survient du subdélirium, et la femme peut mourir en présentant les signes de l'épuisement le plus profond.

On ne doit jamais laisser ces symptômes se développer.

Un si formidable cortège de symptômes, à un degré même plus léger, ne s'observe jamais dans la pratique d'un accoucheur habile ; et c'est précisément parce qu'une connaissance plus scientifique de la marche de l'accouchement a appris que, dans ces circonstances, mieux vaut prévenir qu'avoir à guérir, que l'intervention plus prompte est devenue une règle commune.

Ceux qui enseignent qu'il n'y a rien à faire jusqu'à ce que la nature ait épuisé toutes ses ressources pour effectuer l'accouchement, et qui, par conséquent, ont permis à leurs malades de traîner pendant plusieurs heures de travail pénible, en dépensant leurs forces jusqu'à épuisement complet, et avec des risques énormes pour les enfants, ont tenu un trop grand compte de cette maxime longtemps en honneur : « Un accouchement où l'on intervient est mauvais. » Lorsque ce proverbe est appliqué à l'intervention maladroite et intempestive d'un ignorant, il a une valeur incontestable ; mais, s'il s'adresse à l'action scientifique d'un homme expérimenté, qui sait quand et comment il doit intervenir, et qui a acquis l'habileté manuelle indispensable, il est absolument inopportun.

Etat de l'utérus dans le travail prolongé.

La nature des douleurs et l'état de l'utérus, pendant le travail prolongé, sont particulièrement dignes d'étude et ont été très clairement indiqués par le Dr Braxton Hicks [1]. Il démontre que lorsque les douleurs ont sensiblement diminué, qu'elles sont devenues faibles et rares, ou qu'elles ont entièrement cessé,

1. *Obst. trans.*, vol. IX.

l'utérus est dans un état de contraction continue ou tonique, et que l'irritation résultant de cet état est la cause principale des accidents les plus graves du travail impuissant. Si, dans un cas de cette nature, on examine l'utérus par la palpation, on le trouve fortement rétracté entre les douleurs. L'exactitude de cette observation est hors de doute, et c'est là un guide sûr et important dans le traitement. Dans ces circonstances, l'intervention est impérieusement commandée.

Parmi les causes du travail prolongé, je discuterai d'abord celles qui affectent la puissance expulsive seule; je me réserve de considérer ultérieurement celles qui dépendent d'états morbides du canal génital. Mais il faut se rappeler que les résultats, en ce qui concerne et la mère et l'enfant, sont identiques, quelle que puisse être la cause de l'obstacle. Conditions affectant les forces expulsives.

L'état constitutionnel de la femme peut influencer matériellement la force et la portée des douleurs. Ainsi, il arrive assez fréquemment qu'elles sont faibles et inefficaces chez les femmes d'une constitution anémique ou qui ont été épuisées par une affection débilitante. Cazeaux dit que les effets d'un tel état général sont souvent plus que contre-balancés par la flaccidité et le défaut de résistance des tissus, de telle sorte qu'il y a moins d'obstacle au passage de l'enfant. Ainsi, chez les femmes phthisiques, réduites au dernier degré d'épuisement, il n'est pas rare que le travail soit extraordinairement facile. Un long séjour sous les climats tropicaux peut provoquer l'inertie utérine, par l'affaiblissement des forces nerveuses qui en résulte. Il est d'observation commune que les résidentes européennes dans l'Inde sont particulièrement sujettes à souffrir d'hémorhagie post-puerpérale, née de cette cause. Le genre de vie a une grande importance, et il est certain que l'absence ou l'irrégularité des contractions utérines est plus commune chez les femmes du monde, qui mènent une vie luxueuse et énervante, que chez celles dont les habitudes sont plus en rapport avec une bonne hygiène. Constitution de la femme. Influence des climats tropicaux. Genre de vie.

Tyler Smith attache beaucoup d'importance à la multiplicité Grossesses répétées, des accouchements comme cause d'inertie, et il fait observer qu'un utérus qui a été très-fréquemment soumis aux modifications qu'amène la grossesse ne peut pas être dans des conditions normales. Il est douteux, toutefois, que l'utérus d'une femme en parfaite santé soit affecté de cette façon. Certainement, si les accouchements ont détérioré la santé générale, le travail sera sans doute aussi modifié.

Age de la femme. — L'âge joue un certain rôle. Chez les femmes très jeunes, les douleurs sont souvent irrégulières, à cause du développement imparfait des muscles de l'utérus. Les femmes avancées en âge qui accouchent pour la première fois peuvent aussi avoir un travail laborieux, mais non d'une façon aussi invariable qu'on le croyait généralement. Les appréhensions de la femme sont souvent agréablement déçues, et, lorsqu'il y a du retard, il est bien plus fréquemment imputable à la rigidité et à la résistance du canal pelvi-génital qu'à la faiblesse des douleurs.

Troubles de l'intestin. — Les états morbides des premières voies causent fréquemment l'irrégularité, la douleur, la faiblesse des contractions. La réplétion du rectum jouit aussi d'une influence remarquable, ainsi que le prouve le changement subit dans le caractère du travail qui suit souvent l'administration d'un lavement donné à *Distension de la vessie.* propos. La distension exagérée de la vessie agit dans le même sens, plus particulièrement pendant le second stade. Lorsqu'on a laissé l'urine s'accumuler en trop grande quantité, la contraction des muscles accessoires de la parturition provoque souvent une douleur si intense, par la compression du viscère distendu, que la femme est absolument incapable de s'aider. Il en résulte que l'accouchement n'a lieu que sous l'influence des contractions utérines, lentement et avec de grandes souffrances. Cette inertie des muscles accessoires est souvent produite par d'au-*Bronchite, etc.* tres causes. Par exemple, si le travail se déclare lorsque la femme souffre d'une bronchite ou d'une autre maladie de poitrine, elle peut être absolument incapable d'immobiliser son thorax par une profonde inspiration, et le diaphragme et les autres muscles respiratoires ne peuvent agir. De même, l'action des muscles abdominaux est entravée par l'existence d'une tumeur de l'ovaire ou une ascite.

Les émotions jouent aussi leur rôle ; le fait est si commun, qu'il est familier même aux accoucheurs les plus novices. Ainsi, les douleurs sont souvent suspendues pendant un certain temps par l'arrivée de l'accoucheur ; toutes les gardes le savent, et le même préjudice est souvent imputable à toute excitation inutile, à la présence de plusieurs personnes dans la chambre, ou à des bavardages intempestifs. Les contractions irrégulières et inefficaces peuvent aussi reconnaître pour causes l'abattement, chez les femmes non mariées par exemple, et le découragement, chez celles qui attendent leurs couches avec appréhension. *Émotions morales.*

Le premier stade est souvent prolongé par la distension exagérée de l'utérus quand il renferme une quantité excessive de liquide amniotique, qui entrave l'efficacité des contractions. Dans ce cas, les douleurs sont faibles et dilatent difficilement le col au delà d'un certain degré. Cette cause peut être soupçonnée lorsque la durée inaccoutumée du premier stade s'accompagne d'un grand développement et d'une fluctuation marquée de la tumeur utérine, à travers laquelle les membres du fœtus ne peuvent être sentis par la palpation. A l'examen vaginal, on trouvera le segment inférieur de l'utérus très arrondi et proéminent, et la poche des eaux ne bombera pas à travers l'orifice pendant l'acme de la douleur. *Excès de liquide amniotique.*

L'obliquité exagérée de l'utérus a aussi son importance ; elle empêche les douleurs d'agir dans le sens le plus avantageux au point de vue mécanique, et retarde souvent l'engagement de la partie qui se présente au détroit supérieur. La variété la plus commune est l'antéversion, résultat d'un relâchement excessif des parois abdominales, et observée surtout chez les femmes qui ont eu beaucoup d'enfants. Quelquefois elle est telle que le fond de l'utérus repose au-dessus des pubis et tombe même vers les genoux de la femme. Il en résulte, lorsque le travail commence, et à moins qu'on ne prenne des *Situations anormales de l'utérus.*

précautions pour corriger cet état, que les douleurs poussent la tête vers le sacrum, au lieu de la diriger dans l'axe de l'entrée du bassin. L'obliquité latérale est aussi assez commune; elle existe presque toujours à un certain degré, mais quelquefois elle est excessive. Chacune de ces anomalies peut parfaitement être reconnue par la palpation et l'examen vaginal combinés. Dans la première, l'orifice est parfois si haut et rejeté si loin en arrière, qu'il est tout d'abord fort difficile de l'atteindre.

Contractions irrégulières et spasmodiques.

Outre leur faiblesse, les contractions utérines, surtout dans la première période, présentent souvent de l'irrégularité; elles sont spasmodiques, très douloureuses et presque sans effet sur la marche du travail. J'ai déjà signalé ces particularités, quand j'ai parlé de l'emploi des anesthésiques (p. 386); elles sont communes chez les femmes nerveuses et impressionnables des classes élevées. L'irrégularité des contractions ne dépend pas toujours de causes morales seulement; elle est souvent produite par un état d'irritation dû à la plénitude de l'intestin ou à une rupture trop prompte des membranes. Le Dr Trenholme, de Montréal [1], croit qu'elle dépend en général d'adhérences anormales entre la caduque et les parois utérines, qui s'opposent à la dilatation convenable du col, et il a relaté quelques observations intéressantes à l'appui de sa théorie.

Traitement.

L'énumération seule de ces causes diverses de travail prolongé indique le traitement à suivre. Quelques-unes d'entre elles, par exemple l'état constitutionnel de la femme, son âge, les émotions, sont naturellement hors de nos moyens d'action, et il est impossible de les influencer ou de les modifier; mais, dans tous les cas où les contractions utérines sont faibles et rrégulières, on doit rechercher soigneusement s'il existe quelque cause qu'on puisse faire disparaître. L'effet d'un lavement copieux, lorsque nous suspectons la plénitude du rectum, est souvent très remarquable; les douleurs changent

1. *Obst. Trans.*, 1873.

parfois presque immédiatement de caractère, et un accouchement qui languissait est rapidement terminé.

La distension excessive de l'utérus peut être corrigée par
l'évacuation artificielle du liquide amniotique; elle suffit pour
modifier rapidement le caractère des douleurs. Cet expédient
a souvent une grande action, lorsque le col est déjà assez
dilaté et que le travail n'avance pas, surtout si les membranes
ne bombent pas à travers l'orifice pendant les douleurs, et que
l'orifice lui-même est souple et facilement dilatable.

Si nous avons quelque raison de suspecter l'existence d'adhérences morbides entre les membranes et les parois utérines,
nous essayerons de les rompre en passant le doigt ou une sonde
flexible autour du bord interne de l'orifice, ou en ponctionnant
la poche des eaux. Le premier expédient a été préconisé par le
Dr Inglis [1] comme un moyen d'augmenter les douleurs lorsque
le premier stade est très pénible, et je l'ai souvent employé
avec succès. L'observation du Dr Trenholme prouve l'exactitude de cette action. La manœuvre elle-même est facile, et,
pourvu que l'orifice ne soit pas très élevé dans le bassin, sans
aucune douleur et sans inconvénient pour la femme.

Il faut toujours avoir soin de remédier à toute déviation de
l'utérus sur son axe propre. S'il existe une déviation latérale,
le meilleur moyen est de faire coucher la femme sur le côté
opposé à celui vers lequel l'organe est dirigé. Dans la déviation antérieure, qui est plus commune, la malade devra être
couchée sur le dos, de telle sorte que l'utérus puisse retomber
vers l'épine dorsale, et on appliquera un bon bandage abdominal. Il empêche l'organe de tomber en avant et exerce une
compression qui excite les fibres musculaires et augmente
leur action ; il est donc souvent très utile lorsque les douleurs
sont faibles, même s'il n'y a pas d'antéversion.

Très fréquemment, surtout pendant le premier stade, les
douleurs diminuent en force et en fréquence par excès de

De l'excès de liquide
amniotique.

De l'adhérence
des membranes.

Des déviations
de l'utérus.

De l'épuisement
passager.

---

1. *Sydenham Society's Year-Book*, 1869.

fatigue ; il faut permettre à la femme de prendre un repos momentané, après lequel les contractions reparaissent avec une nouvelle vigueur. Dans ce cas, on donne avec succès les opiacés, par exemple vingt gouttes de la solution de Battley, en lavement, pour qu'elle agisse plus vite. Si l'on procure ainsi à la malade quelques heures de sommeil, elle se réveille gaie et fortifiée. Il est important de distinguer cette variété de suspension des douleurs, de celle qui dépend d'un épuisement constitutionnel ; on y arrivera en examinant l'état général de la femme, et surtout en observant que l'utérus est mou et lâche dans l'intervalle des douleurs, et non en contraction tonique, indiquée par la dureté persistante de ses parois. Quand les contractions sont irrégulières, spasmodiques et excessivement douloureuses, sans produire aucun effet réel, les opiacés rendent aussi de grands services, et c'est dans ces circonstances que le chloral est surtout utile.

Mais on observera bien des cas où les douleurs sont faibles et sans effet, sans qu'on puisse en reconnaître les causes. Je vais en discuter le traitement. Les contractions sont insuffisantes, voilà le mal ; la première indication est donc d'en augmenter la force. Ici, les médicaments appelés *ocytociques* sont applicables ; et, bien qu'un grand nombre d'entre eux aient été employés de temps en temps, tels que le borax, le cinnamon, la quinine et le galvanisme, pratiquement, le seul dans lequel nous puissions avoir quelque confiance est l'ergot de seigle. C'est depuis longtemps le remède favori dans les cas de faiblesse des contractions utérines, et il n'est pas douteux qu'il soit un puissant stimulant des fibres utérines. Mais il présente de sérieux inconvénients, reconnus par les praticiens les plus autorisés, et on se demande si les risques que courent la mère et l'enfant ne font pas plus que contrebalancer les avantages qu'on attend de son emploi. L'ergot est donné à la dose de 75 centig. ou un gramme, fraîchement pulvérisé, suspendu dans de l'eau chaude, ou mieux encore sous forme d'extrait liquide à la dose de 20 à 30 gouttes. Environ un quart d'heure après son administration, les douleurs augmentent généralement en force et en fréquence, et, si la tête est basse dans l'excavation, si les parties molles n'offrent pas de résistance, l'accouchement est rapidement terminé.

Si son emploi était toujours suivi de cet effet, il n'y aurait que peu d'objections à son administration. Mais les douleurs sont différentes de celles du travail naturel, elles sont fortes, persistantes et continues. En effet, le seigle ergoté produit à un haut degré cet état de contraction utérine tonique et con-tinue qui a déjà été signalé comme un des dangers principaux du travail prolongé. Si donc, pour quelque cause que ce soit, l'administration du seigle n'est *pas* suivie d'un accouchement rapide, il se développe chez la mère des symptômes graves, avec retentissement sur l'enfant, sous l'influence de la contrac-tion tonique des fibres utérines, qui arrête la circulation utéro-placentaire. Le Dr Hardy a observé que les pulsations du fœtus tombent rapidement à 100; et, si l'accouchement se fait long-temps attendre, elles deviennent intermittentes. Il a aussi re-marqué que, dans ce cas, l'enfant est presque toujours mort-né; et, d'après ses calculs, le nombre des enfants mort-nés, quand on a donné l'ergot, est considérable : en effet, il a administré l'ergot dans 30 accouchements laborieux, et dix enfants seule-ment naquirent vivants. Dans aucun cas, son emploi n'est exempt de sérieux dangers pour la mère, et un nombre consi-dérable de ruptures de l'utérus ont été attribuées à son usage intempestif. Donc, si on le donne, il faut que ce soit avec mo-dération, et après un examen soigneux.

Il est absolument contre-indiqué, à moins qu'il n'y ait aucun obstacle à un accouchement rapide. On ne doit l'admettre qu'après la terminaison du premier stade, quand l'orifice est complètement dilaté, qu'un accouchement précédent a démontré que le bassin est d'une largeur suffisante, et que le périnée est souple et dilatable. Peut-être, ainsi qu'on l'a suggéré, l'admi-nistration de petites doses de 5 à 10 gouttes d'extrait liquide de dix minutes en dix diminutés, jusqu'à ce qu'on ait obtenu

Objections
à son emploi.

Limites
de son emploi.

un effet plus énergique, obvierait-elle à quelques-uns de ces dangers.

Si nous n'avons pas à notre disposition d'autres moyens pour augmenter la force des contractions utérines, et s'il ne nous reste à choisir qu'entre l'ergot et l'accouchement à l'aide des instruments, on pourrait, en somme, recourir à l'administration sage du médicament lorsqu'il n'y a pas de contre-indication. Mais nous possédons, pour augmenter la force des contractions utérines, des moyens beaucoup plus prudents et qui ressemblent beaucoup plus au procédé naturel, moyens que je crois destinés à remplacer absolument l'administration de l'ergot. Je veux parler de la compression manuelle de l'utérus à travers l'abdomen, beaucoup pratiquée en Allemagne dans ces dernières années, et qui commence à être employée en Angleterre. Je crois donc qu'on devra réserver l'emploi de l'ergot pour exciter les contractions utérines après la délivrance, au moment où sa propriété particulière de provoquer une contraction tonique est si utile, et qu'il ne faudra que rarement, sinon jamais, l'administrer avant la naissance de l'enfant.

L'usage raisonné de l'expression utérine, comme ocytocique, fut pour la première fois soumis à l'appréciation des médecins par Crédé, sous le nom d' « expressio fœtus », bien qu'elle fût employée sous différentes formes depuis un temps immémorial. Albucasis, par exemple, en connaissait parfaitement la valeur, et il en parle dans les termes suivants : « Cum ergo vides ista signa, tunc oportet, ut comprimatur uterus ejus ut descendat embryo velociter. » Il existe chez différentes nations quelques curieuses coutumes obstétricales qui sont probablement nées de l'efficacité de ce procédé, par exemple le mode de délivrance adopté parmi les Kalmoucks, où la femme s'assied au pied de son lit, tandis qu'une matrone placée derrière elle la saisit autour de la taille et comprime l'utérus pendant les douleurs. Chez les Japonais, les Siamois, les Indiens du Nord de l'Amérique et quelques autres races, l'expression sous différentes formes est habituellement pratiquée.

Kristeller croit qu'il est possible d'obtenir l'expulsion complète de l'enfant par une compression convenablement faite, lors même qu'il n'existe pas du tout de douleurs. Ceci peut paraître étrange à ceux qui ne sont pas familiers avec les effets de la compression ; mais je crois que dans des circonstances exceptionnelles, lorsque le bassin est très large et que les parties molles n'offrent qu'une légère résistance, cette manœuvre est possible. J'ai accouché de cette façon une femme dont la famille ne voulut pas me laisser appliquer le forceps ; il ne se produisit aucune contraction utérine, et le fœtus fut littéralement expulsé de l'utérus. Toutefois, l'expression sera surtout applicable, non pas pour suppléer à l'absence de douleurs, mais pour en augmenter et en prolonger les effets lorsqu'ils sont faibles.

Dans quelques cas il est possible de faire naître l'enfant par la compression seule.

Ces effets sont souvent très remarquables chez les femmes à constitution frêle, où il n'existe que fort peu de tissu adipeux dans les parois abdominales, et une résistance minime dans le canal pelvien. Si le doigt est placé sur la tête, pendant que l'expression est faite sur l'utérus, il est facile de sentir un abaissement très marqué de la partie, et souvent deux ou trois tentatives appliquent la tête sur le périnée. Il est cependant certaines conditions où elle est inapplicable et dont l'existence contre-indique son emploi. Ainsi, lorsque l'utérus paraît extrêmement sensible à la pression, et *à fortiori* lorsqu'il existe de la contraction tonique par épuisement, il ne faut pas l'employer ; de même, lorsqu'on découvre quelque obstacle à un accouchement rapide, soit une étroitesse du bassin, soit de la rigidité des parties molles. Les cas où elle est applicable son ceux dans lesquels la tête ou le siège est engagé dans l'excavation, et le retard dû seulement à un affaiblissement des douleurs expulsives.

Elle est surtout utile pour rendre les contractions plus fortes.

Elle peut être appliquée de deux façons. La meilleure consiste à placer la femme sur le dos, au bord de son lit, et à appuyer la paume des mains de chaque côté du fond et du corps de l'utérus, puis, au moment où la douleur commence, à

Mode d'application.

faire une forte pression pendant toute sa durée, en bas et en arrière, dans la direction de l'axe du bassin. Dès que la contraction est passée, la compression doit cesser, pour être reprise quand une nouvelle douleur reparaît. De cette façon, chaque douleur est fortement augmentée, et son effet sur la marche du fœtus beaucoup plus considérable. Il n'est pas essentiel que la femme soit étendue sur le dos. On peut produire une compression suffisante, quoique moins grande, lorsqu'elle est dans la position obstétricale ordinaire, couchée sur son côté gauche ; la main gauche est appliquée sur le fond, et on laisse la droite libre de surveiller par le vagin les progrès de la partie qui se présente.

Valeur spéciale de la compression utérine.

Ce procédé pour augmenter les contractions, a une valeur spéciale, en ce sens que le degré et la quantité de la compression sont tout à fait sous le contrôle du médecin, qui peut en graduer les effets selon les exigences de chaque cas particulier. Il a en outre l'avantage d'imiter exactement les moyens naturels de l'accouchement, et de ne faire courir aucun risque à l'enfant ; d'un autre côté, il n'y a pas de raison de supposer qu'il puisse faire mal à la mère. J'affirme hautement que, sur le grand nombre de cas dans lesquels je l'ai pratiqué, je n'en ai jamais vu un seul dans lequel je puisse croire qu'il ait été nuisible. Naturellement, on ne doit pas déployer une brutalité inutile, une compression ferme et même énergique peut être obtenue sans aucune brusquerie ; d'ailleurs, son application devant toujours être intermittente, il ne saurait déterminer aucune lésion dans le tissu de l'utérus.

La compression peut aussi être employée quand les douleurs font défaut.

L'expression est particulièrement utile, ainsi que je l'ai dit, quand on veut augmenter la force des douleurs ; mais son emploi est également bon lorsque les douleurs sont tout à fait nulles, pour les imiter et les remplacer, pourvu qu'il n'y ait rien qu'une absence de *vis a tergo* empêchant l'accouchement. En pareil cas, on essayera d'imiter les douleurs aussi exactement que possible, en appliquant la compression à intervalles de quatre ou cinq minutes, et la suspendant entièrement après qu'elle a été faite pendant quelques secondes.

Lorsque tous ces moyens échouent, il ne nous reste plus qu'à recourir à l'emploi des instruments, et je vais étudier maintenant les indications du forceps dans ces ciconstances. J'ai déjà dit que l'opinion professionnelle a subi sur ce point une modification importante, et il est maintenant admis comme un axiome, par les professeurs les plus expérimentés, que, si nous sommes bien persuadés que les efforts naturels échouent, et sont incapables d'opérer l'accouchement à moins d'attendre un temps considérable, il vaut beaucoup mieux intervenir plus tôt que plus tard, et prévenir ainsi le développement des symptômes sérieux qui accompagnent le travail prolongé. C'est là, on le voit, une pratique directement opposée à celle qui a été si longtemps enseignée dans nos ouvrages classiques et qui prohibait strictement l'intervention avec les instruments, à moins que tout espoir d'accouchement naturel n'eût disparu ; qui ne justifiait l'application du forceps dans un travail languissant, qu'après le début, sinon l'établissement complet, des symptômes d'épuisement.

Les raisons qui ont conduit le professeur distingué de Rotunda Hospital à un emploi plus fréquent du forceps sont si bien exprimées dans son rapport de 1872, que je me décide à les citer comme la meilleure justification d'une pratique que bien des médecins de la vieille école seront sans doute inclinés à condamner comme mauvaise et hasardée. Il dit [1] : « Notre règle, tant que la nature est capable d'accomplir son œuvre sans préjudice pour la femme, et sans danger pour les parties molles ou pour la vie de l'enfant, est de laisser strictement le travail à lui-même ; mais, aussitôt que les efforts naturels commencent à échouer, et après avoir essayé des moyens plus doux pour relâcher les parties ou stimuler l'action utérine, si les effets désirés ne sont pas obtenus, nous considérons qu'il est de notre devoir strict d'adopter des mesures plus énergi-

1. *Fourth clinical Report of the Rotunda Lying-in Hospital the year ending*, 1872.

ques, et, par une intervention opportune, de soulager la femme
de ses souffrances et de sauver l'enfant d'une mort imminente.
Pourquoi, en somme, laisserions-nous une de nos semblables
subir des heures de torture, lorsque nous avons en notre pouvoir les moyens de la soulager? Pourquoi lui laisserions-nous
perdre ses forces et subir les risques consécutifs à une longue
compression de la tête sur les parties molles, le danger d'une
inflammation, de la gangrène, d'une rupture utérine, pour ne
pas parler de l'infection qui peut naître d'un état inflammatoire des organes, qui résulte d'un travail pénible, et est l'une
des causes les plus fertiles de fièvre puerpérale, avec tous ses
effets désastreux attribués par quelques auteurs à l'agglomération dans un hôpital et non à sa véritable origine, c'est-à-dire
à la prolongation du travail jusqu'à ce que des symptômes
d'inflammation apparaissent? Plus je considère le profit d'une
intervention opportune, et les excellents résultats dont elle est
suivie, plus je suis résolu à persister dans le système que j'ai
adopté, et à inculquer à mes élèves les avantages qu'on retire
d'une telle pratique, à la fois au point de vue de la vie de l'enfant et du secours sérieux apporté à la mère. » Il est impossible de placer le débat sous l'éclat d'une plus vive lumière, et
j'espère que ces opinions seront acceptées par tous ceux qui ont
adopté la pratique moderne.

Effets de l'interven-
tion sur la mortalité
.infantile.

Dans la première édition de cet ouvrage, je me suis appuyé
sur les statistiques du Dr Hamilton, de Falkirk, et d'autres auteurs modernes, pour prouver qu'un usage plus fréquent du
forceps diminue considérablement la mortalité infantile. Le
Dr Galabin (*Obstetrical Journal*, décembre 1877) a récemment
publié un admirable mémoire sur ce sujet; il critique saine-
ment ces statistiques, et démontre, selon moi, que les conclusions qui en ont été déduites sont fort douteuses, la mortalité
infantile n'étant pas tellement diminuée qu'on s'est plu à le
croire, par l'emploi fréquent du forceps. Mais ces réserves ne
touchent en rien aux appréciations contenues dans le précédent
paragraphe.

Il est naturellement juste que nous considérions le point de Dangers du forceps. vue opposé, et que nous réfléchissions aux inconvénients qu'on a attribués à cette intervention. Ici, je ferai remarquer que je parle seulement de l'usage du forceps dans l'inertie simple, quand la tête est basse dans l'excavation, alors qu'on ne cherche qu'une légère *vis a fronte* pour suppléer à la *vis a tergo* qui fait défaut.

L'emploi de l'instrument lorsque la tête est arrêtée au détroit supérieur, dans les vices de conformation, ou avant que l'orifice utérin ne soit complètement dilaté, est une question tout à fait différente et beaucoup plus sérieuse, qui n'entre pas dans cette discussion. Il nous reste seulement à considérer s'il y a pour la mère des risques capables de contrebalancer ceux de la prolongation du travail. Sans doute, tout le monde concède que le forceps, dans les mains d'un praticien brusque, maladroit, ignorant et peu familier avec le mode opératoire, est susceptible de causer de sérieuses lésions. Ces risques de contusions doivent être pour les médecins un avertissement ; ils doivent les engager à apprendre à manier l'instrument et à acquérir l'adresse et l'habileté qu'on retire de la pratique, et de l'étude du mécanisme des accouchements ; mais ils ne sauraient être considérés comme un argument contre son emploi. S'il en était ainsi, toute intervention chirurgicale serait condamnée, puisqu'il n'en est pas une que l'ignorance et l'incapacité ne puissent rendre dangereuse. Admettant donc que le praticien soit capable d'appliquer le forceps avec adresse, y a-t-il un danger inhérent à son emploi? Je crois que tous ceux qui examinent la question sans passion doivent admettre que, dans la catégorie de faits à laquelle je fais allusion, l'opération est si simple que ses désavantages ne peuvent être mis en balance un seul instant avec ceux qui résultent de la prolongation du travail avec ses conséquences.

On peut citer des statistiques opposées à cette conclusion, celles de Churchill par exemple, qui estime que, dans la pratique anglaise, on a perdu une femme sur vingt parmi celles qui ont été accouchées par le forceps ; mais l'erreur de semblables assertions apparaît au plus léger examen, comme l'ont démontré d'une façon concluante, et mieux que personne, les docteurs Hicks et Phillips dans leur mémoire sur les statistiques de la mortalité après les opérations obstétricales [1]. Ils prouvent, avec la dernière évidence, que de semblables résultats sont dus non à l'intervention, mais plutôt au trop long retard apporté à l'intervention.

Il est impossible de fixer des règles précises pour l'application du forceps.

Il est absolument impossible de formuler une règle précise pour l'application du forceps dans l'inertie utérine. Chaque cas doit être traité séparément, et après un examen soigneux de l'action des douleurs. On enseignait autrefois qu'on pouvait laisser la tête reposer sur le périnée pendant un certain nombre d'heures, et que l'intervention était contre-indiquée tant qu'elle faisait les plus légers progrès. Il est inutile de dire que ces principes sont incompatibles avec les opinions que j'ai émises, et que toute règle basée sur le temps que le second stade du travail a duré, doit nécessairement être trompeuse. Ce qu'il faut faire, je crois, c'est de surveiller attentivement la marche de l'accouchement dès que le second stade a commencé, et de se guider sur les progrès du travail, et sur le caractère des douleurs, se rappelant que les risques de la mère, et encore plus de l'enfant, augmentent sérieusement à chaque heure qui s'écoule. Si le travail nous paraît lent et peu satisfaisant, les douleurs languissantes, insuffisantes, et incapables de s'accroître sous l'influence des moyens indiqués, alors, pourvu que la tête soit descendue dans l'excavation, il vaut mieux intervenir avec le forceps tout d'abord, plutôt que d'attendre que nous y soyions forcés par l'état de la malade [2].

---

1. *Obst. Trans.*, vol. XIII.

2. Il sera peut-être intéressant de reproduire ici, au milieu de cet important chapitre, une lettre que j'ai publiée il y a quelques années dans le *Medical Times and Gazette*. Le fait historique auquel elle se rapporte démontrera, mieux que tous les arguments, les dangereuses conséquences d'une prolongation inopportune. Je ne puis lire les détails de cet accouchement sans être péniblement impressionné par les résultats épouvantables qui suivirent la pratique adoptée ; et cependant cette

La rapidité anormale du travail est certainement plus rare que sa prolongation ; mais cependant elle se voit assez fré- quemment. La plupart des ouvrages d'obstétrique contiennent un formidable catalogue des dangers qui peuvent en résulter : la rupture du col, ou même du corps de l'utérus par la violence de l'action musculaire, la déchirure du périnée par la pression de la partie qui est expulsée avant sa dilatation suffisante, la syncope, par le vide soudain de l'utérus, l'hémorrhagie consé-

Le travail précipité est moins commun que le travail languissant.

pratique fut absolument celle qui, jusque dans ces dernières années, était considérée comme correcte par les accoucheurs les plus éminents.

Sur la mort de la princesse Charlotte de Galles

(A l'éditeur du *Medical Times and Gazette*).

Monsieur, la lettre de votre correspondant « un vieil accoucheur », au sujet de la mort de la princesse Charlotte, soulève une question du plus haut intérêt, c'est-à-dire celle de savoir si la mort eût pu être évitée en adoptant un autre traitement.

L'observation est très instructive, et, en y réfléchissant avec soin, il n'est pas douteux, à mon avis, que si l'accouchement a été dirigé selon les règles classiques du jour, il ne l'a pas été selon la méthode scienti-fique moderne. Le récit de l'accouchement intéressera vos lecteurs et sera probablement nouveau pour la plupart d'entre eux. Il est contenu dans une lettre du Dr John Sims au Dr Joseph Clarke, de Dublin :

« Londres, 15 novembre 1817.

« Mon cher Monsieur,

« Je ne suis pas surpris que vous désiriez connaître la relation exacte de l'accouchement de Son Altesse royale la princesse Charlotte, dont l'issue fatale a plongé dans le deuil la nation tout entière. Vous m'excu-serez de ma concision ; j'ai été et suis encore très occupé. Je vous écris assis auprès d'une femme en couches. L'accouchement de Son Altesse royale a débuté par l'écoulement du liquide amniotique, lundi, vers sept heures du soir, et les douleurs parurent peu de temps après. Elles conti-nuèrent toute la nuit et une grande partie du jour suivant, aiguës, molles et très peu efficaces. Vers le soir, sir Richard Croft commença à soupçonner que l'accouchement ne pourrait se terminer sans assistance artificielle, et il m'envoya un message. J'arrivai mercredi matin à deux heures. Le travail, à ce moment, marchait un peu mieux, et le Dr Baillie pensa qu'il était inutile d'annoncer mon arrivée à la princesse ; ce fut aussi mon avis. De cet instant jusqu'à la fin de l'accouchement, la marche du travail fut uniforme, quoique très lente, la malade étant bien, le pouls calme, et il n'y eut jamais lieu de songer à se servir des instru-ments. Vers six heures de l'après-midi, l'écoulement devint verdâtre, ce qui nous fit soupçonner la mort de l'enfant ; cependant il ne fut pas question d'intervenir, les douleurs étant alors plus fortes, et le travail marchant régulièrement, quoiqu'avec lenteur. L'enfant naquit sans intervention, à neuf heures du soir. On essaya pendant longtemps de le ranimer par l'insufflation des poumons, les frictions, les bains chauds, etc. ; tout fut inutile : on ne put faire battre le cœur. Peu de temps après l'accouche-

cutive à la même cause. En ce qui concerne l'enfant, on admet que la compression à laquelle il est soumis, et son expulsion soudaine, la mère étant encore debout, peuvent lui être funestes. Sans nier la possibilité de tous ces risques, il est certain que, dans la majorité des cas, un travail très rapide n'est pas suivi du moindre accident.

Il peut être attribué ou à des contractions excessives ou à un relâchement anormal des parties molles.

Le travail précipité peut généralement être attribué à une ou deux conditions ou à la combinaison des deux : une force exces-

ment, sir Richard Croft découvrit que l'utérus était contracté en sablier (hour glass contraction), et, comme il se produisait une certaine hémorrhagie, on décida que la main serait introduite pour extraire le placenta.

« Environ une demi-heure après la naissance de l'enfant, la délivrance fut ainsi faite, plus facilement et avec une perte moindre qu'à l'ordinaire. La princesse fut bien pendant deux heures ; puis elle se plaignit d'une douleur à l'estomac, de bourdonnements dans les oreilles, devint loquace, et son pouls monta ; mais ensuite elle se calma, avec un pouls normal. Vers minuit et demi, elle se plaignit d'une vive douleur dans la poitrine, devint extrêmement agitée, avec un pouls rapide, faible et irrégulier. Je la vis alors pour la première fois. On a dit que nous étions tous allés nous coucher : c'est inexact ; Croft n'avait pas quitté la chambre de la princesse ; Baillie s'était retiré vers onze heures ; quant à moi, j'avais regagné mon appartement et m'étais jeté sur mon lit tout habillé à minuit. A l'autopsie, on trouva un peu de liquide sanguinolent (soixante grammes) dans le péricarde, épanchement qu'on suppose s'être produit *in articulo mortis*. Le cerveau et tous les autres organes étaient sains, excepté l'ovaire droit, qui portait un kyste du volume d'un œuf de poule. La contraction en sablier de l'utérus était encore visible, et l'organe contenait une quantité considérable de sang dans sa cavité ; ceux qui assistaient à l'autopsie ne s'accordent pas sur ce point, les uns l'estimant à 350 grammes, les autres à 700. — Le fond de l'utérus arrivait jusqu'à l'ombilic. La cause de la mort de Son Altesse royale est certainement un peu obscure : les symptômes sont ceux d'une mort par hémorrhagie ; mais la perte ne parut pas suffisante pour expliquer l'issue fatale. Il est possible que l'épanchement dans le péricarde se soit produit plus tôt qu'on ne l'avait supposé, et il n'est pas démontré que ce ne soit pas là la vraie cause. Il est fâcheux que je n'aie pas vu la princesse plus tôt ; il eût été certainement préférable que je fusse introduit avant le commencement du travail, et on aurait compris que pendant les douleurs je me sois présenté sans savoir s'il était nécessaire d'avoir une consultation. Je le pensais à ce moment ; mais je ne pouvais pas proposer un tel arrangement à Croft. Tout cela est *entre nous*. Je suis heureux d'apprendre que votre fils va bien ; rappelez-moi, ainsi que ma famille, à son souvenir. Nous désirons tous qu'il soit agréablement marié. Je reste, mon cher Docteur, toujours votre

« JOHN SIMS, M. D. »

« Cette lettre est confidentielle, et peut-être serai-je blâmé de donner tous ces détails sans l'autorisation du prince Léopold. »

Voyons les faits : voilà une jeune femme délicate, soumise pendant sa grossesse, ainsi que nous le dit le baron Stockmar, à un régime extrêmement débilitant par des saignées, des purgatifs, et une alimentation

sive et une grande fréquence des douleurs, ou un relâchement anormal et un défaut de résistance des parties molles. Les causes précises de ces phénomènes sont difficiles à apprécier. Dans quelques cas, le premier peut dépendre d'une excitabilité nerveuse considérable, et le second d'un état constitutionnel de la femme tendant au relâchement des tissus.

Quelle qu'en soit la cause, l'extrême rapidité du travail est parfois remarquable, et une forte douleur seule peut suffire

insuffisante, qu'on laissa languir dans les douleurs pendant cinquante-deux heures après l'écoulement du liquide amniotique! Tel était alors l'effroi inspiré par une intervention avec le forceps, que, malgré la marche lente et pénible du travail, des douleurs énervantes par leurs alternatives d'arrêt et de reprises inefficaces, il est établi « qu'on ne songea nullement à se servir des instruments »: et même « lorsque le liquide devint verdâtre..... il ne fut point question d'intervenir ! » Quel est l'homme de sens qui oserait mettre en doute qu'une application de forceps faite longtemps avant — le mardi, lorsque les douleurs tombèrent — n'eût probablement pas modifié le résultat, et sauvé la vie d'un enfant, sacrifié par l'énorme prolongation du second stade ? Il faut se rappeler qu'on attendait l'accouchement le mardi matin ; la tête devait donc être alors basse dans l'excavation (*vide* « Stockmar's Memoirs », vol. I, p. 63). Il serait difficile de rencontrer une observation qui démontre mieux le danger du retard dans le second stade du travail. Qu'en résulte-t-il ? L'utérus, épuisé par les efforts sans fin qu'on aurait dû lui épargner, en arrive à se contracter sans énergie ; et on ne nous dit pas qu'on ait essayé de provoquer les contractions par compression abdominale. L'organe, dans le relâchement, se remplit de caillots, se distend jusqu'à l'ombilic, et on voit éclater tous les symptômes les plus caractéristiques d'une hémorrhagie post-puerpérale interne. La malade se plaint « de souffrir à l'estomac, d'éprouver des bourdonnements dans les oreilles ; elle devient loquace ; son pouls s'élève. » Il s'était déjà déclaré d'autres symptômes longtemps auparavant ; le baron Stockmar les a décrits, et ils semblent indiquer la formation d'un caillot dans le cœur et les artères pulmonaires, phénomène bien vraisemblable après ce récit. « Baillie me fit prier de venir voir Son Altesse. J'hésitai, mais enfin je vins avec lui. Elle souffrait de spasmes de la poitrine, respirait difficilement, inquiète, agitée, se jetait tantôt sur un côté de son lit, tantôt sur l'autre, parlait à Baillie, parlait ensuite à Croft. Baillie lui dit : « Voici « un de vos vieux amis. » Elle me tendit la main rapidement et pressa affectueusement la mienne deux fois. Je sentis son pouls ; il était très rapide, les battements tantôt forts, tantôt faibles, tantôt intermittents. »

Il y a là évidemment quelque chose qui ne ressemble pas à l'épuisement d'une hémorrhagie, et quiconque a observé un cas d'obstruction pulmonaire reconnaîtra ici la description exacte de ses terribles symptômes.

Certainement ce lamentable récit nous permettra de conclure que l'aimable et malheureuse princesse fut une victime sacrifiée à l'effroi qu'inspirait « l'intervention obstétricale », épouvantail qui a retardé pendant si longtemps les progrès de notre art.

Je suis, etc.

W. S. PLAYFAIR.

Curzon-Street, Mayfair, W., novembre 29, 1872.

pour l'expulsion de l'enfant sans que la femme en soit avertie par aucun signe précurseur. J'ai connu un enfant qui est né dans la cuvette des water-closet, le seul indice préalable du début du travail ayant été une légère tranchée qui laissa supposer à la mère qu'elle avait besoin d'aller à la garde-robe. Plus fréquemment, il se produit ce qu'on pourrait appeler un orage de contractions utérines, une douleur suit l'autre sans interruption jusqu'à ce que le fœtus soit expulsé. L'effet naturel de cette rapidité est de provoquer une excitation nerveuse considérable, qui d'elle-même constitue un des pires résultats de cette variété du travail. C'est dans de telles circonstances que la manie temporaire éclate, produite par l'intensité de la douleur, et sous l'influence de laquelle la malade peut commettre des actes dont la responsabilité ne lui appartient sans doute pas. Il y a peu de chose à faire dans ces cas de rapidité exagérée du travail. Nous pouvons, dans une certaine mesure, diminuer l'intensité des douleurs en pressant la femme de réprimer ses efforts volontaires, et d'ouvrir la glotte ; sous l'influence du cri qui s'en échappe l'immobilisation de son thorax est suspendue et l'action musculaire amoindrie. On a vanté les opiacés pour modérer les contractions, mais il est évident que, dans la plupart des cas, ils n'ont pas le temps d'agir. Souvent le chloroforme sera plus utile, à cause de la rapidité de son action et de sa puissance contre l'action utérine ; c'est là un des principaux titres à son emploi dans la pratique ordinaire, et qui peut, dans ce cas particulier, rendre de grands services.

CHAPITRE X

DYSTOCIE DUE AUX PARTIES MOLLES

Une des causes les plus fréquentes de retard pendant le premier stade est la rigidité du col utérin, qui peut dépendre de conditions diverses. Elle est souvent produite par un écoulement prématuré du liquide amniotique, à la suite duquel le cône liquide, qui est un des moyens naturels de dilatation du col, se trouve détruit ; la partie dure qui se présente est appliquée directement sur le tissu du col, elle l'irrite et le pousse à un état de contraction spasmodique. Parfois, la rigidité tient à des particularités constitutionnelles, parmi lesquelles il n'en est pas d'aussi commune que le tempérament nerveux et impressionnable, qui rend la femme particulièrement sensible à ses douleurs et entrave l'action naturelle des fibres utérines. Les contractions, dans ce cas, provoquent de violentes souffrances, elles sont courtes et ont le caractère de crampes ; mais elles n'ont que fort peu d'effet au point de vue de la dilatation, et l'orifice reste souvent pendant plusieurs heures sans aucune modification appréciable, avec ses bords amincis et fortement tendus sur la tête. Moins souvent, surtout chez les femmes très pléthoriques, les bords de l'orifice sont épais et durs.

Les effets de la prolongation du travail amenés par cette cause varieront selon les diverses circonstances. Si le liquide amniotique est prématurément évacué, la partie qui se présente s'applique directement sur le col, et le cas est pratiquement le même que si le travail était au second stade. D'où il peut se développer assez vite des symptômes graves exigeant impérieusement une intervention rapide. Si les membranes ne sont pas rompues, le retard sera moins important, et il pourra s'écouler un temps considérable sans que la femme et l'enfant ne courent de sérieux dangers.

Le traitement est subordonné à la cause et à l'état de la femme. Dans la majorité des cas, surtout si les membranes sont encore intactes, la patience et le temps suffisent pour surmonter l'obstacle ; mais il est souvent au pouvoir de l'accoucheur de faciliter la dilatation par des moyens convenables. Quelquefois, la nature triomphe de l'obstacle en déchirant les tissus qui résistent, et on rapporte des cas dans lesquels un cercle absolument complet de col a été détaché et repoussé devant la tête.

On a préconisé bien des médicaments pour faciliter la dilatation, et quelques-uns sans aucun doute ne sont pas sans utilité. Parmi les plus fréquemment employés, je citerai la saignée, qui fut longtemps en faveur, et à laquelle on associait en général quelques doses nauséeuses de tartre stibié. Ces deux moyens agissaient en produisant une dépression temporaire, sous l'influence de laquelle la résistance des parties molles était amoindrie. Ils répondent probablement surtout aux cas dans lesquels on trouve un col rigide et dur, et ils peuvent être encore très utiles chez les femmes fortement pléthoriques et de constitution robuste. Mais de nos jours ils sont fort peu employés, jamais pour ainsi dire, et on leur préfère des médicaments moins débilitants.

L'agent par excellence, celui qui rend le plus de service, est le chloral, et il a une valeur spéciale dans les cas plus communs où la rigidité est associée à une contraction spasmodique des fibres musculaires du col. Deux ou trois doses de 75 centigrammes, répétées de vingt minutes en vingt minutes, ont souvent un effet presque magique ; les douleurs deviennent fermes et régulières, et l'orifice se relâche graduellement d'une façon

suffisante pour permettre le passage de la tête. L'inhalation du
chloroforme agit à peu près de la même manière ; mais ses
effets sont en somme moins satisfaisants, parce qu'ils sont souvent trop prononcés. Ce qui constitue la valeur particulière du
chloral, c'est qu'il provoque un relâchement des tissus sans
amoindrir la force des contractions.

On peut aussi employer avantageusement divers moyens locaux. Un des plus communs est le bain chaud, dont on use
beaucoup en France. Il a une valeur incontestable, lorsqu'il
existe une extrême rigidité ; on donne soit un bain entier, soit
un bain de siège, dans lequel la femme s'assied pendant vingt
minutes ou une demi-heure. On peut lui objecter l'embarras et
l'excitation qu'il cause, et c'est là une des raisons qui empêchent d'y avoir plus souvent recours en Angleterre. Le même
effet est obtenu, et beaucoup plus facilement, par une douche
d'eau tiède sur le col. Elle peut être très facilement administrée,
le tuyau d'un irrigateur d'Higginson étant dirigé sur le col
par le doigt indicateur de la main droite, et un courant d'eau
projeté contre lui pendant cinq ou dix minutes. Des accoucheurs du Continent ont conseillé d'appliquer sur l'orifice de
l'extrait de belladone ; mais les effets en sont plus que douteux.

On a souvent recommandé la dilatation artificielle du col par
le doigt, et ce procédé a soulevé de grandes discussions, particulièrement à l'école d'Édimbourg, où il était autrefois communément employé. La dilatation peut être très utile ; mais elle
peut aussi faire beaucoup de mal, quand on la pratique avec
violence et sans nécessité. Les cas où elle est applicable sont
ceux dans lesquels le liquide amniotique a été évacué depuis
longtemps, et où la tête, recouverte par un col fortement tendu,
est très basse dans l'excavation. Si le doigt est introduit doucement dans l'orifice pendant une douleur, et qu'il en refoule
convenablement le bord supérieur au-dessus de la tête, pendant la durée de la contraction, la marche du travail peut être
réellement activée. Cette manœuvre est à peu près la même que
celle dont j'ai déjà parlé, lorsque la lèvre antérieure du col est

pincée entre la tête et les pubis ; si elle est bien faite, je crois qu'elle est absolument sans danger et qu'elle a une grande valeur. Elle n'est pas toutefois bien indiquée dans les cas où les membranes sont encore intactes, ou dans lesquels l'orifice reste fermé et la tête encore haute dans le bassin. Lorsque le travail se prolonge dans ces conditions, et si une intervention quelconque paraît nécessaire, la dilatation peut être obtenue par les dilatateurs en caoutchouc, décrits dans le chapitre qui traite du travail prématuré ; ils imitent la méthode naturelle pour ouvrir l'orifice et agissent aussi comme un stimulant direct de la contraction utérine. Mais on doit se souvenir que c'est surtout dans ces circonstances que le retard est le moins préjudiciable. Si, cependant, l'orifice est excessivement long à s'ouvrir, sa dilatation peut être provoquée en toute sécurité et avec certitude, par l'introduction d'un sac du plus petit volume, distendu ensuite avec de l'eau ; au bout de dix à vingt minutes, on l'enlève, et on lui en substitue un autre plus volumineux.

Dilatateurs en caoutchouc.

De temps en temps, on rencontre des cas dans lesquels l'obstacle dépend de quelques modifications organiques du col, dont les plus communes sont des indurations cicatricielles, consécutives à d'anciennes déchirures, une élongation hypertrophique du col tenant à une maladie antérieure à la grossesse, ou même l'agglutination et l'occlusion des lèvres de l'orifice. Les cicatrices sont généralement le résultat de déchirures pendant les premiers accouchements. Elles intéressent seulement une partie du col, qu'elle rendent dure, rigide et non dilatable, tandis que le reste conserve sa souplesse normale. On les reconnaît facilement au toucher. Une obstruction analogue, mais beaucoup plus redoutable, est quelquefois observée dans l'élongation hypertrophique du col de vieille date, généralement associée au prolapsus. Dans la plupart des cas de ce genre, le col se ramollit pendant la grossesse, et la dilatation s'opère sans aucune difficulté. Mais il n'en est pas toujours ainsi. M. Roper en a relaté une bonne observation dans le septième volume des

Rigidité dépendant de causes organiques.

Cicatrices.

Allongement hypertrophique du col.

Transactions obstétricales; le col constituait un obstacle presque insurmontable au passage de l'enfant.

Le carcinome du col utérin peut produire un épaississement étendu et une induration de ses tissus ; de nombreux exemples prouvent que cette affection maligne de l'utérus, même avancée, n'est pas un empêchement à la conception.

Cancer.

L'agglutination des lèvres du col utérin est quelquefois ob- servée ; elle survient naturellement après la conception, qui, autrement, eût été impossible. En général, elle résulte de quelque affection inflammatoire du col pendant les premiers mois de la gestation, et je l'ai vue reparaître chez la même femme dans deux grossesses successives. Ordinairement, elle n'est associée ni à l'induration ni à la rigidité ; le col tout entier s'étale sur la partie qui se présente, et forme une calotte lisse, sur laquelle l'orifice peut n'exister qu'à l'état de petite fossette très difficile à découvrir.

Occlusion de l'orifice.

Toutes ces causes mécaniques de rigidité peuvent, au début, être traitées de la même façon que les cas les plus simples, et avec de la patience, l'emploi du chloral ou du chloroforme, et les dilatateurs à eau, on obtiendra souvent une expansion suffisante pour permettre le passage de la tête. Mais si ces moyens ne produisent aucun effet, et s'il se développe des symptômes d'irritation constitutionnelle, on doit impérieusement recourir à des procédés plus radicaux pour surmonter l'obstruction.

Traitement.

Dans de telles circonstances, l'incision du col est non seulement justifiée, mais indispensable, et le résultat en est souvent remarquable. Sur le Continent, on y a recours beaucoup plus souvent et plus tôt qu'en Angleterre, et elle réussit parfaitement. L'opération ne présente aucune difficulté. Le moyen le plus simple de la pratiquer est de garnir la plus grande portion de la lame d'un bistouri droit à pointe mousse avec de la charpie ou du taffetas adhésif, laissant à nu seulement un centimètre du bord tranchant vers la pointe. Cette lame est guidée sur le col par la face palmaire de l'index, et on fait sur la cir-

Incision du col.

conférence de l'orifice trois ou quatre incisions, d'environ sept
ou huit millimètres de longueur. Très généralement, surtout
lorsque l'obstruction n'est due qu'à d'anciennes cicatrices, les
douleurs effectuent assez vite une expansion complète, dont
on favorise avantageusement la production par l'emploi des
dilatateurs hydrostatiques. Lorsque l'obstacle est dû à une infiltration carcinomateuse ou à un épaississement inflammatoire, le
cas est beaucoup plus compliqué et donne à l'accoucheur beaucoup plus de peine. On ne saurait mettre en doute que les incisions doivent encore constituer le préliminaire de toute opération ultérieure qui pourra être nécessaire, parce que, au pis
aller, elles n'augmentent en aucune façon les risques de la
femme, et elles dispensent quelquefois d'opérations plus sérieuses. Dans le cas d'affection maligne, on n'oubliera pas les
dangers d'une hémorrhagie grave, les tissus étant très vasculaires, et, si c'est nécessaire, on prendra des mesures pour
l'arrêter par des styptiques locaux, tels que le perchlorure de
fer. Si l'incision ne réussit pas et que l'état de la malade exige
une prompte délivrance, on peut être obligé de réduire le volume de l'enfant par la perforation, ou, dans les cas les plus
graves d'infiltration maligne, de recourir même à l'opération
césarienne.

Application
du forceps.

Avant de pratiquer la crâniotomie, lorsque l'orifice est suffisamment ouvert pour en admettre les branches, une application
préalable de forceps est tout à fait justifiée. Une traction légère
et minutieuse, combinée avec l'expansion digitale, a souvent
permis à la tête de passer saine et sauve à travers l'orifice, qui a
résisté à tous les autres moyens de dilatation, et la destruction
de l'enfant a été évitée. Si, réellement, l'orifice paraît dilatable,
ce procédé peut être avantageusement adopté avant l'incision,
et il est communément pratiqué dans Rotunda-Hospital. Une
opération qui entraîne quelques dangers par elle-même, et
réclame une dextérité opératoire considérable, ne sera certainement pas entreprise à la légère et d'une façon inconsidérée.
Mais si l'on réfléchit qu'il n'y a d'alternative qu'entre la des-

truction de l'enfant et les risques d'épuisement, ou au moins de graves lésions pour la mère, on ne peut pas hésiter à adopter l'opération.

Lorsque l'orifice est manifestement oblitéré, l'incision est la seule ressource. Avant d'y recourir, la femme sera soumise au chloroforme, et le segment inférieur tout entier de l'utérus soigneusement exploré. Il est possible que l'ouverture soit trouvée plus haut, hors de la portée d'un examen ordinaire ; on peut encore découvrir une dépression correspondant à son siège. On fait alors une petite incision cruciale à la place de l'orifice, si on peut la découvrir, sinon à la portion la plus saillante du col. Généralement, les douleurs suffiront ensuite pour déterminer l'expansion complète, qu'on peut d'ailleurs faciliter un peu avec les dilatateurs hydrostatiques.

La marche de l'accouchement pendant le second stade est quelquefois entravée par une extrême rigidité du vagin ou l'existence de brides et de cicatrices dans ses parois et en travers, résultats de déchirures dans un accouchement antérieur ou d'une maladie ancienne. Cette cause donne rarement lieu à de bien graves difficultés, parce que l'obstruction cède presque toujours sous la pression de la partie qui se présente. Les cicatrices très étendues du vagin peuvent exiger une intervention.

Si nous étions prévenus de leur existence pendant la grossesse, et si nous les trouvions suffisamment résistantes et étendues pour entraver l'accouchement, nous pourrions essayer de les dilater graduellement avec des sacs hydrostatiques ou des bougies. Si nous ne les découvrons que lorsque le travail est en marche, nous guiderons notre conduite sur la compression à laquelle elles sont soumises. Il peut être nécessaire de les sectionner avec un bistouri, et de hâter le passage de la tête avec le forceps de façon à prévenir toute contusion. Mais il est naturellement impossible de formuler aucune règle positive pour ces cas rares ; le traitement varie selon les particularités individuelles.

Extrême rigidité du périnée.

L'extrême rigidité du périnée est souvent liée à des indurations cicatricielles qui résultent de déchirures survenues dans des accouchements antérieurs. Elle peut s'opposer à sa dilatation, et, si la déchirure paraît inévitable, nous sommes autorisés à faire une incision des bords du périnée, partant de ce principe qu'une section nette est toujours préférable à une déchirure dentelée.

Tumeurs.

Nous pouvons parfois rencontrer de formidables obstacles, dus à la présence de tumeurs dans les tissus maternels. Ce sont, le plus communément, des tumeurs fibreuses ou ovariennes, bien qu'on puisse en observer d'autres, par exemple des excroissances malignes des os du bassin, des exostoses, etc.

Tumeurs fibreuses de l'utérus.

Considérant la fréquence avec laquelle les femmes sont atteintes de tumeurs fibreuses de l'utérus, il peut sembler extraordinaire qu'elles ne compliquent pas plus souvent l'accouchement. Il est probable que les femmes ainsi affectées sont peu aptes à la conception. Quelquefois, cependant, des cas de cette nature causent beaucoup d'anxiété. Naturellement, les plus graves sont ceux dans lesquels les tumeurs sont situées de façon à anticiper sur la cavité du bassin et à obstruer mécaniquement le passage de l'enfant. Mais il existe encore bien des dangers en dehors de cette obstruction, car les tumeurs fibreuses interstitielles et sous-péritonéales, situées dans la région supérieure de l'utérus, et laissant la cavité pelvienne entièrement libre, peuvent entraver l'action des fibres utérines, arrêter les contractions et causer ainsi des hémorrhagies post-puerpérales profuses; prédisposer même à la rupture du tissu de l'utérus. On doit donc surveiller avec soin chaque femme qui porte une tumeur fibreuse utérine. Le risque d'hémorrhagie est peut-être le plus grand ; car, si les tumeurs sont très étendues, les contractions efficaces de l'utérus après la naissance de l'enfant seront plus ou moins entravées. L'hémorrhagie, toutefois, n'arrive pas forcément. Sur cinq observations relatées dans les *Transactions obstétricales*, dont deux dans ma propre pratique, il n'y eut pas d'hémorrhagie ; et il ne paraît s'en être

produit dans aucun cas sur les vingt-six consignés dans la
thèse de Magdelaine. J'en ai vu récemment un exemple intéressant chez une femme dont l'état était auparavant considéré
comme très grave, par suite de l'existence de quelques masses
fibreuses énormes, qui occupaient le fond et la paroi antérieure
du corps de l'utérus, et dont l'accouchement fut néanmoins
normal en tous points. S'il survient une hémorrhagie après la
délivrance, l'injection de solutions styptiques sera particulièrement utile, si les moyens ordinaires pour provoquer la contraction ont échoué.

C'est quand les tumeurs fibreuses occupent la zone utérine
inférieure et la région cervicale, qu'on rencontre les plus
grandes difficultés. La méthode à adopter doit être alors réglée
en grande partie sur la nature de chaque cas individuel. S'il
est possible de repousser la tumeur au-dessus du détroit supérieur, hors du passage de la partie qui se présente, c'est là
sans nul doute la meilleure manière de faire ; en effet, on
débarrasse entièrement le canal pelvi-génital et, en outre, on
sauvegarde la tumeur de la meurtrissure à laquelle elle serait
soumise si elle était comprimée entre la tête et les parois du
bassin, et c'est là un des plus grands dangers de cette complication. Cette manœuvre est quelquefois possible dans les cas
en apparence les plus défavorables. Un exemple intéressant en
est rapporté par M. Spencer Wells [1], qui, appelé pour pratiquer l'opération césarienne, réussit, bien qu'avec beaucoup de
difficultés, à repousser au-dessus du détroit supérieur la masse
qui créait l'obstruction ; l'enfant passa ensuite à son aise.

J'ai moi-même rapporté ailleurs deux observations semblables [2], où je parvins à délivrer la femme en refoulant la tumeur,
et, sans la réussite de ce procédé, il eût fallu les deux fois
recourir inévitablement à la section césarienne. Par conséquent,
avant d'en arriver à une opération aussi grave, on devra tenter
le refoulement hors du passage, la femme étant mise sous l'in-

Refoulement de la
tumeur.

---

1. *Obst. Trans.*, vol. IX, p. 73.
2. *Obst. Trans.*, vol. XIX, p. 101.

fluence du chloroforme, avec une pression exercée par le poing, introduit dans le vagin s'il le faut.

Enucléation ou ablation.

Si ce moyen échoue, on discutera la possibilité d'énucléer la tumeur ou de l'enlever par morceaux avec l'écraseur. Les insertions assez lâches de ces tumeurs, et la facilité avec laquelle elles peuvent être enlevées ainsi chez les femmes non enceintes permettent d'essayer ce procédé, si leur situation et leurs attaches le rendent praticable. Danyau et Braxton Hicks rapportent des exemples intéressants de cette opération pratiquée avec succès. Si elle n'est pas applicable, on se guide sur le volume de l'obstacle, et on peut être obligé d'avoir recours au forceps, à la crâniotomie ou même à l'opération césarienne.

Tumeurs de l'ovaire.

Les tumeurs de l'ovaire (fig. 120) sont celles qui obstruent ensuite le plus souvent le canal pelvien; et ce ne sont pas les plus volumineuses qui paraissent descendre le plus facilement dans la cavité. Lorsque la tumeur a un développement assez considérable, elle est trop volumineuse pour être contenue dans l'excavation, et elle s'élève dans la cavité abdominale avec l'utérus. Par conséquent, il est rare qu'on suspecte, avant le début du travail, l'existence de la tumeur qui peut offrir l'obstacle le plus considérable à l'accouchement.

Afin d'apprécier les résultats des différentes méthodes de traitement, j'ai rassemblé 57 observations[1]. Dans treize cas, le travail se termina par les forces naturelles seules; mais, dans six d'entre eux, ou à peu près la moitié, les femmes moururent. Les tumeurs, dont le volume fut diminué par la ponction, donnèrent un résultat beaucoup plus favorable. Ainsi on en ponctionna 9; toutes les femmes guérirent, et 6 enfants furent sauvés. La raison de la grande mortalité dans les premiers cas est probablement due à la compression à laquelle furent soumises les tumeurs, même assez petites pour permettre à l'enfant de passer à côté d'elles. Cette compression développe facilement une forme mortelle d'inflammation diffuse, dont le

1. *Obst. Trans.*, vol. IX.

danger a déjà été signalé depuis longtemps par Ashwell[1], qui
a établi une relation entre les tumeurs soumises à la contusion
et les hernies étranglées ; la cause de la mort dans les deux
cas est sans aucun doute tout à fait analogue. On évite ce
danger par la ponction de la tumeur, qui se laisse aplatir entre
la tête et les parois pelviennes. Par conséquent, je crois qu'on
doit ériger en règle la ponction de toute tumeur de l'ovaire
engagée en avant de la partie qui se présente, quand même

Ponction.

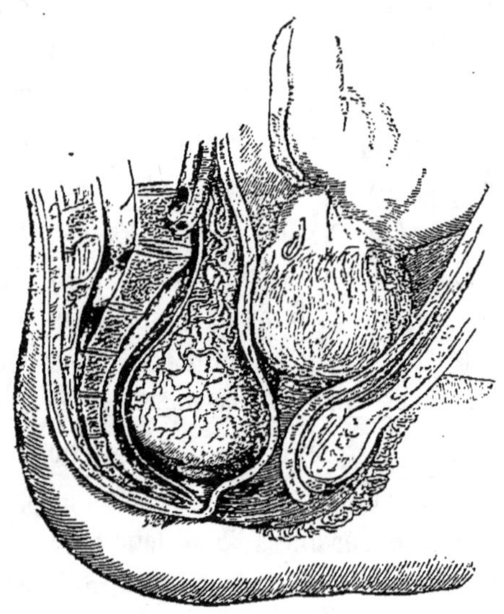

Fig. 120. — Accouchement compliqué d'une tumeur de l'ovaire.

elle aurait un assez petit volume pour faire supposer que l'accouchement sera possible par les forces naturelles.

Cinq fois sur les 57 observations, on put refouler la tumeur
au-dessus du détroit supérieur, et la terminaison fut favorable ;
toutes les mères guérirent. Si la ponction ne réussit pas, et
elle peut échouer à cause de la nature gélatineuse et demi-
solide du contenu des kystes, il n'est pas toujours impossible
d'écarter la tumeur, lors même qu'elle semble solidement maintenue en avant de la partie qui se présente et fixée sans aucun
espoir de déplacement dans sa situation défavorable.

*Traitement lorsque
la ponction échoue.*

1. *Guy's hospital Reports*, vol. II.

Si tous ces moyens échouent, on sera obligé de recourir à la crâniotomie, lorsque le volume de la tumeur s'oppose à l'accouchement par le forceps.

La tumeur ovarienne qui n'obstrue pas le canal pelvien a aussi un certain effet sur la marche de l'accouchement. Mais nous ne possédons pas assez d'observations pour résoudre cette question, qui présente cependant un grand intérêt. Je suis disposé à croire que l'accouchement se termine en général d'une manière favorable. Le retard qui peut exister dépend d'une action insuffisante des muscles accessoires de la parturition, à cause de l'extrême distension de l'abdomen.

Cystocèle vaginale. Je signalerai quelques autres affections des parties maternelles pouvant entraver l'accouchement; mais elles sont relativement rares. Entre autres, la cystocèle vaginale, ou prolapsus de la vessie distendue en avant de la partie qui se présente, constitue une poche fluctuante résistante qui a été prise pour une tête hydrocéphale ou pour la poche des eaux. Cette complication ne peut survenir que lorsqu'on a laissé la vessie se distendre anormalement, et qu'on a négligé de la vider pendant le travail. Le diagnostic n'offre aucune difficulté, car le doigt peut passer derrière la tumeur, mais non pas en avant, et rencontrer la partie qui se présente; en outre, la douleur et le ténesme mettront le praticien sur ses gardes. Le traitement consiste à vider la vessie; mais il peut y avoir quelques difficultés à introduire la sonde, car l'urèthre a été entraîné hors de sa direction naturelle. Une grande sonde élastique d'homme passera presque toujours, maniée avec douceur et précaution. S'il est impossible d'évacuer le liquide, et cela arrive quelquefois, la poche tendue pourra être ponctionnée sans danger avec la petite aiguille d'un trocart aspirateur, et son contenu s'écoulera. Lorsqu'on a vidé le viscère, il est facilement repoussé au-dessus de la partie qui se présente dans l'intervalle de deux douleurs.

Calculs vésicaux. On a vu parfois, mais rarement, naître des difficultés de l'existence d'un calcul vésical. On comprend facilement que s'il est refoulé en bas, en avant de la tête, les tissus de la mère puissent courir des risques sérieux de déchirure. Lorsque nous avons reconnu le calcul (et, si l'on a quelques soupçons, le diagnostic peut être facilement fait au moyen de la sonde), nous devons essayer de le repousser au-dessus du détroit supérieur. S'il est impossible d'y parvenir, il faut tenter son extraction, soit par le broiement, soit par une dilatation rapide de l'urèthre suivie de l'extraction. Lorsque le diagnostic est fait pendant la grossesse, il faut en entreprendre l'extraction avant que le travail n'ait commencé.

La hernie dans l'espace de Douglas peut parfois donner lieu à quelque inquiétude au sujet de la compression et de la contusion qu'elle doit forcément supporter. Il faut essayer de la réduire et de modérer les efforts de la femme ; il peut même être utile d'appliquer le forceps, de façon à soustraire la masse à la compression autant que possible. Cette complication est très rare. Fordyce Barker en rapporte quelques observations dans un intéressant mémoire[1] sur ce sujet ; il n'a eu dans aucun cas à déplorer la mort de la femme ou de l'enfant, mais il en fait cependant une complication sérieuse.

On a vu des scybales assez dures et assez enclavées dans l'intestin pour mettre obstacle à l'accouchement. La nécessité de surveiller l'état du rectum a déjà été signalée. S'il est impossible de vider l'intestin par un lavement copieux, la masse doit être mécaniquement broyée et extraite avec une curette.

Une infiltration œdémateuse excessive de la vulve constitue parfois un obstacle ; s'il est nécessaire d'en diminuer le volume, c'est facile, au moyen d'un certain nombre de petites incisions.

Les épanchements sanguins dans le tissu cellulaire de la vulve ou du vagin constituent une grave complication du travail. On rencontre surtout ces tumeurs dans l'une ou l'autre lèvre, ou dans toutes les deux, ou encore sous la paroi vaginale ; dans les formes les plus graves, le sang peut s'infiltrer dans les tissus à une distance considérable, comme dans un cas

[1]. *Amer. Journ. of obstetrics*, vol. IX.

rapporté par Cazeaux, où il s'étendait jusqu'à l'ombilic en avant, et en arrière jusqu'à l'insertion du diaphragme.

L'état de grossesse, la distension et l'engorgement auxquels les vaisseaux sont soumis, l'entrave apportée au retour du sang par la compression de la tête pendant le travail, et les violents efforts de la femme, expliquent suffisamment comment un vaisseau peut être prédisposé à se rompre et à laisser échapper du sang.

L'accident est heureusement assez rare, bien qu'on en rapporte un nombre suffisant d'observations pour nous rendre familiers avec ses symptômes et ses risques. Les dangers qui

accompagnent ces hémorrhagies seraient considérables, si l'on en croit les statistiques fournies par ceux qui ont écrit sur ce sujet. Ainsi, sur 124 cas rassemblés par différents auteurs français, 44 furent mortels. Fordyce Barker dit que, depuis que la nature et le traitement de l'accident ont été mieux compris, la mortalité a bien diminué; en effet, sur 15 cas rapportés par Scanzoni, un seul fut mortel, et 2 sur 22 qu'il a observés lui-même. Ces trois morts furent occasionnées par la fièvre puerpérale; elles ne sont donc pas le résultat direct de l'accident[1].

Le sang peut être épanché dans toutes les régions du tissu cellulaire du bassin ou dans les lèvres. L'accident arrive le plus souvent pendant le travail, lorsque la tête est très engagée dans l'excavation, juste au moment où elle va sortir de la vulve. Par conséquent, l'extravasation est surtout rencontrée à la partie inférieure du vagin, et plus fréquemment dans l'une des lèvres que dans tout autre point. J'ai observé un fait où il y avait toute raison de croire que l'épanchement sanguin s'était produit dans les tissus qui entourent immédiatement le col. Il est naturel de supposer qu'un état variqueux des veines de la vulve prédispose à l'accident; mais, dans la plupart des exemples rapportés, il n'est pas établi que ce fût là le cas. Cependant, s'il existe des veines variqueuses à un degré assez

1. *The perpueral diseases*, p. 60.

marqué, on ne peut qu'éprouver quelques craintes à ce sujet.

Le thrombus se forme parfois, mais rarement, avant l'accouchement. Le plus communément, il débute vers la fin du travail, ou même après la naissance de l'enfant. Dans le dernier cas, il est probable que la déchirure des vaisseaux s'est faite avant la naissance de l'enfant, et que la compression de la partie qui se présentait a empêché l'écoulement du sang.

Les symptômes sont très caractéristiques. Une douleur vive, quelquefois très intense et qui s'irradie jusqu'aux reins et dans les cuisses, accompagne généralement la formation du thrombus, et, si l'on pratique un examen physique soigneux, on reconnaît facilement la nature de l'accident. Lorsque le sang s'échappe dans la lèvre, on perçoit une tumeur dure, résistante, qui a même été prise pour la tête du fœtus. Si l'épanchement n'atteint que les parties internes, le diagnostic est au premier abord un peu obscur; cependant un peu d'attention préviendra toute méprise, car la tumeur peut être sentie dans le vagin et créer un obstacle au passage de l'enfant. Cazeaux rapporte des observations dans lesquelles elle était assez étendue pour comprimer le rectum et l'urèthre, et empêcher même la sortie des lochies. Dans quelques cas, la distension des tissus est si grande qu'ils peuvent se déchirer, et c'est alors qu'il survient une hémorrhagie assez profuse pour mettre immédiatement en péril la vie de la femme. La formation du thrombus détermine parfois la déchirure de la peau. Les symptômes généraux sont proportionnés à la quantité de sang perdu, soit par extravasation, soit à l'extérieur après la rupture des tissus superficiels. Quelquefois ils sont graves et absolument les mêmes que ceux dont nous observons l'apparition à la suite d'une hémorrhagie, de quelque source que ce soit.

Le thrombus peut se terminer par résorption spontanée si la quantité du sang extravasé est légère; ou bien la tumeur peut se rompre : c'est alors une hémorrhagie externe. Elle peut encore suppurer, les caillots qu'elle renferme étant expulsés de la cavité du kyste ; enfin on peut observer la gangrène des tissus superficiels.

Traitement. — Le traitement variera selon le volume du thrombus et le moment de sa formation. Si on l'observe pendant le travail, à moins qu'il ne soit extrêmement petit, il peut mettre obstacle au passage de l'enfant ; il est donc tout à fait rationnel dans ce cas de terminer l'accouchement aussitôt que possible, pour remédier à la gêne de la circulation dans les vaisseaux. On appliquera le forceps aussitôt que la tête pourra être facilement atteinte. Si la tumeur elle-même obstrue le passage de la tête, ou si elle a un volume assez considérable, on peut être obligé de l'inciser largement à son point le plus saillant, et d'extraire les caillots, puis d'arrêter l'hémorrhagie par le tamponnement de la cavité avec de la charpie saturée d'une solution de perchlorure de fer, et en même temps par la compression avec l'extrémité des doigts. La compression est ainsi appliquée directement sur le point saignant, et l'hémorrhagie est enrayée sans difficulté. Cette conduite est absolument indiquée s'il s'est fait une rupture spontanée ; en effet, la perte est alors souvent profuse, et il est de la plus haute importance d'atteindre le siège de l'hémorrhagie.

Si le thrombus n'est pas assez considérable pour mettre obstacle à l'accouchement, ou si on ne le découvre qu'après la naissance de l'enfant, on peut être tenté d'abandonner l'accident à lui-même, dans l'espoir que la résorption se fera naturellement, comme dans la plupart des cas d'hématocèle pelvienne. L'expectation est conseillée par Cazeaux, et elle paraît être le traitement le plus rationnel. A la vérité, la femme entrera peut-être en convalescence plus tardivement que si les caillots étaient enlevés tout d'abord, et l'hémorrhagie enrayée par compression sur le point saignant ; mais ce désavantage est plus que contrebalancé par l'absence des risques d'hémorrhagie et de septicémie par suppuration consécutive. Dans bien des cas, le ramollissement et la suppuration peuvent survenir au bout de quelques jours et nécessiter l'opération ; mais les vaisseaux seront alors probablement fermés, et les risques d'hémorrhagie beaucoup amoindris. Le Dr Barker soutient cependant l'opinion contraire et pense que le meilleur procédé est d'ouvrir le thrombus au début et d'enrayer l'hémorrhagie, ainsi que je l'ai déjà indiqué, à moins qu'il ne soit situé à la partie supérieure du canal vaginal.

Lorsque le thrombus a été ouvert, soit par incision, soit par un ramollissement spontané quelque temps après sa formation, on ne doit pas oublier qu'il existe des dangers considérables d'absorption septique. Pour les éviter, on doit faire des pansements antiseptiques avec de la glycérine et de l'acide phénique appliqués directement sur la plaie, et de fréquentes injections vaginales avec le liquide dilué de Condy. Barker attache une importance spéciale à ce qu'on n'enlève pas prématurément les caillots formés par les applications styptiques, dans la crainte d'une hémorrhagie secondaire; on doit les laisser s'éliminer spontanément.

CHAPITRE XI

DYSTOCIE DUE A DES SITUATIONS OU A DES ÉTATS ANORMAUX DU FŒTUS

J'ai déjà étudié l'histoire de la grossesse multiple, je ne discuterai ici que son influence sur la marche du travail. Il est rare heureusement que la présence de jumeaux donne lieu à des difficultés sérieuses. Dans la grande majorité des cas, l'existence d'un second fœtus n'est pas suspectée avant que la naissance du premier ne soit un fait accompli ; mais alors le diagnostic est facile, car l'utérus reste aussi volumineux, ou à peu près, qu'il l'était auparavant.

Il est possible que la naissance du premier enfant subisse quelque retard, d'autant plus que l'extrême distension de l'utérus affaiblit parfois l'action de l'organe ; en outre, la pression utérine ne porte pas directement sur l'œuf, comme dans la grossesse simple, mais indirectement, à travers la poche amniotique du second enfant (fig. 121). Le retard est surtout observé lorsque le premier enfant se présente par le siège ; en effet, lors même que le tronc est expulsé spontanément, on rencontre quelques difficultés pour la sortie de la tête, parce que l'utérus ne se contracte pas sur elle, comme dans les cas ordinaires. L'intervention de l'accoucheur sera donc presque toujours nécessaire pour sauver la vie de l'enfant, par l'extraction de la tête.

Dans la majorité des cas, après la naissance du premier enfant, il y a un ralentissement momentané des douleurs ; mais elles reparaissent bientôt, en général au bout de dix à vingt minutes, et le second enfant est rapidement expulsé, les parties molles sont complètement dilatées, et il n'existe aucun obstacle à sa sortie. Mais quelquefois il s'écoule un intervalle considérable avant que les douleurs ne reparaissent, et on rapporte des cas dans lesquels on a attendu plusieurs jours même la naissance du second enfant.

En général, la conduite à tenir ne diffère pas de celle de l'ac-

Traitement.

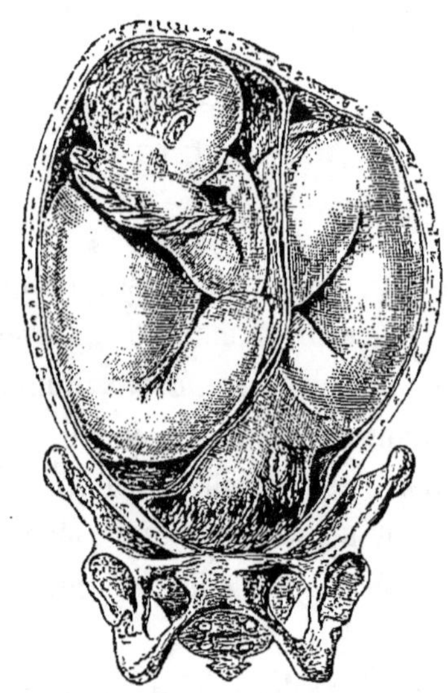

Fig. 121. — Grossesse gémellaire, présentations du siège et de la tête.

couchement ordinaire. Aussitôt que nous sommes sûrs de l'existence d'un second fœtus, nous devons en informer la famille, mais non la mère, qui pourrait éprouver à cette nouvelle une émotion désagréable et même dangereuse. On a soin de lier le cordon du premier enfant, dans la crainte d'une communication vasculaire entre les placentas, puis on attend le retour des douleurs. Si elles se déclarent rapidement, et si la présentation du second fœtus est normale, son expulsion se fera comme dans un cas ordinaire.

S'il existe quelque retard inaccoutumé, nous devons discuter quelle est la meilleure conduite à tenir, et sur ce point l'opi-

Lorsqu'il y a du retard après la naissance du premier enfant.

nion des accoucheurs diffère largement. Quelques-uns conseillent de laisser écouler plusieurs heures, et même davantage, si les douleurs ne reparaissent pas spontanément, tandis que d'autres, Murphy par exemple, recommandent d'extraire immédiatement le second enfant. Ces deux pratiques opposées sont probablement mauvaises, et le meilleur est sans aucun doute d'adopter une conduite intermédiaire.

Nécessité de prévenir l'inertie utérine. On doit se rappeler aussi que dans la grossesse multiple, eu égard à l'extrême distension de l'utérus, il y a tendance à l'inertie et par conséquent à l'hémorrhagie post-puerpérale. Il est donc bon que la naissance du second enfant soit retardée, même pendant un temps considérable, plutôt que de faire courir à la femme les risques résultant d'un utérus vide et non rétracté. Cependant, si l'action utérine se fait sentir, il y a avantage réel à extraire le second enfant avant que la dilatation des parties n'ait disparu.

On doit essayer d'exciter l'action de l'utérus. Le meilleur procédé paraît être, si, après avoir attendu un quart d'heure, les douleurs ne reviennent pas, d'essayer de les provoquer par la friction et la compression utérines, et par l'administration d'une dose d'ergot, contre laquelle il ne peut y avoir alors aucune objection, parce qu'il n'existe pas d'obstacle à la naissance du second enfant. *Rupture des membranes du second œuf.* Les membranes du second fœtus seront rompues tout d'abord, si on les atteint facilement; c'est un des moyens les plus expéditifs pour déterminer la contraction. Si le travail ne marche pas, et si une prompte délivrance est indiquée, — nécessité qui peut surgir soit d'un état d'épuisement de la femme, soit d'une hémorrhagie, soit d'une extrême faiblesse des pulsations du cœur fœtal, indice d'un certain danger pour la vie de l'enfant, soit d'une présentation vicieuse, — la version est sans aucun doute l'expédient le plus rapide et le plus sûr. Dans ces circonstances, l'opération est facile, parce que le canal pelvi-génital est amplement dilaté. Après avoir amené les pieds en bas, l'extraction du corps sera effectuée doucement, pour assurer autant que possible la rétraction consécutive. Si la tête est descendue dans l'excavation, la version est naturellement impossible, et le forceps doit être appliqué.

Quelquefois il surgit des difficultés très sérieuses de la présentation simultanée de régions des deux fœtus, difficultés qui peuvent rendre l'accouchement impossible sans l'assistance du médecin, soit que l'entrée d'un des enfants dans l'excavation soit empêchée, soit qu'ils se barrent réciproquement le passage. Ces difficultés ne se rencontrent guère dans les cas les plus ordinaires, où chaque enfant a sa poche membraneuse propre, parce que les fœtus sont entièrement séparés, mais dans les cas où les jumeaux sont contenus dans la même poche amniotique, ou lorsque les deux poches se sont rompues simultanément. Ils sont très embarrassants pour l'accoucheur, et il est parfois fort difficile de reconnaître la cause de l'obstruction. Il est impossible de formuler aucune règle positive sur la conduite à tenir, on doit se conformer surtout aux exigences de chaque cas particulier.

Quelquefois les deux têtes se présentent simultanément au détroit supérieur, et ni l'une ni l'autre ne peut pénétrer dans l'excavation, à moins qu'elles ne soient anormalement petites, ou que le bassin ne soit assez vaste pour permettre à toutes les deux de s'engager ; ou encore la première tête descend dans l'excavation; mais alors la seconde entre dans le détroit supérieur et se trouve comprimée contre le thorax du premier enfant (fig. 122). Reimann [1] rapporte un exemple curieux de ce fait ; il retira la première tête avec le forceps, mais, le corps ne pouvant pas se dégager, l'examen fit découvrir une seconde tête dans l'excavation. Il appliqua alors le forceps sur la seconde tête; puis le corps du premier enfant fut extrait, et enfin celui du second. Cette manœuvre n'a pu réussir que dans un bassin extraordinairement large.

Lorsque les deux têtes sont au détroit supérieur, on peut généralement en repousser une hors du passage par une manœuvre convenable, une main introduite dans le vagin et

1. *Arch. f. Gynæk.*, 1871.

l'autre agissant à l'extérieur. Le forceps est ensuite appliqué sur l'autre tête, de façon à l'engager aussitôt dans l'excavation. Si toutes les deux sont engagées au détroit supérieur, comme dans le cas auquel nous venons de faire allusion, les difficultés sont beaucoup plus grandes ; mais il est toujours plus facile de refouler la seconde tête en haut, l'inférieure étant extraite par le forceps, que de délivrer la seconde, en laissant la première *in situ*.

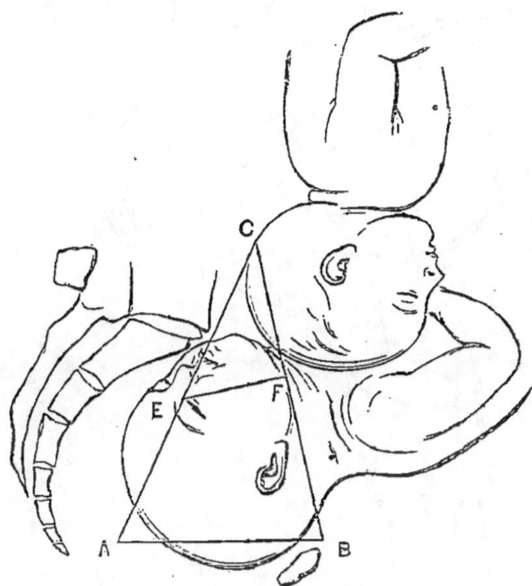

Fig. 122. — Tête enclavée, les deux enfants se présentant par la tête (d'après Barnes).

Un pied ou une main avec la tête.

Dans d'autres cas, la tête est accompagnée d'un pied ou d'une main ; les quatre pieds même peuvent se présenter simultanément. Dans le premier cas, la règle est de repousser hors du passage la partie qui descend avec la tête, et, dans le second, de dégager un enfant aussitôt que possible. Mais il est nécessaire d'y apporter la plus grande attention, pour ne pas dégager à la fois un membre de chaque enfant.

Enclavement des têtes dans la présentation du siège du premier enfant.

La difficulté la plus commune consiste à rencontrer le siège du premier enfant, et, au moment où il est dégagé jusqu'aux épaules, à trouver sa tête enclavée avec la tête du second enfant, qui est descendue dans l'excavation (fig. 123).

Ici, il est clair que l'obstruction est considérable, et, à moins

que les enfants ne soient extrêmement petits, insurmontable.
On essayera tout d'abord de désenclaver les têtes, c'est quelquefois possible, si la seconde n'est pas profondément engagée
dans le bassin; la main peut être introduite assez haut pour en

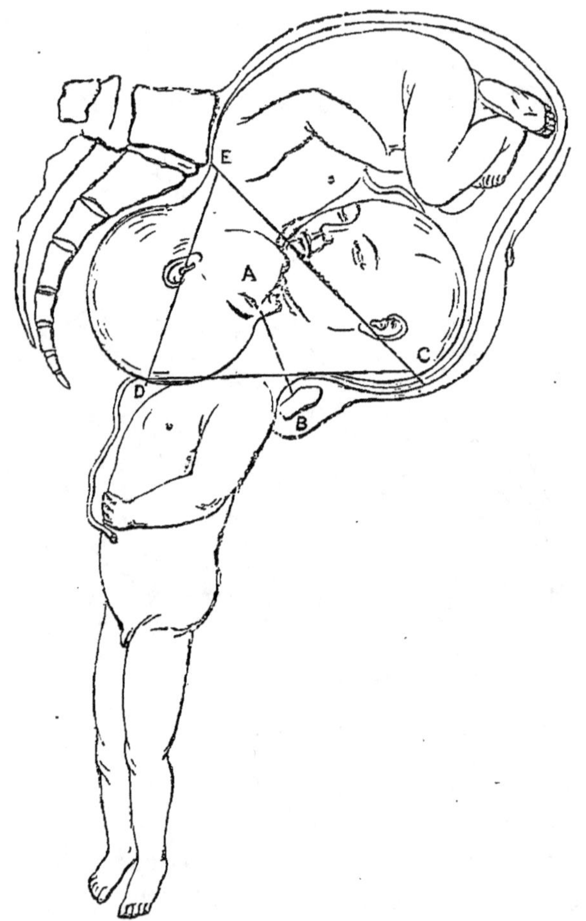

Fig. 123. — Têtes enclavées, le premier enfant se présentant par les pieds (d'après Barnes).
Enclavement en coin. — D, pointe du coin. — EC, base du coin qui ne peut pénétrer
dans le détroit supérieur. — AB, ligne de décollation pour briser le coin, et permettre
à la tête du second enfant de descendre.

repousser une hors du passage. Mais on réussit rarement. On
appliquera alors le forceps sur la seconde tête, et on l'extraira
par-dessus le corps du premier enfant. Cette méthode est recommandée par Reimann [1], mais le sacrifice de l'un des enfants

1. *American Journal of obstetrics*, January 1877.

est indispensable. Comme le corps du premier enfant est dehors depuis quelque temps, il est probable que la compression à laquelle il a été soumis l'aura déjà mis en danger s'il n'a pas succombé ; par conséquent, la méthode ordinairement conseillée, c'est de le décapiter. L'opération est facile avec des ciseaux ou un écraseur en métal ; le second enfant est ensuite expulsé sans difficulté, et la tête du premier, restée dans l'utérus, sort en dernier lieu [1].

Une autre manière de résoudre la difficulté, c'est de perforer la tête supérieure et de l'extraire par-dessus l'inférieure avec le céphalotribe ou un forceps crâniotome. Cette méthode a le désavantage de sacrifier probablement les deux enfants, parce que le premier peut difficilement survivre à la compression et au retard ; la première méthode au contraire laisse au second enfant une certaine chance de naître vivant.

Monstres doubles. A propos de l'accouchement gémellaire, je puis parler de ces faits rares dans lesquels les corps des deux enfants sont partiellement liés. Le mécanisme et le traitement de l'accouchement, dans les cas de monstruosité double, ont peu attiré l'attention, sans doute parce que les auteurs les ont considérés comme des sujets plutôt curieux qu'importants au point de vue pratique.

La fréquence de semblables monstruosités dans nos musées, et les cas assez nombreux qu'on en rapporte dans la presse, suffisent pour montrer qu'ils ne sont pas aussi rares que nous sommes inclinés à le croire ; et, comme ils donnent incontestablement lieu à des difficultés formidables pendant l'accouchement, il est important d'avoir une idée nette des moyens ordinaires par lesquels la nature en triomphe, afin de nous conduire de la façon la plus correcte, si un cas semblable nous est soumis.

Malheureusement, les auteurs qui ont rapporté des observations de monstres doubles se sont généralement bornés à décrire plutôt les particularités de la structure des fœtus que

---

1. On trouvera dans la thèse du Dr J. Besson (*Dystocie spéciale dans les accouchements multiples*) la réunion de presque tous les cas de ce genre connus jusqu'à ce jour, et la discussion de la conduite à tenir.

le mécanisme de leur extraction, de sorte que, tout en rencontrant dans la littérature médicale des exemples très nombreux de ces phénomènes, on n'en trouve qu'un fort petit nombre qui aient une valeur réelle au point de vue obstétrical. Cependant, j'ai pu rassembler des détails sur un nombre assez considérable dont les particularités de l'accouchement [1] sont plus ou moins longuement décrites, et sans aucun doute une investigation plus complète en augmenterait la liste.

Au point de vue obstétrical, nous pouvons concentrer notre attention sur quatre variétés principales de monstruosités doubles, qu'on rencontre beaucoup plus fréquemment que les autres.

Les monstres doubles peuvent être divisés en quatre classes.

Ce sont :

A. Deux corps presque distincts, unis en avant dans une étendue variable, par le thorax ou l'abdomen ;

B. Deux corps presque distincts, unis dos à dos par le sacrum et la partie inférieure de la colonne vertébrale ;

C. Les monstres bicéphales, avec un seul corps et deux têtes distinctes ;

D. Les corps séparés en bas, mais les têtes reliées ou partiellement unies.

Cette classification ne renferme certainement pas toutes les variétés de monstres qui ont été observées. Elle contient cependant toutes celles qui peuvent donner lieu à quelques difficultés pendant l'accouchement, et toutes les observations que j'ai réunies peuvent rentrer dans l'une de ces divisions.

Le premier fait qui nous frappe dans l'histoire de ces accouchements, c'est la fréquence avec laquelle ils se sont terminés par les forces naturelles seules, sans aucune assistance de la part de l'accoucheur. Ainsi, sur 34 cas, il n'y en a pas moins de 20 dans lesquels l'accouchement fut naturel et sans aucune difficulté apparente. Rien ne saurait mieux démontrer les puissantes ressources de la nature en face de ces formidables difficultés.

Dans un grand nombre de cas l'accouchement se fait seul.

Les auteurs sont à peu près d'accord pour dire que les en-

1. *Obst. Trans.*, vol. VIII.

fants sont nécessairement prématurés et par conséquent d'un petit volume, et que la délivrance avant terme est plutôt la règle que l'exception. Dugès établit que les enfants sont souvent morts, et que la putréfaction a commencé, ce qui facilite leur expulsion. Ces deux assertions ne me paraissent pas jouir d'une autorité suffisante et ne s'appuient sur aucune observation. Une fois seulement sur 31 cas, il est établi que les enfants étaient prématurés, et je ne vois aucune raison qui fasse présumer que le travail doive commencer avant le terme complet de la gestation.

Classe A.

Les observations de beaucoup les plus nombreuses se rapportent à la première classe, celle dans laquelle les corps sont à peu près distincts, mais unis en un point du thorax ou de l'abdomen. C'est dans cette variété que rentrent les célèbres jumeaux Siamois, et je ferai observer que je n'ai pu recueillir aucune particularité de leur naissance. Sur 31 cas, 19 appartiennent à cette classe. Les détails de l'accouchement sont en peu de mots les suivants : une mort sans délivrance ; 8 accouchements terminés par les forces naturelles, dont 3 avec présentation des pieds, 3 avec présentation de la tête, et 2 présentations douteuses ; 6 fois l'accouchement fut fait par la version ou par traction sur les extrémités inférieures, 4 fois avec les instruments.

La présentation des pieds est la plus favorable.

Le nombre des cas dans lesquels les pieds se présentèrent, ou dans lesquels la version fut pratiquée, démontre clairement que la présentation des pieds est de beaucoup la plus favorable, et il est heureux qu'elle s'observe souvent. On peut en déduire naturellement que la version doit être appliquée à toute présentation de monstres doubles appartenant à ce type ; mais malheureusement cette règle est peu applicable, parce que nous n'avons aucun moyen de diagnostiquer la liaison des fœtus à une période du travail assez précoce pour permettre l'emploi de la version. C'est seulement dans des circonstances essentiellement favorables qu'elle peut être faite, par exemple dans le cas rapporté par Molas [1], où les deux têtes se présen-

1. *Mém. de l'Académie*, vol. I.

tèrent sans pouvoir entrer ni l'une ni l'autre dans le détroit supérieur.

La grande difficulté, c'est le dégagement des têtes ; en effet, dans toutes les observations, sauf une, les corps ont franchi la filière pelvienne parallèles l'un à l'autre, et assez facilement jusqu'à l'apparition du cou, et c'est alors, en général, qu'ils se sont arrêtés. Il est clair que le reste ne pouvait pas avancer davantage, et, si la traction directe eût été continuée, on aurait fixé les têtes d'une manière inextricable au-dessus du détroit supérieur. En tenant compte de la direction de l'axe du bassin, la tête postérieure doit s'engager la première dans l'excavation, et dans ce but on devra porter les corps des enfants fortement sur l'abdomen de la mère. C'est là un point d'importance capitale. Il sera aussi utile de veiller à ce que les corps franchissent le bassin, le dos dans le diamètre oblique. On gagne ainsi plus de place que si les dos étaient situés dans le diamètre antéro-postérieur ; et en même temps ils risquent moins de s'accrocher au promontoire du sacrum et à la symphyse pubienne, accident qui est à craindre.

La principale difficulté est dans le dégagement des têtes.

Lorsque la tête se présente, et que l'accouchement se termine par les forces naturelles, l'expulsion paraît se faire selon deux modes différents.

Mode de délivrance lorsque la tête se présente.

Le plus communément, la tête et les épaules d'un enfant sont expulsées, puis le siège et les jambes descendent à travers le bassin par un procédé semblable à celui de l'évolution spontanée ; le second enfant passe ensuite probablement par les pieds sans beaucoup de difficulté. Barkow rapporte une observation dans laquelle les *deux* têtes furent extraites par le forceps et les corps expulsés ensuite simultanément. Deux faits analogues sont racontés dans le troisième et le sixième volume des *Transactions obstétricales.* Lorsque l'accouchement se fait de cette façon, la tête du second enfant doit s'adapter à la gouttière formée par le cou du premier, et il faut que le bassin soit suffisamment spacieux pour permettre l'expulsion de la tête du second enfant, alors que l'excavation est diminuée par la présence du cou et des épaules du premier. Ces procédés exigent naturellement des conditions essentiellement favorables en ce qui concerne le volume de l'enfant et la capacité du bassin ; et les difficultés de l'accouchement dans ce cas sont beaucoup plus grandes que lorsque les extrémités inférieures se présentent les premières. Par conséquent, je pense qu'on doit adopter comme règle, lorsque la présentation est reconnue (et pour faire un diagnostic exact on doit pratiquer un examen complet avec l'anesthésie), que la version sera faite, et les pieds dégagés les premiers.

Mutilation des fœtus. S'il est impossible de terminer l'accouchement après l'extraction d'une portion considérable des corps, il ne reste plus d'autre ressource que la mutilation d'un fœtus pour permettre le dégagement de l'autre. On fut obligé d'en arriver là dans un cas où les enfants se présentaient par les pieds et étaient sortis jusqu'au thorax, sans pouvoir descendre davantage. Le corps du fœtus antérieur fut enlevé par une incision circulaire, à la limite de la région expulsée, ce qui permit à la portion restante, la tête et les épaules, de rentrer dans l'utérus ; puis l'enfant postérieur fut facilement extrait, et le fœtus mutilé suivit sans difficulté.

Classe B. Dans la deuxième variété, les enfants unis dos à dos, on rapporte trois observations, et dans toutes l'accouchement se fit par les forces naturelles. L'un de ces cas est celui de Judith et Hélène, les célèbres jumelles hongroises qui vécurent jusqu'à l'âge de vingt-trois ans. Hélène naquit jusqu'à l'ombilic, et, trois heures après, son siège et ses jambes descendirent. Judith fut expulsée immédiatement après par les pieds. Le procédé fut le même dans un cas décrit par M. Norman ; les enfants naquirent aussi vivants, mais moururent le neuvième jour.

L'accouchement est plus facile que dans la classe A. Il est probable que l'accouchement est plus facile dans cette variété de monstres doubles que dans la première, parce que les enfants sont unis de telle sorte qu'il n'est pas nécessaire, lorsque la tête se présente, d'avoir le parallélisme des corps pendant l'extraction, et, après l'expulsion de la tête et des épaules du premier enfant, son siège et ses extrémités inférieures sont évidemment dégagés par évolution spontanée. Si les pieds se présentent au début, le mécanisme de l'accouchement et les règles à suivre sont les mêmes que dans la classe A ; mais la difficulté sera probablement plus grande, parce que leur union est plus intime et qu'il faudra pendant l'extraction un parallélisme des corps plus complet.

Dans la classe C, celle qui comprend les monstres bicéphales, j'ai trouvé la description de l'accouchement de 7 cas, dont 2 se terminèrent par les forces naturelles. Ici encore, l'évolution fut l'agent principal de l'accouchement ; une tête se dégagea, devint fixe sous l'arcade des pubis, puis le corps passa, et la seconde tête le suivit sans difficulté. Si ce procédé échoue, la conduite à tenir consiste évidemment à couper la première tête sortie et à ramener au détroit les pieds de l'enfant ; l'accouchement s'accomplit avec facilité. Ce fut la méthode adoptée deux fois sur sept, et on peut l'appliquer sans la moindre hésitation, parce que, d'après les particularités de leur structure, il est extrêmement improbable que les monstres de cette classe puissent survivre. Si les pieds se présentent, l'accouchement se fera de la même façon que dans la classe A. Classe C.

Les monstres de la classe D, ceux où les têtes sont unies et les corps séparés, paraissent être les plus rares de tous, et je n'ai pu trouver la description de l'accouchement que dans deux cas. L'un d'eux donna lieu à de grandes difficultés ; le travail dans le second fut facile. C'est à peine si nous devons redouter les difficultés de l'accouchement des monstres de cette variété : en effet, si la tête se présente et ne passe pas, nous pratiquerons la crâniotomie ; si les corps descendent les premiers, l'extraction de la tête monstrueuse pourra parfaitement être faite après la perforation. Classe D.

Le résultat, pour les mères, semble dans tous les cas avoir été très favorable. Il n'y en a qu'un dans lequel on rapporte la mort de la femme, et, bien que dans plusieurs autres le résultat ne soit pas mentionné, nous pouvons à peu près assurer que la guérison eut lieu. Résultats pour la
mère.

Parmi les difficultés du travail, quelques-unes des plus importantes sont dues à certains états morbides du fœtus lui-même.

Hydrocéphalie.

La plus commune, aussi bien que la plus sérieuse, est l'hydrocéphalie intra-utérine, accumulation de liquide dans l'intérieur du crâne, qui augmente énormément les dimensions de la tête fœtale et détruit absolument les rapports normaux entre cette tête et la cavité pelvienne (fig. 124).

Dangers pour la mère et l'enfant.

Heureusement, cette affection est relativement rare, car elle est une des plus graves à la fois pour la mère et pour l'enfant. En ce qui concerne la mère, les dangers de cette complication ressortent des statistiques du Dr Keiller, d'Edimbourg, qui a trouvé que, sur 74 cas, il n'y en eut pas moins de 16 suivis de la rupture de l'utérus. Les risques auxquels la mère est soumise sont faciles à comprendre. Dans quelques cas, la tête est si compressible, que, en supposant toutefois la quantité de liquide minime, son volume peut, sous l'influence du moulage auquel elle est soumise, diminuer suffisamment pour lui permettre de passer à travers le bassin. Mais, dans la majorité des cas, elle est trop grosse pour franchir cette filière. Par conséquent, l'utérus s'épuise en vains efforts pour surmonter l'obstacle, il peut même se rompre ; en outre, la tête volumineuse et distendue comprime énergiquement le col, ou les parties molles du bassin, si l'orifice est dilaté, et on doit craindre tous les accidents de cette compression prolongée.

Le diagnostic n'est pas toujours facile.

Le diagnostic de l'hydrocéphalie intra-utérine n'est certainement pas si facile que sa description dans les ouvrages d'obstétrique pourrait nous le faire croire. Il est vrai que la tête est beaucoup plus grosse et plus arrondie dans son contour que le crâne d'un fœtus normal, que les sutures et les fontanelles sont plus larges et laissent ordinairement percevoir de la fluctuation au-dessous d'elles. Mais il faut se rappeler que la tête est toujours arrêtée au-dessus du détroit supérieur ; elle est par conséquent élevée et difficile à atteindre, et toutes ces particularités sont très difficiles à saisir. En réalité, la véritable nature de l'obstacle est rarement découverte avant l'accouchement.

Ainsi Chaussier [1] a trouvé que, dans plus de la moitié des observations qu'il a rassemblées, on avait porté un diagnostic erroné.

Chaque fois que nous nous trouvons en présence d'une femme dont l'accouchement antérieur ou l'examen attentif nous

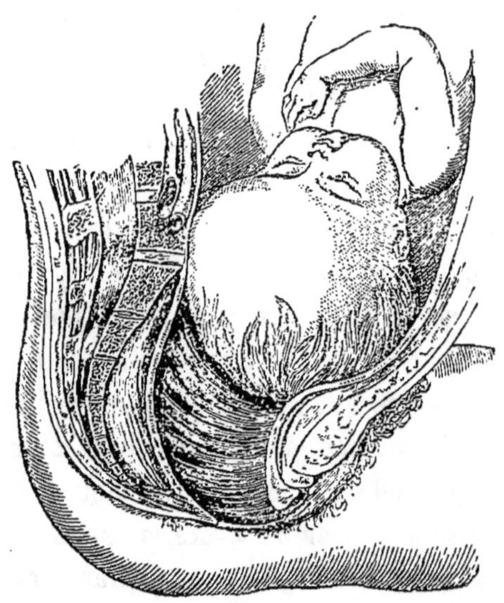

Fig. 124. — Accouchement d'un enfant hydrocéphale.

indique qu'il n'existe pas d'obstacle dû à une déformation pelvienne, si les douleurs sont fortes et portent bien, et que la tête refuse avec persistance de s'engager dans le détroit supérieur, nous pouvons soupçonner avec raison une hydrocéphalie. Un examen rapide et soigneux, pendant l'anesthésie, la main tout entière introduite dans le vagin, de façon à explorer complètement la partie qui se présente, nous permettra d'affirmer l'existence de cette complication. Dans ces circonstances, un examen aussi complet est non seulement justifié, mais impérieux, et, lorsqu'il a été fait, les difficultés du diagnostic sont écartées, car nous pouvons alors parfaitement reconnaître la grosse masse arrondie plus molle et plus compressible que la tête normale, les sutures largement espacées, et les fontanelles fluctuantes.

1. *Gazette médicale*, 1864.

Le fœtus se présente par le siège assez fréquemment, une
fois sur cinq, dit-on. Le diagnostic est alors encore plus difficile, car le travail marche convenablement, jusqu'à ce que les
épaules soient dégagées; puis la tête s'arrête complètement et
refuse de sortir, quelle que soit la traction qu'on lui fasse
subir. L'examen, même le plus attentif, ne nous permet pas
de découvrir la cause de l'obstacle; le doigt arrive jusqu'à la
base relativement ferme du crâne, mais ne peut pas atteindre
la portion distendue. A ce moment, le palper abdominal peut
nous aider un peu; en effet, l'utérus étant fortement rétracté
autour de la tête, on observe qu'elle a des dimensions inaccoutumées. L'aspect misérable et ridé du corps de l'enfant, si
commun dans l'hydrocéphalie, nous fera aussi soupçonner la
cause du retard. En somme, il est permis de considérer la
présentation du siège comme moins dangereuse pour la mère
que la présentation de la tête; dans le dernier cas, les parties
molles sont soumises à une compression prolongée et à la
contusion, tandis que dans le premier, le retard ne commence
qu'après la sortie des épaules, au moment où la nature de
l'obstacle est plus facilement reconnue et les moyens de le
surmonter plus tôt mis en jeu.

Le traitement est simple, il consiste à perforer la tête, pour
permettre aux os du crâne de s'affaisser. Il ne saurait y avoir
la moindre objection contre ce procédé, parce que cette affection enlève tout espoir de survie à l'enfant. On pourra faire
écouler, au moyen de l'aspirateur, une quantité de liquide
suffisante pour laisser à l'enfant une chance de vie, et, dans
quelques circonstances, l'extraction d'un fœtus qui vit pendant
un certain temps peut avoir une grande importance légale. En
général, on se sert du perforateur, et, aussitôt qu'il a pénétré,
un jet de liquide confirme tout d'abord le diagnostic. Schrœder
recommande de pratiquer la version, après la perforation, à
cause des difficultés qu'éprouve la tête flasque à descendre à
travers le bassin. Mais c'est là une complication très inutile
d'un cas déjà suffisamment désagréable. En règle générale,

lorsque le liquide a été évacué, si les douleurs sont fortes, comme elles le sont presque toujours, on n'a plus à craindre aucun retard. Si la tête ne descend pas, on peut appliquer les lames d'un céphalotribe, qui ont une meilleure prise que celles du forceps; on écrase la tête en la réduisant à un très petit volume, et on en fait facilement l'extraction.

Lorsque le siège se présente, la tête doit être perforée à travers l'os occipital, et généralement on applique l'instrument derrière l'oreille sans difficulté. On a dit que l'ouverture du canal vertébral pouvait permettre au liquide intra-crânien de s'échapper, mais je ne sache pas que cette idée ait jamais été mise en pratique [1].

Quelques autres formes d'épanchements hydropiques peuvent donner lieu à certaines difficultés, mais pas aussi sérieuses. Quelquefois le thorax a été assez distendu par du liquide pour faire obstacle au passage de l'enfant. L'ascite est un peu plus commune; parfois même, la vessie de l'enfant est distendue par l'urine au point de simuler une ascite abdominale, et elle empêche la sortie du corps. On reconnaît facilement ces complications, car le sommet, ou le siège, quel que soit celui des deux qui se présente, se dégage sans difficultés, et le reste du corps s'arrête. Le médecin est naturellement amené à faire une exploration soigneuse, et il découvre la cause de l'obstacle.

Le traitement consiste à évacuer le liquide par ponction. Si c'est une ascite, la ponction devra toujours être faite, quand on le peut, avec un trocart fin ou un aspirateur, de façon à ne pas léser l'enfant. C'est là un point des plus importants. Il est impossible de distinguer la distension de la vessie d'une ascite, et une ouverture un peu grande dans le viscère pourrait être mortelle, tandis que l'aspiration ne déterminerait qu'une lésion insignifiante et serait tout à fait efficace.

1. Voyez à ce propos une intéressante observation de M. Tarnier publiée dans la thèse d'agrégation du Dr Alph. Herrgott : *Des maladies fœtales qui peuvent faire obstacle à l'accouchement*, Paris, 1878. On trouvera également dans cette thèse l'étude détaillée des difficultés ci-dessous énumérées par le professeur Playfair. (*Trad.*)

Tumeurs fœtales.

Parmi les autres causes de dystocie, je signalerai certaines tumeurs fœtales, soit des tumeurs malignes, soit des tumeurs du rein, du foie ou de la rate. On en rapporte des exemples dans la plupart des ouvrages d'obstétrique. L'hydro-encéphalocèle et l'hydrorachis, qui dépendent d'une conformation vicieuse des os du crâne ou de l'épine, avec une vaste collection liquide, ne sont pas très rares. Le diagnostic est toujours quelque peu obscur, et il est impossible de fixer aucune règle précise pour le traitement, qui varie selon les exigences particulières. Les tumeurs ont rarement un volume suffisant pour constituer des obstacles formidables à l'accouchement, et la plupart d'entre elles sont très compressibles. C'est surtout le cas du spina bifida et des tumeurs kystiques analogues. La ponction, et dans les tumeurs plus solides de l'abdomen ou du thorax, l'éviscération, peuvent être nécessaires.

Difformités congénitales.

D'autres vices de conformation, l'anencéphalie par exemple, et le développement défectueux des parois thoraciques ou abdominales avec saillie des viscères, amènent rarement des difficultés, mais peuvent obscurcir beaucoup le diagnostic par l'étrangeté et la rareté de la présentation. Lorsqu'on a des doutes, il suffit de pratiquer un examen soigneux, en introduisant toute la main s'il le faut, et on ne commettra aucune erreur grave.

Développement excessif du fœtus.

En dehors de la dystocie causée par un état morbide du fœtus, on admet qu'il peut surgir des difficultés dues à son développement exagéré, et surtout au volume excessif et à l'ossification prématurée du crâne. Cette dernière cause peut particulièrement créer des obstacles ; Simpson a trouvé que la légère différence du volume entre la tête des garçons et celle des filles a même un effet appréciable dans la difficulté de l'accouchement, et le fait a été vérifié par des statistiques qui portent sur un grand nombre de cas. Il est prouvé, en effet, au delà de toute espèce de doute, que les difficultés et les accidents du travail sont beaucoup plus fréquents dans les naissances des garçons que dans celles des filles. Le volume de l'enfant est soumis aussi à d'autres influences que celles du sexe. Ainsi Duncan et Hecker ont démontré qu'il augmente proportionnellement à l'âge de la mère et à la fréquence des accouchements ; en outre, la taille des parents a sans aucun doute une influence importante sur le produit.

Bien que ces particularités modifient les résultats de l'accouchement *en masse*, elles n'ont qu'une portée pratique très secondaire dans chaque cas, parce qu'il est impossible d'estimer soit le volume de la tête, soit son degré d'ossification, jusqu'à ce que le travail soit très avancé.

Lorsque l'accouchement est retardé par une ossification anormale ou un volume considérable de la tête, on agira selon les mêmes principes généraux que ceux qui nous guident dans la dystocie par rétrécissement du bassin. Si le travail traîne et que les forces naturelles soient insuffisantes à surmonter l'obstacle, il est rare que la disproportion soit assez grande pour que le forceps n'en vienne point à bout. Si cependant il échoue, il n'y a pas d'autre ressource que la diminution du volume de la tête par la perforation.

Il est encore plus rare que le volume exagéré du corps de l'enfant amène des difficultés ; en effet, lorsque la tête est dégagée, le tronc, qui est compressible, suit presque toujours. Cependant on relate quelques observations authentiques dans lesquelles il fut impossible d'extraire le fœtus à cause du volume extraordinaire de ses épaules et de son thorax. Si le corps reste solidement enclavé après l'extraction de la tête, il est facile d'en aider la sortie par des tractions sous les aisselles, par la rotation des épaules dans le diamètre antéro-postérieur de la cavité pelvienne, et, s'il le faut, par le dégagement des bras, pour diminuer le volume de la partie fœtale contenue dans l'excavation. Hicks relate un cas dans lequel l'éviscération fut indispensable, sans autre motif apparent que l'énorme volume du corps. Il doit être naturellement fort rare qu'on soit obligé d'avoir recours à une mesure aussi extrême, et il est tout à fait exceptionnel que la nature ne triomphe pas d'un obstacle de ce genre.

CHAPITRE XII

VICES DE CONFORMATION DU BASSIN

Les vices de conformation du bassin constituent l'un des sujets les plus importants de l'étude de l'obstétrique ; ils sont en effet la cause des difficultés et des dangers les plus graves de la parturition. Il est donc d'une nécessité absolue d'en connaître l'étiologie et les effets, et de pouvoir les diagnostiquer, soit pendant, soit avant le travail ; mais le sujet est loin d'être facile, et il a été encore plus compliqué qu'il ne devrait l'être, par la préoccupation constante qui a poussé les accoucheurs à faire rentrer toutes les variétés des difformités pelviennes dans les limites de leur classification favorite.

On a fait dans ce sens bien des tentatives, les unes fondées sur les causes dont dépend le vice de conformation, les autres sur les particularités de sa forme. Mais les modifications sont si variées, si irrégulières, et des causes semblables, ou d'apparence semblable, produisent si souvent des effets différents, que toutes ces tentatives ont plus ou moins échoué. Par exemple, le rachitisme, la plus importante de toutes les causes de déformation pelvienne, produit en général un raccourcissement du diamètre conjugué du détroit supérieur, tandis que l'affection analogue, l'ostéomalacie, qui survient dans l'âge adulte, raccourcit le diamètre transverse, en rapprochant les os du pubis, et détermine un allongement relatif ou réel du diamètre conjugué. Nous pourrions donc être tentés de classer les résultats de ces deux affections sous des chapitres distincts, si nous ne savions pas que lorsque le rachitisme atteint des enfants qui ont déjà marché et qui ont été soumis aux mêmes influences mécaniques que les femmes atteintes d'ostéomalacie, la forme du bassin peut être à peine distinguée de celle qui caractérise cette dernière maladie.

En somme, la classification la plus simple, aussi bien que la plus scientifique, est celle qui prend pour base le siège particulier et la nature de la déformation. Jetons d'abord un coup d'œil sur les causes les plus communes.

La plus simple est celle qui est basée sur la nature de la déformation.

Pour comprendre le mécanisme de chaque forme particulière de bassin vicié, il est indispensable de connaître le mode de développement du bassin normal chez une femme en bonne santé. Les déformations peuvent presque invariablement être rapportées à l'action des mêmes causes qui produisent un bassin normal, mais qui, dans certaines conditions pathologiques des os ou des articulations, provoquent une altération plus ou moins sérieuse dans la forme. Je les ai déjà décrites lorsque j'ai étudié l'anatomie normale du bassin, et on se rappellera qu'elles consistent surtout dans le poids du corps, transmis aux os iliaques à travers les articulations sacro-iliaques, et la contre-pression supportée par ces os à travers les cavités cotyloïdes. Quelquefois elles agissent avec excès sur des os qui sont sains, mais un peu plus faibles qu'à l'ordinaire, et il en résulte certaines anomalies dans la dimension des différents diamètres du bassin. D'autres fois, elles agissent sur des os qui sont ramollis et altérés dans leur structure par une maladie, et qui, par conséquent, cèdent plus facilement à la pression que des os sains.

Causes des rétrécissements.

Elles sont semblables à celles qui amènent le développement du bassin normal.

Les deux affections qui concourent particulièrement au développement des vices de conformation sont le rachitisme et l'ostéomalacie. Je ne veux pas entrer ici dans l'étude de la nature essentielle et des symptômes de ces maladies; il me suffira de rappeler au lecteur qu'elles sont considérées comme

Distinction entre le rachitisme et l'ostéo-malacie.

des maladies pathologiquement semblables, avec cette distinction pratique importante que le rachitisme survient dans le premier âge, avant que les os ne soient complètement ossifiés, et que l'ostéomalacie est une maladie de l'âge adulte, déterminant un ramollissement dans des os qui ont été durs et bien développés. Cette différence donne une explication satisfaisante de la plupart des variétés de déformations pelviennes.

Le rachitisme s'établit tout à fait au début de la vie, quelquefois même, croit-on, dans l'utérus. Il produit rarement un ramollissement de l'os tout entier, c'est seulement dans les cas très graves que les parties déjà ossifiées sont atteintes. Les

Effets du rachitisme.

effets de l'affection portent particulièrement sur les portions cartilagineuses des os, dans lesquelles des dépôts osseux ne se sont pas encore formés. Les os par conséquent ne sont pas soumis à une modification invariable, et ce fait a une grande importance dans la détermination de leur forme. Les rachitiques ont aussi un développement musculaire imparfait; ils ne marchent pas de la même manière que les autres enfants, ils sont presque continuellement étendus ou assis, le poids du tronc se fait donc sentir sur les os ramollis à un plus haut degré que dans l'état de santé. Pour la même raison, la contre-pression exercée sur les cavités cotyloïdes est nulle ou relativement légère. Toutefois, lorsque le rachitisme atteint des enfants qui ont déjà marché, la contre-pression entre en jeu et modifie la quantité et la nature de la déformation. Chez les enfants rachitiques, les os sont naturellement altérés dans leur forme par la pression; mais ils sont aussi imparfaitement développés, et ce fait modifie matériellement le vice de conformation. Dès que la matière osseuse y est déposée, ils deviennent durs et cessent de plier sous les influences extérieures, mais ils conservent pour toujours la forme vicieuse qu'ils ont contractée.

Effets de l'ostéo-malacie.

Dans l'ostéomalacie, au contraire, les os déjà durs deviennent mous uniformément dans leur ensemble; et les modifications qui leur sont imprimées sont beaucoup plus régulières et plus facilement prévues. Mais c'est une cause infiniment moins

commune de déformation pelvienne que le rachitisme, comme
le démontrent les recherches faites à la Maternité de Paris;
dans une période de seize années, on a observé 402 cas de déformations dues au rachitisme, contre une due à l'ostéomalacie [1].

La fréquence de ces deux affections varie beaucoup dans les
différents pays et selon les circonstances. Le rachitisme est
beaucoup plus commun parmi les pauvres des grandes villes,
dont les enfants sont mal nourris, mal vêtus, placés dans une
atmosphère viciée et soumis à toutes sortes de conditions
hygiéniques défavorables. Les déformations sont donc plus
fréquentes chez eux que chez les enfants mieux portants des
classes élevées ou des populations de la campagne. La fréquence de l'ostéomalacie est aussi variable selon les pays. Les
viciations les plus marquées, celles qui nécessitent l'opération
césarienne ou la crâniotomie, sont très rares en Angleterre,
tandis que dans certaines régions du Continent elles semblent
être assez fréquentes pour exiger constamment l'emploi de ces
ressources obstétricales ultimes.

Leur fréquence est variable.

Dans une autre variété, la forme normale est modifiée, parce
que le poids du corps et la contre-pression agissent sur un
bassin dont une ou plusieurs articulations sont ossifiées. C'est
ainsi que se produit le bassin *oblique ovalaire* de Nægelé, ou le
bassin, encore plus rare, *rétréci transversalement* de Robert.

Ossification des arti-culations du bassin.

Un certain nombre de vices de conformation ne peuvent être
rapportés à aucune modification dans le développement ordinaire des os. Par exemple, ceux qui résultent de spondylolisthésis ou dislocation en bas des vertèbres lombaires inférieures, de déplacements du sacrum produits par des incur-
vations de la colonne vertébrale, de maladies des os du bassin
eux-mêmes, tumeurs, excroissances de nature maligne, etc.

Autres causes de déformation.

La première classe des déformations pelviennes comprend
les bassins dont les diamètres n'ont pas la longueur normale,
sans aucune altération dans la forme des os; ce sont souvent

1. Stanésco, *Recherches cliniques sur les rétrécissements du bassin.*

de véritables anomalies congénitales de volume dont on ne peut donner aucune explication suffisante. Dans cette classe rentre le bassin dont tous les diamètres sont régulièrement plus longs *(pelvis æquabiliter justo major)*; son importance obstétricale est minime, cependant on peut lui imputer l'accouchement précipité; il n'est pas diagnostiqué pendant la vie.

La diminution de tous les diamètres pelviens *(pelvis æquabiliter justo minor)* s'observe chez les femmes en apparence bien faites sous tous les rapports, et dont la conformation extérieure et les antécédents ne fournissent aucune indication de cette altération. Quelquefois le raccourcissement atteint quinze millimètres et davantage, et il est facile de comprendre qu'un tel amoindrissement de la capacité du bassin puisse donner lieu à des difficultés sérieuses pendant l'accouchement. Ainsi, dans trois observations rapportées par Nægelé, deux fois la femme mourut après un accouchement difficile avec les instruments, et la troisième fois après la rupture de l'utérus. Mais le bassin uniformément rétréci est très rare, on le rencontre chez les petites femmes, les naines par exemple. Il ne s'ensuit pas cependant que toutes les naines aient un bassin trop petit pour l'accouchement. Au contraire, beaucoup d'entre elles accouchent sans difficulté.

On trouve aussi des bassins qui ont conservé le type infantile après la puberté (fig. 125). Ici, le développement normal du bassin a été entravé peut-être par une ossification prématurée des différentes pièces des os innominés, ou par un arrêt de leur évolution chez des enfants d'une constitution débile ou rachitiques. Les dimensions de ces bassins ne sont pas toujours au-dessous du type normal; ils peuvent continuer à grandir, bien qu'ils ne soient pas développés. Les longueurs relatives des différents diamètres sont alors les mêmes que chez l'enfant; le diamètre antéro-postérieur, plus long ou aussi long que le transverse; les ischions, relativement rapprochés l'un de l'autre, et l'arcade pubienne étroite. La conformation de ce bassin entrave le mécanisme de l'accouchement, et on éprouve une difficulté inaccoutumée pendant le travail. On doit s'attendre à des obstacles de même ordre dans les accouchements des toutes jeunes filles. Mais, dans ce cas, il y a raison d'espérer qu'avec l'âge le bassin se développera, et que les accouchements ultérieurs seront plus faciles.

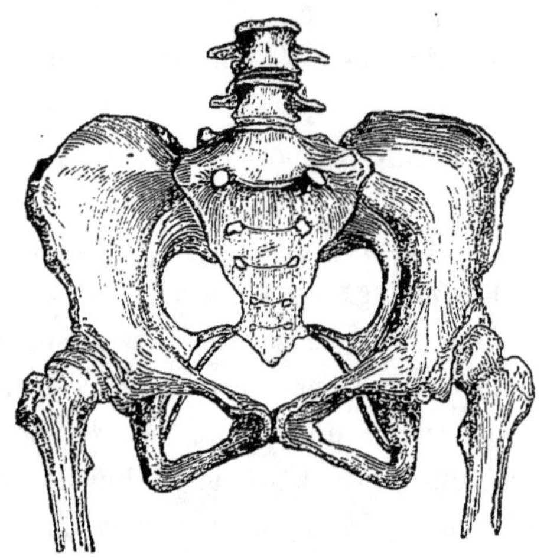

Fig. 125. — Bassin d'adulte ayant conservé le type infantile.

Le bassin *masculin*, ou en forme de cylindre, doit son nom à sa ressemblance avec le bassin de l'homme. Les os sont plus épais et plus solides, le diamètre conjugué du détroit supérieur plus long, l'excavation tout entière plus profonde, et plus étroite à sa partie inférieure par le rapprochement des tubérosités ischiatiques. On l'observe généralement chez les femmes fortement musclées qui se livrent à de durs travaux, et le D Barnes, d'après sa pratique dans *The Royal Maternity Charity*, dit qu'il se voit surtout chez les tisserandes, dans le voisinage de Bethnal Green, qui passent la plus grande partie de leur temps assises. La cause de cette variété paraît être un état avancé d'ossification dans un bassin qui autrement serait resté *infantile*, avec un développement extraordinaire des muscles produit par le travail pénible de l'individu. Les difficultés de l'accouchement seront naturellement rencontrées au détroit inférieur, où la forme cylindrique de l'excavation est surtout marquée.

Raccourcissement du diamètre conjugué du détroit supérieur.

Le raccourcissement du diamètre antéro-postérieur est le plus souvent limité au détroit supérieur, et c'est la variété de beaucoup la plus commune de viciation pelvienne [1]. A un degré léger, il ne dépend pas nécessairement du rachitisme ; mais, lorsqu'il est très marqué, il en est presque toujours le résultat. S'il n'est pas causé par le rachitisme, il peut être probablement rapporté à quelque influence vicieuse dont l'action s'est fait sentir avant que les os n'aient été ossifiés, par exemple une augmentation dans la pression du corps par de lourds fardeaux portés dans la première enfance, et autres faits analogues. Il en résulte un abaissement anormal du sacrum, qui se projette en avant et tend à rétrécir légèrement le diamètre conjugué.

Son mode de production dans le rachitisme.

Lorsque le raccourcissement est amené par le rachitisme, son degré varie beaucoup ; il est quelquefois très léger, quelquefois au contraire il suffit pour empêcher tout à fait le passage de l'enfant et nécessiter la crâniotomie ou l'opération césarienne. Le sacrum, ramolli par l'affection, est comprimé verticalement en bas par le poids du corps, son abaissement est entravé par les portions déjà ossifiées de l'os, et par conséquent le promontoire subit un mouvement en bas et en avant. La portion supérieure de la concavité sacrée se trouve dirigée plus en arrière, mais, comme le sommet de l'os est entraîné en avant par l'insertion des muscles du périnée au coccyx et par les ligaments sacro-sciatiques, il s'établit une courbe qui porte sa partie inférieure en avant.

Allongement du diamètre transverse.

L'abaissement du promontoire tend à produire, à travers les ligaments sacro-iliaques, une forte traction sur les extrémités postérieures des arcs sacro-cotyloïdiens, et à provoquer ainsi un écartement anormal des os iliaques, qui augmente le diamètre transverse du détroit supérieur. Ainsi, on décrit souvent un allongement anormal du diamètre transverse dans cette variété de déformation, mais il n'existe pas aussi fréquemment

---

1. On trouvera une étude minutieuse des modifications de ce diamètre dans le mémoire de M. Pinard, intitulé : « *Les vices de conformation du bassin étudiés au point de vue de la forme et des diamètres antéropostérieurs.* »

qu'on pourrait s'y attendre, à cause de l'arrêt de développement dont sont frappés les os rachitiques. Barnes[1] dit en effet que dans les quartiers de Londres où les viciations sont le plus communes, l'allongement du diamètre transverse est excessivement rare. Souvent, le sacrum n'est pas seulement abaissé, mais déjeté plus ou moins vers l'un des côtés, en général vers le gauche, d'où la forme irrégulière du détroit supérieur. Ce phénomène est souvent le résultat d'une flexion latérale de la colonne vertébrale, qui dépend de la diathèse rachitique.

Dans la plupart de ces cas, l'excavation n'est pas diminuée, elle est souvent même plus large qu'à l'état normal. La pression

L'excavation reste généralement normale.

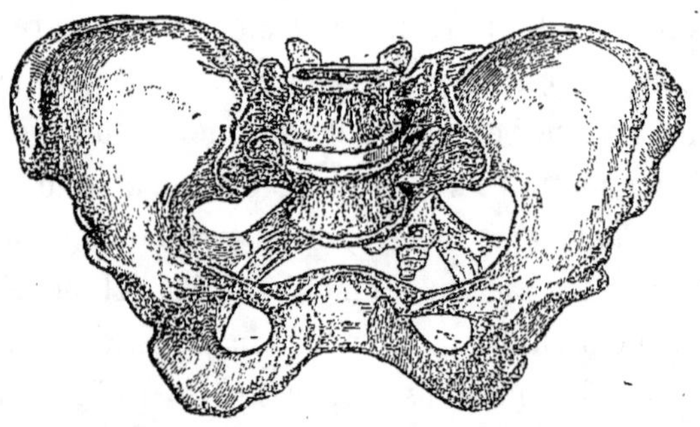

Fig. 126. — Bassin rachitique, refoulement de la symphyse pubienne en arrière.

constante sur les ischions, déterminée par la position assise de l'enfant, tend à les écarter l'un de l'autre et à élargir l'arcade pubienne. Il en résulte un avantage considérable pour les cas où nous avons à pratiquer des opérations obstétricales; nous trouvons en effet un espace suffisant pour nos manœuvres.

Exceptionnellement, le rétrécissement du diamètre conjugué Déformation en huit. est augmenté par un refoulement de la symphyse pubienne en arrière, ce qui donne au détroit supérieur du bassin une certaine ressemblance avec un 8 (fig. 126). Cette particularité semble pouvoir être expliquée par la contraction des muscles droits, à leur point d'attache, lorsque le centre de gravité du corps est entraîné en arrière par la projection du promontoire. Quelquefois aussi, le diamètre antéro-postérieur de l'excavation

1. *Lectures on Obst. Operations*, p. 280.

est anormalement raccourci par l'absence de la courbure verticale du sacrum, qui, au lieu de présenter une concavité antérieure, est presque plat (fig. 127).

Spondylolisthésis. Dans quelques cas rares, sur lesquels l'attention a été appelée pour la première fois en 1853, par Kilian, de Bonn, un raccourcissement formidable du diamètre conjugué du détroit supérieur est produit par un déplacement en bas de la quatrième et de la cinquième vertèbres lombaires, qui se trouvent

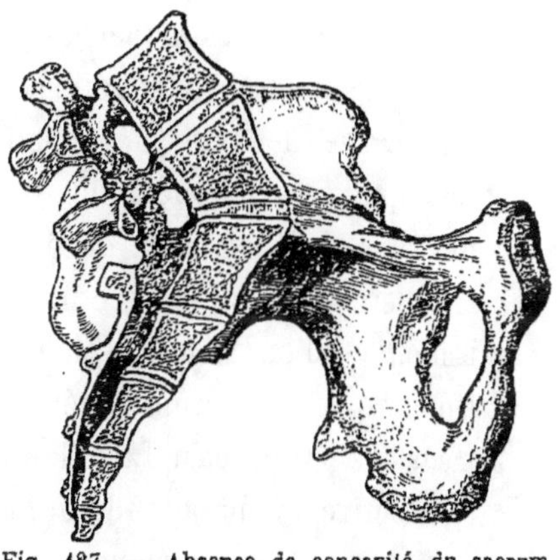

Fig. 127. — Absence de concavité du sacrum, rétrécissement de l'excavation.

projetées en avant, ou sinon tout à fait projetées, du moins luxées de leurs articulations dans une étendue suffisante pour empiéter très sérieusement sur les dimensions de la cavité pelvienne. Cette viciation est connue sous le nom de *spondylolisthésis* (fig. 128)[1].

Le résultat en est sérieux; en effet, la saillie des vertèbres lombaires occupe la place du promontoire et empêche le passage de l'enfant. L'obstruction ainsi produite est tellement étendue, que, dans la majorité des cas observés, l'opération césarienne fut nécessaire.

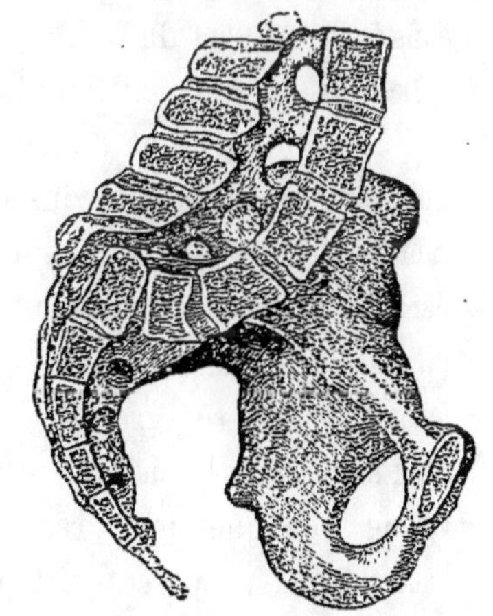

Fig. 128. — Bassin déformé par spondylolisthésis (d'après Kilian).

Le diamètre conjugué vrai, du promontoire à la symphyse

1. M. le professeur Herrgott (de Nancy) vient de montrer, dans un travail remarquable, qu'il fallait distinguer dans les bassins dits spondylolisthésiques deux variétés :

Dans une première variété le corps de la vertèbre lombaire est détruit,

pubienne, est augmenté plutôt que diminué ; mais, au point de vue pratique, la condition est la même que dans l'extrême rétrécissement du diamètre conjugué par rachitisme, car le corps des vertèbres déplacées fait saillie dans l'aire du détroit supérieur et en obstrue l'entrée.

La cause de cette déformation varie selon les individus ; chez quelques femmes, elle semble congénitale, et chez d'autres sous la dépendance de quelque maladie antérieure des os, la tuberculose ou la scrofule, avec production d'une inflammation et d'un ramollissement entre les dernières vertèbres lombaires et le sacrum, phénomène qui a permis un déplacement des os en bas. Lambl croyait que cette altération était consécutive au spina bifida qui a été en partie guéri, mais après avoir produit une déformation des vertèbres et favorisé leur luxation. Brodhurst [1], d'un autre côté, pense qu'elle dépend plus probablement du rachitisme et d'un ramollissement des tissus osseux et ligamenteux, et qu'il n'y a pas de luxation dans le sens strict du mot.

Les cas les plus prononcés de rétrécissement des deux diamètres obliques sont dus à l'ostéomalacie. Dans cette affection, ainsi que nous l'avons déjà vu, les os sont uniformément ramollis, et les altérations de forme sont plus considérables, parce que la maladie débute après que l'union des diverses pièces de l'os innominé a été complètement effectuée. La déformation est très grande dans les cas les plus accentués, et rend souvent l'accouchement impossible sans l'opération césarienne. Quelquefois le ramollissement des os est utile pour l'accouchement, parce qu'il permet l'allongement du diamètre

Rétrécissement du diamètre oblique.

Déformation due à l'ostéomalacie.

la colonne vertébrale s'affaisse alors sur elle-même et s'incline en avant ; il en résulte parfois que la colonne lombaire *couvre* presque complètement le détroit supérieur. Cette lésion est appelée par M. Herrgott spondylizème (affaissement vertébral).

Dans la seconde variété, c'est l'arc vertébral qui est détruit, il ne maintient plus en place la colonne lombaire, qui, obéissant aux mouvements de la pesanteur, glisse en avant, descend dans la cavité pelvienne et l'obstrue. C'est cette lésion à laquelle on a donné le nom de spondylolisthésis (glissement vertébral). *Annales de Gynécologie*, 1876. (*Trad.*)

1. *Obst. Trans.*, vol. VI, p. 97.

raccourci, sous l'influence de la pression de la partie qui se présente, ou même de la main. On rapporte quelques exemples curieux, dans lesquels, la déformation étant assez considérable pour réclamer l'opération césarienne, les os ramollis prêtèrent suffisamment pour qu'elle fût inutile.

Le poids du corps abaisse le sacrum dans une direction verticale, et en même temps tasse les diverses pièces qui le composent de façon à rapprocher la base du sommet de l'os, et à rétrécir le diamètre conjugué du détroit supérieur par la

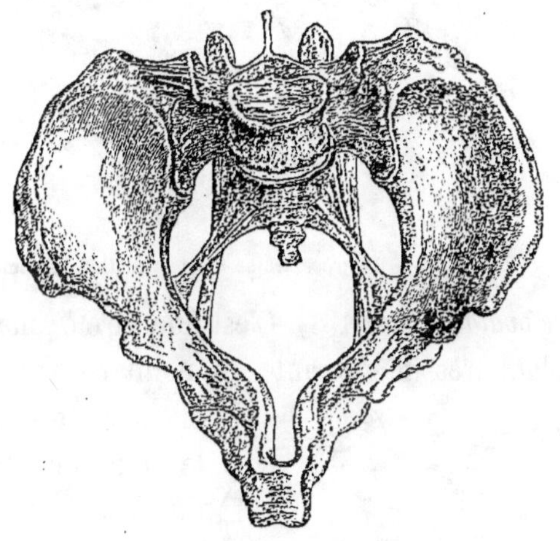

Fig. 129. — Bassin ostéomalacique.

saillie en avant du promontoire. Les modifications les plus caractéristiques sont produites par le rapprochement des parois latérales du bassin l'une de l'autre au niveau des cavités cotyloïdes, conséquence de la contre-pression exercée en ces points par les fémurs. L'effet de ces forces est d'amener l'un vers l'autre les côtés du bassin, et de diminuer les deux diamètres obliques, en donnant au détroit supérieur à peu près la forme d'un as de trèfle. En même temps que les côtés du bassin sont rapprochés, ils peuvent être amenés presque au parallélisme, et alors le vrai diamètre conjugué subit un allongement (fig. 129). Les tubérosités ischiatiques sont également refoulées l'une vers l'autre, comme les parois latérales du bassin, de telle sorte que le détroit inférieur est aussi déformé que le détroit supérieur (fig. 130).

On a prêté une attention considérable à ce vice de conformation, dans lequel un seul des diamètres obliques est diminué ; il a même été l'objet d'une étude spéciale de la part de
Nægelé, et il est généralement connu sous le nom de *bassin*

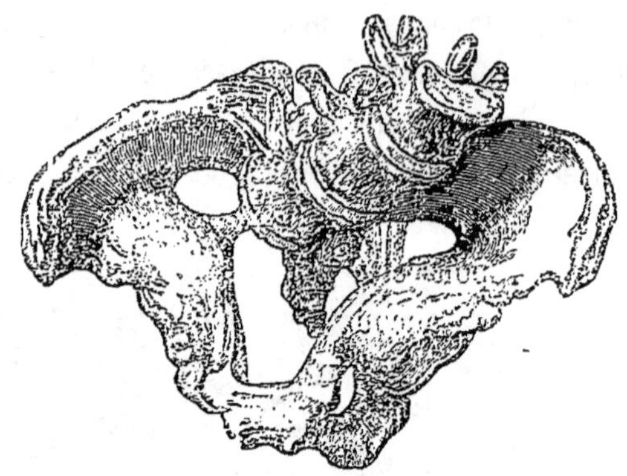

Fig. 130. — Degré extrême de déformation ostéomalacique.

oblique ovalaire (fig. 131). C'est une rareté ; mais son étude est
cependant très intéressante au point de vue obstétrical, car

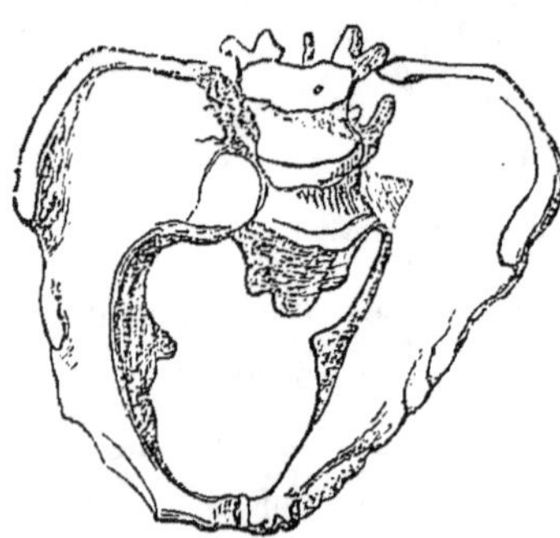

Fig. 131. — Bassin oblique ovalaire
(d'après Duncan).

elle met fortement en lumière
le mode de développement naturel du bassin. Il est très
difficile à diagnostiquer, parce
qu'aucune déformation externe
apparente ne nous conduit à
soupçonner l'affection du bassin, et, en réalité, il n'a probablement jamais été reconnu avant
l'accouchement. Son influence
sur le travail est très sérieuse ; Litzmann a trouvé que, sur
28 exemples de ce vice de conformation, 22 femmes moururent
à leur premier accouchement, et 5 à des accouchements ultérieurs. Le pronostic est donc très grave et rend l'étude de cette
déformation, quelque rare qu'elle soit, de la plus haute importance.

Elle est essentiellement caractérisée par un aplatissement
et un défaut de développement d'un seul côté du bassin, liés

à une ankylose de la symphyse sacro-iliaque correspondante. Cette ankylose existe probablement toujours, et semble être, en général, une déformation congénitale. La moitié latérale du sacrum du même côté et l'os innominé tout entier sont atrophiés. Le promontoire est dirigé vers le côté malade, et la symphyse pubienne repoussée vers le côté sain.

L'agent principal de la production de ce vice de conformation est l'absence d'articulation sacro-iliaque, ce qui empêche l'expansion latérale du détroit supérieur de se produire de ce côté convenablement, et permet à la contre-pression exercée par les fémurs de repousser en dedans l'os innominé atrophié, dans une étendue beaucoup plus considérable qu'à l'état normal. Le diamètre du bassin qui subit la plus grande diminution dans sa longueur est celui qui va de l'éminence iléo-pectinée du côté affecté à la symphyse sacro-iliaque du côté sain; le diamètre oblique de la jointure ankylosée à l'os iliaque sain conserve sa longueur normale.

Rétrécissement du diamètre transverse. — Le rétrécissement transversal du détroit supérieur est beaucoup moins commun que le raccourcissement du diamètre conjugué. Le plus souvent, il est dû à une incurvation en arrière de l'extrémité inférieure de la colonne lombaire, conséquence d'une affection des vertèbres. Cette forme est connue sous le nom de *cyphotique* [1]. L'effet de la courbure spinale est d'entraîner le promontoire du sacrum en arrière, et de l'élever de façon à le mettre hors d'atteinte. Il en résulte un allongement du diamètre antéro-postérieur du détroit supérieur, et un amoindrissement du diamètre transverse; les dimensions relatives de ces deux diamètres sont par conséquent renversées. Tandis que la portion supérieure du sacrum est repoussée en arrière, son extrémité inférieure est projetée en avant, et les diamètres antéro-postérieurs de l'excavation et du détroit inférieur sont considérablement diminués. Les tubérosités

___

1. M. le Dr G. Chantreuil a publié une complète et intéressante *Étude sur les déformations du bassin chez les cyphotiques au point de vue de l'accouchement.* (*Trad.*)

ischiatiques sont rapprochées l'une de l'autre, et l'arcade pubienne est rétrécie. Je ferai observer que, dans ce vice de conformation, l'obstacle à l'accouchement siège surtout au détroit inférieur et dans les parties basses de l'excavation, car le diamètre transverse du détroit supérieur, tout en étant rétréci, laisse en général un espace suffisant pour le passage de la tête.

Il existe un autre genre de bassin rétréci transversalement, connu sous le nom de bassin de *Robert* (fig. 132), parce qu'il a été décrit pour la première fois par Robert, de Coblentz. C'est, en réalité, un bassin obliquement rétréci des deux côtés par suite d'une ankylose des deux articulations sacro-iliaques, et un développement consécutif défectueux des deux os innominés. La forme du détroit supérieur est oblongue, et les parois

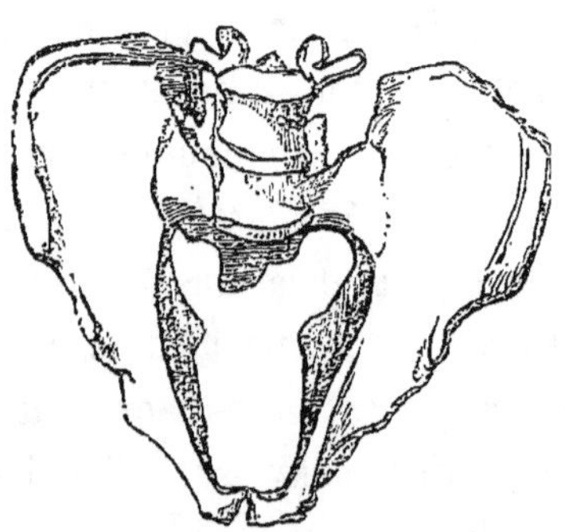

Fig. 132. — Bassin de Robert, double rétrécissement oblique (Duncan).

latérales de l'excavation plus ou moins parallèles l'une à l'autre. Le détroit inférieur est aussi très raccourci transversalement. L'obstacle est considérable, au point d'avoir exigé selon Schrœder, six fois l'opération césarienne sur sept cas bien authentiques.

Une autre cause de déformation transversale observée quelquefois, c'est la luxation de la tête du fémur, dépendant d'une affection chronique de l'articulation [1]. Dans ce cas, la tête fémorale comprime l'os innominé du côté de la luxation, et il en résulte un refoulement en dedans de la fosse iliaque du côté malade, ou des deux fosses iliaques si l'accident est double, avec raccourcissement du diamètre transverse du détroit supérieur. Mais, la tubérosité ischiatique étant projetée en dehors, le détroit inférieur est plutôt augmenté que diminué.

L'obstruction de la cavité pelvienne par des exostoses ou d'autres variétés de tumeurs qui se développent aux dépens

1. Voyez la thèse de M. Guéniot sur *Les Luxations coxo-fémorales soit congénitales, soit spontanées au point de vue des accouchements.*

des os est un fait très-rare (fig. 133). Cependant, ce peut être
là une cause de dystocie sérieuse. Quelques curieux exemples
en ont été recueillis dans l'article de M. Wood sur le bassin,
et l'obstacle dans certains cas fut assez considérable pour nécessiter l'opération césarienne. Quelques-unes de ces tumeurs
étaient de véritables exostoses ; d'autres, des ostéo-sarcomes
insérés aux os du bassin, le plus souvent à la partie supérieure
du sacrum ; d'autres étaient des tumeurs malignes. Dans quel-

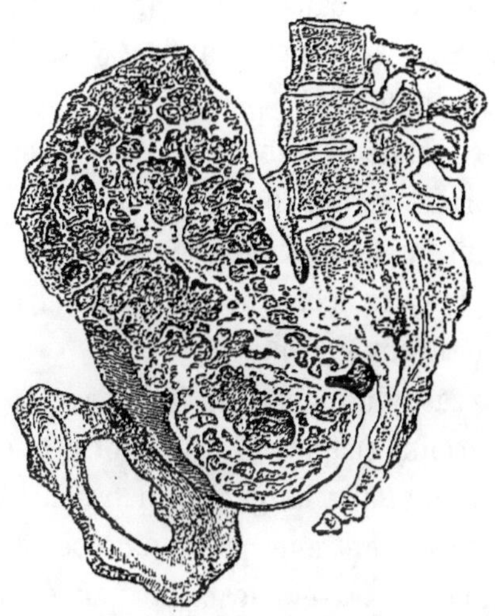

Fig. 133. — Tumeur osseuse du sacrum obstruant l'excavation.

ques observations, probablement liées à une diathèse gout-
teuse ou rhumatismale, il s'était développé, vers la ligne iléo-
pectinée ou d'autres régions du bassin, des pointes osseuses
non suffisantes pour produire l'obstruction, mais qui avaient pu
léser l'utérus ou même la tête fœtale comprimée sur elles. On
a observé aussi des saillies irrégulières du cal d'anciennes fractures du bassin. Tous ces faits ne sauraient être classés ; ils diffèrent tellement au point de vue de leur gravité et de leurs effets
sur la marche de l'accouchement, qu'ils ne sont soumis à aucune
règle fixe et doivent être traités tous d'une manière spéciale.

Effets du rétrécissement sur la marche du travail. — Les effets des rétrécissements pelviens sur la marche du travail varient naturellement selon la mesure et la nature de la
déformation ; mais ils doivent toujours être un sujet de crainte,

et, lorsqu'ils sont très prononcés, ils produisent les difficultés les plus sérieuses avec lesquelles nous ayions à compter dans toutes les branches de l'obstétrique.

Dans les cas les plus simples, lorsque la disproportion entre le bassin et la partie qui se présente n'est que légère, on n'observe pas autre chose que des douleurs un peu plus fortes qu'à l'état normal, et quelque prolongation du travail. Généralement, les contractions utérines sont assez fortes et assez efficaces, sans doute à cause de l'augmentation de la résistance contre laquelle elles ont à lutter ; c'est là une circonstance favorable, qui suffit d'elle-même pour surmonter la difficulté. Toutefois le premier stade est fréquemment prolongé, et les douleurs portent moins bien, parce que la tête ne s'engage pas facilement au détroit supérieur ; en outre, l'utérus est plus mobile que dans un accouchement ordinaire, circonstance probablement désavantageuse.

Nature de l'action utérine dans un bassin vicié.

Dans des cas plus sérieux, la mère est incontestablement soumise à certains risques directement proportionnels au degré de l'obstruction et à la longueur du travail. La contraction utérine excessive et continue, provoquée par de vains efforts pour pousser l'enfant à travers le canal pelvien rétréci, les lésions et la compression plus ou moins prolongée auxquelles sont forcément soumises les parties molles de la mère et qui se terminent souvent par de l'inflammation et de la gangrène avec toutes leurs conséquences, les violences directes de toutes les manœuvres dont nous sommes obligés de nous aider pour faire avancer le travail, le forceps, la version, la crâniotomie et souvent l'opération césarienne, presque fatalement mortelle, tout contribue à rendre le pronostic de ces accouchements excessivement redoutable.

Risques pour la mère.

Les dangers ne sont pas moindres pour l'enfant, car, dans le nombre, il y a une grande proportion de mort-nés. La mortalité des enfants peut être attribuée à diverses causes, dont les principales sont la prolongation du travail et la compression continue à laquelle est soumise la partie qui se présente. Aussi,

Dangers pour l'enfant.

même dans les rétrécissements assez légers pour que l'accouchement se termine avec les forces naturelles seules, on estime qu'il y a un enfant mort-né sur cinq, et évidemment, plus le vice de conformation est considérable, plus le pronostic devient grave pour l'enfant.

Fréquence du prolapsus du cordon.

On sait que le prolapsus du cordon ombilical est très fréquent dans les cas de vice de conformation du bassin, et on attribue la production de cet accident à ce que la tête, n'entrant pas dans le détroit supérieur, ne peut en occuper tout le cercle, et laisse ainsi un vide à travers lequel descend le cordon. Cette complication est si fréquente dans la déformation pelvienne, que, d'après une statistique de Stanesco [1], elle a été observée 59 fois sur 414 accouchements. Et, lorsque les dangers du prolapsus du cordon s'ajoutent à ceux d'un travail prolongé, on ne sera certainement pas surpris que dans de telles circonstances ils soient presque fatalement mortels pour l'enfant.

Lésions de la tête fœtale.

La tête de l'enfant est également exposée à des lésions d'un caractère plus ou moins grave par la compression à laquelle elle est soumise, surtout de la part du promontoire. Outre les effets passagers d'une pression exagérée (altération temporaire de la forme des os et contusions du cuir chevelu), on voit souvent un enfoncement plus sérieux des os du crâne produit par cette saillie. Il est plus marqué lorsque la tête a été entraînée de force, à travers l'obstacle, avec le forceps ou par la version. Le degré d'enfoncement est en rapport avec le degré du rétrécissement; mais quelquefois, si les os du crâne fœtal ne cédaient pas ainsi, l'accouchement serait impossible sans le secours de la perforation de la tête pour en diminuer le volume. Cet aplatissement siège en un point correspondant immédiatement au promontoire, généralement sur la région du crâne voisine de la jonction des os frontal et pariétal. Quelquefois il en reste une trace permanente, mais le plus souvent il disparaît au bout de quelques jours. Le pronostic est grave pour l'enfant lorsque la contraction a été assez puissante pour produire un enfon-

1. *Op. cit.*, p. 94.

cement sur le crâne ; on a trouvé que cinquante pour cent des enfants ainsi blessés succombèrent soit immédiatement, soit peu de temps après l'accouchement [1].

Les moyens dont se sert la nature pour surmonter ces difficultés sont dignes d'attention, et le mécanisme de l'accouchement dans les bassins viciés présente certaines particularités qu'il est de la plus haute importance de comprendre ; c'est notre meilleur guide pour le traitement que nous aurons à adopter. *Marche du travail.*

Les présentations vicieuses du fœtus sont beaucoup plus communes que dans les cas ordinaires : d'abord, parce que la tête, ne s'engageant pas facilement au détroit supérieur, mais restant libre au-dessus de lui, peut en être écartée par les contractions utérines ; puis, à cause du déplacement de l'axe de l'utérus, circonstance assez fréquente. Dans les bassins viciés, l'abdomen est souvent pendant à l'excès, de telle sorte que le fond de l'utérus est presque au même niveau que le col, circonstance qui favorise une présentation transversale ou toute autre présentation anormale. Je ferai remarquer, cependant, que nous ne devons pas considérer la présentation du siège comme aussi défavorable que dans les cas normaux, car la compression produite par le bassin rétréci est bien moins grave lorsqu'elle est appliquée sur le tronc du fœtus que sur sa tête. Et même, ainsi que nous le verrons plus loin, il est souvent nécessaire d'avoir recours à la production artificielle de ces présentations. *Fréquence des présentations anormales.*

Le mode selon lequel la tête franchit naturellement un bassin rétréci est quelque peu différent du mécanisme normal de l'accouchement dans les présentations du sommet ; Spiegelberg et d'autres accoucheurs allemands en ont fait une étude soigneuse. *Mécanisme de l'accouchement dans la présentation du sommet.*

Les moyens que la nature emploie pour surmonter l'obstacle ne sont pas les mêmes dans les cas où le diamètre conjugué du détroit supérieur est très raccourci, et dans ceux où il existe un rétrécissement général du bassin.

Dans les premiers, qui sont aussi les plus communs, lorsque *a. Rétrécissement du détroit supérieur.*

1. Schrœder, *op. cit.*, p. 256.

la tête entre au détroit supérieur, par suite de la résistance rencontrée en ce point, la puissance utérine s'applique davantage sur la partie antérieure de la tête qu'elle ne le fait dans les cas normaux ; le menton se détache dans une certaine mesure du sternum, et la fontanelle antérieure descend un peu plus que la postérieure. Si l'on pratique un examen à ce moment, on trouve, en supposant l'occiput du côté gauche du bassin, que la fontanelle antérieure est un peu plus bas que la fontanelle postérieure et du côté droit, que le diamètre bitemporal de la tête est engagé dans le diamètre conjugué du détroit supérieur (avantage manifeste, car c'est le plus petit diamètre du crâne) ; que le diamètre bipariétal et la portion la plus volumineuse de la tête regardent du côté gauche. On sent la suture sagittale placée dans le diamètre transverse du détroit, mais plus près du sacrum, la tête étant inclinée. A mesure que la tête s'engage poussée par les contractions utérines, l'os pariétal postérieur, qui se trouve sur le promontoire, est poussé contre lui, et la suture sagittale s'engage davantage dans le vrai diamètre transverse du détroit, et se rapproche encore des pubis. L'effort suivant abaisse la tête ; l'occiput subit une sorte de rotation sur son axe transversal, et il atteint un plan au-dessous du détroit. Ce pas fait, le reste de la tête franchit aisément l'obstacle. Le front rencontre alors la résistance des parois du bassin ; la fontanelle postérieure descend davantage, et, comme l'excavation dans les cas de raccourcissement du diamètre conjugué du détroit supérieur, conserve généralement ses dimensions normales, l'accouchement se termine comme à l'ordinaire.

b. Bassin rétréci dans son ensemble. Lorsque le bassin est rétréci dans son ensemble, la tête entre au détroit supérieur avec la fontanelle postérieure en bas, et c'est alors que la résistance se fait sentir. Elle a pour résultat de produire une exagération des phénomènes qui se passent à l'état normal. La résistance appliquée au bras de levier antérieur, le plus long, est plus considérable que celle du bras de levier occipital, le plus court ; par conséquent, la flexion de la tête se prononce davantage. La fontanelle postérieure est énormément abaissée et l'antérieure tout à fait hors d'atteinte. De telle sorte que la tête est poussée en bas, comme un coin, et sa marche ultérieure dépend du degré du rétrécissement. S'il n'est pas trop considérable, la fontanelle antérieure descend peu à peu, et l'accouchement se termine comme dans les conditions normales. Mais, si le rétrécissement est trop prononcé, la tête reste enclavée dans le bassin, et on peut être obligé d'avoir recours à la diminution de son volume.

Dans les cas de raccourcissement du diamètre conjugué, combiné avec un rétrécissement général du bassin, le mécanisme présente les particularités de ces deux classes, dans une plus ou moins grande étendue, selon la prépondérance de l'un ou l'autre vice de conformation.

Il arrive rarement que les vices de conformation du bassin, à moins d'atteindre les plus graves proportions, soient soupçonnés avant le début du travail ; nous ne sommes, par conséquent, presque jamais appelés à donner notre avis sur l'état du bassin avant l'accouchement. Si nous en avons l'occasion, quelques circonstances peuvent nous aider à formuler une conclusion exacte, particulièrement l'histoire de la femme dans son enfance. Si elle a été atteinte de rachitisme pendant les premiers temps de sa vie, surtout si la maladie a laissé des traces de difformités dans les membres, ou bien si elle est naine ou rabougrie, ou encore s'il existe une incurvation de la colonne vertébrale, ce sont là de fortes présomptions en faveur d'un vice de conformation du bassin. Le globe utérin pendant à un degré très marqué nous confirmerait dans nos soupçons. Un examen rapide et attentif du bassin lui-même nous éclairera sur ce point avec certitude ; toutefois il faut une grande habileté et beaucoup de pratique pour estimer d'une façon exacte le degré de déformation. Les accoucheurs ont exercé (peut-être même pourrait-on dire mal à propos) leur sagacité à inventer une foule de pelvimètres plus ou moins compliqués pour nous aider dans nos recherches. Mais, malgré tout, il est à peu près généralement admis que la main est le meilleur instrument et le plus commode pour cet objet, tout au moins en ce qui concerne l'intérieur du bassin. Pour déterminer exactement les dimensions externes, il est essentiel de se servir d'un compas, par exemple de l'instrument bien connu de Baudelocque. On objecte aux pelvimètres internes, même aux plus simples, leur prix, leur complication, et l'impossibilité de s'en servir sans douleur ou lésions pour la femme.

Mensurations externes.

On pensait autrefois qu'en mesurant la distance qui sépare les apophyses épineuses du sacrum de la symphyse pubienne, et en en retranchant l'épaisseur supposée des os et des parties molles, on devait arriver à une estimation approximative de la longueur du diamètre conjugué du détroit supérieur. Il est admis maintenant que cette méthode n'a aucune valeur, et que pratiquement elle est sans utilité. Un changement dans la longueur relative des autres mensurations externes du bassin est souvent d'une grande valeur pour la démonstration de l'existence d'un vice de conformation, mais non dans l'évaluation de son degré. Les mensurations qu'on prend dans ce but sont celles des distances entre les épines iliaques antérieures et supérieures, et entre le milieu des crêtes iliaques, distances qui ont respectivement 23 et 26 centimètres. Selon Spiegelberg, ces mensurations peuvent donner un des trois résultats suivants :

1° Toutes les deux sont moindres qu'elles ne devraient être; mais le rapport de l'une à l'autre reste le même.

2° La distance qui sépare les crêtes n'est pas, ou en tout cas est très peu, diminuée; mais celle qui sépare les épines est augmentée.

3° Toutes les deux sont diminuées; mais en même temps leurs rapports sont modifiés, la distance entre les épines étant devenue aussi longue, sinon plus longue, que celle qui sépare les crêtes.

Dans le premier cas, c'est un bassin uniformément rétréci. Dans le second, il est simplement rétréci au diamètre conjugué du détroit supérieur, sans autre vice de conformation. Dans le troisième, c'est un bassin rétréci au diamètre conjugué et en même temps uniformément contracté, comme dans les types graves de déformation rachitique.

On peut obtenir, en outre, quelques renseignements par la mensuration du diamètre conjugué externe, qui compte 19 centimètres et demi. On la prend en plaçant une pointe de compas dans la dépression qui se trouve sous l'épine de la dernière vertèbre lombaire, et l'autre pointe au centre du bord supérieur de la symphyse pubienne. Si cette longueur est manifestement moindre qu'à l'état normal, on en déduira l'existence d'un rétrécissement du diamètre conjugué au détroit supérieur, et on cherchera, par une autre méthode, à en apprécier le degré.

Pour trouver ces mesures, on peut se servir du *compas d'épaisseur* de Baudelocque, ou de l'élégant pelvimètre universel du Dr Lazarewitch, applicable également à la pelvimétrie interne ; mais, si l'on n'a pas ces instruments spéciaux, le but sera parfaitement rempli avec une simple paire de compas, tels que ceux dont se servent les charpentiers.

Mensurations internes.

Les mesures externes doivent être contrôlées par des mesures internes, surtout celle du diamètre antéro-postérieur, qui nous permet seule d'estimer le degré de rétrécissement. Nous chercherons d'abord la longueur du diamètre conjugué diagonal, entre le bord inférieur de la symphyse pubienne et le promontoire ; il mesure environ 12 millimètres de plus que le conjugué vrai. La femme, placée dans la position ordinaire

Manière de mesurer le diamètre conjugué du détroit supérieur.

de l'accouchement, ou mieux encore en travers sur son lit, les hanches élevées, on essaye d'atteindre le promontoire avec l'extrémité de l'index. Si le bassin est bien conformé, cela est impossible, de telle sorte que le seul fait d'arriver au promontoire prouve l'existence d'un rétrécissement. On marque avec l'ongle de l'index gauche la partie du doigt examinateur qui est située au-dessous de la symphyse, et la distance de cette marque à l'extrémité du doigt, en retranchant 12 millimètres, indique à

peu près la longueur du diamètre conjugué du détroit supérieur.
On a inventé différents pelvimètres pour prendre la même mesure, celui de Lumley Earle, celui de Lazarewitch, qui reposent
sur le même principe, celui de Van Huevel, etc.; je crois que le
meilleur et le plus simple est celui du Dr Greenhalgh (fig. 134).
Il consiste en une tringle mobile fixée à une bande flexible de
métal passant autour de la main qui examine. L'extrémité de la
tringle introduite dans le bassin présente une portion recourbée

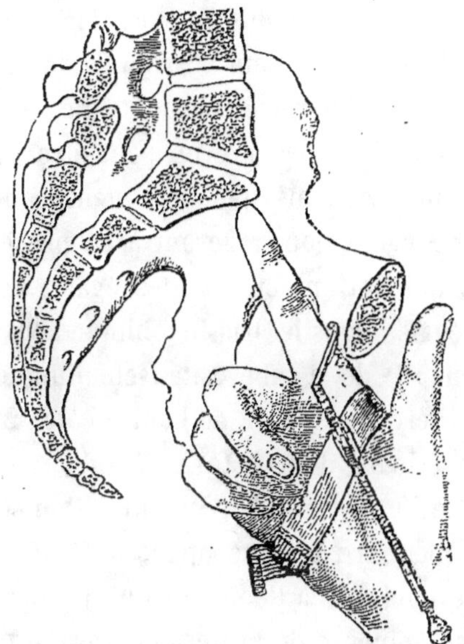

Fig. 134. — Pelvimètre de Greenhalgh.

qui contourne le bord radial du doigt indicateur. On fait l'examen comme à l'ordinaire, et, lorsque l'extrémité du doigt est sur
le promontoire, la tringle est tirée jusqu'à ce qu'elle se trouve
arrêtée par la face postérieure de la symphyse; la longueur du
diamètre conjugué diagonal se lit sur l'échelle.

Il est bon de se rappeler que ce procédé n'est pas praticpa-
ble dans les rétrécissements légers, lorsqu'on ne peut pas
atteindre le promontoire. Le Dr Ramsbotham a proposé de
mesurer le diamètre conjugué en introduisant l'index et le
doigt médian; l'extrémité de l'un serait appliquée sur le promontoire, celle de l'autre derrière le pubis, puis on les retire-

rait dans la même position, et on mesurerait leur écartement. Je crois que cette manœuvre est impraticable.

Lorsque, pendant le travail, nous désirons reconnaître avec certitude l'état du bassin, la femme doit être anesthésiée, et la main tout entière introduite dans le vagin (ce qui ne se ferait pas sans provoquer une vive douleur), nous apprécierons ainsi les dimensions du bassin et les rapports que la tête affecte avec lui ; et la variété de viciation sera facile à déterminer si l'on se rappelle ce que nous avons dit sur le mécanisme de l'accouchement dans ces cas. On peut aussi, à l'aide de ce procédé, déterminer assez bien les rétrécissements du détroit inférieur.

Le bassin oblique ovalaire ne peut être reconnu par aucune de ces méthodes ; mais quelques mensurations externes, indiquées par Nægelé, nous aideront à en préciser l'existence. Les distances qui doivent être toutes égales dans un bon bassin, seront inégales dans le bassin obliquement déformé. Ces distances sont : 1º de la tubérosité ischiatique d'un côté à l'épine iliaque postéro-supérieure de l'autre côté ; 2º de l'épine iliaque antéro-supérieure d'un côté à l'épine postéro-supérieure de l'autre côté ; 3º du grand trochanter d'un côté à l'épine iliaque postéro-supérieure du côté opposé ; 4º du bord inférieur de la symphyse pubienne à l'épine iliaque postéro-supérieure ; 5º de l'apophyse épineuse de la dernière vertèbre lombaire à l'épine iliaque antéro-supérieure de chaque côté.

Diagnostic du bassin oblique.

Si ces longueurs diffèrent les unes des autres de 1 centimètre à 2 centimètres et demi, on peut diagnostiquer sûrement un bassin oblique ovalaire. Le diagnostic sera contrôlé en plaçant la femme debout, et laissant tomber deux fils à plomb, l'un des épines du sacrum, l'autre de la symphyse pubienne. Si le bassin est bien conformé ils tomberont dans le même plan, si le bassin est oblique, le fil antérieur déviera considérablement vers le côté sain.

La conduite à tenir pendant l'accouchement dans les bassins viciés est, même de nos jours, une des questions les plus difficiles de l'obstétrique, malgré les nombreuses discussions aux-

Traitement.

quelles elle a donné lieu, et la divergence des opinions d'accoucheurs également remarquables est une preuve de la difficulté du sujet. Cette observation s'applique naturellement aux vices de conformation légers, à ceux dans lesquels on n'a pas perdu l'espoir de sauver l'enfant. Lorsque le diamètre antéro-postérieur du détroit supérieur ne mesure que 6 centimètres et demi à 7 centimètres et demi, il est universellement admis que la destruction de l'enfant est inévitable, à moins que le bassin ne soit pas assez petit pour nécessiter l'opération césarienne. Mais, lorsqu'il a une longueur variant entre 7 centimètres et demi et la longueur normale, les mérites relatifs du forceps, de la version et du travail prématuré artificiel sont une source féconde de discussions. Certains accoucheurs vantent le forceps et n'admettent la version que lorsque l'instrument a échoué, et je dois dire que cette opinion a généralement cours en Angleterre. Plus récemment, des accoucheurs allemands de haute valeur, tels que Schrœder et Spiegelberg, ont donné la première place à la version, et condamné le forceps dans les bassins viciés, ou tout au moins en ont restreint l'emploi à des limites très étroites. Et, chose plus étrange, nous avons vu dans ces temps-ci l'accouchement prématuré artificiel, que les accoucheurs anglais s'enorgueillissent d'avoir créé et vulgarisé, être complètement mis de côté et regardé comme funeste ou inutile dans les bassins viciés. Ce n'est pas une tâche facile de trouver une voie sûre au milieu de ce conflit d'opinions, et peut-être n'y parviendrons-nous bien qu'en considérant séparément les trois méthodes dans leurs rapports avec notre sujet, et discutant brièvement ce qui a été dit pour ou contre chacune d'elles.

Le forceps.   En Angleterre et en France, on admet à peu près généralement que, dans les rétrécissements légers, le meilleur moyen d'aider la femme est l'application du forceps. Je rappellerai que la manœuvre, dans de telles circonstances, est toujours beaucoup plus sérieuse que dans un accouchement simplement retardé par l'inertie utérine, alors qu'on opère dans un bassin spacieux et qu'on trouve la tête dans l'excavation ; il faut porter les cuillers très-haut, la tête étant souvent plus ou moins mobile au-dessus du détroit supérieur, et il est nécessaire de faire une traction beaucoup plus forte. Pour ces motifs, lorsqu'on soupçonne un vice de conformation du bassin, on ne doit pas s'aventurer à la légère ni à la hâte dans une opération avec les instruments. Et, heureusement, cela n'est pas toujours nécessaire ; en effet, si les douleurs sont suffisamment énergiques, et si le rétrécissement n'est pas trop considérable pour empêcher tout à fait l'engagement de la tête, après un certain laps de temps elle se moulera sur le détroit supérieur, au point de franchir un obstacle même important. Donc, dans tous les cas, il est bon de ne pas se presser; et s'il n'existe aucun symptôme grave du côté de la mère, ni élévation de la température, ni sécheresse du vagin, rapidité du pouls, etc., et si les bruits du cœur fœtal continuent à être normaux, on peut laisser marcher le travail pendant quelques heures après la rupture des membranes, de façon à donner à la nature des chances de terminer l'accouchement. On n'interviendra artificiellement que si l'on n'espère plus un accouchement naturel.

Le forceps est généralement considéré comme applicable à tous les degrés de rétrécissement, depuis la grandeur normale et au-dessous jusqu'à un diamètre conjugué du détroit supérieur d'environ 8 centimètres. Il ne peut y avoir de doute que, dans ces cas, la traction avec le forceps nous permette d'effectuer l'accouchement et nous laisse quelque espoir de sauver l'enfant. Sur dix-sept observations rapportées par Stanesco, et dans lesquelles on appliqua le forceps au détroit supérieur, il naquit treize enfants vivants. Si l'on songe à la longueur du travail et à la compression longtemps continue que l'enfant est obligé de subir, on peut considérer ces résultats comme favorables.

Quelles sont les objections qui ont été faites au forceps? Elles viennent surtout de Schrœder et des auteurs allemands. C'est la difficulté d'introduire l'instrument, le risque de blesser les organes de la mère, et la pensée que les lames, saisissant la tête par le front et l'occiput, diminueront par compression le diamètre longitudinal et augmenteront le diamètre transverse (qui est dans la partie rétrécie du bassin), de telle sorte que la tête deviendra plus volumineuse dans le sens où elle doit être aussi petite que possible. Sans aucun doute, ces auteurs exagèrent beaucoup la puissance compressive du forceps. Certainement, avec ceux dont nous nous servons généralement en Angleterre, ce léger désavantage est plus que contrebalancé par la traction sur la tête ; et le fait qu'on peut ainsi surmonter des rétrécissements légers, avec sécurité pour la mère et l'enfant, est surabondamment prouvé par les exemples nombreux dans lesquels on s'est servi du forceps.

Le forceps n'agit pas bien dans tous les cas. Il est certain que le forceps n'agit pas également bien dans tous les cas. Lorsque la tête est libre au-dessus du détroit supérieur, lorsque le rétrécissement est surtout limité au diamètre antéro-postérieur et qu'il existe assez de place dans l'excavation pour que l'occiput puisse l'occuper après la version, alors, comme habituellement la fontanelle antérieure est basse, et la tête placée dans une direction très oblique, il est probable aussi que la version sera l'opération la plus facile et la plus sûre pour la mère. Mais, d'un autre côté, quand la tête est engagée au détroit supérieur et qu'elle y est plus ou moins moulée, il est évident qu'on ne pourrait faire la version qu'en la repoussant en haut, ce qui n'est ni facile ni sûr. Il est probable aussi que dans un bassin rétréci dans tous les sens, et non pas seulement suivant le diamètre conjugué, la tête s'engageant dans un état de flexion exagérée, et la fontanelle postérieure étant très basse, le forceps sera plus applicable que la version.

Avantages mécaniques de la version dans certains cas. Sir James Simpson, mieux que personne, a signalé les cas spéciaux dans lesquels la version réussit et le forceps échoue, et ceux où l'on doit la choisir en première ligne. Bien que cette opération fût pratiquée par les anciens accoucheurs, c'est aux écrits de Simpson qu'elle doit sa vogue moderne et l'énonciation exacte de ses principes. Il a signalé que la tête de l'enfant a la

forme d'un cône, sa portion la plus étroite, la base du crâne
(fig. 135, *b, b*), mesurant en moyenne de 12 à 18 millimètres de

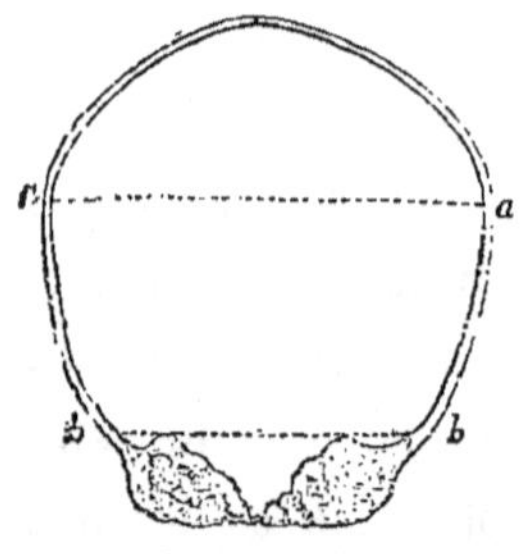

moins que la portion la plus large
(fig. 135, *a, a*), c'est-à-dire le diamètre bipariétal. Dans les présentations ordinaires du sommet, cette
dernière portion passe la première;
mais, si les pieds sont en bas,
l'extrémité étroite du cône crânien
est amenée d'abord en contact
avec le détroit rétréci, et peut être

Fig. 135. — Coupe d'un crâne fœtal,
montrant sa forme conique.

plus facilement *tirée* que la base du cône ne peut être *poussée* à
travers le détroit par les contractions utérines. Et ce n'est pas

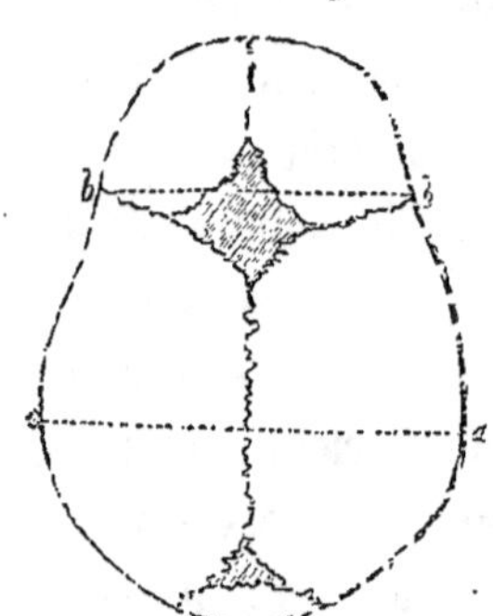

là le seul avantage, car, après la
version, le diamètre bitemporal
plus court (fig. 136, *b, b*), mesurant
en moyenne 12 millimètres de
moins que le bipariétal (fig. 136,
a, a), s'engage dans le diamètre
conjugué rétréci, tandis que le bi-
pariétal plus long se trouve dans
un espace relativement large sur
les côtés du bassin (fig. 137). Ces
considérations mécaniques sont

Fig. 136. — Figure indiquant la prédominance du diamètre bipariétal du
crâne fœtal (d'après Simpson).

faciles à comprendre et expliquent pleinement le succès qui a
suivi souvent l'emploi de la version.

On admet généralement qu'il est possible, eu égard aux raisons que nous venons de mentionner, d'extraire un enfant
vivant par la version lorsque le bassin est rétréci à un point
qui n'eût pas permis le succès de l'opération avec le forceps.
Bien des accoucheurs croient qu'on peut extraire un enfant vivant, par la version, dans un bassin qui n'aurait que
7 centimètres au diamètre conjugué. Barnes, au contraire,
maintient que, bien qu'il soit possible d'entraîner une tête
extraordinairement compressible à travers un bassin de 7 cen-

timètres 1/2, les chances d'avoir un enfant vivant dans ces conditions sont nécessairement très faibles, et on doit prendre, comme limites approximatives pour l'opération, de 8 centimètres à la grandeur normale.

On peut, je crois, admettre que l'accouchement est souvent possible par la version, lorsque le forceps et les forces naturelles ont échoué, alors qu'il ne reste plus d'autre ressource que la mutilation de l'enfant; les accoucheurs en rapportent

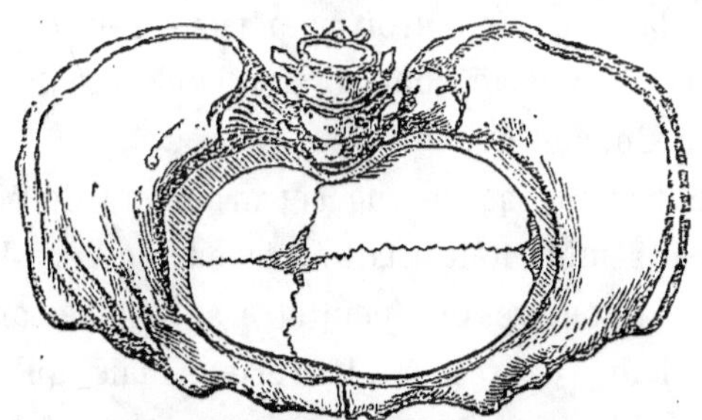

Fig. 137. — Dans certains cas de déformation le diamètre bipariétal se loge plus facilement dans l'un des côtés du bassin (d'après Simpson).

une foule d'exemples. Pour n'en nommer qu'un, le Dr Braxton Hicks [1] cite quatre observations dans lesquelles, le forceps ayant été appliqué sans succès, la version fut pratiquée, et on eut trois enfants vivants. Voilà donc trois enfants échappés à la mutilation, dans une courte période, et dans la pratique d'un seul homme. Ce fait suffit pour justifier l'emploi de la version lorsque les autres moyens ont échoué et que l'enfant est encore vivant. La perspective d'être obligé d'avoir recours à la crâniotomie n'est point un argument contre la version; en effet, bien que la perforation soit certainement plus difficile lorsque la tête est en haut que lorsqu'elle se présente la première, ce n'est pas une raison suffisante pour négliger un procédé qui peut rendre cette perforation tout à fait inutile [2].

<hr>

1. *Guy's Hosp. Rep.*, 1870.

2. De grands progrès ont été faits sur ce sujet dans ces dernières années. Barnes a étudié le mouvement de révolution de la tête autour du promontoire. Goodell a insisté sur la pression qu'on peut exercer sur le crâne à travers la paroi abdominale. Budin a prouvé par ses expériences que la tête, pour s'engager dans les conditions les plus favorables, devait

La question la plus difficile à décider est celle de savoir si l'on choisira la version primitivement. Mon avis personnel est que, en général, on doit donner la préférence au forceps, excepté peut-être lorsque la tête refuse de s'engager au détroit supérieur, et qu'elle ne peut être assez immobilisée par la compression externe pour permettre l'application facile de l'instrument. Dans ces circonstances, je préfère décidément la version; elle est plus simple et plus sûre comme opération, et l'engagement de la tête au détroit supérieur rétréci peut être très facilité par une forte compression abdominale, ainsi que l'a démontré Goodell [1].

On ne perdra pas de vue cet argument de Martin, de Berlin [2], car il semble tout à fait en faveur de l'emploi du forceps. C'est que la compression peut être appliquée sans danger pendant plusieurs heures sur le vertex, mais qu'elle ne saurait l'être plus de cinq minutes sans devenir fatale lorsqu'elle s'exerce sur des points essentiels, vers la base du cerveau, comme après la version. Mais ce n'est pas là une raison qui puisse empêcher l'emploi de la version lorsque le forceps et les efforts naturels sont impuissants.

Cas où la crâniotomie est indispensable.

Lorsque le rétrécissement ne comporte qu'un diamètre conjugué au-dessous de 7 centimètres 1/2, ou que le forceps et la version ont échoué, il ne reste plus de ressource que dans la mutilation du fœtus ou l'opération césarienne.

J'étudierai ici la provocation de l'accouchement prématuré,

Accouchement prématuré.

être fortement fléchie. Duncan a montré que le premier effet des tractions, lorsque la tête repose sur l'ouverture du bassin, est d'engager la partie qui est en rapport avec le promontoire; la partie postérieure de la base franchit la première le bassin. Enfin tout récemment, en mai 1879, M. Champetier de Ribes, résumant tous les travaux antérieurs, et portant plus loin encore que ses prédécesseurs l'étude expérimentale, a, dans un travail intitulé *Du passage de la tête fœtale à travers le détroit supérieur rétréci du bassin dans les présentations du siège,* montré de quelle manière la tête franchissait le détroit et comment il fallait procéder pour reproduire assez facilement le mécanisme complexe de sa sortie, c'est-à-dire sa flexion exagérée, son mouvement de révolution autour de l'angle sacro-vertébral et la pression sur la région frontale à travers la paroi abdominale.

1. *Amer. Journ. of obst.*, vol. VIII.
2. *Mon. f. Geburt*, 1867.

comme moyen d'éviter les dangers de l'accouchement à terme
et de sauver la vie de l'enfant. La règle établie en Angleterre
est que, dans tous les cas de vices de conformation du bassin
dont on a reconnu l'existence, soit dans un accouchement antérieur, soit dans un examen approfondi du bassin, on doit provoquer le travail avant l'époque du terme, pour essayer de faire
passer la tête plus petite et plus compressible d'un fœtus avant
terme où celle d'un fœtus à terme ne passerait pas. Le gain est
double ; les risques de la mère sont diminués, les chances de
vie pour l'enfant augmentées.

Objections récentes qui lui ont été faites. Cette pratique est généralement considérée comme si conservatrice et si judicieuse, qu'il me paraîtrait absolument inutile de
la défendre, si, dans ces derniers temps, quelques accoucheurs
éminents n'avaient cherché à démontrer qu'il est préférable,
dans l'intérêt de la mère, de laisser la grossesse aller jusqu'à
terme. Ils croient que les risques pour l'enfant sont extrêmes
dans l'accouchement prématuré artificiel, et qu'on doit abandonner complètement cette opération, excepté peut-être dans
les cas de déformation absolue où la section césarienne pourra
devenir nécessaire. Parmi ceux qui soutiennent cette opinion, je
signalerai en première ligne Spiegelberg et Litzmann, appuyés,
dans une certaine mesure, par Matthews Duncan. Spiegelberg [1]
essaie de démontrer, par des observations de sources diverses,
que les résultats du travail prématuré, dans les bassins viciés,
sont beaucoup plus défavorables que lorsqu'on laisse agir la
nature ; selon lui, dans ce dernier cas, la mortalité des mères est
de 6,6 pour 100 et celle des enfants de 28,7 pour 100, tandis
que dans le premier elle est de 15 pour 100 chez la mère et de
66,9 pour 100 chez l'enfant. Litzmann [2] arrive à peu près aux
mêmes conclusions, savoir : mortalité de 6,9 pour 100 chez les
mères et 20,3 pour 100 chez les enfants, dans l'accouchement à
terme, et 14,7 pour 100 chez les mères et 55,8 pour 100 chez
les enfants, dans le travail prématuré artificiel.

1. *Arch. f. Gyn.*, Bd. I. S. 1.
2. *Ib.*, Bd. II. S. 169.

Si ces statistiques étaient exactes, bien qu'elles indiquent des risques assez sérieux pour la mère, elles donneraient une grande force aux arguments de ceux qui préfèrent courir la chance d'un accouchement à terme. Mais il est fort douteux qu'on puisse les accepter telles quelles, et les considérer comme tranchant la question. On a maintes et maintes fois reconnu les erreurs d'une masse d'observations hétérogènes, rassemblées pêle-mêle sans examen soigneux de leur histoire; et il serait assez facile de leur opposer une longue liste de faits dans lesquels la mortalité des mères est presque nulle. Churchill donne, dans ses ouvrages, les résultats de la pratique de plusieurs accoucheurs éminents, et nous y trouvons, par exemple, que sur 46 cas Merriman n'en eut pas un seul de mortel. La même bonne fortune favorisa Ramsbotham dans 62 cas. Il en conclut « que, certes, il y a des risques pour la mère, mais pas plus que dans un accouchement prématuré accidentel; » et cette conclusion, en ce qui concerne la mère, est conforme aux résultats obtenus, depuis déjà longtemps, par la majorité des accoucheurs anglais, qui sans aucun doute ont une plus grande pratique de l'opération que leurs confrères des autres pays. En ce qui concerne l'enfant, les statistiques allemandes, même tenues pour exactes, ne sauraient être acceptées comme une contre-indication à l'opération, faite dans le but d'éviter à la mère les risques très sérieux d'un accouchement à terme, et, dans quelques cas, de laisser au moins une chance à l'enfant, dont la vie serait, sans elle, sacrifiée avec certitude. D'ailleurs le résultat de l'opération dépend beaucoup de la méthode qu'on adopte, et on en voit recommander quelques-unes qui ne sont pas exemptes de dangers à la fois pour la mère et pour l'enfant. Je crois qu'on peut admettre, avec Duncan [1], que l'opération a été entreprise plus souvent qu'elle n'était absolument néces- saire, et que les rétrécissements pelviens atteignent plus rare- ment qu'on ne l'a supposé un degré extrême. C'est là une raison

---

1. *Edin. med. Journ.* July, 1873, p. 339.

qui doit nous engager à faire un diagnostic soigneux et approfondi, mais on ne saurait rejeter une opération qui est depuis si longtemps considérée comme une ressource précieuse.

Lorsqu'on s'est décidé en faveur de l'accouchement prématuré, l'époque précise à laquelle on doit le provoquer ne laisse pas que d'être une question très anxieuse, car, plus on attend, naturellement plus il reste de chances à l'enfant. On a construit, pour nous guider dans cette voie, un certain nombre de tables; mais elles ne sont pas, en somme, aussi utiles qu'on pourrait le supposer, parce qu'il est très difficile de déterminer avec exactitude le degré du rétrécissement. La suivante, due à Scanzoni, pourra nous rendre quelques services :

Lorsque le diamètre sacro-pubien a :

De 62 à 64 millimètres, provoquer le travail à la 30e semaine.
   65 à 67 — 31e —
   68 à 71 — 32e —
   72 à 75 — 33e —
   76 — 33e —
   78 à 80 — 34e —
   82 à 85 — 35e —
   86 à 88 — 36e —

Dans les rétrécissements modérés, lorsque les douleurs du travail ont été provoquées, la marche de l'accouchement peut être abandonnée à la nature; mais, dans les formes plus prononcées, au-dessous de 7 centimètres 1/2 par exemple, il est souvent nécessaire de faciliter l'accouchement par la version ou le forceps, et la version est surtout applicable à ce cas, à cause de l'extrême souplesse de la tête et de la facilité avec laquelle on peut l'entraîner à travers le détroit supérieur. La combinaison des deux procédés permet très bien, ainsi que l'a démontré Barnes, de sauver la vie de l'enfant, même dans un bassin considérablement rétréci.

Lorsque le rétrécissement est assez marqué pour nécessiter l'accomplissement du travail avant le sixième mois, c'est-à-dire avant que l'enfant ne soit viable, il vaudra mieux provoquer l'avortement de bonne heure. L'opération est alors indiquée, non en vue de l'enfant, mais pour éviter à la mère les risques graves qu'elle pourrait courir plus tard. On agit, dans ce cas,

aussitôt que la grossesse est reconnue. Il ne servirait de rien
d'attendre que le développement de l'enfant ait acquis un certain degré; plus il est petit, moins la mère aura à souffrir et à
craindre. Il n'y a aucun vice de conformation, aussi grand soit-
il, qui puisse empêcher la réussite de l'avortement par un des
nombreux moyens que nous avons à notre disposition; et en
dépit des objections du Dr Radford, qui soutient qu'un accoucheur n'a pas le droit de sacrifier la vie de plusieurs enfants,
lorsque la mère sait qu'elle ne peut pas donner naissance à un
rejeton viable, il est peu de praticiens qui ne considéreront
comme un devoir d'épargner à la mère les terribles dangers
de l'opération césarienne.

CHAPITRE XIII

DE L'HÉMORRHAGIE AVANT L'ACCOUCHEMENT : PLACENTA PRÆVIA

Les hémorrhagies qui résultent d'une situation anormale du placenta, inséré partiellement ou entièrement sur l'orifice interne du col, ont donné lieu à d'intéressantes discussions. L'étiologie de cette insertion anormale, la source de l'hémorrhagie, et les causes qui la font naître, les moyens adoptés par la nature pour l'arrêter, son traitement, tout a été le sujet de controverses sans fin et qui sont loin d'être terminées. Il faut admettre aussi que l'extrême importance du sujet justifie amplement l'attention qu'on lui a accordée ; car il n'y a, dans l'obstétrique, aucune complication plus apte à produire des alarmes soudaines, aucune qui réclame un traitement scientifique plus rapide.

Définition. On entend par *placenta prævia* l'insertion du placenta sur le segment inférieur de la cavité utérine, de telle sorte qu'il est situé, en totalité ou en partie, sur l'orifice interne du col. Dans le premier cas, c'est une présentation placentaire *complète* ou *centrale ;* dans le second, une présentation *incomplète* ou *marginale.*

Causes. Les causes de la situation anormale du placenta ne sont pas pleinement élucidées. Tyler Smith supposait qu'elle était due à ce que la fécondation de l'ovule n'avait eu lieu que dans la partie inférieure de la cavité utérine. Cazeaux fait observer que la muqueuse utérine est moins gonflée, moins turgide que lorsque l'imprégnation se produit au siège ordinaire, et que, par conséquent, elle offre moins d'obstacle à la descente de l'ovule dans la partie inférieure de la cavité de la matrice. La descente de l'ovule imprégné peut aussi être favorisée par une grandeur anormale ou une forme inaccoutumée de la cavité utérine. Cela peut être, en effet, dans les cas où la cavité est plus grande, car on observe le placenta prævia en général chez les femmes qui ont déjà eu plusieurs enfants. Mais ce sont là des hypothèses intéressantes qui n'ont aucune valeur pratique. Il est un fait certain, c'est qu'assez fréquemment, une fois sur 573, d'après Johnson et Sinclair, le placenta est greffé partiellement ou complètement sur l'orifice utérin.

Le placenta prævia n'était pas inconnu des anciens auteurs, mais ils croyaient que, situé primitivement sur le fond, il était accidentellement tombé dans le segment inférieur de l'utérus. Portal, Levret, Rœderer, et surtout notre compatriote Rigby, sont au nombre de ceux dont les observations tendent à faire supposer qu'ils connaissaient exactement le fait obstétrical. C'est à Rigby que nous devons l'expression d'*hémorrhagie inévitable*, comme synonyme de placenta prævia, et pour la distinguer de celle qui est consécutive au décollement du placenta inséré normalement, laquelle est appelée *hémorrhagie accidentelle*. Ces dénominations, adoptées par le plupart des auteurs, sont cependant trompeuses, car elles établissent une distinction essentielle entre l'étiologie des deux genres d'hémorrhagie, et nous verrons bientôt que cette distinction n'est pas toujours exacte.

Il est de la plus haute importance, si l'on veut bien comprendre la nature et le traitement du placenta prævia, de connaître exactement la source de l'hémorrhagie et la manière dont elle se produit ; mais c'est un sujet que nous discuterons avec plus de fruit après la description des symptômes.

Bien que le placenta doive occuper sa situation anormale

depuis les premiers temps de sa formation, il donne rarement lieu à quelque symptôme appréciable avant les trois derniers mois de la grossesse. Toutefois il est loin d'être improbable que cette situation anormale du placenta puisse produire l'avortement dans les premiers mois, le siège de son insertion passant inaperçu.

Hémorrhagie subite. Le premier symptôme qui nous fasse concevoir des soupçons est une hémorrhagie soudaine, sans cause appréciable. La quantité de sang perdu varie considérablement. Dans quelques cas, la première hémorrhagie est relativement légère et s'arrête bientôt spontanément ; mais, si on laisse aller les choses sans intervenir, après un certain laps de temps, qui peut varier de quelques jours à quelques semaines, l'écoulement reparaît de nouveau d'une façon aussi inattendue que la première fois, et les hémorrhagies successives sont de plus en plus profuses. Les pertes paraissent à différentes périodes. Elles commencent rarement avant la fin du sixième mois, souvent plus près du terme, et quelquefois même au moment du travail. L'hémor-

Réapparition soudaine de l'hémorrhagie. rhagie coïncide fréquemment avec l'époque où la femme aurait eu ses règles, sans doute à cause de la congestion physiologique des organes de la génération. Si la perte ne se montre la première fois que vers le moment du terme ou au terme même, elle peut être formidable, et quelques minutes suffisent pour mettre en péril la vie de la femme. On doit certainement accepter comme un axiome que, du jour où il s'est déclaré une hémorrhagie, la femme est en danger, car des pertes excessives peuvent survenir à tout moment, sans prodromes et alors qu'on n'est pas sûr d'avoir du secours. Il arrive souvent que le travail prématuré se déclare après une ou plusieurs hémorrhagies.

Dans les cas de placenta prævia, lorsque le travail a commencé, soit prématurément, soit à terme, l'hémorrhagie peut devenir excessive, car chaque contraction décolle de nouvelles portions du placenta, et de nouveaux vaisseaux rompus restent ouverts. Dans ces circonstances, le sang coule souvent en plus grande quantité pendant les douleurs et diminue dans leurs intervalles. Ce fait a depuis longtemps été signalé comme un des signes auquel on pouvait distinguer l'hémorrhagie « inévitable » de l'hémorrhagie « accidentelle » ; dans cette dernière, en effet, le sang s'arrête pendant les douleurs. Mais cette distinction est tout à fait trompeuse. Dans toutes les formes d'hémorrhagie utérine, même dans celle qui accompagne le placenta prævia, la contraction de l'utérus a pour effet de resserrer les vaisseaux d'où le sang s'échappe, et de diminuer ainsi l'écoulement. L'augmentation apparente du flux pendant les douleurs tient à ce que les contractions chassent dehors le sang qui est déjà sorti des vaisseaux. Cependant, jusqu'à un certain point, les douleurs doivent favoriser l'hémorrhagie, par le décollement de nouvelles portions du placenta ; mais alors la perte a lieu surtout pendant les intervalles, et non pas pendant la durée des contractions.

A l'examen vaginal, si l'orifice est suffisamment dilaté pour admettre le doigt, et il l'est en général, à cause du relâchement produit par l'écoulement sanguin, nous pourrons presque toujours sentir quelque portion du placenta. Si l'implantation est centrale, nous trouverons l'orifice supérieur du col entièrement couvert par la masse placentaire épaisse et molle, se distinguant d'un caillot qui occuperait la même situation, par sa consistance et l'impossibilité d'être brisé sous la pression du doigt. On peut sentir, à travers le placenta, la partie du fœtus qui se présente, mais pas aussi distinctement que si aucun organe n'était interposé entre le doigt et l'enfant. Dans les présentations partielles, on trouvera une certaine étendue de l'orifice occupée par la poche des eaux, avec la tête ou une autre partie fœtale au-dessus, et le reste du cercle recouvert par le bord du placenta. Si la présentation est marginale, on ne peut sentir que le bord épais du délivre, qui fait saillie à la circonférence de l'orifice. Si le col est haut et la grossesse peu avancée, il ne sera pas facile de saisir tous ces détails, le col étant presque hors de portée ; et, comme il est de toute importance de faire un diagnostic exact, on devra introduire deux doigts, ou même toute la main, pour explorer complètement l'état des organes. Le segment inférieur du globe utérin est plus épais et plus charnu qu'à l'état normal, et Gendrin a signalé que le ballottement ne peut être perçu. Dans les cas douteux, notre diagnostic peut être éclairé par l'auscultation, le souffle placentaire est entendu sur le segment inférieur de l'utérus.

Le Dr Wallace [1] a pensé que l'auscultation vaginale pouvait être utile, et qu'au moyen d'un stéthoscope de bois recourbé on distinguait le souffle placentaire d'une façon saisissante. Je crois que cette manœuvre sera difficilement acceptée dans la pratique.

Source de l'hémorrhagie. Il est maintenant à peu près généralement admis par les auteurs que la source de l'hémorrhagie est dans les vaisseaux utéro-placentaires lacérés. Il n'y a que peu d'années encore, sir James Simpson défendait, avec son énergie habituelle, la théorie soutenue par son prédécesseur le Dr Hamilton, à savoir que la principale, sinon la seule source de l'hémorrhagie était dans la portion détachée du placenta lui-même. Selon lui, le sang passait de la partie du placenta encore adhérente dans celle qui était décollée, et s'écoulait de la surface de cette dernière ; et, conformant sa pratique à son hypothèse, il décollait complètement le placenta, après avoir observé que, dans bien des cas où le délivre avait été expulsé avant l'enfant, l'hémorrhagie avait cessé. Le fait de la cessation de l'hémorrhagie n'est pas douteux, dans de semblables circonstances, mais la théorie de Simpson est contestée par la plupart des auteurs modernes, particulièrement par Barnes qui s'est beaucoup occupé de l'étude de cette question. Selon lui, l'arrêt de l'hémorrhagie n'est pas dû au décollement du placenta, mais à la contraction utérine qui le précède ou l'accompagne, contraction qui obture les vaisseaux, comme dans les autres formes d'hémorrhagie. Le Dr Mackenzie a montré le siège de l'hémorrhagie par une série d'expériences pratiquées sur des chiennes pleines dont il dé-

1. *Edin. med. Jour.*, nov. 1872.

collait le placenta ; le sang s'écoulait alors des parois de l'utérus, et non pas de la surface placentaire mise à nu. La disposition des larges sinus veineux, qui s'ouvrent sur la muqueuse utérine, favorise l'écoulement du sang lorsqu'ils sont déchirés, et c'est d'eux que vient le sang (peut-être aussi un peu des artères utérines) exactement comme dans l'hémorrhagie *post partum*, alors que toute la surface d'insertion du placenta et non plus seulement une partie, est mise à découvert.

On a donné diverses explications des causes de l'hémorrhagie. Pendant longtemps, on a supposé qu'elle dépendait de l'expansion graduelle du col dans les derniers mois de la grossesse, amenant le décollement du placenta inséré anormalement. Mais on a vu que ce raccourcissement du col n'est qu'apparent, et que le canal cervical ne fait pas partie de la cavité utérine durant la gestation, excepté peut-être tout au plus pendant la dernière semaine. C'est donc une explication du décollement placentaire à rejeter. Jacquemier en proposa une autre, qui a été admise par Cazeaux. Pendant les six premiers mois de la gestation, le segment supérieur de l'utérus se développe plus spécialement, ainsi que l'indique la forme en poire du fond de l'organe à cette période ; et comme le placenta atteint aussi son maximum de développement pendant les six premiers mois, s'il est inséré sur le segment utérin qui se développe concurremment avec lui, ses rapports et ses attaches ne sont nullement troublés. Au contraire, pendant les trois derniers mois de la grossesse, le segment inférieur de l'utérus se développe plus que le segment supérieur, tandis que le volume du placenta reste à peu près stationnaire ; il en résulte inévitablement une perte de proportion entre le col et le placenta, d'où le décollement de ce dernier. Cette théorie a soulevé de nombreuses objections, dont la plus importante est qu'il n'est pas du tout démontré que le segment inférieur de l'utérus se développe proportionnellement plus que le supérieur pendant les derniers mois de la grossesse. La théorie du Dr Barnes est basée sur l'hypothèse que la perte de relation entre l'utérus et le placenta est produite par un

Causes
de l'hémorrhagie.

Théorie
de Jacquemier.

Théorie de Barnes.

développement excessif du placenta lui-même relativement à celui du col, qui n'est pas disposé pour recevoir ses insertions. D'après cette théorie, le placenta, en grossissant, se détache des points où il est greffé, d'où l'hémorrhagie. Je ferai observer que ni cette théorie ni celle de Jacquemier ne sont conciliables avec les observations fréquentes dans lesquelles l'hémorrhagie n'a commencé qu'au moment du terme. Si, comme le supposent ces deux auteurs, il existait, dans tous les cas de placenta prævia, une perte de relation entre cet organe et ses points d'attache, l'hémorrhagie ne ferait jamais défaut à un moment donné des trois derniers mois de la grossesse. Le Dr Matthews

Théorie de Duncan. Duncan [1], qui a récemment repris cette étude, soutient que les hémorrhagies sont accidentelles, non inévitables, et dues précisément aux mêmes causes que les hémorrhagies ordinaires qu'on voit survenir quand le placenta est normalement placé [2]. Naturellement, l'insertion vicieuse du placenta rend ces causes plus aptes à agir, mais leur action est, selon lui, absolument la même que dans les cas d'hémorrhagies accidentelles. Le décollement du placenta par expansion du col est, d'après sa théorie, la cause de l'hémorrhagie lorsque le travail a commencé; et alors elle peut être strictement appelée inévitable; mais l'hémorrhagie se produit très rarement ainsi pendant la grossesse.

« Il y a, dit Duncan, quatre modes de production de cette hémorrhagie :

« 1° La rupture d'un vaisseau utéro-placentaire à l'orifice interne du col ou au-dessus;

« 2° La rupture d'un sinus utéro-placentaire marginal dans l'aire du décollement prématuré spontané, lorsque l'insertion du placenta n'est pas centrale ou couvrant l'orifice interne, mais qu'elle a lieu sur le bord ou près du bord de cet orifice;

« 3° Le décollement partiel du placenta, à la suite de causes accidentelles, par exemple un coup ou une chute;

---

1. *Edin. med. Journ.*, nov. 1873, et *Brit. Med. Journ.*, nov. 1873.
2. *Sur le mécanisme de l'accouchement normal et pathologique* de Matthews Duncan, traduit par Budin, pages 323 et seq.

« 4° Le décollement partiel du placenta, sous l'influence de contractions utérines qui produisent une légère dilatation de l'orifice interne du col.

Ces faits peuvent être considérés comme des exemples de fausses couches commençantes arrêtées dès leur début. »

Je ne vois aucune raison pour douter que l'hémorrhagie puisse, bien souvent, être attribuée aux trois premières causes, et alors sa production ressemble strictement à celle des hémorrhagies accidentelles. La quatrième fait dépendre l'hémorrhagie d'un décollement partiel, provoqué par un commencement de dilatation du col, en expliquant cette dilatation par un début de fausse couche. Cette dernière hypothèse me paraît tout à fait aussi futile que celles qui invoquent un défaut de relation entre le placenta et ses points d'attache. Nous savons que, sans aucune espèce de menaces d'avortement, il se produit sans cesse des contractions utérines pendant la durée de la grossesse. Ce fait a été parfaitement démontré par Braxton Hicks, et chacun peut s'en assurer en plaçant la main pendant quelques minutes sur un utérus de femme grosse. Il n'y a aucune raison pour supposer que ces contractions n'affectent pas le col, aussi bien que le fond de l'utérus ; et il est facile de comprendre que, dans les cas d'insertion partielle ou complète sur l'orifice, une ou plusieurs contractions un peu plus fortes que les autres puissent, à un moment donné, produire une déchirure des attaches placentaires dans le voisinage du col.

Dans les cas de placenta prævia, un examen soigneux de l'organe nous fera découvrir des modifications pathologiques au siège du décollement, ainsi que l'ont signalé Gendrin, Simpson et d'autres auteurs. Ce sont des thromboses dans les cotylédons placentaires, avec épanchements de caillots sanguins, diversement altérés et décolorés, selon le temps depuis lequel le décollement s'est produit. Les auteurs ont aussi décrit des modifications dans la portion du placenta qui recouvre l'orifice, que le décollement ait eu lieu ou non. Il paraît y avoir une tendance à l'atrophie de cette portion de tissu placentaire, en même temps que des changements de forme, tels que division partielle ou complète en deux lobes, dont l'union aurait lieu sur l'orifice utérin [1].

Mode de terminaison naturelle.

L'histoire de l'accouchement abandonné à la nature est digne d'être étudiée, et elle nous servira de guide dans le traitement de ces cas redoutables. Il arrive quelquefois, lorsque les douleurs sont fortes et l'accouchement rapide, que le travail se termine sans hémorrhagie sérieuse. Cazeaux dit : « Bien que l'hémorrhagie soit ordinairement considérée comme inévitable dans de telles circonstances, elle peut cependant être nulle pendant le travail, et la dilatation de l'orifice peut se faire sans qu'il y ait perte d'une seule goutte de sang. » En outre, Simpson a prouvé, par un très grand nombre d'observations concluantes. que lorsque le placenta était expulsé avant la naissance de l'enfant, toute hémorrhagie cessait.

Théorie de Barnes.

La théorie du placenta prævia émise par Barnes, et presque généralement acceptée, explique ces deux ordres de faits d'une manière satisfaisante.

Barnes considère la cavité utérine comme pouvant être divisée en trois zones ou segments. Lorsque le placenta est situé dans la zone supérieure ou la zone moyenne, il ne se produit ni décollement, ni hémorrhagie pendant le travail. Mais, lorsqu'il est situé, en partie ou en totalité, dans la zone inférieure ou cervicale, l'expansion du col pendant le travail peut produire un décollement plus ou moins grand, et par conséquent une hémorrhagie. Aussitôt que la portion prævia du placenta est suffisamment détachée, pourvu que la contraction utérine se produise pour clore les orifices des vaisseaux, l'hémorrhagie s'arrête. L'hémorrhagie peut donc ne pas persister, sans que le placenta soit entièrement décollé, parce que la portion qui reste adhérente est greffée sur l'utérus au delà de la zone d'insertion dangereuse.

Donc, dans le premier cas, l'absence d'hémorrhagie s'explique, à l'aide de cette théorie, par l'action de douleurs fortes

1. Sirelius, *Arch. gén. de méd.*, vol. II, 1861.

et rapides, suffisantes pour compléter le décollement des insertions placentaires de la zone cervicale ou inférieure avant que le sang ait commencé à couler ; dans le dernier cas, l'hémorrhagie cesse, non pas nécessairement parce que le placenta est expulsé en entier, mais parce qu'il est décollé de l'aire de l'implantation dangereuse.

L'expansion cervicale nécessaire pour amener ce résultat varie dans les différents cas. Le Dr Duncan [1], qui a étudié ce point très soigneusement, estime la limite du décollement spontané à un cercle de 11 centimètres de diamètre; après qu'une telle expansion s'est produite, il ne survient plus ni décollement, ni hémorrhagie. Barnes pense que, pour admettre le passage d'une tête fœtale à terme, il faut un cercle d'environ 15 centimètres de diamètre; d'un autre côté, il a quelquefois observé que « l'hémorrhagie s'arrête complètement lorsque l'orifice utérin présente une ouverture de la dimension de celle d'un verre à pied, ou même moins. »

On voit que dans cette forme d'hémorrhagie, aussi bien que dans toutes les autres, la contraction utérine tend à arrêter l'écoulement du sang; et, pourvu que les douleurs soient suffisamment énergiques, la nature suffit, sans aide, à triompher du danger. Ce n'est que rarement qu'elle échoue. Nous verrons plus loin que ces opinions théoriques reçoivent une importante application pratique au sujet du traitement.

Dans tous les cas de placénta prævia, le pronostic est certainement grave pour la mère et pour l'enfant. Read, dans son *Traité du placenta prævia*, estime, d'après de fort nombreuses statistiques, la mortalité des mères à 1 sur 4 1/2, et Churchill 1 sur 3. Cette estimation est certainement trop élevée, et basée sans doute sur des observations mal établies [2]. La mortalité dépend, naturellement, beaucoup du traitement qui a été institué.

Pronostic.

---

1. *Obst. Trans.*, vol. XV.

2. Cette estimation concorde, au contraire, avec celle du professeur Depaul. Sur 71 cas observés à l'hôpital des Cliniques, 23 femmes ont succombé, ce qui donne une proportion de une morte sur trois (Cliniques du Dr Depaul, page 677). (*Trad.*)

Sans aucun doute, si les malades ont été abandonnées aux seules ressources de la nature, les résultats peuvent être aussi défavorables que Read le suppose ; mais, si elles ont reçu des soins appropriés, ils doivent être beaucoup plus heureux. Sur 64 observations, rapportées par Barnes, la mort a eu lieu 6 fois, ou 1 fois sur 10 2/3. En somme, les risques de la mère sont très grands. Churchill estime qu'on perd plus de la moitié des enfants. Cela n'a rien d'extraordinaire, les enfants étant soumis à des causes de danger, telles que l'asphyxie par perte du sang maternel, et l'entrave apportée à la respiration, pendant la durée du travail, par un placenta en partie décollé ; bien des enfants meurent aussi parce qu'ils ne sont pas à terme, d'autres des suites d'une mauvaise présentation.

Traitement. — Lorsqu'une hémorrhagie soudaine apparaît dans les derniers mois de la grossesse, on doit songer immédiatement à la possibilité d'un placenta prævia ; et on découvrira, en général, l'existence de cette complication, par un examen vaginal complet, qu'on doit toujours pratiquer dans de semblables circonstances. Il est rare que l'orifice du col ne soit pas suffisamment dilaté pour nous permettre de reconnaître la présentation placentaire.

Est-il bon de laisser continuer la grossesse ? — La première question qui s'impose est celle de savoir si nous pouvons temporiser, en arrêtant l'hémorrhagie et laissant continuer la grossesse. C'est là la conduite recommandée généralement dans les ouvrages d'obstétrique. On nous dit de placer la femme sur un matelas dur, à l'abri de la chaleur, sans couvertures, de la laisser au repos absolu, dans une chambre fraîche et bien aérée, de lui appliquer des linges froids à la vulve et sur les parties inférieures de l'abdomen, de lui donner en quantité des boissons froides et acidulées, et de prescrire de l'acétate de plomb, de l'opium ou de l'acide gallique, médicaments réputés hémostatiques. Dans ces derniers temps, la justesse de ces recommandations a été fortement contestée. Et il y a peu de jours il s'est élevé une discussion intéressante, à la Société obstétricale de Londres [1], au sujet d'un mémoire dans

1. *Obst. Trans.*, vol. VI, p. 188.

lequel le Dr Greenhalgh préconisait la provocation immédiate du travail dans tous les cas de placenta prævia. Six professeurs d'accouchement de la métropole, pas un de moins, prirent part à cette discussion, et, sauf quelques divergences de détail, tous furent d'avis de ne pas laisser continuer la grossesse lorsque le placenta prævia a été diagnostiqué avec certitude. Leurs raisons sont claires et irréfutables. Certes, le travail commence souvent de lui-même ; mais, s'il ne se déclare pas, la vie de la femme doit être considérée comme en péril tant qu'elle n'est pas délivrée, car personne ne peut répondre qu'il ne surviendra pas, à un moment donné, une hémorrhagie dangereuse, mortelle même ; et plus la femme approche du terme, plus grand est le risque auquel elle est soumise. Et la temporisation n'augmente nullement les chances de l'enfant. Pourvu qu'il ait atteint l'âge de la viabilité, on peut dire qu'il a plus de chances de naître vivant si la grossesse se termine tout d'un coup que s'il survient des hémorrhagies répétées. Je crois donc être dans le vrai en disant qu'on ne doit rien faire pour empêcher la terminaison de la grossesse, qu'on doit plutôt souhaiter un dénouement aussi rapide que possible. Il est permis cependant d'excepter de cette règle les cas où une hémorrhagie survient pour la première fois avant le septième mois de la gestation. Les chances de vie pour l'enfant seraient alors très médiocres, et si l'hémorrhagie n'est pas alarmante, comme cela arrive en général à cette période, on pourrait avoir recours au traitement indiqué plus haut, dans l'espoir de prolonger la grossesse jusqu'au jour où l'enfant sera plus en état de vivre. Mais nous ne devons compter que fort peu sur les médicaments astringents. Le repos absolu au lit est le meilleur des traitements, avec l'emploi de tampons vaginaux astringents, au matico ou au perchlorure de fer, comme hémostatiques locaux.

Lorsque l'époque de la grossesse, ou l'urgence, nous détermine à ne pas temporiser, nous avons le choix entre divers procédés. Les principaux sont : 1° la *ponction des membranes ;* 2° le *tamponnement du vagin ;* 3° la *version ;* 4° le *décollement partiel ou complet du placenta*. Nous allons étudier en détail les avantages et les indications de chacune de ces méthodes. Il est rare toutefois que nous puissions compter sur une seule, dans la plupart des cas, nous en combinons deux ou trois.

Ponction
des membranes.

1o La ponction des membranes est recommandée par Barnes comme la première méthode à adopter dans tous les cas de placenta prævia qui offrent du danger. « C'est, dit-il, le moyen le plus efficace en général, et il peut toujours être appliqué. » Son premier bénéfice est l'augmentation de la rétraction utérine, par l'écoulement du liquide amniotique. Bien que, tout d'abord, la ponction puisse augmenter l'écoulement du sang par un plus grand décollement du placenta, l'hémorrhagie sera presque toujours enrayée par le tampon jusqu'à ce que l'orifice soit suffisamment dilaté pour permettre le passage de l'enfant. Il n'y a, ordinairement, aucune difficulté à faire la ponction, surtout si la présentation placentaire est partielle. Une plume, ou tout autre objet pointu, guidé par le doigt examinateur, est introduit dans le col et poussé à travers les membranes. Lorsque l'insertion du placenta sur le col est complète, il n'est plus si facile d'obtenir l'évacuation du liquide amniotique; et, bien que certains auteurs conseillent de traverser le tissu placentaire lui-même, j'incline à penser qu'il vaut mieux, dans ce cas, abandonner ce procédé et avoir recours à un autre.

On objecte surtout à la ponction des membranes d'empêcher la dilatation graduelle du col, et de rendre la version beaucoup plus difficile. Mais, dans les cas de placenta prævia, l'orifice n'est pas si régulièrement dilaté par la poche des eaux que dans les accouchements ordinaires. En outre, le tissu du col est généralement relâché par l'hémorrhagie, et la dilatation s'opère facilement. Si nous désirons dilater le col en vue de la version, nous pouvons facilement le faire avec les sacs de Barnes, qui agissent en même temps comme un excellent tampon. Les objections n'ont plus alors autant de poids qu'elles pouvaient en avoir avant l'application de ces dilatations artificielles. Aussi j'incline à recommander la ponction des membranes dans tous les cas de placenta prævia.

2° Le tamponnement du vagin, ou mieux encore de la cavité du col lui-même, est surtout très utile dans les cas où l'orifice n'est pas suffisamment dilaté pour pratiquer la version ou le décollement du placenta, et lorsque l'hémorrhagie persiste malgré l'évacuation du liquide amniotique. Ce procédé arrête parfaitement l'écoulement sanguin.

Tamponnement du vagin.

La meilleure manière de tamponner est d'introduire un cône d'éponge·d'un volume suffisant dans la cavité du col, et de le maintenir *in situ* par un tampon vaginal; on trouvera au chapitre *Avortement* (p. 320) quelle est la meilleure substance à employer, et la manière de l'introduire. L'éponge arrête non seulement l'hémorrhagie plus sûrement que tout autre moyen, mais opère en même temps la dilatation du col. Mais le tampon, sous quelque forme qu'il soit, n'est qu'un expédient temporaire. Il ne peut être laissé que quelques heures, à cause de l'irritation qu'il provoque, et de la fétidité des liquides qui s'accumulent dans le vagin. Tant qu'il est en place, nous devons le surveiller de temps en temps, pour voir s'il ne s'écoule·pas de sang à travers lui ; si on le préfère, on peut se servir dans le même but des sacs de Barnes.

Tandis que le tampon est *in situ*, on peut employer avantageusement d'autres modes d'excitation de la contraction utérine, par exemple un bandage abdominal serré, quelques frictions sur l'utérus, et des doses répétées d'ergot de seigle. Ce médicament est surtout recommandé par le Dr Greenhalgh, qui se sert, en même temps, d'un tampon formé d'un ballon oblong de caoutchouc, insufflé d'air et recouvert de spongio-piline.

En enlevant le tampon, nous pouvons trouver qu'il s'est fait une dilatation considérable, parfois suffisante pour admettre que le travail s'opérera par les forces naturelles. Dans ce cas, malgré la persistance des douleurs, il ne survient plus d'hémorrhagie ; si cependant elle continue, nous devrons adopter un autre procédé.

3° La version a été longtemps considérée comme le remède *par excellence* du placenta prævia, et elle a une valeur incontestable dans bien des cas. Toutefois elle a fait beaucoup de mal lorsqu'elle a été pratiquée avant que l'orifice ne fût suffisamment dilaté pour admettre le passage de la main, ou lorsque la femme était déjà trop épuisée par l'hémorrhagie pour supporter la secousse de l'opération. Cette assertion est confirmée par les observations de bien des cas mortels dans la pratique de ceux qui enseignaient que la version était toujours le meilleur procédé, et c'était la grande majorité des anciens auteurs.

Elle est surtout utile lorsque, au début, ou après l'emploi du tampon, l'orifice est suffisamment dilaté pour admettre la main, et que les forces de la femme ne sont pas épuisées. Si le pouls est petit, faible et filiforme, elle est certainement inapplicable, à moins que tous les autres procédés n'aient été insuffisants contre l'hémorrhagie. Et, alors même, il sera bon d'essayer de remonter les forces de la femme épuisée par des stimulants, avant de commencer l'opération.

Pourvu que la présentation placentaire soit partielle, l'opération peut être faite facilement comme à l'ordinaire. Dans l'implantation centrale, le passage de la main peut n'être pas sans difficultés. Le D#r# Rigby recommande de la pousser à travers le placenta, jusqu'à ce qu'elle ait atteint la cavité utérine. Il est fort difficile de concevoir comment on y arrivera sans un décollement complet du placenta, et encore moins de comprendre comment on pourra extraire le fœtus à travers une ouverture ainsi faite. Il me paraît bien préférable de glisser la main sous le bord du placenta, en le décollant aussi bien que possible; et, si nous pouvions savoir de quel côté du col son insertion est le moins étendue, ce serait celui-là qu'il faudrait choisir. Dans tous les cas où elle est possible, on fera la version par la méthode bipolaire, qui offre surtout des avantages dans le placenta prævia. L'opération peut être faite plus tôt, la dilatation complète de l'orifice n'est pas aussi nécessaire, et elle provoque moins de déchirures du col, chose toujours dangereuse. Lorsqu'on a amené un pied à l'orifice, il n'est pas nécessaire de hâter l'accouchement. Le pied fait tampon et arrête en général toute perte ultérieure ; aussi pouvons-nous attendre tranquillement les contractions utérines pour terminer l'accouchement. Heureusement, le relâchement des parois utérines, qui est si fréquent, facilite cette méthode de la version, et on la pratique presque toujours avec succès. Si nous sommes en présence d'un cas favorable pour la version, mais que la dilatation ne soit pas suffisante, nous pourrons l'obtenir en général au bout d'une heure ou un peu plus, avec les sacs de Barnes, et nous arriverons sans doute à arrêter l'hémorrhagie pendant ce laps de temps.

4° Le décollement complet du placenta fut recommandé pour la première fois par Simpson, dans un excellent mémoire sur ce sujet. J'ai déjà présenté les raisons qu'il invoquait en faveur de ce procédé. C'est une erreur de croire, comme on l'a fait souvent, qu'il avait l'intention de le recommander dans tous les cas indistinctement. Il a toujours pris soin de démentir cette supposition. Les cas où il l'appliquait spécialement sont :

a. Lorsque l'enfant est mort ;

b. Lorsque l'enfant n'est pas viable ;

c. Lorsque l'hémorrhagie est considérable et l'orifice de l'utérus pas assez dilaté pour entreprendre la version avec sécurité, fait qui se présenta 11 fois sur 39 (Lee) ;

d. Lorsque les diamètres du bassin sont trop courts pour que la version soit sûre et facile ;

e. Lorsque la mère est trop épuisée pour supporter la secousse de la version ;

f. Lorsque le liquide amniotique ne s'est pas écoulé ;

g. Lorsque l'utérus est trop fortement rétracté pour la version [1].

Tels sont les cas dans lesquels tous les accoucheurs modernes excluent l'opération de la version ; et c'était surtout pour ceux-là que Simpson avait adopté l'extraction du placenta. Comme

Décollement du placenta.

1. *Selected obstet. Works.* p. 68.

sa théorie de la source de l'hémorrhagie est maintenant presque universellement discréditée, de même la pratique dont elle était la base est tombée dans l'oubli, et nous ne la discuterons pas longuement. Il est très douteux que le décollement complet avec extraction du placenta soit une opération facile; elle ne l'est certainement pas autant que les écrits de Simpson pourraient nous le faire supposer. L'introduction de la main assez profondément pour extraire le placenta chez une femme épuisée causerait probablement une secousse aussi grave que la version elle-même; et une autre objection très sérieuse à ce procédé est la mort presque certaine de l'enfant, s'il s'écoule quelque temps entre le décollement du placenta et l'accouchement complet. La modification de cette méthode, si énergiquement défendue par Barnes, est certainement d'une application plus facile, et paraît répondre au but que cherchait Simpson par son opération. Il est impossible de la décrire mieux qu'en citant les propres paroles de Barnes [1] :

« *L'opération est celle-ci :* Introduire un ou deux doigts aussi loin que possible dans l'orifice utérin, la main tout entière dans le vagin s'il le faut; sentir le placenta, insinuer le doigt entre lui et la paroi utérine ; décrire un cercle avec le doigt de façon à décoller tout ce qu'on pourra atteindre du placenta; si l'on sent le bord où commencent les membranes, déchirer les membranes avec soin, surtout si elles n'ont pas été préalablement rompues; s'assurer, si on le peut, de la présentation de l'enfant avant de retirer la main. Habituellement, l'orifice se rétracte après cette manœuvre, *et souvent l'hémorrhagie cesse.* »

Il résulte, de tout ce qui a été dit, qu'on ne saurait formuler aucune règle pratique bien définie dans tous les cas de placenta prævia. Le traitement sera appliqué, dans chacun en particulier, en se guidant sur les circonstances ; et, si nous avons présente à l'esprit l'histoire naturelle de l'hémorrhagie, nous pouvons espérer une terminaison favorable.

Résumé des règles du traitement. Il me paraît utile, comme conclusion, de récapituler sous la

1. *Obstet. operations,* 2ᵉ édit., p. 417.

forme d'une série de propositions, les règles qui ont été indiquées pour le traitement de l'hémorrhagie.

I. Avant que le fœtus ait atteint l'âge où il est viable, temporiser, pourvu que l'hémorrhagie ne soit pas excessive, jusqu'à ce que la grossesse soit suffisamment avancée pour nous offrir quelque sérieux espoir de sauver l'enfant. Dans ce but, l'indication principale est le repos absolu au lit, avec quelques moyens adjuvants pour enrayer l'hémorrhagie, par exemple le froid, les tampons astringents, etc.

II. Lorsque l'hémorrhagie survient après le septième mois de la grossesse, ne pas essayer de retarder l'accouchement.

III. Dans tous les cas où cela sera facile, rompre les membranes. Ce procédé favorise les contractions utérines et comprime les vaisseaux saignants.

IV. Si l'hémorrhagie s'arrête, abandonner le cas à la nature. Si elle persiste, et que l'orifice ne soit pas suffisamment dilaté pour qu'on puisse terminer l'accouchement par la version, tamponner l'orifice et le vagin, en provoquant en même temps les contractions utérines avec un bandage abdominal, la compression de l'utérus, et l'ergot. Le tampon ne doit pas être laissé au-delà de quelques heures.

V. Si, après l'enlèvement du tampon, l'orifice est suffisamment dilaté, si l'état général de la femme est bon, on peut terminer l'accouchement par la version, en choisissant de préférence la méthode bipolaire. Si l'orifice n'est pas assez ouvert, on peut le dilater avantageusement avec un sac de Barnes, qui agit aussi comme tampon.

VI. Au lieu de faire la version, ou avant d'y avoir recours, le placenta peut être décollé de son insertion autour de l'orifice. Cette pratique est surtout préférable lorsque la femme est tout à fait épuisée et dans de mauvaises conditions pour supporter la secousse de la version.

CHAPITRE XIV

HÉMORRHAGIE PAR DÉCOLLEMENT DU PLACENTA NORMALEMENT INSÉRÉ

C'est la forme d'hémorrhagie qui est généralement décrite dans les ouvrages d'obstétrique comme *accidentelle*, pour la distinguer de l'hémorrhagie *inévitable* du placenta prævia. En étudiant cette dernière, nous avons vu que le terme « accidentel » peut induire en erreur, et que la cause de l'hémorrhagie dans le placenta prævia est, dans quelques cas au moins, intimement liée à la variété dont nous allons parler maintenant.

Lorsque, à la suite d'une cause quelconque, le décollement du placenta, normalement inséré, s'opère avant l'accouchement, il s'écoule nécessairement plus ou moins de sang de la rupture des vaisseaux utéro-placentaires, et il peut se produire deux sortes d'effets consécutifs : 1° Le sang, au moins en partie, se fait jour entre les membranes et la caduque, et s'écoule par le col de l'utérus. Ce cas constitue l'hémorrhagie « accidentelle » type des auteurs. 2° Le sang ne se fait pas jour au dehors et se collecte à l'intérieur, donnant lieu à des symptômes très sérieux, mortels même, avant qu'on ait reconnu le véritable caractère de l'accident. Les cas de cette sorte sont loin d'être aussi rares que pourrait le faire supposer le peu d'attention que lui ont accordé les auteurs ; et ils méritent d'être spécialement étudiés à cause de l'obscurité des symptômes et de la difficulté du diagnostic. Le Dr Goodell n'a pas rassemblé moins de 106 exemples de cette complication [1].

Les causes du décollement du placenta sont nombreuses. Causes et pathologie.
Dans certains cas, c'est à la suite d'un accident ou d'un effort
(par exemple en glissant dans un escalier, en tombant, en soulevant un lourd fardeau, etc.), qui a probablement pour effet
de déchirer quelques-unes des insertions du placenta. D'autres
fois, c'est sans aucune cause appréciable, et alors on admet
quelque modification dans l'utérus, par exemple une contraction plus forte qu'à l'ordinaire qui produit le décollement, ou
un léger épanchement de sang entre le placenta et les parois
utérines, suivi de contractions et d'un décollement plus considérable. Nous pouvons dire que ces causes, observées en somme
journellement pendant la grossesse, ne produisent un décollement que chez les femmes qui y sont prédisposées. Cela arrive
généralement chez les femmes qui ont eu beaucoup d'enfants,
surtout chez celles dont la santé est mauvaise et la constitution appauvrie, et rarement chez les primipares. Certains états
constitutionnels n'y sont pas étrangers, l'albuminurie, ou une
anémie exagérée, ou, à un plus haut degré encore, des dégéné-
rescences ou des affections du placenta lui-même.

Cette forme d'hémorrhagie acquiert rarement des proportions alarmantes avant les derniers mois de la grossesse, et
même en général avant le commencement du travail. Le volume
considérable des vaisseaux placentaires, lorsque la grossesse
est avancée, explique suffisamment ce fait.

Si, après le décollement d'une portion du placenta, le sang   Symptômes
se fraye un passage entre les membranes et la caduque, et   et diagnostic.
s'échappe par le vagin, même en petite quantité, il attire l'attention et révèle la nature de l'accident. Mais il en est autrement lorsque nous avons affaire à une hémorrhagie invisible,
et le diagnostic devient souvent difficile à porter. Dans ce dernier cas, le sang se collecte sans doute d'abord entre l'utérus
et le placenta. Quelquefois, le décollement marginal ne s'opère
pas, et il se forme de gros caillots sanguins qui restent em-

1. *Amer. Journal of obstet.*, vol. II.

prisonnés. Mais la plupart du temps le bord du placenta se décolle, et le sang s'amasse entre les membranes et la paroi utérine, soit vers le col, où la partie qui se présente peut empêcher l'écoulement, soit près du fond. Les caillots, logés dans cette situation, provoquent parfois des élancements très douloureux et de la distension de l'utérus. Le sang peut aussi se frayer un passage dans la cavité de l'amnios, mais c'est assez rare, probablement, ainsi que Goodell l'a signalé, parce que, « en supposant l'orifice du col bien clos, les membranes, quelque minces qu'elles soient, plutôt que de se rompre, se détachent des parois utérines ; et en effet la résistance du liquide amniotique, étant également distribuée, contrebalance exactement la pression exercée par la quantité de sang extravasé. » Ce point a une certaine importance pratique, parce que, après la rupture, on trouve fréquemment le liquide amniotique teinté de sang, et ce fait pourrait nous conduire à une erreur de diagnostic, si nous n'étions pas prévenus par cette explication.

Symptômes
de l'hémorrhagie
accidentelle invisible. Les symptômes les plus frappants d'une hémorrhagie interne invisible sont un collapsus considérable et un épuisement de la femme auquel nous ne pouvons assigner aucune cause précise. Ces symptômes diffèrent de ceux de la syncope ordinaire, avec lesquels ils pourraient être confondus, surtout par leur persistance et leur gravité, par tous les signes d'une perte considérable de sang, refroidissement et pâleur des tissus, agitation vive, anxiété, respiration courte et rapide, bâillements, pouls faible, bref et compressible. Si l'hémorrhagie est considérable à l'intérieur et qu'elle apparaisse un peu au dehors, nous pourrons être amenés à faire un diagnostic exact en observant que les symptômes constitutionnels sont beaucoup plus graves que ne le comporte la quantité de sang perdue à l'extérieur. Il y a en général de la douleur utérine, avec une sensation de déchirure et des élancements, phénomènes quelquefois peu marqués, mais le plus souvent fort pénibles et qui peuvent amener une angoisse intolérable. Cette douleur, qui est souvent localisée, dépend probablement de la distension de l'utérus par les caillots qui y sont retenus. Si la distension est grande, la forme de l'utérus peut être irrégulière au point de l'épanchement sanguin ; mais il est difficile de remarquer le fait, excepté chez les femmes dont les parois abdominales sont minces et extraordinairement lâches. Cazeaux et d'autres auteurs ont signalé un accroissement rapide du volume de l'utérus. Mais il est peu probable qu'il soit très appréciable vers la fin de la gestation, car il faudrait alors pour le produire un épanchement énorme. A une époque moins avancée de la grossesse, vers le cinquième mois, je l'ai observé très distinctement une fois dans ma pratique. Il avait atteint un degré considérable dans un cas rapporté par Chevalier [1], chez une femme à laquelle on fit l'opération césarienne *post mortem* avec la conviction qu'elle était à terme, tandis qu'on trouva seulement un fœtus de trois mois, enveloppé de caillots qui avaient distendu l'utérus au point de lui donner le volume qu'il a au neuvième mois de la grossesse. Les douleurs du travail peuvent manquer complètement. Si elles existent, elles sont en général faibles, irrégulières et inefficaces.

La seule affection, en dehors de la syncope ordinaire, avec laquelle cette forme d'hémorrhagie puisse être confondue, est la rupture de l'utérus, qui lui ressemble par la violence de la douleur et la gravité du collapsus. Mais la rupture de l'utérus ne se voit que lorsque le travail est commencé depuis un certain temps, et lorsque le liquide amniotique s'est écoulé ; tandis que l'hémorrhagie apparaît, en général, avant que le travail ne se soit déclaré ou à une époque peu avancée de la grossesse. Le retrait de la partie qui se présente, et le passage du fœtus dans la cavité abdominale dans les cas de rupture, nous aideront beaucoup à établir le diagnostic.

Le pronostic, lorsque le sang s'échappe à l'extérieur, n'est pas, en somme, trop défavorable. Le caractère du phénomène est apparent, et on peut y remédier assez tôt, en général, pour éviter des accidents graves. Mais il n'en est pas de même dans la forme invisible, et la mortalité est alors très grande. Sur

1. *Journ. de méd. clin. et pharmac.*, vol. XXI, p. 363.

les 106 cas de Goodell, il ne succomba pas moins de 54 femmes. Cette mortalité excessive est due, sans doute, à ce que la prostration est extrême avant qu'on ait suspecté l'hémorrhagie, et à ce que l'accident arrive presque toujours chez des femmes dont la constitution est épuisée. Le pronostic est encore beaucoup plus grave pour l'enfant. Sur 107 enfants, on n'en a sauvé que 6. La mort presque certaine de l'enfant peut être expliquée par le fait que, lorsque le sang se collecte entre l'utérus et le placenta, la portion fœtale de ce dernier est probablement déchirée, et l'enfant meurt alors d'hémorrhagie.

Traitement. Dans cette forme, comme dans toutes les autres formes d'hémorrhagies puerpérales, le grand hémostatique est la contraction utérine, et nous devons essayer de la provoquer par tous les moyens. La première chose à faire, que l'hémorrhagie soit apparente ou invisible, est de rompre les membranes. Si la perte est légère, la rupture des membranes peut l'enrayer, et on laisse ensuite agir la nature. On appliquera toutefois un bandage abdominal serré pour éviter l'amas du sang à l'intérieur, parce que, les membranes étant rompues, il n'y a plus d'obstacle à son écoulement dans la cavité utérine. On peut avantageusement solliciter les contractions par l'expression utérine et de fortes doses d'ergot. Si l'hémorrhagie persiste, ou si nous avons quelque raison de supposer qu'elle soit interne, nous devons débarrasser l'utérus le plus tôt possible.

Lorsque le col est suffisamment dilaté, on pratiquera la version sans délai, par la méthode bipolaire, si possible. Si l'orifice n'est pas assez ouvert, on introduira un sac de Barnes, en faisant en même temps une forte compression pour éviter la distension de l'utérus. Si la femme est dans le collapsus, la secousse de l'opération peut faire tourner la chance contre elle. Dans de telles circonstances, il sera d'une meilleure pratique d'attendre que, par l'emploi des stimulants, par la chaleur, etc., nous ayions remonté un peu la malade, tout en comprimant fermement l'utérus. Lorsque la tête est descendue dans l'excavation, il est plus facile de terminer l'accouchement par le forceps.

CHAPITRE XV

HÉMORRHAGIE APRÈS L'ACCOUCHEMENT

L'hémorrhagie pendant, ou peu de temps après, le troisième Son importance.
stade du travail, est un des accidents de l'accouchement les plus
pénibles et les plus graves. Son apparition subite et inattendue
aussitôt la terminaison d'un accouchement qui paraissait heureux, l'impression d'alarme qu'elle cause à la femme, mise tout
à coup en grand péril, exigent de la part du médecin une présence d'esprit et une initiative considérables. De là découle
pour quiconque pratique l'art des accouchements l'impérieux
devoir d'une connaissance approfondie des causes et du traitement préventif et curatif de l'hémorrhagie. Il n'y a dans l'obstétrique aucun accident qui laisse moins de temps pour la
réflexion et la consultation, et la vie de la femme dépend souvent de l'intervention prompte et immédiate de son médecin.

L'hémorrhagie *post partum* est une des complications les plus
communes de la délivrance. Je ne connais pas de statistique
qui nous permette d'établir exactement son degré de fréquence, mais je considère comme un fait hors de doute qu'on
l'observe très souvent, et surtout dans les rangs élevés de la
société. Et cela est dû sans doute aux effets de la civilisation,
et au genre de vie des femmes de cette classe, dont les goûts
et les habitudes de mollesse favorisent l'inertie utérine, cause
principale de l'hémorrhagie *post partum*.

C'est un accident qu'on peut prévenir.

Heureusement, c'est, dans de certaines limites, un accident qu'on peut prévenir. Et je crois qu'on ne saurait trop en instruire le praticien. Si le troisième stade du travail était convenablement dirigé, si l'on agissait toujours (et on devrait le faire) comme devant l'imminence de l'hémorrhagie, elle serait beaucoup moins fréquente qu'elle ne l'est. Je ferai observer que l'hémorrhagie *post partum* est beaucoup plus fréquente dans la pratique de quelques accoucheurs que dans celle des autres ; cela tient à la négligence des premiers dans les soins qu'ils donnent à leurs malades aussitôt après la naissance de l'enfant. C'est le moment où l'assistance d'un médecin soigneux est de la plus haute utilité, plus encore qu'avant la fin du deuxième stade du travail ; aussi, lorsque j'entends dire d'un médecin qu'il voit souvent des hémorrhagies *post partum*, je suis autorisé, *ipso facto*, à en conclure qu'il ne connaît pas, ou qu'il dirige mal, le troisième stade de l'accouchement.

Causes.

Procédé de la nature pour arrêter l'hémorrhagie après l'accouchement.

Le placenta, ainsi que nous l'avons vu, est décollé par les dernières douleurs, et le sang qui accompagne le fœtus, en plus ou moins grande quantité, vient probablement des vaisseaux utéro-placentaires qui ont été lacérés. Presque immédiatement après, l'utérus se rétracte fortement, et, dans l'accouchement type, prend la forme d'une balle dure, que l'accoucheur est si heureux de sentir. Cette rétraction a pour résultat de comprimer tous les troncs vasculaires qui se ramifient dans les parois utérines, veines et artères, et d'empêcher l'écoulement du sang par ces canaux. En nous reportant à l'étude anatomique des fibres musculaires de l'utérus gravide, surtout au siège du placenta, nous verrons comme elles sont admirablement appropriées à ce but. La disposition des vaisseaux eux-mêmes favorise l'action hémostatique de la rétraction utérine. Les larges sinus veineux sont disposés par couches, l'une sur l'autre, dans l'épaisseur des parois utérines, et s'anastomosent librement. Lorsque les couches supérieures communiquent avec celles qui sont immédiatement au-dessous, la réunion se fait par une ouverture falciforme ou semi-lunaire dans la paroi du vaisseau qui est situé le plus près de la face externe de l'utérus. En dedans des bords de cette ouverture, il y a des fibres musculaires dont la contraction tend probablement à prévenir le retour du sang en arrière, d'une couche de vaisseaux dans une autre. Les sinus veineux ont une forme aplatie et sont intimement accolés au tissu musculaire. Il est évident que ces dispositions anatomiques sont éminemment aptes à faciliter l'occlusion des vaisseaux. Ils sont larges et dépourvus de valvules, et il est facile de comprendre que si la contraction fait défaut, ou si elle n'est que partielle et irrégulière, le sang s'écoulera au dehors, quelquefois en quantité tout à fait effrayante.

Si la rétraction utérine est forte, régulière et continue, les vaisseaux sont clos, et l'hémorrhagie évitée. Ce fait a été mis en doute par quelques auteurs. Gooch a décrit le premier ce qu'il appelle « une forme particulière d'hémorrhagie » dans un utérus rétracté, et des observations semblables ont été produites par Velpeau, Rigby et Gendrin. Simpson dit, à ce sujet, que les fortes contractions utérines « ne prennent probablement pas une part aussi essentielle qu'on pourrait *à priori* le supposer dans le mécanisme qui arrête l'hémorrhagie venant des orifices béants des veines utérines [1]. » En ce qui concerne les observations de Gooch, on lui a objecté que sa propre description prouve, bien que l'utérus se soit fortement rétracté aussitôt après l'expulsion de l'enfant, qu'il a dû se relâcher ensuite, puisqu'on a pu introduire la main et enlever des caillots de son intérieur, manœuvre qu'il eût été impossible d'opérer dans un utérus en rétraction tonique. Barnes suppose que, dans quelques-uns de ces cas, l'hémorrhagie venait d'une déchirure du col. En somme, il peut s'écouler du sang d'une semblable lésion mécanique, bien que l'utérus lui-même soit dans un état satisfaisant de rétraction, et il est bon d'avoir présente à l'esprit la possibilité de ce fait.

Bien que nous puissions admettre que l'hémorrhagie *post partum* soit incompatible avec une rétraction persistante de

Importance de la contraction tonique de l'utérus.

Arrêt de l'hémorrhagie par thrombose.

1. Selected Obstetric Works, p. 234.

l'utérus, il n'en découle pas nécessairement que le contraire
soit vrai. Et, en effet, il n'est pas rare de voir un utérus volumineux, et en apparence tout à fait mou, sans qu'il y ait hémorrhagie. On observe aussi assez souvent une contraction et un
relâchement alternatifs de l'utérus, et cependant il n'y a pas
d'hémorrhagie pendant le relâchement. On peut en donner
l'explication suivante : c'est qu'immédiatement après la naissance de l'enfant il se produit une rétraction suffisante pour
prévenir l'hémorrhagie; il se forme, tant que dure la rétraction,
des caillots dans les orifices des sinus utérins, et ces caillots
suffisent ensuite pour arrêter le courant sanguin lorsque le
relâchement s'opère.

Selon toutes probabilités, la rétraction utérine et cette thrombose agissent toutes les deux dans les cas ordinaires; et nous
verrons dans la suite que les moyens employés dans le traitement des hémorrhagies *post partum* tendent à produire l'une
ou l'autre.

Causes secondaires
d'hémorrhagie. L'inertie utérine après l'accouchement doit donc être regardée
comme la cause principale de l'hémorrhagie *post partum;* mais
il existe d'autres causes secondaires, dont une des plus fréquentes est l'épuisement qui suit un travail prolongé. L'utérus
est harassé par ses efforts, et, lorsque le fœtus est expulsé, il
reste dans un état de relâchement qui favorise l'hémorrhagie.
Une distension exagérée de la matrice produit le même résultat.
Alors l'hémorrhagie coïncide très fréquemment avec une quantité excessive de liquide amniotique, ou avec une grossesse
multiple. Un des cas les plus fâcheux que j'aie rencontrés est un
accouchement triple, l'utérus ayant atteint un développement
énorme. Le même effet se produit souvent quand on débarrasse
trop rapidement l'utérus, avant que le placenta n'ait eu le temps
de se décoller complètement. Telle est la cause de l'hémorrhagie qui suit si souvent l'accouchement par le forceps, surtout si l'opération a été par trop précipitée; et c'est là un des
plus grands dangers du « travail précipité ». L'état général
de la femme peut aussi la prédisposer sérieusement à cet acci-

dent. Ainsi, on l'observe bien plus souvent chez celles qui ont eu beaucoup d'enfants, surtout si elles sont d'une faible constitution, et il est relativement rare chez les primipares. C'est pour la même raison que les douleurs consécutives sont beaucoup plus communes chez les premières, parce que l'utérus, fatigué, dit-on, par de nombreuses grossesses, se rétracte inefficacement. Sous les tropiques, les femmes européennes y sont très sujettes, débilitées par la mollesse de ces climats chauds; et nos confrères nous apprennent que l'hémorrhagie est un des plus grands dangers de l'accouchement pour les Anglaises qui habitent l'Inde.

Une autre cause importante de l'hémorrhagie *post partum* est la rétraction partielle et irrégulière de l'utérus. Quelques portions du tissu musculaire se rétractent fermement, tandis que d'autres, souvent celles sur lesquelles est inséré le placenta, restent dans le relâchement. Simpson a parfaitement signalé ce phénomène. Il dit « que l'état morbide observé le plus fréquemment en corrélation avec l'hémorrhagie *post partum*, c'est l'irrégularité et le défaut d'uniformité dans l'action contractile de diverses portions de l'utérus, — et cela peut être dans les différents plans de fibres musculaires, — dont on sent une ou plusieurs régions dures et rétractées, en même temps que d'autres sont molles et relâchées. »

Une variété particulière sur laquelle on a beaucoup insisté, et qui est un épouvantail pour les accoucheurs, est celle qu'on appelle la *contraction en sablier*. Elle paraît en réalité dépendre d'une rétraction spasmodique de l'orifice interne de l'utérus, avec enkystement du placenta dans la portion supérieure de l'utérus relâchée. La main, introduite dans le vagin, franchit d'abord le canal cervical distendu, jusqu'à ce qu'elle arrive à l'orifice interne, qui est fermé et ne laisse passer que le cordon ombilical. On suppose généralement que ce phénomène est dû à une rétraction circulaire d'une portion du corps de l'utérus.

L'enkystement du placenta peut aussi, sans aucun doute,

quoique plus rarement, s'opérer dans une portion seulement du corps de l'utérus (fig. 138). Alors la région sur laquelle est inséré le placenta paraît plus ou moins paralysée, avec le placenta encore adhérent, tandis que le reste du corps utérin se rétracte fortement et produit l'enkystement au-dessus de lui.

Les contractions irrégulières de l'utérus ne sont pas aussi communes que nos prédécesseurs le supposaient ; et je crois qu'elles dépendent presque invariablement des soins défec-

Causes de l'irrégularité des contractions.

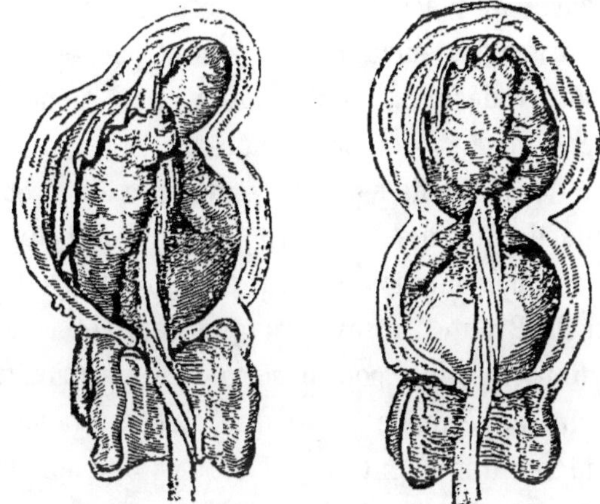

Fig. 138. — Contraction irrégulière de l'utérus, avec enkystement du placenta.

tueux donnés à la femme pendant le troisième stade du travail.. « La cause la plus fréquente, dit Rigby[1], c'est l'impatience d'extraire le placenta ; on tire fréquemment sur le cordon, et à la fin on excite l'orifice de l'utérus à se rétracter. » Et pendant qu'on agit ainsi, on n'essaye pas sans doute d'exciter le fond de l'utérus, et la contraction en sablier se produit. Duncan dit de cet accident : « La contraction en sablier ne peut se produire, à moins que les parties situées au-dessus de la contraction ne soient inertes ; si la portion élevée de l'utérus entrait, même modérément, en action, la contraction en sablier serait bientôt vaincue[2]. » Si l'expression utérine était toujours employée, si l'on prenait pour règle d'effectuer l'expulsion du placenta par-

<hr>

1. *Rigby's Midwifery*, p. 225.
2. *Researches in obstetrics*, p 389.

la *vis à tergo*, au lieu de chercher à l'extraire par la *vis à fronte*, je suis certain que les contractions irrégulières et spasmodiques, dont on ne peut nier l'influence dans la production de l'hémorrhagie, ne seraient que rarement, sinon jamais, rencontrées. Je ferai observer que, même dans ces cas, ce n'est pas parce que l'utérus est dans un état de rétraction partielle, mais parce qu'il est dans un état de relâchement partiel, que l'hémorrhagie se produit.

Les adhérences du placenta aux parois utérines peuvent provoquer l'hémorrhagie, surtout si elles sont partielles, le reste de l'organe étant décollé. On a exagéré la fréquence de cette cause. Souvent on a cru à des adhérences, et, en réalité, on avait affaire à des cas dans lesquels le placenta était retenu seulement par inertie utérine. L'expérience de tous ceux qui font beaucoup d'accouchements viendra probablement corroborer l'observation de Braun [1], à savoir « que l'adhérence anormale et la contraction en sablier sont observées le plus souvent dans la pratique du jeune médecin, et que plus il avance en âge, plus ces accidents diminuent. » — La cause de l'adhérence est souvent obscure, mais elle résulte très probablement d'un état morbide de la caduque, produit par une affection antérieure de la muqueuse utérine; elle peut ainsi se reproduire dans les grossesses subséquentes. La caduque est altérée et épaissie, et on rencontre souvent sur la surface d'insertion du placenta des plaques de dégénérescence calcaire et fibreuse. Le plus souvent, le placenta n'est que partiellement adhérent, certains points de sa surface demeurent solidement fixés à l'utérus, tandis que le reste est décollé; il en résulte un relâchement des parois utérines et une hémorrhagie. Le diagnostic et le traitement de ces cas fort graves seront décrits dans un autre paragraphe (p. 576).

Enfin on doit admettre que certaines femmes méritent réellement la qualification de « diluviennes » (flooders), qui leur a été appliquée, et chez lesquelles, quoi que nous fassions, il

1. *Braun's Lectures*, 1869.

existe la plus extraordinaire prédisposition à l'hémorrhagie après l'accouchement. Mais je ne crois pas que ces exemples soient aussi communs qu'on l'a supposé. J'ai soigné plusieurs femmes qui ont failli perdre la vie à la suite d'hémorrhagies *post partum* dans leurs premières couches, quelques-unes qui en avaient souffert à chacun de leurs accouchements, mais je n'en ai rencontré que deux chez lesquelles l'application assidue d'un traitement préventif n'ait pu réussir à faire éviter l'hémorrhagie. Chez elles (j'ai publié ailleurs l'observation de l'une d'elles en détail [1]), en dépit de tout ce que je pus faire, il me fut impossible de provoquer la rétraction utérine, et elles seraient certainement mortes si je n'avais eu à ma disposition les moyens que nous ont heureusement fournis les progrès modernes pour produire la thrombose dans les orifices des vaisseaux béants. La nature de ces faits exige de nouvelles recherches ; il est possible qu'on puisse les rattacher, dans une certaine mesure, à ce que nous appelons la diathèse hémorrhagique.

Symptômes.La perte peut commencer immédiatement après la naissance de l'enfant, avant l'expulsion du placenta, ou quelque temps après seulement, alors que l'utérus rétracté est retombé dans le relâchement. Elle peut débuter graduellement, ou soudainement ; dans ce dernier cas, c'est un flot, et, si la forme est grave, les draps, le lit, le plancher même sont inondés du sang qui, sans exagération, se déverse de la femme. Si alors on place la main sur l'abdomen, on ne trouve pas l'utérus rétracté sous la forme d'un globe dur, on le sent mou et lâche, on peut même ne pas reconnaître du tout son contour. Si l'hémorrhagie est légère, ou si nous réussissons à la modérer, il n'en résulte aucun effet fâcheux ; mais si elle est excessive, ou si nous échouons dans nos tentatives pour l'arrêter, le cas devient très grave.

Epuisement dans les cas graves.Il est peu d'accidents plus effrayants à voir qu'une hémorrhagie *post partum* grave. Le pouls change rapidement, il devient filiforme ou même tout à fait imperceptible. La syncope

1. *Obst. Journ.*, vol. I.

qui apparaît souvent, n'est pas toujours défavorable par elle-même, car elle tend à provoquer la thrombose dans les sinus veineux ; parfois ce n'est qu'une demi-syncope ou un sentiment de faiblesse excessive et d'évanouissement. Il se développe bientôt une extrême agitation, la femme se remue violemment dans son lit, elle rejette d'un air égaré ses bras par-dessus sa tête ; la respiration est pénible et profonde, le besoin de respirer se fait énergiquement sentir, et la femme crie en demandant plus d'air, la peau se glace et se couvre d'une transpiration profuse ; si l'hémorrhagie continue sans être enrayée, on assiste bientôt à la perte complète de la vue, aux soubresauts, aux convulsions et à la mort.

Quelque formidables que soient de tels symptômes, nous sommes heureux de savoir que la guérison est souvent obtenue, alors même que la vie semble sur le point de s'éteindre. Si nous réussissons à arrêter l'hémorrhagie alors que tout pouvoir de réaction n'est pas perdu, quelque faible soit-il, il y a lieu de compter sur la guérison. Toutefois la constitution pourra avoir reçu une sérieuse atteinte, et il s'écoulera des mois, des années même, avant que la femme ait réparé les désordres causés par une hémorrhagie de quelques minutes. Une pâleur mortelle accompagne souvent ces énormes pertes, et la femme reste quelquefois blanche et exsangue pendant fort longtemps.

On doit sérieusement employer le traitement préventif de Traitement préventif. l'hémorrhagie *post partum* dans chaque accouchement, fût-il normal. Si l'accoucheur prend l'habitude de ne jamais enlever sa main de la région utérine, après la naissance de l'enfant, jusqu'à ce que le placenta soit expulsé, et de provoquer la rétraction continue de la matrice pendant au moins une demi-heure après la délivrance, non pas nécessairement par des frictions sur le fond, mais par une simple application de la paume de la main sur l'organe rétracté, pour éviter son relâchement, les hémorrhagies *post partum* seront beaucoup plus rares. Je crois que nous devons nous faire une règle de ne jamais appliquer le bandage avant que ce temps ne soit écoulé. Le bandage

est un bon moyen de maintenir, mais non de provoquer la rétraction, et il ne sera jamais employé dans ce but. S'il est appliqué trop tôt, l'utérus peut se relâcher et se remplir de caillots
sans que l'accoucheur s'en aperçoive, tandis que cela ne pourra
se faire tant que l'accoucheur sentira le globe utérin dans le
creux de sa main. J'ai vu plus d'un cas grave d'hémorrhagie
masqués par cette habitude trop commune d'appliquer le bandage immédiatement après l'extraction du placenta. Je crois
aussi, comme je l'ai dit autrefois, qu'il est d'une très bonne
pratique d'administrer une légère dose d'extrait liquide d'ergot
aussitôt après que le placenta a été expulsé, pour assurer la
rétraction persistante, et diminuer les chances d'une rétention
de caillots sanguins dans l'utérus.

Telles sont les précautions dont nous devons user dans tous
les cas ; mais, lorsque nous avons des raisons pour craindre
l'hémorrhagie, par exemple s'il en est survenu une dans les
accouchements antérieurs, ou pour tout autre motif, nous veillerons plus spécialement. On donnera alors de l'ergot avant la
naissance de l'enfant, lorsque la marche du travail fait supposer
qu'elle s'effectuera au bout de dix ou vingt minutes, car nous
ne pouvons pas espérer que le médicament produise d'effet en
moins de temps. On apportera une grande attention à l'état de
l'utérus. Toutes les dispositions seront prises pour assurer une
rétraction énergique et régulière, et il est bon de rompre les
membranes de bonne heure, aussitôt que l'orifice est dilaté ou
dilatable, pour augmenter l'action de l'utérus. Si, après la délivrance, il y a une tendance au relâchement, on introduira un
morceau de glace dans le vagin, ou même dans la cavité de
l'utérus. Les caillots qui peuvent y être agglomérés seront aisément expulsés par une forte pression sur le fond, et le doigt,
introduit dans le col, les sentira s'avancer doucement.

Nous devons surtout nous tenir sur nos gardes toutes les fois
que la fréquence du pouls ne diminue pas après la délivrance.
S'il bat cent fois ou plus, dix minutes ou un quart d'heure après
la naissance de l'enfant, on peut craindre une hémorrhagie ; et

alors, pour éviter de graves inconvénients, il est bon de rester auprès de la femme tant qu'il ne sera pas retombé à ses battements normaux.

De même que la nature n'a que deux modes d'action pour l'arrêt d'une hémorrhagie *post partum*, de même nous diviserons nos moyens curatifs en deux classes : Traitement curatif.

1º Ceux qui provoquent la rétraction utérine ;

2º Ceux qui produisent la thrombose dans les vaisseaux.

C'est des premiers qu'on use le plus souvent, et ce n'est que dans les cas très graves, lorsqu'ils ont été employés en vain, qu'on a recours aux seconds.

La femme sera placée sur le dos, position la plus favorable Expression utérine. pour maintenir aisément l'utérus, aussi bien que pour surveiller l'état général. Si l'on trouve l'utérus relâché et rempli de caillots, on peut, en le comprimant fortement avec la main, provoquer la rétraction, expulser son contenu, et arrêter ainsi les progrès de l'hémorrhagie. Si l'on atteint cet heureux résultat, on doit laisser la main appliquée sur l'organe pour en maintenir la rétraction, jusqu'à ce qu'on se soit assuré que le relâchement ne se produira pas. La friction manuelle a une importance capitale, et aucun autre procédé ne saurait la remplacer ; elle est fatigante sans doute, mais on doit y avoir recours tant qu'elle est efficace. Il n'est pas nécessaire de déployer une rudesse qui produirait des désordres consécutifs, on peut obtenir une compression énergique sans la moindre violence.

Le Dr Hamilton, de Falkirk, a préconisé une autre méthode pour appliquer l'expression utérine, méthode qui est appelée à rendre des services dans les cas où il y a un écoulement persistant par l'utérus, et où le bassin est large. Elle consiste à introduire les doigts de la main droite aussi haut que possible dans le cul-de-sac postérieur du vagin, pour atteindre la face postérieure de l'utérus, et à exercer en même temps la compression à travers l'abdomen avec la main gauche. Les parois antérieure et postérieure de l'utérus sont ainsi appliquées l'une contre l'autre.

Pendant qu'on fait la compression, on doit surveiller le traitement général ; et, en donnant ses instructions aux assistants,
le médecin restera calme et réfléchi, évitera tout désordre et
toute confusion. On administrera une bonne dose d'ergot, et, si
la femme en avait déjà pris une, elle en prendra une seconde.
Nous ne considérons l'ergot que comme un utile accessoire,
c'est un médicament qui n'agit qu'au bout d'un temps assez
long. Les injections hypodermiques d'ergotine offrent le double
avantage, dans les cas graves, d'agir avec une puissance
énorme et avec une rapidité beaucoup plus grande que l'administration par la voie ordinaire. On doit donc y avoir recours de
préférence.

Cet écoulement subit ayant probablement produit de l'épuisement et une tendance à la syncope, il est utile de donner des
stimulants. L'état du pouls et le degré d'abattement seront nos
meilleurs guides dans leur administration. Il n'y a pas de plus
grosse erreur que celle qui consiste à compter sur une bouteille
d'eau-de-vie pour arrêter l'hémorrhagie. Dans les cas graves,
l'absorption ne se fait pas, et le médecin peut faire avaler une
énorme quantité d'eau-de-vie à sa malade, croyant la stimuler,
tandis qu'en réalité il ne fait que lui remplir l'estomac d'une
masse de liquide qui ensuite est rejeté intact. J'ai vu plus
d'une fois des accidents produits par une ingestion immodérée
de brandy, dans des écoulements légers, accidents auxquels
l'hémorrhagie était absolument étrangère. Je me rappelle avoir
été mandé par un confrère pour faire une transfusion du sang
chez une femme qui, disait-il, était dans l'insensibilité et le
collapsus à la suite d'une hémorrhagie. Je la trouvai, certes,
inconsciente de son état, mais avec la face congestionnée, le
pouls bondissant, un utérus fortement rétracté, et la respiration stertoreuse. Il résulta de mon interrogatoire qu'elle avait
pris une énorme quantité de brandy, et qu'elle était plongée
dans le coma d'une profonde intoxication, tandis que l'hémorrhagie n'avait jamais été excessive.

On a recommandé les injections hypodermiques d'éther sul-

furique comme un puissant stimulant dans les cas où l'épuisement est extrême. On peut injecter un gramme cinquante du
liquide, et essayer ce médicament lorsque la tendance à la syncope est très prononcée.

Les fenêtres seront largement ouvertes, pour laisser un courant d'air frais circuler librement à travers la chambre. On
enlèvera les oreillers, pour maintenir la tête basse, et la femme
sera éventée assidument.

Si la perte continue, ou si elle commence avant l'expulsion du
placenta, on introduira doucement et avec précaution la main
dans l'utérus, et on videra sa cavité de tout ce qu'elle contient.
La présence seule de la main dans l'utérus est un bon excitant de l'action utérine. C'est encore plus essentiel, si le placenta est retenu, parce que l'hémorrhagie ne peut être enrayée
tant que l'utérus est distendu par sa présence. Pendant l'opération, l'utérus sera maintenu extérieurement par la main gauche, car, en agissant avec les deux mains à la fois, on risque
beaucoup moins de léser les tissus.

Si l'on a affaire à l' « hour-glass contraction », ou si l'on rencontre des adhérences morbides du placenta, l'opération est bien
plus difficile et exige beaucoup de soin et de jugement. On peut,
en général, vaincre la rétraction spasmodique de l'orifice interne du col, dans le premier cas, par une pression douce et continue des doigts introduits dans l'orifice, pendant que l'utérus est
maintenu extérieurement. L'hémorrhagie est presque toujours
suffisamment modérée, jusqu'à ce que le spasme vaincu permette l'introduction de la main.

Il n'existe aucun signe qui nous indique sûrement des adhérences morbides du placenta, tant qu'on n'a pas pu introduire
la main. Barnes a signalé les symptômes suivants ; mais quelques-uns d'entre eux peuvent accompagner la rétention du placenta sans qu'il y ait d'adhérences. On peut soupçonner une
adhérence morbide, si l'on a déjà éprouvé une difficulté inaccoutumée pour extraire le placenta dans les accouchements antérieurs ; si, pendant le troisième stade, l'utérus se contracte for-

Air frais, etc.

Il faut vider l'utérus.

Traitement de la
contraction en sablier.

Signes des adhérences
du placenta.

tement par intervalles, et que chaque contraction soit accompagnée d'un écoulement de sang; si, en suivant le cordon, on trouve encore le placenta dans l'utérus; si, en tirant sur le cordon avec deux doigts enfoncés jusqu'à sa racine dans le placenta, on entraîne en une seule masse le placenta et l'utérus, et que la femme éprouve une sensation de tiraillement douloureux; si, pendant une contraction, la tumeur utérine ne présente pas la forme globulaire, et qu'elle soit plus proéminente qu'à l'état normal au siège de l'insertion du placenta [1].

Traitement
des adhérences. L'extraction artificielle d'un placenta adhérent est toujours une opération délicate et inquiétante, qui, achevée même avec le plus grand soin, expose nécessairement la femme à des lésions du tissu utérin; on risque aussi de laisser dans la cavité de la matrice quelques débris de placenta qui peuvent donner naissance à une hémorrhagie secondaire ou à la septicémie. Le cordon guidera la main sur le siège de l'insertion du placenta, et les doigts seront insinués très doucement entre son bord inférieur et la paroi utérine, ou, si l'on trouve une portion déjà détachée, on commencera le décollement du reste par ce point. L'utérus soutenu à travers la paroi abdominale, on fera l'extraction aussi soigneusement que possible, avec la plus grande précaution, car il est loin d'être facile de distinguer le placenta de l'utérus. Le plus souvent, il n'est pas aisé d'enlever tout, et il est sage de détacher seulement ce qu'on peut avoir sans difficulté, au lieu de s'obstiner à tenter un décollement complet par de trop grands efforts.

Lorsqu'on ne peut ni détacher ni extraire la totalité ou la plus grande partie de la masse placentaire, le cas devient fort grave. Les morceaux retenus se décollent et tombent au bout d'un temps plus ou moins long, ou bien ils se décomposent et provoquent un écoulement fétide et une infection septique. Il faut recourir alors aux injections intra-utérines antiseptiques, afin de diminuer, autant que faire se peut, les risques d'absorption; mais la femme reste en grand danger jusqu'à ce que

1. *Obstetric operations*, p. 440.

les débris de l'organe aient été expulsés et que l'écoulement se soit suspendu. Il y a des raisons pour croire que parfois, mais rarement, des masses considérables de tissu placentaire aient été complètement résorbées. Il est difficile d'expliquer un phénomène aussi étrange, mais on en relate quelques observations dont l'authenticité ne paraît pas douteuse, et permet de croire que le placenta a disparu par cette voie [1].

On emploie différents moyens pour exciter la rétraction utérine par stimulation réflexe. Parmi les plus importants je citerai l'action du froid. Chez les femmes qui ne sont pas trop épuisées pour supporter l'application de ce stimulus, il a une grande valeur. Mais, si l'on en use, il faut que ce soit d'une façon intermittente et non pas continue. Verser un courant d'eau froide d'une certaine hauteur sur l'abdomen est une pratique commune, mais mauvaise, parce qu'on inonde la femme et le lit, et cette eau peut ensuite causer d'autres maladies. Frapper la partie inférieure de l'abdomen avec une serviette mouillée est mieux. En général, il est facile d'avoir de la glace; on en introduira un morceau dans l'utérus. C'est là un puissant hémostatique qui excite souvent l'action utérine, lorsque d'autres moyens ont échoué. Je l'emploie constamment, et jamais je ne l'ai vu provoquer d'accidents. On peut aussi appliquer un gros morceau de glace sur le fond de l'utérus, puis l'enlever et le réappliquer de temps en temps. On emploie également l'eau glacée en injections dans le rectum. Un moyen très puissant consiste à faire passer dans la cavité utérine un courant d'eau froide avec une canule de l'irrigateur Higginson, portée jusqu'au fond de l'organe. Mais on ne peut compter sur ces procédés qu'autant que la femme est en état de réagir contre leur stimulus ; et, s'ils ne provoquent pas rapidement la rétraction de l'utérus, on doit n'en point prolonger l'emploi, qui deviendrait certainement funeste. Rigby mettait l'enfant au sein, considérant que c'était là un des meilleurs excitants de la contrac-

Excitation de l'action réflexe par le froid, etc.

---

1. Lire un intéressant mémoire du Dr Thrush sur « *Retention of the Placenta in Labour at Term* » (*Amer. Journ. of obstet.*, juillet 1877).

tion. Certes cela peut être utile, après que l'hémorrhagie est calmée, pour assurer la persistance de la contraction tonique, on ne doit donc pas l'oublier ; mais on ne peut pas perdre son temps à faire chercher le sein à l'enfant, en face d'une hémorrhagie sérieuse.

Injections intra-utérines d'eau chaude.

Récemment, on a préconisé les injections intra-utérines d'eau chaude, à la température de 45 à 50°, comme un hémostatique puissant et souvent efficace après l'emploi inutile de tous les autres moyens. Les observations où elles ont réussi sont très nombreuses. Le Master actuel de Rotunda hospital, le Dr Lombe Atthill, en a publié 16 où il arrêta ainsi l'hémorrhagie rapidement, après avoir échoué avec l'ergot, la glace et d'autres procédés [1]. Il dit que les injections sont surtout utiles dans les cas défavorables où l'utérus se contracte et se relâche alternativement, et résiste à tous les efforts déployés pour assurer une rétraction permanente. J'ai encore trop peu expérimenté ce mode de traitement pour me permettre d'en juger les mérites ; je l'ai essayé dans deux ou trois cas, et chaque fois le résultat a certainement dépassé mes espérances. Je ne doute pas que ces irrigations chaudes soient une excellente méthode à ajouter à celles que nous possédons déjà pour le traitement de l'hémorrhagie utérine.

État de la vessie.

Le Dr Earle [2] a autrefois signalé que la distension de la vessie empêche souvent l'utérus de se rétracter ; on la videra avec la sonde pour éviter qu'il en soit ainsi.

Tamponnement du vagin.

On a eu souvent recours au tamponnement du vagin. Mais je me contente de mentionner ce procédé, en indiquant son inutilité absolue dans tous les cas d'hémorrhagie post partum ; il ne saurait avoir qu'un seul effet, celui d'empêcher l'écoulement du sang au dehors et de le faire accumuler en masse dans la cavité utérine.

Compression de l'aorte abdominale.

La compression de l'aorte abdominale est en grande faveur auprès de plusieurs accoucheurs du Continent ; en Angleterre,

---

1. *Lancet,* 9 février 1878.
2. *Earle's Flooding after Delivery,* p. 163.

elle est peu connue et peu pratiquée. On a objecté, théoriquement, que l'hémorrhagie est surtout veineuse et non pas artérielle, et qu'en comprimant l'aorte on favorise plutôt le reflux
du sang veineux dans la veine cave. Cazeaux a très justement
remarqué, en tenant compte des rapports anatomiques intimes
de l'aorte et de la veine cave, qu'il est fort difficile de comprimer l'un des vaisseaux sans comprimer l'autre. Le retour
du sang est donc aussi arrêté à travers la veine cave, et ce fait
est en faveur de l'utilité de la compression. Il faut avoir soin
de la pratiquer immédiatement, et charger de ce soin un aide
à qui l'on montre comment elle doit être appliquée. Elle est
surtout utile dans les hémorrhagies soudaines et graves, et, si
elle arrête la perte pendant quelques instants, elle nous donne
un peu de répit, et nous permet de songer à un autre traitement.
On peut donc l'accepter comme un moyen temporaire, et ne pas
craindre de s'en servir à l'occasion, car elle a le grand avantage
de remplacer momentanément, et sans en empêcher l'emploi,
des moyens plus radicaux. La compression est facile à faire, à
cause de l'état de laxité des parois abdominales. On sent l'artère
battre au-dessus du fond de l'utérus, et on peut la comprimer
contre la colonne vertébrale avec trois ou quatre doigts appliqués le long de son trajet. Baudelocque, qui était grand par-
tisan de ce procédé, prétend que, dans plusieurs circonstances,
il a arrêté ainsi une hémorrhagie qui avait résisté aux autres
moyens, et qu'une fois il a fait lui-même la compression pendant quatre heures consécutives. Cazeaux pense que la compression de l'aorte a un autre avantage : c'est de retenir la
masse du sang dans la partie supérieure du corps et de diminuer ainsi la tendance à la syncope et au collapsus. Si l'on pouvait avoir un tourniquet aortique, tel que celui qui sert pour
comprimer le vaisseau dans l'anévrisme, on en retirerait un
sérieux avantage dans les cas graves.

Lorsque l'hémorrhagie a été excessive et que l'épuisement
est considérable, on peut appliquer avec fruit un bandage
solide des extrémités, de préférence le bandage élastique d'Es-

Bandage
des extrémités.

march si on l'a sous la main, pour retenir autant que possible le sang dans le tronc et diminuer ainsi la tendance à la syncope. C'est un expédient temporaire parfois utile dans les hémorrhagies graves.

Injection d'un styptique.

Si tous ces moyens ont échoué, si l'utérus, en dépit de tous nos efforts, se refuse à se rétracter, — et, quoi que nous fassions, cela arrive parfois, — nous n'avons plus à compter que sur un puissant styptique porté directement sur la surface saignante, pour produire la thrombose dans les vaisseaux. « Ce dernier moyen, dit le Dr Ferguson [1], faisant allusion à l'application des agents hémostatiques, me paraît être la seule ressource dans ces cas d'hémorrhagie intense où l'utérus flotte sous la main comme une serviette mouillée. Incapable de se rétracter pendant des heures, ne laissant cependant plus suinter une goutte de sang, il n'y a rien entre la vie et la mort, que quelques petits caillots qui obstruent les sinus. » C'est une frêle barrière, en vérité ; mais l'expérience de tous ceux qui ont injecté du perchlorure de fer dans ces circonstances nous prouve que c'est un moyen puissant, et son introduction dans la pratique est un des plus grands progrès de l'obstétrique moderne. Bien que ce procédé dans les hémorrhagies rebelles ne soit pas nouveau, puisqu'on l'employait en Allemagne il y a déjà longtemps, son introduction en Angleterre est incontestablement due aux efforts du Dr Barnes. On a beaucoup insisté sur les dangers de cette pratique, on y a mis même une acrimonie regrettable ; mais je ne connais qu'une seule observation concluante de ses mauvais effets. Sa puissance extraordinaire dans l'arrêt immédiat de la plus formidable hémorrhagie a été démontrée par le témoignage unanime de tous ceux qui l'ont employé. Comme personne ne songe à en faire usage que lorsque tous les moyens pour provoquer la rétraction ont échoué, et comme, dans ces cas, les femmes sont dans un danger imminent, nous serions pleinement justifiés à nous en servir, quand même on nous aurait plus sûrement démontré qu'il peut déterminer des accidents. Il est tou-

1. *Preface to Gooch On Diseases of Women,* p. xlii.

jours juste de chercher à éviter un grand péril, même en courant le risque de tomber dans un moindre. Donc, après avoir vainement essayé tous les procédés, on doit recourir à celui-ci sans perdre de temps. Aucun médecin ne devrait faire un accouchement sans avoir la solution nécessaire avec lui. La meilleure et celle dont l'emploi est le plus facile est le perchlorure de fer liquide de la pharmacopée de Londres, dilué dans six fois son volume d'eau. Une solution plus faible serait moins bonne.

La canule vaginale de l'irrigateur Higginson, dans lequel on a fait circuler préalablement une ou plusieurs fois le liquide pour en chasser l'air, est introduite avec la main jusqu'au fond de l'utérus, et la solution injectée doucement dans la cavité de l'organe. La membrane muqueuse lâche et flasque se rétracte instantanément, tout le sang se coagule au contact du liquide, et l'hémorrhagie s'arrête immédiatement. Je pense qu'il est bon de s'assurer, avant l'injection, que l'utérus et le vagin sont débarrassés de leurs caillots. Cette précaution avait été négligée dans le seul cas où j'aie vu des symptômes graves suivre l'application du traitement. Le fer avait durci tous les caillots qui étaient restés dans l'utérus, et il se déclara de la septicémie ; mais elle disparut après l'écrasement des caillots et un lavage intra-utérin par des injections antiseptiques. Après avoir appliqué ce traitement, toute compression sur l'utérus sera suspendue ; nous devrons nous rappeler que nous avons abandonné la contraction comme hémostatique, pour avoir recours à la thrombose, et que la compression pourrait détacher ou affaiblir les caillots qui préviennent la perte.

On peut aussi se servir d'autres astringents locaux. La teinture de matico peut rendre des services, bien que je ne sache pas si elle a été essayée. Dupierris a préconisé l'emploi de la teinture d'iode, et rapporte 24 observations où il s'en est servi avec le plus grand succès et sans accident. Mais aucun médicament ne paraît agir aussi rapidement, ni avec autant d'efficacité que le perchlorure de fer.

<table>
<tr><td>Hémorrhagie par déchirure des organes maternels.</td><td>

Je dirai ici un mot des hémorrhagies consécutives à une déchirure du col ou à toute autre lésion des parties molles de la mère après l'accouchement. Duncan rapporte une observation dans laquelle le sang venait d'une déchirure du périnée. Si l'hémorrhagie continue après la rétraction persistante de l'utérus, on devra faire un examen attentif pour rechercher la lésion. Le plus généralement, on trouve la source de l'écoulement au col, et on peut la tarir assez facilement en humectant la partie lésée avec une éponge imbibée d'une solution de perchlorure de fer.</td></tr>
</table>

Le traitement général de l'hémorrhagie *post partum* a son importance. Lorsque la réaction commence, il existe souvent un cortège de symptômes fatigants, tels qu'un violent mal de tête, la crainte de la lumière et du bruit, et une grande prostration nerveuse ; dès que tous ces phénomènes ont disparu, nous avons à combattre les effets plus persistants de l'hémorrhagie profuse. Rien ne vaut l'opium pour dissiper ces symptômes. C'est le meilleur reconstituant qu'on puisse employer ; mais il faut l'administrer à plus haute dose qu'on n'a l'habitude de le faire. On donnera trente ou quarante gouttes de la solution de Battley par la bouche ou en lavement. La femme sera laissée tout à fait calme et tranquille, dans une chambre sombre, à l'abri de toutes espèces de visites d'amis. Elle prendra souvent, mais par petites quantités à la fois, du jus de viande, du consommé, du lait, des œufs battus dans du lait, ou d'autres aliments facilement assimilables. Les stimulants seront administrés selon l'état de la malade : du grog chaud à l'eau-de-vie, du vin de Porto, etc., et on insistera sur le repos au lit, pendant une période plus longue qu'à l'ordinaire. Il est bon de recourir pendant assez longtemps aux médicaments qui agissent sur la constitution du sang, par exemple les diverses préparations de fer, dont l'utilité est reconnue.

Au chapitre de la transfusion du sang, je parlerai de cette dernière ressource dans les cas désespérés, alors que l'hémorrhagie a été assez considérable pour ne pas laisser d'autre espoir.

La plupart du temps, lorsqu'il s'est écoulé, après la déli-
vrance, quelques heures sans hémorrhagie, on peut considérer
la femme comme à l'abri de cet accident. Toutefois il n'est pas
très rare d'être témoin d'hémorrhagies profuses qui survien-
nent pendant la convalescence, à une période qui peut varier
de quelques heures ou de quelques jours, à plusieurs semaines
après l'accouchement. Cet accident est décrit sous le nom
d'*hémorrhagie secondaire* ; il n'a pas reçu de la part des
accoucheurs toute l'attention qu'il mérite, bien qu'il puisse
donner lieu à des symptômes fort graves, quelquefois mortels,
et il plane encore une certaine obscurité sur son étiologie. Le
traitement en est fort difficile. Nous devons presque toutes
nos connaissances sur ce point à un excellent mémoire du
D^r Mc Clintock, de Dublin, qui en a recueilli toutes les obser-
vations caractéristiques signalées par les différents auteurs, et
a décrit les causes qui semblent les plus aptes à faire naître
cette hémorrhagie.

La marge: Hémorrhagie post partum secondaire.

Nous devons, tout d'abord, distinguer la véritable hémorrha-
gie secondaire d'un écoulement exagéré de lochies plus persis-
tant qu'à l'état normal. Ce dernier n'est pas très rare ; on le
rencontre surtout dans les cas où l'involution de l'utérus a été
entravée, par exemple à la suite d'une fatigue prématurée, par
débilité générale, etc. La quantité des lochies varie selon les
femmes. Chez quelques-unes, elles durent pendant un mois et
même plus longtemps, mais cette persistance ne nous autorise
pas à les qualifier d'hémorrhagie. Tout le traitement consistera
alors dans le repos prolongé, la malade évitera la position
droite, prendra quelques petites doses d'ergot, et, si c'est né-
cessaire, après quelques semaines, des injections astringentes
d'écorce de chêne ou d'alun.

Lochies profuses.

L'hémorrhagie secondaire vraie est souvent soudaine dans
son apparition et sérieuse dans ses effets. Mc Clintock en cite
six cas mortels, et M. Bassett, de Birmingham [1], sur treize soumis
à son observation, en a vu deux dont la terminaison fut fatale.

1. *Brit. med. Journ.*, 1872.

Les causes peuvent être constitutionnelles, ou dépendre d'un état local de l'utérus lui-même.

Les causes sont constitutionnelles ou locales.

Parmi les premières, je signalerai un trouble du système vasculaire général, ou des vaisseaux utérins en particulier. L'état des sinus utérins, et la faible barrière qu'offrent les thrombus à l'écoulement du sang, expliquent parfaitement qu'une congestion vasculaire soudaine puisse produire l'hémorrhagie. Ainsi agissent les émotions morales, le passage brusque à la position droite, un effort exagéré, l'abus des stimulants, la constipation, ou le rapprochement sexuel peu de temps après l'accouchement. Mc Clintock cite l'exemple d'une dame qui fut prise d'hémorrhagie profuse le 12ᵉ jour après son accouchement, en s'asseyant pour la première fois. Se sentant faible après avoir donné le sein, elle prit un peu d'eau-de-vie que lui donna sa garde, et aussitôt il partit un flot de sang « qui inonda tout le lit, pénétra à travers le matelas et forma une mare sur le parquet. » Ici, la position droite, la douleur causée par l'allaitement, et le breuvage stimulant, tout concourut à produire l'hémorrhagie. Dans une autre observation, on attribua l'écoulement au retour inattendu d'un ancien amant, le 8ᵉ jour après le travail. Moreau insiste surtout sur l'influence d'une congestion locale due à la réplétion du rectum. Une affection constitutionnelle avec débilité générale, et l'appauvrissement du sang peuvent avoir probablement le même effet. Pour Blot, l'albuminurie est une de ces causes, et Saboia signale l'hémorrhagie secondaire comme un symptôme fréquent d'un empoisonnement miasmatique au Brésil, en indiquant comme seul remède le changement d'air et la quinine à hautes doses [1].

Les causes locales paraissent être surtout fréquentes dans la production de l'hémorrhagie secondaire ; nous pouvons les classer de la façon suivante :

1º Rétraction irrégulière et inefficace de l'utérus.

2º Caillots dans la cavité utérine.

3º Rétention de portions du placenta ou des membranes.

1. Saboia, *Traité des accouchements*, p. 819.

4º Rétroflexion de l'utérus.

5º Déchirure ou état inflammatoire du col.

6º Thrombose ou hématocèle du col ou de la vulve.

7º Inversion de l'utérus.

8º Tumeurs fibreuses ou polypes de l'utérus.

Nous n'examinerons ici que les quatre premières de ces causes, les autres étant étudiées ailleurs.

Relâchement de l'utérus, caillots, etc. — Le relâchement de l'utérus et la distension de sa cavité par des caillots peuvent donner lieu à l'hémorrhagie, mais plus difficilement qu'aussitôt après la délivrance, car des caillots d'un volume considérable sont souvent retenus dans l'utérus pendant plusieurs jours après l'accouchement. On trouvera l'utérus plus développé et plus mou à la pression qu'il ne doit l'être. Ordinairement, les caillots sont expulsés avec de vives douleurs, mais il peut se faire qu'ils demeurent dans l'organe et qu'il se déclare une hémorrhagie plusieurs jours après l'accouchement. On peut rencontrer aussi un état de relâchement de l'utérus sans qu'il contienne de caillots. Bassett rapporte quatre observations de ce genre, et on en trouvera quelques-unes dans le mémoire de Mc Clintock.

Portions du placenta ou des membranes. — Une cause plus fréquente, c'est la rétention de portions du placenta ou des membranes, négligence de la part de l'accoucheur, surtout s'il a extrait le placenta par traction et sans s'assurer de son intégrité. Mais quelquefois l'accident peut être dû à des circonstances qu'il lui a été impossible d'éviter, par exemple à des adhérences placentaires qui l'ont obligé à laisser dans la matrice des morceaux du délivre, ou, plus rarement, à un placenta succenturia. Dans ce dernier cas, il existe une petite portion supplémentaire de placenta développée entièrement en dehors de la masse; c'est cette portion qui peut être abandonnée dans l'utérus sans que l'accoucheur en soupçonne nullement l'existence. Il est facile de laisser dans l'utérus des portions de membranes. C'est pour éviter cet accident qu'on doit les tordre en corde, et les extraire très doucement après l'expression du placenta. L'hémorrhagie consécutive à ces causes ne paraît pas en général moins de huit jours après l'accouchement, quelquefois après beaucoup plus de temps encore. Dans quatre observations rapportées par M. Bassett, l'hémorrhagie débuta le 10e, le 12e, le 14e et le 32e jour. Elle peut être soudaine et continue, ou bien intermittente, et revenir fréquemment à de courts intervalles. A mon avis, la rétention de débris placentaires est très commune après l'avortement, parce qu'on rencontre alors bien plus souvent des adhérences qu'à terme. Outre l'hémorrhagie, il se produit souvent un écoulement fétide dû à la décomposition des matières emprisonnées, et des symptômes plus ou moins marqués de septicémie qui peuvent nous mettre sur la voie du diagnostic. Le placenta ou les membranes peuvent flotter librement, comme des corps étrangers, dans la cavité utérine, ou bien ils ont des attaches organiques à ses parois, et leur extraction, dans ce dernier cas, n'est pas toujours facile.

Rétroflexion. Barnes a surtout signalé l'influence de la rétroflexion utérine dans la production de l'hémorrhagie secondaire [1] ; elle paraît agir en entravant la circulation au point fléchi, et arrêtant ainsi les progrès d'involution de l'utérus.

Traitement. Chaque fois qu'une hémorrhagie secondaire de quelque importance est observée, nous devons absolument en rechercher les causes avec le plus grand soin, et faire un examen vaginal approfondi. Si elle n'est due qu'à des causes générales et constitutionnelles, nous insisterons sur le repos le plus absolu dans un lit dur et une chambre fraîche, et sur l'absence de toute excitation. On pourra donner en même temps l'extrait liquide d'ergot à la dose de 30 centigrammes toutes les six heures. Mc Clintock recommande énergiquement la teinture de chanvre indien, qu'on peut combiner avantageusement avec l'ergot, à la dose de 10 à 15 gouttes, suspendues dans un mucilage. On peut employer les tampons vaginaux astringents au matico ou au perchlorure de fer. L'état de l'intestin sera surveillé attentivement, et le rectum vidé par de copieux lavements. Dans les

1. *Obstetric. operations,* p. 492.

cas plus tenaces, une mixture d'ergot, de sulfate de fer, et de petites doses de sulfate de magnésie rendront de grands services. C'est un traitement qui a surtout de la valeur lorsque l'écoulement a un caractère atonique et passif. Mc Clintock recommande aussi l'application d'un vésicatoire sur le sacrum. Lorsque l'hémorrhagie est excessive, il faut avoir recours à un traitement local plus énergique. Cazeaux préconise le tamponnement du vagin. Mais l'application du tampon, tout en offrant moins de dangers qu'immédiatement après l'accouchement, peut encore faire courir des risques en favorisant une hémorrhagie interne invisible, si l'utérus se distend au-dessus de l'obstacle. Si on l'emploie quand même, on appliquera aussi un bandage abdominal bien serré, de façon à comprimer l'utérus ; et l'abdomen sera surveillé de temps en temps, pour prévenir la possibilité de la distension utérine. Avec ces précautions, le tampon peut avoir une valeur réelle. En cas d'hémorrhagie grave, je serais plutôt disposé à essayer l'application des styptiques dans la cavité utérine. L'injection du courant liquide, comme après l'accouchement, ne saurait être pratiquée, à cause de l'occlusion du col et de la rétraction de l'utérus, mais il n'y a aucun inconvénient à badigeonner la cavité utérine avec un morceau d'éponge attaché à un manche et saturé d'une solution de perchlorure de fer. Il est peu d'hémorrhagies qui résistent à ce traitement.

Si nous avons quelque raison de suspecter la rétention de débris du placenta ou des membranes dans l'utérus, ou encore si l'hémorrhagie persiste ou reparaît après le traitement, il est indispensable de faire un examen approfondi de la cavité de la matrice. A l'examen vaginal, nous pourrons quelquefois sentir un morceau de placenta qui fait saillie à travers l'orifice, et nous l'extrairons sans difficulté. Si l'orifice est clos, on doit le dilater avec l'éponge, les tiges de laminaria, ou un sac de Barnes de petit volume, et explorer complètement l'utérus. Cette opération se fera avec le chloroforme, car elle ne peut être tentée sans introduire la main tout entière dans le vagin, ce qui est nécessairement très douloureux. Si le placenta ou les membranes flottent dans la cavité utérine, on les enlèvera facilement en une seule fois, si elles sont adhérentes, on les détachera soigneusement. Et pendant tout le temps que l'orifice restera entr'ouvert, on en profitera pour nettoyer complètement l'utérus avec du liquide de Condy et de l'eau, afin de diminuer les risques de septicémie.

La rétroflexion est facilement reconnue par l'examen vaginal; comme traitement, on la réduira avec la main et on appliquera un pessaire de Hodge bien ajusté.

CHAPITRE XVI

RUPTURE DE L'UTÉRUS, ETC.

La rupture de l'utérus est un des accidents les plus dangereux Sa gravité. du travail, et elle a été considérée jusqu'à nos jours comme presque fatalement mortelle, et en dehors des ressources de l'art. Heureusement, elle est rare, bien que les statistiques va- Elle est rare. rient tellement qu'on ne puisse arriver à se faire une idée exacte de son degré de fréquence. Cela tient, sans doute, à ce que plusieurs tables confondent les déchirures partielles, et rela- tivement peu graves, du col et du vagin avec la rupture du corps et du fond de l'utérus. Ce n'est que dans les grands services d'accouchement, où les résultats de toutes les observations sont conservés avec soin, qu'on peut faire des statistiques exactes; mais, dans la pratique privée, un si épouvantable accident n'est pas publié. Pour montrer les différences qui existent entre les résultats donnés par les auteurs, on peut consulter leurs statis- tiques; Burns estime que la proportion de l'accident est de 1 sur 940 accouchements, Ingleby 1 sur 13 ou 1400, Churchill 1 sur 1331, Lehmann 1 sur 2433. Parmi les derniers mémoires publiés sur ce sujet, on pourra consulter l'excellente thèse du Dr Jolly, de Paris, qui contient des statistiques sérieuses [1]. Il a trouvé sur 782,744 accouchements 230 ruptures, à l'exclusion de celles du vagin ou du col, c'est-à-dire 1 sur 3403 accouchements.

---

1. *Rupture utérine pendant le travail*, 1873.

Siège de la rupture.

Les déchirures peuvent se produire sur n'importe quelle partie de l'utérus, le fond, le corps ou le col. Celles du col ont relativement moins d'importance, et s'observent, à un degré léger, dans presque tous les premiers accouchements. Mais celles qui comprennent la portion sus-vaginale du col ont réellement une certaine gravité. Les ruptures de la portion supérieure de l'utérus sont beaucoup moins fréquentes que celles de la portion voisine du col, sans doute parce que le fond est au delà des atteintes des causes mécaniques auxquelles on peut fréquemment attribuer l'accident, et parce que le tiers inférieur de l'organe est exposé à la compression entre la partie qui se présente et les os du bassin. Selon Mme Lachapelle, le siège de l'insertion placentaire est rarement compris dans la rupture, mais il n'y échappe pas toujours, ainsi que le prouvent de nombreuses observations. La rupture siège le plus souvent au

Elle est plus fréquente à la jonction du corps et du col.

niveau de la jonction du corps et du col, soit en avant, soit en arrière, en face du sacrum, ou derrière la symphyse pubienne, mais parfois aussi sur les côtés du segment inférieur de l'utérus. Dans quelques cas, le col tout entier a été déchiré et détaché sous forme d'anneau.

La déchirure peut être partielle ou complète.

La déchirure peut être partielle ou complète ; celle-ci est la plus commune. Quelquefois le tissu musculaire seul est déchiré, et l'enveloppe péritonéale reste intacte ; ou bien c'est l'inverse. le péritoine présente différentes fissures dans plusieurs directions, sans que la couche musculaire ait été atteinte. L'étendue de la lésion est fort variable, parfois c'est une petite déchirure seulement, parfois une large ouverture, suffisante pour permettre à tout le contenu de la matrice de passer dans la cavité abdominale. La direction de la lésion est aussi variable que ses dimensions, mais elle est plus fréquemment verticale que transversale ou oblique. A l'examen *post mortem*, on trouve les bords de la déchirure irréguliers et dentelés, probablement à cause de la contraction des fibres musculaires, qui sont souvent ramollies, infiltrées de sang et même gangrénées. La cavité péritonéale contient une grande quantité de sang extravasé, et cette hémorrhagie est une des causes les plus sérieuses du danger.

Les causes sont divisées en *prédisposantes* et *excitantes*; et les recherches modernes tendent à démontrer de plus en plus que celles qui ont produit la déchirure n'ont pu y parvenir que parce que l'utérus était dans un état de prédisposition à cet accident, et qu'elles n'auraient pas amené ce résultat sur un organe parfaitement sain. Nous sommes loin de connaître encore quelles sont ces causes prédisposantes, et comment elles agissent, et le sujet offre un vaste champ aux recherches pathologiques.

On croit, en général, que les déchirures sont plus communes chez les multipares que chez les primipares. Mais Tyler Smith conteste l'exactitude de cette opinion, et considère les ruptures de l'utérus comme relativement aussi communes dans le premier accouchement que dans les suivants. Les statistiques n'ont pas été jusqu'ici suffisamment soignées pour qu'on puisse conclure avec justesse, mais il est raisonnable de supposer que les modifications pathologiques, signalées aujourd'hui comme causes prédisposantes, se rencontrent bien plus souvent chez les femmes dont l'utérus a été soumis à des grossesses répétées. L'âge paraît avoir une grande influence, puisque, dans l'immense majorité des cas, l'accident s'est produit entre la trentième et la quarantième année.

Les altérations du tissu de l'utérus sont probablement les causes prédisposantes les plus importantes, bien que nos recherches sur ce point soient encore incomplètes. On peut indiquer, entre toutes, un état morbide des fibres musculaires, résultat de coups ou de contusions pendant la grossesse ; une dégénérescence graisseuse prématurée du tissu musculaire, anticipation sur l'involution normale après l'accouchement ; des tumeurs fibreuses, ou une infiltration maligne des parois utérines produisant un état morbide du tissu, ou agissant comme obstacle à l'expulsion du contenu de l'utérus. L'importance de ces modifications a été surtout signalée en Angleterre par Murphy, et en Allemagne par Lehmann, et il est impossible de ne pas les regarder comme des causes prédisposantes de rupture. Toutefois je ferai observer que ces opinions reposent sur des hypothèses acceptables plutôt que sur l'observation de faits pathologiques.

Manque de proportion entre l'enfant et le bassin.

Une autre variété très importante de causes prédisposantes renferme les particularités qui tendent à amener une disproportion entre le volume de l'enfant et la capacité du bassin [1].

Vices de conformation du bassin.

Les vices de conformation du bassin sont regardés depuis longtemps comme favorables aux ruptures utérines, et leur importance ressort de ce fait que, sur 19 observations de l'accident, soigneusement recueillies par Radford [2], le bassin était rétréci onze fois, c'est-à-dire dans plus de la moitié des cas. Radford fait la curieuse remarque que les ruptures paraissent se produire plutôt lorsque le rétrécissement est léger; et il l'explique en supposant que dans les rétrécissements minimes le segment inférieur de l'utérus s'engage dans le détroit supérieur, et se trouve, par conséquent, beaucoup plus soumis à la compression, tandis que dans une déformation extrême l'orifice et le col sont toujours situés au-dessus du détroit, le corps et le fond de l'utérus pendant entre les cuisses de la femme. Cette explication est raisonnable, mais il ne faut pas oublier que la rareté des ruptures dans les bassins extrêmement viciés dépend peut-être plutôt de la rareté de ce degré de rétrécissement.

Présentation vicieuse cu volume exagéré du fœtus.

Parmi les causes qui amènent une disproportion, on peut mentionner du côté du fœtus une présentation vicieuse, suivie de douleurs impuissantes à produire l'expulsion, ou bien un volume considérable de la partie qui se présente. Ce dernier

---

1. Dans ces dernières années le mécanisme de production des ruptures utérines a été étudié par le Dr Bandl (de Vienne) dans un travail remarquable. Il a montré comment toute disproportion entre les diamètres du bassin et le volume de la présentation favorisait la rupture. On trouvera dans la thèse du Dr Budin (*Des lésions traumatiques chez la femme*, etc., pages 84, 85, 86 et seq.) un exposé succinct des idées de Bandl qui sont aujourd'hui généralement admises. (*Trad.*)

2. *Obst. Trans.*, vol. VIII.

fait expliquerait la plus grande fréquence de la rupture lorsque l'enfant est un garçon, parce que, en général, la tête des garçons est plus grosse que celle des filles. L'influence de l'hydrocéphalie intra-utérine a été signalée pour la première fois par sir James Simpson [1], qui a trouvé sur 74 cas de cette difformité 16 ruptures de l'utérus. Toutes les fois qu'il y a disproportion, imputable soit au bassin, soit à l'enfant, la rupture peut se produire de deux manières : ou bien à la suite de contractions excessives et infructueuses provoquées par les efforts de l'organe pour surmonter l'obstacle, ou par la compression du tissu utérin entre la partie qui se présente et les os du bassin, et consécutivement l'inflammation, le ramollissement et même la gangrène.

Les causes immédiates de la rupture peuvent être divisées en deux classes : lésion mécanique et contraction utérine excessive. Dans la première, je range les cas rares où les déchirures sont le résultat de quelque violence dans les premiers mois de la grossesse, tels que coups, chutes, etc. Malheureusement, on rencontre moins rarement ces lacérations produites par des essais maladroits de délivrance de la part de l'accoucheur, soit par la main pendant la version, soit par les branches du forceps. On rapporte beaucoup d'exemples dans lesquels le médecin a usé de force et de violence plutôt que d'adresse, en essayant de surmonter un obstacle.

Causes mécaniques de rupture.

La preuve que ces résultats malheureux de l'ignorance ne sont pas aussi rares qu'ils devraient l'être, on la trouvera dans la thèse de Jolly, qui a recueilli 71 observations de ruptures pendant la version podalique, 37 causées par le forceps, 10 par le céphalotribe, et 30 par d'autres opérations dont la nature n'est pas précisée [2]. Je n'ai pas besoin d'insister sur le *modus operandi* des contractions utérines prolongées et inefficaces, comme cause de rupture, il est suffisamment manifeste. J'appellerai toutefois l'attention sur les effets de l'ergot, administré

Contraction utérine excessive.

Administration intempestive de l'ergot de seigle.

1. *Selected obst. Works,* p. 385.
2. *Op. cit.,* p. 38.

intempestivement. Il est évident que l'emploi immodéré de
ce médicament a été souvent suivi de déchirure des fibres
utérines stimulées outre mesure. Ainsi Trask, traitant ce sujet,
dit que Meigs a vu 3 cas de rupture, et Bedford 4, directement imputables à cette cause. Jolly a trouvé que l'ergot avait
été largement administré dans 33 observations où la rupture
se produisit.

Symptômes.

Quelques auteurs ont supposé qu'on pouvait prévoir fréquemment la rupture utérine à l'aide de certains symptômes
prémonitoires, par exemple des crampes excessives et aiguës
vers la partie inférieure de l'abdomen, dues, sans aucun doute,
à la compression d'une portion des parois de l'utérus. Mais ces
symptômes sont beaucoup trop vagues pour être interprétés
dans ce sens, et la rupture se fait souvent sans que nous ayons
pu saisir aucun indice qui nous la fît soupçonner.

Symptômes généraux.

Parfois les symptômes sont assez clairs et assez alarmants
pour ne laisser aucun doute sur la nature de l'accident; parfois, au contraire, surtout si la déchirure est partielle, ils ne
sont pas très-marqués, et le médecin peut hésiter dans son
diagnostic. Dans le premier cas, la femme éprouve une douleur soudaine et foudroyante dans l'abdomen, en général pendant une contraction utérine, et en même temps elle sent que
quelque chose a éclaté. Quelquefois la rupture s'accompagne
d'un bruit parfaitement entendu par les assistants. Aussitôt il
survient un écoulement considérable de sang par le vagin, et
les douleurs, qui étaient très-fortes, cessent subitement de se
faire sentir. Il se développe bientôt quelques symptômes généraux alarmants, dus en partie à la commotion, en partie à la
perte de sang à la fois interne et externe. La face exprime la
plus vive souffrance, la peau est froide et couverte d'une sueur
profuse, la femme s'évanouit, tombe dans le collapsus, avec
un pouls rapide et filiforme, la respiration anxieuse, des vomissements, enfin tous les signes d'un épuisement extrême.

Examens abdominal
et vaginal.

Dans les cas bien nets, le palper abdominal et le toucher
donnent des indications caractéristiques. Si, comme cela arrive

souvent, l'enfant est tombé tout entier, ou en grande partie, dans la cavité abdominale, on peut le sentir parfaitement à travers les parois du ventre, et trouver à part l'utérus partiellement rétracté sous la forme d'une tumeur globuleuse distincte, tel qu'il est après l'accouchement. Par le vagin, on observe que la partie qui se présentait a soudainement disparu et n'est plus accessible, ou bien on trouve une autre partie de l'enfant à la place de la première. Si la rupture est étendue, elle peut être appréciable par le toucher, et quelquefois on sent une anse de l'intestin faisant hernie à travers la déchirure. On a noté aussi quelques autres symptômes, par exemple de l'emphysème de la région inférieure de l'abdomen, qui résulte de l'introduction de l'air dans le tissu cellulaire, ou encore la présence d'une tumeur sanguine dans l'hypogastre ou le vagin. Mais ces signes sont trop rares et trop vagues pour avoir une grande valeur diagnostique.

Malheureusement, les symptômes ne sont pas toujours aussi marqués, et on rencontre des cas où les signes probables de la rupture, la cessation soudaine des douleurs, l'hémorrhagie externe, la rétrocession de la partie qui se présente font complètement défaut. Quelquefois ils sont si obcurs que la véritable nature de l'accident n'a été reconnue qu'après la mort. Cependant il est rare que la secousse et la prostration ne soient pas assez sensibles pour faire naître des soupçons, même en l'absence des signes ordinaires. Dans quelques cas, des contractions distinctes et régulières se sont produites après la déchirure, et l'enfant est même né dans les conditions normales; l'erreur est alors très-possible. Une circonstance si curieuse est difficile à expliquer. La déchirure n'avait probablement pas intéressé le fond de l'utérus, qui s'est contracté assez énergiquement pour expulser l'enfant. Les symptômes sont alors très-obscurs, et le praticien peut parfaitement ne pas avoir reconnu la gravité de l'accident en l'absence des signes caractéristiques ordinaires.

Le pronostic est nécessairement de la plus haute gravité;

Les symptômes sont parfois obscurs.

Les contractions utérines continuent parfois après la rupture.

Pronostic.

mais les progrès modernes du traitement nous autorisent peut-être à dire qu'il n'est pas absolument sans espoir, ainsi que l'enseignent en général nos ouvrages d'obstétrique. Lorsque nous réfléchissons à la nature de l'accident, au choc nerveux épouvantable, à l'hémorrhagie profuse à la fois au dehors et dans la cavité péritonéale, où le sang se coagule et forme un corps étranger, au passage du contenu de l'utérus dans l'abdomen, avec les résultats inévitables de l'inflammation et ses conséquences si la femme survit à la première secousse, nous ne devons pas être surpris de l'énorme mortalité. Jolly a trouvé 100 guérisons sur 580 cas, c'est-à-dire 1 sur 6. C'est un résultat plus favorable qu'on ne l'espère généralement ; aussi, comme on voit des guérisons survenir alors que l'état des malades paraissait tout à fait sans ressources, nous ne devons jamais abandonner tout espoir et nous efforcer d'arracher la femme aux dangers terribles qui la menacent.

Pour la mère.

Pour l'enfant.

Le pronostic, pour l'enfant, est presque nécessairement fatal ; Mc Clintock a même signalé la cessation des bruits du cœur fœtal comme un symptôme de rupture dans les cas douteux. La secousse, l'hémorrhagie profuse et le temps qui doit naturellement s'écouler avant la sortie de l'enfant, expliquent d'une façon suffisante sa mort presque certaine.

Traitement.

Ce que j'ai dit de l'impossibilité de prévoir la rupture utérine fera comprendre qu'il n'existe pas de traitement prophylactique, en dehors de l'observation des principes généraux de l'obstétrique, c'est-à-dire une intervention judicieuse lorsque les contractions utérines paraissent incapables de surmonter l'obstacle qui résulte soit du pelvis, soit du fœtus.

Indications après la rupture.

Après la rupture, les principales indications sont d'opérer l'extraction de l'enfant et du placenta, de mettre la femme à l'abri des effets de sa commotion, et, si elle vit assez longtemps, de combattre l'inflammation et ses suites. Le point capital est de décider quelle est la meilleure méthode à adopter pour l'extraction de l'enfant, car il est inadmissible de se tenir sur cette expectative désespérée recommandée par les vieux accoucheurs, autrement dit de laisser mourir la femme sans faire aucun effort pour la sauver. Si le fœtus est entièrement dans la cavité utérine, nul doute que la meilleure chose soit de l'extraire tout d'abord *per vias naturales*, soit par la version, soit par le forceps ou le céphalotribe. S'il se présente une autre partie que la tête, la version sera préférable, en prenant soin d'éviter d'augmenter la déchirure. Si la tête est dans l'excavation ou au détroit supérieur, et facile à atteindre avec le forceps, on appliquera l'instrument avec précaution, l'enfant étant maintenu par la compression abdominale pour faciliter l'opération. S'il existe, comme cela arrive souvent, un léger rétrécissement du bassin, il peut être préférable de perforer et d'appliquer le céphalotribe, en évitant toute tentative violente qui épuiserait la femme, déjà dans la prostration, et diminuerait les chances de guérison. Ce sera la meilleure pratique, parce que l'enfant, comme nous l'avons vu, est presque toujours mort, ce dont nous pouvons nous assurer d'ailleurs par l'auscultation.

Si le fœtus est resté dans la cavité utérine.

Après l'accouchement, on prendra les plus grandes précautions pour extraire le placenta, et il sera nécessaire d'introduire la main. Heureusement, le placenta est presque toujours dans l'utérus, car, si la déchirure n'est pas assez large pour que l'enfant ait passé au travers, il est probable que le placenta sera resté dans la cavité utérine. Si malheureusement il en est sorti, une légère traction sur le cordon pourra l'amener à portée de la main, sans qu'on soit obligé de la passer à travers la déchirure pour aller à la recherche du délivre.

Extraction du placenta.

Il n'est pas douteux que ce soit là le traitement le plus simple et celui qui réserve le plus de chances à la mère. Malheureusement, il est rare que l'enfant reste complètement dans la cavité utérine; en général, il est tombé dans l'abdomen, au milieu du sang extravasé. Dans de telles circonstances, on recommande de passer la main à travers la déchirure (quelques auteurs ont même conseillé de l'agrandir par une incision, si c'est nécessaire), de saisir les pieds du fœtus et de le ramener

Lorsque le fœtus est hors de l'utérus.

dans l'utérus, puis de réintroduire la main pour chercher le placenta et l'extraire. Qu'on réfléchisse à cette opération! La main tâtonne aveuglément au milieu des viscères abdominaux, l'extraction forcée de l'enfant déchire nécessairement l'utérus encore davantage, et, par-dessus tout, le sang extravasé reste dans la cavité péritonéale comme un corps étranger et donne lieu aux plus funestes conséquences. Il est réellement surprenant qu'on puisse citer une seule guérison par un procédé semblable.

La gastrotomie offre plus de chances de succès.

Dans ces dernières années, on a supposé que, lorsque l'enfant est tombé entièrement ou en grande partie dans la cavité abdominale, la gastrotomie pourrait offrir à la mère plus de chances de guérison, et cette opération a été pratiquée bien des fois avec succès. Il est facile de comprendre pourquoi elle offre plus de ressources. L'utérus étant déjà déchiré et le péritoine ouvert, le seul danger qu'on y ajoute est l'incision des parois abdominales, qui nous donne la facilité d'éponger la cavité péritonéale, comme dans l'ovariotomie, et d'extraire tout le sang extravasé, dont la rétention augmente beaucoup la gravité de l'accident. Un autre avantage est celui-ci : la femme étant tout à fait épuisée, on peut retarder l'opération jusqu'à ce qu'elle se soit un peu remise des effets de la secousse, tandis que l'accouchement par les pieds est généralement pratiqué aussitôt que la rupture a été diagnostiquée, et à un moment où la femme est dans la pire situation pour supporter une intervention quelconque.

Résultats comparés des diverses méthodes de traitement.

Jolly a consigné soigneusement les résultats de ces différentes méthodes opératoires, et, abstraction faite des erreurs inévitables de toute statistique, semble démontrer pleinement que ceux de la gastrotomie sont bien supérieurs à tous les autres. Je pense donc qu'on doit faire de cette opération la règle générale toutes les fois que le fœtus n'est plus dans la cavité utérine.

RÉSULTATS COMPARATIFS DES DIFFÉRENTES MÉTHODES DE TRAITEMENT
APRÈS LA RUPTURE DE L'UTÉRUS.

TRAITEMENT	NOMBRE DE CAS	MORTS	GUÉRISONS	PER CENTUM DE GUÉRISONS
Expectation.........	144	142	2	1,45
Extraction *per vias naturales*.........	382	310	72	19
Gastrotomie.........	38	12	26	68,4

Il est évident que cette table ne nous autorise pas à conclure qu'on sauvera 68 femmes sur 100 par la gastrotomie, dans la rupture de l'utérus ; mais on peut admettre qu'elle prouve que cette opération offre au moins trois ou quatre fois plus de chances de guérison que toute autre.

Il n'y a sans doute pas besoin de dire que l'opération doit être faite avec le même soin que l'ovariotomie, arrivée maintenant à un haut degré de perfection ; on s'efforcera surtout d'enlever du péritoine, avec une éponge, le sang et toutes les matières étrangères qui y sont contenues. On doit apporter un grand soin à l'opération.

Pour conclure, je crois pouvoir, après tout ce qui a été dit, formuler les règles suivantes dans le traitement de la rupture : Résumé.

1° Si la tête, ou la partie qui se présente, est au-dessus du détroit supérieur, et le fœtus encore dans l'utérus, forceps, version ou céphalotripsie selon les circonstances.

2° Si la tête est dans l'excavation, forceps ou céphalotripsie.

3° Si le fœtus est entièrement, ou en grande partie, passé dans la cavité abdominale, gastrotomie.

En ce qui concerne le traitement général, nous nous guiderons sur les principes usuels. L'indication principale est de faire disparaître les effets de la commotion, de remonter la femme par des stimulants, etc., et de combattre les symptômes secondaires par les opiacés ou tout autre médicament approprié.

On observe quelquefois des déchirures du vagin, qui, dans Déchirures du vagin.

la grande majorité des cas, sont produites par les instruments,
soit qu'ils aient été appliqués sans précaution, soit que les parois
vaginales aient subi une extension trop considérable pendant
l'accouchement avec le forceps. Les déchirures légères du vagin
sont probablement beaucoup plus communes qu'on ne le suppose après l'emploi du forceps. Généralement, elles ne causent
pas une lésion durable, toutefois il ne faut pas oublier que
toute solution de continuité augmente les risques d'une absorption septique. Lorsque la lésion est suffisamment étendue pour
intéresser la cloison recto-vaginale, ou la paroi antérieure du
vagin, le passage de l'urine et des fèces peut prévenir la cicatrisation de ses bords ; alors se trouve établie une des affections les plus désagréables, une fistule recto-vaginale ou vésico-
vaginale.

Dans les cas graves, il peut s'établir une fistule.

On ne doit pas croire que les fistules soient souvent le résultat d'une lésion pendant l'intervention de l'accoucheur. Cette
opinion est admise à la fois par les médecins et le public, mais
elle est fausse. Dans la grande majorité des cas, le trajet fistuleux est le résultat d'une eschare à la suite d'inflammation,
produite par une longue compression des parois vaginales entre
la tête de l'enfant et les os du bassin, lorsqu'on a laissé, à tort,
le second stade du travail se prolonger outre mesure. La plupart du temps, on a alors recours aux instruments, et c'est sur
eux que retombe le blâme ; mais la faute est non pas à celui
qui a employé l'instrument, elle est à celui qui ne l'a pas employé assez tôt pour prévenir la contusion et l'inflammation
qui ont amené l'eschare.

Mais les fistules sont rarement causées par les instruments.

Lorsque les fistules vésico-vaginales sont le résultat de déchirures pendant l'accouchement, l'urine doit s'écouler tout de
suite, mais c'est le cas le plus rare. Ordinairement, elle ne passe
à travers le vagin qu'une semaine au moins après l'accouchement, laps de temps nécessaire pour que l'action inflammatoire amène la gangrène. Pour jeter quelque lumière sur ces
points, souvent fort mal interprétés, j'ai soigneusement recueilli,
de diverses sources, 63 observations de fistule vésico-vaginale.

Résultats statistiques.

1° Dans 20 cas, on n'a pas employé d'instrument.

Le travail dura moins de 24 heures............ 2 fois.
    —   de 24 à 48 heures............ 8 — [1].
    —   48 à 70 heures............ 2 —
    —   70 à 80 heures .... 7 —
    —   80 heures et au-dessus... 1 —
                               20 fois.

Donc, sur ces 20 observations, le travail a duré, dans la moitié des cas, certainement plus de 48 heures, et il en a probablement été de même pour 6 des 10 qui restent. Une fois seulement l'urine s'est écoulée par le vagin immédiatement après l'accouchement, sept fois dans la première semaine, et, pour toutes les autres, après le septième jour.

2° Dans 34 observations, on se servit des instruments; mais il ne paraît pas qu'ils aient produit l'accident.

Le travail dura moins de 24 heures............ 2 fois.
    —   de 24 à 48 heures............ 8 —
    —   48 à 72 heures....... ... 10 —
    —   72 heures et au delà..... 14 —
                               34 fois.

L'urine s'écoula dans les 24 heures deux fois seulement, seize fois dans la semaine, et quinze fois après le septième jour.

Ainsi nous avons l'observation d'accouchements prolongés à tort, 24 d'entre eux sur 34 ayant certainement duré plus de 48 heures.

3° Dans 9 observations la production de la fistule peut parfaitement être attribuée à l'emploi maladroit des instruments.

Le travail dura moins de 24 heures...·......... 7 fois.
    —   de 24 à 48 heures............ 1 —
    —   48 à 72 heures............ 1 —
                               9 fois.

L'urine s'échappa 7 fois dès le premier moment, et dans les deux autres après le septième jour.

1. Pour sept d'entre eux, le temps exact n'a pas pu être déterminé. Six sont signalés comme *très-laborieux;* il est donc probable qu'ils ont excédé cette limite.

Cette statistique me semble prouver, et de la manière la plus évidente, que, dans la grande majorité des cas, cet accident malheureux doit être directement imputé à la mauvaise pratique qui laisse le second stade du travail se prolonger sans aide pendant de longues heures, et non pas à une intervention prématurée avec les instruments.

Traitement. Je dirai peu de chose du traitement de la déchirure vaginale. Dans les cas légers, pour diminuer les risques de l'absorption septique, on fera des injections vaginales avec le liquide dilué de Condy; les cas plus graves, ceux dans lesquels les fistules sont établies, ne sont pas du domaine de l'obstétrique, et doivent être traités plus tard chirurgicalement.

CHAPITRE XVII

INVERSION DE L'UTÉRUS

L'inversion de l'utérus peu de temps après la naissance de l'enfant est un des plus formidables accidents de la parturition, elle donne lieu à des symptômes de la plus haute gravité, souvent même funestes, et réclame une intervention prompte et habile. Aussi lui a-t-on accordé une attention spéciale, et il est peu de points de l'obstétrique qui aient été plus soigneusement étudiés.

Heureusement cette complication est très rare. Elle n'a été observée qu'une seule fois sur 190,800 accouchements faits à Rotunda Hospital, depuis sa fondation en 1745, et bien des praticiens ont fait des accouchements pendant toute leur vie sans en rencontrer un seul cas ; malgré cela, il est indispensable d'en connaître complètement l'histoire et le meilleur traitement à lui opposer lorsqu'elle se présente.

On peut rencontrer l'inversion utérine sous la forme aiguë et sous la forme chronique ; c'est-à-dire qu'on l'observe immédiatement ou très peu temps après l'accouchement, ou bien seulement lorsqu'il s'est déjà écoulé un temps assez considérable et que l'involution consécutive à la grossesse est complète. Cette dernière forme tombe plutôt dans le domaine des gynécologistes et réclame des considérations qui ne sauraient trouver place dans un ouvrage d'obstétrique. Nous ne nous occuperons donc que de la forme aiguë du renversement.

L'inversion de l'utérus consiste en un retournement sur lui-même, complet ou partiel, de l'organe vide et développé; ce retournement peut atteindre des degrés divers, dont trois surtout sont généralement décrits et doivent être parfaitement connus. Au premier degré, le plus léger, il n'existe qu'une dépression du fond en forme de coupe (fig. 139); au second degré, la dépression est plus pro-fonde, de telle sorte que la por-tion renversée forme intussuscep-tion, pour ainsi dire, et fait saillie à travers l'orifice comme une balle ronde, semblable au corps d'un polype, avec lequel un observa-teur peu soigneux pourrait con-fondre l'accident. Au troisième degré, le renversement est com-plet, l'organe tout entier est re-tourné sur lui-même et peut faire saillie hors de la vulve.

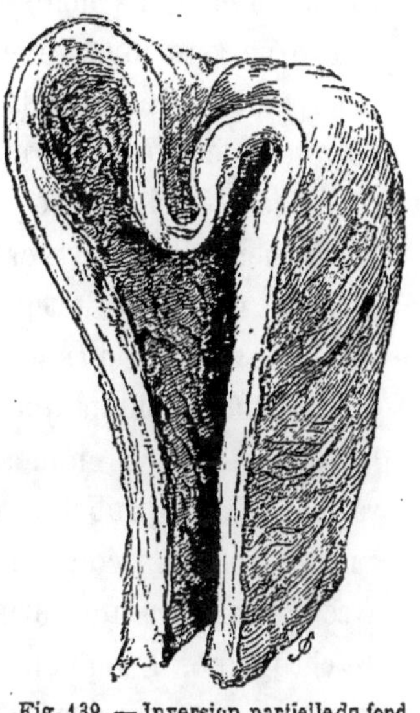

Fig. 139. — Inversion partielle du fond de l'utérus. Préparation du musée de Guy's hospital.

Les symptômes de l'inversion sont généralement caractéristi-ques, bien que l'accident puisse échapper à l'observation lorsqu'il n'est que peu marqué.

Ce sont surtout ceux d'une profonde secousse nerveuse, la défaillance, un pouls petit, faible, rapide, quelquefois des con-vulsions et des vomissements, la peau froide, visqueuse, sou-vent une douleur abdominale violente, et une sensation de crampe et de pesanteur. Il peut y avoir une hémorrhagie, par-fois très alarmante, surtout si le placenta est en partie ou com-plètement décollé. La perte de sang dépend de l'état des parois utérines. Si la portion qui n'est pas renversée se rétracte forte-ment, l'autre peut être suffisamment comprimée pour que la perte soit prévenue. Si l'organe tout entier est dans le relâ-chement, l'hémorrhagie est excessive.

L'apparition de ces symptômes peu de temps après la déli-
vrance doit nous conduire à un examen soigneux, qui nous
fera reconnaître la nature de l'accident. Le doigt introduit dans
le vagin rencontre l'utérus tout entier sous forme d'une masse
globuleuse, avec le placenta souvent adhérent, ou, si le renver-
sement est incomplet, il trouve le vagin occupé par une tumeur
ronde plus ou moins dure qui peut être remontée à travers
l'orifice utérin. La main gauche appliquée sur le ventre de la
femme ne sent plus l'utérus rétracté comme une grosse balle,
et le palper avec les deux mains peut nous faire percevoir la
dépression en forme de coupe au siège du renversement.

Examen physique.

Lorsque ces signes sont observés immédiatement après l'ac-
couchement, l'erreur n'est guère possible. Cependant on rap-
porte de nombreux exemples dans lesquels l'inversion ne fut
pas découverte de prime abord, et où la tumeur qu'elle consti-
tuait ne fut reconnue que plusieurs jours après, ou même plus
longtemps, les symptômes généraux ayant amené un examen
vaginal. Il est probable que l'inversion, partielle seulement
aussitôt après l'accouchement, s'était graduellement convertie,
avec le temps, en une variété plus complète. Lorsque l'inversion
est chronique, il faut une grande attention pour la distinguer
du polype utérin, avec lequel elle affecte assez de ressem-
blance. L'introduction prudente d'une sonde éclairera le dia-
gnostic; dans un cas d'inversion, l'instrument sera vite arrêté,
il pénètrera facilement au contraire jusqu'au fond de l'utérus,
si la tumeur est constituée par un polype.

Diagnostic diffé-
rentiel.

Le mécanisme par lequel le renversement est produit mérite
d'être étudié, et il a donné lieu à des interprétations diverses.

Mécanisme.

On admet généralement qu'il est causé dans le troisième
stade du travail, soit par des tractions sur le cordon, le pla-
centa étant encore adhérent, soit par une pression exagérée
sur le fond de l'utérus, le résultat de ces deux pratiques pro-
voquant une dépression du fond en forme de coupe, convertie
ensuite en une variété plus complète de renversement. On ne
saurait douter que ces causes suffisent pour amener l'inver-

L'inversion peut être
produite par des cau-
ses mécaniques acci-
dentelles.

sion, mais il est probable qu'on en a beaucoup exagéré l'importance. Cependant on rapporte des observations assez nombreuses dans lesquelles le commencement de l'inversion peut leur être imputé. La compression mal appliquée paraît avoir été souvent le point de départ de l'accident, par exemple lorsque le corps tout entier de la matrice n'est pas saisi dans la paume de la main, qu'une garde ou une personne ignorante presse sur la région inférieure de l'abdomen, de façon à pousser tout simplement l'utérus *en masse*. Ainsi l'*Edinburgh medical Journal* de juin 1848 rapporte l'observation d'une femme assistée seulement d'une accoucheuse qui, après la naissance de l'enfant, tira sur le cordon, tandis que la malade elle-même appliquait ses mains sur son abdomen et poussait avec force; l'utérus se renversa, et la femme mourut d'hémorrhagié avant qu'on ait pu lui procurer du secours. Ici, les deux causes mécaniques ont agi simultanément. Dans quelques cas, il paraît que l'accident se produisit pendant que la garde comprimait l'abdomen. Il est fort douteux qu'il soit possible de le produire si la rétraction est ferme et égale. Par conséquent, le médecin doit regarder comme une chose capitale de surveiller lui-même avec soin le troisième stade du travail.

Elle est souvent spontanée.

Le plus souvent il est impossible d'assigner la production de l'accident à des causes mécaniques, on doit donc admettre qu'il survient spontanément. Les théories qu'on a émises à ce sujet sont très-nombreuses. La plupart des auteurs considèrent la rétraction partielle et irrégulière comme en étant le facteur principal, mais on discute pour savoir si l'inversion est produite surtout par une contraction active du fond et du corps de l'utérus, la portion inférieure et le col restant dans le relâchement, ou bien si c'est l'inverse qui arrive, c'est-à-dire si c'est le fond qui se trouve relâché et en demi-paralysie, tandis que le col et le segment inférieur de l'utérus se contractent irrégulièrement. La première opinion est celle de Radford et de Tyler Smyth, l'autre est soutenue par Matthews Duncan.

Il y a de fortes présomptions cliniques pour croire que la

théorie de Duncan se rapproche davantage de la vérité; car si le fond est réellement en état de contraction active, tandis que le col est relâché, nous avons, comme le fait ressortir Duncan[1], la condition la plus normale après la délivrance, celle que nous devons désirer produire. Si le contraire a lieu, que le fond soit relâché, tandis que la portion inférieure est spasmodiquement contractée, nous sommes en présence de l'état qu'on a appelé l'hour-glass contraction. Supposons maintenant qu'une cause quelconque produise une dépression partielle du fond; il est facile de comprendre qu'il peut être saisi par la portion contracturée et enfoncé de plus en plus, par une sorte d'intussusception, jusqu'à son complet renversement. Il y a longtemps déjà, Rokitanski et d'autres pathologistes avaient signalé cette paralysie partielle, surtout vers le siège du placenta. Cette théorie suppose une dépression partielle primitive du fond; elle est souvent amenée par un manque de soins pendant le troisième stade du travail, mais, en dehors de cette cause, elle peut être le résultat de violentes poussées de la femme, ou bien, comme le dit Duncan, de l'effort expulsif de l'abdomen. En somme, l'incompatibilité d'une contraction active du fond avec sa dépression partielle qui, d'après les deux théories, est essentielle pour la production du renversement, est le meilleur argument en faveur de la théorie de Duncan.

Récemment, le Dr Taylor, de New-York, a émis une opinion absolument différente. Il soutient « que l'inversion spontanée active de l'utérus dépend de la rétraction naturelle et énergique prolongée du corps et du fond; le col, à la partie inférieure, cède le premier, se trouve écarté en dehors, repoussé ou doublé, parce que sa contractilité n'apporte aucun obstacle et qu'il se trouve dans un état de repos ou de demi-paralysie; le corps est graduellement, quelquefois instantanément, poussé de plus en plus bas, ou renversé[2]. » Duncan avait signalé dans

---

1. Voyez J. M. Duncan, traduit par Budin, *Sur le mécanisme de l'accouchement*, p. 295 et seq.
2. *New-York Med. Journ.*, 1872.

son mémoire que l'inversion partielle peut commencer au col, ainsi qu'il le dépeint dans la figure ci-jointe (fig. 140), il constate même que le cas est assez fréquent. Il n'est pas impossible que cet état puisse être porté jusqu'à l'inversion complète. Mais on peut opposer de sérieuses objections à la théorie du Dr Taylor, qui en fait la principale cause de renversement. D'après cette théorie, l'inversion serait nécessairement lente et graduelle, tandis qu'il est parfaitement démontré qu'elle est généralement soudaine et accompagnée de symptômes aigus de commotion, et souvent d'une hémorrhagie grave qui ne se produirait pas si la rétraction était énergique.

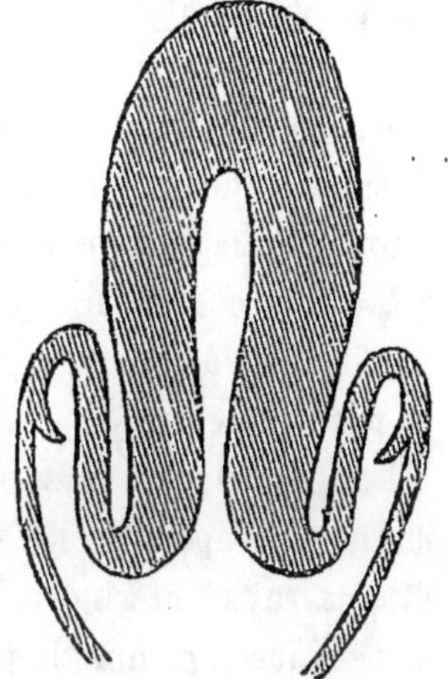

Fig. 140. — Début de l'inversion au col (d'après Duncan).

Traitement. Le traitement consiste essentiellement à remettre, aussitôt que possible, l'organe dans sa situation normale. Chaque heure de retard ne fait que rendre la réduction plus difficile, parce que la portion invaginée se tuméfie par étranglement, et la réduction immédiate présente bien moins de difficultés. Il est donc de la plus haute importance de ne pas perdre de temps et de diagnostiquer l'inversion partielle, ou incomplète. L'ébranlement anormal, la douleur, l'hémorrhagie sans cause appréciable après la délivrance, doivent nous déterminer à pratiquer un examen vaginal très-soigneux. C'est en négligeant cette règle qu'on a méconnu trop souvent l'existence d'une inversion partielle, jusqu'à ce que sa réduction fût devenue difficile ou impossible.

Manière d'opérer la réduction. Pour réduire un renversement récent, on saisit l'utérus tout entier dans la paume de la main, et on le repousse doucement et fermement dans sa position première, en ayant soin d'appliquer la pression dans le sens de l'axe du canal pelvien, et de pratiquer la contre-pression avec la main gauche, appliquée

sur les parois abdominales. Barnes conseille de diriger la pression obliquement, de façon à éviter le promontoire du sacrum.
Mc Clintock [1] a parfaitement démontré que la méthode commune qui consiste à repousser le fond de l'organe immédiatement en arrière avait le désavantage d'augmenter la masse
à réduire, et il propose de comprimer le fond pour en diminuer le volume, tout en essayant de commencer la réduction
par la portion qui a été renversée la dernière, c'est-à-dire la
plus voisine du col. Si l'on ne peut pas y arriver, on aura recours à la manœuvre recommandée par Merriman et d'autres
auteurs, et qui consiste à essayer de remonter un côté ou une
paroi de l'utérus, puis la seconde, en alternant la pression d'un
côté à l'autre à mesure qu'on avance. Il arrive souvent que, dès
l'application de la main, l'utérus se réduit soudainement de
lui-même, quelquefois avec bruit, ainsi que le ferait dans de
telles circonstances une bouteille de caoutchouc. Quand la réduction est opérée, on laisse pendant quelque temps la main
dans la cavité utérine pour exciter la contraction tonique, et
on peut aussi, comme le propose Barnes, injecter une solution
faible de perchlorure de fer, pour resserrer les parois utérines
et prévenir le retour de l'accident.

J'ai à peine besoin de dire que toutes ces manœuvres seront
facilitées si la femme est sous l'influence du chloroforme.

Les opinions varient beaucoup sur la conduite à tenir en ce
qui concerne le placenta lorsqu'il est encore adhérent pendant
la production du renversement. Le décollerons-nous avant de
tenter la réduction, ou tenterons-nous d'abord de redresser
l'utérus, pour extraire ensuite le placenta? Certainement l'extraction du placenta diminue beaucoup le volume de la portion
renversée et rend la réduction plus facile. D'un autre côté, s'il
y a une hémorrhagie sérieuse, comme cela arrive fréquemment,
l'extraction du placenta peut augmenter la perte de sang. Pour
cette raison, plusieurs auteurs conseillent d'essayer d'abord de
faire la réduction avant de détacher l'arrière-faix. Mais, si l'on

Conduite à tenir en
ce qui concerne le
placenta.

<hr>

1. Diseases of Women, p. 79.

éprouve du retard ou des difficultés de cette augmentation de volume, on ne doit pas perdre de temps, et, de toutes façons, mieux vaut enlever le placenta et essayer de réduire l'utérus aussitôt que possible.

L'accident n'est reconnu que quelque temps après l'accouchement.

Si nous nous trouvons en présence d'une inversion qui ait été méconnue pendant plusieurs jours, ou même pendant une semaine ou deux, le même procédé doit être adopté ; mais les difficultés seront beaucoup plus grandes, et plus l'accident est ancien, moins l'utérus est réductible. Toutefois une tentative adroite de taxis peut réussir. Si elle échoue, nous essayerons de surmonter l'obstacle par la compression liquide continue appliquée au moyen de sacs de caoutchouc, distendus avec de l'eau, et laissés dans le vagin. Il est rare que ce moyen ne réussisse pas dans les cas que nous avons l'habitude d'observer, et qui sont relativement récents. Il est probable que la compression liquide, appliquée pendant vingt-quatre ou quarante-huit heures, puis suivie du taxis, suffira pour réduire l'utérus dans tous les cas traités avant l'involution complète de l'organe.

QUATRIÈME PARTIE

OPÉRATIONS OBSTÉTRICALES

CHAPITRE PREMIER

ACCOUCHEMENT PRÉMATURÉ ARTIFICIEL

La première des opérations obstétricales que nous ayons à considérer est l'*accouchement prématuré artificiel*, opération qui, ainsi que celle du forceps, a été imaginée et pratiquée pour la première fois en Angleterre, et dont nous devons la reconnaissance, comme procédé légitime, aux travaux de nos collègues de ce pays, en dépit d'une vive opposition chez nous et à l'étranger. On ne sait pas exactement à qui en revient l'idée première ; mais Denman nous dit qu'en l'année 1756 il y eut à Londres une consultation des médecins les plus savants de l'époque, pour discuter les avantages qu'on pouvait retirer de l'opération. La proposition fut approuvée d'une manière formelle et introduite peu de temps après dans la pratique par le Dr Macaulay, qui opéra sur la femme d'un marchand de toile dans le Strand. A partir de cette époque, elle a été en honneur dans la Grande-Bretagne ; la sphère de son application s'est considérablement étendue, et nous avons la satisfaction de savoir qu'elle a sauvé bien des mères et des enfants qui autrement, selon toutes probabilités, auraient péri. Sur le continent, il s'écoula beaucoup de temps avant que l'opération fût sanctionnée ou pratiquée. Bien qu'elle fût recommandée par quelques-uns des médecins allemands les plus remarquables, elle n'a pas été pratiquée avant l'année 1804. En France, l'opposition fut vive et longue. Plusieurs professeurs la dénoncèrent énergiquement, et l'Académie de médecine la désapprouva jusqu'en 1827. Les objections portèrent surtout sur le terrain religieux, mais il est probable qu'on ne comprit pas le bénéfice qu'on en pouvait retirer. Malgré des discussions fréquentes, l'opération n'entra dans la pratique qu'en 1831, après que Stoltz l'eut tentée avec succès. Depuis cette époque, l'opposition a cessé; elle est pratiquée et hautement recommandée par les accoucheurs les plus distingués des écoles françaises.

But de l'opération.

Par l'accouchement prématuré artificiel, nous nous proposons d'éviter ou de diminuer les risques auxquels, dans certains cas, la mère est exposée par l'accouchement à terme, ou de sauver la vie de l'enfant, qui serait autrement compromise. L'opération peut donc être indiquée soit pour la mère seule, soit pour l'enfant seul, soit, comme cela arrive souvent, pour tous les deux à la fois.

L'indication la plus commune est le rétrécissement du bassin.

Ordinairement, l'opération est pratiquée pour remédier à la disproportion qui existe entre le volume de l'enfant et les parties maternelles, due à un état anormal du côté de la mère. Ce défaut de proportion peut dépendre de la présence de tumeurs de l'utérus ou du bassin, mais le plus fréquemment il est causé par un vice de conformation du bassin, et nous ne reviendrons pas sur ce que nous avons dit à ce sujet (p. 532). Je me contenterai de rappeler brièvement quelques-unes des causes moins communes qui peuvent nécessiter l'opération.

Volume habituellement exagéré de la tête fœtale.

Ainsi certaines femmes ont des enfants dont la tête est ordinairement volumineuse ou ossifiée prématurément. Si nous en rencontrons une dont les accouchements soient toujours extrêmement difficiles, et que la tête paraisse avoir un volume inusité, bien qu'il n'y ait pas de vice de conformation du bassin appréciable, la provocation du travail sera parfaitement justifiée, et, selon toutes probabilités, remplira le but qu'on se proposait d'atteindre. On n'anticipera, dans ces circonstances, sur la période normale de l'accouchement que de très-peu de jours.

Une semaine ou deux suffiront pour produire une grande différence et rendre le travail relativement facile, au lieu de le voir
d'une extrême gravité.

Il existe une foule de circonstances où l'état de la mère indi- État de santé de la mère.
que l'opération. Quelques-unes d'entre elles ont déjà été signa-
lées quand j'ai parlé des maladies de la grossesse. Je rappellerai, entre autres, les vomissements incoercibles, qui ont résisté
à tous les traitements et ont amené un épuisement pouvant
devenir mortel ; la chorée, l'albuminurie, les convulsions, la
manie aggravées ou produites par la grossesse ; l'anasarque
excessive, l'ascite, la dyspnée coïncidant avec une affection du
cœur, des poumons ou du foie, et qui peuvent, dans une large
mesure, être causées par la compression de l'utérus développé ;
en somme, tout état ou affection de la mère dont la terminaison de la grossesse amènera sûrement le soulagement et dont
la persistance provoquerait de sérieux dangers. Je n'ai pas besoin de dire que la provocation du travail, pour un de ces motifs, entraîne une grave responsabilité et peut donner lieu à
des abus ; par conséquent, le médecin ne doit y avoir recours
qu'après les plus sérieuses réflexions, surtout si l'enfant n'est
pas encore viable. Il est impossible de formuler aucune règle
générale. Chaque cas sera considéré en lui-même ; et, naturellement, plus la femme est près de son terme, plus les chances
de vie sont grandes pour l'enfant, et moins on doit hésiter à
consulter les intérêts de la mère.

Dans d'autres circonstances, l'opération est indiquée par Conditions qui affectent la santé de l'en-
fant.
considération pour la vie de l'enfant seul. Les plus communes
sont celles où l'enfant meurt, dans plusieurs grossesses successives, avant la fin de la gestation ; résultat commun d'une dégénérescence graisseuse, calcaire ou syphilitique du placenta,
qui le rend inapte à remplir ses fonctions. Ces modifications du
placenta commencent rarement avant une période avancée de
la grossesse, de telle sorte que, si le travail est quelque peu
hâté, nous pouvons espérer que la femme donnera naissance à
un enfant vivant et en bonne santé. Nous saurons, par expé-

rience, à quelle époque est survenue antérieurement la mort de l'enfant, la femme ayant pu apprécier la différence de ses sensations, une diminution dans la force des mouvements fœtaux, un sentiment de pesanteur et de froid, et autres symptômes analogues. Pendant quelques semaines avant l'époque à laquelle se sont déclarées autrefois ces modifications, nous ausculterons soigneusement et journellement le cœur du fœtus, et, dans la plupart des cas, l'approche du danger nous sera indiquée assez tôt pour que nous puissions intervenir avec succès, par des pulsations tumultueuses et irrégulières, ou par la diminution de leur force et de leur fréquence. L'opération sera entreprise aussitôt que nous aurons découvert ces signes, ou que la mère sentira les mouvements de l'enfant devenir moins marqués. Simpson provoqua ainsi le travail prématuré avec succès chez une femme qui deux fois avait donné naissance à des enfants hydrocéphales. Dans la troisième grossesse, qu'il termina avant l'époque normale, l'enfant était bien constitué et bien portant.

Provocation de l'accouchement quand la mère est atteinte de maladie mortelle. Quelques accoucheurs ont proposé de provoquer le travail pour sauver l'enfant, lorsque la mère est atteinte d'une maladie mortelle. Mais cette indication est si contestable au point de vue moral, qu'on peut difficilement la considérer comme justifiée.

Méthodes diverses de provocation du travail. Les méthodes adoptées pour provoquer le travail sont très-nombreuses. Quelques-unes agissent par l'intermédiaire de la circulation maternelle, comme l'administration de l'ergot et des autres ocytociques; d'autres agissent par leur pouvoir d'excitation sur l'action réflexe, ou par destruction de l'intégrité de l'œuf, ou encore par la combinaison de ces deux effets, tels que les douches vaginales, le décollement des membranes des parois utérines, la ponction de l'œuf, la dilatation de l'orifice, les lavements stimulants, ou une irritation des seins. Les procédés qui rentrent dans la première classe ne sont jamais employés par les accoucheurs modernes. Parmi ceux de la dernière, quelques-uns offrent certains avantages dans des circonstances spéciales, mais il n'en est pas un seul qui réponde à toutes les indications, et il sera bon souvent d'avoir recours à une combinaison de plusieurs méthodes. Je vais mentionner celles qui sont le plus en usage, et discuter brièvement les avantages et les inconvénients relatifs de chacune d'elles.

L'évacuation du liquide amniotique, par la ponction des membranes, a été la première méthode employée ; c'est celle que recommandent Denman et tous les auteurs anciens. C'est la plus sûre, car elle ne manque jamais, un peu plus tôt ou un peu plus tard, de provoquer les contractions utérines ; mais elle comporte quelques inconvénients qui suffisent pour en contre-indiquer l'emploi dans la majorité des cas. Elle est incertaine au point de vue du temps qu'elle met à produire l'effet désiré, les douleurs apparaissant parfois au bout de quelques heures, parfois au bout de plusieurs jours seulement. Les parois rétractées de l'utérus compriment directement le corps de l'enfant, qui, frêle et délicat, supporte moins facilement leur pression que s'il était à terme. Le fœtus court donc de grands risques. En outre, l'écoulement des eaux fait disparaître le coin liquide qui est si utile pour dilater l'orifice, et, si la version devient nécessaire pour corriger une mauvaise présentation, — complication plus fréquente que pendant le travail à terme, — l'opération ne pourrait être entreprise que dans des conditions défavorables. Ces objections sont suffisantes pour nous faire rejeter l'emploi ordinaire de ce procédé, à moins qu'on ait essayé tout d'abord, et sans succès, d'autres méthodes. De temps à autre, on rencontre des femmes dont l'utérus est extrêmement difficile à exciter, et, dans de telles circonstances, en dépit de ses inconvénients, c'est à la ponction qu'il faudra recourir. Lorsque l'opération doit être faite avant que l'enfant soit viable, c'est-à-dire avant le septième mois, ces objections ne sont plus sérieuses, et alors il est plus simple et plus sûr de s'adresser à ce procédé. C'est le seul praticable pour provoquer un avortement dans les premiers temps de la grossesse. L'opération par elle-même est très simple : on prend une plume à écrire, un stylet ou tout autre objet analogue, on l'introduit dans le col, soigneusement reconnu avec les doigts de la main gauche préalablement entrés dans le vagin, et on le pousse contre les membranes, jusqu'à ce que la perforation soit accomplie. Meissner, de Leipzick, a proposé, comme modification à cette méthode, de ponctionner les membranes obliquement, à 8 ou 10 centimètres au-dessus de l'orifice, de façon à n'avoir qu'un écoulement graduel et partiel du liquide amniotique, et de diminuer ainsi pour l'enfant les risques de compression. Il emploie dans ce but une canule d'argent recourbée, contenant un petit trocart, qu'on fait saillir après son introduction. Avec un tel instrument, on court grand risque de léser l'utérus, et nous avons à notre disposition de meilleurs moyens que celui-là. Lorsque nous voulons produire un avortement précoce, il est bon de ne pas tenter la ponction des membranes avec un instrument trop pointu. Le même effet sera certainement obtenu, et avec plus de sécurité, en introduisant dans l'orifice une sonde utérine ordinaire, à laquelle on fait faire deux ou trois tours.

Administration des ocytociques. On a quelquefois recours à l'administration de l'ergot de seigle, seul ou combiné avec du borax et de la cannelle. Cette pratique a été conseillée surtout par Ramsbotham, qui avait l'habitude de donner 1 gramme de poudre d'ergot toutes les quatre heures, jusqu'à ce que l'accouchement fût produit. Quelquefois il fut obligé d'en administrer trente ou quarante doses pour obtenir l'effet désiré; quelquefois le travail commença après une seule dose. La mortalité infantile, considérable avec ce procédé, le lui fit modifier, et il n'administra plus que deux ou trois doses, puis ponctionna les membranes, si elles n'avaient pas suffi. Il n'y a pas de doute que l'ergot possède le pouvoir de provoquer les contractions utérines, mais les dangers que court l'enfant sont à peu près aussi grands que lorsqu'on ponctionne les membranes. En effet, il est soumis non seulement à une compression dangereuse par les contractions tumultueuses et irrégulières de l'ergot, mais encore cet agent, donné à hautes

doses, semble provoquer une sorte d'empoisonnement du fœtus. L'emploi de l'ergot peut donc être, à juste titre, considéré
comme un procédé désavantageux de provocation du travail.

On a également recommandé différents procédés qui agissent indirectement sur l'utérus, la source d'irritation étant à dis- Méthodes indirectes.
tance. Ainsi d'Outrepont employait des frictions abdominales
fréquemment répétées et l'application de bandages serrés.
Scanzoni, mettant à profit l'intime connexion des mamelles et
de l'utérus, et la tendance qu'a l'irritation mammaire à provoquer la contraction utérine, recommandait l'application fréquente de ventouses sur les seins. Radford et d'autres accoucheurs ont employé le galvanisme. On a administré aussi des
lavements stimulants. Tous ces procédés peuvent réussir, et,
contrairement au premier que nous avons mentionné, n'expo-
sent pas l'enfant à des risques spéciaux ; mais leurs effets sont
beaucoup plus incertains, et ils sont fatigants pour la femme et
pour l'accoucheur.

Klüge le premier pratiqua la dilatation artificielle du col en Dilatation artificielle
imitant le procédé naturel du travail. Il introduisait dans l'ori- de l'orifice.
fice un cône d'éponge préparée qui en provoquait l'ouverture
en s'imbibant de liquide. Si au bout de vingt-quatre heures le
travail n'avait pas commencé, il enlevait l'éponge et en introduisait une autre plus volumineuse, et ainsi de suite graduellement, jusqu'à ce qu'il eût obtenu son résultat. Bien que ce
procédé manque rarement de provoquer le travail, il a le désavantage de prendre un temps infini, et de déterminer souvent
une irritation douloureuse et pénible. Le Dr Keiller, d'Edimbourg, proposa le premier les sacs de caoutchouc, distendus
par l'air, comme moyen de dilater l'orifice. Cette méthode a
été perfectionnée par Barnes avec ses dilatateurs bien connus, et
très-employés pour opérer la dilatation du col utérin lorsqu'elle
est nécessaire. Ces dilatateurs consistent en une série de sacs
de caoutchouc de différents volumes, dont l'extrémité est munie
d'un tube (fig. 141), par lequel on peut injecter de l'eau avec
la seringue ordinaire de Higginson. Extérieurement se trouve

une petite poche dans laquelle on glisse une sonde, pour en faciliter l'introduction. Lorsque les sacs sont distendus avec de
l'eau, ils affectent quelque peu la forme d'un violon, leurs deux
extrémités étant bombées, ce qui les maintient plus sûrement
dans l'orifice. Lorsqu'ils furent introduits dans la pratique, on
pensa qu'ils permettraient de provoquer le travail et d'en con-
trôler la marche, de telle sorte que l'accoucheur pût, à sa volonté, le terminer dans un temps limité. Mais l'expérience de
ceux qui s'en sont beaucoup servi n'a certainement pas justifié cette espérance. Il est vrai que,
parfois, il survient des contractions quelques
heures après que la dilatation a commencé; mais,
d'un autre côté, l'utérus ne répond souvent que
d'une manière très imparfaite à cette sorte de
stimulus, et les sacs restent introduits pendant
bien des heures consécutives sans que l'effet désiré se produise, et on est obligé de recourir à
la ponction des membranes pour hâter la marche du travail. En somme, mon expérience personnelle m'autorise à conclure que la dilatation
du col n'est pas un bon procédé pour provoquer

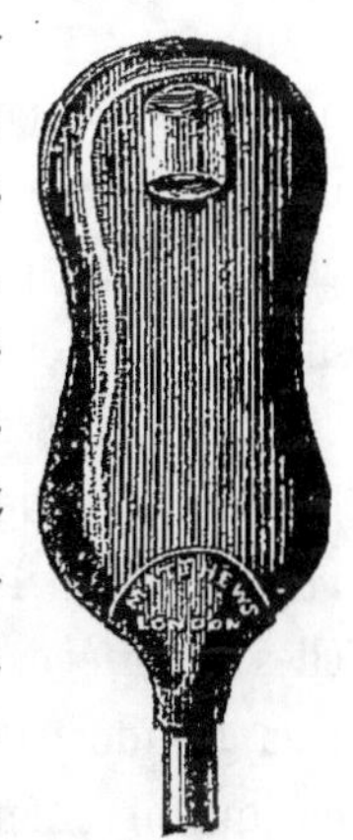

Fig. 141. — Sac de
Barnes pour di-
later le col.

les contractions utérines. Le Dᵣ Barnes lui-même a trouvé bon
de modifier ses théories premières, car, tandis qu'il disait au
début que les sacs provoquent le travail avec certitude dans un
temps donné, il a depuis recommandé d'exciter l'action de
l'utérus par d'autres moyens, les dilatateurs étant appliqués ensuite pour accélérer le travail déjà commencé. Les sacs ainsi
employés sont, je crois, d'une grande et incontestable utilité,
mais on ne saurait les considérer comme des incitateurs de la
contraction. On a fait aux sacs une autre objection : c'est qu'ils
risquent de déplacer la partie qui se présente. Je les ai, pour
ma part, introduits dans un cas de présentation de la tête, et,
lorsque je les ai retirés, j'ai trouvé l'épaule à l'orifice. Il n'est
pas difficile de comprendre que la pression continue du sac
distendu sur l'orifice interne puisse repousser la tête, si mobile

tant que les membranes ne sont pas rompues. Cependant, si le travail marche et que l'orifice ne soit pas suffisamment dilaté, la perspective d'un changement de présentation n'est pas une raison suffisante pour nous priver de l'aide incontestable que les dilatateurs peuvent nous apporter.

Quelques procédés agissent directement sur l'œuf, en décollant les membranes des parois utérines, dans une étendue plus ou moins grande. Hamilton, d'Edimbourg, a recommandé le premier ce procédé, qui consiste en un décollement graduel des membranes sur quatre ou cinq centimètres tout autour du segment inférieur de l'utérus. Pour les atteindre, le doigt est introduit doucement dans l'intérieur du col, qu'on doit dilater graduellement d'une façon suffisante, par une série de séances successives, répétées à des intervalles de trois ou quatre heures. Lorsque cette dilatation est accomplie, on fait pénétrer l'index, et on le promène tout autour des membranes, entre elles et l'utérus; mais il est souvent nécessaire d'introduire la plus grande partie de la main pour produire l'effet désiré, et quelquefois même, la main n'étant pas suffisante, il a fallu se servir d'une sonde de femme ou d'un autre instrument. Le procédé réussit en général à provoquer le travail, mais il a échoué dans certains cas, même entre les mains du Dr Hamilton. Il est fondé sur des principes exacts, mais il est fatigant et douloureux à la fois pour l'accoucheur et pour la femme, et incertain comme temps. Ces objections ont empêché qu'il ne fût plus souvent employé.

En 1836, Kiwisch proposa une méthode qui, à cause de sa simplicité, rencontra beaucoup d'approbateurs. Elle consiste à projeter, à intervalles, une douche d'eau chaude ou froide sur le col de l'utérus. L'action est certainement complexe. Kiwisch croyait que la cause déterminante du travail était due au relâchement des parties molles, imbibées de liquide. Simpson a trouvé que la méthode échouait, à moins que l'eau n'eût décollé mécaniquement les membranes des parois utérines. Outre cet effet, la douche produit directement une action réflexe, en distendant le vagin et dilatant l'orifice. Lorsqu'on l'emploie, on a l'habitude d'administrer la douche deux fois par jour, davantage même si l'on veut obtenir des effets rapides. Le nombre de douches nécessaire varie dans les différents cas. Entre les mains de Kiwisch il a varié de quatre à dix-sept. Le temps moyen pour provoquer le travail est de quatre jours. Par conséquent, cette méthode ne saurait être utile quand on veut obtenir rapidement l'accouchement.

Le Dr Cohen, de Hambourg, a apporté une modification sérieuse à ce procédé, dont il s'est considérablement servi. Elle consiste à passer une sonde d'argent ou de gomme élastique dans l'orifice, à la faire pénétrer de quelques centimètres entre les membranes et les parois utérines, et à injecter du liquide par cette sonde directement dans la cavité utérine. Cohen se servait d'eau créosotée ou d'eau de goudron, et l'injectait, sans s'arrêter, jusqu'à ce que la femme se plaignît d'une sensation de distension. D'autres accoucheurs ont trouvé le procédé également bon en n'employant qu'une petite quantité d'eau claire, de 200 à 250 grammes par exemple. Le professeur Lazarewitch, de Kharkow, a chaudement préconisé cette méthode. Il croit que la contraction est provoquée beaucoup plus sûrement et plus rapidement si l'eau est injectée près du fond, et il a inventé dans ce but un instrument à long bec métallique.

Dangers de ces procédés.
Mais ces procédés ont été suivis plusieurs fois d'accidents, et on ne saurait douter, en dépit de la certitude et de la simplicité de leur action, qu'ils présentent des dangers manifestes. Barnes en rapporte, dans son ouvrage, quelques exemples, dont il conclut « qu'on doit absolument condamner l'emploi de la douche, soit vaginale, soit intra-utérine, comme moyen de provoquer le travail. » On ne peut pas préciser exactement la cause du danger. Il a été attribué à une distension subite des parois utérines, produisant une commotion; mais, dans plusieurs cas mortels, les symptômes ont paru devoir être plutôt rapportés à l'introduction de l'air dans les veines, et il est

facile de comprendre que, par ce procédé, l'air puisse en effet avoir pénétré dans les larges sinus utérins.

Simpson et Scanzoni ont tous les deux essayé avec succès l'injection d'acide carbonique dans le vagin. Mais il est arrivé des accidents mortels à la suite de l'emploi de ce gaz, et Simpson est d'avis que cet essai ne doit pas être renouvelé. *Injections d'acide carbonique.*

Primitivement, Simpson provoquait le travail en introduisant dans l'orifice une sonde utérine, qu'il poussait jusque vers le fond de la matrice ; lorsqu'elle se trouvait assez loin, il la faisait mouvoir légèrement d'un côté à l'autre. Il avait été déterminé à employer ce procédé par la pensée qu'il pourrait imiter ainsi le décollement de la caduque, qui se produit préalablement au travail à terme. Les contractions utérines étaient provoquées avec certitude et facilité, mais il était impossible de dire à l'avance combien de temps il s'écoulerait entre le commencement du travail et l'opération qu'il a fallu souvent recommencer plusieurs fois. Il modifia ensuite sa méthode en intro- *Méthode de Simpson.* duisant une sonde d'homme flexible, sans stylet, et la laissant en place dans l'utérus jusqu'à ce que les contractions se soient fait sentir. Cette méthode est fort en honneur en Allemagne ; c'est celle qu'on emploie le plus fréquemment. Elle est simple et efficace ; les douleurs se déclarent, presque invariablement, au bout de vingt-quatre heures après l'introduction de la bougie ou du cathéter. Une objection théorique qui lui a été faite est la possibilité de voir la sonde décoller une portion du placenta et donner lieu à une hémorrhagie ; mais, en pratique, ce fait n'est jamais arrivé, et on peut généralement en éviter le risque en introduisant la sonde à une certaine distance du placenta, après avoir déterminé la situation de cet organe par l'auscultation. Plus la sonde est introduite profondément, plus sûr et plus rapide en est l'effet, et on doit la pousser au moins à 15 ou 18 centimètres en dedans du col. Mais il n'est pas toujours facile de la faire pénétrer aussi loin, surtout lorsqu'on emploie une sonde flexible, qui est sujette à trop plier pour s'enfoncer aisément. On emploiera par conséquent une bougie solide, — bougie uréthrale d'homme, — dont l'introduction, à mon avis, est considérablement facilitée par l'anesthésie, qui permet de faire pénétrer une bonne partie de la main dans le vagin. De cette façon, elle sera glissée très-aisément et sans aucun danger de lésion pour l'utérus. Les membranes peuvent être rompues dans cette manœuvre, mais c'est un accident qu'on ne peut pas toujours éviter, même en prenant le plus grand soin. Toutefois cette rupture peut à peine être considérée comme un accident, parce que, lorsqu'on la fait, c'est toujours à une certaine distance de l'orifice, et il ne s'écoule qu'une petite portion du liquide amniotique. Il y a toujours avantage à laisser les douleurs se produire graduellement comme dans le travail naturel. Par conséquent, si, la bougie ayant été introduite et laissée en place pendant un temps suffisant, les contractions utérines se déclarent avec une certaine force, on peut laisser les choses marcher naturellement; si les contractions sont relativement faibles, on pourra en accélérer les effets par le procédé de Barnes, la dilatation du col par les sacs hydrostatiques, puis la ponction des membranes. Nous pouvons ainsi surveiller la marche du travail; et je crois que cette méthode est préférable à toutes les autres, comme la plus simple, la plus sûre pour provoquer le travail, et une de celles qui imitent le plus fidèlement les procédés de la nature.

L'enfant n'étant pas à terme est très-délicat.

On n'oubliera pas que l'enfant n'étant pas à terme exige beaucoup plus de soins pour être conservé à la vie. Il est donc bon d'avoir sous la main tout ce qui est nécessaire pour le ranimer; et, comme la mère peut être incapable de l'élever, c'est une sage précaution de songer à se procurer immédiatement une nourrice robuste.

CHAPITRE II

DE LA VERSION

La *version*, c'est-à-dire le moyen de modifier la présentation
du fœtus et de substituer une région à une autre, est l'une des
opérations les plus importantes de l'obstétrique, et doit être
étudiée avec le plus grand soin. C'est aussi une des plus anciennes, et il est évident qu'elle était connue des médecins
grecs et romains. Jusqu'au xvᵉ siècle, on pratiquait presque
exclusivement la version céphalique, celle par laquelle la tête
du fœtus est ramenée à l'orifice utérin, quand Paré et son
élève Guillemeau enseignèrent à ramener les pieds au détroit
supérieur. C'est surtout ce dernier accoucheur qui détermina
d'une façon précise les différents temps de l'opération, et les
Français ont incontestablement le mérite tout à la fois de l'avoir
amenée à un haut degré de perfection, et d'avoir spécifié les
indications qui en exigent l'emploi. Certes, elle était alors beaucoup plus fréquemment pratiquée que de nos jours, parce qu'on
ne connaissait aucun autre procédé d'accouchement artificiel
qui conservât la vie de l'enfant, et les accoucheurs qui avaient
acquis une grande habileté à s'en servir étaient tentés d'en exagérer l'importance et d'en faire un usage immodéré. Après l'invention du forceps, on tomba dans l'excès contraire : on aban-
donna la version dans bien des cas où elle eût dû être faite, et
pour lesquels on est revenu à son emploi dans ces dernières
années seulement.

Version céphalique.

Depuis les écrits de Paré, la version céphalique a été recommandée et pratiquée de temps en temps; mais on éprouvait tant de difficultés à la bien faire, qu'elle n'était jamais devenue une opération courante. Le Dr Braxton Hicks a perfectionné une méthode qui permet de l'accomplir avec facilité et certitude, et en légitime l'emploi dans certaines circonstances. C'est à lui que nous devons de pouvoir pratiquer la version sans introduire la main tout entière dans la cavité utérine, par un procédé qui, dans les cas favorables, rend non seulement l'opération facile, mais lui enlève ses plus grands dangers.

Version par manœuvres internes et externes.

La possibilité de faire la version par des manœuvres externes était connue depuis longtemps, et le Dr John Pechey [1] la pratiquait et la recommandait déjà en 1698. Depuis cette époque, elle a été chaudement conseillée par Wigand et ses successeurs; et, en Angleterre, plusieurs auteurs, notamment sir James Simpson, ont reconnu l'avantage de recourir aux manœuvres externes pour aider la main introduite dans l'utérus. Mais c'est incontestablement au Dr Hicks que revient le mérite d'avoir le premier distinctement démontré qu'on peut faire la version complète par des manœuvres internes et externes combinées, d'en avoir défini les règles pratiques, et d'avoir popularisé ainsi un des plus grands progrès de l'obstétrique moderne.

But et nature de l'opération.

Le succès de l'opération dépend tout à fait de la mobilité absolue de l'enfant dans l'utérus et de la possibilité de changer artificiellement et facilement sa position. Tant que les membranes ne sont pas rompues et que le fœtus flotte librement dans le liquide qui l'enveloppe, il est soumis à des changements constants de position, ce dont on peut aisément s'assurer dans les derniers mois de la grossesse; dans ces circonstances, l'opération se fait avec la plus grande facilité. En général, peu de temps après l'écoulement du liquide amniotique, on n'éprouve pas de grandes difficultés encore; mais, dès que le fœtus ne flotte plus dans le liquide, on ne peut pas essayer de le faire évoluer sans quelques risques de lésion pour l'utérus. Si

1. *The complete Midwife's Practice*, p. 142.

le liquide amniotique est écoulé depuis longtemps, et le tissu musculaire de l'utérus fortement rétracté, le fœtus peut être assez immobilisé pour qu'on éprouve les plus grandes difficultés dans une tentative pour le faire mouvoir; souvent, on n'y arrive pas, ou bien on expose les organes de la mère à des risques tout à fait injustifiables.

On peut avoir besoin de recourir à la version en faveur de la mère seule ou de l'enfant seul; elle est encore indiquée lorsque tous les deux sont en danger, avec nécessité d'un accouchement immédiat. Les circonstances principales qui en exigent l'application sont les présentations transversales, où elle est absolument essentielle, une hémorrhagie accidentelle ou inévitable, certaines angusties pelviennes, et quelques complications, entre autres le prolapsus du cordon. Les indications spéciales de l'opération ont été discutées à mesure que nous avons étudié ces accidents.

Nous ne saurions avoir une grande confiance dans les statistiques qui nous donnent les risques probables de l'opération. Prenant tous les cas en bloc, le Dr Churchill estime la mortalité maternelle à 1 sur 16, et la mortalité infantile à 1 sur 3. Mais on peut opposer à ce calcul, comme à tous les autres, l'objection suivante : c'est qu'il ne fait aucune distinction entre les résultats de l'opération elle-même et les causes qui ont nécessité l'intervention. Cependant on voit que l'opération n'est pas exempte de dangers sérieux, et qu'on ne doit pas l'entreprendre sans réflexion. Nous signalerons les principaux dangers à mesure que nous les rencontrerons ; il me suffira de dire maintenant que ceux auxquels la mère est exposée varient beaucoup selon la période pendant laquelle on opère. Si la version est faite de bonne heure, avant la rupture des membranes, ou, dans les circonstances favorables, sans introduction de la main dans la cavité utérine, les risques sont naturellement beaucoup moindres que ceux de l'opération tentée dans ces cas formidables où les eaux se sont écoulées depuis longtemps, et où la main et le bras sont introduits dans un utérus irritable et rétracté. Mais, même dans les circonstances les plus défavorables, les accidents peuvent être évités, si l'opérateur se pénètre toujours de cette pensée que le plus grand danger consiste dans la déchirure de l'utérus ou du vagin par l'emploi d'une force immodérée, ou dans l'introduction de la main et du bras suivant un axe qui n'est pas celui du bassin. Il n'y a pas d'opération qui exige plus de douceur, de modération, de présence d'esprit absolue. Quelquefois la terminaison fatale est amenée par la secousse nerveuse, l'épuisement, ou des complications consécutives. En ce qui concerne l'enfant, la mortalité est à peine un peu plus élevée que dans les présentations du siège ou des pieds. Et certes il n'y a aucune raison pour qu'elle soit plus grande ; en effet, lorsqu'on a amené les pieds à l'orifice par la version, la présentation est virtuellement réduite en une présentation des pieds, et, si la version a été faite assez tôt, elle n'ajoute aucun risque matériel à ceux que court l'enfant.

Version par manœuvres externes.

La possibilité de faire la *version par manœuvres externes* a été admise par différents auteurs et a fait le sujet d'une excellente thèse de Wigand, qui a décrit avec précision la manière d'opérer. En dépit des avantages manifestes de ce procédé et de l'extrême facilité avec laquelle il peut être mis en pratique dans certains cas, on n'a pas pris l'habitude d'y avoir recours, et probablement beaucoup d'accoucheurs ne l'ont jamais essayé, même dans les conditions les plus favorables. La réussite de l'opération est basée sur l'extrême mobilité du fœtus avant la rupture des membranes. Après l'écoulement des eaux, les parois utérines sont appliquées plus ou moins intimement sur l'enfant, et la version ne peut plus être faite aisément par cette méthode [1].

Cas dans lesquels l'opération est possible. On peut donc établir comme règle que la version par ma-

---

1. J'ai déjà signalé (page 134), à propos de l'accommodation du fœtus dans la cavité utérine, le *Traité du palper abdominal*, par le Dr Pinard. Dans la troisième partie de ce traité, exclusivement consacrée à l'étude « de la version par manœuvres externes », on trouvera l'exposé complet des indications de ce procédé, du manuel opératoire, et un grand nombre d'observations d'une haute valeur pratique. (*Trad.*)

nœuvres externes ne doit être tentée que lorsque la présentation anormale du fœtus est reconnue avant le commencement
du travail, ou tout au moins pendant le premier stade, avant
que les membranes soient rompues. Elle n'est également praticable que dans les présentations transversales, car il ne faut
pas songer à obtenir une évolution complète du fœtus, mais
seulement une substitution de la tête aux extrémités supérieures. Son utilité est nulle quand un accouchement rapide
est indiqué, car, après avoir amené la tête au détroit supérieur, on doit laisser la terminaison de l'accouchement à la
nature.

La manière de faire le diagnostic de la présentation par le
palper a déjà été décrite (p. 131), et le succès de l'opération dépend de notre habileté à diagnostiquer la situation de la tête et
du siège à travers les parois utérines. Si le travail a commencé
et que l'orifice soit ouvert, la présentation transversale peut
aussi être reconnue par le toucher vaginal. Lorsqu'on a découvert la présentation anormale avant que le travail se soit
déclaré, il est assez facile, dans la plupart des cas, de la modifier et de replacer le fœtus dans l'axe longitudinal de la cavité
utérine; mais il est rare qu'elle soit reconnue avant le début du
travail, ou bien, si elle l'a été et qu'on l'ait rectifiée, l'enfant est
enclin à reprendre très-vite la situation vicieuse qu'il occupait
auparavant. En tout cas, on ne doit pas hésiter à faire un
essai, l'opération elle-même n'étant nullement douloureuse,
et absolument sans danger pour la mère et l'enfant. Lorsque
la présentation transversale est reconnue au début du travail,
je crois qu'il est d'une bonne pratique d'essayer de la modifier
par des manœuvres externes, et, si l'on échoue, de procéder ensuite par une méthode plus sûre. L'opération est excessivement
simple. La femme est placée sur le dos, et la position du fœtus
reconnue par le palper, aussi soigneusement que possible,
comme nous l'avons déjà indiqué. La paume des mains étant
alors appliquée sur les pôles opposés du fœtus, par une série
de petits mouvements de glissement, la tête est poussée vers le

Méthode opératoire.

détroit supérieur, tandis que le siège est conduit dans une direction opposée. Ceux qui n'ont jamais essayé l'opération ne peuvent pas s'imaginer combien il est facile, dans certains cas, de faire exécuter ces mouvements au fœtus. Aussitôt que l'évolution est obtenue, les grands diamètres du fœtus et de l'utérus se confondent, et le toucher nous indique que ce n'est plus l'épaule qui se présente, mais que la tête est au détroit supérieur. Si l'orifice est suffisamment dilaté et le travail avancé, les membranes devront alors être ponctionnées, et le fœtus sera maintenu dans sa nouvelle situation pendant un instant par compression externe, jusqu'à ce que la présentation céphalique soit solidement établie. Si le travail n'a pas commencé, on peut essayer d'immobiliser le fœtus avec des coussins et un bandage, un coussin placé sur l'un des côtés de l'utérus, où était le siège, l'autre du côté opposé, où se trouvait la tête.

Version céphalique. La *version céphalique* ordinaire, à cause des difficultés que présente sa réussite, n'a presque jamais été tentée, et tous les auteurs, sauf quelques accoucheurs modernes, en ont condamné l'emploi. Cependant cette opération offre d'incontestables avantages dans les présentations transversales, lorsqu'il n'est pas nécessaire d'obtenir une délivrance rapide et qu'on a en vue seulement la rectification d'une position vicieuse; en effet, si elle réussit, on soustrait l'enfant aux risques que lui fait subir son évolution par les pieds à travers le bassin. Les objections à la version céphalique sont basées uniquement sur les difficultés de l'opération; et, sans aucun doute, chercher, saisir, puis fixer la tête glissante dans le détroit supérieur, ne saurait être une chose facile, même dans les circonstances les plus favorables, sans parler des risques auxquels on doit exposer la mère. Velpeau, qui conseilla fortement l'opération, était d'avis qu'on devait la réussir plus aisément en repoussant en haut la partie qui se présente qu'en saisissant la tête pour la faire descendre. Wigand a indiqué clairement qu'on pouvait amener la tête dans une bonne position par manœuvres externes, en s'aidant des doigts d'une main introduits dans le vagin. Le Dr Hicks a tracé les règles de cette manœuvre, qui rend la version céphalique facile à faire dans des conditions favorables ; son application est limitée à quelques cas seulement, et je ne doute pas qu'elle soit adoptée comme mode de traitement des positions vicieuses. Toutefois, les cas où l'on peut l'entreprendre seront toujours limités, parce que, de même que pour la version par manœuvres externes seules, il est nécessaire que les membranes soient encore intactes, ou au moins que le liquide amniotique ne soit écoulé que depuis peu de temps, que l'enfant soit absolument mobile dans le grand bassin, et qu'on ne soit pas obligé de terminer vite l'accouchement. Le Dr Hicks ne croit pas que la procidence du bras soit une contre-indication, et il conseille de le replacer soigneusement dans l'utérus. Mais, lorsque cette procidence existe, le thorax est tellement descendu dans l'excavation, qu'il n'est ni prudent ni facile de le remonter, à moins de circonstances éminemment favorables, et la version podalique est nécessaire.

Son application est limitée à certains cas.

Il est impossible de décrire la version céphalique avec plus de concision et de clarté qu'en citant les paroles du Dr Hicks. « Introduire, dit-il, la main gauche dans le vagin, comme pour la version podalique ; placer la main droite sur la paroi abdominale, afin de reconnaître la position du fœtus et la direction de la tête et des pieds. Si, par exemple, l'épaule se présente, la pousser avec un ou deux doigts dans la direction des pieds. En même temps, avec l'autre main, exercer une pression sur l'extrémité céphalique de l'enfant. Cette pression conduira la tête en bas vers l'orifice ; recevoir alors la tête sur l'extrémité des doigts qui sont à l'intérieur. La tête jouera comme une balle entre les deux mains, elle leur obéira et pourra être placée dans presque toutes les positions qu'on voudra lui donner. Laisser alors la tête reposer sur l'orifice, en ayant soin de rectifier toute tendance à une présentation de la face. Si le siège ne s'élève pas facilement vers le fond de l'utérus après que la tête a été appliquée sur l'orifice, il est bon de retirer la main

Méthode opératoire.

du vagin et de l'appliquer sur le siège pour le remonter extérieurement. La main qui retient doucement la tête à travers la paroi abdominale restera dans la même position pendant quelque temps, jusqu'à ce que les douleurs aient consolidé l'enfant dans sa nouvelle présentation, et l'adaptation des parois utérines à leur nouvelle forme. Si les membranes sont intactes, il est utile de les rompre aussitôt que la tête est sur l'orifice utérin; pendant que les eaux s'écoulent, et après, la tête conserve aisément sa position normale. »

Ce procédé ainsi décrit est si simple et prend si peu de temps qu'on ne peut lui faire aucune objection. Si nous échouons dans notre essai, nous ne serons pas dans une situation plus fâcheuse pour faire l'accouchement par la version podalique, qui peut être exécutée sans retirer la main du vagin, ni changer la position de la femme.

Version podalique. Le procédé opératoire de la *version podalique* varie selon la nature de chaque cas particulier. Lorsqu'on décrit l'opération, on distingue généralement les cas en deux classes : ceux où les circonstances sont favorables, et les manœuvres faciles, et ceux qui comportent des difficultés considérables avec des risques pour la mère. Cette division est éminemment pratique, parce que rien n'est plus variable que les conditions dans lesquelles on entreprend la version. Avant de décrire les temps de l'opération, j'appellerai l'attention sur quelques conditions générales, applicables à tous les cas indistinctement.

Position de la femme. En Angleterre, la femme est ordinairement placée sur le côté gauche. Sur le Continent et en Amérique, elle se couche sur le dos, les jambes maintenues écartées par des aides, comme pour la lithotomie. La première position est préférable, non seulement parce que c'est la coutume, et qu'elle expose la femme à moins d'ennui et de confusion, mais aussi parce qu'elle permet à l'opérateur de se servir plus librement de ses deux mains. Dans certains cas difficiles, lorsque le liquide amniotique s'est écoulé et que le dos de l'enfant est tourné vers le rachis de la mère, le décubitus dorsal présente quelques avantages, en per-

mettant à la main de passer plus facilement sur le tronc du
fœtus; mais les conditions semblables sont relativement rares.
La femme sera mise sur l'un des côtés de son lit, couchée en
travers, les fesses faisant saillie et parallèles au bord, les genoux fléchis vers l'abdomen et écartés l'un de l'autre par un
coussin ou par un aide. On aura aussi des aides pour tenir la
femme, si cela est nécessaire, et empêcher son éloignement
involontaire de l'opérateur, ce qui pourrait gêner ses mouvements et déterminer de graves lésions.

L'emploi des anesthésiques est particulièrement avantageux.
Rien ne facilite l'opération autant que le sommeil de la femme
et l'absence de fortes contractions utérines. Lorsque le vagin
est très-irritable et l'utérus fortement rétracté autour du corps
de l'enfant, l'anesthésie complète peut nous permettre d'effectuer la version, qui autrement serait certainement impossible.

Administration des anesthésiques.

Le moment le plus favorable pour opérer, c'est lorsque l'orifice est complètement dilaté, avant, ou immédiatement après la
rupture des membranes, et l'écoulement du liquide amniotique.
On ne saurait trop exagérer l'avantage qu'il y a à opérer avant
que les eaux soient écoulées : on peut, en effet, faire évoluer
l'enfant avec la plus grande facilité au milieu du liquide dans
lequel il flotte. Pour l'opération ordinaire, avec introduction de
la main dans l'utérus, il est essentiel d'attendre que l'orifice
présente une dimension suffisante pour admettre la main avec
sécurité : c'est en général lorsqu'il a atteint quatre centimètres
de diamètre, surtout s'il est mou et extensible.

Période à laquelle l'opération doit être commencée.

Il existe des divergences considérables au sujet de la main
qui doit opérer. Quelques accoucheurs emploient toujours la
main droite, d'autres la main gauche, et quelques autres tantôt
la droite, tantôt la gauche, selon la position de l'enfant. Les
praticiens qui opèrent de la main droite disent qu'ils s'en servent plus facilement et qu'ils peuvent déployer plus de douceur et de délicatesse. Dans les présentations transversales,
dos en arrière, on dit que la main droite est préférable et
qu'elle passe plus aisément devant l'abdomen de l'enfant; dans

Choix de la main.

les cas difficiles, lorsque la femme est couchée sur le dos, elle peut certainement être employée avec plus de précision que la gauche. Mais, dans tous les cas ordinaires, la main gauche est introduite avec beaucoup plus de facilité dans l'axe du canal; le dos de la main s'adapte de lui-même à la concavité du sacrum, et même, lorsque le ventre du fœtus est en avant, elle peut être passée sans difficulté par-dessus lui pour saisir les pieds. Ces avantages sont suffisants pour la recommander, et, avec un peu de pratique, l'accoucheur s'en servira aussi librement que de la droite. Si, en outre, nous nous rappelons que nous avons besoin de la main droite pour agir sur le fœtus à travers les parois abdominales, — et c'est un point qu'il ne faut jamais oublier, — ce sont là des motifs suffisants pour dire qu'en règle générale on doit se servir de la main gauche. Avant d'introduire la main et le bras, il faut les huiler largement, excepté la paume de la main, qui saisira plus solidement les membres fœtaux si elle n'est pas glissante. Il est bon d'enlever son vêtement et de se découvrir le bras jusqu'au coude.

Comme il est de règle d'avoir recours au procédé le plus simple lorsqu'il est praticable, je crois qu'il est bon, en décrivant la version podalique, de considérer d'abord la méthode par manœuvres externes et internes combinées, sans introduction de la main dans l'utérus, et ensuite la méthode qui nécessite l'introduction de la main.

Pour faire la version podalique par la méthode combinée, il faut préalablement reconnaître la position du fœtus aussi exactement que possible. En général, dans une présentation transversale, le palper nous indique facilement le siège et la tête; dans les présentations du sommet, nous savons à l'aide des fontanelles vers quel côté du bassin est tournée la face. La main gauche est alors introduite avec douceur dans le vagin, suivant l'axe de ce canal, dans une étendue suffisante pour permettre aux doigts d'entrer librement dans le col. Il n'est pas nécessaire, pour y arriver, d'engager la main tout entière; trois ou quatre doigts suffisent.

Si le sommet est en position occipito-iliaque gauche, antérieure ou postérieure, on le repousse en haut et à gauche,
tandis que l'autre main, appliquée sur la paroi abdominale,
abaisse le siège vers la droite (fig. 143). Nous agissons ainsi
simultanément sur les deux pôles de l'enfant, ce qui nous

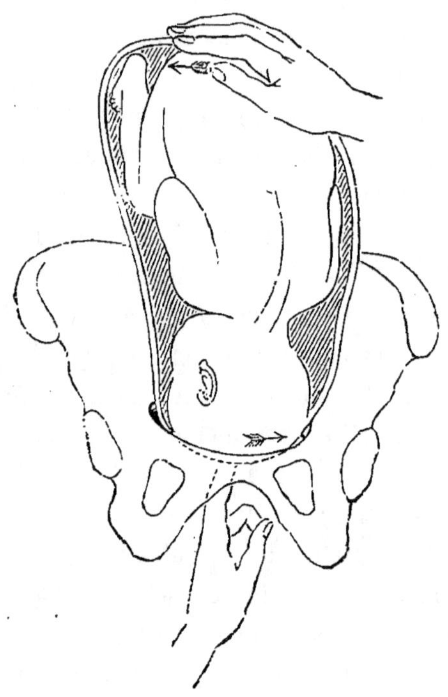

Fig. 142. — Premier temps de la version bipolaire. Élévation de la tête
et abaissement du siège (d'après Barnes).

permet de le faire évoluer facilement. Le siège doit être abaissé
doucement, mais solidement, en glissant la main sur la paroi
abdominale. La tête devient hors d'atteinte, et l'épaule arrive à
l'orifice, reposant sur l'extrémité des doigts. On la repousse en
haut dans la même direction que la tête (fig. 143), le siège toujours abaissé de plus en plus, jusqu'à ce que le genou arrive
sur les doigts, qui (si les membranes sont intactes, on les rompt
à ce moment) le saisissent et l'entraînent à travers l'orifice
(fig. 144). Parfois c'est le pied qui arrive à l'orifice ; on le saisit
à la place du genou. Quelquefois on réussit plus facilement,

en changeant la position de la main extérieure, avec laquelle
on peut repousser la tête en haut de la fosse iliaque, au lieu

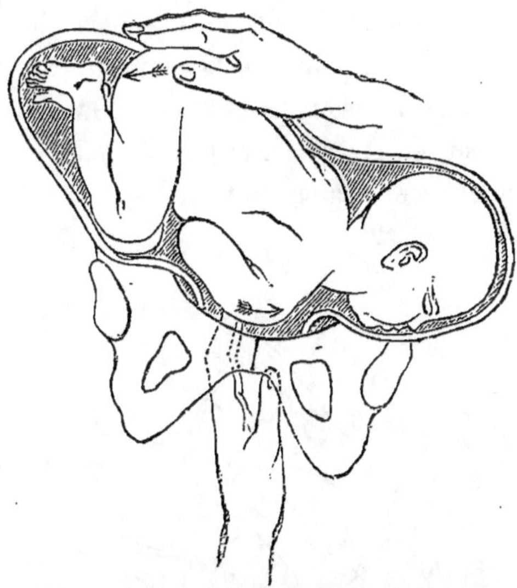

Fig. 143. — Second temps de la version bipolaire. Elévation des épaules
et abaissement du siège (Barnes).

de continuer à essayer l'abaissement du siège (fig. 145). Ces
manœuvres doivent toujours être faites dans l'intervalle des

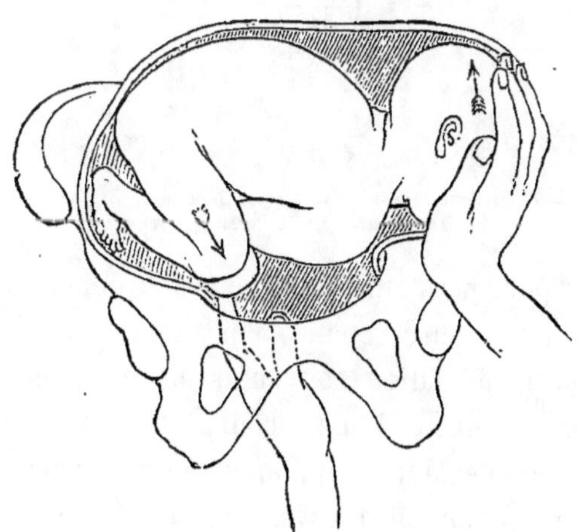

Fig. 144. — Troisième temps de la version bipolaire. Saisie des genoux
et élévation partielle de la tête (Barnes).

douleurs; on les suspend dès qu'une contraction se produit; si
les contractions sont fortes et fréquentes, le chloroforme sera

administré avec avantage. Dans les positions occipito-iliaques droites, on donne aux manœuvres une direction inverse ; la tête est poussée en haut et à droite, le siège en bas et à gauche. Lorsqu'on ne peut déterminer la position avec certitude, il est bon d'agir comme si le sommet était en OIGA, cas de beaucoup le plus fréquent, et, si par hasard on commettait une erreur, les inconvénients ne seraient pas graves. Si l'orifice n'est pas

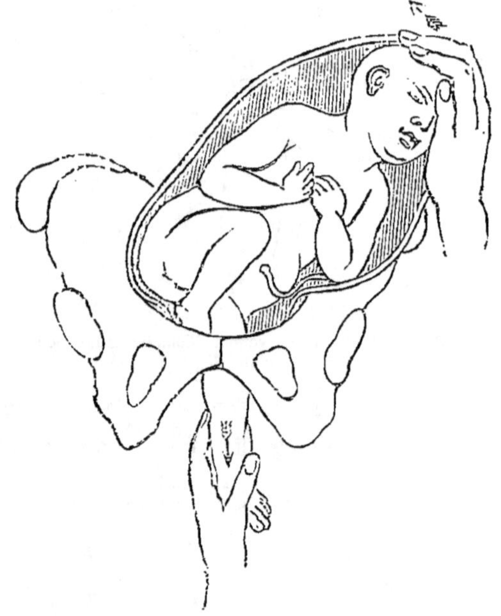

Fig. 145. — Quatrième temps de la version bipolaire. Extraction de la jambe et achèvement de la version (Barnes).

assez dilaté pour permettre l'accouchement immédiat, le membre inférieur peut être retenu en position avec un doigt, jusqu'à ce que la dilatation soit suffisamment avancée, ou que l'utérus se soit adapté d'une façon permanente à la nouvelle présentation de l'enfant, ce qui arrive généralement assez vite.

Dans les présentations transversales, on peut adopter le même procédé, refouler l'épaule en haut dans la direction de la tête, et abaisser le siège par l'extérieur. Cette manœuvre est souvent suffisante pour amener les genoux à portée de la main, surtout si les membranes sont intactes ; mais on facilite la version en poussant alternativement, de l'extérieur, la tête en haut et le siège en bas. Si le liquide amniotique s'est écoulé, et que l'utérus soit fortement rétracté sur l'enfant, il est tout à fait impossible de modifier la présentation sans introduction de la main ; on fera donc la version par la méthode ordinaire. La méthode combinée offre l'avantage spécial de ne pas entraver la version ordinaire, car, si elle ne réussit pas, la main peut être enfoncée directement dans l'utérus sans qu'on soit obligé de la retirer du vagin (l'orifice supposé assez dilaté), et elle saisit les pieds ou les genoux, qu'elle entraîne.

Version podalique avec introduction de la main.

La version avec introduction de la main dans l'utérus est une opération généralement facile, lorsque les eaux ne sont pas écoulées, ou qu'elles ne le sont que depuis très peu de temps, et que l'orifice est suffisamment dilaté.

Introduction de la main.

Le premier temps, l'un des plus importants, est l'introduction de la main et du bras. Les doigts étant appliqués les uns contre les autres en forme de cône, le pouce ramené au milieu d'eux, la main se trouve réduite à son plus petit volume; on la glisse alors doucement et avec précaution dans la vagin suivant l'axe du détroit inférieur, et dans l'intervalle des contractions, puis on la pousse, toujours avec les mêmes précautions, et avec des mouvements semi-circulaires, jusqu'à ce qu'elle soit entièrement dans le vagin, en modifiant graduellement sa direction, qui de l'axe du détroit inférieur doit gagner celui du détroit supérieur du bassin. S'il survient des douleurs, la main reste passive jusqu'à ce qu'elles aient disparu. On aura toujours présente à l'esprit cette règle fondamentale, qu'on ne doit agir que pendant l'absence des contractions, et toujours avec la plus grande douceur, en évitant soigneusement toute force et toute brusquerie. La main, encore en forme de cône, arrive à l'orifice, qu'elle peut franchir si elle le trouve suffisamment ouvert. S'il n'est pas tout à fait assez dilaté, mais dilatable, on y insinuera l'extrémité des doigts, et on l'élargira par de douces pressions, jusqu'à ce qu'il permette l'introduction du reste de la main. Tout en faisant cela, l'utérus sera immobilisé par l'autre main, placée sur la paroi abdominale, ou par un aide. Si la présentation n'avait pas été préalablement diagnostiquée avec certitude, il faudrait le faire positivement, pour que la face palmaire de la main soit introduite du côté auquel correspond l'abdomen de l'enfant.

Les membranes seront alors rompues, en l'absence d'une

Rupture
des membranes.

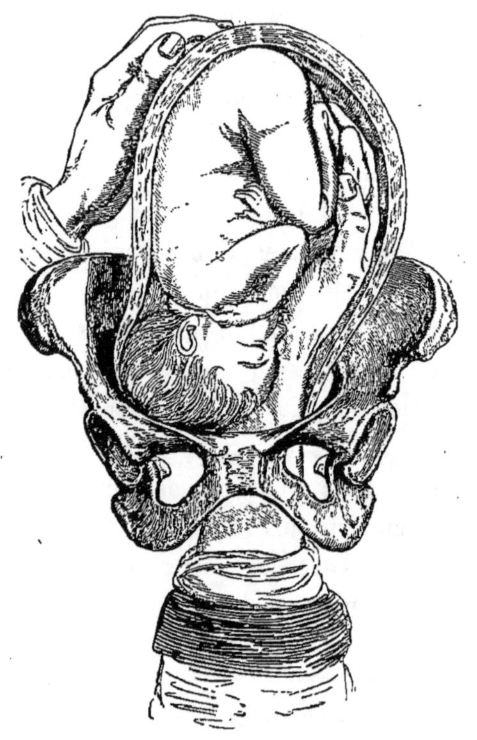

Fig. 146. — Saisie des pieds lorsque la main est introduite dans l'utérus.

douleur, si c'est possible, pour prévenir l'écoulement brusque du liquide amniotique. D'ailleurs la main et le bras constituent le tampon le plus efficace, et l'eau ne sort qu'en très-petite quantité. Quelques praticiens recommandent qu'avant de rompre les membranes on glisse la main entre elles et les parois utérines, jusqu'à ce qu'on ait atteint les pieds. Mais, par cette manœuvre, on risque de décoller de force le placenta, et en outre il faut introduire la main beaucoup plus loin qu'il n'est nécessaire, parce qu'on trouve souvent les genoux tout près de l'orifice. Aussitôt que les membranes sont rompues, la main peut se mettre à la recherche des pieds (fig. 146). A ce moment de l'opération, on doit redoubler de soins et éviter l'emploi de toute espèce de force; s'il survient une douleur, la main sera laissée à plat et en repos, plus rapprochée du corps de l'enfant que des parois utérines. Si les douleurs sont fortes, la compression peut offrir beaucoup d'inconvénients; il ne faut pas persister à faire avancer la main, ni la laisser sous la forme conique avec laquelle elle a été introduite, car on pourrait provoquer la rupture des parois utérines. Mais nous n'avons guère à craindre cet accident dans les cas que nous examinons en ce moment-ci; il s'observe surtout lorsque les eaux sont écoulées depuis assez longtemps pour rendre très-difficiles les mouvements de la main. On peut alors faciliter beaucoup les manœuvres en abaissant le siège à travers les parois abdominales, de façon à conduire les genoux ou les pieds sous l'atteinte de la main qui est à l'intérieur. Dès qu'on est arrivé aux genoux ou aux pieds, on les saisit entre les doigts et on les fait descendre, dans l'intervalle des douleurs (fig. 147). Le fœtus, pendant ce mouvement, est obligé de basculer sur son grand axe, le siège descend, et la tête remonte, suivie par la main qui est dehors. Les accoucheurs ne s'entendent pas tous sur la partie de l'extrémité inférieure qu'on doit saisir et extraire. Quelques-uns recommandent de prendre les deux pieds, d'autres un seul pied, d'autres encore l'un des genoux ou tous les deux. Dans un cas ordinaire de version, avant l'écoulement des eaux, peu importe le procédé qu'on adopte, la version s'exécute facilement avec tous. Toutefois le genou, on doit le reconnaître, offre plus d'avantages que le pied. En général, il est plus accessible, plus facile à tenir (les doigts étant placés dans le creux poplité), et sa proximité de l'épine dorsale permet des tractions plus directes sur le corps de l'enfant. On évitera de confondre le genou avec le coude en se rappelant que l'angle saillant du premier est tourné vers la tête, et l'angle saillant du second vers les pieds. Il y a aussi avantage à n'amener au

détroit qu'un seul genou ou un seul pied plutôt que les deux.
Lorsqu'un membre inférieur reste fléchi sur le tronc de l'enfant, la partie qui doit franchir l'orifice est plus volumineuse
que si les deux jambes étaient descendues, et par conséquent
l'orifice est mieux dilaté, offre plus de facilité à la sortie du reste
du corps, et diminue ainsi les risques que l'enfant peut courir.

Simpson, dont les idées ont été adoptées par Barnes et d'au-

Choix de la jambe
qu'on fait descendre.

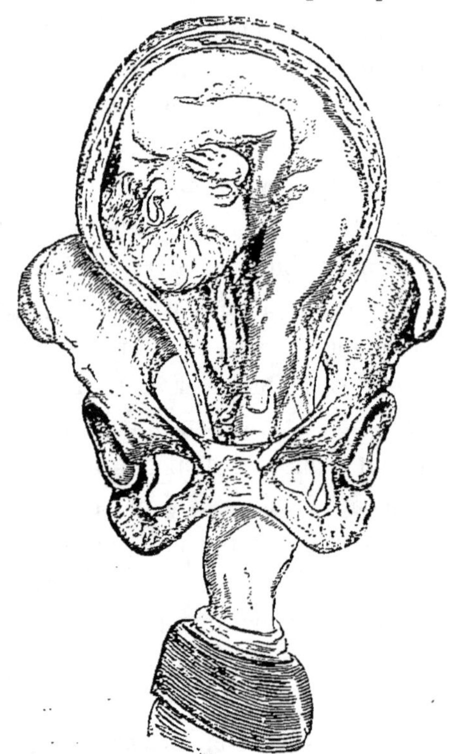

Fig. 147. — Extraction des pieds et achèvement de la version.

tres auteurs, recommande, dans les présentations transversales,
de saisir, si c'est possible, le genou le plus éloigné du bras qui
se présente, et du côté opposé ; on oblige, par ce procédé, le
corps à tourner tout autour de son axe longitudinal, et le bras
et l'épaule sont plus facilement écartés de l'orifice. Le Dr Galabin a soigneusement examiné ce point dans un récent mémoire [1], et il soutient qu'il y a au contraire avantage méca-

1. *Obst. Trans.*, vol. XIX, 1877.

nique à saisir la jambe la plus voisine du bras en présentation, et du même côté; d'ailleurs, c'est plus facile.

Aussitôt que la tête est arrivée au fond de l'utérus, et l'extrémité inférieure à l'orifice, la présentation est devenue une présentation du pied ou du genou, et il reste à discuter si l'accouchement sera laissé à la nature ou terminé artificiellement.

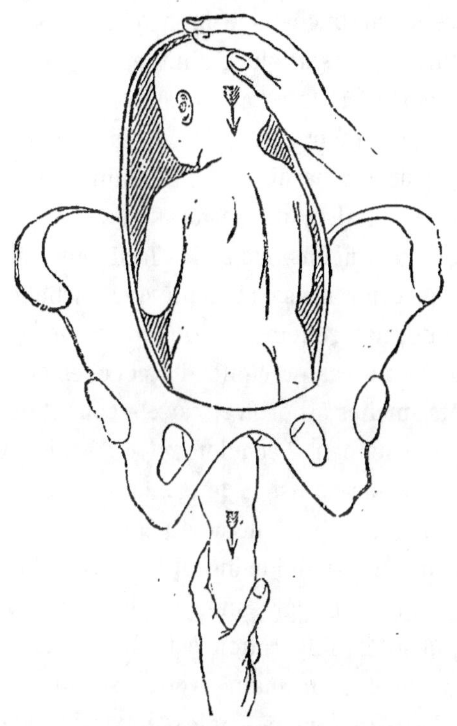

Fig. 148. — Achèvement de la version (d'après Barnes).

Cela dépend des circonstances et des causes qui ont nécessité l'opération, mais en général il est préférable de terminer l'accouchement sans délai. Pour y arriver, on opère une traction en bas pendant les douleurs, en s'arrêtant dans leur intervalle (fig. 148). Dès que le cordon ombilical apparaît, on en extrait une anse, et, si les mains sont défléchies sur la tête, on les dégage et on les ramène sur la face, comme dans la présentation normale des pieds. Le dégagement de la tête, dès qu'elle est descendue dans l'excavation pelvienne, se fait également de la même manière.

Dans les cas de placenta prævia, l'orifice est généralement Version dans le cas de placenta prævia. plus dilatable que dans les présentations transversales. La méthode du Dr Hicks a l'énorme avantage de nous permettre de pratiquer la version beaucoup plus tôt qu'on ne le pouvait autrefois, parce qu'elle n'exige l'introduction que d'un ou deux doigts dans le col utérin. Si elle échoue, et que l'état de la femme exige un accouchement immédiat, nous disposons, avec les dilatateurs hydrostatiques, d'un moyen artificiel que nous pouvons employer à notre aise et en toute sécurité. Dans une présentation placentaire complète, la main sera introduite au point où le placenta paraît le moins solidement fixé. Cela vaut mieux qu'une tentative de perforation de sa masse, procédé recommandé quelquefois, mais plus facile en théorie qu'en pratique. Si le placenta ne se présente que partiellement, la main sera introduite, naturellement, du côté de son bord libre. Il est souvent bon de ne pas précipiter l'accouchement, après que les pieds ont été amenés à l'orifice, car ils constituent un excellent tampon et préviennent l'écoulement du sang ; et, si la femme est épuisée, on aura ainsi le temps de remonter ses forces par des stimulants, etc., avant de compléter sa délivrance.

Dans les positions abdomino-antérieures, lorsque les eaux Version dans les positions abdomino-antérieures. sont écoulées, et que, par suite, on peut raisonnablement prévoir des difficultés, l'opération est plus facile si la femme est couchée sur le dos ; la main droite est alors introduite dans l'utérus, et la main gauche employée extérieurement (fig. 149). La main intérieure a ainsi moins de chemin à parcourir, et elle est moins gênée. L'opérateur s'assied en face de la femme, qui est à demi étendue sur le bord de son lit, comme pour la lithotomie, et les cuisses écartées ; la main droite est dirigée en haut derrière les pubis, et par-dessus le ventre de l'enfant.

Les difficultés de la version sont au comble dans ces cas dé- Difficultés lorsque le bras pend à la vulve. favorables de présentation du bras, où les membranes sont rompues depuis longtemps, l'épaule et le bras engagés dans l'excavation, et l'utérus rétracté autour du corps de l'enfant. Si cette rétraction est énergique et spasmodique, toute tentative pour introduire la main ne fait qu'aggraver la situation, car elle provoque des douleurs plus fortes et plus fréquentes. Même après l'introduction du bras et de la main, on éprouve souvent de grandes difficultés à faire évoluer le corps de l'enfant; il n'y a plus de liquide autour de lui pour en faciliter les mouvements, et le bras de l'opérateur peut être comprimé et serré par les contractions de l'utérus, au point de rester tout à fait impuissant. Les risques de rupture sont imminents, et on doit éviter

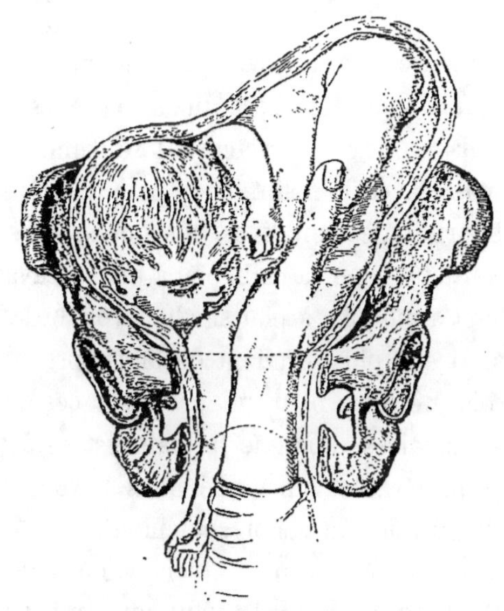

Fig. 149. — Emploi de la main droite dans la position abdomino-antérieure.

avec le plus grand soin qu'un semblable accident ne vienne s'ajouter aux difficultés de la version.

Valeur du chloroforme pour le relâchement de l'utérus. Ces circonstances sont graves, et on a imaginé divers expédients pour provoquer le relâchement des fibres utérines spasmodiquement contractées, entre autres une saignée abondante jusqu'à évanouissement, la femme étant dans la position verticale, des bains chauds, du tartre stibié, et autres agents déprimants. Mais rien ne vaut une généreuse administration de chloroforme, qui a remplacé pratiquement tous ces moyens et qui réussit admirablement lorsqu'il est donné à la dose chirurgicale.

La main doit être introduite avec les précautions que j'ai Manière de procéder. déjà signalées. Si le bras est complètement en prolapsus dans le vagin, nous glisserons la main sur lui comme sur un guide, et sa face palmaire nous indiquera la position du ventre de l'enfant. On ne retirerait aucun profit de son amputation ; il ne faut pas non plus essayer de le remonter, ainsi que l'ont recommandé quelques auteurs. Les difficultés réelles apparaissent dès qu'on a atteint l'orifice, et, si l'épaule est fortement engagée dans le détroit supérieur, il n'est pas facile de faire pénétrer la main plus haut. Il est permis de repousser un peu la partie qui se présente, mais avec des précautions extrêmes, pour ne pas léser les parois utérines rétractées. Il vaut mieux essayer de tourner l'obstacle avec la main, et on peut y arriver avec de la patience et de prudentes tentatives. Dès qu'on a réussi à dépasser l'épaule, on fait cheminer la main peu à peu, en ayant soin de la laisser inerte et appliquée à plat sur le corps du fœtus pendant les douleurs. Il est plus prudent de la rapprocher du fœtus que des parois utérines, pour ne pas léser ces dernières avec les saillies articulaires. Lorsque la main est suffisamment enfoncée, il est préférable, ainsi que nous l'avons déjà indiqué, de saisir et d'entraîner un genou seulement.

Lorsque le pied a été saisi et amené à l'orifice, il n'est pas Conduite à tenir lorsque le pied est au détroit et que le fœtus n'évolue pas. toujours facile de faire tourner l'enfant sur son grand axe, parce qu'il est souvent trop solidement fixé au détroit supérieur pour pouvoir remonter vers le fond de l'utérus. On fera bien de remonter la tête extérieurement, car dans son ascension elle peut entraîner l'épaule avec elle. Si ce moyen échoue, nous passerons un lacs ou un ruban de fil d'archal autour du membre qui a franchi l'orifice, et nous ferons des tractions en bas et en arrière ; en même temps, l'autre main sera introduite dans le vagin pour déplacer l'épaule et la repousser hors du détroit supérieur. Cette manœuvre termine souvent la version, lorsque l'enfant a refusé d'évoluer par le procédé ordinaire. On a inventé divers instruments, et pour passer le lacs autour du membre de l'enfant, et pour repousser l'épaule ; mais aucun d'eux ne peut lutter, pour la sécurité et la facilité de son emploi, avec la main de l'accoucheur.

Si la version échoue il faut mutiler le fœtus.

Si par tous ces procédés nous n'arrivons pas à faire la version, il ne nous reste plus que la mutilation de l'enfant, par éventration ou décollation. Cette mesure extrême est heureusement très-rare, car, avec des précautions, on arrive en général à opérer la version, même dans les circonstances les plus défavorables.

CHAPITRE III

DU FORCEPS

De toutes les opérations obstétricales, la plus importante, parce qu'elle est véritablement la plus conservatrice, à la fois pour la mère et pour l'enfant, est l'application du forceps.

Le forceps est fréquemment employé dans la pratique moderne.

L'emploi de cet instrument a pris une grande extension dans l'obstétrique moderne, et quelques-uns de nos accoucheurs les plus expérimentés l'appliquent maintenant avec une fréquence que les praticiens d'autrefois auraient énergiquement réprouvée. Personne ne contestera un seul instant que l'emploi intempestif et maladroit du forceps peut causer beaucoup de mal. Mais ce n'est certainement pas là une raison suffisante pour négliger les recommandations de ceux qui conseillent un plus fréquent usage de l'opération ; on doit plutôt faire sentir au médecin la nécessité d'étudier sérieusement la méthode opératoire, et de se rendre familier avec les cas où elle est facile et ceux où elle ne l'est pas. La pratique seule — d'abord sur un fantôme, puis sur la femme vivante — peut donner la dextérité opératoire que tout accoucheur doit viser à acquérir, et sans laquelle il n'est jamais sûr de remplir foncièrement tout son devoir auprès de ses malades.

Le forceps peut être considéré comme une paire de mains artificielles qui saisissent la tête fœtale et l'entraînent à travers le canal maternel par une *vis a fronte*, lorsque la *vis a tergo*

Description de l'instrument.

fait défaut. Cette description gravera dans l'esprit l'action importante du forceps comme instrument de traction : toutes ses autres propriétés sont subordonnées à celle-là. Le forceps consiste en deux branches distinctes et recourbées, disposées de façon à s'adapter à la tête de l'enfant, une mortaise qui réunit les branches après leur introduction, et des manches qui sont tenus par l'opérateur, et avec lesquels on fait la traction. Il serait fatigant et ennuyeux d'avoir à énumérer toutes les modifications qu'on a fait subir à cet instrument; elles sont assez nombreuses pour faire presque supposer qu'on ne saurait avoir la moindre prétention à pratiquer l'art des accouchements avec talent, à moins d'avoir attaché son nom à une nouvelle variété de forceps.

Le forceps court. L'instrument primitif, inventé par les Chamberlen, peut être regardé comme le type du court forceps droit, qui a été plus employé que tout autre, et qui, probablement, est à peu près le Forceps de Denman. même que le court forceps de Denman (fig. 150). La seule différence essentielle entre les deux est la mortaise de ce dernier, primitivement inventée par Smellie, et si bonne qu'on l'a adoptée pour tous les forceps anglais ; pour la facilité de la réunion des branches, elle est bien supérieure au pivot français et à la mortaise allemande, tandis que, pour la solidité, elle vaut l'un et l'autre, dans quelque circonstance que ce soit. Dans cet instrument, les cuillers ont 17 centimètres 1/2 de longueur, les manches 11 centimètres ; entre les extrémités des cuillers, il y a exactement 2 centimètres 1/2, et à l'endroit où elles sont le plus éloignées l'une de l'autre 7 centimètres 3. Les cuillers mesurent 4 centimètres 1/2 à leur plus grande largeur, et vont en s'élargissant régulièrement à partir de la mortaise. Comme dans tous les forceps, elles sont en acier de première qualité et de la meilleure trempe, pour résister aux efforts auxquels elles sont quelquefois soumises, et leur face interne est polie et arrondie, pour éviter les risques de lésion sur la tête de l'enfant.

Avantages de cette forme de l'instrument. L'avantage spécial qu'on reconnaît à cette forme d'instrument est la parfaite similitude des deux moitiés ; l'accoucheur n'a donc pas à se préoccuper à l'avance, ni à examiner quelle branche il doit introduire au-dessus ou au-dessous. Mais cet avantage n'a pas une si grande valeur, parce qu'un médecin n'entreprendrait pas un accouchement avec le forceps sans connaître suffisamment le manuel opératoire, et s'il n'avait pas assez de présence d'esprit pour obvier aux dangers résultant de l'intro-

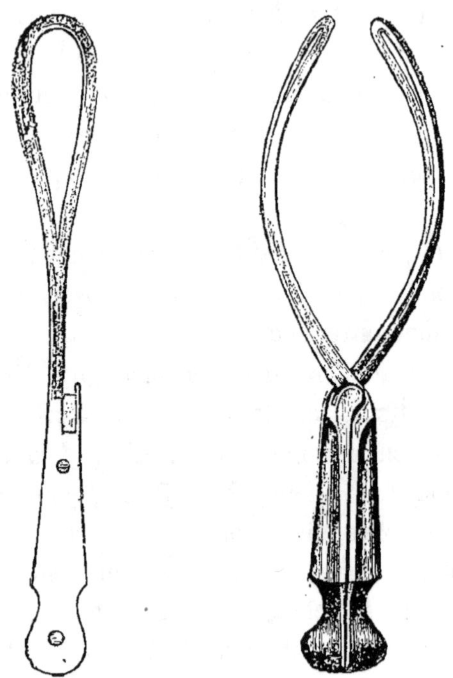

Fig. 150. — Court forceps de Denman.

duction d'une branche qui ne doit pas être placée la première. Ce forceps, qui est court et manque de la seconde courbure ou courbure pelvienne, n'est employé que dans les cas où la tête est dans l'excavation ou sur le périnée.

La question de la seconde courbure ou courbure pelvienne *Courbure pelvienne, ses avantages.* est une de celles qui divisent le plus les opinions. Le forceps que nous venons d'examiner, avec toutes les modifications qui ont été faites sur le même modèle, est un instrument construit uniquement dans le but de saisir la tête de l'enfant, et sans avoir égard aux axes du canal pelvien dans lequel il doit être introduit et dont il faut le retirer. Par conséquent, si nous l'introduisions lorsque la tête est au-dessus du détroit supérieur, nous ne manquerions pas d'exposer les parties molles à des risques de contusion, et, comme il faut le retirer directement en arrière, à un tiraillement excessif et même une déchirure du périnée. C'est pour ces motifs que maintenant tous les accoucheurs, ou presque tous, considèrent la seconde courbure comme essentielle avant l'engagement complet de la tête, bien qu'elle ne soit plus absolument nécessaire après sa descente. Les seules circonstances dans lesquelles un forceps droit puisse posséder quelque supériorité sont certaines positions occipito-postérieures qui exigent une rotation de la tête tout autour du bassin ; dans ce cas, la forme circulaire d'un instrument fortement recourbé pourrait provoquer des lésions. Mais ces circonstances sont rares et ne sauraient en aucune façon contre-indiquer l'emploi général de la courbure pelvienne.

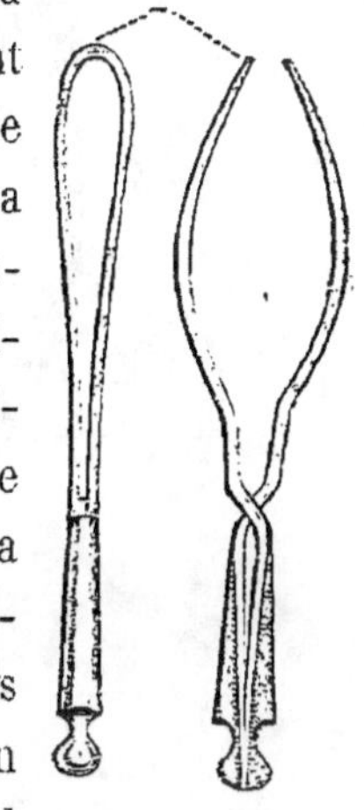

Fig. 151. — Forceps de Zeigler.

Forceps de Zeigler.

Le forceps court ordinairement employé en Ecosse, a été inventé par le Dr Zeigler (fig. 151), et il est utile, à cause de la facilité avec laquelle les lames sont juxtaposées exactement, point pratique qui n'est pas de petite importance. Comme dimensions et aspect, il ressemble au forceps de Denman, mais la fenêtre de la branche inférieure se prolonge en bas sur le manche. Quand on l'introduit, la branche inférieure glisse sur le manche de celle qui est déjà *in situ*, et se trouve ainsi guidée avec certitude dans une bonne direction, s'accrochant elle-même à la mortaise à mesure qu'elle s'enfonce. Cet instrument a le désavantage de ne pas avoir la seconde courbure, mais la facilité de son introduction le rend très-précieux pour ceux qui ont l'habitude de l'employer.

Le forceps long.

Il faut absolument un instrument plus long lorsque la tête

n'est pas sur le périnée, ou dans la partie inférieure de l'excavation. Pour remplir cette indication, Smellie a inventé le forceps long, qui, de même que le forceps court, a été beaucoup
modifié. L'instrument le mieux fait qu'on emploie en Angle- Forceps de Simpson.
terre est le forceps de Simpson (fig. 152), qui est une combinaison des meilleurs forceps, avec quelques additions origi-

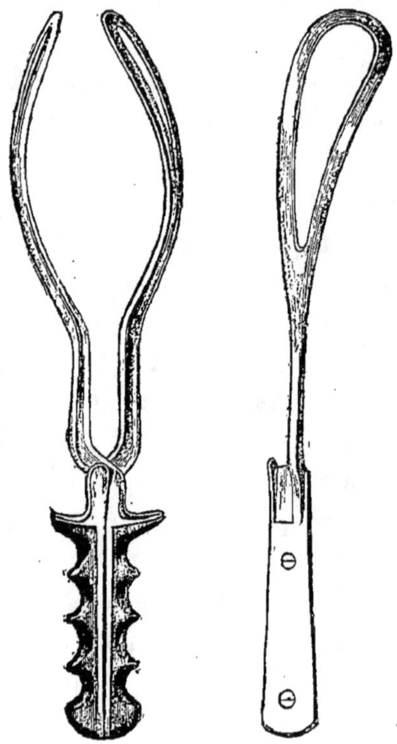

Fig. 152. — Forceps de Simpson.

nales, et qui, en somme, n'a pas été surpassé. Les portions
courbes des cuillers ont 16 centimètres de longueur, et la fenêtre
mesure 32 millimètres à sa partie la plus large. Les cuillers ont
entre elles un écart de 2 centimètres et demi à leurs extrémités
lorsque les manches sont fermés, et de 7 centimètres et demi à
leur centre. Le but de cet écartement un peu inusité est de diminuer la force de compression de l'instrument, sans entraver
en rien sa puissance de traction. La courbure pelvienne est
moindre que dans la plupart des forceps longs, de façon à lui

permettre de suivre la rotation de la tête lorsque cela est nécessaire, sans risquer de léser les organes maternels. Entre la
courbure de la cuiller et la mortaise, il existe une portion droite
ou tige, mesurant 6 centimètres, qui, avant de rejoindre le manche, est recourbée à angle droit, en genou. Cette tige est une
addition utile à tous les forceps; mais elle est essentielle dans
les forceps longs pour assurer la réunion des branches en dehors
des parties de la mère, qui, sans elle, pourraient être saisies dans
la mortaise et gravement lésées. Les coudes servent à empêcher les branches de glisser l'une sur l'autre après leur union. Ils
permettent aussi d'introduire un doigt au-dessus de la mortaise,
ce qui facilite la traction ; ce but est rempli dans quelques autres variétés de forceps longs par une courbe semi-circulaire
sur chaque tige. Les manches, qui, dans la plupart des forceps
anglais, sont trop petits et trop lisses pour offrir un point d'appui
solide, ont leur bord dentelé et sont aplatis d'avant en arrière,
permettant ainsi de fermer plus fortement la main. A leurs
extrémités, près de la mortaise, il existe deux appuis saillants,
sur lesquels on applique pendant la traction l'index et le doigt
médian, et qui augmentent beaucoup la force de l'instrument.

Le forceps long peut être employé dans tous les cas. Bien que ce forceps, comme tous les forceps longs, soit spécialement construit pour être appliqué lorsque la tête est haute
dans le bassin, il sert tout aussi facilement que le forceps court,
quelquefois même mieux, lorsque la tête est descendue. Il est très
avantageux pour le praticien de s'habituer à se servir d'un instrument dont l'application et la force lui soient tout à fait fami-
lières. Et il perdrait son temps et son argent à s'embarrasser
d'une masse d'instruments de différents modèles, parce qu'il peut
être sûr qu'avec un forceps long, comme celui de Simpson, il
sera prêt à tous les événements, quelle que soit la position de
la tête.

Désavantage d'un instrument faible. La principale objection qu'on ait soulevée contre cet instrument est sa trop grande puissance dans les cas simples. Il faut
avouer qu'elle est basée sur une erreur. L'existence d'une force
n'en implique pas nécessairement l'emploi, et l'instrument le

plus puissant peut être manié avec plus de douceur et de délicatesse qu'un instrument faible. Les remarques du Dr Hodge [1], à ce sujet, sont très-justes et dignes d'être citées. « Certainement, dit-il, on ne doit pas appliquer le forceps si l'on n'a pas assez de raison pour n'employer que la force absolument nécessaire pour un accouchement heureux ; et, si l'on a sa disposition plus de puissance qu'il n'en faut, on n'est pas obligé de la déployer tout entière ; si, d'un autre côté, il est indispensable d'user d'une certaine force, on peut, dans les limites de la prudence, l'exercer avec le forceps long, tandis que tous les efforts échoueraient avec le forceps court. En outre, dans les cas difficiles, l'accoucheur, avec un forceps court, sera obligé de faire de grands efforts musculaires, tandis qu'avec un forceps long, grâce au grand bras de levier, ses efforts seront relativement légers, et naturellement ils pourront être à la fois plus doux, plus efficaces et moins dangereux pour les organes de la mère et de l'enfant. »

Le forceps habituellement employé sur le Continent et en Amérique diffère beaucoup, tout à la fois d'aspect et de construction, de ceux qui sont en usage en Angleterre. Généralement, ce sont des instruments plus forts et plus puissants, dont les branches, reliées par un pivot ou une vis à bouton, possèdent toujours la seconde courbure ou courbure pelvienne. Dans ces dernières années, le forceps de Simpson a été beaucoup employé dans quelques contrées de l'Allemagne. La seule objection que je ferai aux instruments du Continent, c'est d'être très embarrassants : leurs manches sont souvent forgés d'une seule pièce avec les cuillers ; la portion introduite dans les organes maternels ne diffère pas de la portion analogue des instruments anglais.

Le forceps inventé par le professeur Tarnier a, dans ces derniers temps, vivement attiré l'attention (fig. 153). Avec cet instrument, la traction n'est pas faite avec les manches qui ont servi à introduire les cuillers, comme dans le forceps ordinaire,

*Le forceps
du Continent.*

Forceps de Tarnier.

1. *System of obstetrics,* p. 242.

mais avec des tiges supplémentaires accrochées aux cuillers près du bord inférieur des fenêtres. L'avantage de cette disposition est d'exiger des tractions moins fortes, et de pouvoir les exercer toujours dans l'axe du bassin ; les cuillers ne glissent pas, et la rotation de la tête n'est pas entravée. Mais ce

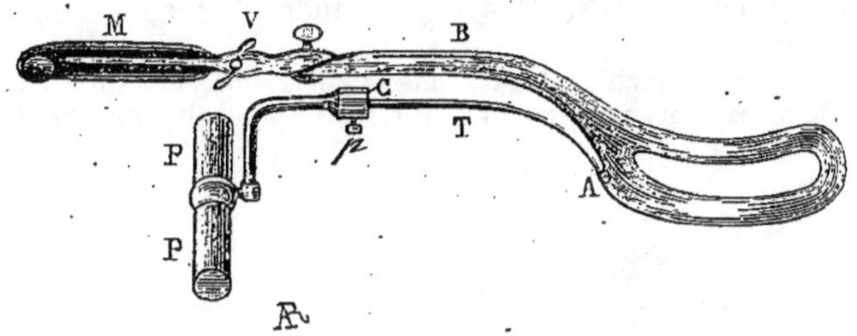

Fig. 153. — Forceps de Tarnier.

forceps est beaucoup plus compliqué que ceux dont nous nous servons en Angleterre, et les avantages qu'il possède ne paraissent pas suffisants pour contre-balancer ce défaut [1].

1. Nous croyons devoir exposer en abrégé les principes sur lesquels est fondé le forceps de M. Tarnier. En raison des grands avantages que présente ce forceps, son usage se généralise de plus en plus.

A. « Tous les accoucheurs, dit M. Tarnier (*Description de deux nouveaux forceps*, Paris, 1877), savent que dans une application de forceps bien conduite les tractions doivent être, autant que possible, dirigées suivant l'axe du bassin; mais tous avouent qu'au détroit supérieur et au-dessus de ce détroit il est impossible de tirer assez en arrière, parce que l'instrument est forcément maintenu dans une mauvaise direction par la résistance du périnée. »

Voici de quelle manière M. Tarnier le démontre :

« La figure I représente une coupe du bassin et du périnée dessinée d'après la planche XVIII de l'*Atlas d'anatomie chirurgicale homalographique* de Legendre : seulement toutes les parties molles comprises entre le bord postérieur du sphincter anal et le pubis ont été supprimées, et les branches du forceps passent un peu en arrière du point qui, sur la planche de Legendre, est occupé par l'anus. On ne pourrait donc guère, dans une application de forceps pratiquée au détroit supérieur et sur la femme vivante, même en déprimant fortement le périnée, porter les branches du forceps plus en arrière que je ne l'ai indiqué dans la figure I.

« La ligne SP, étendue du promontoire au pubis, qu'elle rencontre à quelques millimètres au-dessous de l'extrémité supérieure de la symphyse pubienne, représente le diamètre antéro-postérieur *minimum* du détroit supérieur. C'est ce diamètre, si bien décrit par Pinard, qui le plus souvent arrête la tête du fœtus lorsque le bassin est vicié, et j'ai supposé le forceps appliqué sur elle au niveau du détroit supérieur; mais, pour ne pas compliquer l'épure, je n'ai pas figuré cette tête, dont le centre correspondait à peu près au point A.

« La ligne AB représente l'axe du détroit supérieur ou de l'ouverture

Le forceps agit de trois manières différentes :

1º Comme tracteur ;

2º Comme levier ;

3º Comme instrument de compression.

C'est surtout comme instrument de traction qu'il a une grande valeur, et on en retire les plus grands avantages lorsqu'on

Mode d'action de l'instrument.

Le forceps est surtout un tracteur.

que la tête doit franchir, et par conséquent la direction qu'il faudrait donner aux tractions pour qu'elles fussent irréprochables. Au contraire,

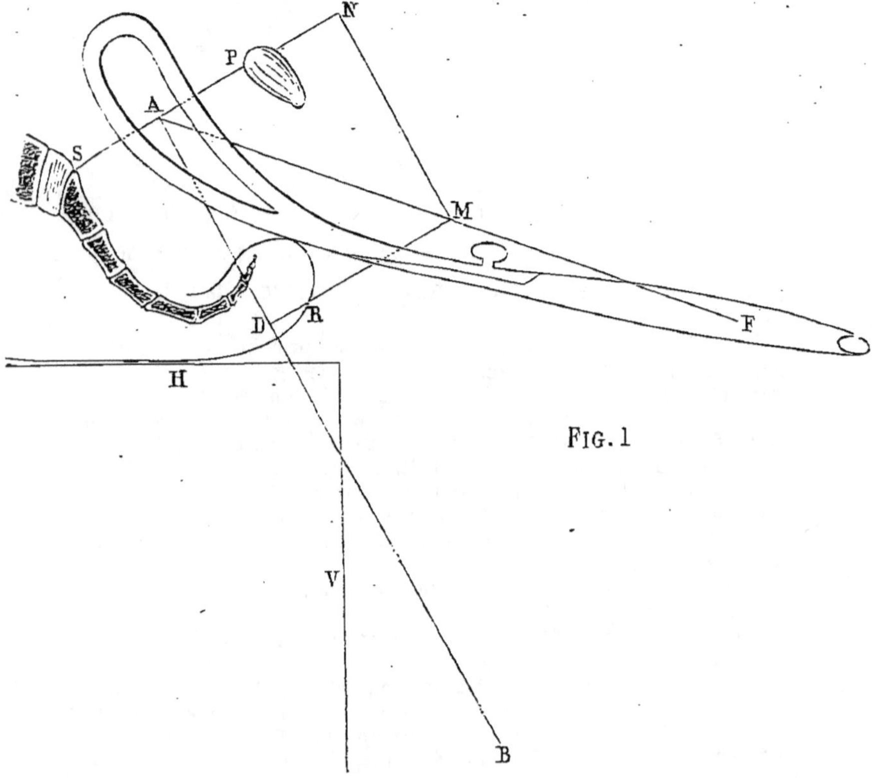

les tractions faites par l'opérateur, lorsqu'il tire sur les manches du forceps ordinaire, se convertissent en une force qui est représentée par la ligne AM, et ces tractions ne peuvent pas être plus portées en arrière, à cause de la résistance du périnée R. En supposant que les tractions soient de 20 kilogrammes, le travail effectué pour abaisser la tête sera de 15 kilogrammes seulement, tandis que le pubis supportera une pression nuisible de 13 kilogrammes. En effet, en représentant la traction de 20 kilogrammes par la distance AM, si je construis, sur cette ligne AM, le parallélogramme des forces ADMN, je trouve que la traction AM se décompose en deux forces, l'une AD qui abaisse la tête dans la direction de l'axe du détroit supérieur, l'autre AN représentant une pression

l'emploie seulement comme un supplément de l'action utérine, insuffisante par elle-même à effectuer l'accouchement, ou bien lorsqu'à la suite de quelque complication il est indispensable de terminer le travail avec une plus grande rapidité que ne pourraient le faire les seules forces de la nature. Dans la plupart des cas, la traction seule suffit ; mais, pour que l'instrument ait

nuisible qui vient se perdre contre le pubis. Or les lignes AM, AD, AN offrent entre elles des différences respectives de longueur qui sont exprimées par les chiffres 20, 15, 13, en chiffres ronds. Donc, en tirant sur les manches du forceps avec une force de 20 kilog., représentée par la ligne AM, on obtient le résultat suivant : on entraîne la tête dans la direction AD avec une force de 15 kilog., tandis qu'on fait subir au pubis une pression AN de 13 kilog. Il est bien entendu que dans ce calcul j'ai uniquement tenu compte des pressions qui naissent par le fait de l'opérateur, et que j'ai dû négliger celles qui proviennent de l'action naturelle des tissus maternels.

« En supposant que, dans la figure I, la ligne AM représente une traction de 40 kilog., la tête sera abaissée dans la direction AD avec une force de 30 kilog., tandis que le pubis subira une pression dangereuse AN de 26 kilog. La pression qui vient échouer sur le pubis deviendrait plus dangereuse encore si les tractions faites sur les manches du forceps dépassaient 40 kilogrammes. »

M. Tarnier démontre ensuite que, dans l'excavation, au détroit inférieur et même à l'orifice vulvaire, les tractions exercées avec le forceps sont également défectueuses.

B. « Dans les accouchements naturels, la tête de l'enfant, en parcourant les voies génitales depuis le détroit supérieur jusqu'à l'orifice vulvaire, change à chaque instant de direction et, grâce à cette mobilité, décrit une courbe qui se confond avec la ligne centrale du bassin. La tête décrirait la même courbe, si, le forceps étant appliqué, la femme accouchait spontanément, sans que l'opérateur eût besoin d'exercer aucune traction, ainsi qu'on l'observe dans certains cas où l'introduction des branches de l'instrument réveille les contractions utérines et les excite suffisamment pour qu'elles puissent achever seules l'expulsion du fœtus.

« Or le forceps ordinaire, maintenu fixe par l'accoucheur qui exerce des tractions, a l'inconvénient de priver la tête de la mobilité qui lui est nécessaire pour trouver la meilleure route à suivre pendant son expulsion. »

En résumé, le forceps ordinaire, malgré tous ses avantages, est imparfait. On peut lui faire les reproches suivants : 1° de ne jamais permettre à l'opérateur de tirer suivant l'axe du bassin ; 2° de ne pas laisser à la tête fœtale une mobilité suffisante pour qu'elle puisse suivre librement la courbure du bassin.

« On ne saurait, ajoute M. Tarnier, nier, sans commettre une hérésie scientifique, qu'il y ait une importance de premier ordre à donner aux tractions faites sur le forceps la direction de l'axe du canal que la tête fœtale doit traverser. Mais cette direction, quelle est-elle sur le bassin de la femme qui accouche? Un opérateur instruit le devine à peu près, mais nul ne le sait exactement. L'accoucheur est donc, pour ainsi dire, privé de boussole et réduit à orienter, tant bien que mal, la marche de son forceps d'après ses connaissances anatomiques. Il serait donc très-avan-

une action efficace et qu'il ne glisse pas, il est indispensable qu'il soit bien construit et que ses cuillers aient une courbure suffisante. Cela fait défaut dans la plupart des forceps droits les plus en usage, aussi ont-ils une tendance à glisser pendant les efforts de traction.

Le forceps agit aussi comme levier, mais on a beaucoup exa- Comme levier.

tageux d'avoir un forceps muni d'une aiguille indicatrice qui pût guider l'opérateur et lui indiquer automatiquement, et à chaque instant, dans quel sens il doit diriger ses tractions. »

Le forceps de M. Tarnier, dont le but est d'éviter ces inconvénients, est construit de la façon suivante.

« Il se compose (voyez *Le Progrès médical*, 6 juillet 1878, p. 517) de deux branches croisées (fig. 153) et d'une pièce indépendante dont la poignée transversale (P, fig. 153) est mobile dans tous les sens.

« Chacune des moitiés du forceps proprement dit (fig. 153) se compose d'une branche de préhension (B, fig. 3 et 4) et d'une tige de traction (T, fig. 3 et 4), articulées entre elles au point A. Chaque tige de traction, fai-

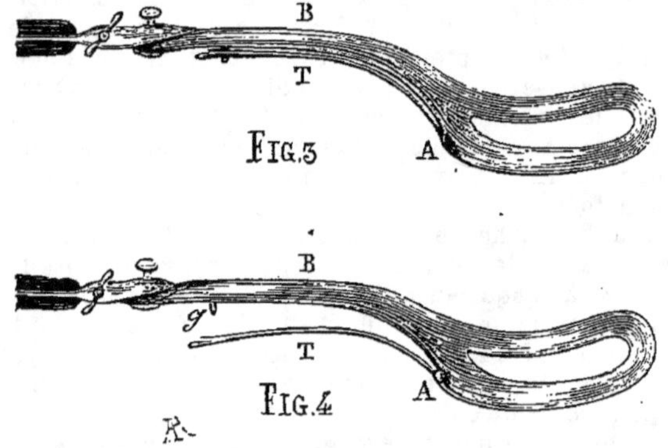

sant ressort latéralement et venant buter contre une petite goupille (*g*, fig. 4), est maintenue accolée à la branche de préhension correspondante (fig. 3), et ne s'en séparera (fig. 4) qu'au moment où l'opérateur le voudra.

« Avant de procéder à l'opération, les tiges de traction sont accolées aux branches de préhension et font corps avec elles, ainsi que cela est représenté dans la figure 3. L'introduction des cuillers et l'articulation se font ensuite comme si l'opérateur avait un forceps ordinaire entre les mains. On peut même pratiquer l'extraction de la tête en se servant du nouveau forceps comme du forceps classique, avec cette différence, cependant, qu'ici les tractions seront mieux dirigées, à cause de la courbure particulière de l'instrument. Toutefois, en pratiquant l'extraction de cette manière, on se priverait de la plus grande partie des avantages que présente le forceps de M. Tarnier.

« En résumé, les deux premiers temps de l'opération (introduction des cuillers et articulation) sont identiques, que l'on se serve de l'ancien ou du nouveau forceps ; le troisième temps (extraction) seul diffère, si l'on veut bénéficier de tous les avantages du nouvel intrument.

« Voici la description de ce troisième temps : on rapproche d'abord avec la main les deux manches (M) du forceps, et l'on fait sur eux

géré cette action. On le décrit généralement comme un levier du premier genre, la puissance étant aux manches, le point d'appui à la mortaise et la résistance aux extrémités. Il est possible en effet de le faire agir comme un levier lorsque l'instrument est à peine introduit, et les manches assez lâchement tenus pour permettre aux cuillers de jouer l'une sur l'autre. Mais, en général, les manches sont saisis avec assez de force pour prévenir ce mouvement, et alors les deux branches ne forment réellement qu'un seul instrument.

Galabin, qui a étudié ce sujet en détail [1], dit : « 1° Le levier est formé par les deux cuillers du forceps et la tête fœtale unies en une seule masse immobile. Aussitôt que les cuillers commencent à glisser sur la tête, le levier est décomposé, et le mouvement de bascule n'a plus aucun avantage mécanique. 2° La puissance est appliquée aux manches dans une direction oblique. La résistance n'agit ni en un point situé entre la puissance et le point d'appui, ni au delà du point d'appui, mais en un point d'un plan pres-

quelques tractions d'essai, afin de s'assurer que la tête est bien saisie; après cela, on serre lentement la vis dè pression (V, fig. 153); ensuite, par un simple mouvement des doigts, on sépare les tiges de traction des branches de préhension, ainsi que cela est indiqué dans la figure 4; puis on saisit les deux tiges de traction avec la main gauche, et on introduit leurs extrémités dans le carré (C, fig. 153) supporté par la poignée (P) que l'on tiendra dans la main droite. Ce carré est alors fixé aux tiges de traction au moyen d'une petite vis (p, fig. 153), remplacée dans les modèles les plus récents par un mécanisme plus simple, et l'instrument se trouve monté (fig. 153).

« Ces préliminaires paraissent compliqués quand on en lit la description point par point; mais en réalité ils sont très simples, aussi rapides que faciles à exécuter, et, lorsqu'ils sont terminés, il ne reste plus qu'à extraire le fœtus en exerçant des tractions à l'aide des mains placées sur la poignée, en P (fig. 153) : souvent même une seule main suffit. Quand la tête s'abaisse, les branches de préhension, dont la mobilité sur les tiges de traction est assurée par l'articulation A (fig. 3 et 4), se déplacent, et l'extrémité de leurs manches décrit une courbe de plus en plus marquée à mesure que la tête progresse davantage. Les branches de préhension, en se déplaçant ainsi, constituent une véritable aiguille indicatrice du mouvement exécuté par la tête. Quand le forceps a été régulièrement appliqué, il suffit, pour être sûr de tirer suivant l'axe du bassin, de suivre le déplacement de ces branches de préhension et de faire en sorte qu'entre elles et la tige de traction il existe toujours un écartement d'un centimètre environ; si cet écartement augmente ou diminue, on tire mal. »

1. Galabin, *Action of midwifery forceps as a lever* (*Obstetrical Journal*, nov. 1876).

que à angle droit avec la ligne de jonction des deux premiers ;
et sa direction est une ligne perpendiculaire au plan du bassin
dans lequel la plus grande section de la tête est engagée, c'est-
à-dire, avec le forceps droit, à peu près parallèle aux manches.
Ce levier ne rentre donc pas, strictement, dans l'un des trois
genres du levier ordinaire. 3° Le point d'appui est fixé en partie
par frottement, en partie par la combinaison de la traction avec
le mouvement oscillatoire, en d'autres termes, par la puissance
dirigée beaucoup en bas, et un peu d'un côté à l'autre. »

Il démontre, en outre, que le mouvement de pendule du forceps est superflu dans toutes les applications ordinaires, la traction seule étant bien suffisante ; mais que si la tête est enclavée,
et que son extraction exige une grande force, on peut retirer
quelque avantage mécanique d'un mouvement oscillatoire, qu'on
devra, cependant, toujours limiter, et suspendre s'il n'a pas un
effet marqué dans la descente de la tête.

Les opinions diffèrent beaucoup en ce qui concerne la puis- Comme compresseur.
sance compressive de l'instrument. Sans doute le forceps,
surtout quelques forceps étrangers dans lesquels les pointes
sont très-rapprochées l'une de l'autre, est capable d'exercer
une compression considérable sur la tête. Mais il est très-pro-
blématique que cette action ait une grande valeur. Il faut se
mettre dans l'esprit que dans les cas de travail prolongé la
tête a déjà été moulée et comprimée par les parois du bassin,
et les os ont chevauché les uns sur les autres autant qu'ils le
pouvaient ; nous devons donc espérer à peine diminuer la
tête davantage avec le forceps, à moins de déployer une force
capable de mettre en danger la vie de l'enfant. C'est dans les
cas de disproportion entre la tête et le bassin, par suite d'un
léger rétrécissement antéro-postérieur du détroit supérieur,
que la diminution de la tête fœtale par compression serait
surtout utile. Mais alors la pression du forceps est exercée
sur cette portion de la tête qui repose dans le plus grand
diamètre du détroit, là où l'espace ne manque pas. Si la
pression n'augmente pas le diamètre opposé, celui qui est

dans le sens de la portion rétrécie du bassin, elle ne peut du moins rien faire pour le diminuer : et la réduction de toute autre partie de la tête fœtale n'importe guère.

Action dynamique du forceps. L'introduction seule du forceps détermine quelquefois un redoublement de l'action utérine, par l'irritation réflexe que produit la présence d'un corps étranger dans le vagin. On a appelé ce phénomène l'action dynamique du forceps ; mais on ne doit pas le considérer autrement qu'un résultat accidentel.

J'ai indiqué dans différents chapitres les circonstances qui nécessitent l'emploi du forceps ; leur récapitulation serait une redite inutile, je me bornerai donc à décrire la manière de se servir de l'instrument.

Distinction entre les applications au détroit supérieur ou dans l'excavation. Avant de le faire, il est bon de répéter ce que j'ai déjà dit sur la différence qui existe entre l'opération pratiquée au détroit supérieur et celle qui est faite dans l'excavation. Lorsque la tête est basse, l'application du forceps est extrêmement simple ; et lorsqu'il n'y a aucune disproportion entre la tête et le bassin, qu'on cherche seulement par une légère traction à remédier à l'absence du pouvoir expulsif, l'opération, entre les mains d'un accoucheur suffisamment instruit, doit être tout à fait sans danger pour la mère et pour l'enfant. C'est tout différent lorsque la tête est arrêtée au détroit supérieur ou dans le haut du bassin. L'application du forceps est alors une opération qui exige une grande habileté pour être bien faite, et qui ne doit jamais être entreprise sans de sérieuses considérations. C'est parce qu'on a confondu ces deux variétés d'opération, que l'emploi de l'instrument n'est regardé par bien des médecins qu'avec une terreur déraisonnable.

Considérations préliminaires. Avant de songer à l'introduction du forceps, il faut considérer quelques points avec attention :

1° Les membranes doivent, naturellement, être rompues.

2° Pour appliquer le forceps aisément et avec sécurité, il est bon que l'orifice soit complètement dilaté, et le col rétracté par-dessus la tête. Cependant, ces deux points ne sauraient être considérés, ainsi que l'ont fait plusieurs auteurs, comme une condition *sine qua non*. Nous sommes souvent appelés à employer l'instrument dans des cas où, malgré la dilatation complète de l'orifice, on peut sentir le rebord du col en quelque point de la circonférence de la tête, surtout lorsque la lèvre antérieure est serrée entre elle et la paroi du bassin. Pourvu qu'on ait soin de garantir le col avec les doigts d'une main, lorsque l'instrument est introduit, on n'a pas à craindre de lésions de ce côté. Si l'orifice n'est pas complètement dilaté, mais assez cependant pour permettre le passage du forceps, l'opération, dans une circonstance pressante, est tout à fait justifiée, mais elle est un peu plus délicate.

3° La position de la tête sera soigneusement reconnue, à l'aide des sutures et des fontanelles. Sinon, l'opération est hasardeuse et mauvaise, parce que l'accoucheur ne peut pas en diriger exactement la marche. Il peut se faire que l'occiput soit tourné en arrière ; et, bien que ce ne soit pas une contre-indication de l'application du forceps, c'est un cas qui exige des précautions spéciales.

4° La vessie et l'intestin doivent être vidés.

Avant de procéder à l'opération, la question de l'anesthésie doit être discutée. Dans un cas où l'on prévoit des difficultés, il est très-utile de faire respirer le chloroforme jusqu'à l'anesthésie chirurgicale, pour maintenir la femme aussi tranquille que possible ; mais, chaque fois que cela est nécessaire, un confrère devra prendre la responsabilité de l'administration. Dans les cas simples, je crois qu'il est préférable d'éviter l'anesthésie, d'abord parce qu'elle peut arrêter les douleurs s'il y en a, et c'est un grand désavantage, mais surtout parce que la femme soumise à une anesthésie partielle est inconsciente, s'agite et se place dans des situations défectueuses qui rendent l'application de l'instrument fort difficile. En outre, la femme qui n'est pas anesthésiée peut aider l'opérateur en prenant d'elle-même l'attitude la plus convenable.

Dans la description du procédé opératoire, je commencerai par la variété la plus simple, la tête descendue dans l'excavation. Puis je signalerai les particularités de l'opération lorsque la tête est élevée.

Je crois qu'il ne saurait y avoir aucun doute sur la position que doit prendre la femme : la meilleure est incontestablement celle qui est adoptée généralement en Angleterre. Sur le Continent et en Amérique, le forceps est toujours appliqué la femme étant couchée sur le dos, position qui l'oblige à se découvrir inutilement et exige un plus grand nombre d'aides. Dans certains cas de difficultés exceptionnelles, le décubitus dorsal a certainement son utilité, mais nous pouvons, au moins, commencer l'opération dans la position ordinaire, puis mettre la femme sur le dos si cela devient nécessaire.

Si la femme est bien placée, l'introduction des branches sera beaucoup plus facile. Il est bon, à mon avis, de rechercher avant tout si l'on va opérer au détroit supérieur ou dans l'excavation; c'est un point très important. La femme sera mise tout à fait sur le côté du lit, les fesses bien parallèles, un peu en saillie sur le bord, le corps presque directement en travers du lit, à peu près à angle droit avec les hanches, les genoux relevés sur l'abdomen (fig. 154). De cette façon, lorsque la branche supérieure est introduite, il n'y a aucun risque que son manche ne vienne à toucher le lit.

Les branches seront trempées dans de l'eau tiède, graissées de cold-cream, et placées à portée de la main.

Ces préliminaires achevés, l'accoucheur, assis près du lit, vis-à-vis des fesses de la femme, peut commencer l'opération.

Dans quelle direction doit-il introduire les branches ? Voilà une grande question. La règle presque universellement fixée par nos ouvrages classiques est celle-ci : dans la plupart des applications de forceps, il faut placer les cuillers aussi près que possible des oreilles de l'enfant, sans avoir égard aux diamètres du bassin. Donc, si la tête n'a pas opéré sa rotation, si elle est encore dans la direction d'un diamètre oblique, les branches seront introduites dans le diamètre oblique opposé; c'est-à-dire que la situation du forceps par rapport au bassin varie selou la position de la tête. Quelques auteurs ont même érigé en règle que le forceps est contre-indiqué lorsqu'on ne peut pas sentir une oreille, mais ce serait limiter considérablement l'application de cet instrument, et il y a des cas où elle est indiquée d'urgence et dans lesquels il est très-difficile, impossible même, de sentir l'oreille. Il est admis que, lorsque la tête est élevée, les cuillers doivent être introduites dans le diamètre transverse du bassin, sans avoir égard à la position de la tête.

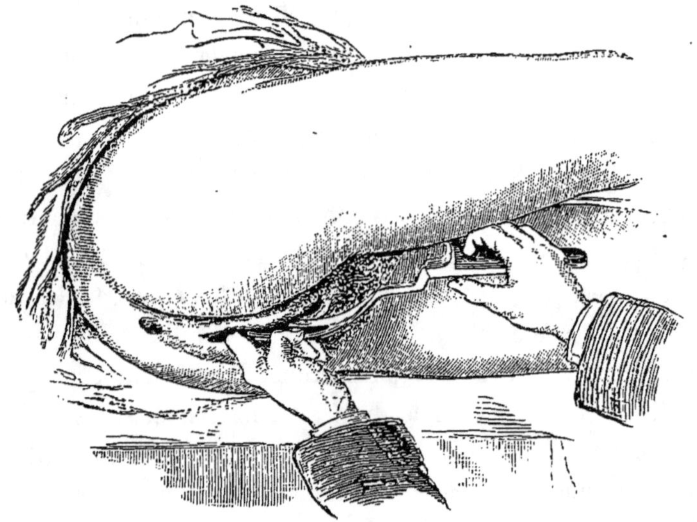

Fig. 154. — Position de la femme pour l'accouchement par le forceps et mode d'introduction de la branche inférieure.

Sur le Continent, les accoucheurs recommandent d'appliquer cette règle à tous les cas d'opération avec le forceps, que la tête soit haute ou basse, et depuis plusieurs années j'ai adopté cette méthode; quelle que soit la position de la tête, j'introduis toujours les branches dans le sens du diamètre transverse du bassin, sans me préoccuper de saisir le diamètre bi-pariétal de la tête fœtale. Le Dr Barnes, dans son ouvrage classique sur les opérations obstétricales, déclare avec énergie que, quoi que nous fassions, et malgré tous nos efforts pour placer les cuillers en rapport avec la tête de l'enfant, elles se dirigent sur les côtés du bassin, et la trace des fenêtres sur la tête montre toujours qu'elle a été saisie par le front et le côté de l'occiput. Je ne doute pas de l'exactitude parfaite de cette observation ; il est donc inutile de compliquer l'opération par des tentatives pour modifier la position des branches selon chaque cas : c'est embarrasser le chirurgien inexpérimenté et créer des difficultés que nous devons au contraire chercher à aplanir. Par conséquent, bien que je conseille fortement de préciser la position de la tête pour se rendre un compte exact de l'opération, je ne pense pas qu'il soit essentiel de guider sur elle l'introduction du forceps.

Manière d'introduire la branche inférieure.

En général, la branche inférieure, saisie légèrement entre les extrémités de l'index, du médius et du pouce, sera introduite la première. Ainsi tenue, nous en sommes parfaitement maîtres, et nous pouvons apprécier à tout instant le moindre obstacle à son passage. Nous glisserons dans le vagin deux ou trois doigts de la main gauche, le long de la tête, comme guides, et nous aurons soin, si le col est accessible, de les placer en dedans de lui, pour éviter toute crainte de lésion.

Il faut déployer une grande douceur.

Le manche de l'instrument étant alors relevé, l'extrémité de la branche chemine sur la face palmaire des doigts qui lui servent de guide, jusqu'à ce qu'elle arrive à la tête (fig. 154). Elle doit d'abord être introduite dans l'axe du détroit inférieur. Mais, à mesure qu'elle avance, il faut abaissser le manche et le porter en arrière, avec de petits mouvements de latéralité, tout en se rappelant qu'il est de la plus haute importance de déployer toujours la plus grande douceur. Si nous sentons un obstacle, nous devons retirer l'instrument en partie ou tout à fait, et essayer de l'éviter, mais non de le forcer. La branche ainsi guidée arrive sur la convexité de la tête, son extrémité toujours maintenue légèrement en contact avec elle, jusqu'à ce qu'elle ait atteint sa position définitive. Dès qu'elle est complètement introduite, le manche est porté en arrière vers le périnée et mis entre les mains d'un aide. L'introduction ne doit être faite que pendant les intervalles des douleurs, et arrêtée dès qu'une contraction se fait sentir ; sans cette précaution, les parties molles du canal pelvi-génital pourraient être lésées.

La seconde branche est introduite directement en face de la première, et en général un peu plus difficilement, parce que celle qui est déjà entrée occupe un certain espace. On la glisse le long de deux doigts, et avec les mêmes précautions, pour la diriger et l'introduire; mais son manche, au lieu d'être relevé, sera d'abord abaissé (fig. 155).

Introduction de la branche supérieure.

Celui qui a été remis à un aide est alors repris par l'opérateur, qui les rapproche l'un de l'autre. Si les branches sont con-

Articulation.

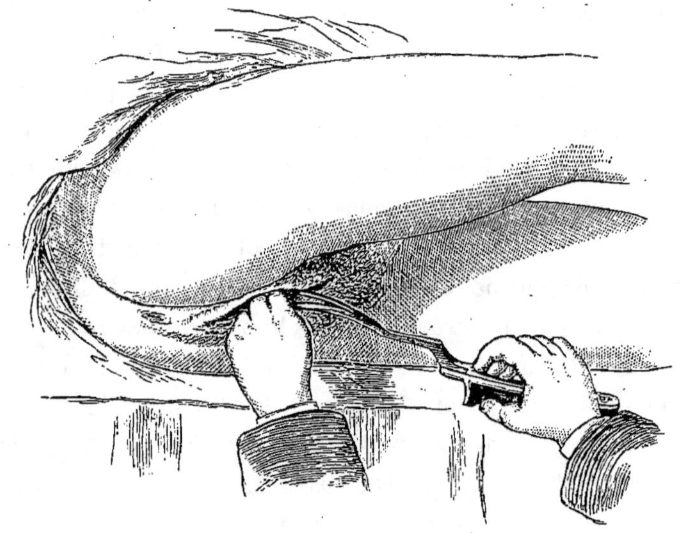

Fig. 155. — Introduction de la branche supérieure.

venablement introduites, il n'y a aucune difficulté à articuler; mais, si l'on n'y arrive pas facilement, on doit retirer l'une des deux branches en partie ou tout à fait, et la réintroduire avec les mêmes précautions que la première fois. Il faut aussi s'assurer qu'on n'a saisi dans la mortaise ni les poils, ni aucune partie molle de la femme.

Lorsque les branches sont articulées, nous pouvons commencer notre traction. Nous saisissons alors les manches avec la main droite, n'exerçant qu'une pression suffisante pour tenir solidement la tête, et empêcher les cuillers de glisser. Nous nous aiderons, si cela est nécessaire, de la main gauche pour soutenir la droite, pendant nos efforts de traction; et, pendant

Traction.

le dernier stade de l'opération, elle sera employée à relâcher le
périnée lorsqu'il est distendu par la tête de l'enfant. La traction
doit toujours être faite dans la direction de l'axe du bassin,
d'abord en arrière, vers le périnée, dans l'axe du détroit supérieur, et, à mesure que la tête descend et que le vertex fait
saillie à travers la vulve, dans celui du détroit inférieur. Nous
ne devons tirer que pendant les contractions ; si elles font dé-

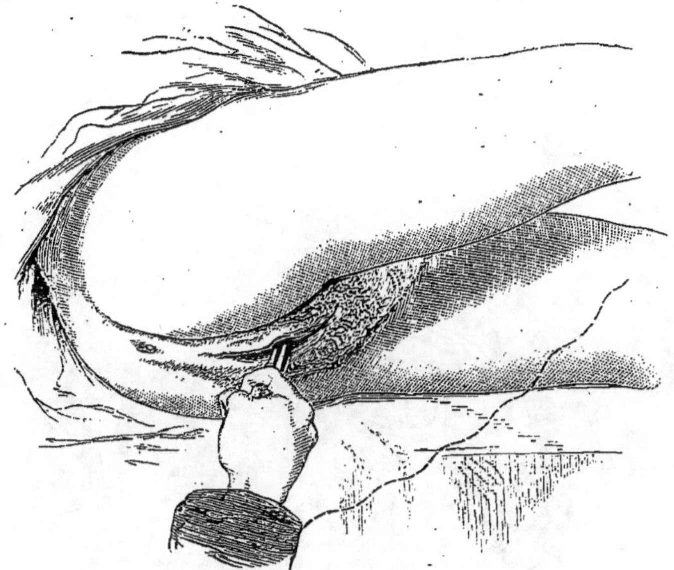

Fig. 156. — Forceps en place, traction dans l'axe du détroit supérieur,
en bas et en arrière.

faut, nous les imiterons en n'agissant qu'à intervalles. C'est là
un point qui mérite d'attirer l'attention, car il n'y a pas d'erreur
plus commune que celle qui consiste à se hâter de terminer
l'accouchement. La seule objection sérieuse que je connaisse
contre l'emploi plus fréquent du forceps dans les accouchements languissants est la crainte que, l'utérus ayant été vidé
soudainement en l'absence de contractions, il ne survienne une
hémorrhagie, et on ne saurait nier que cette objection ait un
certain poids. Toutefois, si l'on a soin d'opérer doucement et
de laisser écouler quelques minutes entre chaque effort de traction, tout en provoquant en même temps les contractions uté-

rines par des frictions, on ne peut pas la considérer comme une contre-indication. Outre la traction directe, nous pouvons imprimer à l'instrument un léger mouvement de va-et-vient d'un manche à l'autre, pour nous aider de son pouvoir comme levier; mais on ne doit l'exécuter que dans une mesure très-limitée, et toujours le subordonner à la traction directe.

Procédant ainsi avec lenteur et précaution, mesurant soi-

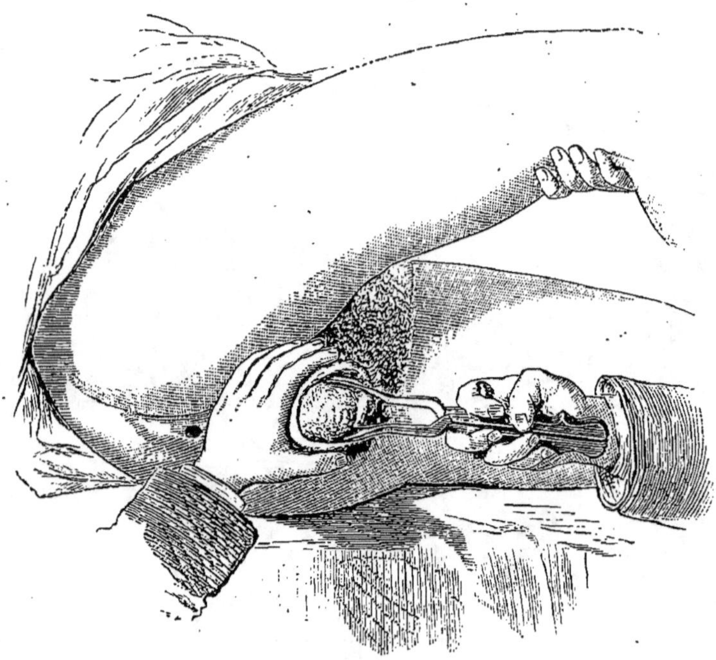

Fig. 157. — Dernier temps de l'extraction, les manches du forceps relevés vers le ventre de la mère.

gneusement la force déployée aux exigences de chaque cas, nous observerons que la tête commence à descendre, et nous pourrons en calculer la marche de temps en temps, avec les doigts de la main qui est inactive.

Lorsque la tête est placée dans le diamètre oblique, sa parfaite adaptation à la cavité pelvienne lui permet, à mesure qu'elle descend, de tourner dans la direction du diamètre antéro-postérieur sans aucun effort de la part de l'opérateur, pourvu toutefois que la traction soit suffisamment lente et graduelle. Dès que la tête est sur le point de sortir, il est nécessaire de relever les manches de l'instrument vers le ventre de la mère, et de veiller attentivement au périnée, qui est toujours très-tendu, pour en prévenir la déchirure (fig. 157). Si, comme cela arrive souvent, les douleurs ont augmenté, et que le périnée soit mince et bombé, il vaut mieux enlever les branches doucement et laisser l'accouchement se terminer seul; cependant, en prenant toutes les précautions désirables, on peut se dispenser de cette dernière manœuvre.

Les particularités de l'accouchement par le forceps dans les positions occipito-postérieures ont déjà été étudiées (p. 424); je n'ai pas besoin de les rappeler.

Lorsqu'on pratique l'application du forceps au détroit supérieur, l'introduction des branches est beaucoup plus difficile, à cause de l'élévation de la partie qui se présente, du chemin qu'il faut leur faire parcourir, et, dans quelques cas, de la mobilité de la tête qui empêche de la saisir convenablement. Toutefois les principes généraux d'introduction et de traction sont identiques. Si l'opération est tentée avant que la tête soit entrée au détroit, elle doit être fixée autant que possible par une compression sur l'abdomen. En conduisant les lames sur la tête, il faut apporter une grande attention pour éviter de léser les parties maternelles, surtout si le col n'est pas complètement hors d'atteinte. Il est bon, dans ce cas, d'introduire la main gauche tout entière comme guide, pour être certain de placer l'instrument dans l'intérieur du col et de ne pas le déchirer.

Quelques auteurs conseillent de porter la branche du côté du sacrum, jusqu'à ce que son extrémité soit près du promontoire, puis de la faire tourner dans le bassin, sous la protection des doigts, et de l'amener ainsi en position sur la tête. Cette méthode, recommandée par Ramsbotham, Hall Davis, et d'autres accoucheurs éminents, peut certainement rendre quelques services dans des cas difficiles, surtout lorsque pour une raison quelconque il n'est pas possible de placer les fesses sur le bord du lit, et qu'il est difficile d'effectuer l'abaissement indispensable du manche de la branche supérieure. Mais c'est une complication de la manœuvre, et il est rare que les lames ne puissent pas être introduites par la méthode ordinaire.

Lorsqu'on articule, il faut soigneusement éviter tout mouve- ment brusque, car les extrémités des cuillers sont maintenant dans la cavité utérine, et il serait facile de produire des lésions. Si nous éprouvons quelques difficultés, plutôt que d'employer la force, mieux vaut retirer une des branches et la réintroduire dans une direction plus favorable. Si les cuillers ont une longueur suffisante, il n'y a aucun risque de saisir dans la mortaise les parties molles de la mère, accident qu'on peut craindre avec un instrument mal construit.

Après l'articulation des branches, la traction doit d'abord être faite dans l'axe du détroit supérieur, et on y arrive en portant les manches tout à fait en arrière, vers le périnée. A mesure que la tête descend, elle tourne généralement d'elle-même, sans effort de la part de l'opérateur, et la direction de la traction, graduellement modifiée, tombe dans l'axe du détroit inférieur.

Si les douleurs sont fortes et régulières, et qu'il n'y ait aucune indication d'un accouchement immédiat, on peut enlever le forceps dès que la tête est sur le périnée et laisser agir la nature. Cette conduite est particulièrement indiquée si le périnée et les parties molles sont extrêmement rigides ; mais, en général, il vaut mieux terminer l'accouchement sans enlever le forceps.

Avant de laisser ce sujet, je dois indiquer les dangers pos- sibles de l'opération. J'insiste de nouveau sur la distinction à établir entre les positions élevées et les positions basses de la tête, qui malheureusement ont été souvent confondues, et j'ai déjà dit pourquoi je rejetais les statistiques concernant les risques de l'application du forceps quand la tête est basse (p. 463). On pourrait trouver dans nos ouvrages classiques d'obstétrique un formidable catalogue des dangers auxquels sont exposés la mère et l'enfant. Chez la mère, on signale des déchirures du vagin, de l'utérus et du périnée, des ruptures de veines variqueuses avec thrombus consécutifs, des abcès pelviens par contusion des parties molles, des inflammations de l'utérus ou du péritoine, la disjonction des symphyses et même des fractures des os du bassin. Une analyse consciencieuse de tous ces faits, entreprise par les docteurs Hicks et Philips [1], démontre, et au delà, que l'application du forceps a beaucoup moins contribué à les produire que la prolongation du travail et la négligence de l'accoucheur : une intervention plus rapide eût certainement évité tous les accidents qu'on met ensuite sur le compte de l'opération elle-même. La plupart d'entre eux ont été provoqués par une compression continue des parties molles dans le bassin, suivie d'inflammation et de gangrène. C'est à ces causes qu'on doit rapporter presque tous les exemples de fistules vésico-vaginales, de péritonites et de métrites qui se sont déclarées après une application de forceps.

D'autres sont causés par la maladresse de l'accoucheur.

Toutefois, un emploi malhabile de l'instrument peut causer des déchirures et d'autres accidents [2]. Les déchirures légères de la muqueuse vaginale sont probablement assez communes ; mais, en les examinant attentivement, on trouvera que la faute est moins celle de l'instrument que de la main qui l'a appliqué. Les branches n'ont pas été introduites dans l'axe du bassin, ou bien elles ont été enfoncées avec force et brusquerie ; on a employé un forceps inapplicable à ce cas particulier, forceps droit alors que la tête était élevée, ou encore on a terminé l'accouchement en hâte et avec violence. Il ne serait pas juste de rejeter le blâme sur le forceps, qui, aux mains d'un praticien soigneux et expérimenté, eût atteint le but sans provoquer aucun de ces accidents. Sans aucun doute, c'est un instrument dangereux entre les mains de celui qui ne sait pas en faire usage, de même que le seraient le bistouri et le couteau à amputation entre celles d'un chirurgien maladroit et inexpérimenté. Il me paraît donc ressortir clairement de tous ces

1. *Obst. Trans.*, vol. XIII.
2. Les différentes lésions qui peuvent être produites par le forceps ont été exposées dans le Mémoire du Dr P. Budin, *Des lésions traumatiques chez la femme dans les accouchements artificiels*. Paris, 1878.

faits, non pas que les dangers doivent nous faire rejeter l'emploi du forceps, mais nous pousser à une étude plus approfondie des cas où il est applicable, et de la méthode à suivre pour nous en servir sans produire de lésions.

Les dangers que court l'enfant sont surtout ceux d'une déchirure des téguments du crâne et du front, des contusions de la face, des paralysies partielles et temporaires de la face par compression du nerf facial au moyen des cuillers, des enfoncements ou des fractures des os du crâne, des lésions du cerveau par les cuillers. Ces accidents sont rares, et, lorsqu'on les observe, ils sont dus en général à une opération mal faite, compression exagérée, usage maladroit de l'instrument, tractions excessives ou mal dirigées; ils ne peuvent donc pas être attribués à des causes inhérentes à l'instrument. Quelques-uns des accidents les plus communs, par exemple les légères excoriations du cuir chevelu, la paralysie de la face, sont tout à fait passagers et n'ont qu'une importance médiocre. Par conséquent, la perspective de leur production ne doit pas être considérée comme contre-indiquant l'opération si elle est nécessaire.

Dangers pour l'enfant.

CHAPITRE IV

LE LEVIER. — LE FILLET

A propos des opérations pratiquées pendant l'accouchement, je dirai quelques mots de l'emploi du *levier*, parce qu'on lui avait assigné autrefois une valeur considérable en Angleterre, et qu'il était devenu l'instrument par excellence dans la métropole. Denman, parlant de ceux qui employaient le forceps, disait « qu'ils considéraient certainement l'utilité et la commodité du levier comme au moins égales, sinon supérieures. » Même de nos jours, il existe encore des médecins d'une grande expérience qui attribuent au levier une certaine utilité, et l'appliquent préférablement au forceps dans les cas où la nature n'a besoin que d'une assistance légère. Toutefois, en dépit de quelques tentatives faites pour en recommander l'usage, cet instrument est tombé dans le discrédit, et il est absolument démodé.

Le levier, sous sa forme la plus perfectionnée, consiste en une simple cuiller à peu près semblable à celle d'un forceps droit, attachée à un manche en bois. Il existe quelques variétés de forme et de volume. Pour que l'instrument soit plus commode à transporter, on a quelquefois adapté une charnière au talon de la cuiller (fig. 158), ou une vis à la jonction de la cuiller et du manche. La puissance de cet instrument, et la facilité de son introduction, dépendent beaucoup du degré de courbure de la cuiller. Si cette courbure est prononcée, on maintient la tête plus solidement et on a une plus grande force de traction ; mais alors l'instrument est plus difficile à introduire.

Le levier est employé comme levier ou comme instrument de traction. Lorsqu'il est employé comme levier, le point d'appui devrait être dans la main de l'opérateur, mais on est exposé à le transporter sur les organes de la mère ; de là un danger inévitable de contusion et de déchirure, qui constitue une des objections principales à l'opération. Sa valeur comme instrument de traction est toujours limitée, et tout à fait inférieure à celle du forceps, et il est tout aussi difficile à introduire et à manœuvrer.

Le levier a été recommandé dans les mêmes cas que l'application du forceps au détroit inférieur, pourvu que les douleurs n'aient pas entièrement cessé. Il est évident qu'il peut suffire pour surmonter un léger obstacle au passage de la tête. On le glisse sur diverses parties de la tête, plus communément sur l'occiput, de la même manière et avec les mêmes précautions qu'une branche de forceps. Le Dr Ramsbotham dit qu'il « peut être nécessaire de l'appliquer sur différents points du crâne, et même de la face, successivement, pour faire cesser l'enclavement de la tête, et en favoriser la descente. » Mais une opération semblable exige beaucoup plus d'habileté qu'une application de forceps ; et, comme son action est incomparablement moindre, tout en pouvant faire craindre des lésions des organes maternels, nous comprendrons facilement que cet instrument soit à juste titre tombé en désuétude dans la pratique moderne.

Toutefois, nous pouvons employer utilement le levier pour rectifier des positions, surtout certaines positions occipito-postérieures difficiles. Cette action de l'instrument a déjà été étudiée (page 423), et, dans ces circonstances, il peut rendre des services, lorsque le forceps est inapplicable. Pour cela, on le glisse soigneusement sur l'occiput, puis pendant une douleur on fait une traction en bas, tout en garantissant les organes maternels des lésions possibles. Cette petite opération est simple et exempte de dangers; nous pouvons donc, pour ces circonstances, conserver le levier dans notre arsenal obstétrical.

Le *fillet* est le plus ancien des instruments d'obstétrique; on l'employait fréquemment avant l'invention du forceps, et il était même très-usité en Angleterre du temps de Smellie. Depuis, il est tout à fait tombé en défaveur comme instrument scientifique, bien que son utilité soit défendue de temps à autre; c'est même l'instrument favori de quelques praticiens. Ceci s'explique par l'apparente simplicité de l'opération, et par le fait qu'on peut généralement l'employer sans que la femme en ait connaissance; mais c'est au contraire une raison sérieuse pour ne pas s'en servir.

Le fillet, sous sa forme la plus perfectionnée, celle qui est recommandée par le Dr Eardley Wilmot [1] (fig. 159), consiste en une tige de

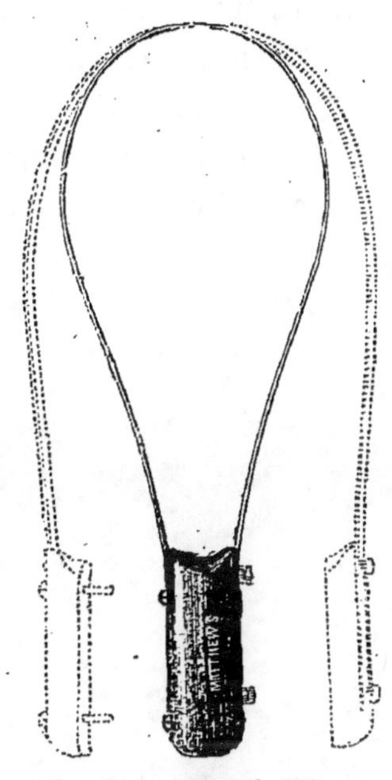

Fig. 159. — Fillet de Wilmot.

baleine fixée dans un manche, composé de deux valves distinctes qui se réunissent en un seul morceau. L'anse de baleine est glissée, soit sur l'occiput, soit sur la face, et est employée comme instrument de traction.

Lorsque le fillet est appliqué sur la face, après la rotation de la tête, il ne fait probablement aucun mal; mais, si on le met en place lorsque la tête est élevée dans le bassin, la traction produira nécessairement une extension du menton avant le moment favorable, et pourra entraver le mécanisme de l'accouchement. S'il est placé sur l'occiput, il sera impossible de

1. *Obst. Trans.*, vol. XV.

faire la traction dans la direction des axes du bassin, car l'instrument glisserait infailliblement, et, si la traction est faite dans toute autre direction, elle risque de léser les organes de la mère ou de modifier la position de la tête. Il y a donc de bonnes raisons pour rejeter le fillet comme instrument de traction, et il est impossible de le substituer au forceps, même dans les cas les plus simples.

Il se peut qu'il ait son utilité dans certaines circonstances où l'on emploie aussi le levier, c'est-à-dire pour rectifier une mauvaise position, et, comme il est relativement facile à introduire, il serait alors l'instrument le meilleur des deux.

Il peut servir à rectifier une position vicieuse.

CHAPITRE V

OPÉRATIONS QUI AMÈNENT LA DESTRUCTION DU FŒTUS

Les opérations qui amènent la destruction et la mutilation de
l'enfant sont au nombre des premières qui aient été pratiquées
par les accoucheurs. La crâniotomie était évidemment connue
du temps d'Hippocrate, car il mentionne un mode d'extraction
de la tête au moyen du crochet. Celse décrit une opération
semblable, et il connaissait la manière d'extraire un fœtus dans
les présentations transversales par la décollation; les mêmes
procédés ont été employés et décrits par Aétius et d'autres auteurs anciens. Les médecins de l'Ecole arabe non seulement se
servaient de perforateurs pour ouvrir la tête, mais connaissaient
des instruments pour la comprimer et l'extraire.

Jusqu'à la fin du dix-septième siècle, ces opérations n'étaient
pas considérées comme pouvant être justifiées tant que l'enfant
vivait, et c'est alors qu'on discuta s'il n'était pas permis de
sacrifier la vie de l'enfant pour sauver celle de la mère. La
Faculté de théologie de Paris prononça souverainement que la
destruction de l'enfant, dans quelque cas que ce fût, était un
péché mortel. « Si l'on ne peut tirer l'enfant sans le tuer, on
ne peut sans péché mortel le tirer. » Cet arrêt de l'Eglise
romaine eut une influence considérable sur la pratique des
accouchements dans le Continent, et plus spécialement en
France, où, presque jusqu'à nos jours, les principaux accou-

cheurs ne considérèrent la crâniotomie comme justifiable que lorsque la mort du fœtus avait été positivement reconnue. Et même aujourd'hui il ne manque pas d'accoucheurs qui conseillent d'attendre la mort de l'enfant, pour ne pas détruire un enfant vivant : sentiments louables, mais pratique absolument illogique, qui tranquillise la conscience de l'opérateur, mais augmente dans une large mesure les risques de la mère. En Angleterre, la vie de l'enfant a toujours été moins considérée que celle de la mère, et on admet que, dans tous les cas où l'extraction d'un fœtus vivant est matériellement impossible, sa mutilation est parfaitement justifiée.

Toutefois, j'ajouterai que la fréquence avec laquelle la crâniotomie a été pratiquée dans notre pays est une tache pour l'obstétrique anglaise. Pendant la direction du D‍r Labbat, à Rotunda Hospital, le forceps ne fut pas appliqué une seule fois sur 21,867 accouchements. Même du temps de Clarke et de Collins, alors que la crâniotomie était beaucoup moins fréquente, elle était pratiquée trois ou quatre fois plus souvent que l'application du forceps. Ces détails font pressentir une destruction d'enfants à laquelle nous ne pouvons penser sans un frisson, et qui, je le crains bien, justifie les reproches que nos confrères du Continent ont adressés à notre pratique. Heureusement, les médecins ont complètement reconnu le devoir sacré de sauver la vie de l'enfant, toutes les fois qu'il est possible de le faire ; et on peut dire, à juste titre, que les accoucheurs anglais comprennent maintenant, tout aussi bien que ceux des autres nations, l'impérieuse nécessité de faire toutes les tentatives possibles pour éviter la mutilation du fœtus.

L'opération que nous étudions peut être nécessaire :

1º Lorsqu'il faut perforer simplement la tête, ou la broyer ensuite plus complètement et l'extraire; cette opération a reçu des dénominations diverses, mais on l'appelle généralement en Angleterre la *crâniotomie*, et elle peut être suivie ou non d'une diminution du tronc.

2º Lorsque le bras se présente et que la version est impos-

sible ; on emploie alors deux procédés, l'un, la *décollation*, avec
extraction séparée du tronc et de la tête, l'autre, l'*éventration*.
Dans les deux cas, on emploie des instruments semblables, et
ceux dont on se sert généralement de nos jours peuvent être
brièvement décrits.

1° Le *perforateur* sert à percer le crâne de l'enfant, de façon
à laisser échapper la substance cérébrale et à amener un aplatissement et une diminution du volume de la tête. On emploie

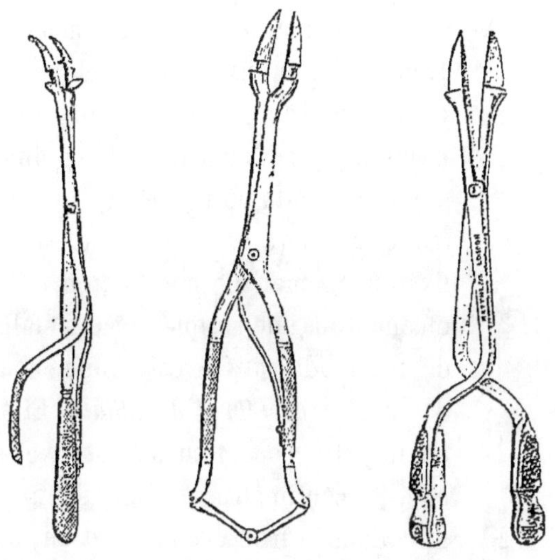

Fig. 160, 161, 162. — Formes diverses de perforateurs.

surtout celui qui a été inventé par Denman, avec ou sans
modifications. Mais pour ouvrir les lames de ce perforateur il
faut séparer les manches, et c'est une manœuvre qui ne peut
pas être faite par l'opérateur lui-même. Nægelé a évité cet
inconvénient en y apportant une modification, et son instrument a été adopté à Edimbourg : il a construit les manches
de telle sorte que par une simple pression les pointes s'ouvrent,
et il les a séparés par une tringle d'acier, articulée à son
centre, pour éviter qu'elles ne s'ouvrent trop tôt. Avec cette
disposition, l'instrument peut être manœuvré par une seule
main. La portion pointue présente un bord externe tranchant,
avec un arrêt saillant à sa base, pour l'empêcher de pénétrer

trop loin dans le crâne. Depuis, on y a encore ajouté quelques modifications (fig. 160, 161, 162). Dans quelques pays du Continent et de l'Amérique, on se sert d'un perforateur construit sur le principe du trépan, mais il est beaucoup plus difficile à manier, et il a le grand désavantage de ne percer qu'un simple trou dans le crâne, au lieu de le fendre, comme le font les instruments à pointe coupante.

Les instruments d'extraction sont le *crochet* et le *forceps à crâniotomie.*

Le crochet présente une pointe aiguë, en acier fortement trempé, qu'on fixe dans quelque portion du crâne, interne ou externe, puis on fait une traction avec le manche. La tige de cet instrument est droite ou recourbée (fig. 163 et 164) (cette dernière est préférable), et se trouve fixée à un manche en bois, ou en fer forgé, ou encore à une simple pièce métallique. Une de ses modifications est connue sous le nom de *crochet vertébral d'Oldham.* Elle consiste en un petit crochet, mesurant, avec son manche, 35 centimètres de longueur; on l'introduit dans le trou occipital, et on le fixe dans le canal vertébral, de façon à avoir un point d'appui solide pour la traction. Toutes les formes de crochets ont été soumises à de sérieuses objections, entre autres celle de pouvoir glisser, ou casser dans l'os auquel l'instrument est fixé, et de blesser ainsi les parties molles de la mère, ou les doigts de l'opérateur placés comme guides. Ces inconvénients les ont fait rejeter par les plus récents auteurs, et on peut les considérer comme tombés en désuétude.

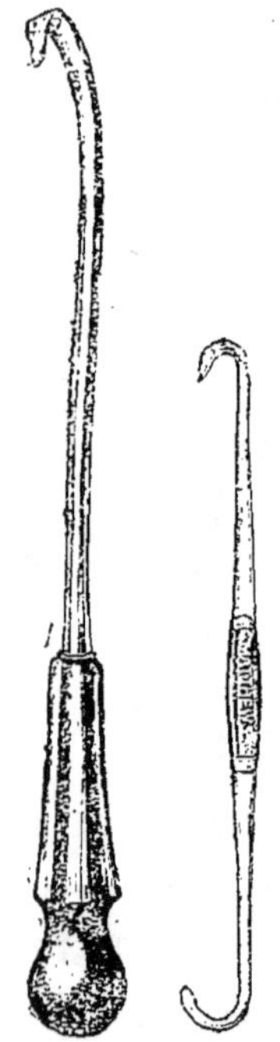

Fig. 163, 164. —Crochets.

Le forceps à crâniotomie moderne les remplace avantageusement comme instrument de traction (fig. 165). Il est disposé de manière à saisir fortement la tête, une lame étant introduite dans l'intérieur du crâne, l'autre sur le crâne ; dès qu'on a obtenu une prise solide, on fait la traction en bas. Il remplit un autre but : c'est de broyer et d'extraire des portions du crâne, lorsque la perforation et la traction seules sont insuffisantes pour terminer l'accouchement. Les forceps à crâniotomie dont on se sert affectent différentes formes ; les uns sont armés de dents formidables, les autres, de construction plus simple, ont seulement des rugosités pour maintenir le crâne solidement

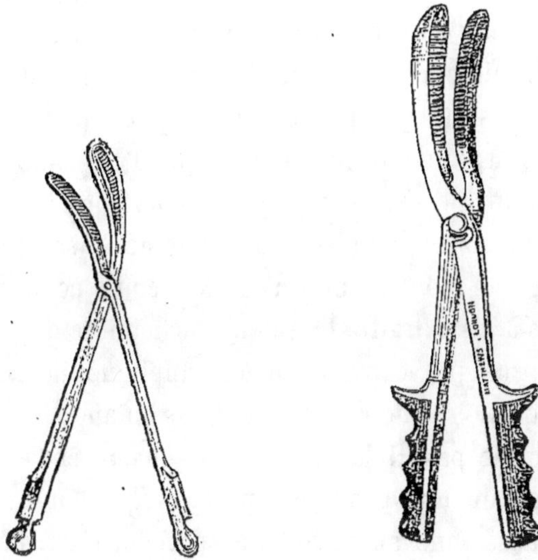

Fig. 165. — Forceps à crâniotomie.   Fig. 166. — Crânioclaste de Simpson.

fixé entre leurs lames. Pour les usages ordinaires, il n'y a pas de meilleur instrument que le *crânioclaste* de sir James Simpson (fig. 166), qui remplit admirablement ces deux indications. Il consiste en deux branches distinctes, reliées par une vis de jonction. Leurs extrémités sont en forme de bec de canard, et suffisamment recourbées pour permettre de saisir solidement le crâne ; la branche supérieure est profondément creusée en gouttière pour recevoir la branche inférieure, et cette disposition donne à l'instrument une grande puissance quand il est nécessaire de fracturer les os du crâne. Mais il n'est pas nécessaire de le faire servir à ce dernier usage, car les branches, étant dentelées à leur face inférieure, constituent un excellent forceps à crâniotomie. Par conséquent, le crânioclaste nous permet de nous passer de la plupart des instruments d'extraction.

Parmi les progrès de l'obstétrique moderne, il en est peu qui aient soulevé plus de discussions que l'emploi du *céphalotribe*. Cet instrument, inventé par Baudelocque, fut longtemps en usage sur le Continent avant d'être employé en Angleterre, sans doute à cause de son volume et de son aspect formidables. Dans ces dernières années, quelques-uns de nos accoucheurs les plus distingués s'en sont servis de préférence au crochet ou au forceps à crâniotomie, et lui ont fait subir des modifications importantes, de sorte que les reproches qu'on pouvait faire aux vieux instruments n'ont plus leur raison d'être aujourd'hui.

Le céphalotribe est constitué par deux fortes et puissantes branches, qui sont appliquées sur la tête après sa perforation et rapprochées au moyen d'un écrou, de façon à écraser les os du crâne, puis à les extraire. La valeur particulière de l'instrument consiste en ce que, convenablement appliqué, il broie la base du crâne, que le crâniotome ne peut pas entamer, ou du moins, s'il ne la broie pas, il la retourne de champ entre les lames, c'est-à-dire dans une position plus favorable pour son extraction. Il a aussi une autre qualité spéciale, c'est d'écraser les os *en dedans* du crâne, de manière que leurs bords aigus restent entièrement recouverts, et il pare ainsi à un des dangers de la crâniotomie, la blessure des tissus maternels par des esquilles.

Le céphalotribe agit donc de deux manières : comme écraseur, et comme instrument d'extraction. Quelques accoucheurs le considèrent surtout comme un écraseur, sans vouloir qu'on se serve de sa puissance extractive. Le professeur Pajot, dont telle est l'opinion, enseigne que, après avoir diminué le volume du crâne par des écrasements successifs, on doit abandonner son expulsion aux soins de la nature. On peut admettre, en effet, que dans un rétrécissement extrême le pouvoir que l'instrument possède pour l'extraction n'est pas utilisé ; mais, dans la grande majorité des cas, la facilité avec laquelle il entraîne la tête écrasée constitue un de ses principaux titres à l'attention de l'accoucheur. Celui qui l'a employé à cet usage, qui a expérimenté la manière rapide et facile avec laquelle il termine l'accouchement, ne saurait avoir de doute sur ce point.

Il est probable que la céphalotripsie est appelée à prendre une grande extension en Angleterre, et qu'elle sera employée, avec justice, comme opération usuelle dans tous les cas qui exigent la destruction du fœtus. Nous examinerons plus tard les mérites relatifs de la céphalotripsie et de la crâniotomie.

Le céphalotribe le mieux conçu est celui de Braxton Hicks, modification de celui de Simpson (fig. 167). Il n'est pas trop volumineux, mais suffisamment puissant pour tous les cas, et d'un prix abordable. Les branches ont une légère courbure pelvienne, qui facilite matériellement leur introduction, et qui

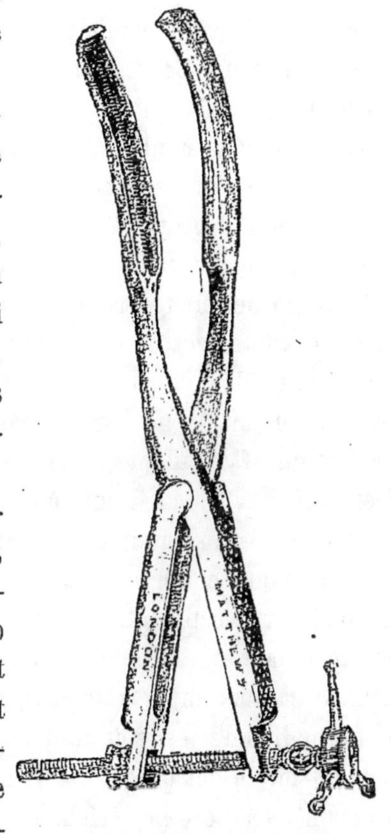

Fig. 167. — Céphalotribe de Hicks.

n'est pas assez prononcée pour entraver le petit mouvement de rotation qu'on fait décrire à l'instrument après son application. Le Dr Kidd, de Dublin, préfère la branche toute droite ; tandis que le Dr Matthews Duncan pense qu'il vaut mieux employer un instrument un peu plus fort, comme les céphalotribes du Continent. Tous ont une action qui repose sur le même principe, et leurs différences n'ont réellement qu'une importance secondaire.

Une autre méthode pour diminuer le crâne du fœtus consiste à l'extraire par morceaux; cette opération peut être pratiquée avec le *forceps-scie* de Van Huevel, instrument composé de deux grandes branches à peu près semblables, en apparence, à celles du céphalotribe. Elles renferment un mécanisme compliqué qui fait jouer une scie à chaîne de bas en haut, à travers le crâne fœtal qu'elle coupe; les morceaux divisés sont ensuite enlevés un à un. Cet instrument est très vanté par les accoucheurs belges qui s'en sont servi, et qui le considèrent comme le plus sûr et le meilleur pour réduire le volume du crâne du fœtus. On ne l'a pas encore expérimenté en Angleterre; bien qu'il paraisse théoriquement excellent, sa complication excessive et son prix considérable en ont toujours retardé l'usage.

Le Dr Barnes a suggéré que le même but peut être atteint en divisant la tête avec un *écraseur* à fil métallique. Autant que je sache, cette idée n'a pas encore été mise en pratique, pas même par son auteur; je ne saurais par conséquent dire ce qu'elle peut valoir. Cependant, j'imagine qu'il doit être considérablement difficile de passer une anse de fil métallique par-dessus le crâne, dans un bassin dont la déformation est bien marquée.

Le cas pour lequel on emploie le plus communément la crâniotomie ou la céphalotripsie est le défaut de proportion entre la tête fœtale et le canal pelvien. Il peut naître d'une foule de causes. La plus importante et la plus commune est un vice de conformation des os, soit au détroit supérieur, soit dans l'excavation, soit au détroit inférieur, mais le plus souvent siégeant au diamètre antéro-postérieur du détroit supérieur. Les accoucheurs les plus distingués diffèrent considérablement d'opinion quand il s'agit de préciser le degré du rétrécissement qui peut empêcher le passage d'un enfant vivant à terme. Ainsi Clarke et Burns croient qu'un enfant ne peut pas franchir un bassin dont le diamètre sacro-pubien aurait moins de 8 centimètres. Ramsbotham fixe cette limite à 7 centimètres et demi, et Osborne et Hamilton à 7 centimètres. Cette dernière limite est la plus extrême pour un enfant vivant; mais, sans aucun doute, dans des circonstances favorables, il est possible d'extraire, par la version, un enfant vivant d'un bassin qui n'aurait que cette dimension. La limite opposée pour l'opération est encore plus controversée. Quelques accoucheurs croient qu'on peut extraire un fœtus mutilé d'un bassin qui aurait seulement 3 cent. 8 de diamètre antéro-postérieur, et disent qu'ils ont réussi dans ces conditions. Mais alors il faut que le diamètre transverse soit assez grand pour permettre les manœuvres nécessaires. S'il mesure 7 centimètres et demi et au-dessus, il est probablement possible de faire l'accouchément *per vias naturales;* mais, quand le vice de conformation atteint ce degré extrême, les difficultés de l'opération sont si grandes, les organes de la mère tellement meurtris, que ces manœuvres deviennent considérablement graves et ne donnent que des résultats aussi mauvais pour la mère que la section césarienne. Quelques accoucheurs du Continent n'ont pas hésité à préférer cette dernière opération dans les vices de conformation du bassin les plus prononcés. Dans la pratique anglaise, la règle est de préférer la crâniotomie toutes les fois qu'elle est applicable, et il n'est pas douteux qu'elle soit le meilleur parti.

Lorsque le diamètre antéro-postérieur mesure entre 7 cent. à 7 cent. 5 au plus, et 4 cent. 4 au moins, ce sont là les limites de la crâniotomie, pourvu que, dans le dernier cas, il y ait assez d'espace au diamètre transverse. Les mêmes limites peuvent être assignées aux obstructions causées par une tumeur ou tout autre obstacle.

Il existe quelques autres conditions qui justifient la crâniotomie, par exemple certains états des parties molles pouvant rendre le passage de la tête particulièrement dangereux pour la mère. On peut citer, entre autres, une inflammation du vagin consécutive à un accouchement antérieur laborieux, la présence de brides et de cicatrices, l'occlusion et la rigidité de l'orifice. Mais ce n'est certes pas trop s'avancer de dire qu'avec les ressources de l'art bien dirigées on peut éviter dans ces conditions la destruction d'un enfant. Le plus commun de tous ces obstacles est incontestablement le gonflement des parties molles qui provoque l'arrêt de la tête ; le forceps appliqué à temps triomphera toujours de cet accident. Si malheureusement on n'intervient pas avant l'enclavement, il ne restera sans doute pas d'autre ressource que la crâniotomie, mais il faut espérer que de nos jours de tels exemples sont rares dans la pratique anglaise. La rigidité exagérée du col peut être surmontée par la dilatation avec les sacs de caoutchouc, ou, dans les cas plus sérieux, par une incision, qui serait certainement moins dangereuse que l'extraction du fœtus, même mutilé, à travers une ouverture étroite et rigide. Lorsqu'il s'agit de brides et de cicatrices dans le vagin, la dilatation ou une incision suffira pour faire disparaître l'obstacle ; si elle ne suffisait pas, dans ce dernier cas, comme dans la rigidité excessive du périnée, il serait préférable de laisser produire de légères déchirures que de tuer l'enfant.

La crâniotomie est justifiée, dit-on, par certaines complications du travail, telles qu'une rupture de l'utérus, des convulsions, une hémorrhagie. Mais le forceps et la version remplissent en général aussi bien le but, surtout lorsque nous pouvons dilater l'orifice assez largement pour pratiquer l'une ou l'autre de ces opérations, en supposant la dilatation naturelle insuffisante. La crâniotomie est aussi très rarement indiquée dans la rupture de l'utérus, puisque nous avons vu que la gastrotomie offre plus de chances à la mère dans les cas où l'enfant est en partie ou en totalité hors de la cavité utérine.

L'opération peut être rendue nécessaire par un défaut de proportion entre le fœtus et le bassin occasionné par le volume exagéré de la tête ; et la disproportion est parfois naturelle, parfois le résultat d'une maladie. Dans le premier cas, on essayera d'abord de faire l'accouchement avec le forceps ; si l'on échoue, il n'est pas douteux qu'on y arrivera après avoir diminué le volume de la tête par la perforation.

Dans la plupart des ouvrages d'obstétrique, on nous recommande de perforer le crâne plutôt que d'appliquer le forceps, lorsque nous sommes certains que l'enfant a cessé de vivre. Ce conseil est basé sur la facilité relative de la crâniotomie, et sur son innocuité pour la mère. Sans aucun doute, après la perforation, l'extraction de l'enfant sera très aisée, si le bassin n'est pas rétréci ; par conséquent, la règle serait bonne, si nous pouvions toujours affirmer notre diagnostic. Mais, avant d'agir, nous devons songer à l'extrême difficulté de diagnostiquer d'une façon positive la mort du fœtus. Parmi tous les signes sur lesquels nous pouvons compter, c'est à peine s'il y en a un qui ne soit pas sujet à nous tromper, excepté le décollement du cuir chevelu, et la désagrégation des os du crâne, signes qui n'apparaissent que longtemps après la mort du fœtus et qui dans la plupart dés circonstances ne sont d'aucune utilité. L'écoulement du méconium est commun, quoique le fœtus soit vivant ; une anse de cordon prolabée froide et sans pouls peut appartenir à un jumeau ; et le cœur fœtal peut cesser temporairement d'être entendu, bien que l'enfant ne soit pas mort. Si cependant nous avons soigneusement compté les battements du cœur pendant tout le travail, qu'ils soient devenus de plus en plus faibles, jusqu'à leur arrêt complet, il est permis de croire que l'enfant est mort ; mais il vaut mieux faire servir ces indications à une application rapide du forceps ou à la version, afin de chercher à conjurer le danger que nous voyons menaçant.

Extrême difficulté du diagnostic.

Dans certaines présentations du siège, ou après avoir fait la version, il peut être impossible d'extraire la tête, sans diminuer son volume en perforant derrière l'oreille. Mais dans ce cas nous savons avec certitude si l'enfant est vivant ou mort, avant d'avoir recours à l'opération.

La perforation doit toujours précéder la crâniotomie ou la céphalotripsie.

Que nous fassions la céphalotripsie ou la crâniotomie, il faut commencer par la perforation ; c'est donc elle que je décrirai tout d'abord. On n'accepte pas toujours la nécessité de perforer le crâne avant d'appliquer le céphalotribe ; mais toutes les tentatives d'écrasement de la tête sans la perforer ne font qu'augmenter les difficultés de l'opération, et on devra se rappeler, c'est une règle essentielle, que la perforation est le préliminaire indispensable de toute céphalotripsie.

Lorsque nous sommes décidés à pratiquer la perforation, nous devons soigneusement reconnaître les rapports de l'orifice avec la partie qui se présente, parce que souvent l'opération est faite sans que le col soit complètement dilaté, et il est essentiel d'éviter tout risque de lésions. Deux ou trois doigts de la main gauche sont enfoncés jusque sur la tête et placés contre la

Introduction
de l'instrument.

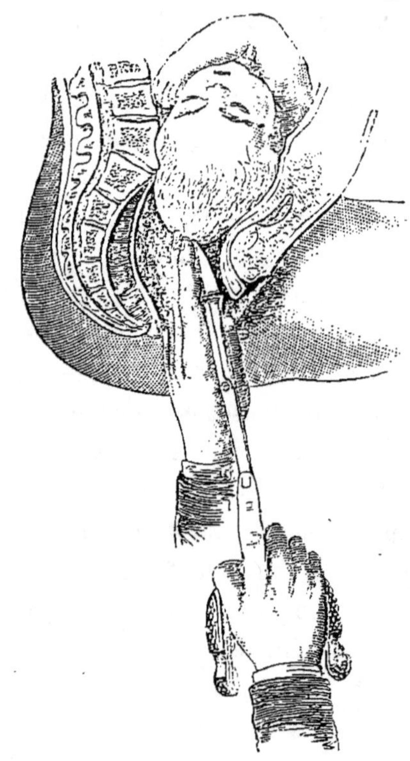

Fig. 168. — Perforation du crâne.

portion la plus saillante de l'os pariétal. Puis le perforateur est introduit avec précaution, guidé par ces doigts, jusqu'à ce qu'il ait atteint le cuir chevelu (fig. 168). Il est important de le fixer sur une portion osseuse du crâne, et non pas sur une suture ou une fontanelle, pour ponctionner, parce que notre but est de briser la voûte crânienne aussi largement que possible, afin d'obtenir l'affaissement des os. Lorsque l'instrument a atteint le point que nous avons choisi, on l'enfonce dans le cuir chevelu et dans le crâne par un mouvement de rotation,

Pénétration du crâne.

et on le pousse jusqu'à ce que le cran d'arrêt s'oppose à une pénétration plus profonde. Quelquefois, il faut déployer une force considérable pour l'enfoncer, surtout lorsque le cuir chevelu a été tuméfié par une longue compression; on facilite alors l'opération en faisant soutenir la tête par un aide à travers les parois abdominales, si elle est encore mobile au-dessus du détroit supérieur. On rapproche alors l'un de l'autre les manches de l'instrument, les lames coupantes s'écartent largement et font une incision dans les os. Puis on imprime à la pointe des mouvements circulaires, et on sectionne encore à angle droit la première incision, pour obtenir une vaste ouverture cruciale. Pendant ces manœuvres, on doit avoir soin d'enfoncer le perforateur dans la tête jusqu'à son cran d'arrêt, pour éviter toute possibilité de lésion des organes maternels. Enfin l'instrument introduit dans le crâne sera librement remué, pour désorganiser complètement le cerveau, et on essayera d'atteindre la moelle allongée et la base, afin d'éviter l'ennui d'extraire un enfant dont la vie ne serait pas tout à fait éteinte. Si ce temps de l'opération est bien accompli, il n'y aura nul besoin d'injecter de l'eau chaude dans le crâne pour en faire sortir la matière cérébrale, ainsi qu'on le recommande quelquefois; lorsqu'elle est broyée, elle s'échappe librement à travers l'ouverture pratiquée par le perforateur.

La perforation de la tête, demeurée dans le bassin, lorsque le reste du corps en est sorti, n'offre, en général, aucune difficulté particulière. Elle est accomplie de la même façon, le tronc de l'enfant étant écarté des parties génitales par un aide. La pointe du perforateur, soigneusement guidée par le doigt, est conduite jusqu'à l'occiput, ou derrière l'oreille, où on l'enfonce.

S'il n'y a pas nécessité d'opérer l'accouchement avec rapidité, et qu'il existe des douleurs, il est souvent bon d'attendre dix minutes ou un quart d'heure avant de procéder à l'extraction. Ce temps permettra au crâne de s'affaisser et de se mouler sur la cavité pelvienne, tout en étant poussé par les contractions qui peuvent suffire quelquefois pour terminer l'accouchement ; la tête sera, au moins, un peu plus basse, et dans une meilleure situation pour être extraite. Si la perforation a été faite après une tentative de délivrance par le forceps, ce qui n'arrive que lorsque l'obstruction est relativement légère, c'est une excellente méthode de perforer sans enlever le forceps, qui peut alors être employé à l'extraction.

Il nous reste à choisir notre instrument extracteur, soit le céphalotribe, soit le forceps à crâniotomie.

Ceux qui ont employé les deux admettront, je pense, que dans les cas ordinaires, et lorsqu'on veut obtenir seulement une diminution légère du volume de la tête, la céphalotripsie est infiniment plus aisée. La facilité avec laquelle le crâne peut être écrasé est parfois remarquable, et ceux qui voudront prendre la peine de lire les comptes rendus de cette opération publiés par Braxton Hicks, Kidd et d'autres auteurs, ne manqueront pas d'être frappés de la rapidité avec laquelle on a pu extraire la tête après l'avoir écrasée. Il n'en est certainement pas ainsi de l'extraction par le forceps à crâniotomie ; lors même que l'obstacle est léger, on peut être obligé de déployer une force de traction considérable, les branches ne conservant leur point d'appui que difficilement, il peut même devenir nécessaire de fracturer et d'enlever une portion notable de la voûte crânienne, avant que la tête ne soit assez amoindrie pour passer. Pendant cette dernière manœuvre, quelque bien faite qu'elle soit, on risque de blesser les organes maternels, et, entre les mains d'un opérateur nerveux ou inexpérimenté, ce danger, qu'on évite complètement avec le céphalotribe, est loin d'être minime. L'introduction des branches du céphalotribe n'est pas difficile, et on peut admettre, je crois, que les risques de l'opération sont relativement légers. Par conséquent, la céphalotripsie, eu égard à la simplicité de son application et à son innocuité pour les organes maternels, me paraît être l'opération qu'on doit préférer dans les rétrécissements modérés.

Lorsque nous nous rapprochons de la limite inférieure, et que nous avons affaire à un vice de conformation du bassin extrêmement marqué, les deux opérations offrent les mêmes avantages. L'obstacle est parfois si grand que les branches du céphalotribe le plus petit ne peuvent être portées assez haut pour saisir solidement la tête; ou encore, si les cuillers sont entrées, l'espace est souvent assez limité pour empêcher le fonctionnement de l'instrument; il peut, en outre, être nécessaire d'avoir recours à des écrasements répétés pour diminuer suffisamment le crâne. Je n'attache que peu d'importance à cet argument, que la diminution d'un des diamètres du crâne augmente l'autre diamètre. La nécessité d'enlever les branches et de les réappliquer sur un autre point de la tête, et de répéter cette manœuvre peut-être plusieurs fois, ainsi que le recommande Pajot, est une objection beaucoup plus sérieuse. Dans un bassin rétréci, l'opération risque forcément de contusionner les parties maternelles. Heureusement, ces cas sont très rares, beaucoup plus rares qu'on ne le croit généralement; mais, lorsque le praticien les rencontre, il est obligé de déployer toutes les ressources de son savoir.

Description de l'opération. En somme, je conclus que des deux opérations, dans les cas ordinaires, la céphalotripsie est la plus facile et la moins dangereuse; tandis que, dans les vices de conformation considérables, ses avantages sont beaucoup moins marqués, et la crâniotomie peut même lui être préférée.

Introduction des branches. Lorsqu'on applique le céphalotribe, le premier point est l'introduction des branches, qui doit être faite précisément de la même manière, et avec les mêmes précautions, qu'une application de forceps au détroit supérieur. On est souvent obligé de faire pénétrer l'instrument à travers un orifice non complètement dilaté, il faut donc prendre les plus grandes précautions pour ne pas en déchirer les bords, et introduire aussi haut que possible, deux ou trois doigts de la main gauche, la main tout entière même, de façon à garantir convenablement tous les organes maternels. Pour atteindre la base du crâne et la broyer complètement, les cuillers doivent être portées profondément, mais avec les plus grands soins et la plus grande douceur ; comme le promontoire repousse en général la tête en avant, les branches du céphalotribe, après leur articulation, seront portées tout à fait en arrière vers le périnée. Si l'articulation n'est pas facile, ou si quelque obstacle s'oppose à l'introduction des branches, on en retirera une, et on la replacera ensuite, exactement comme dans une application de forceps. La tête sera maintenue et immobilisée à travers les parois abdominales, pendant l'introduction de l'instrument, parce qu'elle est en général au-dessus du détroit supérieur, et elle remonte facilement, si l'on néglige cette précaution: Lorsque les branches sont *in situ*, on procède à l'écrasement en serrant doucement l'écrou ; à mesure qu'elles se rapprochent, les os cèdent, et le céphalotribe s'enfonce dans le crâne, dont l'épaisseur ne mesure plus, à la fin, que la distance d'une cuiller à l'autre, c'est-à-dire environ 38 millimètres. Cet écrasement s'accompagne nécessairement d'un gonflement des portions crâniennes qui ne sont pas saisies

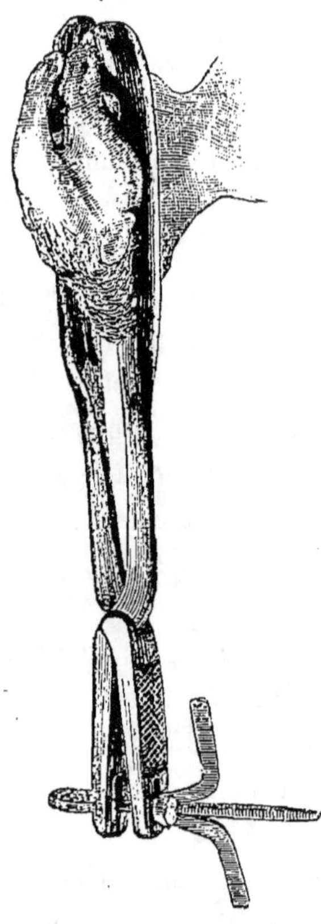

Fig. 169. — Tête fœtale broyée par le céphalotribe.

par le mors du céphalotribe (fig. 169); mais ce fait n'a pas d'importance dans les rétrécissements légers, et nous pouvons procéder à l'extraction, pendant une douleur s'il s'en produit, en tirant en bas dans l'axe du détroit, comme dans un accouchement avec le forceps. Le siège de la perforation sera examiné, afin d'enlever les esquilles en saillie, s'il s'en trouve.

En général, la tête descend aussitôt, et avec la plus grande facilité. S'il n'en est pas ainsi, ou si l'obstacle est considérable, on imprimera un quart de tour aux manches de l'instrument, afin d'amener la portion écrasée dans le diamètre raccourci, et la portion intacte dans le transverse, qui est plus large. Il est bon d'enlever alors les branches avec soin, et de les réintroduire avec les mêmes précautions, pour broyer les portions crâniennes non fracturées. Cette manœuvre est assez difficile, parce que les cuillers ont une tendance à tomber dans la gouttière profonde qu'elles ont déjà creusée sur le crâne, et il n'est pas très-aisé de saisir la tête dans une autre direction.

Avant de les réappliquer, si l'état de la femme est satisfaisant, et s'il y a des douleurs, il n'est pas mauvais d'attendre une heure ou un peu plus, dans l'espoir que la tête sera moulée et pénétrera dans l'excavation. C'était là la méthode adoptée par Dubois, et, d'après Tarnier, le secret de ses nombreux

succès dans cette opération. La méthode de Pajot, ou méthode des écrasements répétés, dans les rétrécissements extrêmes, est basée sur le même principe : il recommande de réintroduire l'instrument à des intervalles de deux, trois ou quatre heures, selon l'état de la femme, jusqu'à ce que la tête soit complètement broyée, sans faire aucune tentative d'extraction, l'expulsion du fœtus étant laissée à la nature. Tel est, dit-il, le procédé auquel on devra avoir recours lorsque le rétrécissement est au-dessous de 63 millimètres, et qui peut encore terminer l'accouchement lorsqu'il n'y a que 38 millimètres au diamètre antéro-postérieur. L'introduction répétée des branches est nécessairement hasardeuse, excepté entre les mains d'un opérateur fort habile ; et je crois que si la seconde application ne réussit pas à surmonter l'obstacle, ce qui n'est qu'exceptionnel, il vaudra mieux recourir aux procédés que je vais décrire maintenant.

Lorsque nous voulons employer le forceps à crâniotomie pour extraire la tête, nous devons introduire une branche à travers le point perforé, et l'autre, en face de la première, à l'extérieur du crâne. Dans les rétrécissements modérés, une traction opérée pendant les douleurs suffit seule pour dégager la tête. Mais, lorsque l'obstacle est plus considérable, il est indispensable de fracturer et d'extraire la voûte du crâne. Le crânioclaste de Simpson répond à ce but mieux que tout autre instrument. Une des branches est introduite dans le crâne; l'autre, si c'est possible, entre le cuir chevelu et les os ; la portion saisie entre les deux est brisée par un mouvement de torsion du poignet, sans déployer beaucoup de force, puis extraite avec les doigts de la main gauche, en prenant les plus grandes précautions pour ne pas léser les parties de la mère. L'instrument est alors appliqué sur un autre point de la tête, et le même procédé répété, jusqu'à ce qu'on ait brisé et extrait une portion suffisante de la voûte crânienne pour pouvoir terminer l'accouchement.

Le Dr Braxton Hicks, dans un mémoire remarquable sur le meilleur mode d'extraction de la tête après la perforation [1], a démontré que dans les cas difficiles, après l'extraction de la voûte crânienne, le meilleur procédé est de faire descendre la face, parce que, la partie supérieure de la boîte crânienne n'existant plus, le diamètre le moins long est celui qui s'étend du sillon orbitaire au bord alvéolaire du maxillaire supérieur. Il propose d'effectuer ce changement de présentation à l'aide d'un petit crochet mousse, fait exprès, qu'on enfonce dans l'orbite, et qui oblige la face à descendre. Barnes recommande d'opérer cette manœuvre en fixant le forceps à crâniotomie sur le front et la face, puis en faisant une traction en arrière, de façon à faire doubler à la face la saillie du promontoire. L'importance de cette descente de la face avait été depuis longtemps signalée par Burns; mais on l'avait négligée, jusqu'à ce que Hicks eût de nouveau attiré l'attention sur elle en publiant son mémoire. Dans les cas où ce procédé est employé, les risques pour les parties maternelles peuvent être considérables, à cause de l'extraction des esquilles osseuses; il est donc

Il est avantageux, dans les cas difficiles, de faire descendre la face.

1. *Obst. Trans.*, vol. VII.

de la plus haute importance de laisser le cuir chevelu aussi intact que possible, pour que ces morceaux fracturés soient masqués, et en même temps d'attacher un soin extrême à leur extraction.

Extraction du tronc. — Lorsque la tête est dégagée, soit avec le céphalotribe, soit avec le crânioclaste, le tronc crée rarement des difficultés. Une traction sur la tête amène aisément l'une des aisselles, et, si le tronc ne passe pas complètement, on applique un crochet mousse, avec lequel on tire jusqu'à ce que l'épaule soit dégagée. On fait la même chose pour l'autre bras. Si l'on éprouve encore des difficultés, on est obligé de broyer le thorax avec le céphalotribe; mais le tronc est si compressible qu'on est rarement tenu d'avoir recours à cet instrument.

Embryotomie dans les présentations transversales lorsque la version est impossible. — Il nous reste à étudier la seconde classe des opérations destructives, celles qu'il peut être nécessaire d'entreprendre dans une présentation du bras laissée longtemps sans secours, alors que la version n'est plus praticable. Ici, heureusement, ne s'élève plus la question du sacrifice de l'enfant, il est déjà presque fatalement mort par compression. Nous avons à choisir entre deux opérations, la *décollation* et l'*éviscération*.

Décollation. — La première de ces opérations remonte à la plus haute antiquité, on la trouve complètement décrite par Celse. Elle consiste dans la section du cou, de façon à séparer la tête du reste du corps. Le tronc est alors extrait par une traction sur le bras qui fait procidence, et la tête, laissée dans l'utérus, est enlevée ensuite. Si l'on peut atteindre le cou sans difficulté, — et, dans la majorité des cas, l'épaule est suffisamment basse pour rendre la chose possible, — il n'y a pas de doute que ce soit l'opération la plus simple et la moins dangereuse.

Manières de sectionner le cou. — Toute la question est de sectionner le cou. On a inventé bien des instruments dans ce but. En Angleterre, le plus généralement recommandé est le crochet de Ramsbotham; c'est un crochet fortement recourbé, dont le bord interne est tranchant. Cette espèce de lame est portée sur le cou, et on doit le diviser en sciant. Mais la grande difficulté est de mettre l'instrument bien en place; quand il y est, il remplit parfaitement le but. On a inventé d'autres instruments basés sur le même principe que celui qui sert à faire le tamponnement des fosses nasales : on passe autour du cou un ressort, à l'extrémité duquel est ensuite attachée une petite corde, ou la chaîne d'un écraseur ; le ressort est retiré, et il entraîne avec lui la chaîne ou la corde, qui se trouve en position. L'objection qu'on peut faire à tous ces instruments, c'est qu'on ne les a probablement pas sous la main quand on en a besoin ; en effet, il y a très peu d'accoucheurs qui soient disposés à s'offrir des instruments fort coûteux, dont ils ne se serviront peut-être jamais. Cependant il est importan que nous ayions à notre disposition un objet pour sectionner le cou, et pouvant remplacer tous ces instruments. Dubois recommande une forte paire de ciseaux mousses. Le cou est amené aussi bas que possible par une traction sur le bras en procidence, et les lames des ciseaux conduites sur lui avec précaution ; on le divise de bas en haut par une série de petites sections faites prudemment. Et on obtient en général un bon résultat, si le cou a pu être amené à portée. Le Dr Kidd, de Dublin [1], qui préconise beaucoup cette opération, recommande l'emploi d'une sonde d'homme ordinaire en caoutchouc, fortement recourbée et montée sur un stylet solide, ou, mieux encore, sur une sonde utérine, qu'on passe autour du cou. Avant l'introduction, on attache à l'extrémité du cathéter un lacet qui reste autour du cou lorsqu'on retire l'instrument. Au moyen de ce lacet, il est facile d'entourer le cou avec une forte ficelle ou le fil d'un écraseur et de le sectionner ainsi. Si l'on se sert d'une ficelle, on peut la faire manœuvrer dans un spéculum pour protéger les parties maternelles ; en lui imprimant une série de mouvements de va-et-vient, elle divise facilement le cou. L'écraseur offre l'avantage spécial de pouvoir fonctionner sans aucun risque de lésion pour la mère.

Après la section du cou, le reste de l'opération est simple. Extraction du tronc, puis de la tête. Le tronc est dégagé sans aucune difficulté par une traction sur le bras, puis on procède à la sortie de la tête. Dans la plupart

1. *Dublin Quart. Journ.*, may 1871.

des cas, on peut, à l'aide de l'expression abdominale, la faire
descendre dans le bassin assez bas pour qu'elle soit saisie par
le céphalotribe, de beaucoup le meilleur instrument d'extraction. La perforation préalable n'est pas nécessaire, parce que
la substance cérébrale s'échappe par l'ouverture du canal vertébral. Pour réussir, il faut fixer et abaisser fortement la tête par
compression externe, autrement elle risquerait de glisser hors
des mors de l'instrument. Si l'on n'a pas un céphalotribe sous
la main, on peut se servir du perforateur et du forceps à crâniotomie. Mais parfois il n'est pas aisé de faire la perforation,
à cause de la mobilité de la tête. Quand elle est perforée, on
introduit une branche du forceps à crâniotomie, dans l'intérieur,
l'autre à l'extérieur du crâne, et on tire doucement la tête.

Éviscération. La seconde opération, l'éviscération, est un procédé beaucoup
plus complexe et plus difficile, qu'on emploie seulement lorsque
le cou est inaccessible. On débute par perforer le thorax, au
point le plus déclive, en faisant l'ouverture aussi large que
possible, pour en vider le contenu. Les viscères thoraciques en
sont extraits par morceaux, après avoir été écrasés par le perforateur, ceux de l'abdomen s'échappent ensuite à travers le
diaphragme qui a été traversé. Le but est d'amener l'aplatissement du tronc, et la descente de l'extrémité pelvienne, comme
dans l'évolution spontanée. L'opération est facilitée par la section de la colonne vertébrale avec une forte paire de ciseaux,
introduits par l'ouverture faite au thorax. Le tronc se ploie
comme sur une charnière, et son expulsion devient facile. C'est
ici que le crochet trouve son application; il peut être enfoncé
dans la cavité abdominale, et fixé en un point quelconque du
bassin de l'enfant, ce qui permet de faire une traction éner-
La décollation est gique sans risques de lésions pour les parties maternelles. On
une opération plus
simple. comprend que ce procédé, par sa longueur et ses difficultés,
doive être une des opérations obstétricales les plus fatigantes;
il est certainement inférieur, sous tous les rapports, à la décollation, aussi n'a-t-on recours à lui que lorsque cette dernière
opération est impraticable.

CHAPITRE VI

OPÉRATION CÉSARIENNE. — SYMPHYSÉOTOMIE. LAPARO-ELYTROTOMIE.

La section césarienne est l'opération obstétricale qui a peut-être donné lieu aux plus longues discussions, et il existe encore bien des divergences sur ses limites et ses indications. On ne connaît pas avec certitude l'époque à laquelle elle fut faite pour la première fois. Elle paraît avoir été pratiquée par les Grecs, après la mort de la mère ; et Pline raconte que Scipion l'Africain et Manlius naquirent grâce à ce procédé. On dit que le nom de César fut donné aux enfants ainsi nés, puis devint le nom protonymique de la famille. Ces enfants étaient consacrés à Apollon, d'où vint l'usage de mettre sous la protection spéciale de la famille des Césars tous les sacrifices adressés à ce dieu. Plusieurs hommes célèbres passent pour avoir dû la vie à cette opération, entre autres Esculape, Jules César, et le roi Edouard VI. Il est prouvé, en ce qui concerne les deux derniers, que la tradition est sans fondement. Sans aucun doute, l'opération fut toujours pratiquée sur les femmes qui mouraient à une période avancée de la grossesse, et, à différentes époques, elle fut sanctionnée par la loi. Ainsi, chez les Romains, Numa décréta que nulle femme enceinte ne serait enterrée sans que le fœtus n'ait été préalablement extrait par la section césarienne. Les lois italiennes la rendirent obligatoire, et l'opération a toujours eu le puissant appui de l'Église romaine. Vers le milieu du dix-huitième siècle, le roi de Sicile condamna à mort un médecin qui avait négligé de faire l'opération. Le premier exemple authentique chez une femme vivante date de 1491. Elle fut ensuite pratiquée par Nufer en 1500 ; et en 1581 Rousset publia un mémoire dans lequel il rapporte un grand nombre d'observations suivies de succès. Les ouvrages anglais de cette époque n'en parlent pas, bien qu'elle fût incontestablement pratiquée sur le Continent, et à un tel point que l'abus en devint presque proverbial. Nous sommes certains, cependant, que l'opération était assez connue en Angleterre, puisque Shakespeare nous dit :

« ..... Macduff fut extrait avant terme du ventre de sa mère. »

Parmi les médecins de cette époque, Paré et Guillemeau se firent remarquer par leur hostilité contre l'opération ; d'autres au contraire la soutinrent avec la même énergie.

En Angleterre l'opération a presque toujours été faite dans de mauvaises conditions.

En Angleterre, c'est à peine si elle a jamais été pratiquée de manière à offrir les plus légères chances de succès. On l'a toujours considérée comme presque fatalement mortelle pour la mère, et on l'a différée jusqu'à ce que la femme fût arrivée au dernier degré de l'épuisement. Par exemple, en se reportant aux observations anglaises, il n'est pas rare de trouver que la section césarienne fut pratiquée deux, trois et même six jours après le commencement du travail [1], alors que la femme était presque moribonde. Sauf de très-rares exceptions dans ces dernières années, on faisait l'opération pour ainsi dire au hasard, presque toujours après de longues et infructueuses tentatives d'accouchement par la crâniotomie, les parties maternelles ayant déjà été soumises aux contusions et à la violence. On n'essayait que fort peu d'obvier aux dangers bien connus des opérations abdominales ; on ne prenait aucun souci d'empêcher le sang et les autres liquides de fuser dans la cavité péritonéale, et on n'avait aucun moyen de les en enlever ensuite. Il n'est donc pas étonnant que la mortalité ait été considérable ; il l'est bien davantage d'avoir obtenu quelques guérisons.

Il n'est pas surprenant que la mortalité ait été aussi grande.

1. Voir Radford, *On Cæsarean Section*, p. 15.

Ce que nous savons de l'ovariotomie, de sa grande mortalité au début, des précautions excessives, et en apparence exagérées, qui sont indispensables à son succès, tout nous autorise à conclure que si la section césarienne est faite, ainsi que nous espérons qu'elle le sera toujours dans l'avenir, avec la même attention aux moindres détails, les résultats ne seront pas tout à fait aussi défavorables. Ces réserves faites, on doit admettre que la section césarienne ne donne presque nécessairement qu'une espérance vague : et, par ces observations, je n'ai nullement l'intention de critiquer la règle établie par la pratique anglaise, à savoir qu'elle n'est pas admissible comme opération de choix, et qu'on doit y avoir recours seulement lorsque l'accouchement *per vias naturales* est absolument impossible.

La mortalité, telle qu'elle ressort des statistiques de sources diverses, varie tellement que nous devons accepter ces chiffres avec les plus grandes réserves. Radford, sur 77 opérations faites en Angleterre, en trouve 66 ou 85,71 pour cent qui furent mortelles, et 11 ou 14,28 pour cent qui réussirent. Michaelis et Kayser, sur 258 et 338 cas, en trouvent respectivement 54 et 64 pour cent de mortels. Ces statistiques renferment les opérations pratiquées dans toutes les conditions, même lorsque les femmes étaient presque moribondes ; et jusqu'à ce que nous possédions un nombre suffisant d'exemples montrant quel est le résultat dû à l'opération elle-même, entreprise à une période assez rapprochée du début du travail, et pratiquée avec les soins nécessaires, il nous sera impossible d'arriver à une appréciation exacte des chances de la section césarienne. Elle n'est pas fatalement mortelle, et nous savons que sur le Continent, où l'on a recours à elle plus souvent et plus tôt qu'en Angleterre, on rapporte des cas authentiques dans lesquels l'opération a été pratiquée deux fois, trois fois et, dans un cas, jusqu'à quatre fois chez la même femme. Kayser pense que la seconde opération offre plus de chances de succès que la première chez la même femme, probablement parce que les adhérences péritonéales consécutives à la première opération ont séparé la cavité abdominale générale de la section utérine ; et il croit que la mortalité n'est alors que de 29 pour cent.

De même, la mortalité des enfants ne peut être déterminée par les tables statistiques, parce que, dans la grande majorité des cas où l'on a extrait des enfants morts, le résultat n'a aucun rapport avec l'opération. Elle ne peut en effet affecter en rien l'enfant. S'il est vivant lorsqu'on commence l'opération, il est très-probable qu'on l'extraira vivant, et cette conclusion de Radford est à peu près exacte : « Le danger que courent les enfants n'est pas beaucoup plus grand dans les sections césariennes que dans le travail naturel, pourvu que l'opération soit faite d'après les vrais principes pratiques. »

La section césarienne est pratiquée lorsqu'il y a une telle disproportion entre l'enfant et les parties maternelles qu'on ne pourrait en extraire le fœtus, même mutilé. C'est presque toujours dans les cas de bassins viciés soit par le rachitisme, soit par l'ostéomalacie. Cette dernière affection peut être observée chez une femme autrefois en bonne santé et qui a donné naissance à des enfants vivants. Elle provoque plus fréquemment les rétrécissements extrêmes que le rachitisme ; sur 77 exemples rassemblés en Angleterre par Radford, 43 fois la déformation était due à l'ostéomalacie, 14 fois seulement au rachitisme. Dans certains cas, le bassin lui-même peut avoir ses dimensions normales, mais l'excavation est occupée par une tumeur solide de l'ovaire, de l'utérus lui-même, ou des parois pelviennes osseuses. L'obstacle peut également dépendre d'un état morbide des parties molles, le plus souvent d'une affection maligne avancée du col utérin, ou d'autres affections encore. Ainsi le Dr Newman [1] rapporte une observation dans laquelle il pratiqua la section césarienne à cause d'une résistance insurmontable et d'une obstruction du col, qu'il supposait être alors de nature maligne. La femme guérit, et plus tard accoucha naturellement, sans aucune particularité anormale. Ceci prouve que l'affection n'était sans doute pas de nature maligne, peut-

1. *Obst. Trans.*, vol. VIII, p. 343.

être une exsudation inflammatoire étendue dans le tissu du col, résorbée ensuite. J'ai assisté moi-même à une section césarienne pratiquée à Calcutta en 1857, nécessitée par un exsudat qui remplissait complètement l'excavation et avait succédé à une cellulite pelvienne étendue ou à une hématocèle.

Les accoucheurs ont assigné à l'opération des limites diverses. La plupart des auteurs anglais sont d'avis qu'on ne doit pas y avoir recours, si le plus petit diamètre du bassin dépasse 38 millimètres. Nous avons déjà soulevé cette question en discutant la crâniotomie, et on a vu qu'un fœtus mutilé pouvait être entraîné à travers un bassin qui aurait seulement 38 millimètres de diamètre antéro-postérieur, pourvu que le diamètre transverse ait 7 centimètres et demi ou davantage. S'il n'existe pas un espace suffisant pour la manœuvre des instruments, la section césarienne peut être absolument nécessaire, lors même que le diamètre antéro-postérieur a plus de 4 centimètres. Cela arrive surtout lorsque nous avons affaire à une déformation par ostéomalacie, avec rétrécissement de l'excavation et du détroit inférieur du bassin, le véritable diamètre conjugué étant quelquefois même plus long. Sur le Continent, la section césarienne est constamment pratiquée, comme opération d'élection, lorsque le plus petit diamètre mesure de 5 à 6 centimètres ; lorsque l'enfant est vivant et qu'on en a la certitude, quelques auteurs étrangers recommandent d'opérer même avec 7 centimètres et demi de diamètre antéro-postérieur. En Angleterre, où nous considérons la vie de l'enfant comme beaucoup moins précieuse que celle de la mère, nous ne pouvons fixer une limite pour l'opération lorsque l'enfant est vivant, et une autre lorsqu'il est mort. Et je ne pense pas que nous puissions admettre comme une justification de l'opération le désir de la mère de courir les risques, plutôt que de voir sacrifier son enfant, bien que Schrœder [1] en ait fait une indication. Quels que soient les dangers de la crâniotomie dans un rétrécissement extrême, il est incontestable que nous devons la prati-

1. *Manual of midwifery*, p. 202.

quer toutes les fois qu'elle est faisable, et ne recourir à la section césarienne que lorsque tous les autres moyens sont devenus impossibles.

Je crois donc qu'il n'est pas nécessaire de discuter cette question, à savoir si nous sommes autorisés à mutiler le fœtus dans plusieurs grossesses successives, lorsque la mère sait qu'elle ne peut donner naissance à un enfant vivant. Denman le premier prétendit qu'il était inconvenant de répéter la crâniotomie sur la même femme. Parmi les accoucheurs modernes, Radford émet une opinion absolument tranchée, et enseigne, sans restrictions, que même lorsque l'accouchement est possible par la crâniotomie, « comme elle n'est justifiée par aucun principe, mais sanctionnée seulement par les dogmes de l'École ou par l'usage, » on doit pratiquer l'opération césarienne pour sauver la vie de l'enfant. Il y aurait beaucoup à dire sur cette opinion; néanmoins, c'est un homme hardi celui qui choisit carrément l'opération césarienne pour de semblables raisons. Il vaut mieux souhaiter que l'accouchement prématuré provoqué ou l'avortement nous évite toujours la nécessité de trancher une question si délicate.

On peut aussi pratiquer la section césarienne lorsque la femme est morte pendant la grossesse ou le travail. C'était là l'indication première de son emploi, et elle a constamment été faite lorsqu'une femme enceinte mourait à une période avancée de la gestation. Il n'y a pas de doute qu'une prompte extraction de l'enfant dans de telles circonstances ait fréquemment sauvé sa vie, mais cependant beaucoup moins souvent qu'on ne le suppose. Ainsi Schwartz [1] a montré que, sur 107 opérations ainsi faites, on ne retira pas un seul enfant vivant. Villeneuve [2] cependant rapporte quelques exemples de succès dont 4 dans des opérations faites immédiatement après la mort de la mère, et 5 à des périodes variant de dix minutes à une demi-heure.

1. *Monat. f. Geburt. suppl.*, vol. 1861, p. 121.
2. *Opérat. césar. après la mort.* Paris, 1862.

L'insuccès tient sans doute à ce que l'opération ne peut pas être pratiquée assez tôt; le chirurgien, en effet, est rarement présent au moment du décès, il faut en outre un certain temps pour s'assurer que la femme est bien morte, et c'est assez pour causer la perte de l'enfant. Si nous réfléchissons aux relations intimes qui unissent la mère à l'enfant, nous pouvons à peine espérer que ce dernier conserve la vie plus d'un quart d'heure, ou au maximum une demi-heure, après qu'elle a cessé chez sa mère. Les observations dans lesquelles on raconte qu'un enfant fut extrait vivant, dix, douze et même quarante heures après la mort, se rapportent probablement à des cas de léthargies ou d'évanouissements prolongés pendant lesquels on a extrait le fœtus. Cependant on cite quelques cas authentiques dans lesquels il est probable que l'opération fut faite avec succès quelques heures après la mort. Un exemple bien connu et très-intéressant est celui de la princesse de Schwartzenburg, qui périt un soir dans un incendie à Paris, et dont on retira de l'utérus un enfant vivant le lendemain matin. Mais l'authenticité du fait est contestable.

Lorsqu'il existe une chance, si légère soit-elle, de sauver la vie de l'enfant, nous sommes tenus de pratiquer l'opération, lors même qu'il s'est écoulé depuis la mort assez de temps pour rendre le succès extrêmement improbable. Je ne crois pas avoir besoin d'insister sur la nécessité de nous assurer de la mort de la mère avant de commencer les incisions; mais, malheureusement, nous connaissons des exemples où l'on fit une erreur de diagnostic et où l'on s'aperçut que la femme était encore vivante après avoir donné les premiers coups de bistouri. C'est une raison pour pratiquer l'opération avec le même soin et les mêmes précautions que si la femme était vivante. Si la mort survient pendant le travail, quelques auteurs ont conseillé de préférence la version. On peut en effet y recourir avec quelques chances de succès, mais seulement lorsque les parties maternelles sont dans des conditions qui permettent de terminer l'accouchement avec rapidité; autrement le temps perdu à attendre la dilatation, même faite par la force, et celui qu'exige le passage de l'enfant à travers la filière pelvienne ne permettront probablement pas de réussir. Le seul argument en faveur de la version, c'est qu'elle est moins pénible pour la famille ; et il n'y a aucune raison pour ne pas essayer de sauver l'enfant par ce procédé, si l'on manifeste trop d'objections contre la section césarienne.

Causes de la mort après la section césarienne. — On peut ranger sous quatre chefs principaux les causes de mort après la section césarienne : l'hémorrhagie, la péritonite et la métrite, l'ébranlement nerveux, et la septicémie. Ce sont à peu près les mêmes que celles de l'ovariotomie, et la ressemblance entre les deux opérations est si grande qu'on peut prendre pour guides, dans les soins consécutifs de la section césarienne, les préceptes appliqués par la chirurgie moderne au traitement de la femme qui a subi l'ovariotomie.

L'hémorrhagie est fréquente, mais rarement mortelle. — L'hémorrhagie est une complication qui prend souvent de grandes proportions, tout en étant rarement mortelle. Ainsi, sur 88 opérées dont les particularités ont été soigneusement notées, 14 fois on eut une hémorrhagie grave ; dans 6 de ces cas la femme guérit, dans 4 seulement on put attribuer la mort à la perte de sang. Une fois la source de l'hémorrhagie n'est pas mentionnée, une autre fois elle vint de la section des parois abdominales, les deux autres fois de l'incision utérine, qui avait été faite directement sur le placenta. Dans ces deux derniers cas, l'hémorrhagie ne fut pas mortelle immédiatement ; arrêtée d'abord par les contractions utérines, elle reparut après plusieurs heures. La section des sinus utérins, et les orifices béants des vaisseaux au siège de l'insertion placentaire, telles sont les sources les plus communes de l'hémorrhagie.

Moyens d'éviter les dangers de l'hémorrhagie. — On peut diminuer beaucoup les risques de l'hémorrhagie ; mais, même avec les plus grandes précautions, elle est toujours une cause de danger. Le meilleur moyen de prévenir celle qui naît des parois abdominales est de faire l'incision autant que possible sur la ligne blanche pour ne pas toucher les artères épigastriques, et de lier tous les vaisseaux sectionnés à mesure qu'on avance. La perte de sang la plus considérable se produit lorsqu'on divise l'utérus ; et elle l'est d'autant plus que l'incision se rapproche davantage de l'insertion placentaire, point où se trouvent les plus gros vaisseaux. On recommande de s'assurer du siège de cette insertion en auscultant l'utérus, afin d'éviter, si c'est possible, d'ouvrir l'organe près de cette région. Mais, en admettant même que le souffle placentaire puisse nous indiquer le siège de l'organe, lorsque le placenta sera fixé à la paroi utérine antérieure, la connaissance de sa situation ne nous permettra pas toujours de faire notre incision ailleurs qu'en son voisinage immédiat. S'il est inséré au-dessous de notre incision, nous devons plutôt espérer enrayer l'hémorrhagie en le décollant complètement et en vidant l'utérus avec rapidité. Lorsque l'enfant a été extrait, il peut se produire un fort écoulement de sang, mais il est généralement arrêté par la rétraction utérine, de la même manière que dans l'accouchement naturel. Si la rétraction ne se produit pas, on pourra comprimer fortement l'utérus pour exciter son action. Cette méthode est conseillée par Winckel, qui a une grande expérience de l'opération ; au moyen d'une compression énergique, et en se faisant une règle de ne pas fermer la plaie avant que l'utérus ne soit fortement rétracté, il n'a jamais eu d'accidents hémorrhagiques. Si l'écoulement persiste, on fera des applications astringentes, comme dans l'observation rapportée par Hicks, où il fut obligé de badigeonner la cavité utérine avec une solution de perchlorure de fer.

La métrite et la péritonite sont des causes de mort très-fré- quentes. Kayser, sur 123 insuccès, leur en attribue 77.

La section seule du péritoine n'explique point la fréquence de cette complication ; elle survient beaucoup plus souvent qu'après l'ovariotomie, et dans cette dernière opération la blessure du péritoine est aussi grande, plus grande même, si nous comptons les adhérences qu'on doit sectionner ou détruire.

La division de l'utérus peut être regardée comme une cause de ce danger. Le Dr West attache une grande importance à cet

Dégénérescence des fibres utérines. état défavorable à l'action réparatrice après l'accouchement. Il croit que l'involution, ou la dégénérescence graisseuse qui commence dans les fibres musculaires avant l'accouchement, les rend particulièrement impropres à la cicatrisation ; et il établit qu'à l'examen cadavérique, on trouve les lèvres de l'incision sèches, d'une vilaine couleur, béantes et sans aucune tendance à la guérison. En raison de ce fait, Hicks et d'autres chirurgiens ont opéré dix jours et plus avant le terme, dans l'espoir **Quelques auteurs opèrent avant le terme de la grossesse.** d'éviter cette cause de danger. Mais il est loin d'être prouvé que les modifications qui surviennent dans les fibres utérines soient la cause de la persistance de la plaie, et l'involution commencera aussitôt après que l'utérus aura été vidé, le terme **Objections à cette pratique.** normal ne fût-il pas encore atteint. En outre, il est douteux, au point de vue moral, que nous soyions autorisés à avancer, même de quelques semaines, la date d'une si dangereuse opération, à moins que le bénéfice n'en soit positivement démontré.

Ecoulement des lochies dans la cavité péritonéale. Une cause importante de péritonite, c'est l'écoulement des lochies, à travers l'incision utérine, dans la cavité péritonéale, où elles se décomposent et agissent en provoquant de l'irritation. On peut éviter cet accident, dans une certaine mesure, en s'assurant de la perméabilité de l'orifice utérin, et faisant passer l'écoulement par ce canal, après avoir fermé par des sutures la plaie de l'utérus. En outre, il est dangereux de laisser tomber du sang et du liquide amniotique dans le péritoine où ils se décomposent ensuite. Et il est évident que la « toilette du péritoine », à laquelle les ovariotomistes attachent aujourd'hui une si grande importance, n'a jamais été particulièrement soignée dans les opérations césariennes.

Le mauvais état de la femme est la cause principale du danger. Toutefois, la principale cause prédisposante de ces inflammations, c'est l'état de la femme, de même que l'inflammation asthénique de l'ovariotomie s'observe surtout chez celles dont la santé générale a été longuement minée par la maladie. Nous sommes donc pleinement autorisés à dire que la péritonite et la métrite se déclareront surtout après la section césarienne.

lorsque cette opération aura été inutilement retardée, et la femme épuisée par un travail prolongé. Nous en avons la preuve en remarquant que dans la grande majorité des observations mentionnées plus haut, la péritonite a été observée lorsque l'opération avait été faite dans des circonstances défavorables.

Les sources de la septicémie sont assez visibles, et l'absorption par les orifices béants des vaisseaux dans l'incision utérine n'est probablement pas la moindre. *Septicémie.*

La commotion du système nerveux est encore un danger. Dans les 123 observations de Kayser, 30 fois la mort est attribuée à cette cause. Dans la grande majorité des cas, la femme était déjà profondément épuisée avant l'opération. Notre hésitation et nos lenteurs seraient funestes en prédisposant la femme à ces complications nerveuses; en opérant au contraire lorsque ses forces sont encore intactes, nous lui laissons les plus grandes chances pour supporter l'ébranlement inévitable provoqué par une opération de cette importance. *Choc nerveux.*

On a perdu encore quelques malades de complications accidentelles, qui peuvent survenir après toute opération, et qui ne dépendent nullement du procédé employé. *Dangers secondai*

Il n'y a pour l'enfant qu'une seule cause de danger digne d'attention. Lorsqu'on le retire de la cavité utérine, les parois musculaires se rétractent parfois avec une telle rapidité et une telle force qu'une portion de son corps peut être saisie et retenue. Ce fait arriva deux fois dans les observations du Dr Radford, et dans l'un de ces deux cas, « l'enfant était vigoureux quand on fit la première tentative pour le retirer; mais il fallut si longtemps pour extraire la tête, qu'il ne donnait plus que quelques signes de vie, » et, malgré tout ce qu'on put faire, il mourut. J'ai vu moi-même la tête tellement emprisonnée, et si fortement retenue, qu'une seconde incision fut nécessaire pour la dégager. Dans les observations du Dr Radford, le placenta fut trouvé immédiatement sous l'incision, et la rétraction rapide et exagérée de l'utérus est attribuée à son décollement prématuré. Il est difficile de croire qu'il y eût autre chose qu'une *Dangers pour l' fant.*

Rétraction rapid de l'utérus.

coïncidence, parce que la rétraction ne doit se produire que lorsque la plus grande partie de l'enfant est extraite, et parce que très souvent l'utérus a été ouvert directement sur le placenta, ou on a trouvé le placenta flottant et décollé, sans qu'il se soit produit le moindre accident. Je crois que ce fait peut être expliqué par l'irritabilité spéciale de l'utérus dans certains cas.

En dehors du danger qu'il y a de voir une région de l'enfant saisie et retenue, la rétraction rapide est un avantage réel, parce que l'hémorrhagie est alors beaucoup moins à craindre. On peut éviter cet accident sérieux, en amenant d'abord au dehors, lorsque c'est praticable, la tête et les épaules de l'enfant, ou en employant les deux mains à l'extraction, l'une placée près de la tête, l'autre aux pieds. L'une ou l'autre de ces méthodes est préférable à la pratique ordinaire qui consiste à saisir la partie de l'enfant qu'on a le plus de chances de trouver près de l'incision. Si l'on réussit dans cette manœuvre, les extrémités inférieures de l'enfant pourraient demeurer retenues pendant quelque temps sans que sa vie fût en péril.

Le chirurgien devra sérieusement s'occuper de préparer la femme pour l'opération, et c'est un point capital, parce que toutes celles dont l'état exige la section césarienne sont dans des conditions de santé extrêmement mauvaises. Si on ne la voit pas avant qu'elle soit en travail, il est évident que ce point est hors de question. Mais c'est rare, parce que son vice de conformation doit avoir généralement attiré l'attention. On emploiera donc tous les moyens, si on le peut, pour améliorer son état général par un régime tonique et fortifiant, l'air pur, les médicaments reconstituants, le fer en première ligne, et on

surveillera les sécrétions, l'intestin, la peau et les reins. Chaque fois que cela est possible, on doit choisir pour faire l'opération un appartement vaste et aéré, jamais une chambre d'hôpital. Ces détails peuvent paraître puérils et inutiles; mais, pour assurer le succès d'une entreprise aussi hasardeuse, aucun point ne doit être considéré comme superflu, et il est probable que le défaut d'attention apporté à ces petites choses n'a pas été étranger à la mortalité excessive des opérées.

Devons-nous opérer avant que le travail ait commencé? En choisissant notre moment, ainsi que l'ont conseillé quelques auteurs, nous avons certainement l'avantage d'opérer dans les conditions les plus favorables, et sans être obligés de nous presser. Toutefois il y a de graves raisons pour nous faire attendre le début spontané de l'action utérine, et elles me paraissent contrebalancer et au delà l'avantage de choisir notre jour. Entre autres, l'orifice utérin sera partiellement ouvert, il offrira une voie d'écoulement aux lochies, et nous pourrons compter avec certitude sur les contractions actives de l'utérus, pour arrêter l'hémorrhagie. Barnes recommande de provoquer d'abord le travail prématuré, puis d'entreprendre l'opération. Ceci me paraît introduire un élément de complication inutile; et en outre, dans les vices de conformation extrêmes, il est loin d'être toujours facile d'atteindre le col pour déterminer le travail. On doit préparer à l'avance ce qui est nécessaire afin d'éviter toute précipitation et tout trouble lorsque l'opération est commencée, puis attendre patiemment que le travail se soit bien déclaré.

Choix du moment auquel on doit opérer

L'opération elle-même est simple. La femme sera placée sur une table, en pleine lumière, et la température de la chambre élevée à 18° environ. Il vaut mieux ne pas donner de chloroforme, son administration ayant été fréquemment suivie de vomissements graves. M. Spencer Wells l'a depuis longtemps abandonné pour l'ovariotomie, et il trouve que le bichlorure de méthylène est préférable. Dans un ou deux cas, on a fait de l'anesthésie locale au moyen de deux pulvérisateurs agissant simultanément; cette méthode, si la femme a assez de courage pour se dispenser de l'anesthésie générale, a, en outre, l'avantage de stimuler puissamment l'action utérine.

Il faut éviter donner du chloroforme.

L'incision devra être faite autant que possible sur la ligne blanche, pour éviter la blessure des artères épigastriques. Souvent, le vice de conformation du bassin altère extrêmement la

Description de l'opération.

forme de l'abdomen, et quelques accoucheurs ont conseillé de faire l'incision oblique ou transversale, et sur la partie la plus saillante du ventre. Cette pratique ne doit pas être suivie, car les risques d'hémorrhagie en sont beaucoup augmentés. L'incision, partant un peu au-dessus de l'ombilic, est prolongée jusqu'à sept ou huit centimètres environ au-dessous de lui. On divise soigneusement la peau et les fibres musculaires, couche par couche, jusqu'à ce qu'on ait atteint la surface brillante du péritoine, et on lie tous les vaisseaux qui saignent à mesure qu'on avance. On fait alors une petite ouverture dans le péri-toine, et on l'étend de toute la longueur de l'incision, sur deux doigts de la main gauche introduits comme guides. Avant d'inciser l'utérus, un aide le placera soigneusement dans sa position naturelle et le fera saillir en avant, ses deux mains étant placées de chaque côté de l'incision, pour amener sa surface en contact avec les lèvres de la plaie abdominale, et prévenir la sortie des intestins. S'il y a lieu de croire que le placenta soit inséré en avant, on peut faire l'incision de l'utérus sur l'un ou l'autre côté; autrement on la pratique autant que possible sur la ligne médiane. Le tissu de l'utérus est alors divisé jusqu'aux membranes, qu'on ponctionne et qu'on divise de la même façon que le péritoine. L'incision utérine doit être de la même longueur que celle de l'abdomen, et ne pas intéresser le fond, car cette portion est non seulement plus vasculaire que le corps, mais les plaies qui l'affectent sont plus aptes à rester béantes et ne se cicatrisent pas aussi bien. Dès que l'utérus est ouvert, le Dr Winckel recommande à un aide de placer les doigts aux deux angles de l'incision, pour en relever les extrémités, et la mettre en contact immédiat avec l'ouverture abdominale. C'est un moyen d'éviter non seulement l'écoulement du sang et du liquide amniotique dans la cavité péritonéale, mais aussi la hernie des viscères abdominaux.

Extraction de l'enfant. L'enfant est alors soigneusement extrait, la tête et les épaules saisies les premières, si c'est possible, puis on enlève le placenta et les membranes. Si malheureusement on trouve le placenta sous l'incision, il y a à redouter une hémorrhagie considérable, qu'on ne peut arrêter qu'en décollant les insertions de l'organe, et en terminant l'opération rapidement.

Plus tôt l'enfant et le délivre ont été extraits, plus tôt l'utérus se rétracte comme il faut. En général, cette rétraction est spontanée; mais, si l'organe reste flasque et mou, il faut le comprimer et le stimuler avec la main. Ramsbotham et quelques autres auteurs n'approuvent pas cette excitation manuelle, mais il n'y a aucune raison sérieuse pour ne pas arrêter l'hémorrhagie par ce procédé dans ce cas, comme après un accouchement naturel. L'interposition des parois abdominales, qui sont dans un état de relâchement après la délivrance, ne peut amener qu'une légère différence entre les deux cas.

Il est impor[tant] d'assurer la rétrac[tion] utérine.

L'opportunité de fermer l'incision utérine par des sutures est controversée. Il me paraît meilleur d'y avoir recours, afin d'éviter l'épanchement des lochies dans la cavité péritonéale. On peut faire des sutures interrompues avec des fils d'argent ou de catgut, coupés courts; ou bien, ainsi que l'a pratiqué Spencer Wells avec succès, une suture continue avec un fil de soie, en faisant passer l'une de ses extrémités à travers l'orifice jusque dans le vagin, d'où on le retire ensuite. Avant de fermer l'incision utérine, on passera un ou deux doigts dans le col pour s'assurer qu'il est ouvert. Il est très important de laisser dans cette direction une libre voie d'écoulement aux lochies, et Winckel conseille même de placer dans l'orifice un morceau de charpie, imbibée d'huile, pour que l'ouverture reste complètement perméable.

Fermeture des p[arois] utérine et abdomin[ales].

Un point très important sur lequel on n'a pas assez insisté, c'est de ne pas fermer l'incision abdominale avant d'être absolument sûr que l'hémorrhagie est tout à fait arrêtée; en effet, le moindre écoulement de sang dans le péritoine diminue considérablement les chances de guérison. Dans un cas de succès rapporté par le Dr Newman [1], l'incision ne fut fermée qu'au bout d'une heure environ. Avant d'y procéder, on enlève soi-

L'incision abdominale ne doit pas ê[tre] fermée avant l'ar[rêt] de l'hémorrhagie.

1. *Obst. Trans.*, vol. VIII.

gneusement de la cavité péritonéale tout le sang et tous les
liquides, avec des éponges fines trempées dans l'eau tiède. Puis
on ferme la plaie abdominale de haut en bas, avec des épingles
à bec-de-lièvre et des fils de métal ou de soie, les sutures
étant placées à la distance de deux centimètres et demi l'une
de l'autre, et comprenant la paroi abdominale tout entière et
le péritoine, à une petite distance des lèvres de l'incision, de
façon à amener en contact les deux bords du péritoine. Par ce
procédé, on ferme complètement la cavité péritonéale et les
surfaces opposées adhèrent l'une à l'autre avec une grande
rapidité. La plaie est alors recouverte de tampons de charpie,
maintenus par des bandes de diachylon, avec une ceinture de
flanelle douce par-dessus le tout.

Traitement
consécutif.

Il est inutile d'entrer dans les détails du traitement consécutif : on se conformera aux principes généraux, combattant
chaque symptôme à mesure qu'il se présente. On a l'habitude
de donner une forte dose d'opium après l'opération, mais ce
médicament paraît avoir une tendance à produire des nausées
et des vomissements, et on ne doit l'administrer que si les douleurs et la péritonite en indiquent l'emploi. En réalité, le traitement ne diffère pas de celui de l'ovariotomie, et nous pouvons nous guider sur les règles posées par M. Spencer Wells
dans la description de cette opération. « Après l'opération, dit-il,
repos absolu, chaleur, propreté excessive; calmer les douleurs
par des applications chaudes sur l'abdomen et des lavements
opiacés; donner des stimulants lorsque la faiblesse du pouls et
d'autres signes d'épuisement l'exigent; calmer les nausées par
la glace ou les boissons froides, et permettre une alimentation
simple, mais fortifiante. On passera la sonde toutes les six ou
huit heures, jusqu'à ce que la femme puisse se remuer sans douleur. Les sutures seront enlevées le troisième jour, à moins que
le tympanisme de l'estomac ou des intestins ne fasse craindre
la réouverture de l'incision. Dans ce cas, on peut les laisser
quelques jours de plus. Les sutures superficielles peuvent
rester jusqu'à ce que la réunion paraisse tout à fait solide. »

Il n'est pas surprenant que les accoucheurs, effrayés de la mortalité excessive des femmes qui ont supporté l'opération césarienne, se soient préoccupés de lui en substituer une autre qui offrît à la mère plus de chances de salut. La première qu'on ait proposée dans ce but donna d'abord des résultats dont on s'exagéra l'importance. En 1768, Sigault, alors étudiant en médecine à Paris, inventa la *symphyséotomie*, ou division de la symphyse pubienne, en vue de permettre un écartement des os pubis suffisant pour admettre le passage de l'enfant. Vivement combattue au début, cette opération fut préconisée ensuite par beaucoup d'accoucheurs, et pratiquée maintes fois sur le Continent, mais pas en Angleterre.

On admet généralement qu'il est absolument impossible de substituer la symphyséotomie à la section césarienne, parce que l'écartement complet de la symphyse pubienne ne suffirait même pas à faire gagner un espace assez grand pour permettre le passage d'un fœtus mutilé. Le Dr Churchill établit que, même en parvenant à écarter les os pubis de dix centimètres, il n'en résulterait qu'une augmentation de 10 à 12 millimètres du diamètre antéro-postérieur, où l'obstruction est en général le plus marquée. Lorsque le rétrécissement n'est pas trop considérable, le fœtus pourrait passer, mais les dangers de l'opération elle-même et ses conséquences graves la contre-indiquent tout à fait dans ces cas.

Une opération qui promet bien davantage est celle qui a été proposée pour la première fois par Jörg et Ritgen en 1820, sous le nom de *gastro-élytrotomie*, mais qui, à cette époque où la chirurgie abdominale était très défectueuse, attira à peine l'attention, et n'est même pas mentionnée dans nos ouvrages classiques d'accouchement. Elle a été récemment remise en lumière par le professeur Thomas, de New-York [1], qui a proposé de l'appeler *laparo-élytrotomie*. Elle a été pratiquée cinq fois en Amérique. Deux femmes étaient *in articulo mortis;* les trois

1. *Laparo-élytrotomie, substituée à la section césarienne.* Mémoire lu devant l'Académie de médecine de New-York, le 6 mars 1878.

autres guérirent. Sur six enfants, on en a sauvé cinq. Ce résultat est remarquable et doit faire tendre les accoucheurs à considérer sérieusement l'opération. Si les observations futures ont le même succès, nous devrons tous substituer ce procédé à la section césarienne, presque fatalement mortelle.

Objet de l'opération. Cette opération consiste à diviser le vagin à sa jonction avec le col ; on arrive sur le vagin après avoir fait une incision qui s'étend de la symphyse pubienne à l'épine iliaque antéro-supérieure. Le péritoine, très lâche en ce point, est alors relevé, et l'enfant retiré par la version à travers l'orifice utérin, puis à travers l'ouverture abdominale. Les principaux dangers de la section césarienne paraissent être évités ; la cavité peritonéale n'est pas ouverte, le sang ne peut pas s'épancher dans le péritoine, donc les risques de péritonite sont beaucoup moindres, et l'utérus lui-même n'est pas sectionné. L'opération est ainsi décrite par Thomas :

Description de l'opération. 1° Faire une incision s'étendant de la symphyse pubienne à l'épine iliaque antéro-supérieure, et comprenant l'épaisseur de la paroi abdominale jusqu'au péritoine.

2° Soulever le péritoine avec les doigts, ou avec des rétracteurs métalliques, pour atteindre le point d'insertion du vagin à l'utérus. Jusque-là, l'opération est la même que celle qui est pratiquée par les chirurgiens pour la ligature des artères iliaques, et ne présente aucune difficulté particulière.

3° Faire saillir le vagin dans la plaie avec une sonde métallique introduite par la vulve, et le diviser dans une étendue suffisante.

4° Ce procédé permet d'atteindre le col, qu'on attire dans la fosse iliaque au moyen d'un crochet mousse, tandis que le fond de l'utérus est repoussé par un aide dans une direction opposée. Si l'orifice est suffisamment ouvert (et on peut le dilater préalablement avec les sacs de caoutchouc), la main est introduite dans l'utérus et l'enfant extrait par la version.

Dans les observations américaines, on ne rencontra aucune difficulté, bien que chez quelques-unes des femmes le péritoine fût épaissi et adhérent aux organes voisins par une inflammation antérieure. Il est digne de remarque qu'il ne se soit pas produit une seule hémorrhagie abondante, malgré l'énorme réseau vasculaire du vagin, qui doit naturellemeut faire redouter les plus sérieux dangers.

Quiconque a vu souvent pratiquer l'ovariotomie ne saurait soutenir raisonnablement que ce procédé soit incompatible avec le succès. Il reste à savoir si de nouveaux essais confirmeront les espérances conçues par le Dr Thomas. Naturellement, on ne peut dire aujourd'hui qu'une seule chose : c'est que théoriquement l'opération est assez simple, et qu'elle offre une voie pour l'extraction de l'enfant, sans présenter quelques-uns des plus grands risques de la section césarienne. S'il survient une hémorrhagie, c'est un accident auquel nous pouvons parer, soit par des ligatures, soit, ainsi que le conseille Thomas, après avoir passé un spéculum métallique à travers l'incision abdominale ou le vagin, en appliquant le cautère actuel ou du perchlorure de fer. Il n'y a aucune difficulté à relever le péritoine dans une étendue suffisante, car pendant la grossesse cette membrane est très étendue et beaucoup plus lâche que dans l'état de vacuité.

Théoriquement cette opération paraît bonne.

CHAPITRE VII

DE LA TRANSFUSION DU SANG

La transfusion du sang dans les cas d'hémorrhagie grave et en apparence désespérés, est un procédé qui peut nous permettre de relever la femme et qui mérite une sérieuse considération. Elle a, de temps à autre, attiré l'attention des accoucheurs, mais sans jamais être popularisée dans leur pratique. La raison n'en est pas tant aux défauts de l'opération elle-même, car on rapporte un nombre d'observations heureuses suffisant pour démontrer qu'elle est quelquefois d'une utilité incontestable ; mais elle a toujours été considérée comme une opération délicate et difficile, qui exige des appareils compliqués et coûteux qu'on n'a jamais sous la main au moment de l'accident. Quelle que puisse être la divergence des opinions sur la valeur de la transfusion, je pense qu'il est de la plus haute importance d'en simplifier le mode opératoire par tous les moyens possibles ; il est surtout nécessaire de démontrer que tout praticien doit arriver à la faire facilement, et que l'appareil est assez simple et assez peu embarrassant pour qu'on puisse l'avoir aisément sous la main. Il y a très peu de médecins qui croient à l'utilité de transporter avec eux, dans leurs visites journalières, des instruments encombrants et coûteux dont ils ne se serviront peut-être jamais dans le cours d'une longue pratique ; par conséquent, il est probable que, dans

bien des cas où la transfusion pourrait être utile, on laissera
échapper l'opportunité de son emploi. Dans ces dernières années, l'attention a été dirigée sur ce point, et le procédé opératoire a été bien simplifié. Je pense qu'il me sera facile de
prouver que tout l'appareil nécessaire peut être acheté pour
quelques shillings, et sous une forme si commode qu'il ne
tient que fort peu de place; on pourra donc toujours le porter
dans sa trousse obstétricale, et le tenir prêt à toute éven-
tualité.

L'historique de l'opération présente un intérêt considérable.
Il est dit dans la *Vie de Savonarole* de Villari qu'elle fut employée pour le pape Innocent VIII en 1492, mais je ne sais sur
quelle autorité est fondée cette assertion. Les premiers essais
sérieux ne paraissent pas avoir été faits avant la dernière
moitié du XVIIe siècle. Ils furent tentés d'abord en France par
Denis, de Montpellier, bien que Lower, d'Oxford, eût antérieurement fait sur les animaux des expériences assez satisfaisantes
pour qu'il espérât entreprendre l'opération avec succès. En
novembre 1667, quelques mois après l'observation de Denis,
il fit une expérience publique à Arundel House, et injecta
380 grammes de sang de mouton dans les veines d'un homme
en bonne santé qui, paraît-il, se porta fort bien après l'opération; on doit donc considérer cette tentative comme ayant
réussi. Ces essais presque simultanés donnèrent lieu à une
controverse au sujet de la priorité de l'invention, et pendant
longtemps on discuta avec une certaine aigreur.

L'idée de recourir à la transfusion après une hémorrhagie
grave ne paraît pas être née à cette époque. On la recommandait comme traitement de différents états morbides, ou avec
l'espoir insensé de communiquer une vie nouvelle et de donner
de la force aux vieillards et aux épuisés. On n'employait que
le sang des animaux inférieurs, et, dans de telles circonstances, il n'est pas surprenant que l'opération, bien que pratiquée à plusieurs reprises, n'ait pas été établie, comme elle eût
dû l'être si on en eût mieux compris les indications.

A partir de cette époque, elle tomba presque entièrement dans l'oubli, malgré quelques expériences et quelques indications de son emploi, suggérées spécialement par le Dr Harwood, professeur d'anatomie à Cambridge, dans une thèse publiée sur ce sujet en 1785. Mais il ne mit jamais ses idées en pratique, et, comme ses prédécesseurs, proposa toujours d'employer le sang des animaux inférieurs. En 1824, le Dr Blundell publia son travail bien connu intitulé *Recherches physiologiques et pathologiques*, et qui contient un grand nombre d'expériences ; c'est à ce médecin distingué que revient le mérite incontestable d'avoir réellement mis le sujet en lumière, et signalé les cas où l'opération peut être entreprise avec des chances de succès. Depuis la publication de cet ouvrage, la transfusion a été regardée comme une opération légitime dans certaines circonstances spéciales ; mais, malgré de nombreux succès, et en dépit d'intéressantes monographies, elle n'a jamais été aussi bien établie, comme ressource générale dans certains cas, que ses avantages sembleraient le faire espérer. Dans ces dernières années, on s'est beaucoup occupé de ce sujet, et les écrits de Panum, Martin, de Belina à l'étranger, d'Higginson, Mc Donnell, Hicks, Aveling en Angleterre, parmi tant d'autres, ont jeté une vive lumière sur certains côtés de l'opération, et il est à souhaiter que la Commission nommée par la Société Obstétricale nous apprenne encore quelque chose dans son prochain rapport.

Nature et objet de l'opération. La transfusion n'est pratiquée seulement que dans les cas d'hémorrhagies profuses liées à l'accouchement, mais on l'a considérée comme pouvant avoir une certaine valeur dans d'autres accidents de la puerpéralité, par exemple l'éclampsie ou la fièvre puerpérale. Théoriquement, elle peut en effet être utile dans ces affections ; mais, comme elle n'a été encore que peu ou point employée pour elles, nous ne savons rien de précis en ce qui concerne son efficacité, et nous discuterons seulement l'opération dans les cas d'hémorrhagie profuse. Son action est probablement double : 1° restitution du sang qui a été perdu ; 2° apport supplémentaire d'une quantité de sang suffisante pour stimuler la contraction du cœur et assurer la circulation jusqu'à ce que du sang nouveau soit créé. L'influence de la transfusion comme un moyen de réparer la perte du sang doit être légère; en effet, la quantité nécessaire pour produire une action est généralement très minime, et jamais assez grande pour contrebalancer celle qui a été perdue. Son action stimulante est sans doute beaucoup plus importante, et, si l'opération est faite avant que les forces vitales ne soient complètement épuisées, son effet est souvent très sensible.

Dans les premières opérations, on employa toujours du sang d'animaux inférieurs, en général celui du mouton. Le Dr Blundell pensait que ce sang ne pouvait donner de bons résultats. Mais des observations récentes, par exemple celles qui ont été publiées par Keene, qui employa du sang d'agneau dans douze cas [1], ont démontré d'une façon concluante que cette opinion est erronée. Brown-Séquard a prouvé que les expériences de Blundell ont échoué avec du sang animal, parce qu'il en avait employé une quantité trop considérable, et l'avait injecté trop vite, et en outre parce que son sang était trop riche en acide carbonique et trop pauvre en oxygène. Il a montré que le succès de l'opération dépend en grande partie de ces points, et que le sang qui contient assez d'acide carbonique pour être noir peut empoisonner directement, à moins qu'il ne soit injecté en très petite quantité et avec une lenteur excessive. Par conséquent, il est certain que le sang de quelques espèces animales, surtout de celles dont les globules sont moins grands que ceux du sang humain, comme le mouton, peut être employé avec confiance ; mais, dans ces dernières années, on a presque toujours pratiqué la transfusion avec le sang de l'homme seulement, et il doit en être ainsi, pour bien des raisons.

La grande difficulté pratique de la transfusion a toujours été la coagulation du sang très peu de temps après son extraction

1. *Lond. med. Record*, déc. 31, 1873.

des vaisseaux. Lorsque du sang fraîchement répandu est exposé à l'air, la fibrine se solidifie rapidement, au bout de trois ou quatre minutes en général, et parfois beaucoup plus tôt. Il est évident que dès que la coagulation de la fibrine est commencée le sang est, *ipso facto*, impropre à la transfusion, non seulement parce qu'il est plus difficile de le faire passer à travers les appareils à injection, mais surtout à cause du danger qu'il y aurait à lancer dans la circulation de petites masses de fibrine coagulée, qui produiraient des embolies. Donc, si l'on ne fait aucun essai pour prévenir cette difficulté, il est essentiel, quel que soit l'appareil dont on se serve, d'activer l'opération, pour injecter le sang avant que la coagulation de la fibrine n'ait commencé. C'est là une objection grave, car dans toute la chirurgie il n'existe pas d'opération où le calme et la réflexion soient aussi indispensables, d'autant plus que la présence des parents de la malade dans ces cas désespérés exige du médecin et de ses aides le plus grand sang-froid et une entière liberté d'esprit.

Méthodes pour y obvier. Tous les perfectionnements récents ont eu pour but d'éviter la coagulation, et pratiquement on y est arrivé par l'un des trois procédés suivants : 1º transfusion immédiate de bras à bras, sans laisser le sang exposé à l'air, selon la méthode proposée par Aveling ; 2º adjonction au sang de quelque agent chimique qui ait la propriété d'empêcher la coagulation ; 3º extraction de toute la fibrine, en provoquant sa coagulation, puis filtrant le sang, de manière à n'injecter que du sang liquide et des globules.

Comme le succès de l'opération dépend tout à fait de la méthode qu'on a adoptée, il sera bon, avant d'aller plus loin, de considérer brièvement les avantages et les inconvénients de chacune d'elles.

Transfusion immédiate. 1º La méthode de la transfusion immédiate a été dans ces dernières années très expérimentée par le Dr Aveling, qui a inventé un appareil ingénieux pour la pratiquer. Il consiste essentiellement en une réduction de l'irrigateur Higginson, sans valvules, avec une petite canule d'argent à chaque extrémité. Une des canules est introduite dans la veine de la personne qui donne le sang, l'autre dans la veine de la malade, et par une manœuvre particulière de l'irrigateur, que nous décrirons plus bas, le sang est charrié d'une veine dans l'autre. On doit admettre que, si l'on ne rencontrait pas de difficultés pratiques, cet instrument serait théoriquement admirable, il n'est donc pas surprenant que les médecins l'aient accueilli avec la plus grande faveur. Toutefois je ne puis m'empêcher de penser que cette opération n'est pas si simple qu'elle le paraît au premier abord, et qu'il lui manque un des éléments essentiels à tout procédé de transfusion. Une de mes objections est qu'il doit être difficile de manœuvrer cet appareil sans une grande habitude. Je m'en suis assuré en priant mes élèves de le faire après avoir lu les détails de l'opération, et j'ai vu qu'ils ne réussissaient pas toujours. Naturellement, on peut dire qu'il est facile d'acquérir l'adresse nécessaire, c'est incontestable ; mais, lorsqu'on est dans l'obligation de pratiquer la transfusion, on n'a certainement pas le temps de s'exercer avec l'instrument, et il est indispensable qu'un appareil, pour être universellement applicable, puisse être manœuvré sur l'heure, sans qu'on en ait aucune expérience. Il faut en outre plusieurs aides, car il n'est pas sûr que celui qui prête ses veines ait une circulation suffisante pour fournir le supplément dont on a besoin, et il est possible que l'appareil soit dérangé par l'agitation et les mouvements de la malade. Pour ces motifs, il me semble que la méthode de la transfusion immédiate n'est pas si simple, ni si généralement applicable que la défibrination. Toutefois, il est impossible de ne pas reconnaître ses mérites, et certainement elle est digne d'être mieux étudiée et perfectionnée.

Un autre mode de transfusion immédiate est celui qui est recommandé par Roussel [1], dont l'appareil a récemment attiré l'attention. Il possède des avantages incontestables et peut sans doute faciliter beaucoup l'opération, mais il a le grand

1. *Obstetrical Transactions*, vol. XVIII.

inconvénient de coûter fort cher et d'être compliqué : je ne le crois donc pas appelé à entrer dans la pratique courante.

Addition au sang d'agents chimiques qui empêchent la coagulation.

2° La seconde méthode pour obvier aux dangers de la coagulation est l'addition au sang de quelque substance qui l'empêche de se produire. On connaît en effet quelques sels qui ont cette propriété, et les expériences faites sur des cholériques ont prouvé que quelques-uns d'entre eux peuvent être injectés dans le système veineux sans inconvénient. Cette méthode a été surtout préconisée par le Dr Braxton Hicks, qui emploie une solution de 100 grammes de phosphate de soude dans un demi-litre d'eau, 200 grammes environ de cette solution étant ajoutés à la quantité de sang qui doit être injectée. Il rapporte [1] quatre observations dans lesquelles ce procédé fut employé avec succès, du moins en ce qui concerne l'arrêt de la coagulation. Nous pouvons certainement faire ainsi l'opération avec réflexion et avec soin, mais la méthode a l'inconvénient d'être un peu compliquée ; il peut même arriver que nous n'ayions pas sous la main les agents chimiques. Il est également difficile de savoir quelle quantité de liquide on doit injecter, et il est probable que dans quelques cas on a embarrassé sérieusement l'action du cœur et compromis le succès de l'opération. Dans plusieurs cas heureux de transfusion, la quantité de sang injecté a été très petite, pas plus de 60 grammes. Le Dr Richardson propose d'empêcher la coagulation en ajoutant au sang un peu d'ammoniaque liquide, dans la proportion de deux gouttes diluées dans vingt gouttes d'eau, pour 30 grammes de sang.

Défibrination du sang.

3° La dernière méthode, celle que je crois, en somme, la plus simple et la plus efficace, est la défibrination. Elle a été surtout expérimentée en Angleterre par le D[r] Mc Donnell, de Dublin, qui a publié plusieurs observations intéressantes dans lesquelles il l'a employée, et à l'étranger par Martin, de Berlin, et de Belina, de Paris. La manière d'enlever la fibrine est d'une simplicité extrême et prend à peine quelques minutes.

1. *Guy's hosp. Reports*, vol. XIV.

Un autre avantage, c'est que le sang qu'on doit transfuser peut être préparé tranquillement dans une pièce voisine, de sorte que l'opération est faite avec le plus grand calme et avec réflexion, et que celui qui donne son sang n'est ni excité ni ému par la vue qu'un moribond peut lui causer, ce qui empêche quelquefois son sang de couler librement, ainsi que le Dr Hicks l'a parfaitement signalé. Les recherches de Panum, de Brown-Séquard et d'autres auteurs ont démontré que les globules sanguins sont les vrais éléments vivifiants, et que le sang défibriné agit aussi bien, à tous égards, que celui qui contient de la fibrine. Il est prouvé que la fibrine est reproduite au bout de très peu de temps [1], et les recherches modernes tendent à la faire regarder, non comme un élément essentiel du sang, mais comme un produit excrémentitiel, résultant d'une dégradation ; elle peut donc être avantageusement enlevée. Un autre effet de la défibrination est d'exposer librement à l'air les globules, qui absorbent de l'oxygène et se débarrassent de leur acide carbonique ; on évite ainsi les dangers que Brown-Séquard a signalés et qui résultent de l'emploi d'un sang contenant trop d'acide carbonique. Il n'y a donc aucune objection physiologique à l'extraction de la fibrine ; ce procédé résout en outre toutes les difficultés pratiques de l'opération. Le filtrage auquel est soumis le sang défibriné enlève toute crainte d'injecter un liquide contenant la moindre parcelle de fibrine, les risques d'embolies sont donc moindres qu'avec tout autre procédé. Je n'ai expérimenté personnellement que trois fois cette méthode, et deux fois elle m'a si bien réussi, que je n'ai aucune objection à lui faire. Je serais enclin à dire que la transfusion, ainsi pratiquée, est une des opérations chirurgicales les plus simples, opinion pleinement confirmée par les expériences de Mc Donnell et d'autres auteurs.

Le nombre d'observations de transfusion n'est peut-être pas suffisant pour qu'on puisse formuler des conclusions exactes. Il est certain cependant que la transfusion a souvent été le seul
Statistiques.

1. Panum, *Virchow's Arch.*, vol. XXVII.

moyen de relever des malades qui étaient sur le point de mourir, et après l'infructueux emploi de tous les autres traitements. Le professeur Martin rapporte 57 observations, dans 43 desquelles la transfusion réussit complètement ; dans 7, le succès fut passager; dans les 7 autres, on ne put obtenir la réaction. Le Dr Higginson, de Liverpool, sur 15 cas, a eu 10 succès. Ces résultats sont encourageants, et ils suffisent pour prouver que l'opération offre au moins des chances sérieuses de succès ; aucun accoucheur ne serait donc fondé à la négliger, lorsque la femme est épuisée par une hémorrhagie profuse. Il est à souhaiter aussi que de nouvelles expériences viennent confirmer ses bons effets dans d'autres cas pour lesquels on a conseillé son emploi, mais sans y avoir jamais eu recours.

Dangers possibles de l'opération. Les risques possibles de l'opération semblent être le danger d'injecter de petites parcelles de fibrine qui forment des embolies, ou des bulles d'air, ou encore de surcharger l'action du cœur par une injection trop rapide ou trop considérable. On peut éviter ces accidents, dans une certaine mesure, en apportant une grande attention à l'opération, et il ne paraît pas, dans les observations signalées, qu'ils aient jamais été mortels. Nous devons aussi nous rappeler que la transfusion ne sera que rarement pratiquée, jamais même, à moins que la femme ne soit dans un état qui ne laisse que fort peu d'espoir de guérison, alors que des procédés encore plus hasardeux seraient pleinement justifiés.

Cas où la transfusion est applicable. Les cas où la transfusion peut être faite sont ceux dans lesquels la femme est réduite à un état d'épuisement extrême à la suite d'une hémorrhagie pendant ou après l'accouchement ou une fausse couche, que cet épuisement soit causé par les pertes répétées du placenta prævia, ou par une hémorrhagie post-puerpérale soudaine et excessive. L'opération ne sera tentée que lorsque des moyens plus simples auront échoué, ou lorsque certains symptômes indiquent que la vie est près de s'éteindre. Si la femme est pâle et froide, avec un pouls nul ou à peine perceptible, si elle est incapable d'avaler, ou qu'elle vomisse sans cesse, si elle est sans connaissance, s'il survient de l'excitation, des convulsions ou des évanouissements répétés, si la pupille ne se contracte pas sous l'influence de la lumière, il est évident que le danger est imminent, et c'est dans de telles circonstances que la transfusion, pratiquée assez tôt, offre des chances sérieuses de succès. Il ne s'ensuit pas nécessairement, parce qu'il existe l'un ou l'autre de ces symptômes, qu'il n'y ait plus aucune chance de guérison par le traitement ordinaire ; et tous les praticiens ont vu des femmes se remettre après avoir été dans un état en apparence absolument désespéré. Mais lorsque quelques-uns de ces symptômes apparaissent ensemble, les chances de guérison sont très minimes, et la transfusion est alors pleinement justifiée, d'autant plus qu'on ne peut jusqu'ici lui imputer directement aucun résultat funeste. Mais, de même que toutes les autres opérations obstétricales, on la propose plutôt trop tard que trop tôt, et, dans quelques-unes des observations où ses insuccès sont constatés, elle ne fut pratiquée qu'au moment où la respiration avait cessé, alors que la femme était déjà morte. On a dit parfois que la transfusion devait être employée seulement lorsque l'utérus est fortement rétracté, afin que le sang injecté ne ressorte pas à travers les sinus utérins. Les cas où ce fait s'est présenté sont très rares ; si on en observait un, on pourrait arrêter l'écoulement du sang par une injection de perchlorure de fer dans l'utérus.

En décrivant l'opération, je me contenterai d'examiner la méthode d'Aveling ou de transfusion immédiate, et l'injection de sang défibriné. Je me considère comme dispensé d'énumérer tous les appareils complexes qui ont été inventés pour injecter du sang pur, parce que je crois que les difficultés pratiques sont trop grandes pour que cette méthode puisse nous être utile. La grande objection à ces instruments est leur prix et leur complication ; pendant qu'on préparerait un de ces appareils spéciaux, l'heure de son application serait passée, et tous les bénéfices de la transfusion perdus. On en a besoin soudainement, on peut être dans un endroit où il soit impossible d'en trouver un, il est donc indispensable de démontrer que la transfusion peut être faite avec sécurité et efficacité au moyen des appareils les plus simples. Dans plusieurs cas suivis de succès, on se servit d'une seringue ordinaire ; une fois, en l'absence de tout autre instrument, d'une seringue qui était parmi des jouets d'enfant. Il m'est arrivé à moi-même de me servir d'une seringue qu'on alla chercher dans une phar-

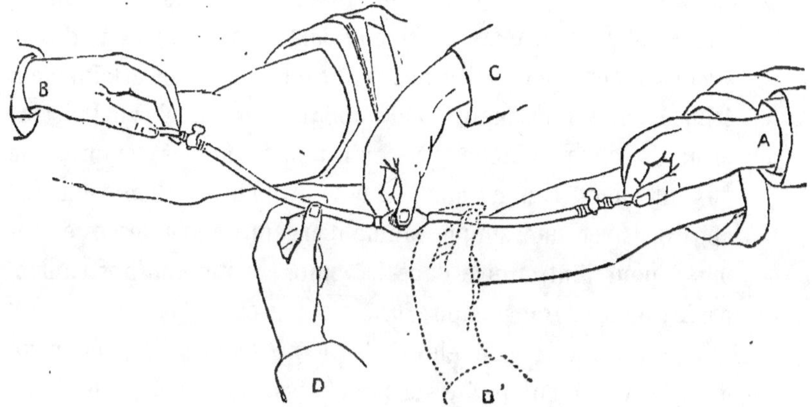

Fig. 170. — Transfusion du sang avec l'appareil d'Aveling.

macie voisine, mon appareil à transfusion ne marchant pas d'une manière satisfaisante.

Dans la transfusion immédiate (fig. 170), celui qui donne son sang est assis auprès de la malade, et la veine du bras de chacun d'eux ayant été ouverte, on y introduit les canules d'argent qui terminent les deux extrémités de l'instrument (A, B). On comprime le tube entre le renflement et la femme (D), pour faire le vide, et le renflement se remplit du sang de celui qui le fournit. Le doigt est alors enlevé et va fermer l'autre tube (D') ; puis la compression du renflement chasse ce qu'il contient dans la veine de la malade. Le renflement doit contenir environ trois grammes cinquante, de façon qu'on puisse calculer la quantité injectée au bout d'un certain nombre de compressions. On évite le risque d'injecter de l'air en remplissant la canule avec de l'eau qui est injectée avant le sang.

On se sert de divers procédés pour injecter du sang défibriné. L'instrument de Mc Donnell est un simple cylindre avec un bec, dont le sang est chassé par la pesanteur. Lorsque la force propulsive est insuffisante, on augmente la pression en soufflant dans l'extrémité ouverte du récipient. L'instrument de de Belina est basé sur le même principe; seulement la pression atmosphérique est remplacée par un appareil semblable au pulvérisateur de Richardson, attaché à l'une des extrémités. L'idée est simple, mais il est douteux que la pesanteur donne à l'instrument une puissance suffisante, et il a certainement échoué entre mes mains. J'ai appliqué des valvules à l'instrument d'Aveling, de telle sorte qu'il fonctionne par compression du renflement, comme une seringue ordinaire d'Higginson. Cet appareil, avec une simple canule d'argent à l'une de ses extrémités, pour l'introduire dans la veine, constitue un instrument parfait pour la transfusion; il ne tient presque pas de place, et son prix est très peu élevé. Si on ne l'a pas sous la main, on se servira d'une petite seringue à bec suffisamment fin.

Le premier temps de l'opération est la défibrination du sang, qui doit se faire, si c'est possible, dans une pièce voisine de celle où est couchée la malade. Le sang qu'on veut injecter sera pris au bras d'un homme fort et en bonne santé. Sa qualité n'est pas indifférente, et dans quelques cas on a attribué l'insuccès de l'opération à ce que le sang avait été pris sur une femme débile. Celui qu'on recueille d'une femme peut être insuffisant; par conséquent, bien qu'il soit prouvé qu'un mélange de sang de deux ou trois personnes n'a aucun inconvénient, le changement serait une cause de retard, et il vaut mieux ne pas s'y exposer. La veine étant ouverte, on en retire 250 ou 300 grammes de sang, qu'on reçoit dans un vase très propre, un verre à dessert par exemple. A mesure que le sang coule, on l'agite vivement avec une fourchette d'argent ou un bâton de verre, et il se forme très rapidement des filaments de fibrine. Il est alors filtré à travers un morceau de mousseline à mailles fines, préalablement trempée dans de l'eau chaude, et il tombe dans un second vase qui flotte au milieu d'une certaine quantité d'eau à la température de 40° environ. Ce filtrage retient la fibrine et les bulles d'air qui résultent de l'agitation, et, si l'on n'est pas très pressé, on peut le recommencer une seconde fois. Si le vase reste plongé dans l'eau chaude, le sang ne risque pas de se refroidir, et nous pouvons alors préparer le bras de la malade pour l'injection.

Manière de mettre la veine à nu pour l'injection. C'est là la partie la plus délicate et la plus difficile de l'opération, parce que les veines sont généralement vides et aplaties, et on ne les trouve pas facilement. Le meilleur moyen de les mettre à nu est celui qu'emploie Mc Donnell ; il pince un pli de peau à l'angle du coude et le traverse avec un ténotome fin ou un scalpel, faisant ainsi dans les téguments une plaie ouverte au fond de laquelle on voit la veine. Un stylet est alors glissé sous la veine qu'on veut ouvrir, pour ne pas la perdre pendant toute l'opération. Ce point a une certaine importance, et c'est pour avoir négligé cette précaution qu'il m'est arrivé d'être obligé d'ouvrir une autre veine que celle que j'avais d'abord choisie. Soulevant alors avec une pince une portion de la veine, on y fait une ponction pour le passage de la canule.

Injection du sang. Le sang préparé est apporté près du lit, et, l'appareil ayant été préalablement rempli de sang pour éviter les risques d'une injection de bulles d'air, la canule est introduite dans l'ouverture faite à la veine, et la transfusion commence. Il faut toujours songer que cette partie de l'opération doit être conduite avec le plus grand soin, le sang introduit très doucement, et Effets d'une transfusion avec succès. ses effets sur la malade attentivement surveillés. On peut pousser l'injection jusqu'à ce qu'elle ait produit quelque effet perceptible ; en général, c'est la réapparition du pouls, d'abord au cœur, puis au poignet, une augmentation de la chaleur du corps, la respiration plus forte et plus fréquente, et un peu plus d'animation dans la physionomie et le regard. Quelquefois on a signalé de l'agitation des bras, ou des mouvements spas-modiques. La quantité de sang nécessaire pour produire ces effets varie beaucoup, mais en général elle est minime. 60 gr. ont parfois suffi, et en moyenne il en faut de 120 à 180 gr., bien que dans quelques cas on en ait injecté 300 et même 600. La règle pratique est de faire l'injection très lentement, jusqu'à ce qu'on observe un résultat perceptible ; si la respiration de-vient embarrassée ou fréquente, nous devons supposer que nous avons injecté trop de sang, ou trop rapidement ; l'opéra-tion sera alors suspendue, et ne devra être reprise que lorsque ces symptômes inquiétants auront disparu. Il peut arriver que les effets de la transfusion aient été tout à fait satisfaisants, mais qu'il y ait encore une tendance à la syncope. On la com-battra par les stimulants et un traitement général ; si ces moyens échouent, il n'y a aucune raison pour qu'on ne revienne pas à une nouvelle injection après la disparition des effets de la première.

Les effets de la transfusion dans les cas heureux méritent d'être surveillés attentivement. On rapporte quelques observa-tions dans lesquelles la mort survint au bout de quelques semaines avec des symptômes de pyoémie. Mais ces faits sont encore trop peu connus pour justifier des conclusions positives.

Effets secondaires de la transfusion

CINQUIÈME PARTIE

DE L'ÉTAT PUERPÉRAL

CHAPITRE PREMIER

DES SOINS A DONNER A LA FEMME PENDANT L'ÉTAT PUERPÉRAL

Les soins à donner à la femme après l'accouchement, et l'in-telligence des maladies qui peuvent survenir à cette période, s'expliquent aisément par l'étude des phénomènes qui suivent les couches, et les modifications que subit le système maternel pendant l'état puerpéral. Nul doute que l'accouchement normal ne soit une fonction physiologique non morbide, et que le rétablissement de la femme doive être exempt de toute complication. Mais il ne faut pas oublier que pas une seule femme ne se trouve dans des conditions absolument physiologiques. Tout ce qui environne la femme en couches, les effets de la civilisation, les écarts de régime, le défaut de propreté, la contagion et cent autres choses qu'il est impossible d'apprécier, ont une influence considérable sur les résultats de l'enfantement. Il en découle que le travail, même dans les conditions les plus favorables, expose à des dangers de toutes sortes.

Il n'est pas facile de déterminer avec certitude quelle est la mortalité attribuable à l'enfantement dans la pratique ordinaire, parce que les résultats donnés par les rapports du registre général, ou puisés à des sources particulières, sont sujets à une foule d'erreurs. L'estimation qui paraît se rapprocher le plus de la vérité est celle du Dʳ Matthews Duncan[1] ; il a calculé, d'après des statistiques d'origines diverses, qu'il ne mourait pas moins d'une femme sur 120, dans le mois qui suit l'accouchement, parmi celles qui ont été délivrées à terme ou à peu près. Cette proportion indique une mortalité beaucoup plus élevée que celle qui est admise généralement dans les circonstances favorables. Elle se rapproche cependant d'une estimation qui a été faite par Mc Clintock : une mort pour 126[2] en Angleterre et dans le pays de Galles, et une pour 146 dans la classe élevée et la classe moyenne, où les conditions doivent naturellement être considérées comme plus favorables. Ces calculs sont sujets à bien des erreurs, parce qu'ils renferment tous les cas de mort survenue dans les quatre semaines après l'accouchement, et les causes de quelques-unes d'entre elles sont tout à fait étrangères à l'état de puerpéralité.

Mais il n'y a pas que les morts à considérer. Tous les praticiens savent qu'une grande quantité de leurs clientes souffrent d'affections diverses qui peuvent être directement imputées aux effets de la maternité. Il est impossible d'arriver sur ce point à aucune conclusion statistique, mais cette influence est très sensible et très importante en ce qui concerne la santé des mères.

Altérations du sang après l'accouchement. J'ai déjà parlé de l'état du sang pendant la grossesse ; son action sur la puerpéralité est considérable. L'hyperinose, déjà très marquée, s'accentue encore fortement par suite des modifications qui surviennent immédiatement après la naissance de l'enfant ; en effet, le large torrent sanguin qui se dirigeait sur l'utérus est subitement arrêté, et l'organisme doit se débarrasser d'une quantité de matériaux inutiles qui sont lancés dans la circulation par suite de la dégénérescence des fibres musculaires de l'utérus. Tous les canaux excréteurs par lesquels ils sont éliminés sont donc appelés à une grande activité. En outre, si l'on considère les conditions de la dégénérescence

---

1. *The mortality of Childbed* (*Edin. med. Journ.*, nov. 1869).
2. *Dublin Quaterly Journ.*, Aug. 1869.

elle-même, les larges vaisseaux ouverts à la face interne de l'utérus, la dénudation partielle de cette surface, les voies d'absorption nées des petites déchirures du col ou du vagin, on ne sera certes pas surpris de la fréquence des maladies septiques.

Considérons successivement les diverses modifications qui surviennent après l'accouchement, et nous pourrons ensuite étudier convenablement les soins rationnels à donner à la femme pendant l'état puerpéral.

On observe après la plupart des accouchements une secousse nerveuse ou un certain degré d'épuisement, phénomène quelquefois absent, quelquefois très prononcé. Il est proportionné à la sévérité du travail et à la susceptibilité de la femme, il est donc plus marqué chez celles qui ont souffert de fortes contractions, qui ont été soumises à des efforts musculaires considérables, ou qui ont été épuisées par une hémorrhagie excessive. Il se reconnaît à une sensation d'ébranlement et de fatigue, et il n'est pas rare qu'il y ait quelques frissons passagers, bientôt suivis d'un sommeil réparateur. La susceptibilité nerveuse est extrême pendant longtemps après la délivrance; elle indique à la femme la nécessité de se tenir autant que possible à l'abri de toute cause d'excitation.

Immédiatement après l'accouchement, le pouls tombe, et nous en avons déjà fait ressortir l'importance, parce que c'est un indice du bon état de la femme. L'état du pouls a été soigneusement étudié par Blot [1]. Il a montré que ce ralentissement, en rapport, selon lui, avec une augmentation de la tension artérielle, par suite de l'arrêt subit de la circulation utérine, persiste, presque toujours, pendant longtemps après l'accouchement; et au point de vue de son importance clinique, pendant toute cette période, la femme peut être considérée comme dans de bonnes conditions. Quelquefois la lenteur du pouls est remarquable, on a compté 50 et même 40 pulsations seulement par minute. Toute exagération dans la rapidité, surtout si elle persiste, doit être notée avec soin et faire naître

1. *Arch. gén. de méd.*, 1864.

des soupçons. Toutefois il faut se rappeler que chez les femmes qui viennent d'accoucher les circonstances les plus simples peuvent provoquer une subite élévation du pouls. Ces faits sont familiers à tous les accoucheurs, qui ont des occasions fréquentes de les observer après une excitation ou une fatigue passagère. Dans les hôpitaux d'accouchement, on a généralement observé que tout accident grave provoque une élévation du pouls chez toutes les autres femmes qui en ont connaissance.

Température pendant l'état puerpéral. La température chez la femme en couches fournit des renseignements précieux. Elle subit une légère élévation pendant et peu de temps après le travail, mais elle tombe bientôt, parfois même plus bas que le niveau normal. Squire a trouvé que la chute survient dans les 24 heures, quelquefois dans les 12 heures, après la terminaison de l'accouchement [1]. Pendant quelques jours, il peut exister une légère élévation, causée probablement par l'oxydation rapide qui résulte de l'involution utérine. Au bout de quarante-huit heures environ, l'élévation est due à l'établissement de la lactation, et elle atteint un demi-degré ou un degré au-dessus du niveau normal; mais elle tombe aussitôt que la sécrétion du lait est librement établie. Crede [2] a démontré aussi qu'il peut survenir, à n'importe quel moment, des élévations de température rapides, mais passagères, sous l'inflence de causes banales, par exemple la constipation, un écart de régime, ou l'excitation cérébrale. Mais chaque fois qu'il existe une élévation de température continue, surtout si elle dépasse 38° et qu'elle s'accompagne de rapidité du pouls, on doit craindre avec raison l'existence de quelque complication.

Sécrétions et excrétions. L'activité des sécrétions et des excrétions diverses est augmentée après l'accouchement. La peau surtout fonctionne avec énergie, et la femme a souvent des sueurs profuses. La sécrétion urinaire est également très abondante ; mais l'évacuation en est souvent difficile, soit à cause d'une paralysie temporaire du col de la vessie, résultat de la compression à laquelle elle a

1. *Puerperal Temperatures, Obstet. Trans.*, vol. IX.
2. *Mon. f. Geburt.*, déc. 1868.

été soumise, soit à cause du gonflement ou de l'occlusion de l'urèthre. Pour la même raison, le rectum est paresseux pendant quelque temps, et la constipation est fréquente. En général, l'appétit est modéré, mais la soif vive.

Au bout de quarante-huit heures environ, la sécrétion du lait s'établit, au milieu de quelques symptômes d'irritation constitutionnelle. Les seins sont souvent gonflés, chauds et douloureux. Il peut se produire, mais pas toujours, quelques troubles généraux : augmentation du pouls, élévation de la température, frissons légers, sentiment vague d'oppression, mais tous ces phénomènes disparaissent rapidement aussitôt que le lait est monté et que les seins sont vidés par la succion. D'après Squire, le phénomène le plus constant est une légère élévation de la température à mesure que le lait est sécrété, avec une chute rapide aussitôt que la lactation est établie. Barker a noté une élévation, soit du pouls, soit de la température, seulement dans 4 cas sur 52 qu'il a soigneusement examinés. Il n'y a pas de doute qu'on ait exagéré énormément l'importance de ce qu'on appelle « la fièvre de lait » ; son existence, en tant que phénomène normal de la puerpéralité, est plus que douteuse. Il est certain toutefois que, dans la petite minorité des cas, il y a des troubles appréciables vers le moment où le lait est formé. Quelques auteurs modernes, Winckel, Grünewaldt et d'Espine nient entièrement les rapports de ces troubles avec la lactation, et en font une septicémie légère et fugace. Graily Hewitt a remarqué qu'on les observe plus communément lorsque la femme a été soumise à un régime débilitant après l'accouchement, surtout si son organisme a été épuisé par une hémorrhagie ou toute autre cause. Cette observation expliquera sans doute la rareté des troubles fébriles pendant la lactation, lorsqu'on ne considère pas la diète comme nécessaire pour les femmes qui viennent d'accoucher. Il est certain que le phénomène auquel on donne le nom de fièvre de lait est tout à fait exceptionnel, et cet état fébrile, quand il existe, est passager. Il est d'observation également qu'il se montre surtout chez

les femmes délicates et maladives, particulièrement chez celles
qui ne nourrissent pas ou ne peuvent pas le faire. Cependant
il n'y a aucune raison suffisante pour le rapporter à la septicémie, même lorsqu'il est très prononcé. Le soulagement qui
survient dès que les seins sont vidés prouve certainement qu'il
est lié à la lactation, et le malaise qui accompagne toujours le
gonflement et la turgescence des mamelles en donnent une
explication suffisante.

Rétraction de l'utérus après la délivrance. Immédiatement après l'accouchement, l'utérus se rétracte
fortement, et on peut le sentir à la partie inférieure de l'abdo-
men sous la forme d'un globe dur et résistant, à peu près du
volume d'une balle de cricket. Au bout de quelque temps, il se
relâche quelque peu, et cette rétraction et ce relâchement alternatifs se produisent, par intervalles, pendant un temps considérable après l'expulsion du placenta. Plus la rétraction est
complète et permanente, plus il y a de sécurité et de bien-être
pour la femme ; car, lorsque l'organe reste en relâchement partiel, les caillots peuvent être retenus dans sa cavité, et, en
même temps, l'air trouve un accès plus facile pour y pénétrer.
Leur décomposition est par conséquent favorisée, et les chances
d'absorption septique sont plus grandes ; si cet accident ne se
produit pas, les fibres musculaires sont excitées à se contracter, en produisant de vives douleurs.

Diminution de volume de l'utérus. Après les premiers jours, le volume de l'utérus diminue avec
une grande rapidité. Vers le sixième jour, il ne fait plus qu'une
saillie de quatre à cinq centimètres au-dessus du détroit supérieur, le onzième jour, on ne le sent plus par le palper abdominal.
Toutefois il a encore un gonflement appréciable par le toucher
vaginal, et, si l'on a occasion de faire un examen interne, on peut
sentir, pendant plusieurs semaines après l'accouchement, la
paroi du segment inférieur de l'utérus, avec le col mou et perméable. Ce fait a quelquefois une valeur pratique dans les cas
où il est nécessaire de diagnostiquer un accouchement récent ;
dans ces circonstances, ainsi que l'a signalé Simpson, la sonde
utérine nous permettra de reconnaître que la cavité de la ma-

trice est considérablement allongée. L'utérus et le col ne sont revenus à leur état normal que six semaines ou deux mois après l'accouchement. Ces observations sont confirmées par les recherches sur le poids de l'organe aux différentes périodes qui suivent la délivrance. Ainsi Heschl [1] a démontré que l'utérus, immédiatement après l'accouchement, pèse environ de 650 à 700 grammes ; au bout d'une semaine, il pèse de 550 à 600 grammes ; à la fin de la seconde semaine, de 300 à 320 grammes seulement. A la fin de la troisième semaine, il pèse de 150 à 200 grammes, et ce n'est qu'à la fin du second mois qu'il est revenu à son poids normal. Il paraîtrait donc que la diminution la plus rapide a lieu pendant la deuxième semaine après l'accouchement.

Poids de l'organe après l'accouchement.

Cette diminution de volume s'opère par une transformation des fibres musculaires énormément hypertrophiées en molécules graisseuses qui sont absorbées par le système vasculaire de la femme ; celui-ci se charge donc d'une quantité considérable de matériaux usés. Heschl a démontré que la masse tout entière des muscles utérins hypertrophiés est enlevée et remplacée par des fibres de formation nouvelle qui commencent à se développer vers la quatrième semaine après l'accouchement, toutes les modifications étant terminées vers la fin du second mois. En général, le processus d'involution s'opère sans interruption, mais il peut être entravé par diverses causes, par exemple un effort prématuré, une maladie intercurrente, et, très probablement, si la femme n'allaite pas. Dans ce cas, l'utérus reste souvent volumineux, développé, en état d'involution incomplète, prédisposé par conséquent à des affections ultérieures.

Transformation graisseuse des fibres musculaires.

Williams a attiré l'attention sur les modifications qui surviennent dans les vaisseaux utérins ; quelques-unes d'entre elles sont permanentes et peuvent, si ces recherches sont confirmées par de nouvelles observations, nous permettre de distinguer un utérus nullipare de celui qui a été développé par

Modifications dans les vaisseaux de l'utérus.

1. *Researches on the conduct of the human uterus after delivery.*

la grossesse : question importante au point de vue médico-légal. Après une grossesse, il a trouvé le calibre de tous les vaisseaux augmenté. Les tuniques des artères sont épaissies et hypertrophiées, et ce phénomène est encore persistant dans l'utérus de femmes âgées qui n'ont pas eu d'enfants depuis fort longtemps. Les sinus veineux, surtout au siège de l'inser-

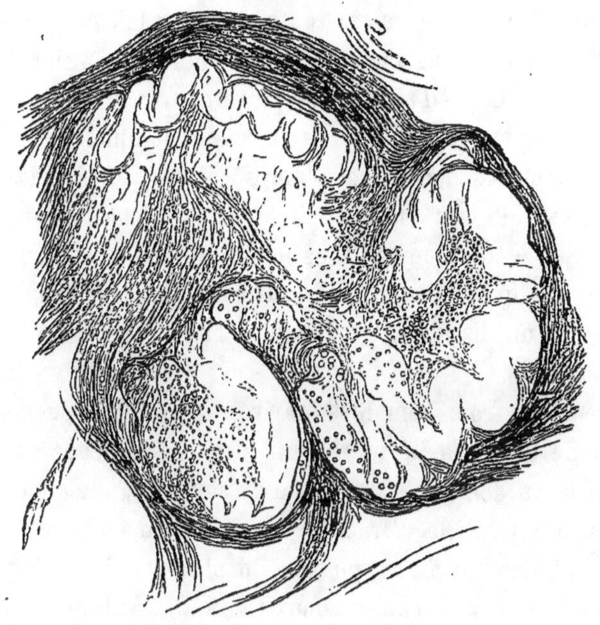

Fig. 171. — Coupe d'un sinus utérin au siège du placenta, neuf semaines après l'accouchement (d'après Williams).

tion placentaire, ont aussi leurs parois très épaisses et involutées, avec un petit caillot central (fig. 171). Cet épaississement atteint ses plus grandes dimensions dans le troisième mois qui suit l'accouchement, mais on en retrouve encore des traces au bout de dix ou douze semaines au moins.

Modifications dans la muqueuse utérine.

Les modifications qui surviennent dans la membrane muqueuse utérine après l'accouchement ont une importance capitale au point de vue de l'étude de la puerpéralité; nous les avons déjà discutées en décrivant la caduque (page 100). La cavité est tapissée d'une couche gris rougeâtre de sang et de fibrine. Les orifices béants des sinus utérins sont encore visibles, surtout au siège de l'insertion du placenta, et on peut apercevoir des thrombus faisant saillie de leur intérieur. L'insertion placentaire est très distinctement apparente, sous forme d'une tache irrégulièrement ovale, où la muqueuse est plus épaisse qu'ailleurs.

Le vagin se rétracte bientôt, et au bout d'un mois il a repris ses dimensions normales; toutefois, chez les femmes mères, il reste toujours plus lâche et moins rugueux que chez les nullipares. La vulve, d'abord très large et très distendue, reprend aussi sa forme première: Les parois abdominales restent flasques et lâches pendant un temps considérable, et les rayures blanches qui ont été produites par la distension de la peau persistent généralement sous forme de marques permanentes. Chez quelques femmes, surtout lorsqu'on a négligé l'application d'un bandage convenable, l'abdomen reste flasque et pendant.

Pendant trois semaines environ après l'accouchement, il s'écoule de la cavité utérine un flux, connu sous le nom de *lochies*. Au début, c'est presque du sang pur, mélangé de quelques caillots. Si la rétraction de l'utérus n'a pas été suffisamment obtenue après l'expulsion du placenta, il s'échappe avec les lochies, pendant un ou deux jours, des caillots d'un volume souvent considérable. Trois ou quatre jours après, le caractère sanglant des lochies est modifié : elles ressemblent à de l'eau rousse et sont appelées *lochia rubra* ou *cruenta*. D'après les recherches de Wertheimer [1], elles se composent alors principalement de globules sanguins, mélangés à des plaques épithéliales, de corpuscules muqueux, et des débris de la caduque. L'aspect de l'écoulement se modifie peu à peu, au bout de sept ou huit jours il a perdu sa coloration rougeâtre : c'est un liquide pâle et vert, d'une odeur particulièrement nauséabonde et désagréable, et on l'appelle vulgairement « les eaux vertes ». Il ne contient plus qu'une quantité minime de globules sanguins, qui diminue de jour en jour, mais un nombre

1. Virchow's *Arch.*, 1861.

considérable de globules de pus, constituant le principal élément des lochies jusqu'à leur disparition. On y observe en outre des plaques épithéliales, des granulations graisseuses, des cristaux de cholestérine, et parfois de petits infusoires qui ont été appelés le « trichomonas vaginalis »; mais ils ne sont pas constants.

La quantité des lochies varie beaucoup, et chez certaines femmes elle est habituellement plus grande que chez d'autres. Dans les circonstances ordinaires, elles sont très minimes après la première quinzaine, mais elles peuvent persister en assez grande abondance pendant un mois et même davantage, sans amener de complications fâcheuses. On les a vues redevenir rouges, et plus abondantes, sous l'influence de la plus légère excitation ou du moindre trouble. Si l'écoulement rouge persiste pendant assez longtemps, on peut soupçonner avec raison quelque chose d'anormal, et il n'est pas rare de trouver du côté du col de petites excoriations qui ont été mal cicatrisées. Il est parfois aussi la conséquence d'un effort prématuré qui a entravé l'involution de l'utérus ; on ne devra pas permettre à la femme de se lever tant que ces lochies colorées n'auront pas disparu.

Quelquefois les lochies ont une odeur extrêmement fétide, et on doit y apporter une certaine attention, parce qu'elle est souvent le signe d'une rétention et d'une putréfaction de caillots qui peuvent donner lieu à une infection putride. Toutefois il n'est pas rare que les lochies conservent longtemps l'odeur la plus désagréable sans résultats fâcheux. La fétidité devra toujours être surveillée, et nous la ferons disparaître en prescrivant à la garde d'irriguer le vagin matin et soir avec du liquide de Condy et de l'eau ; s'il existe en même temps de la rapidité du pouls et une température élevée, il est indispensable de prendre d'autres mesures, qui seront indiquées plus bas.

Les *tranchées utérines* (after-pains), que quelques nouvelles accouchées redoutent encore plus que les douleurs du travail, sont des contractions irrégulières, survenant au bout d'un temps variable après l'accouchement, et provoquées par les efforts de l'utérus pour se débarrasser des caillots qui se sont formés dans sa cavité. Si donc on a soin d'assurer une rétraction complète et permanente après le travail, ces coliques peuvent ne pas se produire, ou au moins elles sont plus légères. Il est évident qu'elles dépendent de l'inertie utérine, et en effet il est facile d'observer qu'elles sont plus rares chez les primipares, parce que la contraction de l'utérus doit être plus efficace, et qu'elles sont plus fréquentes chez les femmes qui ont déjà eu plusieurs enfants. C'est une complication prévue et qui ne doit causer aucun souci; elles sont plutôt salutaires que nuisibles, car, s'il y a des caillots emprisonnés dans l'utérus, il est à souhaiter qu'ils soient expulsés rapidement. Les tranchées utérines commencent, en général, quelques heures après l'accouchement, et continuent, dans les cas douloureux, pendant trois ou quatre jours, mais rarement davantage. Lorsqu'elles ont atteint leur summum d'intensité, l'expulsion d'un caillot les apaise souvent. On les distingue facilement des douleurs provoquées par des causes plus sérieuses, parce qu'on peut sentir l'utérus développé se durcir sous leur influence, la matrice n'est pas souple à la pression, et il n'existe pas de symptômes constitutionnels.

Les soins à donner aux femmes après leurs couches ont beaucoup varié aux différentes époques, selon la mode ou les théories. La crainte de l'inflammation a longtemps influencé l'esprit professionnel, et causé l'adoption d'un régime strictement antiphlogistique, qui conduisait à une convalescence tardive. Lorsqu'on eut reconnu le caractère essentiellement physiologique de l'accouchement, on revint à des idées plus saines, au profit des malades. Nous devons toujours avoir présents à l'esprit pendant la durée de l'état puerpéral certains faits principaux : la susceptibilité nerveuse qui exige la tranquillité et l'absence de toute excitation, l'importance qu'il y a à favoriser l'involution par un repos prolongé, et les risques de septicémie qu'on écarte par une propreté parfaite et les précautions hygiéniques les plus attentives.

Soins à donner aux femmes après l'accouchement.

Aussitôt que nous nous sommes assurés que l'utérus est parfaitement rétracté et qu'il n'existe plus aucun risque d'hémorrhagie, nous laisserons dormir la femme. Quelques médecins donnent de l'opium, mais c'est une routine déplorable : ce médicament entrave les contractions de l'utérus et produit souvent de mauvais effets. Cependant, si le travail a été long et pénible, et que la femme soit très épuisée, on peut lui administrer avantageusement 15 ou 20 gouttes de la solution de Battley.

On visitera la malade au bout de quelques heures, et à cette première visite on attachera une grande importance à l'examen du pouls, de l'utérus et de la vessie. Pendant toute la période de la convalescence, on comptera soigneusement les pulsations, et, si elles sont fréquentes, on prendra la température. Si le pouls et la température restent dans des limites normales, tout va bien ; nous craindrons au contraire quelque trouble ou quelque complication si l'un est un peu rapide et l'autre élevée. Nous nous assurerons, par la palpation abdominale, que l'utérus n'est pas indûment distendu, et qu'il n'existe pas de sensibilité. Après un jour ou deux, cette précaution est moins indispensable.

Quelquefois la femme ne peut pas uriner; on lui appliquera avantageusement une éponge chaude sur le pubis. Si la rétention d'urine est due à une paralysie temporaire de la vessie, trois ou quatre doses de 20 gouttes d'extrait liquide d'ergot, à des intervalles d'une demi-heure, peuvent produire un bon effet. Il ne faut pas laisser la femme longtemps sans la soulager avec la sonde, parce que la rétention d'urine prolongée peut produire quelques accidents. Il est nécessaire parfois de vider la vessie matin et soir, jusqu'à ce que la femme en soit redevenue maîtresse, ou que le gonflement de l'urèthre ait disparu, ce qui arrive généralement au bout de peu de temps. Il peut se faire que la vessie, largement distendue, laisse tomber de l'urine goutte à goutte par l'urèthre, état de choses fâcheux pour la mère et pour la garde, et qui a souvent pour conséquence la production d'une cystite. L'accoucheur s'affranchira de cet ennui en examinant soigneusement l'état de l'abdomen, car, outre les troubles constitutionnels, il trouvera dans la région hypogastrique une tumeur volumineuse, molle et fluctuante, distincte de l'utérus, qui est rejeté d'un côté ou de l'autre, et à l'aide du cathétérisme il reconnaîtra la vessie distendue.

Si les tranchées utérines sont très douloureuses, on peut donner de l'opium, ou encore, à moins que les lochies ne soient surabondantes, appliquer un cataplasme de farine de graine de lin, arrosé soit de laudanum, soit d'un liniment au chloroforme et à la belladone. Lorsque la rétraction utérine a été soigneusement surveillée, il est rare que les tranchées soient assez violentes pour exiger un autre traitement. En Amérique, on recommande beaucoup la quinine à la dose de 50 centigrammes deux fois par jour, surtout lorsque l'opium a échoué et que les douleurs ont un caractère névralgique; j'ai trouvé que ce médicament réussit extrêmement bien.

Traitement des tranchées utérine douloureuses.

Le régime des nouvelles accouchées réclame toute notre attention, d'autant plus que les vieux préjugés sont encore très en vogue, et qu'il n'est pas rare de rencontrer des mères et des gardes dont l'idée fixe est de vouloir faire prescrire une alimentation débilitante pendant les premiers jours qui suivent l'accouchement. On est complètement revenu de l'erreur de cette méthode; il n'est donc pas nécessaire de la discuter. Toutefois quelques médecins tombent dans l'erreur contraire, en poussant la femme à prendre une nourriture substantielle trop tôt après sa délivrance, avant qu'elle ait regagné son appétit, et provoquent ainsi des nausées et des désordres de l'intestin. Notre meilleur guide en ce point, ce sont les désirs de la femme elle-même. Si, comme cela arrive souvent, elle n'a pas envie de manger, il n'y a aucune raison pour l'engager à le faire. En général, on peut donner, quelque temps après la délivrance, une bonne tasse de bouillon, du pain et du lait, ou un œuf battu dans du lait, et bien des femmes ne demandent pas autre chose le premier jour. Lorsque la femme a faim, il n'y a aucun incon-

Régime et alimentation.

vénient à lui donner une nourriture un peu plus solide, mais facilement digestible, par exemple du poisson blanc, du poulet, du ris de veau, puis, au bout d'un jour ou deux, elle reprendra son régime ordinaire; mais, retenue au lit, elle ne doit pas consommer la même quantité de nourriture que lorsqu'elle se lève et se promène. Le Dr Oldham, dans son discours présidentiel à la Société obstétricale [1], a présenté quelques remarques justes et dignes d'être citées. « Un mois est bientôt passé sous la tutelle d'une garde-couches; mais il ne faut pas pousser trop loin l'amour de la paresse, ni se persuader qu'on est délicate, car ces deux faiblesses de bien des femmes conduisent à une vie molle et oisive qu'on mène longtemps encore après la disparition de l'occasion qui l'a fait naître. Je ne vois aucune raison pour refuser à la femme qui passe sa matinée au lit, le thé et la rôtie à son déjeuner de neuf heures, à une heure son lunch avec quelque viande digestible, une tasse de thé à cinq heures, du poulet à son dîner de sept heures, et un peu de thé à neuf, ou l'équivalent, selon ses habitudes et son genre de vie. Naturellement, il faut choisir les mets avec bon sens, se garder des excès et éviter les stimulants. Mais, ni gruau, ni tisanes entre les repas ». Quiconque a vu employer les deux méthodes ne peut manquer d'être frappé de la convalescence rapide et satisfaisante des femmes dont on n'a pas affaibli les forces par une diète irrationnelle. Il faut se faire une règle d'éviter les stimulants; cependant, si la femme est faible et épuisée, ou qu'elle soit habituée à leur emploi, on peut sans inconvénient en faire un usage judicieux.

Propreté, etc. Immédiatement après la délivrance, une serviette chaude est appliquée à la vulve; puis, lorsque la femme a reposé un peu, la garde retire du lit ce linge souillé, et lave les parties génitales de la malade. On ne saurait apporter trop d'attention au maintien d'une propreté parfaite pendant toute la durée des suites de couches. Les linges doivent être changés fréquemment, et enlevés de la chambre dès qu'ils sont tachés, la vulve

1. *Obstet. Trans.*, vol. VI.

lavée tous les jours avec de l'eau additionnée de liquide de Condy ; la femme se trouvera bien d'une injection vaginale journalière avec la même solution. La chambre sera tenue fraîche, et on y laissera circuler l'air extérieur.

On a l'habitude, le second ou le troisième jour, d'assurer les fonctions intestinales ; rien n'est préférable à un grand lavement d'eau de savon. Si la femme le refuse, et qu'il n'y ait pas eu de selle, on lui donnera un purgatif léger, par exemple une petite dose d'huile de ricin, quelques grains de coloquinte, une pilule de jusquiame ou du « Tamar indien », purgatif populaire en France.

L'accoucheur doit surveiller lui-même l'allaitement et les seins, pour que la garde-couches s'en occupe soigneusement ; c'est un de ses devoirs les plus sérieux. Mais nous étudierons ce point avec plus de fruit au chapitre de la lactation.

Le point capital du traitement de la femme après ses couches consiste à lui faire garder le repos absolu dans la position horizontale, afin de favoriser l'involution de l'utérus. Pendant les premiers jours, elle restera aussi calme et aussi tranquille que possible, ne recevant d'autres visites que celles de ses proches, pour éviter tous les risques d'une excitation exagérée. Dans les classes élevées, la femme garde le lit pendant huit ou dix jours ; mais, si elle est bien, elle peut se lever un peu plus tôt, en restant étendue sur un canapé. Après dix ou quinze jours, on lui permettra de s'asseoir sur une chaise ; toutefois je suis convaincu que plus longtemps elle conserve la position horizontale, plus l'involution utérine est complète et satisfaisante. On ne la laissera marcher qu'au bout de trois semaines, époque à laquelle elle pourra aussi faire une promenade en voiture. En se rappelant que l'utérus a besoin de six semaines ou de deux mois pour revenir à son volume normal, on comprendra qu'il soit rationnel d'exiger un repos aussi prolongé. Toutefois le médecin judicieux, en insistant sur ce point, exigera de la femme qu'elle ne contracte point des habitudes d'invalide, et qu'elle ne transforme pas en maladie ce repos nécessaire.

Vers la fin du mois puerpéral, on donnera souvent avec avan-tage, surtout si la convalescence se prolonge, quelques légers toniques, par exemple de petites doses de quinquina avec de l'acide phosphorique. Rien ne vaut le changement d'air pour rendre à la femme sa santé habituelle, et on peut prescrire à celles des classes riches, avec la certitude d'un grand bénéfice, une courte visite aux bords de la mer.

CHAPITRE II

SOINS A DONNER A L'ENFANT, ALLAITEMENT, ETC.

Presque immédiatement après sa naissance, l'enfant bien portant commence à crier; c'est une preuve que sa respiration est établie et qu'il est hors de danger. Les premiers mouvements respiratoires sont provoqués à la fois par l'action réflexe qui résulte du contact de l'air extérieur froid sur les nerfs cutanés, et à la fois par l'irritation directe de la moelle allongée, qui n'est plus traversée par du sang oxygéné dans le placenta.

Respiration de l'enfant aussitôt sa naissance.

Il n'est pas rare que l'enfant soit expulsé dans un état de mort apparente. Cela arrive particulièrement lorsque la seconde période du travail a été extrêmement prolongée et que la tête a été soumise à une forte compression. La circulation utéro-placentaire peut aussi avoir été entravée d'une manière fâcheuse avant la naissance de l'enfant, si la lenteur du travail a déterminé une contraction tonique des fibres utérines, et comme conséquence l'obstruction des sinus utérins, ou encore, par les effets préjudiciables d'une administration intempestive d'ergot, un décollement prématuré du placenta, ou une compression du cordon ombilical. Dans chacun de ces cas, il est probable que l'arrêt de la circulation utéro-placentaire détermine des essais d'inspiration qui sont nécessairement sans résultat, puisque l'air ne peut pas arriver jusqu'aux poumons, et

Mort apparente des nouveau-nés.

le fœtus peut mourir asphyxié. Les tentatives d'inspiration sont reconnues à l'examen cadavérique par la présence dans les poumons de liquide amniotique, de mucus et de méconium, et par l'extravasation du sang à la suite de ruptures de leurs vaisseaux engorgés.

Aspect de l'enfant dans ces cas. Dans la plupart des cas, lorsque l'enfant est dans un état apparent d'asphyxie, sa face est tuméfiée et de coloration noirâtre. Il n'est pas rare qu'il fasse un ou deux faibles efforts, ouvrant la bouche pour respirer, sans articuler aucun cri; à l'auscultation, on entend le cœur battre faiblement et lentement. Dans de telles circonstances, il y a quelque espoir de le sauver. Parfois, l'enfant est pâle, au lieu d'avoir la face gonflée et livide, ses membres sont flasques, et le cœur ne bat pas; le pronostic est alors beaucoup plus défavorable.

Traitement de la mort apparente. Il faut essayer immédiatement d'exciter la respiration. Tout d'abord, on appliquera les stimulants appropriés sur les nerfs cutanés, dans l'espoir de provoquer l'action réflexe. Le cordon sera lié tout de suite, pour que l'enfant puisse être éloigné de sa mère, les dernières contractions utérines ayant complètement suspendu la circulation utéro-placentaire, de façon à la rendre inutile [1]. Si la face est livide, on peut, avec profit, laisser couler quelques gouttes de sang du cordon, avant qu'il ne soit lié, en vue de soulager la circulation embarrassée. Très souvent, quelques légers stimulants, deux ou trois coups secs sur le thorax, ou des frictions sur le corps avec de l'eau-de-vie versée dans le creux de la main, suffiront pour amener la respi-

Application des stimulants sur la peau. ration. Si ces moyens échouent, rien ne réussit mieux que des applications subites et alternatives de chaud et de froid. A cet effet, on place de l'eau chaude dans une cuvette, et de l'eau tout à fait froide dans une autre, puis on prend l'enfant par les épaules et les jambes et on le plonge pendant un instant dans l'eau chaude, et ensuite dans l'eau froide. Ces applications peuvent être répétées alternativement une ou deux fois, si l'occasion l'exige. L'effet de ce moyen est souvent remarquable, et

1. Voyez la note de la page 378, relative à la ligature du cordon.

je l'ai vu réussir quand des tentatives prolongées de respiration artificielle étaient restées sans résultat. Si tous ces procédés sont infructueux, on essayera aussitôt la respiration artificielle; parmi les diverses méthodes, celles qui sont le plus fréquemment employées en Angleterre sont celles de Marshall Hall et de Sylvester. La méthode de Sylvester est, en somme, la plus facilement applicable, et particulièrement convenable chez les enfants, à cause de la compressibilité de leur thorax. L'enfant étant étendu sur le dos, les épaules légèrement élevées, ses coudes sont saisis par l'opérateur et alternativement élevés au-dessus de la tête, puis lentement abaissés le long des côtés du thorax, de manière à produire l'effet de l'inspiration et de l'expiration. Si elle ne réussit pas, on lui substituera la méthode de Marshall, en alternant avec elle l'emploi de quelques-uns des procédés d'excitation réflexe sur les nerfs cutanés.

Respiration artificielle.

On a recommmandé d'autres moyens pour provoquer la respiration. L'un d'eux, beaucoup en usage à l'étranger, est l'insufflation artificielle des poumons avec une sonde flexible conduite dans la glotte. Il n'est pas difficile d'introduire l'extrémité de la sonde dans la glotte, en se servant du petit doigt comme guide; lorsqu'elle est en place, on insuffle de l'air doucement dans les poumons, et il est rejeté par la compression du thorax; l'insufflation est répétée à de courts intervalles, de dix secondes environ. L'avantage de ce procédé est de permettre au liquide amniotique et aux autres fluides qui peuvent avoir été entraînés dans les poumons par des efforts prématurés de respiration avant la naissance, d'être aspirés avec le cathéter, et retirés ainsi des poumons [1]. On peut obtenir le même résultat, mais moins complet, en plaçant la main sur les narines de l'enfant, soufflant dans sa bouche, et immédiatement après comprimant le thorax. Il faut naturellement essayer l'une de ces

Insufflation des poumons.

---

1. L'insufflation conseillée par Chaussier et par Depaul, qui dans un travail remarquable avait vivement appelé l'attention sur les services qu'elle pouvait rendre, vient d'être, de la part de M. le Dr Ribemont, l'objet d'une étude intéressante. Il a imaginé un nouvel insufflateur qui présente sur l'ancien de grands avantages. (*Recherches sur l'insufflation des nouveau-nés*, in *Le Progrès médical*, 1878.) (Trad.)

Faradisation.

méthodes, si tous les autres moyens ont échoué. La faradisation le long du trajet des nerfs phréniques peut aussi déterminer la respiration ; on l'emploiera si on a sous la main l'appareil nécessaire. Il faut persévérer longuement dans ces tentatives pour ranimer l'enfant, à cause des nombreux exemples authentiques de succès, lors même qu'il s'était écoulé un temps considérable, souvent une heure et plus. Tant que les pulsations cardiaques persistent, quelque faibles qu'elles soient, il n'y a pas lieu de désespérer.

Nettoyage et vêtement de l'enfant.

Dès que l'enfant crie fort, l'habitude des gardes est de le laver et de l'habiller aussitôt que la mère ne réclame plus l'attention. On le met dans un bain d'eau chaude, on le savonne soigneusement, et on l'essuie de la tête aux pieds. Pour faciliter l'enlèvement des matières onctueuses dont il est couvert, il est d'usage de le frotter avec du cold-cream, ou de l'huile d'olive, qu'on enlève ensuite dans le bain. Les gardes ont une tendance à frotter fort, pour enlever chaque parcelle de la couche caséeuse qui est parfois très adhérente. C'est tout à fait inutile ; ces parcelles sécheront vite, et elles se détacheront spontanément. Le cordon est généralement enveloppé dans un peu de charpie, à laquelle on accorde une légère propriété antiseptique, il faut la changer chaque jour, jusqu'à ce que le cordon soit sec et se détache, c'est-à-dire au bout d'une semaine environ. Alors un léger tampon de vieux linge est placé sur l'ombilic et maintenu par une ceinture de flanelle autour de l'abdomen. Cette ceinture met l'enfant à l'abri d'une hernie ombilicale, mais elle ne doit pas être trop serrée, elle pourrait gêner la respiration.

Le vêtement de l'enfant varie suivant la mode et la position des parents. Le point principal est de se rappeler qu'il doit être chaud, les enfants nouvellement nés étant très sensibles au froid, et en même temps assez léger et assez ample pour laisser libre le jeu des membres et du thorax. On évitera tout vêtement serré, de même que les maillots si communs dans quelques parties du Continent. On doit attacher avec des cordons les différentes pièces du vêtement, ou les coudre, mais non se servir d'épingles. Il est d'usage à notre époque de supprimer le bonnet pour que la tête soit maintenue en état de fraîcheur. Les soins de propreté doivent être minutieux ; l'enfant sera baigné, d'abord une fois chaque jour, et, après les premières semaines, matin et soir. Après l'avoir essuyé, on poudrera les plis des cuisses, des bras et des fesses avec de la poudre de violette ou de la terre de Fuller, de façon à éviter les gerçures de la peau. Les matières seront reçues dans une serviette, entourant les reins, et qui sera changée soigneusement chaque fois que l'enfant l'aura mouillée ou salie, sinon il se développerait une irritation fâcheuse. La négligence de ces précautions, le lavage des serviettes avec du gros savon ou de la potasse, sont des causes générales de ces éruptions et excoriations si fréquentes chez les enfants mal soignés. Lorsque l'enfant est lavé et habillé, il peut être placé dans son berceau, sous de légères couvertures ou un édredon.

Aussitôt que la femme est un peu reposée, il est bon de placer l'enfant au sein. C'est utile pour la mère, au point de vue de la rétraction utérine, et les seins contiennent une quantité variable d'un liquide particulier, connu sous le nom de colostrum, sécrétion visqueuse, jaunâtre, dont l'aspect est différent de celui du lait, légèrement bleuâtre, qui est ensuite formé. Examiné au microscope, le colostrum contient quelques globules de lait, un certain nombre de gros corpuscules granuleux, et de petits corpuscules gras. Il a des propriétés purgatives, et produit promptement une évacuation du méconium dont les intestins sont chargés, et avec moins d'irritation qu'aucun des purgatifs généralement en usage. L'accoucheur défendra donc l'administration d'huile de ricin et autres laxatifs pendant les premiers jours qui suivent la naissance, quoiqu'il n'y ait aucune objection à en donner dans des cas spéciaux, si les intestins fonctionnent peu, et avec difficulté.

Pendant les premiers jours, jusqu'à ce que la sécrétion du lait soit tout à fait établie, l'enfant sera mis au sein à de longs

Mise de l'enfant au sein.

Le colostrum et ses propriétés.

Il faut éviter que l'enfant tète trop souvent.

intervalles seulement. Des tentatives continuelles de succion sur un sein vide ne produisent que le désappointement de la mère et de l'enfant, elles peuvent même provoquer un mal réel, en irritant les mamelons sans nécessité. Pendant le premier et le second jour, il suffit de donner le sein à l'enfant deux fois, trois fois au plus dans les vingt-quatre heures. Il ne faut pas craindre, comme le font tant de mères, que l'enfant souffre du manque de nourriture. Quelques cuillerées de lait coupé d'eau peuvent lui être données de temps en temps ; mais, en général, l'enfant attendra, sans qu'il lui arrive aucun mal, jusqu'à ce que le lait soit sécrété. La sécrétion s'établit ordinairement vers le troisième jour ; c'est alors un fluide blanchâtre, plus aqueux que le lait de vache, dans lequel on voit, sous le microscope, de petits globules sphériques, réfractant fortement la lumière, et dont l'abondance est proportionnelle à la qualité du lait. Un certain nombre de corpuscules granuleux peuvent y être aussi trouvés, peu de temps après la naissance de l'enfant, mais après le premier mois, ils ont presque complètement disparu. La réaction du lait de la femme est positivement alcaline, et il est beaucoup plus doux au goût que celui de la vache.

J'ai déjà insisté sur l'importance qu'il y a pour la mère à nourrir son enfant, toutes les fois que sa santé le lui permet, l'allaitement ayant une influence favorable sur la marche de l'involution utérine. A moins qu'il n'y ait quelque contre-indication formelle, par exemple une cachexie strumeuse prononcée, ou une grande débilité constitutionnelle, il est du devoir de l'accoucheur d'insister auprès de la mère pour qu'elle essaye de nourrir, ne serait-ce qu'un mois ou deux. Il est réel cependant que, dans les classes riches de la société, un grand nombre de femmes sont incapables de nourrir, quoique désirant et voulant le faire. Chez les unes, c'est à peine si la sécrétion lactée s'établit ; chez d'autres, il y a d'abord surabondance d'un lait aqueux, peu nourrissant, coulant à flots des seins, mais qui bientôt disparaît complètement.

Quand la mère ne peut pas ou ne veut pas nourrir, la question du meilleur mode d'élevage doit être discutée. Pour plusieurs raisons, il y a une tendance croissante à choisir le biberon, au lieu d'avoir recours au sein d'une nourrice, la question d'argent mise de côté. Il ne faut pas une grande expérience pour démontrer que la nourriture artificielle, donnée à la main, remplace mal le mode naturel, et le praticien devra toujours en blâmer l'emploi, chaque fois qu'il sera en son pouvoir de le faire. Il est vrai que souvent les enfants s'élèvent bien au biberon ; mais il est très présumable que, même lorsque ce procédé réussit le mieux, les enfants sont moins robustes, dans le cours de la vie, que s'ils eussent été élevés au sein. En outre, quand on réfléchit que le succès de l'allaitement artificiel dépend des soins intelligents de la nourrice, qu'on songe aux maux qui peuvent provenir du mauvais choix des aliments, et de l'ignorance des lois les plus simples de l'hygiène, on est conduit à conseiller de prendre une nourrice, en supposant la mère incapable d'entreprendre l'allaitement de son enfant. Il faut aussi admettre qu'une bonne nourriture donnée au biberon vaut mieux que du mauvais lait : pour réussir, il faut bien choisir la nourrice. Ceci entre dans les devoirs du médecin, je signalerai par conséquent les qualités d'une bonne nourrice, avant de discuter la manière d'élever l'enfant.

On aura soin de prendre une femme robuste, de 30 à 35 ans au plus, la qualité du lait laisse à désirer chez les femmes qui sont plus âgées. On refusera aussi une jeune femme de 16 à 17 ans. Il est inutile de dire qu'avant tout il faut s'assurer qu'elle n'a aucune trace de maladie constitutionnelle, particulièrement des marques de scrofule, ni aucun gonflement des ganglions inguinaux ou cervicaux, pouvant dénoter une affection syphilitique antérieure. Si la nourrice présente un bon développement musculaire, un air de santé, le teint clair et de bonnes dents, indice ordinaire d'une belle santé, la couleur des yeux et des cheveux a peu d'importance. Il est admis que les brunes font de meilleures nourrices que les blondes, mais il est

loin d'en être toujours ainsi, et, pourvu que les autres conditions soient remplies, la blancheur de la peau et la couleur des
cheveux sont insignifiantes dans le choix de la nourrice. Les
seins devront être en forme de poire, un peu fermes, annonçant
une abondance de tissu glandulaire avec des veines superficielles
bien marquées. Les gros seins, flasques, doivent beaucoup de
leur développement à un excès de graisse inutile, et sont généralement peu convenables à l'emploi. Le mamelon devra être
proéminent, pas trop gros, sans crevasses ni érosions qui puissent rendre l'allaitement difficile. En pressant le sein, le lait
devra en couler aisément en nombreux petits jets, qui seront
recueillis et soumis à l'examen. Le lait doit être d'une couleur
blanc bleuâtre, d'aspect un peu aqueux; examiné au microscope, le champ sera recouvert de nombreux globules de lait,
et les gros corpuscules granuleux du colostrum auront disparu
complètement. Si ces derniers existent en grande quantité chez
une femme accouchée depuis cinq ou six semaines, son lait est
de qualité inférieure. Il est rare que le médecin ait l'occasion de
s'informer des qualités morales de la nourrice; cependant la
connaissance de son caractère pourrait fournir de précieux
renseignements. Une femme excessivement nerveuse, irritable
et irascible, sera certainement une mauvaise nourrice, parce
que les causes les plus futiles peuvent altérer les qualités de
son lait. On fera particulièrement attention à l'enfant de la
nourrice, parce que son état constitue le meilleur critérium de
la qualité de son lait. Il doit être fort et bien nourri, avec de
bonnes couleurs. S'il est mince, chétif, et surtout s'il a quelque
écoulement nasal, la nourrice sera refusée sans hésitation.

Manière dont on doit nourrir l'enfant. — Le mode d'allaitement est tout à fait le même pour l'enfant,
qu'il soit nourri par sa mère ou par une nourrice. Aussitôt que
la sécrétion du lait est suffisamment établie, on le présentera au
sein à de courts intervalles, d'abord environ toutes les deux
heures, et, au bout d'un mois ou six semaines, toutes les trois
heures. Pendant les premiers jours, c'est une question de la plus
haute importance, pour la mère et l'enfant, de prendre des

habitudes régulières à ce sujet. Si, comme cela arrive malheureusement trop souvent, la mère s'habitue à mettre l'enfant au sein chaque fois qu'il crie, comme un moyen de le calmer, sa santé sera bientôt altérée, sans parler de l'ennui qu'elle éprouvera d'avoir continuellement l'enfant sur elle. L'enfant lui-même n'a pas le repos nécessaire pour digérer sa nourriture, et en peu de temps il est certain qu'on verra apparaître de la diarrhée et des symptômes de dyspepsie. Au bout d'un mois ou deux, l'enfant sera dressé à demander le sein moins souvent la nuit, de manière à ne pas troubler pendant six ou sept heures le sommeil de sa mère. Elle prendra donc ses mesures pour lui donner le sein avant de se coucher, et plus du tout jusqu'au lendemain matin de bonne heure. Si l'enfant réclame dans cet intervalle, il n'y a aucun inconvénient à lui donner un peu d'eau et de lait dans le biberon.

Le régime de la femme qui nourrit doit être basé sur les principes généraux de l'hygiène. Il sera abondant, simple, nourrissant; tous les mets stimulants ou épicés doivent être strictement évités. Les nourrices commettent presque toutes l'erreur de trop manger; ces excès de régime contribuent toujours à détériorer le lait. La plupart de ces femmes, avant d'entrer en place, ont chez elles une nourriture des plus simples et des plus maigres, et il n'est pas rare que, dans les familles riches, on leur donne de lourds repas trois et quatre fois par jour, souvent trois ou quatre verres de stout (bière brune). Il n'est pas étonnant que, dans de telles conditions, leur lait soit mauvais. Pour une femme en bonne santé qui nourrit, deux bons repas par jour, avec deux verres de bière ou de porter, du pain et du beurre à discrétion dans l'intervalle, sont amplement suffisants.

On recommandera l'exercice modéré, et plus la mère et l'enfant seront au grand air, pourvu que le temps soit favorable, mieux ils se porteront. Si ce régime est suivi méthodiquement, l'allaitement ne causera que peu d'embarras. Dans l'intervalle de ses repas, l'enfant dort la plus grande partie du temps, et il s'éveille régulièrement pour prendre sa nourriture; si, au contraire, il n'a pas de sommeil, s'il est agité, criard, avec les intestins dérangés, et surtout s'il ne gagne pas en poids de semaine en semaine (ce dont il faut s'assurer de temps en temps avec les balances), on peut en conclure avec certitude que l'allaitement est défectueux, ou que le lait ne convient pas à l'enfant. Si le dépérissement persiste en dépit de nos efforts, il n'y a pas d'autre ressource que le changement de régime, soit qu'on prenne une autre nourrice, soit qu'on élève l'enfant au biberon. Il est préférable de prendre une nourrice, lorsque cela se peut, et, dans les classes élevées, il n'est pas rare qu'on change de nourrice deux et trois fois avant d'en rencontrer une dont le lait convienne à l'enfant. S'il a atteint six ou sept mois, il vaut mieux le sevrer complètement, surtout si la mère l'a nourri ; il y a moins d'objection contre la nourriture à la main, lorsque l'enfant a déjà tété, ne fût-ce que pendant quelques mois seulement.

Sevrage.

En général, il ne faut pas essayer de sevrer l'enfant avant que la dentition ne soit à peu près établie ; c'est là le signe que la nature a préparé l'enfant à un changement de nourriture. Jusqu'à l'apparition des six ou sept premières dents, le lait doit être sa seule nourriture ; ce guide est plus sûr qu'aucune règle arbitraire, calculée d'après l'âge de l'enfant, puisque les dents se montrent à des époques très variables. Au bout de six ou sept mois, on pourra commencer à lui donner une fois par jour des aliments appropriés, de façon à soulager la mère ou la nourrice, et le préparer ainsi au sevrage, qui devra toujours s'opérer graduellement. Il se trouvera bien d'un repas de biscotte préparée avec de la fleur de froment, ou d'un bouillon léger, soit de volaille, soit de bœuf, épaissi avec de la mie de pain ; puis, quand l'époque du sevrage est proche, on ajoute un second repas, et il peut être sevré sans inconvénient, ni pour lui, ni pour la nourrice.

Troubles
de l'allaitement.

Les troubles de la lactation sont nombreux, et, comme ils sont souvent signalés à l'attention du médecin, je m'occuperai des plus ordinaires et des plus importants.

On réclame souvent notre avis, dans les cas où la femme est Moyens pour arrêter la sécrétion lactée. décidée à ne pas nourrir, pour faire passer le lait aussitôt que possible, ou quand, au moment du sevrage, la même question est agitée. La chaleur et l'extrême distension des seins dans le premier cas, donnent souvent lieu à beaucoup de malaise. Un fort purgatif salin facilitera l'écoulement du lait, par exemple deux doses d'eau de Sedlitz, ou de sulfate de magnésie. En même temps, la malade boira le moins possible. L'iodure de potassium à haute dose, 1 gramme ou 1 gramme 50, répété deux ou trois fois, arrête remarquablement la sécrétion du lait. Cette observation fut d'abord faite empiriquement : on s'aperçut que la sécrétion lactée s'arrêtait lorsque ce médicament était administré pour une cause quelconque ; quant à moi, j'ai souvent trouvé qu'il répond parfaitement à l'indication. La distension des seins est surtout diminuée par une couche d'ouate imbibée d'alcool, ou d'eau de Cologne étendue, sur laquelle on applique une toile cirée ; on conseillera à la nourrice de les frotter doucement avec de l'huile chaude quand ils deviennent durs et engorgés. Le tire-lait, et autres objets de cette nature, ne font qu'irriter les seins et causent plutôt du mal. Les applications locales de belladone ont été aussi très recommandées comme un moyen de tarir la sécrétion du lait, mais ce médicament, employé sous forme de cataplasme ordinaire, est plutôt nuisible, parce que souvent les seins se gonflent après que le cataplasme a été posé, et la pression du linge à laquelle ils sont soumis provoque une vive souffrance. Le meilleur moyen d'employer la belladone est de mélanger 1 gramme 50 d'extrait avec 30 grammes de glycérine et de l'appliquer avec de la charpie. Dans quelques cas, ce mélange réussit parfaitement bien, mais son action est douteuse et souvent tout à fait nulle.

Les mères qui nourrissent peuvent manquer de lait, et c'est Sécrétion lactée insuffisante. là souvent une cause d'embarras. Chez une nourrice, cette suppression du lait est une indication certaine qu'elle doit être changée ; mais chez la mère il y a une si grande importance à ce qu'elle continue à nourrir, qu'il faut essayer d'augmenter l'écoulement du lait, ou le remplacer par quelque autre nourriture. Malheureusement, je n'ai qu'une confiance très médiocre dans les galactagogues. Il en est un qui a récemment attiré l'attention : la feuille de ricin, appliquée sur les seins, sous forme de cataplasme, augmente, dit-on, la sécrétion du lait. Je crois qu'il vaut mieux avoir confiance dans les aliments nourrissants, surtout ceux qui contiennent du phosphore, les anguilles cuites à l'étuvée, les huîtres, tous les poissons à écailles, ainsi que la Revalenta Arabica, recommandée par le Dr Routh [1], qui a étudié particulièrement ce sujet. Si la quantité de lait est décidément insuffisante, on mettra l'enfant moins souvent au sein, de façon à donner au lait le temps de monter, et on préparera dans une bouteille du lait de vache, qui sera alternativement donné avec le sein. Ce mélange réussit assez bien, et il est préférable à la nourriture à la main seule.

Dépression du mamelon.

La dépression du mamelon, généralement produite par l'application constante du corset, est une source commune de difficultés. L'enfant ne peut pas saisir le bout du sein, il se fatigue en efforts inutiles, et enfin refuse le sein tout à fait. On essayera d'allonger le mamelon avant de le mettre dans la bouche de l'enfant, soit avec les doigts, soit avec des bouts de sein artificiels, qui, dans ce cas, ont leur utilité. Quand le mamelon est complètement déprimé, il est indispensable que l'enfant tète à travers un bout de sein en verre, auquel est attaché un caoutchouc semblable à celui du biberon, cela réussit généralement bien.

Crevasses et excoriations.

Les crevasses et les excoriations du mamelon sont des causes communes de souffrances, et déterminent quelquefois la formation d'abcès. Toutes les fois que le médecin en aura l'occasion, il conseillera à sa cliente, dans les derniers mois de sa grossesse, de préparer les mamelons à nourrir, en les lavant chaque jour avec une lotion spiritueuse ou astringente, par exemple de l'eau de Cologne étendue, ou une solution faible de

1. Routh, *On the infant-feeding*.

tannin. Quand l'allaitement est commencé, la femme doit avoir soin de laver et de sécher le mamelon chaque fois que l'enfant a pris le sein ; et, pendant tout le temps que la mère reste couchée, elle peut, si son mamelon est trop sensible, se servir avantageusement de bouts de sein en zinc, quand elle ne donne pas à téter. On peut ainsi éviter presque toujours ces complications fâcheuses. Les plus communes sont une inflammation de la surface du mamelon, qui, si elle est négligée, peut se transformer en ulcération, ou bien une crevasse en un point quelconque du mamelon, généralement à sa base. Dans les deux cas, les souffrances sont vives lorsque l'enfant tète, et elles deviennent parfois si intolérables, que la mère attend avec angoisse le moment de le présenter au sein. Quand la femme se plaindra de semblables souffrances, la mamelle sera examinée avec soin, parce que les crevasses ou les fissures sont souvent assez petites pour échapper à un examen superficiel. Les médicaments les plus en usage sont les astringents, le tannin par exemple, ou une solution faible de nitrate d'argent, ou encore les cautérisations des bords de la crevasse avec le crayon, et les applications du collodion de la pharmacopée. Le Dr Wilson, de Glasgow, vante une lotion composée de 50 centigrammes de nitrate d'argent dans 30 grammes de glycérine, appliquée après chaque tétée ; le sein devra être soigneusement essuyé avant de le présenter à l'enfant. Quant à moi, je n'ai rien trouvé de mieux que des lotions contenant 15 grammes d'acide sulfurique, 15 grammes de glycéré de tannin et 30 grammes d'eau ; les effets en sont quelquefois remarquables. On peut aussi obtenir du soulagement en faisant téter l'enfant avec un bout de sein, surtout quand il n'y a qu'une excoriation ; mais cela ne réussit pas toujours, la souffrance est parfois trop vive.

La *galactorrhée*, c'est-à-dire un écoulement excessif de lait, contrarie souvent l'allaitement. Il n'est pas rare qu'elle se produise dès les premières semaines après l'accouchement, chez les femmes d'une constitution délicate, tout à fait incapables de nourrir. Elles sont inondées d'une surabondance d'un lait aqueux et peu nourrissant, qui bientôt provoque des désordres dans la digestion de l'enfant. Dans de telles circonstances, la seule chose à faire est de s'opposer à une tentative nuisible à la fois à la mère et à l'enfant. A une autre période, le lait, sécrété en grande quantité, est assez nourrissant pour l'enfant, mais la constitution de la mère commence à s'épuiser. Les étourdissements, les palpitations, l'amaigrissement, les maux de tête, la perte du sommeil, les éblouissements, et même l'amaurose, indiquent que des troubles sérieux se sont établis et qu'il y a nécessité absolue de suspendre l'allaitement. Chaque fois qu'une femme qui nourrit présente ces symptômes, il vaut beaucoup mieux enrayer immédiatement le mal, ou il pourrait en résulter de très sérieuses conséquences pour sa santé.

Abcès du sein. Il n'y a pas de complication plus grave de l'allaitement que la formation d'abcès dans le sein, accident qui n'est pas rare, et qui, s'il est mal soigné, peut, par la persistance de la suppuration, et la formation de nombreux trajets dans le sein, produire de très sérieux effets sur la santé générale. Les causes des abcès du sein sont nombreuses, et les circonstances les plus légères peuvent quelquefois provoquer de l'inflammation, qui se termine par suppuration. Ils peuvent provenir d'un refroidissement, d'un coup ou de quelque autre affection du sein, par exemple d'un engorgement temporaire des canaux galactophores, ou même d'émotions morales vives. La cause la plus commune est l'irritation des crevasses ou des érosions des mamelons, qu'il faut toujours craindre, et qu'on doit chercher à guérir le plus tôt possible.

Symptômes. L'abcès peut se former dans n'importe quel point du sein, ou dans le tissu aréolaire sous-mammaire; dans ce dernier cas, l'inflammation s'étend généralement à la glande elle-même. L'abcès est indiqué par des symptômes constitutionnels dont la gravité varie selon l'étendue et le siège de l'inflammation. Il y a toujours de la fièvre, la température est élevée, le pouls rapide, avec du malaise et des frissons, suivis parfois d'une tension marquée, lorsque la suppuration est profonde. En examinant

le sein, on le trouve volumineux et sensible, et au siège de
l'abcès on peut percevoir une tumeur dure et douloureuse. Si
l'inflammation est restreinte au tissu aréolaire sous-glandulaire,
il est possible qu'on ne constate pas de tumeur limitée, mais le
sein tout entier est très sensible, et le moindre mouvement
provoque une vive douleur. A mesure que l'affection augmente,
l'abcès devient de plus en plus superficiel, la peau qui le recouvre est rouge et luisante, et elle s'ulcère si l'on n'intervient
pas. Dans les cas les plus graves, il n'est pas rare qu'il se forme
des abcès multiples, qui, s'ouvrant les uns après les autres,
déterminent la formation de nombreux trajets fistuleux, dont le
sein peut être absolument criblé. Il peut survenir de la gangrène dans quelques portions du tissu de la glande, et même
une hémorrhagie considérable par destruction des vaisseaux
sanguins. La santé générale s'altère bientôt à un degré extrême,
et, comme les plaies suppurent pendant plusieurs mois consécutifs, il n'est pas rare que la malade tombe dans un état de
marasme souvent très inquiétant.

On peut éviter, avec des soins particuliers, la formation de
l'abcès, surtout en dégorgeant les canaux lactifères, dès qu'ils
sont menacés, par de légères frictions avec la main, ainsi que
je l'ai déjà signalé. Quand les symptômes généraux et la douleur locale indiquent que l'inflammation a commencé, nous devons immédiatement essayer de la modérer, dans l'espoir d'obtenir la résolution, sans formation de pus. Il faut alors recourir
aux principes généraux, et surtout laisser à la partie malade
autant de repos que possible. La fièvre peut être combattue
par de légers purgatifs, de faibles doses d'aconit, et de hautes
doses de quinine; la douleur est calmée par l'opium. La femme
gardera strictement le lit, et le sein malade sera soutenu par
un bandage. La chaleur et la moiteur sont les meilleurs moyens
de soulager la douleur locale, soit sous forme de fomentations
chaudes, soit par de légers cataplasmes de farine de graine de
lin, ou de pain et de lait; le sein peut être enduit d'extrait de
belladone mélangé avec de la glycérine, ou d'un liniment bel-

Traitement.

ladoné étendu sur le cataplasme. La douleur et l'irritation produites par la succion de l'enfant sont assez violentes pour empêcher l'allaitement du côté malade, on doit essayer d'en diminuer le gonflement par des cataplasmes, et ne donner le sein que d'un seul côté. Dans les cas bénins, cela est possible pendant quelque temps, et même si l'inflammation ne se termine pas par suppuration, ou si l'abcès est petit et localisé, le sein malade peut reprendre ses fonctions. Mais souvent cela est impossible, et il est sage, dans les cas sérieux, de renoncer tout à fait à l'allaitement.

Il faut enlever le s le plus tôt possible.

Plus tard, le traitement consiste à ouvrir l'abcès, aussitôt que l'existence du pus est reconnue, soit par la fluctuation, soit, si l'abcès est profond, avec une aiguille exploratrice. Dans ce dernier cas, les frissons nous permettront d'affirmer son existence. On peut poser en principe que plus tôt le pus est évacué, mieux cela vaut; il n'y a rien à gagner d'attendre qu'il soit superficiel. Au contraire, la temporisation ne fait qu'amener une plus grande désorganisation du tissu et un accroissement d'inflammation.

Le mode d'ouverture de l'abcès a une grande importance. On a toujours eu l'habitude de l'inciser simplement à sa partie la plus saillante, sans prendre aucune précaution contre l'entrée de l'air, puis de traiter les abcès secondaires de la même façon. Les résultats en sont bien connus de tous les accoucheurs, et les observations des chirurgiens démontrent amplement qu'il faut, en général, des semaines et des mois, dans les cas sérieux,

Traitement antiseptique des abcès mammaires.

avant le rétablissement complet. Le traitement antiseptique des abcès de la mamelle, tel que l'a indiqué, le premier, Lister, donne les résultats les plus remarquables et les plus satisfaisants. Au lieu d'attendre des semaines et des mois, je crois que le praticien qui suit consciencieusement et exactement les instructions de Lister peut espérer guérir complètement l'abcès en peu de jours, et je ne connais rien qui, dans ma longue pratique, m'ait donné plus de satisfaction que cette méthode de traitement des abcès du sein. La méthode que j'ai suivie est

celle qui a été recommandée, pour la première fois, par Lister.
dans *The Lancet* de 1867, mais qui a été depuis largement
modifiée et perfectionnée. Elle est facile, à la portée de chacun,
et si simple, qu'il n'est nul besoin d'habileté ou de pratique
spéciale pour avoir recours à son emploi, tandis que les applications antiseptiques les plus parfaites ne seraient certainement
ni d'une réussite aussi sûre, ni d'un usage aussi facile. J'ai
adopté cette méthode, sans y manquer jamais, dans tous les
cas d'abcès du sein que j'ai rencontrés. Si l'on veut expéri-
menter le traitement antiseptique avec tous ses avantages, il
est nécessaire d'apporter la plus scrupuleuse attention aux détails, et, au risque d'être un peu long, je copie textuellement les
instructions de Lister : « Après avoir préparé une solution au
quart d'acide phénique cristallisé dans de l'huile de lin bouillie,
on trempe dans la mixture huileuse une compresse de quatre à
cinq pouces carrés, qu'on étend ensuite sur la peau où l'incision
doit être faite. Le bord inférieur de la compresse étant alors
soulevé, tandis que le bord supérieur est retenu par un aide, un
scalpel ordinaire, ou un bistouri trempé dans l'huile, est plongé
dans la cavité de l'abcès et y fait une ouverture d'environ deux
centimètres de longueur; au moment où l'instrument est retiré,
la compresse est replacée sur la peau, comme un rideau antiseptique par-dessous lequel le pus s'écoule dans un vase, placé
pour le recevoir. La cavité de l'abcès est fortement pressée, de
façon à faire sortir tout le pus, si s'est possible (la vieille
crainte de déterminer des accidents par lésion de la membrane
pyogénique étant absolument mal fondée); si le suintement de
sang est fort, ou s'il y a une épaisseur considérable de tissu
entre l'abcès et la peau, un morceau de charpie trempée dans
l'huile antiseptique est introduit dans l'incision pour arrêter
l'hémorrhagie et prévenir la réunion par première intention,
qui sans cela pourrait se produire. L'introduction de la charpie
s'effectue aussi promptement que possible, et sous la protection
de la compresse antiseptique. L'évacuation complète du contenu s'accomplit donc avec une parfaite sécurité contre l'entrée

de germes organiques. On ne l'éviterait cependant pas, si l'on n'appliquait un traitement antiseptique pour prévenir la décomposition du pus qui s'écoule constamment sous la compresse.

« Après de nombreux désappointements, j'ai réussi par le procédé suivant, dont voici la description exacte : Je mélange avec de la chaux ordinaire six petites cuillers de la solution déjà indiquée d'acide phénique dans l'huile, de façon à obtenir une consistance ferme, une sorte de mastic de vitrier additionné d'une petite quantité d'acide phénique. J'en étends une couche de six ou sept millimètres d'épaisseur sur une feuille d'étain d'environ six pouces carrés. La feuille d'étain, ainsi recouverte de mastic, est appliquée sur la peau, son centre correspondant au siège de l'incision, et le chiffon antiseptique dont on s'est servi en ouvrant l'abcès, étant enlevé un peu avant. On fixe l'étain solidement avec une compresse adhésive, son bord inférieur est laissé libre, pour que le pus puisse s'écouler dans une serviette placée par-dessus et assujettie par un bandage. L'appareil est changé, en général, toutes les vingt-quatre heures, mais si l'abcès est volumineux, il est prudent de visiter la malade douze heures après qu'il a été ouvert; si la serviette était alors trop imbibée de pus, on changerait l'appareil, pour éviter de soumettre les qualités antiseptiques du pansement à une trop longue épreuve. Mais, après les premières vingt-quatre heures, un seul pansement chaque jour suffit. Le changement d'appareil doit être fait méthodiquement, comme il suit : une seconde feuille d'étain sera recouverte de mastic, et une compresse trempée dans la solution huileuse placée sur l'incision au moment où le premier étain est enlevé. Cette précaution est prise pour éviter les accidents qui pourraient survenir pendant le nettoyage de la peau avec un linge sec, et en faisant écouler tout le pus qui peut exister dans la cavité. Si un tampon de charpie avait été introduit au moment de l'ouverture de l'abcès, il serait enlevé sous le couvert de la compresse antiseptique, qu'on retire immédiatement avant d'appliquer le nouvel étain.

Le même procédé doit se répéter journellement, jusqu'à la fermeture de la plaie. »

Si l'on n'a pas employé le traitement antiseptique, ou si l'affection nous est soumise lorsque l'abcès a longtemps suppuré et que les trajets sont établis, le traitement doit tendre surtout à faire cesser la suppuration et à déterminer la fermeture des plaies. Le meilleur procédé, dans ce cas, consiste à appliquer un bandage méthodique du sein avec du taffetas adhésif, de manière à lui offrir un support efficace et à comprimer les surfaces pyogéniques opposées. Il peut être nécessaire de laisser ouverts quelques-uns des sinus, et de les injecter avec de la teinture d'iode ou quelque solution stimulante, de façon à en modérer l'écoulement, le traitement chirurgical consécutif variant selon les exigences de chaque cas particulier. Si les symptômes généraux sont graves, et la constitution fortement atteinte, on accordera beaucoup de soin au traitement général; dans ce cas, une alimentation riche, les stimulants, le fer et le quinquina sont tout à fait indiqués.

Dans un grand nombre de cas, l'inaptitude de la mère à nourrir son enfant, sa répugnance invincible pour une nourrice, ou ses faibles ressources pécuniaires rendent le biberon indispensable. Il est donc important que l'accoucheur connaisse bien la meilleure méthode d'élever l'enfant au biberon, de manière à pouvoir guider la famille et lui faire obtenir un bon résultat.

On peut attribuer à une mauvaise alimentation la grande mortalité qui sévit sur les enfants élevés au biberon. Parmi les classes pauvres particulièrement, il y a un préjugé qui consiste à croire que le lait seul ne suffit pas, d'où l'habitude à peu près générale de donner des farineux, de la fleur de froment ou d'arrow-root, même dès le premier âge. La plupart de ces aliments consistent uniquement en fécule, et sont absolument insuffisants pour l'alimentation, puisqu'ils ne contiennent aucun élément nitrogène. En outre, il est prouvé que la salive des enfants ne possède pas la propriété de digérer les féculents, comme elle l'acquiert plus tard, ce qui explique parfaitement ces dérangements intestinaux continuels. La raison aussi bien que l'expérience prouvent surabondamment que le but à atteindre avec le biberon, c'est de suppléer à la nourriture que la nature donne à l'enfant nouveau-né, et qu'on doit employer du lait animal, ressemblant, autant que possible, à celui de la femme.

Parmi les différents laits employés, celui de l'ânesse ressemble le plus au lait de la femme : il contient moins de caséine et de beurre et plus d'ingrédients salins. Mais il n'est pas toujours facile de s'en procurer, et en ville il coûte fort cher. D'ailleurs, il est certain qu'il ne sied pas toujours à l'enfant, et qu'il est susceptible de produire la diarrhée. Toutefois, nous sommes à peu près certains qu'on ne l'altère pas, ce qui dans les grandes villes n'est pas un médiocre avantage ; on peut le donner sans y ajouter ni eau ni sucre.

Le lait de chèvre, en Angleterre, est encore plus difficile à se procurer, mais il réussit souvent admirablement. Dans bien des pays, l'enfant tète au pis de l'animal et prospère à merveille.

Dans la plupart des cas, nous devons nous contenter du lait de vache. Il ne diffère du lait de la femme que parce qu'il contient moins d'eau, une plus grande quantité de caséine et de matières solides, et moins de sucre. Lorsqu'on veut s'en servir, il faut donc le couper et le sucrer. Une erreur commune consiste à trop le couper ; en effet, il est loin d'être rare que les nourrices donnent un tiers de lait de vache avec deux tiers d'eau. Le résultat de ce coupage excessif est que l'enfant devient chétif et pâle, et n'a rien de l'apparence potelée de l'enfant bien nourri. Le praticien s'assurera que cette erreur n'est pas commise, et le meilleur coupage est celui qui contiendra deux tiers de lait de vache frais et pur, avec un tiers d'eau chaude, de manière à amener le breuvage à la température de 35° centigrades environ, le tout légèrement édulcoré avec du sucre de lait ou du sucre ordinaire. Au bout de deux ou trois mois, on peut diminuer la quantité d'eau et donner le lait pur, chaud et sucré. Il faut tâcher d'avoir toujours le lait de la même vache, et, dans les villes, s'assurer que l'animal est convenablement nourri et abrité. Dans ces dernières années, on a pris l'habitude, pour remédier à la difficulté d'avoir de bon lait, frais et pur, de faire usage de lait contenu dans des boîtes d'étain, maintenant si facile à se procurer. Ces laits sont déjà sucrés, et, lorsqu'ils ne sont pas trop coupés, ils réussissent parfaitement. Un grand défaut du biberon, c'est que le lait a une tendance à s'aigrir et à occasionner la diarrhée. On peut y remédier, jusqu'à un certain point, en ajoutant une cuiller à soupe d'eau de chaux dans chaque bouteille, à la place d'une égale quantité d'eau ordinaire.

Un excellent moyen de préparer le lait de vache et de lui donner à peu près la même composition chimique que celui de la femme a été découvert par le professeur Frankland, et je suis autorisé à en publier la recette. Je l'ai employé plusieurs fois, et je le trouve bien supérieur aux procédés ordinaires, car il donne au lait une composition exacte et uniforme. Les nourrices, avec un peu d'habitude, peuvent y avoir recours sans se donner plus de peine que pour leur mélange de lait de vache avec l'eau et le sucre. Les lignes suivantes, extraites de l'ouvrage du Dr Frankland [1], expliquent les principes sur lesquels est fondée la préparation du lait humain artificiel : « L'élevage des enfants auxquels on ne peut donner leur nourriture naturelle est très difficile et incertain, et cela tient à la grande différence entre la composition chimique du lait de la femme et de celui de la vache. Celui-ci est beaucoup plus riche en caséine et plus pauvre en sucre de lait que le premier, tandis que le lait d'ânesse, employé quelquefois pour les enfants, est trop pauvre en caséine et en beurre, tout en contenant une proportion de sucre à peu près semblable à celle du lait humain. Les rapports entre ces trois sortes de lait ressortent clairement des analyses suivantes, qui reproduisent leur composition :

1. Frankland's *Experimental Researches in Chemistry,* p. 843.

	Femme.	Anesse.	Vache.	
Caséine......	2,7	1,7	4,2	pour cent.
Beurre........	3,5	1,3	3,8	»·
Sucre de lait.	5,0	4,5	3,8	»
Sels..........	0,2	0,5	0,7	»

Ces chiffres montrent que l'extraction d'un tiers de caséine du lait de la vache, et l'addition d'un peu plus d'un tiers de sucre de lait, permettent d'obtenir un liquide dont la composition est exactement la même que celle du lait humain, les proportions des éléments constituants devenant les suivantes :

Caséine....................................	2,8
Beurre.....................................	3,8
Sucre de lait..............................	5,0
Sels.......................................	0,7

« Voici le mode de préparation : Laisser reposer pendant douze heures 175 grammes de lait frais, enlever la crème et l'ajouter à 350 grammes de nouveau lait de vache, aussi frais que possible. Placer un morceau de présure d'environ un pouce carré dans les 175 grammes de lait bleu dont on a extrait la crème. Mettre le vase dans l'eau chaude, jusqu'à ce que le lait soit complètement caillé, c'est-à-dire de cinq à quinze minutes, selon l'activité de la présure, qui devra être enlevée aussitôt que le lait commence à cailler, et serrée dans un coquetier pour le lendemain, car elle peut servir tous les jours pendant un mois ou deux. Enlever la partie caillée et séparer soigneusement tout le petit lait, qu'on fera bouillir rapidement dans un vase d'étain sur une lampe à alcool ou à gaz. Pendant qu'il bout, il se sépare une nouvelle quantité de caséine, appelée « fleetings », on doit la retirer en la filtrant à travers une mousseline. Dissoudre alors 5 grammes de sucre de lait en poudre dans le petit lait chaud et le mélanger avec les 350 grammes de lait frais, auquel on a ajouté la crème des autres 175 grammes, comme je l'ai déjà décrit. Ce lait artificiel devra être employé dans les douze heures de sa préparation, et je n'ai, sans doute, pas besoin d'ajouter que tous les vases dont on se servira pour le fabriquer et le faire chauffer devront être scrupuleusement propres. »

La réussite du biberon dépend de la propreté minutieuse qu'on y apporte, on ne saurait trop insister sur ce point. On aura soin de préparer de la nourriture fraîche à chaque repas, de laisser le biberon et le tube constamment dans l'eau, pendant qu'on ne s'en sert pas, de façon à ce que la moindre parcelle de lait ne puisse s'y attacher, et ne devienne sure. La négligence de ces précautions est souvent la cause des aphtes dont souffrent les enfants au biberon. Ces prescriptions observées, la forme de la bouteille n'a pas d'importance. Celles qu'on emploie communément aujourd'hui, avec un long tube en caoutchouc, sont préférables aux anciennes fioles plates ; elles réclament plus d'efforts de succion de la part de l'enfant et le forcent ainsi à avaler plus lentement. On donnera les repas à des intervalles réguliers, absolument comme si l'on nourrissait au sein, d'abord toutes les deux heures, puis à des intervalles plus éloignés. La nourrice évitera l'habitude trop commune de placer le biberon à côté de l'enfant dans son berceau, et ne le laissera pas se gorger, car cette coutume détermine sûrement des désordres de l'estomac, et par suite de la dyspepsie. Elle doit prendre l'enfant dans ses bras de temps en temps, pour lui donner sa nourriture, et le replacer ensuite dans son berceau pour qu'il dorme. Pendant les premières semaines de l'allaitement au biberon, la constipation est très commune, mais il est facile de l'éviter en mettant dans la bouteille un morceau de phosphate de soude gros comme une pièce de vingt centimes, deux ou trois fois dans les vingt-quatre heures.

Si ce système réussit, l'enfant n'aura pas d'autre nourriture jusqu'à l'âge de six ou sept mois, époque à laquelle on lui donnera quelques aliments avec précaution. Il en est un grand nombre dont l'emploi est commun ; quelques-uns sont bons, tandis que d'autres sont physiologiquement contraires aux enfants. En choisissant ces aliments, nous devons nous assurer qu'ils contiennent les éléments essentiels de la nutrition, convenablement combinés. Tous ceux qui sont exclusivement farineux, l'arrow-root, la farine de blé, etc., seront proscrits, tandis que ceux qui contiennent à la fois des éléments nitrogènes et féculents peuvent être donnés en toute sécurité. Parmi ces derniers, la farine de froment, qui contient l'écorce moulue avec la fleur, réussit admirablement ; il en est de même des substances analogues, la biscotte, la farine de Nestlé ou de Liebig, etc. Si l'enfant est pâle et mou, on peut lui donner une nourriture plus tonique, une fois par jour ; il retirera un grand profit d'un repas composé de bouillon de bœuf, de volaille ou de veau, avec un peu de mie de pain trempée, surtout après les six ou sept premiers mois. Le lait, devant former la base de l'alimentation, sera continué pendant de longs mois.

Lorsque l'enfant est pâle et chétif, et qu'il n'engraisse pas, surtout s'il a de la diarrhée ou quelque autre dérangement intestinal, c'est une preuve que la nourriture au biberon ne lui convient pas et qu'un changement est nécessaire. S'il n'est pas trop âgé et qu'il veuille reprendre le sein, ce sera le meilleur remède. Mais, si cela n'est pas possible, il est indispensable de changer le mode de nourriture. Quand le lait ne réussit pas, on peut quelquefois obtenir un bon résultat avec de la crème, dans la proportion d'une cuiller pour trois cuillers d'eau. La nourriture infantile de Liebig, quand elle est bien préparée, rend aussi de grands services. Mais trop souvent, lorsqu'il existe de la diarrhée ou d'autres troubles de l'intestin, tous nos efforts sont infructueux, et la santé, sinon la vie de l'enfant, peut être sérieusement menacée. Ce n'est pas, toutefois, dans le cours de cet ouvrage que je puis traiter des maladies de l'enfant au sein ; c'est un sujet qui exige de plus grands développements. Je borne donc ici mes remarques.

CHAPITRE III

DE L'ÉCLAMPSIE PUERPÉRALE

On entend par *éclampsie puerpérale* une espèce particulière Eclampsie puerpéra de convulsions épileptiformes qui peuvent survenir, soit dans les derniers mois de la grossesse, soit pendant, soit après l'accouchement, et qui constituent une des maladies les plus formidables que l'accoucheur ait à combattre. L'attaque est souvent si subite, si inattendue, si terrible dans ses effets, et suivie de dangers si sérieux pour la mère et pour l'enfant, qu'elle a naturellement attiré la plus grande attention.

Les recherches de Lever, Braun, Frerichs et autres auteurs, Son étiologie es
douteuse. qui ont signalé l'association fréquente de l'éclampsie et de l'albuminurie, ont été considérées, dans ces dernières années, comme jetant une vive lumière sur l'étiologie de cette affection, et prouvant qu'elle dépend d'une rétention des éléments urinaires dans le sang. Mais, tandis que l'origine urinaire de l'éclampsie était assez généralement acceptée, de plus récentes observations tendaient à jeter quelque doute sur cette cause, de sorte qu'il nous est difficile de dire que nous soyons en mesure d'expliquer avec certitude sa véritable pathologie. Ces points feront l'objet d'une discussion particulière; mais il est nécessaire de décrire, avant tout, les signes et le caractère de l'attaque.

Il existe une grande confusion dans la description des con- On a confondu so
le même nom des m
ladies différentes. vulsions puerpérales, parce qu'on a compris sous le même nom plusieurs maladies essentiellement distinctes. Ainsi, dans presque tous les ouvrages de médecine, on a l'habitude de décrire trois variétés de convulsions : la convulsion *épileptique*, la convulsion *hystérique*, et la convulsion *apoplectique*. Ces deux dernières rentrent cependant dans une catégorie toute différente. Une femme enceinte peut avoir des paroxysmes hystériques, ou être prise d'apoplexie, accompagnée de coma et suivie de paralysie. Mais ces états, chez elle, sont analogues aux mêmes maladies qui affectent la femme non grosse, et n'ont pas une marche spéciale. La véritable éclampsie est cliniquement différente de l'épilepsie, bien que les paroxysmes, pendant leur durée, soient tout à fait les mêmes que ceux d'une attaque d'épilepsie ordinaire.

Symptômes prémonitoires.

Une attaque d'éclampsie éclate rarement sans avoir été précédée de certains symptômes précurseurs plus ou moins marqués. Il est vrai que, dans un grand nombre de circonstances, ils sont si légers qu'on n'y attache pas d'importance, et on n'a aucun soupçon jusqu'à ce que la malade soit prise de convulsions. Cependant, un examen ultérieur fera reconnaître, en général, l'existence de ces symptômes, qui, s'ils eussent été observés et judicieusement interprétés, auraient dû mettre le praticien sur ses gardes, et peut-être eût-il pu conjurer l'attaque. La connaissance de ces symptômes a donc une valeur pratique réelle. Les plus communs sont ceux qui affectent le cerveau, par exemple, un violent mal de tête, limité parfois à un seul côté du crâne. Des attaques passagères de vertige, des éblouissements, la perte de la vue, une altération des facultés intellectuelles, sont des phénomènes assez fréquents. Ces symptômes, chez la femme enceinte, sont de la plus haute importance et doivent attirer l'attention. Parfois, il existe des indications moins prononcées dans la forme de l'irritabilité, un léger mal de tête, de la torpeur ou un malaise général. Un autre signe important, l'œdème du tissu cellulaire sous-cutané, particulièrement à la face ou aux extrémités supérieures, doit nous déterminer à faire un examen soigneux de l'urine.

Que de tels symptômes aient précédé ou non une attaque, aussitôt que la convulsion éclate, il ne peut plus exister de doute sur la nature du mal. L'attaque est généralement subite dans son invasion, et son caractère est précisément le même que celui d'une attaque grave d'épilepsie, ou de convulsions chez les enfants. Une observation attentive démontre qu'il y a d'abord une courte période de spasme tonique, affectant le système musculaire tout entier. Ce spasme est presque immédiatement suivi de violentes contractions cloniques, débutant en général par les muscles de la face, qui se crispent violemment. La physionomie est horriblement altérée, les globes oculaires, relevés en haut sous les paupières, de façon à ne laisser voir que la blancheur des sclérotiques, les angles de la bouche, rétractés et fixés dans une grimace convulsive. En même temps, la langue est rejetée violemment hors de la bouche, et, si l'on n'y prend garde, elle peut être lacérée par le grincement des dents. La face, pâle d'abord, devient bientôt livide et cyanosée ; les veines du cou sont distendues, et les carotides battent énergiquement. L'écume coule autour des lèvres, et la physionomie est assez altérée pour que la malade soit méconnaissable. Les mouvements convulsifs frappent bientôt les muscles du corps. Les mains et les bras, d'abord fixés avec rigidité, les pouces fléchis entre les doigts, commencent à être secoués, et tout le système musculaire tombe dans un spasme convulsif intermittent. Il est évident que les muscles involontaires sont aussi impliqués dans cette contraction convulsive, comme les muscles volontaires. Ce fait est démontré par l'arrêt passager de la respiration au début de l'attaque, suivi bientôt de mouvements respiratoires irréguliers et précipités, qui produisent un sifflement singulier. L'expulsion involontaire de l'urine et des fèces en fournit aussi la preuve. Pendant l'attaque, la femme est sans connaissance, sa sensibilité a tout à fait disparu, et elle n'a à la fin aucun souvenir de ce qui s'est passé. Heureusement, la convulsion dure peu, trois ou quatre minutes au plus, souvent même moins longtemps. Mais, dans la majorité des cas, après un intervalle, il survient une reprise des convulsions, caractérisée par les mêmes phénomènes, et ces paroxysmes se répètent avec plus ou moins de force et de fréquence, selon la gravité de l'attaque. Quelquefois, il s'écoule plusieurs heures avant qu'il survienne une seconde convulsion ; parfois, elles se succèdent avec rapidité, à quelques minutes d'intervalle seulement. Dans les cas les plus légers, il peut n'y avoir que trois ou quatre spasmes ; dans les plus graves, on en a compté jusqu'à cinquante et soixante.

Après la première attaque, la malade, en général, reprend bientôt connaissance, quoiqu'elle reste encore hébétée et somnolente, sans avoir aucune idée précise de ce qui s'est passé. Si les accès se renouvellent fréquemment, un coma plus ou moins profond persiste dans leurs intervalles. Ce coma, sans aucun doute, dépend d'une congestion cérébrale vive, résultant de l'arrêt de la circulation dans les grosses veines du cou, par contraction spasmodique des muscles. Il est rarement complet ; la femme donne des signes de sensibilité lorsqu'on la touche, et grogne pendant les contractions utérines. Dans les cas les plus graves, la torpeur est profonde et continue, et la malade peut mourir dans cet état. Quand les convulsions se sont tout à fait arrêtées, et que la femme entre en convalescence, le souvenir des faits pendant et même avant l'attaque peut être absolument aboli, quelquefois pendant fort longtemps. J'en ai vu un exemple curieux : une dame qui avait perdu son frère auquel elle était très attachée, justement dans la semaine qui précéda son accouchement, et chez laquelle le moral sembla avoir une grande part dans la détermination de l'attaque, resta plusieurs semaines avant de recouvrer la mémoire ; elle ne se rappelait nullement la mort de son frère, et tous les événements de cette semaine-là avaient été effacés de son souvenir.

Si les convulsions surviennent pendant la grossesse, nous pouvons considérer, presque avec certitude, le travail comme prochain ; et c'est le seul résultat qu'il y ait à prévoir, en face de cette grave secousse nerveuse et de ces troubles généraux. Lorsqu'elles éclatent, ce qui n'est pas rare, pendant le premier stade du travail, les douleurs, en général, deviennent plus rapprochées et plus violentes, parce que l'utérus est soumis à l'action convulsive, comme les autres muscles de l'économie. Il est arrivé que les douleurs ont atteint un tel degré d'intensité, que l'enfant a pu naître sans qu'on s'en doutât, l'attention du médecin étant absorbée par la malade. Dans nombre de cas, le début de nouveaux paroxysmes est lié au commencement d'une douleur dont l'irritation paraît suffisante pour amener la convulsion.

Les résultats de l'éclampsie varient selon la gravité des paroxysmes. On dit généralement qu'il meurt une femme sur trois ou quatre. Mais la mortalité a certainement diminué dans ces dernières années, grâce à une connaissance plus approfondie de la maladie, ou à son mode de traitement plus rationnel. Ce fait est bien démontré par Barker [1], qui a trouvé en 1855 une mortalité de 32 pour 100 dans les cas observés avant ou pendant le travail, et de 22 pour 100 dans les cas qui se sont déclarés après l'accouchement ; or, depuis cette époque, la mortalité a été réduite à 14 pour 100. Le Dr Phillips [2] a obtenu les mêmes résultats : ses statistiques démontrent que la mortalité a beaucoup diminué depuis qu'on a abandonné les saignées abondantes, considérées comme l'ancre de salut, et qu'on leur a substitué l'emploi du chloroforme.

La mort peut survenir pendant le paroxysme ; elle est attribuée dans ce cas à la longue durée du spasme tonique, qui produit l'asphyxie. Il est certain que la respiration est suspendue aussi longtemps que dure le spasme tonique, absolument comme dans la maladie convulsive des enfants connue sous le nom de laryngite striduleuse ; et il est possible que le cœur soit également frappé de la contraction convulsive qui affecte tous les muscles involontaires. Plus fréquemment, la mort arrive à

1. *The puerperal Diseases*, p. 125.
2. *Guy's hospital Reports*, 1870.

une période plus éloignée, par épuisement et asphyxie. Les autopsies sont peu nombreuses. Dans celles dont nous possédons les observations, les lésions principales consistent dans une anémie du cerveau avec un peu d'infiltration œdémateuse. Quelquefois, mais rarement, les convulsions ont déterminé un épanchement sanguin dans les ventricules ou à la base du cerveau.

Le pronostic, en ce qui concerne l'enfant, est aussi très sérieux. Sur 36 enfants, Hall Davis en a trouvé 26 nés vivants et 10 mort-nés. Il y a de bonnes raisons pour croire que les convulsions peuvent attaquer l'enfant dans l'utérus; plusieurs exemples en sont mentionnés par Cazeaux. Il peut encore être atteint plus tard de convulsions, même avec une bonne santé apparente lors de sa naissance.

Pathogénie de l'éclampsie.

La pathogénie exacte de l'éclampsie ne peut pas être considérée comme définie d'une manière satisfaisante. Quand, en 1843, Lever dit, le premier, que l'urine des femmes affectées de convulsions puerpérales était considérablement chargée d'albumine, — fait que l'expérience a largement confirmé, — on pensa avoir trouvé la clef de l'étiologie de l'affection. On savait que les formes chroniques de la maladie de Bright sont fréquemment liées à la rétention des éléments urinaires dans le

Théorie urémique.

sang, et souvent accompagnées de convulsions. On en conclut que les convulsions éclamptiques étaient aussi dues à l'intoxication qui résulte de la rétention de l'urée dans le sang, exactement comme dans l'urémie de la maladie chronique de Bright. Ces idées furent adoptées par Braun, Frerichs, et plusieurs autres écrivains éminents, qui les étayèrent de leur autorité; on les accepta donc à peu près généralement comme une explication satisfaisante des faits. Frerichs alla plus loin : il soutint que le véritable élément toxique n'était pas l'urée elle-même, mais le carbonate d'ammoniaque résultant de sa décomposition, et il fit des expériences pour démontrer que l'injection de cette substance dans les veines des espèces inférieures déterminait des convulsions d'un caractère exactement analogue à celles de l'éclampsie. Le Dr Hammond [1], de Maryland, fit une série de contre-expériences pour démontrer qu'il n'y avait aucune raison de croire que l'urée se décomposât jamais dans le sang, de la façon dont le supposait Frerichs, ou que des symptômes d'urémie fussent ainsi produits. Spiegelberg [2] a, plus récemment encore, examiné de nouveau la question, au point de vue clinique, chez une malade atteinte de convulsions, dans le sang de laquelle on trouva un excès d'ammoniaque et d'urée, et par des expériences sur les chiens : il admet l'exactitude des opinions de Frerichs. D'autres auteurs ont cru que les éléments empoisonnés, retenus dans le sang, ne sont ni l'urée, ni les produits de sa décomposition, mais d'autres matières extractives qui ont échappé aux recherches. Les observations, accumulées avec le temps, démontrent que la relation entre l'albuminurie et l'éclampsie n'est pas aussi fréquente qu'on le supposait, ou au moins que d'autres agents sont nécessaires pour expliquer bien des faits. On signala un grand nombre de cas dans lesquels l'albumine fut trouvée en quantité notable sans qu'ils aient été suivis de convulsions, et cela non seulement chez des femmes qui avaient été affectées de maladie de Bright avant la conception, mais aussi chez celles dont l'albuminurie s'était développée seulement pendant la grossesse. Ainsi Imbert Gourbeyre a trouvé que, sur 164 cas de cette dernière variété, 95 n'ont pas présenté d'éclampsie; et Blot, sur 41 cas, a observé que 34 fois l'accouchement eut lieu sans symptômes fâcheux. On peut donc considérer comme démontré que l'albuminurie ne s'accompagne pas fatalement d'éclampsie. D'un autre côté, on observa des femmes chez lesquelles l'albumine n'apparut qu'après les convulsions ; il est donc évident que, chez celles-ci, la rétention des éléments urinaires n'a pas pu être la cause de l'attaque ; et il est très probable que, dans ce cas, l'albuminurie fut déterminée par la même cause que celle de la convulsion. Braxton Hicks [3]

1. *Amer. Journ.*, 1861.
2. *Arch. f. Gyn.*, 1870.
3. *Obst. Trans.*, vol. VIII.

a spécialement appelé l'attention sur cette catégorie de faits, et il en a rapporté un nombre considérable. Il dit que l'existence à peu près simultanée de l'albumine et de la convulsion (et il est admis que les deux sont presque invariablement combinées) doit être expliquée de l'une des trois façons suivantes :

1° Les convulsions sont la cause de la néphrite.

2o Les convulsions et la néphrite sont produites par la même cause, c'est-à-dire par une substance nuisible qui circule dans le sang et irrite à la fois le système cérébo-spinal et les autres organes.

3o La congestion excessive du système veineux, produite par le spasme de la glotte dans l'éclampsie, est capable de déterminer la complication rénale.

Théorie de Traube et Rosenstein.

Plus récemment, Traube et Rosenstein ont avancé une théorie de l'éclampsie qui tendrait à expliquer ces anomalies. Ils attribuent la production de l'éclampsie à une anémie cérébrale aiguë, résultant des modifications amenées dans le sang par la grossesse. Le premier facteur est l'hydrémie du sang, qui accompagne, en général, la grossesse ; naturellement, lorsqu'il y a aussi de l'albuminurie, le sang se trouve encore beaucoup plus aqueux, d'où la fréquente association des deux états. Cet état du sang s'accompagne d'une augmentation de la tension artérielle, favorisée par l'hypertrophie du cœur, qui s'observe normalement, comme on sait, dans la grossesse. Le résultat de ces phénomènes combinés est une hyperémie temporaire du cerveau, suivie rapidement d'une suffusion séreuse dans les tissus cérébraux, avec compression des petits vaisseaux, et une anémie consécutive. Cette théorie a beaucoup de rapports avec les opinions les plus récentes au point de vue de l'étiologie de l'affection convulsive, par exemple avec les recherches de Kussmaul et Tenner, qui ont démontré expérimentalement que la convulsion dépend de l'anémie cérébrale, et celles de Brown-Sequard, prouvant que l'anémie des centres nerveux précède l'attaque épileptique. Elle explique aussi d'une manière très satisfaisante pourquoi les convulsions sont plus fortes pendant

le travail : c'est que, pendant l'acme des douleurs, la tension du
système artériel cérébral est nécessairement augmentée. Il y a,
toutefois, de sérieuses difficultés à l'adopter d'une façon générale. Par exemple, elle n'explique pas d'une manière satisfaisante les faits où il existe des symptômes prémonitoires bien
prononcés, et dans lesquels on trouve l'urine chargée d'albumine. Ici, les symptômes précurseurs sont précisément ceux qui
précèdent le développement de l'urémie dans la maladie chronique de Bright, signes qui dépendent, à n'en pas douter, de
la rétention dans le sang des éléments urinaires.

Il n'est pas douteux qu'on puisse attribuer les attaques convulsives des femmes enceintes à un état particulièrement exci-
table du système nerveux pendant la grossesse, fait clairement
signalé par le Dr Tyler Smith et d'autres auteurs. Chez la femme
et chez les enfants, le système nerveux est en quelque sorte
semblable : il jouit d'une influence prédominante et d'une grande
excitabilité ; or tous les deux sont précisément sujets à des attaques convulsives analogues, déterminées par une cause quelconque d'excitation.

Excitabilité du sy-
tème nerveux chez l
femmes.

Ceci admis, nous connaissons quelques-unes des causes qui
développent l'action morbide du système nerveux prédisposé,
et parmi elles la toxémie, ou bien un état extrêmement aqueux
du sang, lié à l'albuminurie ; concurremment avec ces causes,
ou en dehors d'elles, toute espèce d'excitation produite par un
trouble moral sérieux. On peut donc accepter la théorie de
Traube, fondée sur l'état des centres nerveux ; et elle a une
grande importance pratique au point de vue du traitement.

Causes excitantes.

Nous avons déjà discuté complètement (page 251) le traitement de ces cas, où certains signes nous ont fait soupçonner
et découvrir l'albuminurie. Nous n'étudierons donc ici que les
soins à donner à la femme lorsque les convulsions ont éclaté.

Traitement.

Jusqu'à nos jours, on a considéré la saignée comme la partie
fondamentale du traitement ; le sang fut toujours versé avec
profusion, et parfois non sans profit. On rapporte plusieurs
observations dans lesquelles une femme, plongée dans le coma

Saignée.

le plus profond, reprit rapidement connaissance à la suite d'une large saignée. Malheureusement l'amélioration ne fut que passagère, et les convulsions reparurent avec une force nouvelle. Nous avons des preuves théoriques sur lesquelles nous pouvons nous appuyer pour dire que l'action de la saignée n'est que provisoire, qu'elle peut même augmenter la tendance aux convulsions. Ces points ont été parfaitement indiqués par Schrœder, et je ne pourrais mieux faire que de rapporter ses propres observations. « Si, dit-il, la théorie de Traube et Rosenstein est exacte, une déplétion soudaine du système vasculaire, en diminuant la pression, doit arrêter les attaques. Mais l'expérience nous apprend qu'après l'ouverture de la veine la quantité du sang redevient rapidement la même, le sérum étant emprunté à tous les tissus de l'économie ; et que la qualité en est fort altérée. Donc, très peu de temps après une saignée, nous devons nous attendre à retrouver la pression sanguine primitive dans le système artériel, mais le sang beaucoup plus aqueux. Il résulte de cette considération théorique qu'une extraction de sang, si les convulsions ont été provoquées par les causes signalées plus haut, doit amener un résultat favorable immédiat, et, dans certaines circonstances, couper court à tous les symptômes de la maladie. Mais, si toutes les autres conditions restent les mêmes, la pression sanguine atteindra de nouveau rapidement sa première hauteur. Et, comme la qualité du sang aura été altérée, les dangers de la maladie ne feront que s'accroître. »

Ces observations expliquent suffisamment les opinions diverses émises sur l'opportunité de ce traitement ; et nous pouvons très bien comprendre pourquoi, tandis que les effets de la saignée ont été vantés par quelques auteurs, la mortalité a diminué d'une façon sensible depuis qu'on n'en fait plus un usage immodéré. Mais il ne serait pas raisonnable de discréditer tout à fait un remède parce que l'abus peut en être nuisible ; et je ne doute pas que, dans certains cas appropriés, la saignée, judicieusement employée, ne vienne sérieusement en aide au traitement de l'éclampsie. Elle est surtout utile en diminuant la violence première de l'attaque, et en permettant d'avoir recours à d'autres moyens. Toutefois il faut avoir soin de choisir des cas favorables, et l'employer surtout lorsqu'il y a des signes évidents de congestion cérébrale vive avec tension vasculaire, lividité de la face, un pouls bondissant, et des battements énergiques des carotides. La constitution générale de la femme peut aussi nous servir de guide; si elle est forte et d'une bonne santé, nous recourrons plus volontiers à la saignée; si au contraire elle est faible et débile, nous l'écarterons sagement, et nous nous adresserons à d'autres moyens. En tout cas, nous ne devons la considérer que comme un expédient temporaire, utile pour éloigner des tissus cérébraux un danger immédiat, et jamais comme l'agent principal du traitement. On ne doit pas non plus se permettre de pratiquer ces larges saignées qu'on a recommandées fréquemment; on ne retire quelque profit que d'une seule saignée, dont la quantité est réglée sur les effets produits.

Il est bon d'essayer, comme expédient passager, applicable au même but, la compression des carotides pendant le paroxysme. Elle a été proposée par Trousseau dans les convulsions de l'enfance, mais je ne suis pas sûr qu'elle ait été faite dans l'éclampsie puerpérale. C'est un moyen bien simple, qui présente l'avantage de ne pas amener une détérioration permanente du sang, comme la vénésection.

L'administration d'un purgatif énergique est un excellent moyen pour diminuer la tension vasculaire; elle a en outre pour effet de débarrasser le tube digestif de toutes les substances irritantes qui peuvent y être contenues. Si la femme n'a pas perdu connaissance, on peut lui donner une forte dose de poudre de jalap composée, ou quelques grains de calomel associés au jalap; si elle est dans le coma et incapable d'avaler, on lui placera à la base de la langue une goutte d'huile de croton, ou un quart de grain d'elaterium.

L'indication principale du traitement de l'éclampsie est d'en-

Dans certains c[as] elle a une grande u[ti]lité.

Compression des carotides.

Purgatifs.

Narcotiques.

rayer l'action convulsive par les sédatifs. Je place en première ligne les inhalations de chloroforme, médicament d'une importance remarquable, qui a l'avantage de pouvoir être administré à toutes les périodes de la maladie, que la femme soit ou non dans le coma. On a fait quelques objections théoriques à son emploi, sous prétexte qu'il peut augmenter la congestion cérébrale, mais on n'en a aucune preuve; au contraire, il y a plutôt des raisons pour croire que les inhalations de chloroforme diminuent la tension artérielle, en même temps qu'elles apaisent la violence de l'action musculaire, cause d'augmentation de l'hyperémie des vaisseaux. Pratiquement, tous ceux qui les ont employées ne doutent pas qu'elles diminuent la force et la fréquence des paroxysmes convulsifs. Leurs avantages ont été démontrés par une statistique contenue dans la thèse de Charpentier sur les résultats des différentes méthodes de traitement dans l'éclampsie; sur 63 cas dans lesquels les inhalations de chloroforme furent employées, 48 fois elles arrêtèrent ou diminuèrent les attaques, une seule fois la malade mourut.

Chloroforme. Le mode d'administration est variable. Quelques médecins font respirer le chloroforme d'une façon à peu près continue et plongent la femme en état d'anesthésie plus ou moins profonde. D'autres se contentent de surveiller attentivement la femme et de donner le chloroforme aussitôt qu'elle est menacée d'une attaque, se proposant d'en diminuer la violence. Cette dernière méthode est celle que j'ai adoptée, et je n'ai aucun doute sur sa valeur dans la plupart des cas. De temps à autre, on rencontre des cas dans lesquels l'inhalation du chloroforme est insuffisante à enrayer le paroxysme, ou dans lesquels elle paraît contre-indiquée par un état de cyanose de la malade. En outre, il est bon d'avoir, si c'est possible, un médicament à effet plus continu et qui exige moins la surveillance personnelle du mé-

Chloral et bromure de potassium. decin. Dans ce but, on a recommandé, dans ces derniers temps, l'administration du chloral à l'intérieur. Ma pratique est certainement en sa faveur, et je me suis servi, avec le plus grand avantage, à mon avis, d'un mélange de chloral et de bromure de potassium, dans la proportion d'un gramme du premier et 75 centigrammes du second, donné à intervalles de quatre à six heures. Si la femme ne peut pas avaler, on lui donnera le chloral en lavement. L'influence remarquable exercée par le bromure de potassium contre les convulsions des enfants semblerait indiquer son emploi dans l'éclampsie puerpérale. Fordyce Barker est ennemi du chloral, qui, selon lui, excite l'irritabilité réflexe au lieu de la diminuer [1]. Les injections sous-cutanées de morphine ont été énergiquement vantées par ceux qui les ont employées ; elles ne sont pas exemptes d'objections théoriques, mais elles ont l'avantage de pouvoir être faites lorsque la femme est incapable d'avaler. On peut injecter un centigramme et renouveler la dose au bout de quelques heures, de façon à placer la femme complétement sous l'influence du médicament. On se rappellera que l'objectif est de maîtriser l'action musculaire, pour prévenir, autant que possible, les violents paroxysmes convulsifs, et que, par conséquent, il faut que le narcotisme, une fois produit, persiste à l'état continu. Il est donc rationnel de combiner l'action intermittente du chloroforme avec l'action plus durable d'autres médicaments, de manière que l'un vienne en aide aux autres lorsqu'ils sont insuffisants.

On a préconisé quelques autres médicaments considérés comme des antidotes de l'empoisonnement urémique, l'acide benzoïque ou l'acide acétique par exemple ; mais ils sont beaucoup trop incertains dans leur action pour qu'on ait confiance en eux, et ils éloignent l'attention des moyens plus efficaces.

Il est nécessaire de prendre quelques précautions pour éviter que la femme ne se blesse, surtout pour prévenir les lacérations de la langue ; cet accident peut être assez facilement combattu en plaçant entre les dents de la femme, pendant les paroxysmes, le manche d'une cuiller à thé, enveloppé d'un peu de flanelle.

Les auteurs diffèrent d'opinion au point de vue du traite-

1. *The puerperal diseases*, p. 120.

ment obstétrical de l'éclampsie, et c'est une question naturellement très délicate. Quelques accoucheurs recommandent de
débarrasser immédiatement l'utérus, lors même que le travail
n'a pas commencé ; d'autres, au contraire, abandonnent le travail à lui-même. Ainsi Gooch dit « de s'occuper des attaques
et de laisser le travail marcher seul » ; pour Schrœder, « l'intérêt de la mère exige qu'on ne fasse surtout aucune espèce
de manœuvres obstétricales ; » mais il admet que dans quelques
cas il est bon de hâter l'accouchement pour sauver l'enfant.

Lorsque les attaques surviennent pendant le travail, les douleurs sont souvent fortes et irrégulières, et l'accouchement
marche d'une façon satisfaisante ; il n'y a donc pas lieu d'intervenir. Mais quelquefois nous ne pouvons nous empêcher de
sentir qu'il y aurait décidément avantage à débarrasser l'utérus.
Nous devons alors réfléchir que toute intervention active peut
causer une vive irritation de l'utérus et provoquer de nouvelles
attaques. L'influence de l'irritation utérine est démontrée par
la fréquence avec laquelle les paroxysmes reparaissent pendant
les douleurs. Si donc l'orifice n'est pas dilaté, et que le travail
n'ait pas commencé, il vaut mieux ne pas intervenir activement ; la rupture des membranes seule est avantageuse, parce
qu'elle ne provoque aucune irritation. La dilatation forcée de
l'orifice, et surtout la version, sont tout à fait contre-indiquées.

Tyler Smith a tracé une règle qui paraît rationnelle : c'est
d'adopter le procédé qui semble devoir causer le moins d'irritation pour la mère. Ainsi, lorsque la compression du fœtus
invite à agir et à faire quelques tentatives, si la tête peut être
atteinte, on recourra au forceps ou à la crâniotomie. Mais, si l'on
a quelque raison de supposer que l'opération nécessaire pour
compléter l'accouchement soit par elle-même une source d'irritation plus vive que la maladie abandonnée à la nature, on
ne doit certainement pas intervenir.

CHAPITRE IV

DE LA FOLIE PUERPÉRALE

Sous le titre de *manie puerpérale*, les auteurs ont compris indistinctement toutes les affections mentales qui sont liées à la grossesse et à la parturition. Le résultat est fâcheux, parce qu'on a ainsi, en général, perdu de vue la distinction qui existe entre les différents types de maladies mentales. Il suffit d'une étude un peu approfondie du sujet pour démontrer que la dénomination de manie puerpérale est très-mauvaise, car, dans un grand nombre d'observations, nous ne trouvons pas du tout de « manie », mais de la mélancolie ; d'un autre côté, une foule de cas ne sont pas à proprement parler « puerpéraux », parce qu'ils surviennent soit pendant la grossesse, soit longtemps après la disparition de la période puerpérale, s'associant dans ces circonstances à l'anémie produite par un allaitement prolongé. Pour abréger, on peut se servir de l'expression « folie puerpérale », et comprendre sous ce nom toutes les affections mentales liées à la gestation ; mais il est indispensable de les diviser ensuite en trois classes, chacune d'elles ayant ses caractères spéciaux, c'est-à-dire :

1° La *folie de la grossesse ;*

2° La *folie puerpérale* proprement dite, celle qui survient dans une période limitée après l'accouchement ;

3° La *folie de la lactation.*

Cette division est parfaitement naturelle et renferme tous les cas qu'il nous est donné d'observer. Les proportions relatives entre ces trois classes ne pourraient être établies que par de très nombreuses observations statistiques, et nous ne possédons pas ces matériaux. Celles qu'on recueille dans les vastes asiles sont sujettes à des objections, car on n'envoie dans ces établissements que les malades les plus sérieusement atteintes, celles dont la folie est confirmée, et le plus grand nombre des femmes au contraire, avant et après l'accouchement, sont soignées chez elles.

Cependant, si nous considérons les statistiques comme approximatives, nous trouvons dans celle du Dr Batty Tuke [1] qu'à l'asile d'Édimbourg, sur 105 cas de folie puerpérale, l'affection survint 28 fois avant l'accouchement, 13 fois pendant les suites de couches, et 54 fois pendant la lactation. La proportion relative entre chaque classe est donc :

Fréquence relative de ces classes.

Folie de la grossesse....... 18,06 pour 100.
Folie puerpérale............ 47,09 »
Folie de la lactation........ 34,8 »

Marcé [2] a recueilli de différentes sources autorisées 310 observations, dont les conclusions ne sont pas très-différentes de celles de l'asile d'Édimbourg; seulement les cas de folie avant l'accouchement sont relativement moins nombreux. Voici les résultats de cette statistique :

Folie de la grossesse........ 8,06 pour 100.
Folie puerpérale............ 58,06 »
Folie de la lactation........ 30,30 »

Comme chacune de ces classes diffère des autres sous des rapports très importants, il est préférable de les étudier isolément.

La folie de la grossesse est, sans aucun doute, la moins commune des trois formes. La dépression mentale grave qui

1. *Edin. med. journ.*, vol. X.
2. *Traité de la folie des femmes enceintes.*

accompagne la grossesse chez certaines femmes et les pousse
à envisager leur situation avec inquiétude, en même temps
qu'à redouter avec la plus vive appréhension les résultats de
leur accouchement, ne semble être souvent que le premier
degré du dérangement intellectuel de la folie de la grossesse.
La relation entre les deux états est établie par ce fait qu'une
grande partie des folies de la grossesse ne sont que des types
bien marqués de mélancolie ; sur 28 cas rapportés par Tuke,
15 étaient des exemples de mélancolie pure, 5 de démence
avec mélancolie.

Dans la plupart de ces cas, on peut rapporter l'attaque à un
développement de l'hypochondrie ordinaire de la grossesse.
Dans les autres, les symptômes apparurent à une époque plus
avancée de la grossesse, les premiers mois n'ayant été marqués
par aucune faiblesse d'esprit. L'âge de la femme paraît avoir
une certaine influence : la maladie est plus commune entre
30 et 40 ans que chez les plus jeunes femmes. Les primipares
y sont plus sujettes que les multipares, fait qui dépend, sans
doute, de la plus grande appréhension éprouvée par les femmes enceintes pour la première fois, surtout lorsqu'elles ne
sont pas très jeunes. La disposition héréditaire joue un grand
rôle, comme dans toutes les formes de folie puerpérale. Ce
n'est pas toujours chose facile de retrouver l'hérédité, parce
que la famille s'attache souvent à la dissimuler ; cependant
Tuke l'a distinctement reconnue 12 fois sur 28 cas. Fürstner [1]
croit que les autres névroses ont une grande influence sur la
production de la maladie. Sur 32 observations, il a trouvé
9 exemples d'hérédité directe, et 11 fois des antécédents d'épilepsie, d'alcoolisme ou d'hystérie dans la famille.

La période de la grossesse à laquelle survient le plus communément le dérangement intellectuel varie. Peut-être est-ce,
en général, à la fin du troisième mois, ou au commencement
du quatrième. Toutefois il peut commencer avec la conception,
et reparaître même à chaque imprégnation. Montgomery rap-

Causes prédisposantes.

Période de la grossesse à laquelle apparait.

1. *Archiv für Psychiatrie*, Band V, Heft 2.

porte l'exemple d'une femme chez laquelle il revint dans trois grossesses successives. Marcé établit une distinction entre la vraie folie qui survient pendant la grossesse, et une hypochondrie aggravée; celle-ci s'affaiblit ordinairement après le troisième mois, la première au contraire ne commence pas en général avant cette date. Il est hors de doute que dans bien des cas il est impossible de faire cette distinction, et que les deux formes sont souvent unies intimement.

Forme de cette folie.

La forme de la folie ne diffère pas de la mélancolie ordinaire. Il y a en général une tendance très-prononcée au suicide. Si les désordres intellectuels persistent après l'accouchement, la femme peut être poussée à tuer son enfant. On a observé souvent des perversions morales. Tuke mentionne surtout une tendance à la dipsomanie pendant les premiers mois, même chez les femmes qui, à d'autres époques, n'ont montré aucune disposition aux excès. Il la considère comme une exagération de la dépravation d'appétit, ou une envie morbide, phénomènes si communs chez les femmes enceintes, exactement comme la mélancolie peut être un développement plus complet de la faiblesse d'esprit. Laycock signale la tendance à la « kleptomanie » comme caractéristique de l'affection. On trouve dans Casper[1] la relation d'un cas curieux de cette manie chez une dame grosse d'un haut rang qui fut amenée en police correctionnelle par quelques vols de peu d'importance; on plaida l'influence de la grossesse sur le développement de cette tendance irrésistible.

Pronostic.

Le pronostic peut être considéré comme favorable. Sur les 28 observations du Dr Tuke, 19 femmes guérirent en six mois. Il n'y a guère d'espoir de voir la guérison survenir avant la fin de la grossesse. Sur les 19 cas rapportés par Marcé, la folie ne disparut que 2 fois avant l'accouchement.

Manie passagère pendant l'accouchement.

Il y a une forme particulière de dérangement intellectuel qu'on observe quelquefois pendant le travail, et que quelques auteurs considèrent comme une folie temporaire. Il serait peut-

_____
1. *Casper's Forensic medicine,* vol. IV.

être préférable de la décrire comme une sorte de délire aigu, produit, pendant le dernier stade du travail, par l'intensité des douleurs. Selon Montgomery, il se produit surtout lorsque la tête passe à travers l'orifice, ou, à la dernière période, pendant l'expulsion de l'enfant. Il peut consister seulement en une perte de l'empire sur la volonté, pendant laquelle la femme est exposée, si l'on ne la surveille pas avec soin, à blesser grièvement elle ou son enfant. Quelquefois il y a des hallucinations, comme dans l'observation décrite par Tarnier : la femme s'imaginait voir un spectre au pied de son lit, et elle faisait de violents efforts pour le chasser. Cette forme de manie, si toutefois on peut l'appeler ainsi, n'a qu'un caractère passager, et disparaît aussitôt après l'accouchement. Elle a de l'importance au point de vue médico-légal, et quelques auteurs ont avancé que, dans certains cas d'infanticide, la mère n'avait tué son enfant que sous l'influence de ce délivre passager, qui devait la rendre irresponsable de ses actes. Le traitement de cette variété consiste naturellement à diminuer l'intensité des douleurs, et c'est là que le chloroforme trouve une de ses meilleures indications.

La folie puerpérale vraie a toujours beaucoup attiré l'attention des accoucheurs, souvent à l'exclusion des autres formes de troubles cérébraux liés à la puerpéralité. Nous pouvons la définir, cette forme de folie qui survient dans une période limitée après l'accouchement, et qui est sans doute liée intimement à cette fonction. Sur les 73 observations recueillies par le Dr Tuke, deux fois seulement la maladie débuta plus d'un mois après l'accouchement, et dans ces deux cas on trouve la présence de causes qui pourraient les faire figurer dans une autre classe.

Bien que la maladie affecte souvent le caractère de la manie aiguë, ce n'est certes pas la seule forme de folie qui soit observée, et un grand nombre de ces cas sont des exemples bien marqués de mélancolie. Cette distinction a été signalée depuis longtemps par Gooch, dont l'admirable monographie de cette affection contient une des descriptions les plus exactes et les plus fidèles de la folie puerpérale qui aient encore été faites.

Ces deux variétés de folie présentent dans leur période d'apparition quelques particularités qui, jointes à certains faits de leur étiologie, nous autorisent à établir entre elles une ligne de démarcation plus tranchée qu'on a l'habitude de le faire. Il paraît que la manie aiguë survient à une période plus rapprochée de l'accouchement que la mélancolie. Ainsi Tuke a trouvé que tous les cas de manie ont paru moins de 16 jours après l'accouchement, et tous les cas de mélancolie après cette période. Nous verrons que l'une des plus récentes théories sur la cause de cette affection l'attribue à un état morbide du sang. Si de nouvelles recherches confirment cette hypothèse, comme l'altération du sang la plus commune aussitôt après l'accouchement est un état septique, il ne serait pas improbable que les cas de manie aiguë survenus peu de temps après le travail puissent dépendre de causes septiques, tandis que la mélancolie ne serait que le résultat des conditions générales qui favorisent le développement de cette affection mentale. Mais c'est là une simple hypothèse, qui a besoin de s'étayer sur de nouvelles observations.

La prédisposition héréditaire est fréquente, et, si l'on fouille avec soin les antécédents de la malade, on trouve en général que d'autres membres de la famille ont souffert de dérangements du cerveau. Reid a observé que sur 111 cas pris à Bethlehem hospital il y avait hérédité évidente dans 45. Tuke a fait la même remarque 22 fois sur ses 73 cas ; et certainement presque tous les médecins aliénistes admettent que l'hérédité est une des causes les plus prédisposantes aux troubles cérébraux dans l'état puerpéral. Dans un grand nombre des observations, l'attaque a été précédée de circonstances qui avaient amené la débilité, l'épuisement ou une dépression morale. Ainsi, on a souvent remarqué que les femmes atteintes de cette folie avaient eu une hémorrhagie *post partum*, ou qu'elles étaient épuisées par les longues souffrances d'un travail laborieux ; d'autres avaient été affaiblies par des grossesses multipliées, ou par l'allaitement pendant les premiers mois de leur gestation. L'anémie est la règle dans cette affection. Son apparition coïncide aussi fréquemment avec certaines dispositions de l'esprit ; par exemple, une frayeur maladive, insuffisante pour produire la folie avant l'accouchement, peut se transformer en dérangement de l'esprit pendant la période puerpérale. La honte et la crainte auxquelles sont exposées les femmes non mariées sont aussi des prédispositions à cet état, comme le démontre une statistique tirée des rapports de différents asiles, et basée sur 2281 observations : 63 malades sur 100 n'étaient pas mariées[1]. Chez les femmes prédisposées, il suffit d'une secousse morale soudaine ou d'une vive impression pour déterminer la maladie. Gooch rapporte l'exemple d'une dame qui eut son attaque immédiatement après une frayeur causée par un incendie dans une maison voisine de la sienne, et ses hallucinations étaient toutes produites par la lumière ; Tyler Smith, celui d'une autre personne dont l'affection débuta lors de la mort subite d'un parent. L'âge de la femme a une certaine influence sur le développement de la maladie ; celles qui ne sont plus jeunes jouissent d'une prédisposition marquée, surtout quand elles sont enceintes pour la première fois.

Nous devons étudier avec le plus grand soin cette forme de folie puerpérale, qui peut se développer peu de temps après l'accouchement, et sous une influence septique. L'idée première est de sir James Simpson, qui trouva de l'albumine dans l'urine de quatre malades. Il fut conduit à supposer qu'il existait probablement dans le sang certains éléments urinaires, capables de déterminer l'attaque, tout à fait comme dans l'éclampsie. Le Dr Donkin publia plus tard un mémoire important[2], dans lequel il appuya chaudement cette théorie, et il arriva à cette conclusion « que les cas aigus et dangereux sont des exemples d'empoisonnement urémique du sang, dont la manie, le pouls rapide et les autres signes constitutionnels ne sont

Théorie qui la fai dépendre d'un éta morbide du sang.

---

1. *Journal of mental Science*, 1870, I, p. 159.
2. *Edin. med. Journ.*, vol. VIII.

que les phénomènes ; que cette affection doit par conséquent
être désignée sous le nom de manie puerpérale urémique ou
rénale, pour la distinguer des autres formes de la maladie. »
Selon lui, le poison immédiat peut être le carbonate d'ammoniaque, qui résulte de la décomposition de l'urée retenue dans
le sang. On remarquera que la condition pathologique produc-
trice de la manie puerpérale, en supposant cette théorie exacte,
serait précisément la même que celle à laquelle on a attribué,
autrefois, le développement de l'éclampsie. Il est incontestable
que la femme, aussitôt après son accouchement, se trouve dans
des conditions particulièrement favorables aux atteintes de diverses maladies septiques ; et on peut supposer, avec certaines
probabilités, qu'il existe en circulation dans le sang quelque
matière morbide, cause effective de l'attaque chez les femmes
déjà prédisposées. Il est également positif, ainsi que je l'ai déjà
dit, que la maladie présente deux phases distinctes, selon la
période de la puerpéralité à laquelle survient l'attaque. La différence dépend-elle de l'empoisonnement du sang par une
matière septique , surtout par la rétention des excrétions
urinaires ? Question insoluble dans l'état actuel de nos connaissances, digne, à coup sûr, d'une étude approfondie.

Je signalerai seulement quelques faits difficiles à expliquer
par la théorie de Donkin. D'abord, l'albuminurie n'est que passagère, tandis que ses effets supposés persistent pendant des
semaines et des mois. Sir James Simpson dit à ce sujet : « J'ai
vu toutes les traces d'albumine dans la folie puerpérale disparaître de l'urine dans les cinquante heures de l'apparition de la
maladie. L'extrême rapidité de cette disparition est peut-être
la principale, sinon la seule raison qui ait empêché l'albumine
d'être reconnue par ceux de nos confrères qui se sont voués
avec tant de zèle et tant d'ardeur au traitement de la folie dans
nos asiles publics. » Simpson essaye d'expliquer cette anomalie
apparente par l'hypothèse que, le poison urémique ayant produit son œuvre et développé la maladie, la manie progresse
d'elle-même. Mais c'est là une pure spéculation de l'esprit ; et,

dans les cas d'éclampsie supposés analogues, l'albuminurie persiste certainement aussi longtemps que ses effets. Il n'est pas
facile de comprendre comment le poison urémique produirait
dans un cas la folie, et dans l'autre les convulsions. Nous savons au contraire que l'albuminurie passagère peut être beaucoup plus commune après l'accouchement qu'on ne l'a généralement supposé, et il est à souhaiter que ce point soit soumis à
de nouvelles recherches. Dans ces dernières années, on a démontré que l'albumine existe souvent dans l'économie pendant
quelques jours, sous certaines influences, sans aucune suite sérieuse, par exemple après un bain ; nous pourrions donc trop
aisément tirer une conclusion erronée de sa présence dans
quelques cas de manie. Toutefois, outre l'urémie, il est d'autres
sortes d'empoisonnement du sang qui peuvent avoir quelque
influence sur la production de la folie, et il est à désirer que
de nouvelles observations nous permettent de traiter ce sujet
avec plus de certitude.

Le pronostic de la folie puerpérale intéressera toujours vive- Pronostic.
ment ceux qui s'occupent de cette pénible affection. Il peut être
considéré au point de vue des risques immédiats pour la vie, et
des chances d'amélioration pour les facultés mentales. Il y a un
vieil aphorisme de Gooch, dont l'exactitude est justifiée par
l'expérience moderne ; c'est celui-ci : « La manie est plus dangereuse pour la vie, la mélancolie pour la raison. » En général,
on admet que dans la manie puerpérale les risques pour la vie
ne sont pas grands, et, en somme, c'est exact. Parmi les cas
observés par Tuke, la mort a eu lieu, de causes diverses,
10,9 fois sur cent ; mais toutes ces femmes avaient été admises
à l'asile, et on peut supposer que leurs attaques étaient exceptionnellement graves. Hunter et Gooch ont noté l'extrême rapidité du pouls comme un symptôme fâcheux, presque mortel.
Il n'est pas douteux que ce soit un signe de la plus haute
gravité, mais il ne doit pas nous faire désespérer de la vie de la
femme. Les cas les plus dangereux sont ceux dans lesquels il
survient quelque état inflammatoire ; et si l'on observe une

élévation marquée de la température, indice de cette complication, le pronostic doit être beaucoup plus grave que si l'on a
noté seulement une excitation de la circulation.

*Les anatomo-
pathologiques.* Nous ne trouvons à l'examen cadavérique aucun signe qui
puisse nous éclairer sur la nature de la maladie. « Aucune modification morbide constante, dit Tyler Smith, n'est rencontrée
dans l'encéphale ; généralement, il est plus pâle et plus exsangue qu'à l'état normal. La plupart des pathologistes ont aussi
observé un état de vacuité extrême des vaisseaux sanguins, surtout des veines. »

Durée. La durée de la maladie varie considérablement. En général,
la manie ne persiste pas aussi longtemps que la mélancolie, et
la guérison s'opère en trois mois, souvent plus tôt. Parmi les
femmes admises à l'asile d'Edimbourg, très-peu y restèrent
plus de six mois ; après cette période, les chances de guérison
diminuent beaucoup. Lorsque la femme va bien, il arrive souvent qu'elle a perdu la mémoire des faits qui sont survenus
pendant sa maladie, mais, parfois, tout ce qu'elle a souffert
reste gravé dans son esprit ; ainsi, j'en ai soigné une qui, après
sa guérison, conserva toutes les antipathies personnelles qu'elle
avait montrées pendant sa folie.

*Folie
de la lactation.* Sur les 155 observations recueillies par le Dr Tuke, 54 sont
des exemples de folie de la lactation, forme qui paraît donc
être deux fois plus commune que la folie de la grossesse, mais
beaucoup moindre que la folie puerpérale vraie. Il est évident
qu'elle se développe sous l'influence de causes qui ont produit
*Elle se montre gé-
néralement chez les
femmes débilitées.* l'anémie et l'épuisement. Dans la grande majorité des cas, on la
rencontre chez les multipares déjà fatiguées par de fréquentes
grossesses et par un allaitement prolongé. Lorsqu'elle frappe
des primipares, ce sont surtout des femmes qui ont eu une hémorrhagie *post partum*, qui ont été exposées à des causes d'affaiblissement, ou dont la constitution contre-indiquait toute
tentative d'allaitement. Presque invariablement on entendra le
bruit de diable dans les veines du cou, indice d'un appauvrissement du sang.

La forme mélancolique est beaucoup plus commune que la Et affecte le type mélancolique.
forme maniaque, et, lorsqu'on observe cette dernière, l'attaque
est bien moins durable que dans la folie puerpérale vraie. Le
danger pour la vie est minime, surtout si l'on reconnaît la cause
débilitante et si on la fait disparaître. Toutefois cette forme paraît tendre plus que les autres à la folie durable. Parmi les malades du Dr Tuke, 12 mélancoliques devinrent démentes, et
restèrent folles.

Les symptômes de ces différentes formes de folie sont clini- Symptômes.
quement les mêmes qu'en dehors de l'état de gestation.

Généralement, dans les cas de manie, il existe quelques symp- Dans les cas de manie.
tômes prémonitoires du trouble cérébral, qui sont plus ou moins
prononcés, mais peuvent passer inaperçus. L'attaque est souvent précédée d'agitation et de perte du sommeil. Cette insomnie
est un signe commun et très-appréciable ; si la femme dort, son
repos est interrompu et troublé par des rêves. Elle montre une
aversion injustifiable à l'égard de ceux qui l'entourent ; la nourrice, le mari, le médecin, l'enfant lui inspirent des soupçons,
et, si l'on ne veille pas, elle peut même blesser son enfant. A
mesure que la maladie progresse, elle divague et tient des
propos incohérents, et, lorsque la maladie est tout à fait établie,
c'est un débordement continuel de phrases confuses et sans
suite, auxquelles il est impossible de trouver un sens. Souvent,
à travers ses divagations, on peut saisir une idée particulière
qui s'impose à son esprit ; c'est parfois, ainsi qu'on l'a remarqué, une pensée sexuelle qui pousse les femmes d'une réputation irréprochable à tenir un langage obscène et scandaleux,
qu'elles ont pu jamais entendre on ne sait comment. Quelques
auteurs éminents avaient déjà signalé dans un procès remarquable cette tendance des femmes à attaquer leur propre chasteté, et Simpson, d'après son expérience, a établi « que le type
de la folie varie avec l'organe malade, de telle sorte que, si la
femme a une affection des organes génitaux, il est probable
que la perversion de ses idées portera sur les choses sexuel-
les. » On observe aussi fréquemment, mais plutôt dans la

forme mélancolique, le délire religieux, comme la crainte d'une damnation éternelle ou celle d'avoir commis un péché mortel. Cette affection mentale, lorsqu'elle est très-prononcée, s'accompagne d'une excitation intolérable, et la femme est sous l'empire d'une agitation excessive dans ses gestes et sa physionomie. Elle refuse de rester au lit, déchire ses vêtements, et cherche à se blesser, souvent même à se suicider. J'ai soigné une femme qui faisait des tentatives incessantes pour se tuer, et on ne put l'en empêcher qu'avec la plus active surveillance; elle essaya de s'étrangler avec ses draps de lit, d'avaler tous les objets qu'elle pouvait saisir, et même de se crever les yeux. Les malades refusent la nourriture avec persistance, et les paroles les plus douces ne réussissent pas toujours à leur en faire prendre. Le pouls est rapide et petit, et plus l'excitation est violente et le délire furieux, plus la circulation est surexcitée. La langue est sale et épaisse, il y a de la constipation et des troubles intestinaux, les matières fécales et l'urine sont perdues involontairement. L'urine est rare et très colorée, et, lorsque la maladie a une certaine durée, elle se charge de phosphates. Les lochies et la sécrétion du lait s'arrêtent, en général, dès le début. Le dépérissement général, par suite de l'agitation incessante et des mouvements de la femme, peut atteindre un degré considérable, surtout si la maladie se prolonge; la malheureuse tombe dans un marasme parfois excessif, au point de n'être plus que l'ombre d'elle-même.

Dans les cas de mélancolie. Lorsque la folie prend le type mélancolique, les symptômes sont plus gradués. Au début, on remarque une dépression de l'intelligence, sans cause appréciable, de l'insomnie, des digestions difficiles, des migraines, et d'autres dérangements du corps. Ces signes doivent être soigneusement notés lorsqu'ils apparaissent chez une femme qui nourrit depuis longtemps ou qui présente quelque autre cause d'affaiblissement. Bientôt les phénomènes cérébraux augmentent, et le délire lui-même s'établit. Il peut être plus ou moins marqué, mais il affecte presque toujours le même type; très souvent, c'est du délire religieux.

Les désordres constitutionnels sont extrêmement variables. Dans quelques cas, assez semblables à la manie, il y a une excitation considérable, le pouls est rapide, la langue chargée; pas de repos. La mélancolie aiguë, qui survient pendant l'état puerpéral, affecte plus souvent cette forme. Dans d'autres cas, ces symptômes généraux sont moindres; les femmes sont profondément abattues, et restent assises pendant des heures sans parler ni se mouvoir, mais il y a très peu d'excitation, et c'est cette forme qui caractérise généralement la folie de la lactation. Dans tous les cas, il y a dégoût de la nourriture, et presque invariablement une disposition au suicide. On n'oubliera pas que, dans la mélancolie, ce délire se développe quelquefois brusquement, et qu'une seconde de négligence de la part des surveillants peut amener un résultat épouvantable.

Si l'on se rappelle ce qui a été dit du caractère essentiel de la folie puerpérale, il est clair que le traitement doit tendre surtout à la réparation des forces de la femme, de façon à lui permettre de lutter contre son mal sans que sa puissance vitale succombe sous l'épuisement. Nous nous efforcerons aussi de calmer son excitation, et de donner du repos à son cerveau troublé. Tous les moyens énergiques, la saignée, les vésicatoires sur le cuir chevelu, etc., sont absolument contre-indiqués.

Les médecins aliénistes reconnaissent que dans la manie aiguë on doit remplir deux indications, faire manger suffisamment les malades et les faire dormir.

En ce qui concerne la première, il faut essayer d'amener la femme à prendre une nourriture abondante, pour remédier aux effets du dépérissement organique, et conserver sa force jusqu'à ce que la maladie soit apaisée. Le Dr Blandford, qui a particulièrement insisté sur cette indication [1], dit « que des surveillantes adroites insisteront avec douceur auprès de la malade pour qu'elle prenne une grande quantité de nourriture, et on ne saurait lui en donner trop. On peut lui faire manger de la

1. Blandford, *Insanity and its Treatment.*

viande menue avec des pommes de terre et des légumes verts, trempés dans du bouillon, du pain et du lait, du rhum et du lait, de l'arrow-root, et ainsi de suite. On ne donnera pas de liquides seuls, tant qu'elle acceptera une nourriture solide. A mesure que la maladie fait des progrès, la langue et la bouche deviennent sèches et sales, de telle sorte que les liquides seuls peuvent être ingérés; mais, réservant notre bouillon et notre eau-de-vie, nous devons donner la plus grande quantité possible de nourriture solide. »

Alimentation par force.

Aussi bien dans la manie que dans la mélancolie, mais peut-être plus encore dans cette dernière, la femme refuse parfois avec obstination toute espèce de nourriture, et il faut employer la force. On a recours dans ce but à différents procédés. Un des plus simples est d'introduire de force une cuiller à dessert entre les dents de la femme maintenue par des aides, et de lui injecter doucement la nourriture dans la bouche, avec une bouteille en caoutchouc munie d'un bec d'ivoire, qu'on achète chez les pharmaciens. Il faut avoir la précaution de ne pas injecter plus de 30 grammes à la fois, et de permettre à la femme de respirer entre chaque mouvement de déglutition. Cette mesure extrême est rarement nécessaire, si la femme a auprès d'elle des surveillantes expérimentées, qui puissent triompher par des moyens plus doux de son aversion pour la nourriture; mais on peut être obligé d'y avoir recours, et il vaut mieux le faire que de laisser la malade s'épuiser par manque d'alimentation. J'eus à nourrir une femme de cette façon trois fois par jour pendant plusieurs semaines, et je me servis d'un appareil connu dans les asiles sous le nom de « bouteille à nourriture de Paley », qui simplifie considérablement la difficulté de cette opération. On donnera de préférence du bouillon, ou de bon potage, mélangé à une substance farineuse, telle que la Revalenta Arabica, ou la fleur de froment, ou bien du lait.

Stimulants.

Au début de la maladie, la femme n'a pas besoin de stimulants; ils ne font qu'augmenter son agitation. Mais, à mesure qu'elle fait des progrès et que l'épuisement devient sérieux, il pourra être nécessaire d'y avoir recours. Ils paraissent être plus utiles dans la mélancolie, où on peut les administrer assez largement.

L'intestin exige une surveillance spéciale ; ses fonctions sont presque toujours troublées, les déjections sont noires et d'une odeur repoussante. Au début, un purgatif convenable, en débarrassant l'intestin , peut quelquefois enrayer une attaque menaçante. Gooch en rapporte un curieux exemple : la guérison de la femme s'opéra aussitôt que l'intestin fut nettoyé. On peut donner quelques grains de calomel ou une dose de poudre de jalap composée, ou encore de l'huile de ricin. Pendant toute la durée de la maladie, il faut surveiller l'état des premières voies; de temps à autre, les apéritifs auront leur utilité, mais les purgations fortes et répétées sont dangereuses, à cause de l'affaiblissement qu'elles provoquent. État de l'intestin.

Un des points les plus importants du traitement est de procurer du sommeil. Il n'existe pas pour cela de médicament comparable à l'hydrate de chloral, soit seul, soit combiné avec le bromure de potassium, qui en augmente l'action hypnotique. Donné à haute dose au moment du coucher, c'est-à-dire de 75 centig. à 2 grammes, il manque rarement de procurer un peu de sommeil, et, au début d'une manie aiguë, son administration est suivie des meilleurs effets. Quelquefois il faut répéter cette médication chaque nuit, pendant la période aiguë de la maladie. Si nous ne pouvons pas faire avaler le médicament, la femme le prendra en lavement. Manque de sommeil.

Il est généralement admis que dans la manie les préparations d'opium, autrefois très employées, font plutôt du mal que du bien. Le Dr Blandford exprime à ce sujet une opinion absolue. « Dans le délire maniaque prolongé, dit-il, je crois que l'opium ne fait jamais de bien, et qu'il peut faire beaucoup de mal. Nous obtiendrons, s'il est donné à haute dose, les effets d'un empoisonnement narcotique, mais sans en avoir aucun bénéfice. » Ceci s'applique tout à la fois à l'opium donné par la bouche Opiacés.

et en injections sous-cutanées. Cette dernière méthode, plus sûre pour produire de bons résultats, offre aussi au poison narcotique une voie plus rapidement funeste. Après l'administration d'une dose de morphine par une injection sous-cutanée, la femme s'endort presque aussitôt, et on se félicite d'avoir obtenu un résultat longtemps cherché. Mais, après une demi-heure de sommeil, ou à peu près, elle se réveille subitement, et la manie et l'excitation sont pires qu'auparavant. On pourrait supposer qu'en donnant la dose plus forte, au lieu d'une demi-heure de sommeil on en aurait obtenu davantage; mais un nouvel essai produit le même résultat. Les fortes doses de morphine non seulement ne produisent pas un sommeil réparateur, mais empoisonnent la femme, et provoquent, sinon les symptômes du véritable empoisonnement narcotique, du moins un état typhoïde qui indique la prostration et l'approche du collapsus. Je crois donc qu'il n'y a pas de médicament dont l'emploi soit plus mauvais que celui de l'opium. Il en est autrement dans les cas de mélancolie, surtout dans les formes chroniques. L'opium peut alors être donné avantageusement à dose modérée, mais sans excès. L'injection sous-cutanée de morphine est le meilleur mode d'administration, à cause de la rapidité de ses effets et de la facilité de son emploi.

Autres calmants. Il existe d'autres moyens de calmer l'excitation des malades, en dehors de l'usage des médicaments. Quelques médecins recommandent hautement le bain chaud comme sédatif, et plongent la femme dans l'eau à la température de 32 à 34° pendant au moins une demi-heure. L'enveloppement humide remplit le même but, et on l'applique plus facilement aux malades réfractaires.

Il est important d'avoir des gardes expérimentées. La surveillance judicieuse de la femme est un point d'une importance capitale. Elle habitera une chambre fraîche, bien ventilée et un peu sombre. Si c'est possible, elle gardera le lit, ou du moins on tâchera de restreindre son besoin d'agitation et de mouvement, qui est une cause puissante d'affaiblissement. La vue de ses parents, de ses amis, et surtout de son mari a en général un mauvais résultat et provoque de l'agitation ; il est donc bon de la confier aux soins de gardes expérimentées qui, en qualité d'étrangères, exerceront plus d'empire sur elle. Ce n'est pas trop s'avancer de dire que le succès de la médication dépend beaucoup de la manière dont ces indications sont remplies. Des gardes brusques, maladroites, qui ne savent pas allier la douceur à la fermeté, aggraveront certainement et prolongeront les troubles. Comme il faut une surveillance de jour et de nuit, une seule garde ne suffit pas.

Le placement de la malade dans un asile est une question considérable. Le fait d'avoir été renfermée ainsi laisse nécessairement à la femme une certaine flétrissure ; on souhaiterait donc de la lui épargner si c'est possible. La maladie aiguë, qui dure relativement peu de temps, peut être guérie, en général. par un traitement fait chez soi. Tout dépend des ressources de la malade. Si elles ne lui permettent pas d'obtenir chez elle le traitement et les gardes nécessaires, il vaut mieux la placer dans une maison où elle trouvera les soins dont elle a besoin, au prix de quelque ennui futur. Dans les cas de mélancolie chronique, les soins étant beaucoup plus difficiles à donner, il est à peu près indispensable de mettre la malade dans un asile, et il ne faut pas attendre trop tard. Quelques exemples de démence incurable, consécutive à une mélancolie puerpérale, peuvent être considérés comme ayant été produits par le retard qu'on a mis à placer les malades dans des conditions favorables de guérison.

Lorsque la convalescence est commencée, on obtiendra souvent de bons effets du changement d'air et de résidence. On recommande surtout d'emmener les malades dans une ville tranquille, où elle puisse jouir du grand air et de l'exercice, en compagnie de ses gardes, sans être excitée par la vue de beaucoup de monde. Il ne faut consentir qu'avec de grandes précautions aux visites des parents et des amis. Deux malades que je soignais ont eu une rechute, au moment où la guérison était imminente, parce que les maris, contrairement à mon avis, insistèrent pour voir leurs femmes. D'un autre côté, Gooch a fait remarquer que, lorsque la malade ne va pas mieux et qu'elle a passé plusieurs mois renfermée sans amélioration, la visite d'un ami ou d'un parent peut produire une impression favorable et inaugurer une amélioration. Il est probable que ce fait s'observe plutôt dans la mélancolie que dans la manie. Dans de semblables circonstances, un essai peut être tenté; mais nous devons en attendre le résultat avec une certaine anxiété.

CHAPITRE V

SEPTICÉMIE PUERPÉRALE

Il n'y a dans l'obstétrique tout entière aucun sujet qui ait Opinions diverses
des auteurs. provoqué plus de discussions, aucun sur lequel on ait émis des opinions plus diverses que celui dont je vais m'occuper dans ce chapitre. Sous le nom de *fièvre puerpérale*, cette affection a donné lieu à une controverse sans fin. Les auteurs, les uns après les autres, ont formulé, avec une précision dogmatique, leur opinion sur la nature de la maladie, souvent sans autre base que des idées préconçues, ou une interprétation erronée de quelques signes cadavériques. Ainsi, l'un établit que la fièvre puerpérale n'est qu'une inflammation locale, comme la péritonite; d'autres déclarent que c'est une phlébite, une métrite, une métro-péritonite ou quelque autre maladie zymotique essentielle *sui generis*, n'affectant que les femmes en couches. Il en est résulté une confusion désespérante, et, après avoir Il en est résulté
une grande confusion étudié le sujet, on se trouve le moins bien connaître qu'avant d'avoir commencé. Heureusement, les recherches modernes tendent à jeter un peu de lumière sur ce chaos.

Elles démontrent de plus en plus aux accoucheurs qu'ils ont Théories modernes. été induits en erreur par la virulence spéciale et l'intensité de la maladie, et qu'ils l'ont considérée à tort comme particulière à l'état puerpéral, au lieu de reconnaître en elle une forme d'affection septique cliniquement la même que celle à laquelle les chirurgiens ont donné le nom de pyoémie ou septicémie.

Objections au nom
« fièvre puerpé-
le ».

Si ces vues sont exactes, l'expression « fièvre puerpérale », entraînant une idée de fièvre telle que le typhus, ou la fièvre typhoïde, doit être déclarée fausse, et écartée pour éviter toute confusion. Avant de discuter sérieusement les raisons probables qui empêchent cette maladie d'être regardée comme spécifique, ou particulière à l'état puerpéral, il me paraît utile de tracer brièvement les principaux faits de son histoire.

Historique.

Les auteurs classiques rapportent des observations plus ou moins exactes de fièvre puerpérale qui nous prouvent, sans aucune espèce de doute, que cette affection leur était parfaitement connue; et Hippocrate, en racontant quelques-uns de ces cas dont la nature n'est nullement équivoque, reconnaît clairement qu'ils ont pu avoir leur origine dans une rétention et une décomposition de débris placentaires. Harvey et d'autres auteurs ont prouvé que cette affection leur était plus ou moins familière; ils ont même présenté quelques considérations des plus acceptables sur son étiologie; mais c'est dans la seconde moitié du dernier siècle seulement qu'elle a été soigneusement observée. A cette époque, l'attention fut attirée par une mortalité effroyable dans quelques-uns des principaux hôpitaux d'accouchement, surtout à l'Hôtel-Dieu de Paris, et depuis lors la fièvre puerpérale est très connue des accoucheurs.

Mortalité dans les
grands hôpitaux.

On a toujours remarqué, en Angleterre et à l'étranger, qu'elle sévit surtout dans les hôpitaux où les femmes en couches sont accumulées, et qu'elle y produit des épidémies effroyables, se propageant, dès son apparition, d'une femme à une autre, en dépit de tous les efforts faits pour en enrayer la marche. Il est facile d'en citer quelques exemples saisissants. Ainsi elle régna à Londres dans les années 1760, 1768 et 1770 avec une telle intensité que, dans certaines maisons d'accouchement, presque toutes les femmes moururent. En 1773, on rapporte qu'à l'infirmerie d'Edimbourg « presque toutes les femmes, aussitôt leur délivrance, ou environ vingt-quatre heures après, furent frappées par l'épidémie, et *toutes les malades moururent*, quoiqu'on ait pu faire pour les sauver. » Sur le Continent, où les hospices d'accouchement sont développés sur une plus grande échelle, la mortalité fut aussi considérable. Dans la Maison d'accouchement de Paris, à différentes reprises, on perdit quelquefois une femme sur trois accouchées; à une certaine époque, il en mourut 10 sur 15. Les résultats furent les mêmes dans d'autres grands hospices continentaux, à Vienne, par exemple, où, en 1823, il mourut 19 accouchées sur 100, et, en 1842, 16 sur 100; à Berlin, en 1862, c'est à peine si l'on pouvait sauver une seule femme; l'hôpital fut fermé.

Ces faits, dont l'exactitude n'est pas douteuse, démontrent qu'il y a un danger considérable à agglomérer les femmes en couches. Est-ce qu'ils permettent de conclure qu'on ne doit plus laisser subsister un hôpital d'accouchement? C'est là une question sérieuse toute différente, et qu'on peut à peine discuter dans un ouvrage de clinique. On doit observer, toutefois, que la plupart des épidémies dont les résultats ont été si désastreux se sont déclarées avant que nous connaissions aussi bien qu'aujourd'hui le mode de propagation de la maladie, à une époque où les précautions hygiéniques étaient insuffisantes, la ventilation à peine connue, et où toutes les conditions tendaient à favoriser le transport de la fièvre puerpérale d'une malade à une autre. De nos jours, l'expérience prouve que les choses sont bien différentes; par exemple, dans un établissement comme The Rotunda hospital, à Dublin, on peut prévenir tout à fait les épidémies de cette nature, et la mortalité est à peu près la même que dans la pratique particulière.

Plus on étudie l'histoire de ces épidémies dans les hôpitaux, plus on trouve qu'elles ne sont pas sous la dépendance de miasmes produits nécessairement par l'agglomération des femmes en couches, mais qu'il y a plutôt transport direct de matière septique d'une femme à une autre.

On a dit souvent que la fièvre puerpérale était épidémique dans la pratique particulière, à peu près de la même manière que pourrait l'être la fièvre scarlatine, ou toute autre maladie zymotique. On cite la production de semblables épidémies à Londres en 1827-28, à Léeds en 1809-12, à Edimbourg en 1825, et on pourrait en citer bien d'autres. Mais ce n'est pas là un motif suffisant pour admettre que l'affection ait jamais été épidémique dans le vrai sens du mot. Il est hors de doute qu'on en a observé des cas nombreux dans la même ville, et à la même époque, mais le fait peut être facilement expliqué sans admettre l'influence épidémique, puisque nous savons que la matière septique peut être transportée d'une femme à une autre. Dans la plupart de ces prétendues épidémies, la maladie n'a atteint que les femmes de certaines accoucheuses ou de certains médecins, tandis que les clientes des autres y ont absolument échappé; ce fait s'explique facilement, si l'on admet que la fièvre puerpérale est produite par une matière septique transportable, et il est en désaccord avec la théorie d'une influence épidémique générale.

Théories diverses de la nature de la maladie. Il me paraît inutile de rapporter tout au long les théories qui ont été émises sur cette affection. Certes, on peut croire qu'en essayant inutilement d'expliquer tous ses phénomènes par une théorie absolue, on l'a plongée dans l'obscurité plus profondément qu'elle ne l'était déjà par les difficultés du sujet. Si nous devons faire quelques pas, ce n'est qu'en prenant une attitude modeste, en nous persuadant que nous ne sommes qu'aux débuts de nos recherches, et en observant avec exactitude les faits cliniques, sans en tirer des déductions trop positives.

Théorie de son origine locale. Quelques auteurs ont enseigné que la maladie n'est qu'une inflammation locale, produisant des effets constitutionnels secondaires. Cette opinion est fondée sans doute sur l'observation trop exclusive des altérations qui ont été découvertes à l'autopsie. Après la mort, on trouve communément une péritonite étendue, une phlébite, une inflammation des lymphatiques ou du tissu utérin lui-même, et chacune de ces altérations a été considérée, à son tour, comme la source même de la maladie. *Objections à cette théorie.* Les pathologistes modernes n'apprécient que fort peu cette théorie, et elle est en désaccord avec un si grand nombre de faits cliniques, qu'on peut la considérer comme oubliée. Aucune des altérations que nous venons de signaler ne se voit d'une façon immuable, et, dans les cas les plus graves, on peut ne rencontrer aucun signe positif d'une inflammation locale. Cette théorie n'explique pas non plus le transport de la maladie d'une femme à une autre, pas plus que la gravité particulière des symptômes constitutionnels.

Une théorie plus admissible, et qui a pris une grande extension, est celle qui en fait une fièvre zymotique essentielle, spéciale aux femmes en couches qu'elle attaque seules, aussi spécifique dans sa nature que le typhus ou la fièvre typhoïde, et ayant les mêmes relations avec les phénomèmes locaux observés à l'autopsie, que la variole avec les pustules de la peau, la fièvre typhoïde avec les ulcérations des glandes intestinales. On suppose que cette fièvre se propage par contagion et infection, et qu'elle règne épidémiquement, à la fois dans la pratique civile et hospitalière. Le plus récent promoteur de cette opinion est Fordyce Barker, qui, dans un excellent mémoire sur les *Maladies puerpérales*, a discuté tout au long chacune des théories de cette affection. De même que tous les auteurs qui adoptent ces idées, il a complètement négligé, je suis obligé de le dire, de nous donner une seule preuve convaincante en faveur de l'existence de cette fièvre spécifique. Il est incontestablement vrai que, dans le typhus, la fièvre typhoïde et les autres affections de même nature, il existe des phénomènes locaux secondaires bien prononcés, mais ils sont alors caractéristiques et constants. Barker n'essaye pas de démontrer qu'il y ait quelque chose de même nature dans la fièvre puerpérale. Au contraire, il est probable qu'il n'existe pas deux cas dans lesquels on trouve des phénomènes locaux semblables; et le praticien le plus expérimenté ne pourrait pas indiquer, une seule fois à l'avance, soit la marche et la durée de la maladie, soit la forme des phénomènes locaux. Cette théorie est encore tout à fait insuffisante pour expliquer les cas très importants dont l'origine vraie ne peut être rapportée qu'à la femme elle-

Théorie de la fièvre zymotique essentielle

Arguments contre cette théorie

même, c'est-à-dire ceux qui résultent d'une absorption de matière septique par décomposition de caillots, et autres causes semblables. Barker tourne cette difficulté en plaçant ces cas d'auto-infection dans une catégorie distincte, et les considérant comme des exemples de septicémie. Mais il ne peut pas démontrer qu'il y ait, entre eux et ceux qu'il croit dépendre d'une fièvre essentielle, aucune différence au point de vue des symptômes ou des signes cadavériques; et il serait impossible de les distinguer les uns des autres, soit au point de vue clinique, soit au point de vue pathologique.

n identité avec la
icémie chirurgi-

La théorie moderne, celle qui assimile cette affection à la pyoémie ou septicémie, n'est certainement pas à l'abri des objections, et il faudra de patientes recherches cliniques pour expliquer avec satisfaction certaines particularités de son histoire; mais, en dépit de ces difficultés que le temps peut parvenir à vaincre, elle rend compte des phénomènes observés beaucoup mieux que toutes les autres théories qui ont été émises.

D'après cette théorie, la fièvre puerpérale est produite par l'absorption de matières septiques dans l'organisme, à travers les solutions de continuité qui existent toujours après l'accouchement dans l'appareil de la génération. Il n'est pas indispensable que le poison soit particulier ou spécifique, car, exactement comme dans la pyoémie chirurgicale, toute décomposition de matière organique, née dans l'appareil de la génération de la mère elle-même, ou venue de source extérieure, peut produire l'action morbide.

En décrivant l'affection qui nous occupe, je démontrerai, autant que nos connaissances actuelles permettent de le faire, que cette théorie est celle qui concorde le mieux avec les faits; mais il faut se rappeler que la septicémie chirurgicale est encore très-peu connue, et qu'on ne doit pas attendre des accoucheurs l'explication complète de tous les phénomènes qu'ils ont observés.

se de description.

La meilleure base de description que je connaisse est celle de

Burdon Sanderson, lorsqu'il dit : « Dans toute affection pyoémique, on peut trouver un foyer, centre d'origine, des lignes de
diffusion ou de distribution, et des effets de propagation secondaire. Dans chaque cas, il y a un processus initial d'où part
l'infection, d'où elle se répand, et des processus secondaires
qui naissent du premier [1]. » Adoptant cette division, j'indiquerai d'abord le mode de début de l'infection dans les cas obsté-
tricaux, et je ferai ressortir les difficultés spéciales que cette
partie du sujet comporte.

Les accoucheurs ont reconnu depuis longtemps que, dans
tout accouchement récent, l'appareil de la génération de la
femme présente des lésions de continuité à travers lesquelles
la matière septique, s'il y a un contact, peut être facilement
absorbée. Cruveilhier, Simpson et d'autres auteurs, ont particulièrement insisté sur l'analogie qui existe entre la cavité
utérine et la surface d'une plaie après une opération, analogie
qui est en grande partie basée sur des conceptions erronées,
parce que ces auteurs croyaient qu'après l'accouchement toute
la surface interne de l'utérus était à nu. Il est parfaitement démontré maintenant qu'il n'en est point ainsi, mais il en reste
au moins ce fait qu'au siège de l'insertion placentaire il se
trouve des vaisseaux béants à travers lesquels l'absorption peut
aisément se produire. Que l'absorption de la matière septique se
fasse à travers ces canaux, cela est probable dans certains cas
où les matières décomposées séjournent dans la cavité utérine,
surtout si par suite de contractions inefficaces de l'organe les
sinus veineux sont anormalement perméables et non clos par
des thrombus. Il est difficile de comprendre comment la matière septique, introduite du dehors, peut atteindre l'insertion
du placenta. Mais on trouve toujours d'autres foyers d'absorption. Il en existe dans chaque accouchement sous la forme de
légères érosions ou déchirures du col, ou bien dans le vagin,
ou, surtout chez les primipares, vers la fourchette et le périnée,
qui restent rarement intacts. On a même quelque raison de

_____

[1]. *Clinical Transactions*, vol. VIII, p. cviii.

supposer que l'absorption de matière septique se fait parfois à travers la muqueuse du vagin ou du col sans aucune déchirure de sa surface. Ce fait expliquerait les cas, rares il est vrai, dans lesquels les symptômes de la maladie se développent avant l'accouchement, ou si peu de temps après, que l'infection a évidemment précédé le travail ; et il n'est pas si improbable que la matière septique puisse être quelquefois absorbée par la membrane muqueuse intacte : cela arrive certainement dans quelques empoisonnements, la syphilis par exemple. Il n'y a donc pas de difficulté à admettre la similitude entre une femme en couches et un malade atteint de lésion chirurgicale récente, ou à comprendre comment la matière septique qui lui est transmise pendant ou peu de temps après l'accouchement peut être absorbée. Mais il faut supposer que l'absorption se produit immédiatement ou peu de temps après la formation de la lésion de continuité, car on sait que le pouvoir absorbant est détruit dès que la cicatrisation commence. C'est ainsi que s'expliquent les faits de gangrène du périnée ou du vagin sans septicémie, ou ces cas, très-fréquents, dans lesquels on voit des lochies extrêmement fétides survenir quelques jours après l'accouchement sans produire d'infection.

La nature et l'origine de la matière septique sont les questions les plus obscures de la septicémie, celles qui prêtent le plus à la discussion.

Le sujet se divise cliniquement en deux parties : l'une, comprenant les cas où la matière septique naît chez la femme, qui s'infecte elle-même : la maladie est alors *autogénétique ;* l'autre, comprenant ceux où la matière septique est transportée du dehors, et mise en contact avec les surfaces absorbantes de l'appareil de la génération : la maladie est *hétérogénétique.*

Les sources de l'auto-infection sont multiples, mais faciles à découvrir. Le processus septicémique peut se développer sous l'influence de toute condition qui amène la décomposition soit des organes maternels eux-mêmes, soit de débris retenus dans l'utérus ou le vagin et qui auraient dû être expulsés, soit des portions putréfiées d'un fœtus mort. Ainsi, il se déclare parfois de la gangrène par compression continue des parties molles de la mère pendant le travail; ou bien il peut exister déjà des matières décomposées par suite d'un état morbide des organes génitaux, un cancer par exemple. Une cause plus fréquente est la rétention dans l'utérus de caillots, et de petites portions de membranes ou de placenta, qui se sont putréfiés au contact de l'air par l'intermédiaire du vagin. La décomposition des lochies produit le même résultat. On a la preuve que la rétention de débris placentaires a été de tout temps une cause de septicémie, par l'exemple de la duchesse d'Orléans, sous le règne de Louis XIII; elle eut un accouchement facile, mais mourut de fièvre puerpérale. L'autopsie fut faite par les plus illustres médecins de Paris, et leur rapport établit « qu'on trouva du côté droit de l'utérus une petite portion de placenta tellement adhérente qu'il fut difficile de l'arracher avec les ongles »[1]. J'ai déjà dit pourquoi l'auto-infection ne se produit que rarement à la suite de ces causes, dont l'existence est nécessairement si commune; cela tient à ce que l'absorption de ces matières décomposées ne peut plus se faire lorsque les lésions de continuité, toujours produites dans l'accouchement, ont commencé à se cicatriser. Cette observation peut aussi expliquer comment un mauvais état de santé antérieure, en entravant le processus réparateur physiologique qui suit l'accouchement, prédispose à l'auto-infection. Il est intéressant de noter que la septicémie puerpérale, née de ces sources, n'est pas limitée à l'espèce humaine. Dans la discussion sur la pyoémie à la Société de clinique, M. Hutchinson en a rapporté quelques observations bien nettes chez des brebis dont l'utérus contenait des débris de placenta.

Les sources de la matière septique transportée du dehors Sources de l'infecti[on] hétérogénétique. sont beaucoup plus difficiles à découvrir, et il existe des faits liés à l'infection hétérogénétique qu'il est difficile de concilier avec la théorie, et dont nous ne pouvons, il faut l'avouer,

1. Louise Bourgeois par Goodell.

donner aucune explication satisfaisante. Il est probable que toute matière organique décomposée peut produire l'infection, mais qu'il y en a dont l'action et la virulence sont particulièrement marquées.

L'une d'elles, sur laquelle l'attention a été spécialement attirée, est constituée par ce que nous pouvons appeler le poison cadavérique, né de la dissection d'un corps dans un amphithéâtre d'anatomie, et transporté sur les organes génitaux par les mains de l'accoucheur. Semmelweiss, par ses observations, a particulièrement dirigé l'attention sur cette source d'infection : il a démontré que dans le quartier de la maternité de Vienne, visité par les médecins et les étudiants qui fréquentent les salles de dissection, la mortalité était rarement au-dessous de 1 sur 10, tandis que dans la division confiée aux sages-femmes seules la mortalité ne dépasse jamais 1 sur 13. Le nombre des morts dans la première division descendit au niveau de celui de la seconde, aussitôt qu'on eut recours à des précautions et des moyens de désinfection convenables. On a rapporté depuis des faits de même nature qui confirment cette origine de la septicémie puerpérale. Simpson en relate un exemple intéressant, avec une candeur caractéristique. « En 1836 ou 1837, M. Sidey eut dans sa pratique une série de cinq ou six cas de fièvre puerpérale mortelle, à un moment où pas un seul autre accoucheur de la ville n'en avait dans sa clientèle. Le Dr Simpson, qui alors ne croyait pas beaucoup à la propagation de la fièvre puerpérale par contagion, fit la dissection de deux mortes de M. Sidey, et plongea largement les mains dans les organes affectés. Les quatre premières femmes que le Dr Simpson accoucha ensuite furent toutes atteintes de fièvre puerpérale, et c'était la première fois que semblable chose lui arrivait dans sa pratique. Le Dr Patterson, de Leith, examina les ovaires, etc. Les trois premières femmes que le Dr Patterson accoucha ensuite dans cette ville furent atteintes de l'affection[1]. » On cite naturellement d'un autre côté

1. *Selected obstet. Works*, p. 508.

l'exemple de ceux qui ont pratiqué des examens cadavériques sans aucun danger pour leurs femmes en couches; cela prouve simplement que le poison cadavérique ne s'attache pas fatalement aux mains de celui qui dissèque, sans amoindrir l'importance des faits positifs qui ont été racontés. Barnes croit qu'il y a moins de danger à faire la dissection de sujets morts d'une affection ordinaire que celle de cadavres infectés ou contaminés [1]. Certainement, le danger doit être beaucoup plus grand lorsque le sujet est mort de maladie zymotique, mais la distinction est trop subtile pour qu'on puisse y compter, et tous les accoucheurs feront sagement d'éviter autant que possible les dissections et les autopsies.

L'érysipèle, sous toutes ses formes, est encore une source possible d'infection. La connexion intime entre l'érysipèle et la pyoémie chirurgicale a été reconnue depuis longtemps par les médecins, et on a observé surtout l'influence de l'érysipèle sur la production de la septicémie puerpérale dans les hôpitaux de chirurgie où l'on admet aussi des femmes en couches. Trousseau en rapporte plusieurs exemples à Paris. Le seul fait que je connaisse à Londres s'est passé dans une salle d'accouchement de King's College Hospital, où, en dépit de toutes les précautions hygiéniques, la mortalité fut assez grande pour nécessiter l'évacuation du quartier. Ici, les rapports de l'érysipèle et de la septicémie puerpérale furent observés maintes et maintes fois, la septicémie apparaissant en proportion directe de l'érysipèle dans les salles de chirurgie. L'action du même poison sur les deux maladies fut curieusement démontrée par un exemple : l'enfant d'une femme morte de septicémie puerpérale succomba lui-même à la suite d'un érysipèle dont le point de départ était une légère excoriation produite par le forceps. Un exemple plus récent et très remarquable est relaté par le Dr Lombe Allhill [2]. Une femme atteinte d'érysipèle fut admise à Rotunda Hospital le 15 février 1877. L'état sanitaire

Infection
par l'érysipèle.

---

1. *Lectures on puerperal fever* (*Lancet*, vol. II, 1865).
2. *Medical Press and Circular*, avril 1877.

de l'hôpital était alors excellent. La malade en fut retirée le lendemain; mais, sur 10 femmes couchées dans des quartiers voisins, 9 furent atteintes de péritonite puerpérale, la seule qui en fût exempte ayant avorté. Mais la connexion entre l'érysipèle et la septicémie puerpérale n'est pas limitée aux hôpitaux; on l'a souvent observée dans la clientèle particulière. Le Dr Minor [1] en a rassemblé quelques observations intéressantes; il démontre que les deux maladies ont souvent régné ensemble dans différentes régions des États-Unis, et qu'une récente explosion de fièvre puerpérale à Cincinnati frappa principalement les clientes des médecins qui soignaient des érysipèles. Plusieurs enfants dont les mères moururent de fièvre puerpérale succombèrent eux-mêmes d'érysipèle.

Il y a de bonnes raisons pour croire que la contagion d'autres maladies zymotiques puisse produire une forme d'affection absolument semblable à la septicémie puerpérale ordinaire, et ne présentant aucun des symptômes caractéristiques de la maladie spécifique dont la contagion est née. La plupart de nos éminents accoucheurs anglais admettent ce fait, bien que les professeurs du Continent semblent ne pas y croire et que certains auteurs de notre pays le repoussent absolument. Il est certainement difficile de le concilier avec la théorie de la septicémie, et nous ne sommes pas en mesure d'en donner une explication satisfaisante. Mais je crois qu'il est impossible de nier cette origine de la septicémie; son évidence est trop grande.

C'est le poison scarlatin qui a provoqué le plus grand nombre d'observations. Notre littérature obstétricale en contient une quantité d'exemples; mais on en trouvera surtout dans un travail du Dr Braxton Hicks, au 12e volume des *Transactions obstétricales*, et ils ont une valeur particulière, parce que cet observateur est, à juste titre, considéré comme un clinicien remarquable. Sur 68 cas de fièvre puerpérale qu'il a soignés, il n'en rapporte pas moins de 37 au poison scarlatin. 20 d'entre eux eurent le rash caractéristique de la maladie; mais les

1. *Erysipelas and Childbed fever.* Cincinnatti, 1874.

17 autres, tout en étant manifestement nés à la suite d'une contagion scarlatineuse, ne présentèrent aucun des symptômes ordinaires de cette fièvre : ils ne purent être distingués des cas types de la fièvre puerpérale. Si l'on admet que les maladies spécifiques contagieuses ne puissent être modifiées par l'état puerpéral, il faut admettre qu'un médecin a pu rencontrer 17 cas de septicémie puerpérale qui, par une simple coïnci-dence, ont été attribués à une contagion scarlatineuse, et qui néanmoins provenaient d'une autre source ; c'est là une hypo-thèse si improbable, qu'il suffit seulement de l'énoncer pour qu'elle soit réfutée.

En ce qui concerne les autres maladies zymotiques, l'évi-dence n'est pas aussi grande, probablement parce que ces ma-ladies sont relativement rares. Hicks rapporte un cas qu'il attribue au poison diphthéritique, bien qu'il n'ait pu trouver aucun des symptômes ordinaires de cette affection. J'ai soigné dernièrement une dame qui, peu de jours après son accouche-ment, eut une attaque très sérieuse de septicémie, sans aucun symptôme diphthéritique, et son mari était atteint en même temps de diphthérie bien caractérisée. Il serait difficile ici de ne pas rapporter les deux maladies au même poison.

Toutefois, il est incontestable que toutes les maladies zymo-tiques peuvent attaquer une femme nouvellement accouchée, et suivre leur marche distincte sans acquérir une intensité parti-culière. Il est probable que la plupart des praticiens ont vu des cas de ce genre ; et c'est précisément là un des points difficiles que nous ne pouvons pas expliquer encore, mais sur lesquels des recherches ultérieures finiront par jeter quelque lumière. Je ne pense pas qu'on puisse rapporter aux canaux d'absor-ption l'explication du fait qu'un poison zymotique suive sa mar-che ordinaire chez une femme en état puerpéral, tandis que chez une autre il produit les symptômes d'une septicémie intense. On peut admettre jusqu'à un certain point que, si le poison est absorbé par la peau ou par les canaux ordinaires, il produira les symptômes caractéristiques et conservera son

Cas produits par d'autres poisons zymotiques.

Les maladies zymotiques ne sont pas toujours modifiées par l'état puerpéral.

Explication probable de ce fait.

allure normale, tandis que, s'il est mis en contact avec des lésions de continuité des organes générateurs, il agira plutôt comme un poison septique, ou avec une telle intensité que ses symptômes spécifiques ne se développeront pas.

La pyoémie chirur-
cale peut-elle être
roduite de cette fa-
on?

On objectera avec raison que si les septicémies puerpérale et chirurgicale sont identiques, les poisons zymotiques doivent être semblablement modifiés, lorsqu'ils infectent des malades qui ont subi une opération. La contagion spécifique comme cause de pyoémie chirurgicale est un sujet qui a été si peu étudié, que je ne suppose pas que personne soit autorisé à affirmer son impossibilité. Fritsch, de Halle, et d'autres médecins allemands, ont récemment montré que des précautions antiseptiques soigneuses dans les hôpitaux d'accouchement peuvent empêcher la maladie d'avoir une semblable origine. Sir James Paget, dans ses *Clinical Lectures*, paraît admettre la possibilité d'une telle modification. « Je crois, dit-il, que dans quelques cas dont les symptômes sont obscurs, deux ou trois jours après une opération, il n'est pas improbable qu'ils soient le résultat d'un empoisonnement scarlatin, dont la marche ordinaire est modifiée. » M. Spencer Wells me dit qu'il a vu des cas de pyoémie chirurgicale, dont il a de fortes raisons pour soupçonner l'origine scarlatineuse; et ses succès avérés comme ovariotomiste peuvent être attribués, pour une large part, aux soins extrêmes qu'il prend à ne mettre en rapport avec ses opérées que des personnes à l'abri de toute contagion.

La septicémie peut
tre transmise par une
mme qui en est déjà
teinte.

La dernière source d'où la matière septique puisse être transportée est la femme atteinte de septicémie puerpérale, origine qui, de tout temps, a attiré particulièrement l'attention. On peut à peine mettre en doute que ce soit là l'explication de la prédominance endémique de la maladie dans les hôpitaux de femmes en couches. La théorie d'un miasme puerpéral spécial circulant dans les hôpitaux n'est pas nécessaire pour rendre compte de ces faits, car il y a mille moyens, impossibles à découvrir ou à éviter, pour le transport de la matière septique d'une malade à une autre, les mains des infirmières ou des

aides, les éponges, les bassins, les draps, ou même l'atmosphère.

Il est également hors de doute que le poison peut être transporté de la même manière d'une femme à une autre dans la
clientèle. On en a de tristes exemples. Ainsi, à la récente discussion de la Société obstétricale, un membre a déclaré que sur
14 femmes qu'il soignait 5 moururent, sans que les médecins
du voisinage en aient eu un seul cas. Cette origine de la
maladie a été clairement signalée par Gordon [1]. Vers la fin
du dernier siècle, il raconte que lui-même « servit de véhi-
cule à l'infection d'un grand nombre de femmes », et qu'elle
fut souvent communiquée de la même manière par certaines
accoucheuses. Quelques exemples remarquables font ressortir
la triste propriété qu'ont certains individus de transporter l'infection ; elle paraît en quelque sorte mystérieuse et fait supposer
que l'organisme tout entier se sature de poison. Un des cas les
plus étranges est celui du Dr Rutter, de Philadelphie, qui a
provoqué une discussion sérieuse. Il eut 45 cas de septicémie
puerpérale dans sa pratique pendant une seule année, tandis
que pas une cliente de ses confrères ne fut atteinte. On écrit à
son sujet : « Le Dr Rutter, pour se débarrasser de l'influence
mystérieuse qui semblait attachée à sa pratique, laissa la ville
pendant dix jours, et, avant d'assister aucune femme, se fit raser
la tête, porta une perruque, prit un bain chaud, changea tous
ses vêtements, ne portant rien qu'il eût à l'accouchement précédent ni à aucun autre, et notez le résultat : la femme,
malgré un accouchement facile, fut prise de fièvre le jour suivant et mourut le onzième après la naissance de son enfant.
Deux années plus tard, il fit une autre tentative de purification,
et sa première accouchée fut victime de la même maladie. » On
ne sera pas surpris que Meigs, en commentant ce récit, refuse
de croire que le médecin portât le poison ; il pense plutôt
« qu'il était simplement malheureux de rencontrer de semblables accidents envoyés par la Providence ». Il paraît, cependant,

1. See, *Lectures on Puerperal fever*, by Robert J. Lee, M.-D.

que le Dr Rutter était atteint d'ozène, et il est très possible que, dans de telles circonstances, ses mains ne fussent jamais tout à fait pures de matière septique [1]. Cette observation a un intérêt particulier : elle montre que les sources de l'infection peuvent être difficiles à soupçonner et inévitables, et elle explique d'une manière satisfaisante un fait qui pendant plusieurs années fut considéré comme extrêmement embarrassant. Il est très possible que certains récits analogues, tout en n'étant pas aussi remarquables, n'aient relaté que des cas où la cause de l'infection était inhérente à la personne même du médecin.

Les sources du poison septique sont donc multiples ; je vais indiquer en quelques mots quel est son mode de transport à la femme.

Mode selon lequel poison peut être transporté sur la femme.

Puisque, d'après la théorie qui paraît concorder le mieux avec les faits, le poison, quelle qu'en soit la source, doit être mis en contact avec une solution de continuité des organes générateurs, il est évident que la main de l'accoucheur peut être l'un de ses véhicules. Personne ne doute que cela soit possible, et que malheureusement la maladie ait été souvent transmise par ce procédé. Il ne serait cependant pas raisonnable d'en conclure que ce soit le seul mode d'infection. Dans la clientèle surtout, la matière septique a d'autres voies pour arriver à la femme. La garde peut servir de moyen de communication, et, si elle a été en contact avec de la matière septique, elle la transmet encore plus facilement que le médecin, lorsqu'elle lave les parties génitales pendant quelques jours après l'accouchement, époque à laquelle l'absorption est le plus à craindre. Barnes relate toute une série de cas observés dans un faubourg de Londres ; c'était dans la clientèle de différents accoucheurs, mais toutes les femmes avaient été soignées par la même garde. Il est encore très-probable que le poison peut être transporté dans des éponges, du linge et autres objets. Qu'y a-

---

1. Ce fait est établi sur l'autorité d'un accoucheur contemporain du Dr Rutter (voir *Amer. Journ. of med. sciences,* april 1875, p. 474).

t-il, par exemple, de plus vraisemblable que la négligence d'une garde qui se servira d'une éponge imparfaitement lavée, sur laquelle ont séjourné et se sont décomposées les lochies? Je ne vois aucune raison pour mettre en doute la possibilité de l'infection par la matière septique suspendue dans l'atmosphère; et dans les hôpitaux d'accouchement, où plusieurs femmes sont réunies, il est probable que c'est là une source commune de l'affection. Certes, quelle que soit l'opinion qu'on se fasse de la nature du poison, il doit être dans un état de ténuité telle qu'on peut théoriquement admettre son transport par l'atmosphère.

Cette question nous entraîne naturellement à indiquer quels sont les devoirs de ceux qui ont été en contact avec une matière septique quelconque, soit une septicémie puerpérale, soit une affection zymotique, soit un écoulement dangereux. Le médecin ne peut pas toujours éviter ce contact, et il est pratiquement impossible, ainsi que le Dr Duncan l'a fait observer, de cesser de faire des accouchements chaque fois qu'on a eu à soigner une maladie contagieuse. Je ne crois pas non plus, surtout de nos jours, où l'usage des antiseptiques est si bien compris, que ce soit indispensable. Il en était tout autrement lorsque les antiseptiques n'étaient pas employés, mais je puis à peine concevoir qu'il ne soit pas toujours possible de prévenir les risques d'infection avec des soins convenables. Je crois que le danger consiste surtout à ne pas reconnaître ces risques, et à négliger l'emploi de certaines précautions. On ne saurait donc trop insister sur la nécessité de prendre des soins extrêmes et même exagérés. Le praticien s'habituera à se servir de la main gauche pour toucher seulement les femmes atteintes de maladies infectieuses, parce qu'on emploie, en général, la droite pour les manœuvres obstétricales. Il se nettoiera fréquemment les mains avec des antiseptiques, du liquide de Condy par exemple, de l'acide phénique, ou de la teinture d'iode; il changera de vêtements après avoir vu une malade infectée; il surveillera les gardes plus attentivement qu'on n'a l'habitude de le faire ; il s'assurera surtout que chaque objet mis en contact avec la malade est d'une propreté parfaite. Toutefois, lorsqu'un médecin est obligé de donner des soins assidus à une femme atteinte de septicémie puerpérale, qu'il visite sa malade plusieurs fois par jour, et surtout qu'il nettoie lui-même l'utérus avec des lotions antiseptiques, ainsi qu'il est bon de le faire fréquemment ; il est certain qu'il ne pourra accoucher d'autres femmes sans danger ; il devra dans ce cas recourir à l'assistance d'un confrère, tout en pouvant visiter cependant ses nouvelles accouchées, chez lesquelles il n'a pas à faire d'examens vaginaux.

Nature du poison septique. Quant à préciser la nature du poison septique, nous ne sommes pas en mesure de le faire d'une façon positive ; dans ces dernières années cependant, on s'en est beaucoup occupé, et il est probable que de nouvelles recherches jetteront un peu plus de lumière sur l'obscurité de ce sujet. Nous ne connaissons guère l'influence de ces organismes microscopiques qu'on appelle des bactéridies, ni leur relation supposée avec la production de la maladie. Heiberg a démontré que, dans la plupart des cas de septicémie puerpérale, on peut les voir passer à travers les veines et les lymphatiques, et qu'on les trouve dans différents organes et produits pathologiques. Mais il est impossible, dans l'état actuel de nos connaissances, d'établir quelle est leur connexion avec la maladie, si elles constituent elles-mêmes la matière septique, si elles la transportent, ou si elles accompagnent seulement le processus pyoémique. Je préfère par conséquent m'étendre sur une partie du sujet qui ait une importance clinique, au lieu de me lancer dans des théories spéculatives qui seront peut-être demain sans valeur aucune.

Canaux de diffusion. En étudiant le mode d'action de la matière septique à travers ses canaux de diffusion, nous devons considérer quels sont ses effets sur les tissus avec lesquels elle est mise en contact, et par quels procédés elle peut infecter la totalité de l'organisme. Cette étude comprendra des considérations sur les phénomènes pathologiques.

Les modifications locales consécutives à l'absorption du poison sont à peu près constantes, et nous pouvons nous en faire une idée exacte en nous les représentant comme semblables, au point de vue de leur nature et de leur cause, à celles qu'il nous est facile d'étudier lorsque la matière septique est déposée sur une plaie soumise à notre observation, par exemple dans le cas d'un empoisonnement du sang par une piqûre anatomique. On ne saisit pas invariablement des traces distinctes de l'action locale ; et dans les cas les plus graves, lorsque la quantité de matière septique est considérable, et son absorption rapide, la mort peut succéder à une maladie courte, mais violente, avant qu'il se soit développé aucune modification appréciable, soit au siège de l'absorption, soit dans l'économie tout entière. On a souvent observé que la fièvre puerpérale peut être mortelle, sans laisser aucun signe cadavérique tangible, fait particulièrement fréquent lorsque l'affection est endémique dans les hôpitaux d'accouchements. Toutefois on ne saurait douter que lorsque la septicémie est intense il y ait des modifications pathologiques marquées, sous forme d'altérations du sang ou de dégénérescence organique, mais sans revêtir un caractère qui puisse les faire découvrir à l'examen *post mortem*. Dans la grande majorité des cas, on trouve des signes de la maladie au siège de l'absorption. Les pathologistes les ont décrits comme ayant un caractère identique à celui de l'œdème inflammatoire lié à l'érysipèle phlegmoneux. S'il existe des déchirures du col ou du vagin, elles participent aux lésions ; leurs bords sont tuméfiés, et leur surface se recouvre d'un enduit jaunâtre absolument semblable à la fausse membrane diphthéritique. La muqueuse utérine est généralement affectée, à un degré variable selon l'intensité du processus septique local. Il y a des traces d'endométrite grave, et, très fréquemment, la membrane utérine tout entière est profondément altérée, ramollie, tapissée de dépôts diphthéritiques, quelquefois même tout à fait gangrénée. Dans les cas plus graves, ces lésions affectent le tissu musculaire de l'utérus, qui peut être tuméfié, mou, en état de rétraction imparfaite, et même partiellement nécrosé. Heiberg a assimilé ces modifications à celles de la gangrène des hôpitaux. Le tissu connectif qui entoure l'appareil de la génération est également ramolli et œdémateux, et son inflammation peut gagner le péritoine. Cependant la péritonite, si souvent observée dans la septicémie puerpérale, ne dépend pas, nécessairement de la transmission directe de l'inflammation du tissu connectif pelvien : elle est, en général, un phénomène secondaire.

Les canaux à travers lesquels se produit l'infection de l'organisme tout entier sont les lymphatiques et les sinus veineux, particulièrement les lymphatiques. Des recherches récentes ont démontré que les viscères pelviens renferment un grand nombre de plexus lymphatiques, dans lesquels on retrouve presque toujours des traces d'absorption de matière septique, excepté toutefois dans ces cas à demi foudroyants auxquels nous avons déjà fait allusion, et dans lesquels on ne peut découvrir aucun phénomène *post mortem* appréciable. La matière septique est probablement absorbée des espaces lymphatiques qui abondent dans le tissu connectif, et charriée par les canaux lymphatiques jusqu'aux ganglions les plus voisins. Il en résulte une inflammation de leurs enveloppes, et une thrombose de leur contenu, semblable, sur une coupe, à une substance purulente crémeuse. Le poison, ainsi que l'a démontré Virchow, peut être arrêté par les altérations locales des lymphatiques et des ganglions avec lesquelles ils communiquent ; et c'est là un effet conservateur, puisque les progrès de la maladie sont enrayés et que l'inflammation se trouve localisée. Ce sont ces observations qu'Heiberg considère comme des exemples de pyoémie avortée. D'un autre côté, la matière septique libre est parfois trop abondante et trop puissante pour être arrêtée ainsi ; elle passe à travers les vaisseaux lymphatiques et les ganglions, jusqu'à ce qu'elle arrive au torrent sanguin par le canal thoracique, et alors l'infection générale du sang est produite. Ce mode d'absorption de la matière septique, et la tendance des ganglions à en arrêter la marche, expliquent le caractère intermittent de certains cas, dans lesquels on voit de nouvelles poussées survenir de temps en temps, provoquées par du poison frais, puisé à la source, et absorbé à mesure que la maladie progresse. D'Espine suppose que les canaux d'absorption sont les veines utérines dans les formes graves où la maladie se termine par la mort très peu de temps après l'accouchement, trop rapidement pour que l'absorption graduelle par les lymphatiques ait pu s'établir. Il est évident que les veines ne peuvent pas agir ainsi, parce que, dans les circonstances ordinaires, elles sont closes par des thrombus, qui préviennent l'apparition d'hémorrhagies. Cependant, si la rétraction utérine est incomplète, l'occlusion des sinus veineux sera imparfaite, et l'absorption septique pourra se produire par leur canal. Quelques auteurs pensent que l'imperfection de la rétraction utérine prédispose sérieusement à la septicémie : c'est ainsi qu'on peut en expliquer l'influence. Les veines, outre leur pouvoir d'absorption septique directe, peuvent prendre une part importante à la production de la septicémie, par le décollement de petites portions de leurs thrombus d'occlusion, sous forme d'embolies. Si une inflammation phlegmoneuse éclate dans le voisinage immédiat des veines, les thrombus qu'elles renferment peuvent être infectés. Et, lorsque l'infection du sang est déterminée par l'un quelconque de ces canaux, la septicémie généralisée, ou fièvre puerpérale, est établie.

La variété des phénomènes pathologiques découverts à l'examen *post mortem* a contribué à jeter de la confusion sur la nature de la maladie. Il en est résulté une description de plusieurs formes distinctes de fièvre puerpérale, l'altération pathologique la plus prononcée ayant été prise pour l'élément essentiel de l'affection. En réalité, il est incontestable que les modifications pathologiques revêtent des types très variables. Heiberg en décrit quatre principaux, qu'il n'est pas facile de distinguer nettement les uns des autres, qu'on rencontre souvent ensemble chez le même sujet, et que certainement on ne peut pas diagnostiquer à l'aide des symptômes pendant la vie.

[C]as graves sans [lési]ons pathologiques marquées.

La première variété comprend les cas dans lesquels on ne trouve après la mort aucun phénomène morbide appréciable. Cette forme redoutable et fatale de la maladie est bien connue depuis longtemps : c'est celle que quelques-uns de nos auteurs ont décrite sous le nom de fièvre puerpérale adynamique ou maligne. C'est la variété qui a régné si souvent dans nos hôpitaux d'accouchements, celle dont Ramsbotham a pu dire que le choléra seul lui était supérieur pour la gravité et la soudaineté de l'attaque, et la rapidité avec laquelle les victimes sont enlevées. C'est une erreur de supposer qu'on n'ait jamais trouvé d'altérations pathologiques dans cette forme de la maladie. Même avec les méthodes grossières d'examen dont on se servait autrefois, on a observé la fluidité et l'altération du sang, des ecchymoses dans quelques organes, surtout dans les poumons, la rate, les reins, et cet état a été décrit par Copland dans son *Dictionnaire de médecine*. Plus récemment, on a clairement démontré à l'aide du microscope qu'il existe en outre un commencement d'inflammation dans la plupart des tissus, qui présentent des gonflements opaques, une infiltration granuleuse et une désagrégation de leurs éléments cellulaires ; c'est une preuve que le sang, fortement imprégné de matière septique, a transporté, partout où il circule, un germe morbide qui n'a pas eu le temps de se développer avant que la malade ait été surprise par la mort.

[Ca]s caractérisés [par l']inflammation des [mem]branes séreuses.

Dans la seconde classe, celle qu'on observe peut-être le plus communément, on trouve surtout des altérations morbides dans les membranes séreuses, les plèvres, le péricarde, mais par-dessus tout le péritoine, altérations auxquelles on a depuis longtemps attaché une grande importance et qui ont fait dire à quelques auteurs que la péritonite était l'élément principal de la maladie. Il y a évidemment des signes plus ou moins marqués de péritonite. Dans les cas les plus graves, il y a une exsudation de lymphe plastique minime ou même nulle, absolument comme dans la péritonite indépendante de la septicémie, une quantité plus ou moins grande de sérum brunâtre,

qui entoure les anses intestinales, distendues par des gaz, et fortement congestionnées. Souvent, on trouve çà et là des dépôts
d'exsudation fibrineuse sur quelques viscères, le fond de
l'utérus, la face inférieure du foie et les intestins. Il y a alors
une quantité considérable de liquide séro-purulent dans la cavité abdominale. Les cavités pleurales peuvent également présenter des traces de l'action inflammatoire, avec de la lymphe
imparfaitement organisée et du liquide séro-purulent. Schrœder
dit que la pleurésie résulte plus souvent d'une transmission
directe de l'inflammation à travers le diaphragme ou les poumons, que d'une conséquence secondaire de la septicémie. Il
peut exister également des traces de péricardite, la surface du
péricarde étant très injectée, et sa cavité contenant un liquide
séreux. L'inflammation des membranes synoviales des grandes
jointures, avec terminaison purulente, n'est pas très rare et
peut sans doute être comprise dans cette classe.

Dans le troisième type, ce sont les membranes muqueuses
qui paraissent atteintes. Les modifications pathologiques sont
surtout prononcées dans les muqueuses de l'intestin, qui sont
fortement congestionnées et même ulcérées par places, avec de
petits dépôts de sang extravasé dans le tissu sous-muqueux. Des
épanchements apoplectiques analogues ont été observés dans
le tissu rénal et sous la muqueuse de la vessie. La pneumonie
est fréquente. Dans la plupart des cas, elle succède au transport d'embolies dans les plus petites ramifications de l'artère pulmonaire, mais elle peut aussi, sans aucun doute, résulter d'une
inflammation indépendante du tissu du poumon, et alors elle
entre dans la catégorie des faits que nous étudions maintenant.

Le quatrième ordre de phénomènes pathologiques renferme
ceux qui sont produits surtout par le transport de petites embolies infectées dans différentes régions de l'économie à travers
les petits vaisseaux. Ce sont les cas qui ressemblent le plus à
ceux de la septicémie chirurgicale, et par leurs symptômes et
par leurs signes *post mortem*, et qui ont été décrits par certains
auteurs sous le nom de pyoémies puerpérales. Une théorie en

faveur a fait dépendre la fièvre puerpérale d'une phlébite des veines utérines, et on trouve souvent en effet dans les tuniques des veines des signes d'inflammation, et leur intérieur occupé par des thrombus dans un état de désagrégation plus ou moins avancée. Babnoff a indiqué le mode selon lequel ces thrombus deviennent infectants ; il a démontré que des leucocytes peuvent pénétrer à travers les tuniques de la veine jusqu'à son contenu coagulé, et en amener la désagrégation et la suppuration. Cette observation met les formes pyoémiques de la maladie en corrélation absolue avec la septicémie, ainsi que nous l'avons fait, et justifie la conclusion de Verneuil, que l'infection purulente n'est pas une maladie distincte, mais seulement la terminaison de la septicémie, avec laquelle elle doit être étudiée. Nous avons, en outre, à distinguer ces effets de l'embolisme de ceux que nous étudierons dans le chapitre suivant; ce qui les caractérise, c'est que nous avons affaire ici à de petites embolies de nature empoisonnée. On rencontre dans certaines régions de l'économie, surtout dans les poumons, puis dans les reins, la rate, le foie, et aussi dans le tissu musculaire et le tissu connectif, des inflammations localisées et des abcès, provoqués par le transport de petites embolies capillaires. Les pathologistes ne sont pas d'accord pour attribuer invariablement ces lésions à l'embolisme, et il est difficile de prouver par l'examen cadavérique que telle soit leur origine. Quelques-uns rattachent tous ces faits à l'embolisme, d'autres pensent qu'ils dépendent d'une inflammation septicémique primitive. Weber a prouvé que les petites embolies empoisonnées peuvent passer à travers les capillaires des poumons, et c'est là un argument contre la théorie embolique, basée sur l'impossibilité supposée de ce passage. Il est probable que ces deux causes doivent agir, et que les inflammations localisées, qui surviennent très peu de temps après l'accouchement, sont directement produites par l'infection du sang, tandis que les inflammations qui se développent un peu plus tard, dans la seconde ou la troisième semaine par exemple, se rattachent à l'embolisme.

Le mode d'infection dans la septicémie puerpérale, et les lésions pathologiques diverses qui l'accompagnent doivent faire supposer que les symptômes sont aussi très variables selon les différents cas. Il est facile d'en donner l'explication par la quantité et la virulence du poison absorbé, les canaux d'infection et les organes qui sont particulièrement atteints ; mais la description de la maladie est loin d'en être simplifiée.

Les symptômes apparaissent, en général, au bout de deux ou trois jours après l'accouchement. Comme l'infection se produit le plus souvent pendant le travail, ou, dans les cas d'autogénisme, très peu de temps après, et avant que les solutions de continuité de l'appareil génital aient commencé à se cicatriser, on comprend que la septicémie débute rarement plus tard que le quatrième ou le cinquième jour.

Dans la grande majorité des cas, elle commence d'une façon insidieuse. La femme a quelques frissons, mais pas toujours, et, quand ils existent, ils échappent fréquemment à l'observation, ou ils sont attribués à quelque cause passagère. Le premier symptôme qui appelle l'attention est la rapidité du pouls, qui peut battre de 100 à 140 fois et plus, selon l'intensité de l'attaque ; le thermomètre indique alors une température de 39°, ou même de 40 et 41° dans les cas les plus graves. Cependant on peut encore croire que cette élévation du pouls et de la température est due à un accident passager, et elle n'autorise pas, à elle seule, à diagnostiquer la septicémie.

Lorsque l'affection a un caractère plus grave, et que l'organisme tout entier paraît écrasé par la sévérité de l'attaque, elle marche avec une grande rapidité, et souvent sans indication appréciable de complications locales. Le pouls, rapide, petit et faible, varie entre 120 et 140, et la température atteint généralement 39°,5 ou 40°. La douleur peut être légère, nulle même, et ne consister qu'en une sensibilité à la pression sur l'abdomen ou l'utérus ; à mesure que la maladie progresse, les intestins sont distendus par des gaz, de telle sorte que le symptôme le plus pénible est souvent une tympanite considérable. La physionomie exprime l'abattement et l'anxiété, mais l'intelligence est presque toujours intacte, même dans les cas les plus graves, et jusqu'à la mort. Quelquefois cependant, on observe du subdelirium, qui se montre surtout la nuit et alterne avec des moments de lucidité parfaite, mais qui peut aussi dégénérer, par instants, en une forme de délire plus aigu. La diarrhée et les vomissements sont fréquents ; ceux-ci sont noirs, grumeleux et semblables à du marc de café. La diarrhée peut être profuse et incoercible; mais, dans les cas bénins, elle semble diminuer la gravité des symptômes. La langue est humide et sale; quelquefois elle devient sèche et noire, surtout vers la fin de la maladie. Les lochies sont généralement suspendues, ou modifiées dans leur nature ; elles peuvent aussi contracter une odeur nauséabonde, particulièrement lorsque la maladie est autogénétique. La respiration est pénible et accélérée, et l'haleine a une odeur caractéristique, fétide et douceâtre. La sécrétion lactée est souvent suspendue, mais pas toujours.

La maladie progresse avec ces symptômes plus ou moins développés ; lorsque la terminaison est fatale, c'est en général dans le premier septénaire, et la mort s'annonce par l'augmentation de la faiblesse, la rapidité, la petitesse, l'intermittence du pouls, l'aggravation du délire, le développement de la tympanite, et quelquefois par une chute brusque de la température, jusqu'à ce que la femme succombe avec tous les signes d'un épuisement extrême.

Dans les cas moins graves, on retrouve les mêmes symptômes, modifiés ou combinés diversement. Il est rare qu'ils soient absolument semblables chez plusieurs malades: chez les unes, on observe surtout la rapidité, la faiblesse du pouls; chez d'autres, la distension abdominale, le vomissement, la diarrhée ou le délire.

Les complications locales modifient sensiblement les symptômes et la marche de l'affection. La plus commune est la péritonite, à ce point que pour quelques auteurs fièvre puerpérale et péritonite puerpérale sont des expressions synonymes. Le symptôme initial est alors une douleur abdominale violente, qui débute à la partie inférieure du ventre, et on trouve l'utérus sensible et développé. A mesure que la douleur et la sensibilité abdominales s'étendent, les souffrances de la femme sont extrêmement augmentées, l'intestin se laisse distendre par les gaz, la respiration est absolument thoracique, le diaphragme est refoulé en haut, et les muscles abdominaux laissés instinctivement dans le plus grand repos possible. La femme est couchée sur le dos, les genoux fléchis, et quelquefois elle ne peut supporter la plus légère pression de ses draps. En général, les vomissements sont plus fréquents, et la diarrhée plus intense. La température atteint 39, 40 et même 41°, avec des exacerbations et des rémissions, qui dépendent peut-être de poussées d'absorption septique. La maladie dure huit jours ou un peu plus, avec aggravation continue des symptômes et épuisement terminal de la femme. D'Espine a observé que les frissons, avec exacerbation des symptômes généraux, ne surviennent souvent que vers le sixième ou le septième jour, et il les attribue à une nouvelle infection de l'organisme par le pus de mauvaise nature qui se forme dans la cavité péritonéale. Mais il ne faut pas supposer qu'on rencontre nécessairement tous ces symptômes lorsqu'il y a complication péritonéale. La douleur surtout manque souvent, et j'ai vu des cas dans lesquels l'examen cadavérique a démontré l'existence d'une péritonite étendue, et où la douleur avait été nulle. Quelquefois la douleur est légère seulement, un peu plus vive que la sensibilité utérine.

Les autres complications locales sont caractérisées par leurs symptômes spéciaux : la pneumonie, par la dyspnée, la toux, la matité, etc. ; la péricardite, par le bruit de frottement ; la pleurésie, par la matité à la percussion ; l'affection des reins, par l'albuminurie et la présence de tubes ; celle du foie, par la jaunisse ; et ainsi de suite.

La marche de la maladie n'est pas toujours aussi grave et aussi rapide ; dans quelques cas, elle affecte un caractère plus chronique. Au début, les symptômes sont souvent les mêmes que ceux dont j'ai déjà donné l'énumération, et c'est seulement après le second septénaire qu'il se développe des signes d'infection purulente. On observe alors fréquemment des frissons répétés et très violents, avec des élévations et des rémissions marquées de la température. En même temps, il y a une exacerbation des symptômes généraux, une décoloration jaunâtre de la peau, parfois une véritable jaunisse, et assez fréquemment des plaques d'érythème passager en différents points de la peau, éruptions qui ont même pu être prises pour une fièvre scarlatine ou une autre affection zymotique. Des inflammations localisées avec suppuration suivent rapidement. Une des plus communes est la suppuration des jointures, des genoux, des épaules, des hanches, précédée de difficultés dans les mouvements, de gonflements et de douleurs très aiguës. Il n'est pas rare de trouver de vastes collections de pus dans les muscles et le tissu connectif, ou encore dans certains organes, dans l'œil, dans les plèvres, le péricarde, ou les poumons, et chacune de ces inflammations présente naturellement ses symptômes caractéristiques, plus ou moins modifiés par le type de la maladie et l'intensité de la complication.

Traitement. Chaque médecin a nécessairement accepté, comme base du traitement de la maladie, la théorie avec laquelle il en explique la nature. Si la nôtre est correcte, les indications que nous avons à suivre sont les suivantes : 1° découvrir, si c'est possible, la source du poison, dans l'espoir d'arrêter l'absorption septique ; 2° maintenir la femme vivante jusqu'à ce que les effets du poison soient épuisés ; 3° traiter toutes les complications locales qui peuvent survenir.

Injections antiseptiques. La première indication est de la plus haute importance, dans les cas d'auto-infection, alors que la source du mal existe encore, et que de nouvelles quantités de matière septique peuvent être absorbées de temps en temps. Heureusement, nous sommes en mesure de remplir convenablement cette indication, par l'usage des antiseptiques à l'intérieur de l'utérus et dans le vagin. Cette application est particulièrement utile, lorsqu'on soupçonne l'existence de caillots décomposés, ou toute autre source de matière septique dans la cavité utérine, ou encore lórsqu'il existe un écoulement fétide. La désinfection est parfaitement obtenue par des lavages de la cavité utérine, une ou deux fois par jour, avec l'irrigateur d'Higginson, muni d'un long tuyau vaginal [1]. Les résultats sont quelquefois très remarquables, les symptômes menaçants disparaissent avec rapidité, et le pouls et la température tombent aussitôt après l'emploi des injections antiseptiques, de façon à ne laisser aucun doute sur l'efficacité de ce traitement. Je ne saurais mieux en montrer les avantages qu'en plaçant sous les yeux du lecteur un tracé

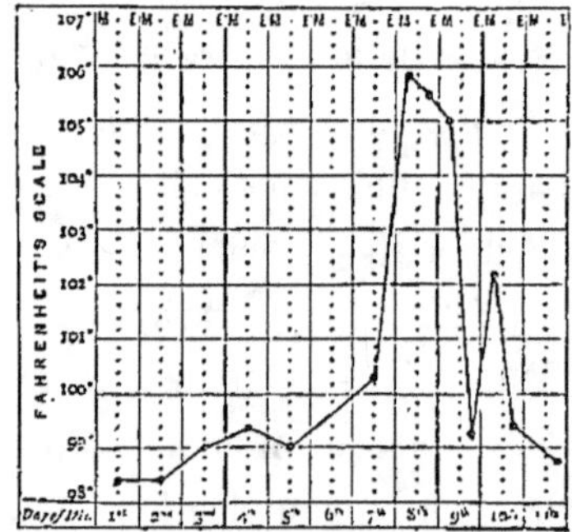

de la température, que j'ai recueilli dernièrement sur une de mes malades dans le service à domicile fait par King's College

1. Mon collègue, le Dr Hayes, a inventé, pour administrer les injections intra-utérines, un tube en argent (fig. 172) qui répond admirable-

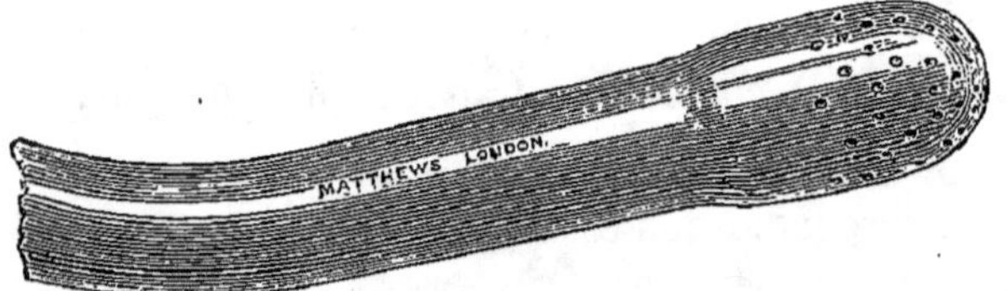

Fig. 172. — Canule de Hayes pour injections intra-utérines.

ment au but. Il est criblé à son extrémité de petits trous qui permettent de lancer le liquide dans l'intérieur de l'utérus, sous forme de pulvérisations; la cavité de l'organe est complètement lavée et baignée. En outre, on l'introduit plus facilement que la canule vaginale ordinaire, et il peut être fixé à l'irrigateur d'Higginson.

Hospital. C'était une femme bien portante, âgée de trente-six ans, qui avait eu un accouchement facile et naturel. On n'observa rien d'extraordinaire jusqu'au troisième jour après la délivrance, lorsque la température s'éleva légèrement. Le matin du huitième jour, elle avait atteint 41°. La femme avait du délire, le pouls rapide, filiforme, la respiration difficile, de la tympanite abdominale, et son état général indiquait un danger imminent. A l'examen vaginal, je trouvai dans l'orifice un morceau de placenta en putréfaction, qui y était engagé. Il fut extrait par mon collègue le D\u0072 Hayes, et l'utérus complètement nettoyé avec du liquide de Condy et de l'eau. Le soir même, la température était tombée à 37°,2, et les symptômes généraux beaucoup moins graves. Le lendemain, retour d'un léger écoulement fétide, et aggravation des symptômes. L'utérus est injecté de nouveau, la température s'abaisse, et, à partir de ce moment, la femme se rétablit sans qu'il survienne un seul signe fâcheux.

Voilà un exemple bien caractérisé de la valeur du traitement antiseptique appliqué localement, et ce n'est pas le seul du même genre que j'aie vu. Il ne faut donc jamais le négliger toutes les fois que l'auto-infection est possible; lors même qu'on n'a aucune raison de suspecter la présence d'un foyer d'infection locale, l'usage des lotions antiseptiques est applicable, par mesure de précaution, il n'est jamais nuisible, et généralement il réconforte la malade. On peut se servir de tous les antiseptiques, d'une solution faible d'acide phénique ou de teinture d'iode, mais il n'y en a pas de meilleur que le liquide de Condy très dilué. Le bec de l'irrigateur sera introduit dans l'orifice, et on lavera complètement la cavité utérine, jusqu'à ce que le liquide qui sort par le vagin ne soit plus décoloré. Comme le col est toujours perméable, on ne risque pas de produire les coliques utérines vives consécutives parfois à l'application d'injections intra-utérines en dehors de l'état puerpéral. Il ne faut pas laisser l'injection aux soins de la garde; c'est le médecin lui-même qui doit en faire au moins deux par jour, toutes les fois que l'écoulement est fétide.

Lorsqu'il existe une tendance considérable à la prostration, il est de la plus haute importance de soutenir les forces de la malade par une nourriture facilement assimilable. On lui donnera, à de courts intervalles, et en aussi grande quantité qu'elle pourra le supporter, du bouillon concentré, ou toute autre forme de potage gras, du lait pur ou mélangé soit avec de la limonade au citron, soit avec de l'eau de Seltz, des jaunes d'œufs battus avec du lait et de l'eau-de-vie ; ce régime reconstituant produira les meilleurs effets dans les cas de ce genre. Comme il y a souvent une tendance à la nausée, la malade refuse parfois toute nourriture ; ce sera alors au médecin à la lui présenter sous une forme qui lui plaise, et à la varier pour vaincre son dégoût. En général, on ne doit pas laisser écouler plus d'une heure ou deux sans donner quelques aliments. Les stimulants seront administrés selon l'intensité des symptômes, et les indications tirées de l'état de faiblesse. Ils sont presque toujours bien supportés ; leur efficacité n'est pas douteuse ; on peut donc les donner à peu près librement. Dans les cas de gravité moyenne, une cuiller à bouche de vieille eau-de-vie ou de whiskey toutes les quatre heures peut suffire ; mais lorsque le pouls est très rapide et filiforme, lorsqu'il y a du subdelirium, de la tympanite, ou des sueurs, indice d'un épuisement profond, on devra donner ces stimulants à plus haute dose et à des intervalles plus rapprochés. Le médecin soigneux en observera attentivement les effets, et en réglera l'administration sur l'état de la malade plutôt que d'après des règles fixes. Dans les cas graves, on donnera avantageusement de 250 à 300 grammes d'eau-de-vie, ou même davantage, dans les vingt-quatre heures.

Pendant longtemps, la saignée, générale et locale, fut considérée comme l'ancre de salut dans cette affection. Les théories modernes sont absolument opposées à son emploi, et dans une maladie caractérisée par une altération du sang si profonde, par une telle prostration, c'est un remède trop dangereux, bien qu'il puisse quelquefois alléger temporairement la gravité de quelques symptômes, surtout lorsqu'il existe de la péritonite, de la douleur et de la sensibilité locale.

Les indications rationnelles du traitement médical sont de diminuer autant que possible la rapidité de la circulation, sans amener d'épuisement, et de faire tomber la température.

Pour remplir la première indication, Barker recommande énergiquement l'usage du veratrum viride, à la dose de cinq gouttes de teinture chaque heure, jusqu'à ce que le pouls soit descendu au-dessous de 100 ; puis, cet effet obtenu, d'en donner seulement deux ou trois gouttes toutes les deux heures. Je n'ai pas expérimenté ce médicament, mais j'ai donné souvent, dans le même but, de petites doses de teinture d'aconit, et je crois que ce remède, administré avec précaution, peut rendre des services réels. Je donne d'abord une seule goutte de teinture toutes les demi-heures, puis j'augmente les intervalles entre chaque dose selon les effets produits. Généralement, après avoir donné quatre ou cinq doses de demi-heure en demi-heure, le pouls commence à tomber ; il suffit ensuite de quelques doses, administrées au bout d'une heure ou deux, pour empêcher le cœur de reprendre sa rapidité première. Il est évident qu'il y a avantage à modifier ainsi l'action cardiaque : on évite le dépé-

rissement excessif de l'organisme. Mais un médicament si puissant ne doit être employé qu'avec une extrême réserve, car si l'on en continue l'emploi trop longtemps, ou si on l'administre à des intervalles trop rapprochés, il peut déprimer excessivement la circulation et faire plus de mal que de bien. Il est donc indispensable que le praticien en surveille scrupuleusement les effets, et le suspende si le pouls devient trop faible ou intermittent. Il est probable qu'il est surtout utile au début de la maladie, avant qu'il y ait de l'épuisement ; c'est alors seulement que le pouls a une certaine force et une certaine résistance. Barker dit du veratrum viride, ce qui est vrai aussi de l'aconit, « qu'on ne doit pas l'administrer lorsque la prostration est manifeste, le pouls faible, filiforme, irrégulier, les sueurs profuses et les extrémités refroidies. »

La réduction de la température constitue une partie importante du traitement, et nous avons pour l'obtenir divers agents
à notre disposition.

La quinine à hautes doses, de 50 centigrammes à 1 gramme,
a été beaucoup employée dans ce but, surtout en Allemagne.
Après son administration, la température tombe souvent d'un
degré. On peut la donner le matin et le soir, mais il est difficile
d'en prolonger l'emploi, parce qu'elle provoque souvent des
symptômes désagréables, de la surdité et des bourdonnements dans les oreilles ; en général, on pare à ces inconvénients en ajoutant 10 ou 15 gouttes d'acide hydrobromique à
chaque dose.

L'acide salicylique et le salicylate de soude, à la dose de
50 centigrammes à 1 gramme, sont de bons antipyrétiques, plus
maniables même que le sulfate de quinine. Ils amènent souvent
un abaissement considérable de la température au bout de très
peu de temps. Mais ils dépriment quelquefois la circulation et
ils doivent être surveillés soigneusement, suspendus même si
le pouls devient petit et faible.

Parfois, surtout lorsque la fièvre a le type rémittent, j'ai
administré avec avantage un médicament très apprécié dans
l'Inde, dans les cas graves de malaria, et dont les effets presque
merveilleux dans ces circonstances m'avaient frappé, il y a déjà
fort longtemps. C'est la teinture de Warburg, dont plusieurs auteurs ont reconnu l'efficacité ; je citerai, entre autres, le Dr Maclean de Netley, le Dr Broadbent et sir Alexander Armstrong,
Directeur Général du Département Médical de la Marine, qui
m'informe que tous les vaisseaux de Sa Majesté naviguant sous
les tropiques en sont maintenant pourvus, à cause de ses excellents effets dans les cas où le sulfate de quinine a peu d'action.

Sa composition a été récemment livrée au public par le
Dr Maclean. Elle est à base de quinine, combinée avec diverses
substances aromatiques et amères, dont quelques-unes augmentent sans doute son action. Quelle que soit sa composition,
elle possède incontestablement des propriétés antipyrétiques

très marquées. Elle amène une transpiration profuse (c'est un effet presque invariable), et quelquefois une amélioration rapide des symptômes. Mais dans d'autres cas, semblable en cela à tous les autres médicaments, elle ne m'a pas réussi.

Dans les formes très graves, lorsque la température atteint 40°,5 et au-dessus, les applications externes de froid sur le corps peuvent être essayées. J'ai rapporté ailleurs une guérison de septicémie puerpérale avec hyperpyrexie, dans laquelle la température s'élevait constamment au-dessus de 40°,5; pendant onze jours[1], je laissai la malade presque continuellement recouverte de draps trempés dans de l'eau glacée, et j'obtins par ce procédé une rémission notable. Mais il est très pénible et ne guérit pas. On l'emploie pour modérer la température lorsqu'elle a atteint un degré auquel elle ne pourrait se maintenir longtemps d'une façon continue sans tuer la malade. Il ne faut donc pas y penser, à moins que la température n'ait atteint 40°,5, et seulement comme à un expédient temporaire, soigneusement surveillé et abandonné dès que la température s'abaisse. Il est tout à fait impossible de mettre dans un bain une femme atteinte de fièvre puerpérale, ainsi qu'on le fait dans les cas de rhumatisme aigu avec hyperpyrexie. Mais le même effet peut être obtenu en la plaçant sur une toile cirée, et la recouvrant avec des serviettes trempées dans de l'eau glacée, que les gardes renouvellent fréquemment. On prendra constamment la température pendant les séances, et, aussitôt qu'elle tombe à 38°, on les suspendra.

Parmi les autres médicaments qui ont été employés, je citerai la térébenthine, fortement recommandée par l'École de Dublin. Dans les cas de distension abdominale excessive, lorsque le pouls est petit et faible, elle peut quelquefois être utile, en agissant probablement comme un fort stimulant du système nerveux. Donnée à la dose de 15 à 20 gouttes, au milieu d'un mu-

---

1. Lecture sur un cas de septicémie puerpérale, avec hyperpyrexie, traité par l'application continue du froid (*Brit. med. Journ.*, 17 novembre 1877).

cilage, elle est en général assez bien supportée, en dépit de son goût nauséeux.

Pour éliminer le poison, on a souvent employé les évacuants, sous forme de purgatifs, de diaphorétiques et même d'émétiques. Les purgatifs sont chaudement recommandés par Schrœder et d'autres professeurs allemands, et, en Angleterre, ils étaient autrefois parmi les médicaments favoris. Dans le premier volume de l'*Obstetrical Journal*, on trouvera un article de M. Morton qui vante cette pratique et rapporte quelques observations où ils paraissent avoir bien agi. Il donne du calomel à la dose de 15 ou 20 centigrammes, mélangé avec de l'extrait de coloquinte pour entretenir la liberté des intestins. Lorsqu'il y a de la constipation, il est évident qu'il est bon de provoquer l'action intestinale par quelque purgatif doux ; mais il faut réfléchir qu'une diarrhée grave et débilitante accompagne souvent la maladie, j'hésiterais par conséquent à courir le risque de la provoquer artificiellement, surtout n'ayant aucune preuve que la matière septique puisse être réellement éliminée par cette voie. Au début de la maladie, j'ai souvent donné avec succès une ou deux doses purgatives de calomel.

Il est possible que de nouvelles recherches nous fournissent quelque moyen de combattre l'empoisonnement du sang ; on a recommandé dans ce but les sulfites et les carbonates, mais ils n'ont pas encore donné de résultats certains.

Le perchlorure de fer, à cause de ses effets bien prononcés dans la pyoémie chirurgicale, se présente naturellement à l'esprit. Il est certainement utile dans les formes les moins graves de la maladie, surtout dans les cas de suppurations locales, et il peut être donné à la dose de 10 à 20 gouttes, toutes les trois ou quatre heures. Dans les cas très aigus, il vaut mieux employer d'autres médicaments, car le fer a le désavantage de provoquer fréquemment des nausées et des vomissements.

On peut avoir recours aux sédatifs lorsque l'agitation, l'irritation et le manque de sommeil sont les symptômes dominants. Dans ces circonstances, on donnera les opiacés le soir ;

la solution de Battley, le népenthe ou les injections hypodermiques de morphine sont les formes d'administration qui
paraissent agir le mieux.

La douleur, la sensibilité et les complications locales doivent
être traitées d'après les principes généraux.

 La complication la plus pénible est la péritonite confirmée.
Dans ce cas, il est utile de faire des applications chaudes et
humides, sous forme de cataplasmes et de fomentations. Quelquefois, on obtient aussi du soulagement avec le liniment té-
rébenthiné, et, lorsque la tympanite est considérable, on retire
de bons effets des lavements de térébenthine. J'ai trouvé que
de larges applications de collodion sur l'abdomen diminuaient
sérieusement les douleurs de la péritonite.

Tels sont les médicaments les plus employés dans le traite-
tement de la fièvre puerpérale. Il est inutile de dire qu'on ne
saurait fixer de règles pour chaque cas particulier, et il est
incontestable que, si la septicémie puerpérale n'est pas une
maladie spéciale et distincte, son traitement est subordonné
aux connaissances générales du médecin, et à une étude approfondie des symptômes qui peuvent survenir dans chaque cas
particulier.

CHAPITRE VI

THROMBOSE ET EMBOLIE VEINEUSES PUERPÉRALES

Sous le titre de *thrombose* nous pouvons classer quelques maladies importantes liées à l'état puerpéral, et qui n'ont pas attiré l'attention autant qu'elles le méritent. C'est dans ces dernières années seulement que quelques-unes, nous pouvons même dire la grande majorité, de ces morts subites qui surviennent de temps en temps après l'accouchement, ont été rapportées à leur cause véritable, c'est-à-dire à l'obstruction du cœur droit et des artères pulmonaires par un caillot sanguin, lancé d'un point quelconque de l'économie, ou, comme j'espère le démontrer, formé *in situ*. Bien que le résultat et, dans une certaine mesure, les symptômes soient identiques dans les deux cas, une étude attentive de leur histoire tend à montrer que leurs causes sont différentes et ne doivent pas être confondues. Dans le premier cas, celui où l'obstruction est amenée par un caillot lancé à distance, la lésion est l'effet secondaire d'un caillot sanguin situé en quelque point du système veineux périphérique, et le décollement d'une portion de ce trombus un accident dû aux modifications qu'il subit pendant la métamorphose régressive nécessaire pour sa résorption. Dans le second cas, c'est un dépôt local de fibrine, résultat des modifications du sang consécutives à la grossesse et à l'état puerpéral. La formation d'un tel coagulum dans les vaisseaux, dont l'obstruction complète est incompatible avec la vie, en explique les conséquences mortelles. Mais, lorsque le caillot est formé dans des régions plus éloignées du centre de la circulation, les fonctions vitales ne sont pas immédiatement entravées, et l'obstruction détermine d'autres phénomènes. J'essayerai de démontrer que la maladie connue sous le nom de phlegmatia alba dolens est l'un des résultats secondaires de la formation d'un caillot sanguin dans les vaisseaux périphériques, bien que ses symptômes manifestes et tangibles l'aient fait considérer pendant longtemps comme une maladie essentielle et spéciale, et qu'on n'ait pas distinctement étudié la dyscrasie générale du sang qui la produit, elle et d'autres phénomènes concomitants. J'espère démontrer que tous ces états divers, dissemblables en apparence, sont intimement reliés, et en réalité sous la dépendance d'une cause commune ; nous arriverons ainsi, je pense, à avoir une idée plus claire et plus correcte de leur véritable nature, que si nous les considérions comme des affections distinctes et dissemblables, ainsi qu'on le fait communément. Je suis persuadé que dans la phlegmatia dolens, dont la pathologie a peut-être été plus étudiée que celle de toute autre affection puerpérale, il faut rechercher quelque chose de plus qu'une simple obstruction du système veineux dans le membre affecté, pour expliquer cette tension particulière et ce gonflement luisant qui sont si caractéristiques. Que ce soit l'effet d'une obstruction des lymphatiques, ainsi que le docteur Tilbury Fox et d'autres le soutiennent avec une grande vraisemblance, ou que ce soit le résultat d'un phénomène encore inconnu, c'est là un point qui devra être éclairci par de nouvelles recherches. Mais il est incontestable que la présence d'un thrombus dans les vaisseaux est la cause principale, essentielle de la maladie, et je pense qu'il est facile de prouver que l'étiologie et l'histoire de la phlegmatia sont absolument semblables à celles des cas plus sérieux dans lesquels les artères pulmonaires sont atteintes. Il me paraît utile d'étudier, au début de ce sujet, les conditions qui, dans l'état puerpéral, rendent le sang si particulièrement apte à se coaguler, et de discuter ensuite les symptômes et les effets de la présence des caillots dans différents points du système circulatoire.

Les recherches de Virchow, Benj. Ball, Humphrey, Richardson et autres, nous ont suffisamment familiarisés avec les conditions qui favorisent la coagulation du sang dans les vaisseaux. Ce sont surtout : 1° la stagnation ou l'arrêt de la circulation; par exemple, lorsque le sang se coagule dans les veines chez les individus âgés et alités, ou bien dans quelques formes de thrombose pulmonaire, où les caillots artériels sont probablement le résultat d'une obstruction dans la circulation des capillaires du poumon, comme dans certains cas d'emphysème, de pneumonie, ou d'apoplexie pulmonaire; 2° une obstruction mécanique autour de laquelle se forment des caillots, par exemple dans certains états morbides des vaisseaux, ou mieux encore des caillots secondaires qui se développent autour d'un embolus lancé dans les artères pulmonaires; 3° la condition la plus importante de toutes, est celle dans laquelle la coagulation est le résultat de quelque état morbide du sang lui-même. On rencontre fréquemment dans le cours de diverses maladies, soit dans le rhumatisme, soit dans la fièvre, des exemples de cet état; la quantité de fibrine est augmentée, et le sang est chargé de matériaux morbides. Cette cause de thrombose est loin d'être rare à la suite des opérations chirurgicales sérieuses, surtout si elles ont donné lieu à une forte hémorrhagie, ou si la malade était déjà dans un état de faiblesse et d'anémie. Fayrer et quelques autres chirurgiens ont particulièrement insisté sur cette cause de mort après une opération [1].

Mais il est facile de comprendre comment la thrombose joue un rôle si important dans l'état puerpéral, puisqu'on se trouve en présence des causes les plus importantes de sa formation; il n'existe aucun autre état où elles soient aussi développées, ou si fréquemment réunies. Le sang contient un excès de fibrine, qui augmente dans des proportions considérables vers les derniers mois de la gestation, souvent même de plus d'un tiers, ainsi que l'ont démontré Andral et Gavarret. Aussitôt après l'accouchement, d'autres causes de dyscrasie sanguine entrent en jeu. L'involution de l'utérus hypertrophié commence, et le sang se charge d'une quantité de matériaux usés, qu'on retrouve, en masse plus ou moins grande, jusqu'à la terminaison de ce processus. On a observé depuis fort longtemps que la phlegmatia dolens est extrêmement fréquente chez les femmes qui ont perdu beaucoup de sang pendant le travail, et le Dr Leishman dit : « Il n'est pas de circonstance où l'on observe aussi souvent la phlegmatia dolens que lorsque les forces de la femme ont été épuisées par une hémorrhagie pendant ou après le travail ; et ce fait concorde, sans aucun doute, avec l'observation de Merriman que cette affection est relativement commune après le placenta prævia [1]. » L'examen des cas dans lesquels la mort est le résultat d'une thrombose pulmonaire démontre précisément les mêmes faits, à savoir que la thrombose est survenue la plupart du temps après une hémorrhagie *post partum*. L'épuisement consécutif aux pertes excessives, si communes après l'accouchement, prédispose lui-même fortement à la thrombose, dont Richardson a très bien signalé l'hémorrhagie comme une des causes. « On a reconnu depuis longtemps, dit-il, que certaines circonstances favorisent la coagulation et les dépôts fibrineux. Je veux parler de l'hémorrhagie, de la syncope, ou de l'épuisement qu'on voit survenir pendant que l'organisme est appauvri. »

Par conséquent, puisqu'il existe tant de causes prédisposantes de la thrombose pendant l'état puerpéral, on ne doit pas s'étonner que ce soit un phénomène assez fréquent, et qu'elle provoque des symptômes d'une certaine gravité. Et cependant l'attention des médecins n'a presque jamais porté que sur l'étude d'un seul effet de la coagulation sanguine après l'accouchement, sans doute à cause de sa fréquence relative et de l'évidence de ses signes. Dans ces dernières années, les médecins

---

1. Leishman, *System of Obstetrics*, p. 710.

ont admis que la phlegmatia dolens est surtout l'effet de quelque état morbide du sang qui favorise l'obstruction des veines ; mais c'est à peine si on a signalé cette opinion plus large que je m'efforce de faire prévaloir et qui met en connexion intime la maladie et les obstructions des artères pulmonaires, phénomène observé beaucoup plus rarement, mais d'une importance infiniment supérieure. Sans aucun doute, de nouvelles études démontreront que la thrombose puerpérale n'existe pas seulement dans ces régions du système veineux ; mais nous ne connaissons encore ni les symptômes ni les effets de l'obstruction veineuse en d'autres points, quelque importants qu'ils puissent être, et je dois me contenter d'insister sur les faits qui ont été observés.

Je me propose donc de décrire les signes et la pathologie (dans les limites de nos connaissances) du caillot sanguin tel qu'il se présente dans le cœur droit et l'artère pulmonaire. Il peut être utile de répéter qu'il est essentiellement distinct de l'embolie des mêmes régions. Celle-ci est l'obstruction due à la présence d'un débris de thrombus formé ailleurs, et, pour qu'elle se produise, il est essentiel que la thrombose l'ait précédée. L'embolie est donc un accident de la thrombose, mais non pas une affection primitive. L'état que je vais décrire, au contraire, je soutiens qu'il est primitif et peut être attribué à la même cause que l'obstruction veineuse qui, dans d'autres circonstances, donne lieu à la phlegmatia dolens.

Au début de cette étude, je rencontre une objection soulevée par quelques-uns des auteurs qui ont écrit sur ce sujet [1] : la coagulation spontanée du sang dans le cœur droit et les artères pulmonaires est impossible mécaniquement et physiologiquement, disent-ils. Telle était l'opinion de Virchow, qui soutenait, avec ses partisans, que, dans tous les cas de mort par obstruction pulmonaire, un embolus était nécessairement le point de départ de la maladie, et le noyau autour duquel s'effectuait un dépôt secondaire de fibrine. Virchow croit que le facteur primitif dans la thrombose est un état de stagnation du sang, et que

____

1. Voir surtout Bertin, *Des embolies*, p. 46 et seq.

l'impulsion communiquée au sang par le ventricule droit est suffisante d'elle-même pour prévenir la coagulation. Je ferai observer que ces objections sont purement théoriques. Sans refuser à ces arguments une valeur considérable, je pense que l'histoire clinique des faits est absolument en faveur de la coagulation spontanée, et je retournerai contre les objections théoriques les arguments dont s'est servi un de leurs plus énergiques défenseurs, au sujet d'un autre point en discussion : « Je préfère laisser la parole aux faits, car devant eux la théorie s'incline [1]. »

La disposition anatomique des artères pulmonaires montre comment la coagulation spontanée peut y être favorisée. Le Dr Humphrey a fait observer [2] que « l'artère se divise tout d'un coup en un certain nombre de branches, rayonnant sous différents angles, dans toutes les régions du poumon ; en conséquence, le sang se trouve en présence d'une large surface, et les courants rencontrent de nombreuses saillies angulaires, deux conditions qui favorisent la coagulation spontanée de la fibrine. » Nous savons aussi que la thrombose se produit généralement chez les femmes d'une constitution débile, affaiblies par des hémorrhagies, et dont l'action cardiaque est très peu puissante. Ces faits sont loin de concorder avec les objections des partisans de l'impossibilité de la coagulation spontanée aux origines des artères pulmonaires.

Les examens cadavériques prouvent aussi que, dans bien des cas, le cœur droit et les grosses branches des artères pulmonaires contiennent des caillots durs, cuivrés, décolorés et à lamelles, dont la formation ne peut pas être récente. Les partisans de la théorie embolique pure soutiennent que ce sont des caillots secondaires, formés autour d'un embolus. Mais certainement les causes mécaniques suffisantes pour prévenir un dépôt spontané de fibrine suffiraient aussi à l'empêcher de

---

1. Bertin, *Des embolies*, p. 149.
2. Humphrey, *On the coagulation of the blood in the venous system during Life*.

s'amasser autour d'un embolus, à moins toutefois que l'obstacle ne fût suffisant pour arrêter tout à fait la circulation, et alors la mort surviendrait avant qu'un dépôt secondaire ait eu le temps de se constituer. Avant d'admettre la possibilité de l'embolie, nous devons avoir au moins un facteur, l'existence d'une thrombose dans les vaisseaux périphériques, d'où puisse partir l'embolus. Or, dans bien des cas, on n'a rien trouvé de la sorte : on a dit que l'examen avait été mal fait, cela se peut; cependant il est difficile que l'erreur ait été toujours commise.

Le principal argument en faveur de l'origine spontanée de la thrombose pulmonaire est celui que j'ai indiqué dans une série d'articles « sur la thrombose et l'embolie de l'artère pulmonaire comme cause de mort dans l'état puerpéral [1] ». J'ai démontré alors, d'après une analyse soigneuse de 25 observations de mort subite après l'accouchement, dans lesquelles l'examen *post mortem* avait été pratiqué avec minutie, que les cas de thrombose spontanée et d'embolie véritable peuvent être séparés les uns des autres par une ligne de démarcation franche, selon la période à laquelle survient la mort après l'accouchement. Sur ces 25 observations, il y en avait 7 relatant des cas d'embolie vraie, et la mort n'était survenue qu'à une période éloignée après l'accouchement, pas une seule fois avant le dix-neuvième jour. Le contraste est remarquable avec les cas où l'on n'a reconnu aucune trace d'embolie à l'examen *post mortem*. Et il y en a 15 sur les 25 observations; dans tous, sans exception, la mort eut lieu avant le quatorzième jour, souvent le second ou le troisième. La raison de cette différence paraît tenir à ce que, dans les premiers, il faut un certain temps pour que les modifications de dégénérescence qui atteignent le dépôt fibrineux amènent le décollement d'un embolus; tandis que, dans les derniers, la thrombose se développe en même temps, et sans doute aussi sous l'influence de la même cause, que la thrombose périphérique primitive, dont l'embolus était dérivé, dans les premiers cas. Quelques observations, que j'ai

Les faits cliniq[ues] appuient cette th[èse]

1. *Lancet*, 1867.

rassemblées depuis, démontrent le même fait d'une manière curieuse et instructive.

J'ai observé un autre phénomène clinique qui conduit à la même conclusion. Dans un ou deux cas, on a observé des signes évidents d'obstruction pulmonaire, qui n'a pas amené la mort immédiatement, et peu de temps *après* il est survenu de la thrombose périphérique, ainsi que l'a prouvé une phlegmatia dolens de l'une des extrémités. Ici la thrombose périphérique a donc suivi la thrombose centrale; toutes les deux ont été produites par des causes identiques, mais l'ordre des phénomènes, qui est indispensable aux partisans de la théorie embolique pure, était renversé.

Je crois donc que ceux qui nient la possibilité d'une coagulation spontanée dans le cœur et les artères pulmonaires ne s'appuient pas sur un terrain solide; nous devons la considérer comme pouvant se produire, rarement sans doute, mais assez souvent pour qu'on l'observe, et son importance est certes très suffisante pour exiger une étude sérieuse.

Historique. Le Dr Meigs, de Philadelphie, est un des premiers qui aient appelé l'attention sur la coagulation spontanée du sang dans le cœur droit et les artères pulmonaires, comme une cause de mort subite dans l'état puerpéral. Le phénomène, lui-même, a été soigneusement étudié par Paget, qui publia un mémoire en 1845, quatre ans avant que Meigs [1] eût écrit sur le sujet. Il est vrai que tous les cas de Paget précédèrent l'accouchement, mais cependant il reconnut d'une façon positive dans chacun d'eux la nature de l'obstruction. En 1855, Hecker [2] attribua la plupart de ces faits à l'embolie seule, et depuis cette époque presque tous les auteurs ont adopté la même opinion, croyant que la coagulation spontanée ne peut se produire que dans des cas exceptionnels, dans ceux par exemple où, soit par suite d'un obstacle dans le poumon, soit à cause d'une extrême fai-

---

1. *Medico-chir. Trans.*, vol. XXVII, p. 162, and vol. XXVIII, p. 362 (*Philadelphia medical Examiner*, 1849).
2. *Deutsche Klinicke*, 1855.

blesse pendant les dernières heures de la vie, il se forme dans les petites ramifications des artères pulmonaires des caillots qui reculent graduellement vers le cœur.

On se trompe difficilement sur les signes, et il ne paraît pas y avoir une grande différence entre la symptomatologie de l'obstruction spontanée et de l'embolie, de sorte que la même description peut s'appliquer aux deux phénomènes. La plupart du temps, l'attaque survient avec une rapidité foudroyante, qui constitue l'un de ses caractères les plus saillants. Rien, dans l'état de la femme, ne pouvait faire soupçonner l'imminence de cet accident, lorsque tout à coup il éclate une dyspnée intense et terrible, la femme ouvre la bouche et fait des efforts pour respirer, elle déchire tout ce qui recouvre sa poitrine, espérant vainement y faire entrer plus d'air, et, trop souvent, elle meurt au bout de quelques minutes, en proie à tous les symptôme de l'asphyxie, longtemps avant d'avoir pu recevoir les soins de son médecin. Les muscles de la face et du thorax sont violemment agités par ces efforts pour oxygéner le sang, leur aspect peut être absolument le même que pendant une convulsion épileptiforme. La face est pâle ou extrêmement cyanosée. Ainsi, dans un cas dont je rapporte ailleurs l'observation, exemple incontestable d'embolie vraie, M. Pedler, accoucheur résident de King's College Hospital, qui était présent au moment de l'attaque, a noté [1] que la femme « souffrait d'une horrible dyspnée, était extrêmement pâle, avec les lèvres blanches, et la physionomie exprimant une profonde anxiété. » Dans un autre, probablement un exemple de thrombose spontanée [2], le douzième jour après l'accouchement, il est constaté « que la face avait une coloration violacée, assez remarquable pour avoir attiré l'attention de la garde et de la mère de la malade. » L'extrême embarras de la circulation se manifeste par une action tumultueuse et irrégulière du cœur, et par ses efforts pour lancer le sang veineux à travers les artères ob-

Symptômes de
l'obstruction pulmon...

---

1. *Brit. med. Journ.*, mars 27, 1869.
2. *Obst. Trans.*, vol. XII, p. 194.

struées. Mais il s'épuise bientôt, ainsi que l'indiquent ses battements faibles et irréguliers. Le pouls est filiforme, à peine perceptible, la respiration courte et pénible; on peut cependant
entendre l'air entrer librement dans les poumons. Pendant la
crise, l'intelligence n'est pas altérée, et l'effroi d'une mort imminente augmente les souffrances de la femme et l'horreur de
la scène. Telle est la description imparfaite des symptômes
qu'on a observés dans les cas mortels. Il est facile de comprendre qu'en présence d'une attaque aussi soudaine et aussi
terrible on n'ait pas pu en examiner les signes avec toute la
précision clinique ordinaire.

La guérison est-
elle possible?

Une question d'un grand intérêt pratique, et que les auteurs
ont complètement négligée, est la suivante : Avons-nous quelque raison de croire la guérison possible après le développement des symptômes de l'obstruction pulmonaire? Il est hors
de doute qu'elle est extrêmement rare, mais j'incline à penser
que dans un très petit nombre de cas, absolument inexplicables
par une autre hypothèse, la vie a pu se prolonger jusqu'à la
résorption du caillot et le retour de la circulation pulmonaire.
Si l'on admet ce fait, il est évident que l'obstacle permettait le
passage d'une certaine quantité de sang dans les poumons,
pour y puiser la vie. L'histoire de ces observations tend à
prouver l'existence du caillot obstructeur longtemps avant la
mort ; mais les symptômes funestes ne se sont manifestés que
sous l'influence d'un effort brusque, par exemple lorsque la
femme s'est levée sur son lit, ou a fait un autre mouvement
pour chercher à augmenter l'apport du sang dont la circulation
était gênée à travers les artères obstruées. C'est là un fait signalé depuis longtemps par Paget [1], qui dit : « C'est une preuve
que, dans certaines circonstances, la circulation pulmonaire
peut être arrêtée en grande partie pendant une semaine (ou à
peu près) sans danger immédiat pour la vie, ou sans aucun
indice du phénomène. » Puis, après avoir cité quelques exemples : « Dans tous ces cas encore, les caractères des caillots par

1. *Op. cit.*, p. 358.

lesquels les artères pulmonaires étaient obstruées prouvent absolument qu'ils ont été pendant une semaine ou même davantage en voie de formation. » Si nous admettons que la vie puisse persister pendant un certain temps, je crois que nous devons admettre aussi, dans quelques cas rares, la possibilité d'une guérison complète. La condition essentielle, c'est le temps nécessaire à la résorption du caillot. Dans le système veineux périphérique, les caillots disparaissent constamment par résorption. Et cela est si fréquent, qu'Humphrey a pu dire : « Le sang retourne toujours presque sûrement dans ses canaux naturels avec le temps[1]. » Si donc l'obstruction n'est que partielle, s'il passe une quantité de sang suffisante pour permettre à la malade de vivre, et s'il n'est pas fait un appel brusque de sang oxygéné par un effort que la circulation est impuissante à soutenir, il est facile de concevoir que la femme puisse vivre jusqu'au retrait de l'obstacle.

Telle est, je crois, l'explication de certains cas incompréhensibles avec toute autre hypothèse. Les symptômes sont précisément ceux de l'obstruction pulmonaire, et la description que je viens d'en faire peut leur être appliquée à chacun en particulier ; après des paroxysmes répétés, les caillots semblent céder à une dissolution immédiate, et la guérison s'opère. Et s'il n'en est pas ainsi, je suis fondé à demander une autre explication. Comme cette question, autant que je sache, n'a pas été traitée par un autre auteur, je puis me permettre de rapporter, très-succinctement, l'observation d'un ou deux faits sur lesquels je base mon raisonnement ; j'en ai déjà publié d'autres ailleurs avec plus de détails.

K. H..., jeune femme délicate. Accouchement facile. Premier enfant. Hémorrhagie *post partum* profuse. Bien portante jusqu'au septième jour, pendant toute la durée duquel elle se sent faible. Le même jour, attaque inquiétante de dyspnée. Pendant plusieurs jours, elle reste dans une situation très critique, et le plus léger effort fait reparaître les crises. Un léger souffle est entendu pen-

---

1. *Med. chir. Trans.*, vol. XXVII, p. 14.

dant quelques jours à la base du cœur, puis il disparait. Pendant deux mois, même état. Tant que la malade reste couchée, elle se sent assez bien; mais tout essai pour s'asseoir sur son lit, tout effort inaccoutumé, amène immédiatement l'embarras de la respiration. Pendant tout ce temps, il fut nécessaire d'administrer les stimulants à haute dose pour parer aux attaques. Puis la malade guérit complètement.

Q. F..., quarante-quatre ans. Mère de douze enfants. Accouchée le 6 juillet. Le onzième jour, elle se met au lit, se sentant bien. Il n'existait ni gonflement ni douleur d'aucune sorte vers les extrémités inférieures, à ce moment. Vers trois heures et demie du matin, en s'asseyant sur son lit, elle est prise d'une crise soudaine avec un sentiment indescriptible d'oppression dans la poitrine, et elle retombe dans un état de demi-syncope, ouvrant la bouche pour respirer. Elle resta dans un état très-critique, avec les mêmes signes d'embarras de la respiration, pendant trois jours; puis tout disparut. Deux jours *après* l'attaque, il apparut une phlegmatia dolens, la jambe gauche enfla, et le gonflement persista pendant plusieurs mois.

Cette observation est un exemple du fait dont j'ai déjà parlé, la phlegmatia dolens apparaissant *après* les symptômes de l'obstruction pulmonaire; on doit en conclure que les deux phénomènes dépendent de causes semblables qui agissent en deux régions distinctes du système circulatoire.

C. H..., 24 ans. Accouchée de son premier enfant le 20 août 1867. Trente heures après l'accouchement, elle se plaint d'une grande faiblesse et de dyspnée. Celle-ci disparaît sous l'influence du traitement; mais le neuvième jour, après un effort brusque, elle reparaît avec une nouvelle violence, et persiste, sans diminution, jusqu'au moment où je vois la malade le 4 septembre, quatorze jours après son accouchement. Voici dans quel état je la trouve : Elle est assise sur un sofa, soutenue par des oreillers, parce qu'elle ne peut pas respirer dans la position couchée. La moindre excitation ou le moindre mouvement augmente la dyspnée, qui est assez violente pour faire redouter la mort presque à tout instant. Les souffrances pendant les paroxysmes sont terribles. La malade fait des efforts inouïs pour respirer; sa poitrine est haletante, et sa bouche est ouverte. Elle ne peut supporter personne devant ses yeux; elle écarte tout de la main, et demande plus d'air. Ces attaques sont fréquentes et se reproduisent sous l'influence de la moindre cause. Elle parle à voix très-basse, comme si elle ne pouvait prendre de l'air pour articuler. A l'auscultation, on entend l'air entrer dans les poumons librement et dans toutes les directions, en avant et en arrière. Immédiatement au-dessus du siège des artères pulmonaires, on perçoit de la rudesse, un bruit de râpe très limité, qui ne se propage ni en haut ni en bas. Les bruits du cœur sont faibles et tumultueux. Ces symptômes me firent diagnostiquer une obstruction pulmonaire, et mon pronostic fut naturellement défavorable; mais, à ma grande surprise, la femme guérit doucement. Je la revis six semaines plus tard: les bruits du cœur étaient alors réguliers et distincts, et le souffle avait complètement disparu.

E. E..., 42 ans, accouchée pour la première fois, le 5 novembre 1873, au sixième mois de sa grossesse. Hémorrhagie *post partum* grave, causée par une adhérence partielle du placenta, qui fut extrait artificiellement. Elle alla parfaitement bien jusqu'au quatrième jour après l'accouchement; mais alors elle fut prise d'une attaque soudaine de dyspnée intense, avec aggravation pendant les paroxysmes. Pouls presque plein, 130, mais intermittent. L'air entre librement dans les poumons. Action du cœur irrégulière, et, au point de jonction de la quatrième et de la cinquième côte avec le sternum, souffle systolique fort. Il n'existait certainement pas auparavant, car le cœur avait été soigneusement ausculté pendant le travail pour donner du chloroforme. Pendant deux jours, la femme reste dans le même état; sa mort est attendue à tout instant. Le 21, c'est-à-dire deux jours *après* l'apparition de cette dyspnée, une phlegmatia dolens de forme grave se développe dans la cuisse et la jambe droites. Le même état persiste pendant plusieurs jours, avec plus ou moins de tranquillité, mais toujours avec des paroxysmes de l'apnée la plus intense, variant de deux à six ou huit par vingt-quatre heures. Toutes les personnes qui virent la malade pendant une de ces crises ne croyaient pas qu'elle pût se remettre. Peu de temps après le début des paroxysmes, on observe que le tissu cellulaire du cou et d'une partie de la face est gonflé et œdémateux, et présente à peu près l'aspect de la phlegmatia dolens. Les crises furent toujours calmées par les stimulants. La malade les réclamait à tout instant, disant qu'ils la faisaient vivre. Pendant tout ce temps, elle conserva ses facultés intactes. Le pouls varia de 110 à 130, la respiration 60, la température de 38°,5 à 39°,5. Peu à peu, la femme parut se remettre. La fréquence des paroxysmes diminua, et le 1er décembre elle n'en eut plus; la respiration devint alors libre et facile. Le pouls tomba à 80, le souffle cardiaque disparut entièrement. Mais la femme resta faible et maladive, et son état ne fit que s'aggraver. Vers la deuxième semaine de décembre, elle eut du délire, et elle mourut, épuisée, le 19 de ce mois, sans présenter aucun phénonème nouveau du côté de la poitrine. L'examen *post mortem* ne put pas être fait.

J'ai rapporté cette observation, bien qu'elle se soit terminée par la mort, parce que je crois qu'elle rentre dans la classe des faits que j'étudie. La mort n'a certainement pas été causée par l'obstruction, tous les symptômes de ce phénomène ayant disparu, mais probablement par l'épuisement consécutif à la gravité de la maladie. Nous avons là une preuve de l'apparition simultanée des signes de l'obstruction pulmonaire et de la thrombose périphérique. Le gonflement du cou est un symptôme curieux, qui n'a jamais été consigné dans une seule observation, et qui peut être considéré comme une autre preuve de l'analogie entre cet état et la phlegmatia dolens.

On peut soutenir que ces observations ne sont pas une démonstration de ma théorie, tant que je n'aurai pas pu affirmer la présence d'un caillot. Mais je demanderai, à mon tour, de quelle autre manière on peut expliquer les symptômes. Ce sont précisément ceux qu'on observe dans la mort par obstruction pulmonaire incontestée. Et quiconque les aura vus, ou même en aura lu la description, sans en connaître le résultat, ne saurait hésiter un seul instant à faire le diagnostic. Il est donc à peu près certain qu'ils dépendent de la même cause. A vrai dire, mon hypothèse ne peut pas être vérifiée par l'examen *post mortem;* mais on connaît au moins un fait où, à la suite de symptômes analogues, le caillot fut trouvé. C'est une observation rapportée par le Dr Richardson [1]. Il s'agit d'un homme qui éprouva pendant plusieurs semaines les mêmes phénomènes que ceux dont j'ai donné la description. Il mourut au milieu de ses efforts pour respirer, et après sa mort on trouva « qu'une bride fibrineuse partait du ventricule et s'étendait dans l'artère pulmonaire ». Cette observation démontre que la vie peut persister pendant plusieurs semaines après le dépôt du caillot, dont la nature était précisément celle qu'on avait prévue ; il doit naturellement être petit, pour ne pas suspendre immédiatement les fonctions vitales.

On a noté dans deux des observations ci-dessus un signe qui

1. *Clinical Essays*, p. 224 et seq.

est moins apparent dans la troisième, et qui n'a été mentionné dans aucune relation des cas de mort post-puerpérale : je veux parler du souffle entendu au niveau des artères pulmonaires. On doit naturellement le soupçonner, car il est l'indice que la maladie avait au moins une origine cardiaque. Il est très possible qu'on l'entende dans tous les cas mortels, si l'attention est particulièrement dirigée de ce côté. Dans mes deux observations, il était extrêmement marqué, et il disparut complètement lorsque la malade guérit. L'existence de ce souffle dans la thrombose de l'artère pulmonaire a été admise par un de nos confrères qui peut parler avec la plus grande autorité des affections cardiaques; il l'a entendu en dehors de l'état puerpéral. Dans la dernière édition de son ouvrage sur les maladies du cœur, le Dr Walshe [1] dit : « Le seul signe physique en relation avec le vaisseau lui-même est un souffle systolique de la base qui suit la direction du tronc pulmonaire principal et ses divisions immédiates à droite et à gauche du sternum. Je l'ai très certainement entendu chez un vieux monsieur qui, pendant le cours d'une maladie aiguë, succomba à une mort subite, par coagulation du sang dans l'artère pulmonaire, et à un degré moindre dans le ventricule droit. »

On a probablement méconnu ou mal interprété d'autres cas semblables. Quelques-uns paraissent avoir été attribués au choc nerveux, faute d'une meilleure explication, phénomène qui ne ressemble nullement à celui dont il est question.

Les opinions diffèrent considérablement sur la cause précise de la mort dans l'obstruction pulmonaire, soit par thrombose, soit pas embolie. Virchow [2] l'attribue à la syncope, par arrêt de la contraction cardiaque. Mais Panum [3] conteste cette théorie, et soutient que le cœur continue à battre, même après que tout signe de vie a disparu. Il est certain que des pulsations cardiaques tumultueuses et irrégulières sont le symptôme le plus frappant dans la plupart des cas dont on rapporte l'observa-

1. Walshe, *On diseases of the heart*, 4e édit., 1873
2. *Gesamm. Abhandl.*, 1862, p. 316.
3. *Virchow's Archiv.*, 1863.

tion, et ce fait est inconciliable avec l'idée de syncope. D'après la théorie de Panum, la mort est le résultat de l'anémie cérébrale. Paget semble croire que la cause de la mort n'est pas toujours la même, et qu'elle peut être attribuée sous certains rapports à la syncope et à l'anémie. Bertin, qui a longuement étudié ce sujet, l'attribue purement à l'asphyxie. Et certes il y a une analogie complète entre les deux états; l'oxygénation du sang est entravée, non parce que l'air ne parvient pas au sang, mais parce que le sang n'arrive pas jusqu'à l'air. Les symptômes peuvent aussi être expliqués par cette théorie. La dyspnée intense, la lutte terrible pour chercher de l'air, l'intégrité de l'intelligence, l'action tumultueuse du cœur, ne sont certes des signes caractéristiques ni de la syncope ni de l'anémie.

des caillots. Le caractère anatomique des caillots semble varier considérablement. Ball, qui les a particulièrement bien décrits, croit qu'ils se forment en général dans les plus petites ramifications des artères, reculent vers le cœur, et bouchent les vaisseaux plus ou moins complètement. Le caillot, du côté de son extrémité cardiaque, se termine par une portion arrondie, semblable en quelque sorte à celle des caillots formés spontanément dans les veines périphériques. Ils ne sont pas adhérents aux parois des vaisseaux, et le sang circule, dans certains cas, entre eux et ces parois. Ces caillots sont blancs, denses, d'une structure homogène, constitués par des couches de fibrine décolorée, durs à leur périphérie, où le dépôt de fibrine est plus récent, et ramollis au centre, où la dégénérescence amylacée ou graisseuse a commencé. Ball croit que, si le caillot s'est formé dans les plus grosses branches des artères, il doit avoir son origine primitive dans le cœur, et qu'il s'étend du ventricule dans les artères. D'après Humphrey, les mêmes modifications se produisent dans les thrombus pulmonaires et dans les thrombus périphériques, et ils peuvent adhérer aux parois des vaisseaux, ou s'étendre sous forme de filaments et de brides. Lorsque l'obstruction est due à un embolus, pourvu qu'il soit bien caractérisé et qu'il ait un certain volume, les choses ont un aspect différent. Ce n'est plus un caillot long, à lamelles et décoloré, avec une extrémité arrondie, semblable au thrombus périphérique. L'obstacle siège alors en général à la bifurcation de l'artère; c'est une masse blanc grisâtre, qui contraste remarquablement avec les dépôts plus récents de fibrine en avant et en arrière. Il peut se faire que la forme de l'embolus indique qu'il a été détaché depuis peu d'un caillot situé ailleurs ; on est même arrivé dans certains cas à pouvoir ajuster le morceau migrateur à l'extrémité du caillot dont il avait été séparé. On trouve quelquefois que l'embolus a subi une métamorphose régressive correspondant à celle du thrombus périphérique dont il est supposé détaché, mais qu'il en diffère par un dépôt plus récent de fibrine autour de lui. Toutefois, il faut admettre que les particularités anatomiques des caillots ne nous permettent pas toujours de retrouver leur véritable origine. Dans bien des circonstances, l'embolus peut échapper à nos recherches, grâce à sa petitesse ou à la quantité de fibrine qui l'enveloppe.

Je ne dirai que peu de chose du traitement de l'obstruction pulmonaire. Dans la grande majorité des cas, la mort suit de si près l'apparition des symptômes, que nous n'avons même le temps de rien faire pour alléger les souffrances de la malade. Si nous sommes en présence d'un cas qui ne soit pas immédiatement mortel, il semble qu'il n'y ait que deux indications dont on puisse concevoir avec raison la plus légère espérance.

1° Soutenir la vie de la femme par les stimulants (eau-de-vie, éther, ammoniaque, etc.), répétés à des intervalles réglés d'après l'intensité des paroxysmes et les résultats obtenus. — Dans les observations que j'ai rapportées plus haut et où la guérison fut obtenue, ce fut là toute la médication. Quelquefois, des sangsues ou des ventouses sèches sur la poitrine peuvent avoir leur utilité en modérant la circulation.

2° Prescrire le repos le plus absolu et le plus complet. — La raison en est facile à comprendre. La seule chance pour la femme paraît consister dans la conservation de ses fonctions vitales, jusqu'à ce que le caillot ait été résorbé ou, au moins, jusqu'à ce que son volume ait été assez amoindri pour permettre le passage du sang dans les poumons. Les plus légers mouvements peuvent donner lieu à une crise mortelle de dyspnée, en augmentant l'apport du sang qui a besoin d'être oxygéné. Il ne faut pas oublier que très souvent la mort succède immédiatement au moindre effort, à l'action seule de se lever du lit. On ne saurait donc apporter trop d'attention à ce point. La femme restera absolument tranquille ; elle prendra, en grande quantité, de la nourriture liquide, du lait, des potages, etc., et sous aucun prétexte on ne lui permettra de s'asseoir sur son lit ou d'essayer le plus petit effort musculaire. Si nous sommes assez heureux pour rencontrer une malade dont la guérison se prépare, nous veillerons à ce que toutes ces précautions soient observées longtemps encore après l'apaisement des symptômes graves, car un seul moment d'imprudence suffit pour en ramener l'intensité première.

Bertin [1] recommande un système de traitement tout différent de celui que je viens d'exposer. Dans le vain espoir qu'un violent effort pourra provoquer le déplacement de l'embolus (auquel il attribue l'obstruction pulmonaire), il préconise l'administration des émétiques. Je crois qu'il se rencontrera peu de médecins assez hardis pour tenter un si dangereux essai.

On a proposé divers médicaments. Richardson recommande l'ammoniaque, qu'il accusait à une époque d'être la cause principale de la coagulation. Depuis, il a conseillé de donner l'ammoniaque liquide à haute dose, 20 gouttes chaque heure, dans l'espoir de dissoudre le dépôt fibrineux, et il dit avoir retiré de bons résultats de cette pratique. D'autres recommandent l'emploi des alcalis, dans l'espoir de favoriser la résorption. Ce qu'on peut en dire de mieux, c'est qu'ils ne font pas beaucoup de mal.

1. *Op. cit.*, p. 393.

CHAPITRE VII

THROMBOSE ET EMBOLIE ARTÉRIELLES PUERPÉRALES

Le même état du sang qui prédispose si fortement à la coagulation dans les vaisseaux où circule le sang veineux tend au résultat analogue dans le système artériel. Mais la coagulation artérielle est beaucoup moins commune, et, en règle générale, ne conduit pas à des conséquences aussi graves. Ce sujet a été fort peu étudié, et presque tout ce que nous en savons vient d'un mémoire très intéressant de sir James Simpson [1]. J'ai consacré beaucoup d'espace aux considérations sur la thrombose et l'embolie veineuses; je serai bref sur les effets de l'obstruction artérielle.

Dans un nombre considérable d'observations, l'obstruction a été produite par le décollement de végétations déposées sur les valvules cardiaques et consécutives à une endocardite d'origine rhumatismale ou qui a compliqué l'état puerpéral. Quelquefois, l'obstruction semble dépendre d'une dyscrasie générale du sang, analogue à celle qui produit la thrombose veineuse, ou de quelque modification locale de l'artère elle-même. Ainsi Simpson rapporte un cas, né probablement d'une artérite locale qui causa une gangrène aiguë des deux extrémités inférieures, devenue mortelle dans la troisième semaine après un accouchement. Dans d'autres cas, on a attribué l'obstruction à la coagu-

1. *Selected obst. Works*, vol. I, p. 523.

lation consécutive à la déchirure spontanée et au froncement de la paroi interne de l'artère.

Les symptômes de l'obstruction artérielle puerpérale varient naturellement selon les artères qui sont affectées. Celles dont l'obstruction nous est le plus familière sont la cérébrale, l'humérale et la fémorale. Les effets sont aussi modifiés par le volume de l'embolus et l'obstruction plus ou moins complète qu'il provoque. Ainsi, par exemple, si l'artère cérébrale moyenne est complètement obstruée, les fonctions de cette portion du cerveau qu'elle alimente seront plus ou moins complètement enrayées, et il en résultera une hémiplégie du côté opposé, avec ramollissement du tissu cérébral. Si les symptômes nerveux se développent graduellement, ou augmentent d'intensité après leur apparition, il peut se faire que l'obstruction, d'abord incomplète, ait été grossie par un dépôt de fibrine autour d'elle. Simpson a rapporté ainsi quelques observations de cécité survenue brusquement, avec destruction de la prunelle ; il est probable que ce phénomène dépend de l'occlusion de l'artère ophthalmique, seule artère qui entretienne les fonctions de l'organe. On ignore absolument les effets de l'obstruction des artères viscérales dans la puerpéralité ; mais il est possible que de nouvelles recherches prouvent qu'elle a une grande importance. L'obstruction artérielle produit dans les extrémités des effets très appréciables qui ont été classés par Simpson sous les chefs suivants :

1° *Arrêt du pouls au-dessous du siège de l'obstacle.* — Ce phénomène s'observe soudainement ou graduellement, et si l'occlusion existe dans de gros troncs artériels, c'est un symptôme qu'on ne manque pas de découvrir avec un peu d'attention.

2° *Accroissement de la force du pouls dans les artères audessus du siège de l'obstacle.*

3° *Abaissement de la température du membre.* — Ce symptôme est très facilement appréciable par le thermomètre, et, lorsque l'artère principale du membre est obstruée, le refroidissement de l'extrémité est très prononcé.

4º *Lésions des fonctions motrices et sensorielles, paralysie, névralgie, etc.* — La perte de la puissance du membre affecté est souvent un symptôme saillant, et, lorsqu'elle se produit subitement et qu'elle est complète, l'artère principale est probablement obstruée. On peut la distinguer de la paralysie d'origine cérébrale ou spinale par l'absence de symptômes céphaliques, par l'histoire de l'attaque et la présence d'autres signes d'obstruction artérielle, par exemple la perte du pouls dans l'artère, la chute de la température, etc. Dans ces cas, les fonctions sensorielles sont en général sérieusement atteintes, mais moins par la perte de la sensibilité que par une douleur vive et de la névralgie. Quelquefois, cette douleur est extrême et peut être le premier symptôme qui attire l'attention sur l'état du membre.

5º *Gangrène au-dessous ou au delà du siège de l'obstruction artérielle.* — On rapporte quelques observations intéressantes de gangrène consécutive à l'obstruction artérielle. En général, elle ne se produit pas après l'occlusion du tronc principal du membre, parce que la circulation collatérale se développe bientôt suffisamment pour maintenir sa vitalité. La plupart du temps, la circulation collatérale a été gênée par des thrombus, ou le sang est arrêté dans les veines du membre par un obstacle situé plus haut. Une obstruction si étendue ne saurait être attribuée à l'embolie ; elle dépend plutôt d'une thrombose locale, imputable à quelque dyscrasie générale du sang pendant la puerpéralité.

Je dirai peu de chose du traitement : il varie selon la gravité et la nature des symptômes dans chaque cas. Nous ne pouvons guère prescrire que le repos absolu, avec l'espoir de favoriser la résorption du thrombus ou de l'embolie, un régime généreux, une surveillance attentive de la santé générale de la femme, et des applications sédatives pour calmer la douleur locale. Il n'y a que fort peu d'espoir lorsqu'il existe de la gangrène d'une extrémité chez une femme en état puerpéral. Cependant Simpson rapporte la guérison d'une malade chez laquelle on fit l'amputation du membre au-dessus du siège de la gangrène.

CHAPITRE VIII

DES AUTRES CAUSES DE MORT SUBITE PENDANT L'ACCOUCHE-
MENT ET L'ÉTAT PUERPÉRAL

Un grand nombre de morts subites pendant ou après l'accouchement peuvent être expliquées, ainsi que je l'ai déjà dit, par
la thrombose ou l'embolie du cœur et des artères pulmonaires.
Il est probable que les faits auxquels on a donné le nom d'*asphyxie idiopathique* sont des exemples de cet accident, sur la
nature duquel on s'était mépris. Mais, en dehors de ces causes,
il en est d'autres qui peuvent amener la mort pendant la parturition.

Quelques-unes sont de nature organique, les autres de nature
fonctionnelle.

Parmi les premières, je signalerai celles qui amènent la mort
pendant les efforts violents du second stade du travail, chez
les femmes atteintes d'une affection du cœur préexistante. La
rupture de l'organe est due probablement à la dégénérescence
graisseuse de ses parois. Dehous [1] rapporte une observation
dans laquelle les efforts du travail provoquèrent la rupture
d'un anévrysme. Un autre exemple est rapporté par Ramsbotham : c'est celui d'une femme dont l'action cardiaque fut entravée par un épanchement dans le péricarde. Le Dr Devilliers
en cite un cas chez une jeune femme pendant la seconde pé-

1. Dehous, *Sur les morts subites.*

riode du travail. On trouva le cœur sain, mais les poumons étaient très congestionnés, et le sang largement extravasé dans leur tissu. La mort avait probablement été causée par congestion et apoplexie pulmonaires, sous l'influence de violents efforts. On rapporte plusieurs exemples d'épanchement sanguin dans la substance cérébrale ou à sa surface, sans doute chez des femmes qui étaient prédisposées aux suffusions apoplectiques par une dégénérescence artérielle ou toute autre cause. Le phénomène connu sous le nom de convulsions apoplectiques, et décrit autrefois dans les ouvrages d'obstétrique comme une variété des convulsions puerpérales, n'est évidemment pas autre chose qu'une apoplexie pendant ou après l'accouchement. Ces convulsions, au point de vue pathologique, ne paraissent pas différer des cas ordinaires d'apoplexie en dehors de l'état de grossesse. On cite une observation où la mort fut attribuée à la déchirure du diaphragme, dont l'action avait été excessive pendant le second stade du travail.

Parmi les causes de mort qui ne peuvent être imputées à une lésion organique particulière, je rangerai la syncope, la secousse nerveuse et l'épuisement. Il en est rapporté plusieurs exemples. Ainsi, chez quelques femmes à organisation éminemment nerveuse, l'intensité de la douleur paraît provoquer un état analogue à celui qui est produit par une secousse violente ou l'épuisement, et les suites peuvent en être mortelles. Mc Clintock[1] a cité quelques exemples de ce fait. Il n'est pas impossible non plus que la syncope soudaine se termine quelquefois par la mort, pendant ou après l'accouchement. La plupart des cas de mort, inexplicables autrement, sont en général attribués à cette cause; mais les autopsies ont été rarement faites avec soin, et, lorsqu'elles l'ont été, les effets importants des caillots pulmonaires étant inconnus, il est plus que probable que la véritable cause de la mort a été méconnue. On a supposé que la diminution subite de la pression dans les veines abdominales, au moment où l'utérus gravide est débarrassé de son

Causes fonctionn[elles]

1. *Union médic.*, 1853.

contenu par l'accouchement, pouvait favoriser un apport énorme de sang dans les extrémités inférieures du corps et amener ainsi l'anémie du cerveau et la syncope. Quoi qu'il en soit, il est évident qu'elle peut se produire, et que ses dangers sont manifestes chez une femme récemment accouchée ; c'est une raison suffisante pour prescrire la position horizontale après le travail. Dans quelques cas, la syncope a été déterminée certainement par un effort de la femme pour se tenir droite.

Quelques morts subites aussitôt après l'accouchement paraissent dues à l'introduction de l'air dans les veines. Mc Clintock en rapporte six exemples qu'on peut attribuer probablement à cette cause. Mme Lachapelle en rapporte deux, et Lionet[1] un qui est intéressant. C'est celui d'une femme qui mourut cinq heures et demie après un accouchement facile et naturel, sans autres symptômes qu'une extrême pâleur, des efforts pour vomir et de la dyspnée. On trouva de l'air dans le cœur et dans les veines arachnoïdiennes. On ne peut douter que les sinus utérins après l'accouchement soient presque aussi bien disposés que les veines du cou pour l'introduction facile de l'air. Ils sont intimement accolés aux parois musculaires de l'utérus, de façon à rester béants pendant le relâchement de l'organe, et on comprend que l'air puisse y pénétrer. On a fait l'autopsie d'une femme morte dans la pratique de Mme Lachapelle, et on a mentionné que « les sinus utérins s'ouvraient dans l'intérieur de l'utérus par de larges orifices (trois millimètres de diamètre) à travers lesquels l'air pouvait facilement circuler jusqu'aux veines iliaques, et *vice versa*. » L'état de l'utérus, après l'accouchement, permet aussi à l'air un accès facile jusqu'aux ouvertures des sinus, car sa rétraction et son relâchement alternatifs, qui se produisent après l'expulsion du placenta, tendent à aspirer l'air comme une pompe. C'est une autre raison pour provoquer la rétraction persistante de l'utérus, afin de diminuer les risques de cet accident.

1. Dehous, *op. cit.*, p. 58.

Causes de la m[ort]
dans ces cas

Le mécanisme précis de la mort par introduction de l'air dans les veines a fourni aux pathologistes un sujet de discussion. Pour Bichat[1], elle était due à l'anémie et à la syncope par défaut de sang dans les vaisseaux cérébraux, occupés par l'air ; Nysten[2] l'attribuait à la distension des cavités du cœur par l'air raréfié, avec paralysie de ses parois ; Geroy, à un arrêt de la circulation pulmonaire et au manque du sang oxygéné dans le cœur gauche ; Leroy d'Etiolles pensait qu'elle pouvait dépendre de l'une ou l'autre de ces causes, ou de la combinaison de plusieurs d'entre elles. On a fait de sérieuses objections à toutes ces hypothèses, et à d'autres encore qui ont été émises sur ce point. La théorie la plus récente est celle qui a été soutenue par Virchow et Oppolzer[3], et plus tard par Feltz ; ces auteurs attribuent la mort à la rétention de globules d'air dans les plus petites ramifications des artères pulmonaires, où ils forment des embolies gazeuses et causent la mort exactement par le même mécanisme que lorsque l'obstruction dépend d'une embolie fibrineuse. Les symptômes observés dans les cas mortels sont exactement les mêmes que ceux de l'obstruction pulmonaire, et il est probable que quelques cas attribués à d'autres causes dépendaient en réalité de l'introduction de l'air dans les sinus utérins. Telle est, par exemple, l'explication probable du cas rapporté par le Dr Graily Hewitt dans une discussion à la Société obstétricale[4]. La mort survint peu de temps après l'extraction d'un placenta adhérent, opération pendant laquelle l'air avait sans doute pu entrer facilement dans la cavité utérine. Les symptômes « douleur vive à la région cardiaque, respiration anxieuse, absence du pouls, » sont semblables à ceux de l'obstruction pulmonaire. Le Dr Hewitt attribue la mort au choc nerveux, mais en général il ne produit pas ces phénomènes.

<hr>

1. *Recherches sur la vie et la mort*, 1853.
2. Nysten, *Recherches de phys. et chim. path.*, 1811.
3. *Casuistics der Embolie ; Wiener med. Woch.*, 1863. *Des embolies capillaires*, 1868 ; *op. cit.*, p. 115.
4. *Obstet. Trans.*, vol. X, p. 28.

CHAPITRE IX

THROMBOSE VEINEUSE PÉRIPHÉRIQUE (SYN. : PHLÉBITE CRU-
RALE, PHLEGMATIA DOLENS, ANASARQUE SÉREUSE, ŒDÈME
LAITEUX, JAMBE BLANCHE, ETC.)

Je vais étudier maintenant les symptômes et la pathologie de
l'affection consécutive à la formation de thrombus dans le
système veineux périphérique, ou plutôt dans les veines des
extrémités inférieures ; nous savons trop peu de chose de leur
présence en d'autres points pour nous permettre d'en parler.

De tous ces phénomènes, le plus important est celui qui est
connu sous le nom de *phlegmatia dolens*, maladie qui a beaucoup attiré l'attention, et dont la nature et la pathogénie ont
fait naître de nombreuses théories. En la décrivant comme
une manifestation locale d'une dyscrasie générale du sang, et
non pas comme une maladie locale essentielle, je fais sur sa
pathogénie une hypothèse que bien des auteurs éminents ne
considéreront pas comme justifiée. Toutefois, j'ai déjà énoncé
quelques-unes des raisons qui me font agir ainsi, et j'espère
démontrer brièvement que cette opinion n'est pas incompatible
avec l'explication la plus probable de l'état particulier du membre malade.

Le symptôme qui, en général, attire d'abord l'attention, est
une douleur vive en quelque point du membre qui va être affecté. Le caractère de cette douleur varie selon les cas. Quelquefois elle est extrêmement aiguë, et perçue particulièrement

au voisinage et le long du trajet des principaux troncs veineux.
Elle peut débuter par l'aine ou la hanche et descendre, ou bien
commencer par le mollet et remonter vers le bassin. La douleur se calme un peu après le gonflement du membre, qui survient en général dans les vingt-quatre heures, mais elle est toujours un symptôme pénible, et elle persiste pendant toute la
durée du stade aigu de la maladie. L'agitation, le manque de
sommeil, et les souffrances qu'elle provoque sont quelquefois
excessifs. La douleur est précédée ou accompagnée d'un malaise plus ou moins prononcé. Pendant un jour ou deux, la
femme est impatientée, irritable, contrariée sans motif; ou bien
la maladie s'annonce avec une intensité particulière. En général, on observe quelques troubles constitutionnels, en rapport
avec la gravité de l'affection. Le pouls est rapide et faible,
120 environ ; la température est élevée, de 38°,5 à 39°, avec
exacerbation vespérale. La femme est altérée, sa langue est
luisante, ou blanche et chargée, elle a de la constipation.
Dans quelques cas rares, lorsque l'affection locale est légère,
aucun de ces symptômes constitutionnels n'est observé.

Le gonflement caractéristique suit de près l'apparition de ces
symptômes. Il commence en général dans l'aine, et de là il descend, se limitant parfois à la cuisse, ou envahissant le membre
tout entier, les pieds même. Plus rarement, il débute par le
mollet, et de là il s'étend en haut à la cuisse et en bas au pied.
Les parties atteintes ont un aspect particulier, pathognomonique de la maladie. Elles sont dures, tendues, résistantes, lui-
santes et blanches; elles ne cèdent pas à la pression, excepté
au commencement et à la fin de la maladie. L'aspect est tout
différent de celui de l'œdème ordinaire. Lorsque la cuisse tout
entière est affectée, le volume du membre est énorme. Souvent,
on peut sentir les troncs veineux, surtout la veine fémorale et
la veine poplitée, obstrués par des caillots et roulant sous le
doigt. Ils sont douloureux au toucher, et leur trajet est indiqué
par une ligne rouge plus ou moins marquée. Les deux jambes
peuvent être prises, mais la gauche l'est plus souvent que la

droite. La maladie a une tendance à s'étendre au membre sain, et il arrive souvent, dans un cas en apparence en voie de guérison, que la température s'élève, que les symptômes fébriles s'accentuent, et il survient un gonflement de l'autre membre.

de la maladie. Après une durée du stade aigu de huit à quinze jours, les troubles constitutionnels s'amoindrissent, le pouls et la température tombent, la douleur se calme, le sommeil et le repos reparaissent. Le gonflement et la tension du membre commencent alors à diminuer, et la résorption se produit, mais sa marche est toujours lente. Il faut invariablement plusieurs semaines, quelquefois plusieurs mois, avant que l'épanchement ait disparu. Le membre conserve pendant longtemps cette sensation particulière *de bois*, comme l'a appelée Churchill. La moindre imprudence, par exemple une tentative prématurée de marche, peut amener une rechute et un nouveau gonflement du membre. Cette guérison graduelle est la terminaison la plus commune de la maladie. Dans quelques cas rares cependant, il se produit de la suppuration, soit dans le tissu cellulaire souscutané, soit dans les ganglions lymphatiques, ou même dans les articulations, et il en résulte quelquefois un épuisement mortel. J'ai déjà signalé la possibilité d'une obstruction pulmonaire et la mort subite par décollement d'un embolus ; on n'oubliera pas, dans le traitement de la malade, que ce résultat lamentable est presque toujours consécutif à un effort exagéré.

de début. L'affection débute, en général, très peu de temps après l'accouchement, rarement après le deuxième septénaire. Dans 24 observations recueillies par le Dr Robert Lee, 7 malades furent atteintes du quatrième au douzième jour, et 14 après le second septénaire. On a signalé quelques cas dont le début datait même de plusieurs mois après l'accouchement. Il est douteux qu'on puisse les rapporter à la puerpéralité, car, il ne faut pas l'oublier, la phlegmatia dolens n'est pas nécessairement une affection puerpérale. Elle peut naître sous l'influence d'autres causes, par exemple un état de septicité et d'hyperinose du sang, une affection maligne, la dysentérie, la phthisie, etc. Mon expérience personnelle me fait supposer que les cas de cette nature sont beaucoup plus communs qu'on ne le croit généralement.

Cette maladie a depuis longtemps attiré l'attention des accoucheurs. Sans nous arrêter à des remarques plus ou moins obscures d'Hippocrate, de de Castro et autres, nous en trouvons la première mention un peu claire dans les écrits de Mauriceau, qui non seulement nous a donné une description très fidèle de ses symptômes, mais a émis sur sa pathologie une hypothèse certainement plus heureuse que les spéculations de ses successeurs. Elle est, dit-il, causée « par un reflux sur les parties de certaines humeurs qui devraient avoir été évacuées par les lochies. » Puzos l'attribue à l'arrêt de la sécrétion lactée et à son extravasation dans le membre affecté. Cette théorie, adoptée par Levret et plusieurs écrivains postérieurs, fut sérieusement admise par les accoucheurs et par l'opinion publique, et c'est à elle que nous devons la plupart des dénominations sous lesquelles la maladie a été connue jusqu'à nos jours : œdème laiteux, jambe de lait, etc. En 1784, M. White, de Manchester, l'attribua à un état morbide des ganglions lymphatiques et des vaisseaux du membre affecté ; on adopta généralement cette théorie, ou d'autres analogues, par exemple celle de la rupture des lymphatiques qui traversent le détroit supérieur, soutenue par Tyre, de Glocester, ou l'inflammation générale des absorbants, émise par le Dr Ferriar.

Ce n'est qu'en 1823 que l'attention fut attirée sur l'état des veines. C'est à Bouillaud que revient le mérite incontestable d'avoir signalé le premier que les veines du membre malade étaient obstruées par des caillots, bien que le fait ait été antérieurement observé par le Dr Davis, de University College. Le Dr Davis disséqua des veines après la mort, et trouva, comme Bouillaud, qu'elles étaient remplies de caillots qu'il considéra comme résultant de l'inflammation de leurs tuniques ; de là le nom de *phlébite crurale*, adopté généralement, au lieu de phlegmatia dolens. Le Dr Robert Lee fit beaucoup en faveur de cette théorie, et, trouvant qu'il y avait des thrombus dans les veines iliaques et utérines aussi bien que dans les fémorales, il en conclut que la phlébite partait des branches utérines des veines hypogastriques et s'étendait en bas aux fémorales. Il signala que la phlegmatia dolens n'est pas limitée à l'état puerpéral, mais qu'elle peut se produire en dehors de lui, s'il existe d'autres causes de phlébite utérine, par exemple un cancer de l'orifice et du col de l'utérus. La théorie inflammatoire fut généralement acceptée, on la regarde même de nos jours comme une explication suffisante de la maladie. Certes on ne peut nier la présence constante d'un thrombus plus ou moins volumineux, et, comme on a supposé pendant longtemps qu'il ne se développait que sous l'influence d'une phlébite, la théorie inflammatoire était rationnelle. Mais il y a longtemps que les pathologistes ont démontré que la thrombose n'est pas fatalement, ni même dans la plupart des cas, le résultat d'une inflammation des vaisseaux dans lesquels on rencontre le caillot ; c'est l'inflammation au contraire qui est le plus souvent le résultat du coagulum.

…ie des causes
…septiques.

Le Dr Mackenzie fit une vive opposition à la théorie de la phlébite. Il prouva, par de nombreuses expériences sur les espèces inférieures, que l'inflammation elle-même ne suffit pas pour produire les thrombus étendus qu'on rencontre, et que l'inflammation née en un point quelconque d'une veine ne peut pas s'étendre tout le long de son trajet, comme la théorie phlébitique le suppose. Sa conclusion est qu'on doit rechercher l'origine de la maladie plutôt dans un état de septicité ou d'altération du sang, qui détermine la coagulation dans les veines. Le Dr Tyler Smith [1] a établi une certaine analogie entre les causes de la phlegmatia dolens et celles de la fièvre puerpérale, et il admet que la première dépend d'une dyscrasie du sang. « Je crois, dit-il, que la contagion et l'infection jouent un rôle très important dans la production de la maladie. Je considère

____

1. Tyler Smith, *Manual of obstetrics*, p. 538.

une femme prise de phlegmatia dolens comme ayant échappé heureusement aux dangers plus grands d'une phlébite diffuse ou d'une fièvre puerpérale. » Il raconte à ce sujet une observation instructive : « Il y a peu de temps, un de mes amis soignait avec attention une femme qui mourut d'angine érysipélateuse avec gangrène ; et il fut lui-même atteint d'angine. Étant encore malade, il accoucha trois dames en vingt-quatre heures, et toutes les trois eurent une phlegmatia dolens. »

L'étude la plus importante de la pathologie de l'affection est contenue dans deux articles du Dr Tilbury Fox, publiés dans le second volume des *Obstetrical Transactions*. Cet auteur pense qu'il faut quelque chose de plus que la seule présence de caillots dans les veines pour produire les phénomènes de la maladie, bien qu'il admette l'importance, et même la nécessité, des modifications pathologiques. Il attribue la production des thrombus à des causes extrinsèques et des causes intrinsèques : les premières comprennent tous les cas de compression par des tumeurs ou autres choses semblables ; les secondes, de beaucoup les plus importantes, sont rangées sous les chefs suivants :

1° Modifications inflammatoires vraies dans les vaisseaux, comme on le voit dans la forme épidémique de la maladie ;

2° Thrombus simple, produit par une absorption rapide de liquide morbide ;

3° Action du virus et du thrombus réunis, la phlegmatia dolens elle-même étant le résultat du thrombus simple, et non pas produite par l'inflammation des tuniques des vaisseaux ; symptômes généraux produits par l'état général du sang ; présence du virus.

Il établit en outre que le gonflement particulier du membre ne peut être expliqué par l'œdème seul, dont il est absolument différent. La couleur blanche de la peau, la violente douleur névralgique, et l'engourdissement persistant, indiquent que la totalité des tissus cutanés, la *cutis vera*, et même la couche épithéliale, est infiltrée de dépôts fibrineux. Il en conclut que le gonflement est le résultat de l'œdème et de quelque autre

chose *de plus*, et ce quelque chose est l'obstruction des lymphatiques, qui s'oppose à la résorption du sérum épanché. Selon
lui, la cause efficiente de ces modifications, c'est, dans la majorité des cas, un agent septique né de l'utérus et qui conduit au
même état que celui pendant lequel la phlegmatia dolens survient en dehors de la puerpéralité.

Les arguments du D͏ʳ Fox ont, sans aucun doute, une grande
force, et on peut admettre, à mon avis, que l'obstruction des
veines n'est pas suffisante *per se* pour produire cet aspect particulier du membre. En outre, il est certain que la phlébite
seule ne saurait expliquer ni les symptômes, ni la présence de
thrombus aussi étendus que ceux qu'on rencontre. L'opinion
qui ne fait dépendre la maladie que de l'inflammation ou de
l'obstruction des lymphatiques est une pure théorie, elle ne
repose sur aucun fait, et elle est de jour en jour moins
acceptée.

Les expériences de Mackenzie et de Lee, aussi bien que
les nouvelles découvertes relatives aux causes de la thrombose et dues aux recherches des pathologistes modernes, semblent conduire à la théorie que j'ai déjà indiquée, c'est-à-dire
celle qui n'explique la maladie que par une dyscrasie générale
du sang, dépendant de l'état puerpéral. Il ne s'ensuit pas que
j'écarte les hypothèses du D͏ʳ Fox, comme inexactes. Il est loin
d'être improbable que les vaisseaux lymphatiques soient impliqués dans la production du gonflement particulier, mais nous
ne sommes pas encore en mesure de le prouver. On peut supposer, avec assez de vraisemblance, que le même état morbide
du sang qui produit la thrombose dans les veines puisse également provoquer dans les lymphatiques une irritation qui en
entrave les fonctions, et même les obstrue complètement.
Le fait capital, essentiel, dans la pathologie de l'affection,
semble être incontestablement la thrombose des veines; il est
probable qu'il s'y ajoute des modifications pathologiques encore
indéterminées, mais elles ne sont pas en contradiction avec
l'opinion que j'ai émise, d'une connexion intime entre la phleg-

matia dolens et les autres effets de la thrombose dans des vaisseaux plus éloignés.

Les modifications qui surviennent dans les thrombus tendent toutes à leur résorption définitive. Elles ont été décrites par différents auteurs comme conduisant à l'organisation ou à la suppuration. Mais il est probable que ces suppositions ont été faites sur des apparences trompeuses, et qu'en réalité on ne constate qu'une métamorphose régressive de la fibrine, de nature généralement amylacée ou graisseuse.

L'embolus se détache du caillot plus particulièrement lorsqu'il a une forme qui permet à l'une de ses extrémités de flotter librement dans le courant sanguin, dont la force le décolle et l'entraîne à sa destination dernière. Lorsque cet accident s'est produit, il est souvent possible de reconnaître le thrombus périphérique dont l'embolus a été séparé; en effet, l'une de ses extrémités présente une partie fraîchement brisée, au lieu d'un sommet naturellement arrondi. Ce décollement ne se fait, même avec la forme la plus favorable de caillot, que lorsqu'il s'est écoulé depuis son origine assez de temps pour en amener le ramollissement et la friabilité. Le fait curieux dont j'ai parlé plus haut, l'apparition d'une embolie puerpérale vraie le dix-neuvième jour seulement après l'accouchement dans la plupart des cas, s'explique parfaitement par cette théorie, qu'il corrobore d'une façon remarquable.

Si l'on admet que la phlegmatia dolens soit le résultat d'une inflammation des veines du membre affecté, il faut avoir recours à un traitement antiphlogistique. Et, en effet, la plupart des auteurs recommandent la déplétion, par une application de sangsues, le long du trajet des vaisseaux malades. On nous dit de renouveler cette application de sangsues deux et même trois fois, si la douleur persiste. Mais je crois que, si nous admettons l'origine septique de la maladie, cette pratique nous paraîtra tout à fait défectueuse. La phlegmatia dolens, dans la grande majorité des cas, survient chez les femmes d'une constitution faible et délicate, souvent chez celles qui ont eu une hémorrhagie sérieuse; c'est là une raison pour ne pas adopter cette routine. Si l'on pratique une saignée locale, on doit la limiter strictement aux cas dans lesquels il existe une extrême sensibilité et de la rougeur le long du trajet des veines, et seulement chez les femmes pléthoriques ou d'une constitution robuste; mais ce sont les faits de beaucoup les moins communs.

Toutes les considérations que j'ai développées sur la pathologie de l'affection tendent à nous faire rejeter absolument toute espèce de traitement actif, employé dans l'espoir d'obtenir la guérison. Nous devons surtout compter sur le temps et le repos absolu, pour permettre aux thrombus et aux épanchements secondaires d'être résorbés, tandis que nous apaiserons la douleur et les autres symptômes, que nous soutiendrons les forces de la malade et que nous améliorerons son état constitutionnel.

La chaleur et l'humidité du membre malade diminuent beaucoup la tension et la douleur. Un des meilleurs moyens de remplir cette indication est de l'envelopper entièrement de cataplasmes de farine de lin, fréquemment renouvelés. Quelquefois le poids des cataplasmes est insupportable, on peut leur substituer alors des bandes de flanelle chaude recouvertes de soie huilée. Les applications locales anodines apportent beaucoup de soulagement; elles seront employées avec avantage en même temps que les cataplasmes et les bandes de flanelle, soit sous forme de laudanum, ou de liniment chloroformé et belladoné, ou en fomentations de têtes de pavots. Je n'ai pas besoin de dire qu'on prescrira le repos le plus absolu, même dans les cas bénins, et que le membre sera placé à l'abri de toute compression par un cerceau ou un autre appareil analogue. Quelques auteurs ont recommandé énergiquement la dérivation locale, et considèrent les vésicatoires répétés presque comme un spécifique. J'hésite à appliquer des vésicatoires, car ils ne soulagent certainement pas, et il est difficile de comprendre qu'ils puissent hâter la résolution de l'épanchement.

Pendant le stade aigu de la maladie, le traitement général Traitement g
sera réglé d'après l'état de la femme. Il faut lui donner une
nourriture légère, mais reconstituante, du lait, du bouillon,
des potages en grande quantité. Si elle est très-affaiblie, les
stimulants à petite dose auront leur utilité. Comme médicaments, nous ne retirerons quelque bénéfice que de ceux qui
s'adressent au sang et à la santé générale de la femme. Les
plus utiles sont le chlorate de potasse avec de l'acide chlorhydrique dilué, la quinine, seule ou associée au sesquicarbonate
d'ammoniaque, le perchlorure de fer. Les alcalis, et les autres
médicaments recommandés dans l'espoir de hâter la résorption
des caillots, n'ont aucune espèce de valeur. On calmera la
douleur et on facilitera le sommeil par un emploi judicieux de
poudre de Dower, par des injections sous-cutanées de morphine, ou du chloral. En général, ce sont les injections de
morphine qui réussissent le mieux.

Lorsque les symptômes aigus ont disparu et que la tempéra- Traitement
consécuti
ture est tombée, on peut cesser les cataplasmes et les fomentations, et entourer le membre d'une bande de flanelle depuis les
orteils jusqu'en haut. La compression égale et le soutien qu'elle
apporte facilitent la résorption de l'épanchement et tendent à
diminuer le volume du membre. Plus tard, on peut faire, une
fois par jour, un léger badigeonnage de teinture d'iode très-
étendue. Mais il faut éviter absolument le massage et les frictions du membre, recommandés pour hâter la résolution, car
ils pourraient provoquer la séparation d'une partie du caillot
et amener une embolie. Et ce n'est pas un danger imaginaire,
ainsi que le prouve le fait suivant, raconté par Trousseau [1].
« Une phlegmatia alba dolens avait apparu à gauche chez une
jeune femme atteinte d'un phlegmon péri-utérin. La douleur
ayant cessé, on constata la présence du cordon veineux à la
face interne et supérieure de la cuisse. La pression fut un peu
forte, quelque chose sembla céder sous le doigt de M. Demar-

---

1. Trousseau, *Cliniques de l'Hôtel-Dieu*, in *Gaz. des hôp.*, 1860, p. 577.

quay. Peu de minutes après, palpitations épouvantables, tu-
multe cardiaque, pâleur extrême, et les assistants crurent que
la malade allait mourir. Au bout de quelques heures l'oppression cessa et tout fut fini. Il est probable qu'un caillot faiblement pédiculé s'était détaché et était remonté dans le cœur
ou l'artère pulmonaire. » On peut employer dans la dernière
période de la maladie des douches d'eau chaude, ou d'eau
salée si l'on en a; leur effet est excellent. On les donne matin
et soir, et le membre est enveloppé d'un bandage pendant
la journée. On dit que les courants électriques facilitent la
résorption, et ils paraissent avoir quelque utilité.

ement d'air. Lorsque la femme est assez bien pour se déplacer, on lui
prescrira le changement d'air et une saison au bord de la mer.
Mais elle ne devra se servir du membre malade qu'avec les
plus grandes précautions et sans se hâter, pour ne pas courir
les risques d'une rechute. Il est bon de la prévenir, elle et sa
famille, que les signes locaux de la maladie ne disparaîtront
complètement qu'au bout d'un temps assez long.

CHAPITRE X

CELLULITE ET PÉRITONITE PELVIENNES

On savait, dès les temps les plus reculés, què des affections inflammatoires graves peuvent survenir après l'accouchement dans le bassin et les organes voisins, et qu'elles se terminent fréquemment par suppuration. Mais c'est seulement dans ces dernières années qu'elles ont été le sujet de recherches cliniques et pathologiques sérieuses, et que leur véritable nature a commencé à être reconnue. Toutefois nous avons encore beaucoup à faire pour que leur étude soit complète, et les accoucheurs doivent y apporter toute leur attention, parce que ce sont les maladies les plus graves et les plus longues dont puissent être atteintes les femmes pendant l'état puerpéral. Leur origine est souvent obscure et méconnue, et leurs suites incurables.

Ces affections ne sont pas limitées à l'état puerpéral. Au contraire, quelques-uns des cas les plus graves n'ont aucune relation avec l'enfantement; nous les laisserons de côté, et ce chapitre n'aura trait qu'aux formes directement imputables à la parturition.

De récentes recherches ont démontré qu'on rencontre après l'accouchement deux variétés distinctes d'affections inflammatoires, différant matériellement l'une de l'autre sous plusieurs rapports. Dans l'une, l'inflammation affecte surtout le tissu

Ces affectio[ns] connues depu[is] longtemps.

Elles ne son[t] limitées à l'état [puer]péral.

On en observ[e] formes distinct[es]

conjonctif qui enveloppe les organes de la génération contenus dans le bassin, ou s'étend sous le péritoine et dans les fosses iliaques. Dans l'autre, elle attaque cette portion du péritoine qui recouvre les viscères pelviens, et y reste limitée.

Ce point est admis par tous les auteurs ; mais les nomenclatures diverses qu'ils ont adoptées ont jeté une grande obscurité sur la description de ces maladies, et en ont rendu la nature difficile à saisir.

Ainsi, la première forme a été décrite diversement sous le nom de cellulite pelvienne, phlegmon péri-utérin, paramétrite, ou abcès pelvien, tandis que la seconde est fréquemment appelée périmétrite, pour la distinguer de la paramétrite. L'emploi du préfixe *para* ou *péri*, pour distinguer la variété inflammatoire cellulaire ou péritonéale, suggéré d'abord par Virchow, a été à peu près généralement adopté en Allemagne, et vivement appuyé en Angleterre par Matthews Duncan. Cependant les auteurs anglais ne l'ont jamais complètement adopté, et la similitude des deux dénominations est faite pour amener de la confusion. Quant à moi, j'ai choisi les expressions de *péritonite pelvienne* et de *cellulite pelvienne*, parce qu'elles entraînent avec elles une notion à peu près exacte des tissus particulièrement affectés.

Le fait important à retenir, c'est qu'il existe deux variétés distinctes de maladie inflammatoire, qui offrent quelques ressemblances dans leur marche, leurs symptômes et leur terminaison, sont souvent simultanées, mais distinctes surtout dans leur pathologie, et susceptibles d'être différenciées. Thomas les compare à la pleurésie et à la pneumonie, et la comparaison est bonne, parce qu'elle fixe les faits dans la mémoire. « Comme elles, dit-il, elles sont séparées et distinctes, comme elles, elles affectent des tissus dont la structure est différente, et, comme elles, elles se compliquent en général l'une de l'autre. » On devrait donc les décrire dans deux chapitres, ainsi que l'ont fait la plupart des auteurs qui ont traité le sujet en dehors de la puerpéralité. Mais il est plus difficile de les différencier pendant l'état puerpéral, c'est pour cela, et en même temps pour être plus bref, que je les étudie ensemble, me réservant de signaler les particularités de chacune d'elles, à mesure que je les rencontrerai.

Lorsque l'attention fut primitivement appelée sur cette ma- Siège de la m
ladie, on crut que le tissu cellulaire du bassin était seul affecté.
Telle était l'opinion de Nonat, de Simpson et d'autres auteurs
modernes. C'est Bernutz qui le premier découvrit l'importance
de l'inflammation localisée du péritoine, et constata que bien
des cas supposés appartenir à la cellulite pelvienne étaient en
réalité des péritonites. Il est hors de doute que ce fut là un
grand pas en avant. Mais, comme beaucoup d'autres, Bernutz
alla un peu trop loin, et il se trompa en refusant d'admettre la
cellulite dans les cas où elle existait positivement.

L'influence considérable de la parturition sur la production Étiologie
de ces maladies est pleinement confirmée depuis longtemps.
Courty estime que les deux tiers des cas doivent avoir pour
cause l'accouchement ou l'avortement, et Duncan a trouvé
sur 40 observations que 25 se rapportaient à la puerpéralité.

La plupart des auteurs modernes admettent à peu près géné- L'inflammati
ralement que les deux variétés sont produites par l'extension de secondaire et
idiopathique.
l'inflammation soit de l'utérus, soit des trompes de Fallope,
soit des ovaires. Duncan a particulièrement insisté sur ce point;
il soutient que la maladie n'est jamais idiopathique, et « qu'elle
succède invariablement soit à une lésion mécanique, soit à l'inflammation de l'un des viscères pelviens, ou bien à l'irritation produite par un écoulement de mauvaise nature à travers
les trompes, ou issu des trompes mêmes et des ovaires. »

Il y a entre ces affections et la septicémie puerpérale une Elles sont s
connexion intime, c'est un fait capital. Barker a fait une cu- en relation a
septicémie.
rieuse observation : chaque fois que la fièvre puerpérale est
endémique à Bellevue Hospital, à New-York, on y rencontre
invariablement la péritonite et la cellulite pelviennes. Olshau-
sen a aussi remarqué qu'à la Maternité de Halle, pendant les
vacances, alors que les femmes ne sont pas assistées par les

étudiants, et qu'elles sont moins exposées aux chances de l'infection, on n'observe presque jamais ces inflammations. Comme l'inflammation de la muqueuse utérine, de la muqueuse vaginale et du tissu conjonctif pelvien est un phénomène local à peu près constant de l'absorption septique, le rapport entre ces deux genres de maladie s'explique facilement. Schrœder va plus loin; il décrit ces affections dans le chapitre consacré à la fièvre puerpérale. Mais elles n'en dépendent pas forcément, car, si la péritonite et la cellulite pelviennes peuvent, dans certains cas, être rapportées à la fièvre puerpérale, elles ont quelquefois une autre origine, et elles peuvent naître directement de causes tout à fait étrangères à une inflammation par septicité, par exemple d'un effort exagéré peu de temps après l'accouchement, ou d'un coït prématuré. Des causes mécaniques peuvent incontestablement provoquer la maladie chez une femme prédisposée par le processus puerpéral, mais cela ne suffit pas pour la décrire au chapitre de la fièvre puerpérale.

La cellulite peut siéger dans le tissu aréolaire abondant qui existe autour des viscères pelviens. Ce tissu s'étend lâchement entre les organes contenus dans le petit bassin, entoure le vagin, le rectum, la vessie, et forme une masse considérable entre les replis des ligaments larges. De là, il remonte dans les fosses iliaques et à la surface interne des parois abdominales. Dans tous ces points, il peut être le siège de l'inflammation dont je parle, et cette inflammation est essentiellement semblable à celle qui se produit dans le tissu aréolaire des autres régions du corps. C'est d'abord un œdème inflammatoire aigu, suivi d'infiltration avec exsudat dans les aréoles du tissu connectif, puis formation de tumeurs appréciables. Tous les points du bassin peuvent être le siège de ces tumeurs. On les rencontre, et c'est une de leurs situations communes, entre les replis des ligaments larges, où elles constituent une masse dure et distincte, en rapport avec l'utérus, et qui s'étend aux parois pelviennes; on peut sentir par l'examen bimanuel leurs contours arrondis. Si la cellulite est limitée, la tumeur peut siéger sur l'un des côtés de l'utérus seulement, sous une forme arrondie d'un volume variable, et en apparence attachée à l'organe. Quelquefois l'exsudat est plus étendu, il enveloppe l'utérus complètement ou à peu près, et il se propage jusqu'au tissu cellulaire qui sépare le vagin du rectum, ou jusqu'à celui qui est entre l'utérus et la vessie. Alors l'utérus est immobilisé et solidement fixé au milieu d'un exsudat épais et compact. Quelquefois encore, l'inflammation affecte surtout le tissu cellulaire qui recouvre les muscles de la fosse iliaque. Elle constitue alors une tumeur facilement appréciable par la palpation, tandis que le toucher ne fait découvrir aucune trace de l'exsudat, si ce n'est une sensation d'épaississement perçue par le doigt à la partie supérieure du vagin, du même côté que la tumeur.

Dans la péritonite pelvienne, l'inflammation est limitée à cette portion du péritoine qui enveloppe les viscères pelviens. Son étendue varie naturellement avec l'intensité et la durée de l'attaque. Dans quelques cas, il y a seulement un peu plus que de l'irritation, mais souvent on trouve l'exsudation de matière plastique. Il en résulte, en général, une fixité complète de l'utérus, un épaississement et un gonflement de l'extrémité supérieure du vagin, et l'épanchement de lymphe peut s'étendre à tous les viscères voisins, de façon à constituer des tumeurs quelquefois difficiles à distinguer de celles de la cellulite. A l'examen cadavérique, on trouve les viscères pelviens adhérents dans une grande étendue, et l'agglutination peut envelopper les anses intestinales les plus proches, de telle sorte que les tumeurs ont un volume considérable.

Il n'est pas facile de déterminer la fréquence relative de ces deux formes d'inflammation comme affections puerpérales. En dehors de la puerpéralité, la péritonite est de beaucoup la plus commune, mais pendant l'état puerpéral il n'en est peut-être pas ainsi. Elles se compliquent en général l'une de l'autre, et il est rare que la cellulite prenne des proportions étendues sans que le péritoine soit plus ou moins atteint.

Siège de l'inflammation dans la péritonite pelvienne.

Fréquence relative des deux formes de l'affection.

Le premier symptôme est la douleur dans la partie inférieure de l'abdomen, avec un frisson tout à fait au début. La douleur peut être plus ou moins vive. Quelquefois elle est légère, et il n'est pas rare de rencontrer des femmes, atteintes d'une exsudation considérable, qui ne souffrent que fort peu et n'éprouvent qu'une sensation vague de pesanteur et de malaise à la partie inférieure de l'abdomen. Mais parfois les souffrances sont extrêmes et caractérisées par des paroxysmes et des exacerbations; la femme reste plusieurs heures sans éprouver de douleur, puis elle a des crises d'une violence excessive.

Schrœder dit que la douleur est toujours un symptôme de péritonite, et qu'elle n'existe pas dans la cellulite franche. Il est certain que les tumeurs de la cellulite sont parfois remarquablement indolentes, et j'ai souvent vu des masses énormes d'exsudat qu'on pouvait palper sans la moindre précaution. D'un autre côté, bien qu'elle soit positivement plus commune dans les cas non puerpéraux, la sensibilité abdominale est quelquefois excessive, la femme frissonnant à la palpation la plus douce. Le pouls est élevé, il atteint en général de 100 à 120, et le thermomètre indique l'existence d'une pyrexie. Ces deux symptômes persistent pendant tout le cours de la maladie. La température est souvent très haute, mais en moyenne elle se tient entre 38 et 40° avec des rémissions plus ou moins marquées. Quelquefois on n'a pas constaté la moindre élévation de la température, on a même dit qu'elle pouvait rester au-dessous de son chiffre normal; ce sont là des faits très exceptionnels.

Il existe souvent d'autres signes d'irritation locale et générale, entre autres, surtout dans les cas de péritonite, des nausées et des vomissements, l'altération de la physionomie, la face est grippée, la douleur locale détermine de la dysurie et du ténesme. Le ténesme s'observe surtout lorsque l'exsudat, siégeant entre le rectum et le vagin, comprime l'intestin. Le passage des matières fécales, si elles ne sont tout à fait liquides, peut alors provoquer de vives souffrances.

Ces symptômes, lorsqu'ils apparaissent peu de temps après la délivrance, ne manquent pas d'attirer l'attention. Mais ils peuvent survenir seulement plusieurs semaines après l'accouchement; alors leur début est souvent insidieux, et on les méconnaît. Il n'est pas rare que, six semaines ou même davantage après son accouchement, une femme se plaigne d'une sensation un peu vive de malaise et de gêne; on l'examine, et on découvre un exsudat énorme, qui jusque-là avait complètement échappé à l'observation.

En introduisant le doigt dans le vagin, on le trouve chaud et gonflé, quelquefois distinctement œdémateux, et on constate dans les culs-de-sac l'existence de l'exsudat dont la quantité est très variable. Parfois, surtout au début de la maladie, on n'éprouve guère autre chose qu'une sensation diffuse d'épaississement et d'induration, soit sur l'un des côtés de l'utérus, soit en arrière de l'organe. Le plus souvent, un examen bimanuel très soigneux nous permet de découvrir une dureté et un gonflement distincts, ou bien une tumeur volumineuse insérée en apparence sur l'un des côtés de l'utérus, et qui s'élève au-dessus du détroit supérieur, ou s'étend jusqu'aux parois du bassin. L'examen doit être fait avec les deux mains, attentivement et méthodiquement, de façon à explorer la totalité du globe utérin, en avant, en arrière, de chaque côté, aussi bien que les fosses iliaques; sans cette précaution, un exsudat considérable peut nous échapper. Lorsque l'exsudat est volumineux, l'utérus est toujours plus ou moins immobilisé, et c'est un symptôme caractéristique. La matrice, au lieu de se mouvoir librement sous le doigt qui l'examine, est solidement maintenue par l'exsudation environnante, et, dans les cas graves, tout à fait enchâssée. L'organe est aussi presque toujours plus ou moins déplacé. Si la tumeur est limitée à l'un des côtés du bassin ou à l'espace de Douglas, l'utérus est déplacé dans une direction opposée, et ne se trouve plus dans sa position centrale ordinaire.

Le diagnostic différentiel de la cellulite et de la péritonite pelviennes ne peut pas toujours être fait ; dans bien des cas, d'ailleurs, il est tout à fait impossible, car les deux variétés coexistent. Les éléments sur lesquels on se base, en général, pour faire ce diagnostic, sont les troubles généraux plus considérables, les nausées, etc., dans la péritonite, et son début plus rapproché de l'accouchement. Les tumeurs de la péritonite pelvienne sont aussi plus douloureuses, et elles ont des contours moins nets que celles de la cellulite. Naturellement, lorsque la cellulite siège dans la fosse iliaque, le diagnostic est facile, car on observe souvent une rétraction persistante de la cuisse du côté malade, position involontaire prise par la femme pour laisser dans l'immobilité les muscles qui tapissent la fosse iliaque. Lorsque l'inflammation est limitée à la cavité pelvienne, la distinction entre les deux variétés ne peut être faite avec certitude.

Les deux formes de la maladie se terminent soit par résolution, soit par suppuration. Dans le premier cas, après une certaine durée des symptômes aigus, durée qui peut atteindre plusieurs semaines, leur intensité diminue, le gonflement est moins sensible, il se rétracte, se durcit, et est résorbé graduellement ; puis la fixité de l'utérus disparaît, et l'organe reprend sa situation au centre de la cavité pelvienne. Ce processus est souvent très lent. Il n'est pas rare de trouver une femme, qui, plusieurs mois même après le début, alors que tous les symptômes aigus ont disparu depuis longtemps, puisse à peine marcher sans inconvénient, et chez laquelle l'utérus soit toujours immobilisé par une masse d'exsudation, ou au moins adhérent en un point de son contour. Les adhérences plus ou moins persistantes sont communes, et donnent lieu à des signes fort obscurs, dont on méconnaît souvent la nature véritable.

Lorsque l'inflammation est sur le point de se terminer par suppuration, les symptômes fébriles persistent avec un cachet hectique marqué, et la température présente une exacerbatoin vespérale. En même temps surviennent des frissons, la perte de l'appétit, une décoloration jaunâtre de la face et tous les autres signes de la suppuration. Les auteurs estiment diversement la fréquence relative de ce terminus. D'après Simpson, il y aurait suppuration dans la moitié des cas de cellulite pelvienne, mais Duncan croit qu'elle est beaucoup plus fréquente. West l'a observée 23 fois sur 43 cas consécutifs à l'accouchement ou à la fausse couche, et Mc Clintock 37 fois sur 70. Schrœder dit qu'il n'a vu qu'une seule fois la suppuration sur 92 cas où l'exsudat était manifeste, mais c'est là un résultat absolument contraire à ceux qu'on observe communément. Barker prétend aussi que la suppuration, soit dans la cellulite, soit dans la péritonite, « est très rare, excepté lorsque ces affections sont associées à la pyoémie ou fièvre puerpérale ». Il est certain que la suppuration s'établit plutôt dans la cellulite que dans la péritonite pelvienne; mais sa fréquence, en Angleterre du moins, est incontestablement plus grande que les statistiques de ces auteurs pourraient le faire supposer.

Le pus peut s'ouvrir un passage à travers différentes voies. Dans la cellulite, surtout lorsque le tissu aréolaire de la fosse iliaque est intéressé, c'est à travers la paroi abdominale que son issue est la plus commune. Mais il peut s'écouler par d'autres points, soit qu'il se fraye une voie à travers le tissu cellulaire et vienne aboutir près de l'anus, ou dans le vagin, soit qu'il suive un trajet plus tortueux et gagne la face interne de la cuisse. Les abcès pelviens s'ouvrent fréquemment dans le rectum ou dans la vessie, en provoquant du ténesme et de la dysurie d'une violence extrême. Selon Hervieux, c'est surtout la variété péritonéale qui choisit cette voie. Souvent, il existe plusieurs ouvertures, et lorsque le pus a fusé à une certaine distance, il en résulte de longs trajets fistuleux, qui suppurent pendant fort longtemps et ne guérissent qu'à la longue. Une terminaison possible, mais heureusement très rare, et presque toujours mortelle, parce qu'elle produit une péritonite généralisée, c'est l'ouverture de l'abcès dans la cavité péritonéale, principalement lorsque l'abcès vient d'une péritonite pelvienne.

Voies à travers lesquelles le pus s'écouler.

Dans une observation que j'ai rapportée dans le quinzième volume des *Obstetrical Transactions*, la suppuration fut suivie d'une nécrose étendue des os du bassin. Deux cas analogues sont relatés par Trousseau dans ses *Cliniques médicales*, mais je n'ai jamais pu trouver d'autres exemples de cette complication rare, qui paraît résulter plutôt d'une septicémie obscure que d'une extension de l'inflammation.

Le pronostic est favorable au point de vue de la guérison définitive; mais la maladie peut se prolonger et atteindre sérieusement la santé de la femme, surtout quand il y a de la suppuration. Il faut donc être très réservé dans son pronostic sur les conséquences de la maladie. Nous devons craindre aussi des désordres secondaires, à la suite des modifications physiques produites par l'exsudation, entre autres des adhérences persistantes ou des positions vicieuses de l'utérus, ou encore des altérations organiques des ovaires et des trompes.

Dans les deux formes de la maladie, le traitement doit consister à soulager la douleur et à prescrire le repos absolu; tous les autres moyens seront subordonnés à ces deux indications, parce qu'il est inutile d'espérer l'arrêt de l'inflammation par une médication active.

Si la maladie est reconnue au début, on peut calmer les douleurs par une saignée locale, l'application de quelques sangsues au pli de l'aine ou sur les veines hémorrhoïdales; mais on a beaucoup exagéré la puissance de ce procédé, qui d'ailleurs est absolument nulle lorsque l'affection est établie. Je crois que les sangsues appliquées sur l'utérus, ainsi qu'on le recommande souvent, font plus de mal que de bien (à moins que ce ne soit par des mains très habiles), à cause de l'irritation que provoque le passage du spéculum. Lorsque la douleur est très vive, nous pouvons considérer les opiacés comme notre ancre de salut, soit qu'on les donne par la bouche, ou sous forme de suppositoires de morphine, ou en injections hypodermiques. Dans les cas assez fréquents où la douleur survient par paroxysmes violents, les opiacés seront administrés à haute dose, et il est bon de confier à la garde quelques suppositoires de morphine (qui agissent souvent beaucoup mieux que toute autre forme de médicament), avec ordre de les appliquer immédiatement dès que la douleur menace de reparaître. On peut associer à l'opium de fortes doses de quinine; c'est un bon moyen lorsque la pyrexie est forte. L'état de l'infestin sera attentivement surveillé, car l'opium peut produire de la constipation, et l'expulsion des matières fécales est alors très douloureuse. Rien ne vaut, dans ce cas, l'huile de ricin à faible dose, par exemple une demi-cuiller à café tous les matins. On obtiendra un grand soulagement de l'application de la chaleur et de l'humidité sur la partie inférieure de l'abdomen, soit sous la forme de larges cataplasmes de farine de lin, soit, si les cataplasmes sont trop lourds, avec de la spongio-piline trempée dans l'eau bouillante. Les cataplasmes seront avantageusement imbibés de laudanum ou d'un liniment belladoné. Je ne dis rien du mercure, de l'iodure de potassium et des autres médicaments qualifiés d'absorbants, parce que je les considère comme tout à fait inutiles, et propres à détourner l'attention de moyens beaucoup plus profitables.

Il est indispensable de garder le repos le plus absolu, dans la position horizontale, et d'y persévérer jusqu'à ce que l'intensité des symptômes se soit amoindrie. On constate souvent l'importance du repos dans le soulagement de la douleur, lorsque la nature de l'affection a été méconnue et que les soins ont été négligés; dès que la femme garde le lit, elle éprouve un calme immédiat.

Lorsque les symptômes aigus ont diminué, la résorption de l'exsudat peut être favorisée, et un soulagement considérable obtenu, par une dérivation douce et longtemps continuée. Des applications journalières de teinture d'iode, jusqu'à ce que la peau s'enlève, remplissent parfaitement cette indication; les vésicatoires volants souvent répétés rendent aussi de grands services. Je crois qu'ils sont préférables aux ulcérations provoquées par les onctions de sabine ou de tout autre agent irritant.

Lorsque la suppuration est établie, surgit la question de l'ouverture de l'abcès. S'il pointe dans l'aine, et que le pus soit superficiel, on doit faire une large incision ; ici, comme dans les abcès mammaires, le traitement antiseptique est indiqué. Toutefois il ne faut pas ouvrir l'abcès trop tôt, il vaut mieux attendre que le pus se soit rapproché de l'extérieur. West, Duncan et d'autres auteurs ont vivement conseillé de ne pas trop se presser d'ouvrir les abcès pelviens, et je ne doute pas que cette règle soit bonne. Elle est plus spécialement applicable lorsque l'abcès fait saillie dans le vagin ou dans le rectum ; là, les incisions exploratrices peuvent être dangereuses, et on doit être certain de l'existence du pus avant d'opérer. L'aspirateur est le meilleur instrument dans ces cas, il nous permet d'extraire la plus grande partie du pus sans aucun risque, et nous n'avons rien à craindre de son emploi, quand même il serait prématuré. S'il est insuffisant à vider l'abcès, nous pouvons faire ensuite, en toute sécurité, une large ouverture avec le bistouri. Mais le traitement chirurgical des abcès pelviens est un sujet trop vaste pour que je l'expose complètement ici.

On prescrira un régime simple, mais tonique et nourrissant. Au début de la maladie, il suffira de donner du lait, du bouillon, des œufs, mais après la suppuration, une bonne nourriture animale et des stimulants à dose assez élevée. L'épuisement est souvent considérable, et la quantité d'aliments que les femmes exigent et s'assimilent, après un vaste écoulement purulent, est tout à fait remarquable. Nous devrons aussi recourir à une médication tonique générale, et nous obtiendrons de bons effets du fer, du quinquina et de l'huile de foie de morue.

TABLE DES CHAPITRES

CHAPITRE VI

GROSSESSE ANORMALE, COMPRENANT LA GROSSESSE MULTIPLE, LA SUPERFÉTATION, LA GROSSESSE EXTRA-UTÉRINE ET LE FAUX TRAVAIL.

CHAPITRE VII

LES MALADIES DE LA GROSSESSE

CHAPITRE VIII

LES MALADIES DE LA GROSSESSE (suite)

CHAPITRE IX

PATHOLOGIE DE LA CADUQUE ET DE L'OEUF

CHAPITRE X

AVORTEMENT ET TRAVAIL PRÉMATURÉ

TROISIÈME PARTIE

DU TRAVAIL

CHAPITRE PREMIER

LES PHÉNOMÈNES DU TRAVAIL

CHAPITRE II

MÉCANISME DE L'ACCOUCHEMENT DANS LES PRÉSENTATIONS DU SOMMET

CHAPITRE III

TRAITEMENT DU TRAVAIL NATUREL

CHAPITRE IV

ANESTHÉSIE PENDANT LE TRAVAIL

CHAPITRE V

PRÉSENTATIONS DU SIÈGE

CHAPITRE VI

PRÉSENTATIONS DE LA FACE

CHAPITRE VII

POSITIONS OCCIPITO-POSTÉRIEURES DIFFICILES

CHAPITRE VIII

PRÉSENTATIONS DE L'ÉPAULE, DU BRAS, DU TRONC. — PRÉSENTATIONS COMPLEXES. PROLAPSUS DU CORDON

CHAPITRE IX

TRAVAIL PRÉCIPITÉ ET TRAVAIL PROLONGÉ

CHAPITRE X

DYSTOCIE DUE AUX PARTIES MOLLES

CHAPITRE XI

DIFFICULTÉ DU TRAVAIL DUE A QUELQUE ÉTAT ANORMAL DU FŒTUS

CHAPITRE XII

VICES DE CONFORMATION DU BASSIN

CHAPITRE XIII

HÉMORRHAGIE AVANT L'ACCOUCHEMENT. — PLACENTA PRÆVIA

CHAPITRE XIV

HÉMORRHAGIE PAR DÉCOLLEMENT D'UN PLACENTA NORMALEMENT INSÉRÉ

CHAPITRE XV

HÉMORRHAGIE APRÈS L'ACCOUCHEMENT

CHAPITRE XVI

RUPTURE DE L'UTÉRUS, ETC.

CHAPITRE XVII

INVERSION UTÉRINE

QUATRIÈME PARTIE
OPÉRATIONS OBSTÉTRICALES

CHAPITRE PREMIER
ACCOUCHEMENT PRÉMATURÉ ARTIFICIEL

CHAPITRE II
LA VERSION

CHAPITRE III
LE FORCEPS

CHAPITRE IV
LE LEVIER. — LE « FILLET »

CHAPITRE V
OPÉRATIONS QUI ENTRAÎNENT LA DESTRUCTION DU FŒTUS

CHAPITRE VI

OPÉRATION CÉSARIENNE. — SYMPHYSÉOTOMIE. — GASTRO-ÉLYTROTOMIE

CHAPITRE VII

LA TRANSFUSION DU SANG

CINQUIÈME PARTIE

DE L'ÉTAT PUERPÉRAL

CHAPITRE PREMIER

L'ÉTAT PUERPÉRAL ET SON TRAITEMENT

CHAPITRE II

SOINS A DONNER A L'ENFANT : ALLAITEMENT, ETC.

CHAPITRE III

ECLAMPSIE PUERPÉRALE

CHAPITRE IV

FOLIE PUERPÉRALE

CHAPITRE V

SEPTICÉMIE PUERPÉRALE

CHAPITRE VI

THROMBOSE ET EMBOLIE PUERPÉRALES VEINEUSES

CHAPITRE VII

THROMBOSE ET EMBOLIE PUERPÉRALES ARTÉRIELLES

CHAPITRE VIII

AUTRES CAUSES DE MORT SUBITE PENDANT LE TRAVAIL ET L'ÉTAT PUERPÉRAL

CHAPITRE IX

THROMBOSE VEINEUSE PÉRIPHÉRIQUE (SYN. : PHLÉBITE CRURALE, PHLEGMATIA DOLENS, ANASARQUE SÉREUSE, OEDÈME LAITEUX, JAMBE BLANCHE, ETC.)

CHAPITRE X

CELLULITE PELVIENNE ET PÉRITONITE PELVIENNE

FIN DE LA TABLE DES CHAPITRES

TABLE DES FIGURES

TABLE ALPHABÉTIQUE DES MATIÈRES

D

E

F

FIN DE LA TABLE ALPHABÉTIQUE DES MATIÈRES